ŒUVRES
ANATOMIQUES
DE
M. DUVERNEY,

De l'Académie Royale des Sciences, Conseiller, Médecin ordinaire du Roi, Professeur en Anatomie & en Chirurgie au Jardin Royal des Plantes de Paris.

TOME PREMIER.

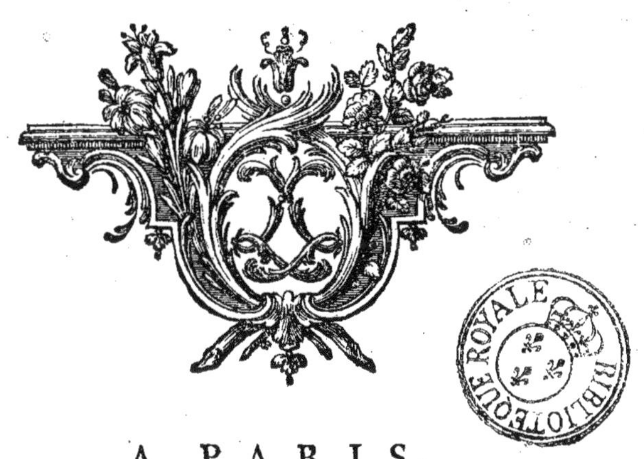

A PARIS,

Chez CHARLES-ANTOINE JOMBERT, Libraire du Roi, pour le Génie & l'Artillerie, rue Dauphine, à l'Image Notre-Dame.

M. DCC. LXI.

ŒUVRES
ANATOMIQUES

TOME PREMIER

A PARIS

MEDECINE

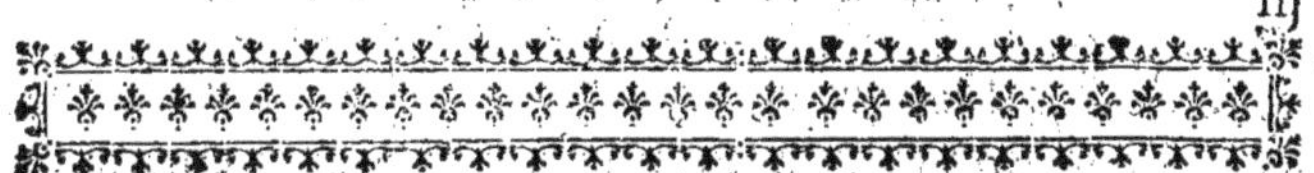

AVERTISSEMENT

DE L'ÉDITEUR.

Les Œuvres anatomiques de M. *Duverney*, que nous publions aujourd'hui, font connues & defirées depuis fi long-tems des Anatomiftes & de toutes les perfonnes obligées par état de connoître la ftructure du corps humain, que nous nous croyons difpenfés d'en faire ici l'éloge, ou de folliciter les fuffrages du Public en leur faveur. Eh ! quelle idée pourrions-nous donner d'un Ouvrage qui a tant coûté de travaux & de recherches pénibles à ce célebre Académicien, qui ne fût infiniment inférieure à celle que les Sçavans du premier ordre en ont déja conçue, foit en France, foit dans les pays étrangers ? Cinquante années confacrées à une étude continuelle des différens refforts qui font mouvoir la machine admirable du corps humain, ont à peine fuffi aux recherches infatigables d'un des plus grands Obfervateurs que l'Académie ait encore vu naître dans fon fein.

Parmi tant de Traités fur différens fujets, qui furent le fruit des veilles de ce grand Homme, il paroîtra fans doute étonnant que celui de *l'organe de l'ouïe*, ait été le feul qu'il fe foit déterminé à laiffer imprimer de fon vivant : mais (comme le remarque judicieufement l'éloquent Hiftorien de cette illuftre Compagnie) quand on connoîtra bien l'extrême délica-

teffe de M. *Duverney*, & la févérité dont il ufoit envers fes propres Ouvrages, on fera furpris au contraire
qu'il ait confenti à faire paroître celui-ci, puifque jamais il ne fe contentoit pleinement fur un fujet, &
qu'après avoir donné à fes écrits un degré de perfection, auquel tout autre que lui fe feroit trouvé trop
heureux d'atteindre, il envifageoit le même objet d'un
autre point de vue, qui lui occafionnoit de nouvelles
découvertes, & qui l'obligeoit par conféquent à y faire
des changemens & des corrections confidérables. C'eft
ce qui eft arrivé au *Traité de l'organe de l'ouïe*, dont
nous venons de parler, qu'il fit imprimer pour la premiere fois en 1683, étant encore fort jeune. Dans
le long cours de fes occupations académiques, il eut
plus d'une fois occafion de reprendre cette matiere,
& de faire de nouvelles obfervations fur la ftructure
& les ufages de l'oreille, fur-tout en travaillant fur
les quatre autres fens qui furent l'objet de fes recherches pendant prefque toute fa vie. Auffi fe propofoit-
il d'en donner une nouvelle édition bien différente
de la premiere, qui fe feroit reffentie des connoiffances qu'il avoit acquifes, & des nouvelles vues qui lui
étoient furvenues depuis l'impreffion de la premiere,
lorfque la mort le furprit encore au milieu de fes travaux, quoique dans un âge extrêmement avancé.

On trouvera donc dans le *Cours d'Anatomie* que
nous donnons ici, non-feulement le *Traité de l'organe de l'ouïe*, augmenté confidérablement, & enrichi des nouvelles obfervations qu'il avoit faites fur
cette partie de l'Anatomie, dans le long intervalle qui
s'eft écoulé depuis l'impreffion de ce petit Ouvrage,

mais auſſi ſes recherches ſur les quatre autres ſens, qui font autant de Traités complets, qu'il a toujours différé de publier, parce qu'il y travailloit ſans ceſſe, & que chaque découverte qu'il faiſoit ſur les autres parties de l'Anatomie, & de l'Hiſtoire naturelle, lui fourniſſant de nouvelles lumieres, contribuoit à l'avantage & à l'amélioration de celles-ci. Tel eſt l'enchaînement continuel, & l'analogie parfaite que les ſciences & les connoiſſances humaines ont entr'elles, que l'on ne ſçauroit en acquérir de nouvelles ſans qu'elles répandent un nouveau jour ſur celles que l'on poſſede déja ! Mais il eſt tems d'entrer en matiere, & de rendre compte des différens Traités qui forment ce Recueil des *Œuvres anatomiques de M. Duverney.*

La partie la plus conſidérable de ce Recueil, eſt un *Cours complet d'Anatomie*, diviſé en trois parties. La premiere, qui traite du Cerveau & des organes des ſens, eſt extrêmement ſçavante, & remplie de recherches également curieuſes & intéreſſantes ſur les ſenſations intérieures, ſur le ſiege & les facultés de l'ame, ſur ſon union intime & ſa relation avec le corps, & ſur l'impreſſion finguliere que les objets extérieurs font ſur le cerveau par le moyen des organes qui y correſpondent. La ſeconde partie, qui regarde la poitrine, renferme des détails très-intéreſſans ſur la ſtructure du cœur & des poumons ; l'Auteur y demontre la circulation du ſang, & la maniere dont ſe fait la reſpiration, d'une maniere ſi ſimple & ſi ſenſible, que cette partie ſeule eſt une preuve inconteſtable de l'excellence & de la ſupériorité de génie de ce ſçavant Académicien. La troiſieme partie comprend l'eſtomac, le bas-

ventre & toutes ses dépendances, comme les intestins, le foie, la ratte, les parties de la génération,
&c. On y examine entr'autres le système des Anciens & celui des Modernes sur la génération, avec
une netteté & une précision qui ne laissent rien à de-
sirer sur cette matiere. Ce *Cours d'Anatomie* est précédé d'une espece d'Anatomie abrégée, où l'on donne
une idée générale des principales parties du corps humain, & qui sert d'introduction à tout l'Ouvrage.

On a inféré dans le premier volume, à la suite de
la premiere partie du *Cours d'Anatomie*, un *Traité
complet d'Ostéologie*, dans lequel l'Auteur s'étend beaucoup sur l'histoire générale & particuliere des os, con-
sidérés depuis leur formation dans le *fœtus*, jusqu'à
leur entiere perfection, c'est-à-dire, l'état de consistance & de dureté qu'ils acquierent dans les adultes.
Ce Traité est suivi d'un *Traité de Myologie*, où l'on
examine les muscles principaux qui servent au mouvement de la machine du corps humain, en général,
& chacun d'eux en particulier, avec l'usage auquel il
est propre. On trouve après cela un *Traité d'Ade-
nographie*, ou description des glandes & des membranes, & un autre d'*Angeiographie*, ou description des
vaisseaux. Ce premier volume est terminé par un
Mémoire fort curieux *sur la structure & la formation
des dents*, suivi de diverses observations de l'Auteur
sur la végétation des cornes, sur la structure du rêts
admirable dans différens animaux, sur la paupiere interne des animaux quadrupedes, &c.

Le second volume commence par la seconde &
la troisieme partie du *Cours d'Anatomie* dont nous

venons de donner une légere idée ; viennent enfuite les Obfervations de M. *Duverney* fur la circulation du fang dans le *fœtus*. Chacun fçait qu'il s'éleva à cette occafion, dans l'Académie, une conteftation des plus vives entre l'Auteur & M. *Mery*, dans laquelle plufieurs membres de la même Académie prirent part. Ceux qui voudront fe rappeller le fujet de cette fameufe difpute, pourront confulter les Mémoires de l'Académie, année 1699, ou, à leur défaut, l'extrait que nous en donnons à la fin du fecond volume, dans la fuite d'*Obfervations tirées de l'Hiftoire de l'A-cadémie*, dont nous allons parler. C'eft à cette efpece de guerre civile que nous fommes redevables de l'excellent Mémoire que M. *Duverney* communiqua alors à l'Académie, & qui fe trouve inféré ici, *fur la circulation du fang dans le fœtus*, à l'occafion de laquelle il donne la defcription du cœur de la tortue, de celui de la carpe, de la vipere, &c. A la fuite de ce Mémoire on a cru devoir réimprimer les autres écrits de M. *Duverney*, qui fe trouvent répandus dans la nombreufe collection des *Mémoires de l'Académie*, pour tâcher de réunir dans un même Recueil toutes les productions de ce grand homme. Telles font, par exemple, fes obfervations fur les vaiffeaux omphalo-méfentériques, celles fur la circulation du fang dans les poiffons, & fur leurs ouïes, fa differtation fur deux enfans jumeaux joints enfemble par la poitrine, fes recherches fur divers *fœtus* trouvés dans les trompes de la matrice, &c. & plufieurs autres Mémoires dont on trouvera les titres plus au long dans la Table qui fuit cet Avertiffement.

Comme tout ce qui peut contribuer à perpétuer la mémoire d'un perſonnage illuſtre, devient intéreſſant pour les Amateurs de ſes Ouvrages, nous avons cru ne pouvoir mieux terminer cette collection des Œuvres de M. *Duverney*, qu'en rappellant à la fin du ſecond volume un précis hiſtorique de tout ce qui eſt rapporté de cet Auteur dans l'*Hiſtoire de l'Académie Royale des Sciences*, depuis ſon entrée dans cette ſçavante Compagnie, en 1674, juſqu'à ſa mort arrivée en 1730. On y verra, par un détail ſuivi des travaux immenſes entrepris par cet homme ſi célebre, pendant plus de cinquante années qu'il a vécu dans l'Académie, que c'eſt à juſte titre qu'on lui a donné le titre de grand Anatomiſte, & d'excellent Obſervateur. Cette eſpece de journal peut être regardé comme un ſupplément à l'Eloge de M. *Duverney*, fait par M. *De Fontenelle*, ou plutôt comme les preuves juſtificatives de la haute idée qu'il y donne des talens & de la ſupériorité de génie de notre Auteur, puiſque l'on trouvera ici en faits & en actions ce qui ne ſe voit qu'en récit & fort en abrégé, dans l'éloge qu'en fait cet habile Ecrivain.

On pourroit faire à ce Recueil le même reproche qu'on eſt ſouvent dans le cas de faire à tous les Ouvrages poſthumes qui ont été faits en différens tems ; c'eſt-à-dire, le défaut d'ordre & le peu de liaiſon qui ſe trouve dans les diverſes matieres qui y ſont traitées. On s'appercevra de quelques répétitions en pluſieurs endroits ; on y verra des obſervations ſur le même ſujet, qui auroient demandé à être rapprochées & réunies ſous le même article. Mais il étoit

queſtion

queſtion de donner les Ouvrages de M. *Duverney*, tels qu'il les a laiſſés à ſa mort, & non pas d'en compoſer un nouveau ſur ſes écrits. On a donc cru devoir les imprimer dans le même état où on les a trouvés, & l'on ne s'eſt permis d'y faire que les changemens & les corrections que l'on a jugés indiſpenſables. Pour remédier à cette eſpece de déſordre, on a joint à la fin de chaque volume une *Table des Matieres, alphabétique & raiſonnée*, extrêmement ample, qui en rapproche les différens objets, & qui réunit ſous un même point de vue les diverſes obſervations répandues dans pluſieurs *Mémoires* compoſés à différentes occaſions ſur les mêmes matieres. S'il eſt permis de juger du ſuccès d'un travail par la peine qu'il a coûté, ou par le tems qu'on y a employé, nous avons lieu de préſumer que cette Table fera plaiſir au Lecteur, & qu'elle lui ſera d'une grande utilité, puiſqu'il y trouvera en raccourci une expoſition analyſée des différens ſujets qui compoſent cet Ouvrage.

ELOGE
DE M. DUVERNEY.

GUICHARD-JOSEPH DUVERNEY, naquit à Feurs en Fo-
rez, le 5 août 1648, de Jacques Duverney, Médecin de la
même ville, & d'Antoinette Pittre. Ses claffes faites, il étu-
dia en Médecine à Avignon, pendant cinq ans, & en partit
en 1667, pour venir à Paris, où il se fentoit appellé par ses
talens.

A peine arrivé dans cette grande ville, il alla chez le fameux Abbé Bourdelot qui tenoit des conférences de Gens de
Lettres de toutes les efpeces. Il leur fit une anatomie du cerveau, & d'autres enfuite chez M. Denys, fçavant Médecin,
où l'on s'affembloit auffi. Il démontroit ce qui avoit été découvert par Stenon, Swammerdam, Graaff, & les autres
grands Anatomiftes, & il eut bientôt une réputation.

Outre fes connoiffances, déja grandes & rares par rapport
à fon âge, ce qui contribua beaucoup à le mettre promptement en vogue, ce fut l'éloquence avec laquelle il parloit fur
ces matieres. Cette éloquence n'étoit pas feulement de la clarté,
de la jufteffe, de l'ordre, toutes les perfections froides que demandent les fujets dogmatiques, c'étoit un feu dans les ex-
preffions, dans les tours, & jufques dans la prononciation,
qui auroit prefque fuffi à un Orateur. Il n'eût pas pu annoncer indifféremment la découverte d'un vaiffeau, ou un nouvel
ufage d'une partie, fes yeux en brilloient de joie, & toute
fa perfonne s'animoit. Cette chaleur, ou fe communique aux
Auditeurs, ou du moins les préferve d'une langueur involontaire qui auroit pu les gagner. On peut ajouter qu'il étoit jeune,

& d'une figure affez agréable. Ces petites circonftances n'auront lieu, fi l'on veut, qu'à l'égard d'un certain nombre de Dames qui furent elles-mêmes curieufes de l'entendre.

A mefure qu'il parvenoit à être plus à la mode, il y mettoit l'Anatomie qui, renfermée jufques là dans les Ecoles de Médecine, où à Saint-Côme, ofa fe produire dans le beau monde, préfentée de fa main. Je me fouviens d'avoir vu des gens de ce monde là, qui portoient fur eux des pieces feches préparées par lui, pour avoir le plaifir de les montrer dans les compagnies, fur-tout celles qui appartenoient aux fujets les plus intéreffans. Les Sciences ne demandent pas à conquérir l'univers, elles ne le peuvent, ni ne le doivent, elles font à leur plus haut point de gloire quand ceux qui ne s'y attachent pas les connoiffent affez pour en fentir le prix & l'importance.

Il entra en 1676 à l'Académie, qui ne comptoit encore que dix années depuis fon établiffement. On crut réparer par lui la perte que la Compagnie avoit faite de MM. Gayent & Pecquet, tous deux habiles Anatomiftes; mais le dernier plus fameux par la découverte du réfervoir du chyle, & du canal thorachique. Du caractere dont étoit M. Duverney, il n'avoit pas befoin de grands motifs pour prendre beaucoup d'ardeur.

Il fe mit à travailler à l'Hiftoire naturelle des animaux qui faifoit alors une partie des occupations de l'Académie, & il tient beaucoup de place dans l'Hiftoire latine de M. Du Hamel.

Quand ceux qui étoient chargés de l'éducation de Monfeigneur le Dauphin, ayeul du Roi, fongerent à lui donner des connoiffances de Phyfique, on fit l'honneur à l'Académie de tirer de fon Corps ceux qui auroient cette fonction, & ce furent M. Roëmer pour les expériences générales, & M. Duverney pour l'Anatomie. Celui-ci préparoit les parties à Paris, & les tranfportoit à Saint-Germain ou à Verfailles. Là, il trouvoit un auditoire redoutable, le Dauphin environné de M. le **Duc de Montaufier,** de M. l'Evêque de Meaux, de M. Huet, depuis Evêque d'Avranches, de M. de Cordemoy, qui tous, en ne comptant pour rien les titres, quoiqu'ils faſſent toujours leur impreſſion, étoient fort ſçavans, & fort capables de juger même de ce qui leur eût été nouveau. Les démonſtrations d'Anatomie réuſſirent ſi bien auprès du jeune Prince, qu'il offrit quelquefois de ne point aller à la chaſſe, ſi on les lui pouvoit continuer après ſon dîner.

Ce qui avoit été fait chez lui ſe recommençoit chez M. de Meaux avec plus d'étendue & de détail. Il s'y aſſembloit de nouveaux Auditeurs, tels que M. le Duc de Chevreuſe, le Pere de la Chaiſe, M. Dodart, tous ceux que leur goût y attiroit, & qui ſe ſentoient dignes d'y paroître. M. Duverney fut de cette ſorte, pendant près d'un an, l'Anatomiſte des Courtiſans, connu de tous, & preſque ami de ceux qui avoient le plus de mérite. Ses ſuccès de Paris l'avoient porté à la Cour, & il en revint à Paris avec ce je ne ſçais quoi de plus brillant que donnent les ſuccès de la Cour.

Les fatigues de ſon métier, très-pénible par lui-même, & plus pénible pour lui que pour tout autre, lui cauſerent un mal de poitrine ſi violent, qu'on lui crut un ulcere au poumon. Il en revint cependant, bien réſolu à ſe ménager davantage à l'avenir; mais comment exécuter cette réſolution? Comment réſiſter à mille choſes qui s'offroient & qui forçoient ſes regards & ſes recherches à ſe tourner de leur côté? Comment leur refuſer ſes nuits, même après les jours entiers? Souvent l'Anatomie ne ſouffre pas de délais, mais quand elle en eût ſouffert, en pouvoit-il prendre?

En 1679, il fut nommé Profeſſeur d'Anatomie au Jardin Royal, & il alla en baſſe Bretagne pour y faire des diſſections de poiſſons, envoyé dans cette vue avec M. de la Hire qui devoit avoir d'autres occupations. Ils furent envoyés tous deux l'année ſuivante ſur la côte de Bayonne, pour les mêmes deſſeins. Il entra dans une Anatomie toute nouvelle, mais il ne put qu'ébaucher là matiere ; & depuis fon retour, la feule ftruẞure des ouïes de la carpe, lui coûta plus de tems que tous les poif-fons qu'il avoit étudiés dans fes deux voyages.

Il mit les Exercices anatomiques du Jardin Royal fur un pied où ils n'avoient pas encore été. On vit avec étonnement la foule d'Ecoliers qui s'y rendoit, & on compta en une année jufqu'à 140 Etrangers. Plufieurs d'entr'eux, retournés dans leur pays, ont été de grands Médecins, de grands Chirurgiens, & ils ont femé dans toute l'Europe le nom & les louanges de leur Maître. Sans doute ils ont fouvent fait valoir fon autorité, & fe font fervis du fameux *il l'a dit.* Nous avons rapporté dans l'Eloge de M. Lemery (*année* 1715), qu'il faifoit ici en même tems des Cours de Chymie, avec le même éclat. Une Nation qui auroit pris fur les autres une certaine fupériorité dans les Sciences, s'appercevroit bientôt que cette gloire ne feroit pas ftérile, & qu'il lui en reviendroit des avantages auffi réels que d'une marchandife néceffaire & précieufe dont elle feroit feule le commerce.

Il publia en 1683 fon *Traité de l'organe de l'ouïe*, qui fut tra-duit en latin dès l'année fuivante, & imprimé à Nuremberg. Cette traduẞion a été inférée dans la Bibliotheque anatomique de *Manget.* On fera furpris que ce foit là le feul livre (*a*) qu'ait donné M. Duverney, vu le long tems qu'il a vécu depuis ; mais quand on le connoîtra bien, on fera furpris au contraire qu'il l'ait donné. Jamais il ne fe contentoit pleinement fur un fujet, & ceux qui ont quelque idée de la Nature le lui pardonneront. Il faifoit, d'une partie qu'il examinoit, toutes les coupes dif-férentes qu'il pouvoit imaginer pour la voir de tous les fens ; il employoit toutes les injeẞions, & cela demande un tems in-fini, ne fût-ce qu'en tentatives inutiles. Mais il arrivoit ce qui

______

(*a*) Depuis la mort de M. *Duverney*, il a parû un autre Ouvrage du même Auteur, qui a pour titre : *Traité des maladies des os*, en 2 volumes *in-*12, dans lequel on annonce le *Cours complet d'Anatomie* qui fait partie du Recueil des *Œuvres anatomiques* de cet Académicien, que nous publions aujourd'hui.

arrive prefque toujours des difcuffions pouffées dans un grand détail : elles ne levent guere une difficulté fans en faire naître une autre. Cette nouvelle difficulté, qu'on veut fuivre, produit auffi fa difficulté incidente, & on fe trouve engagé dans un labyrinthe. De plus, un premier travail qui auroit voulu être continué, eft interrompu par un autre que quelques circonf-tances ou, fi l'on veut, la fimple curiofité, rendent indifpenfa-ble. Une connoiffance acquife comme par hazard aura une ef-pece d'effet rétroactif qui détruira ou modifiera beaucoup de connoiffances précédentes qu'on croyoit abfolument fûres. Ajoutez à ce fond d'embarras que produit la nature de l'A-natomie, une peur de fe méprendre, une frayeur des jugemens du Public, qui ne peut guere être exceffive, & l'on concevra fans peine qu'un très-habile-Anatomifte peut n'avoir pas im-primé. Il faut pourtant avouer qu'un trop grand amour de la perfection, ou une trop grande délicateffe de gloire, feront perdre au Public une infinité de vues & d'idées qui, pour être d'une certaine utilité, n'auroient pas eu befoin d'une entiere certitude ou d'une précifion parfaite.

M. Duverney fut affez long-tems le feul Anatomifte de l'A-cadémie, & ce ne fut qu'en 1684 qu'on lui joignit M. Mery. Ils n'avoient rien de commun qu'une extrême paffion pour la même fcience, & beaucoup de capacité. Du refte prefque en-tiérement oppofés, fur-tout à l'égard des talens extérieurs. Si l'on pouvoit quelquefois craindre que par le don de la parole M. Duverney n'eût la facilité de tourner les faits felon fes idées, on étoit fûr que M. Mery ne pouvoit que fe renfermer dans une févere exactitude des faits, & que l'un eût tenu en refpect l'éloquence de l'autre. Le grand avantage des compagnies ré-fulte de cet équilibre des caracteres. On remarqua que M. Du-verney prit un nouveau feu par cette efpece de rivalité. Elle n'éclata jamais davantage que dans la fameufe queftion de *la circulation du fang dans le fœtus*, dont nous avons tant parlé,

Elle le conduifit à examiner d'autres fujets qui pouvoient y
avoir rapport, la circulation dans les amphibies, tels que la gre-
nouille ; car le fœtus qui vit d'abord fans refpirer l'air , & enfuite en le refpirant, eft une efpece d'amphibie. Ceux-là le con-
duifoient à d'autres animaux approchans, fans être amphibies,
comme le crapaud; & enfin aux infectes qui font un genre à
part, & offrent un fpectacle tout nouveau.

Auffi excelloit-il dans l'Anatomie comparée, qui eft l'Anatomie prife le plus en grand qu'il foit poffible, & dans une étendue où peu de gens la peuvent embraffer. Il eft vrai que pour
nous & pour nos befoins, la ftructure du corps humain paroî-
troit fuffire ; mais on le connoît mieux quand on connoît auffi
toutes les autres machines faites à peu près fur le même deffein.
Après celles-là il s'en préfente d'autres d'un deffein fort différent, il y aura moins d'utilité à les étudier, à caufe de la grande
différence ; mais par cette raifon-là même la curiofité fera plus
piquée, & la curiofité n'a-t-elle pas fes befoins ?

Dans les premiers tems de fes Exercices du Jardin Royal, il
faifoit & les démonftrations des parties qu'il avoit préparées,
& les difcours qui expliquoient les ufages, les maladies, les
cures, & réfolvoient les difficultés. Mais fa foibleffe de poitrine, qui fe faifoit toujours fentir, ne lui permit pas de conferver
les deux fonctions à la fois. Un habile Chirurgien, choifi par
lui, faifoit fous lui les démonftrations, & il ne lui reftoit plus
que les difcours, dans lefquels il avoit de la peine à fe renfermer. C'eft lui qui a le premier enfeigné en ce lieu-là l'Oftéolo-
gie, & les maladies des os.

De fon Cabinet, où il avoit étudié des cadavres & des fquélettes, il alloit dans les Hôpitaux de Paris, où il étudioit ceux
dont les maux avoient rapport à l'Anatomie. Si la machine du
corps, difféquée & démontrée, préfente encore tant d'énigmes
très-difficiles & très-obfcures, à plus forte raifon la machine vi-
vante, où tout eft fans comparaifon moins expofé à la vue, plus

enveloppé, plus équivoque. C'étoit-là qu'il appliquoit sa théorie aux faits, & qu'il apprenoit même ce que la seule théorie ne lui eût pas appris. En même tems il étoit d'un grand secours & aux malades & à ceux qui en étoient chargés. Quoiqu'il fut Docteur en Médecine, il évitoit de s'engager dans aucune pratique de Médecine ordinaire, quelque honorable, quelque utile qu'elle pût être; il prévoyoit qu'un cas rare de Chirurgie, une opération singuliere, lui auroit causé une distraction indispensable; & il s'acquittoit assez envers le Public de son devoir de Médecin, non-seulement par les instructions générales qu'il donnoit sur toute l'Anatomie, mais encore par l'utilité dont il étoit dans les occasions particulieres.

Loin d'avoir rien à se reprocher sur cet article, il ne se reprochoit que d'être trop occupé de sa profession. Il craignoit que la Religion, dont il avoit un sentiment très-vif, ne lui permit pas un si violent attachement, qui s'emparoit de toutes ses pensées & de tout son tems. L'Auteur de la Nature, qu'il admiroit & révéroit sans cesse dans ses ouvrages si bien connus de lui, ne lui paroissoit pas suffisamment honoré par ce culte sçavant, toujours cependant accompagné du culte ordinaire le plus régulier. L'âge qui s'avançoit, les infirmités qui s'augmentoient, contribuoient peut-être à ce scrupule, sans lui donner pourtant le pouvoir de s'y livrer entiérement.

Les mêmes raisons l'empêcherent pendant plusieurs années de paroître à l'Académie. Il demanda à être Vétéran, & sa place fut remplie par M. Petit, Docteur en Médecine. Il paroissoit avoir oublié l'Académie lorsque tout d'un coup il se réveilla à l'occasion de la réimpression de l'Histoire naturelle des animaux, à laquelle il avoit eu anciennement beaucoup de part. Il reprit à quatre-vingt ans des forces, de la jeunesse, pour revenir dans nos assemblées, où il parla avec toute la vivacité qu'on lui avoit connue, & qu'on n'attendoit plus. Une grande passion est une espece d'ame, immortelle à sa maniere, & presque indépendante des organes.

Il

Il ne perdoit aucun des intervalles que lui laiſſoient des ſouf-
frances qui redoubloient toujours, & qui le mirent pluſieurs fois
au bord du tombeau. Il revoyoit, avec M. Winſlow, ſon *Traité
de l'oreille*, dont il vouloit donner une ſeconde édition qui ſe
feroit bien ſentie des acquiſitions poſtérieures. Il avoit entrepris
un Ouvrage ſur les inſectes qui l'obligeoit à des ſoins très-péni-
bles. Malgré ſon grand âge, par exemple, il paſſoit des nuits
dans les endroits les plus humides du Jardin, couché ſur le ven-
trë, ſans oſer faire aucun mouvement, pour découvrir les allû-
res, la conduite des limaçons, qui ſemblent en vouloir faire un
ſecret impénétrable. Sa ſanté en ſouffroit, mais il auroit encore
plus ſouffert de rien négliger. Il mourut le 10 ſeptembre 1730,
âgé de quatre-vingt-deux ans.

Il étoit en commerce avec les plus grands Anatomiſtes de ſon
tems, *Malpighi, Ruyſch, Pitcarne, Bidloo, Boerhaave.* J'ai vu
les Lettres qu'il en avoit reçues, & je ne puis m'empêcher d'en
traduire ici une de *Pitcarne*, écrite en latin, datée de l'an 1712,
à cauſe de ſon caractere ſingulier.

*Très-illuſtre Duverney, voici ce que t'écrit un homme qui te doit
beaucoup, & qui te rend graces de ces Diſcours divins qu'il a en-
tendus de toi à Paris, il y a trente ans. Je te recommande Thomſon
mon ami, & Ecoſſois. Je t'enverrai bientôt mes diſſertations où je
réſoudrai ce problême :* Une maladie étant donnée, trouver le
remede. *A Edimbourg, &c.* Celui qui s'élevoit à de pareils pro-
blêmes, & dont effectivement le nom eſt devenu ſi célebre, ſe
faiſoit honneur de ſe reconnoître pour Diſciple de M. Duverney. On voit de plus, par des Lettres de 1698, que lui qui auroit pu inſtruire parfaitement dans l'Anatomie un frere qu'il
avoit, il l'envoyoit d'Angleterre à Paris pour y étudier ſous le
plus grand Maître.

En général, il paroît par toutes ces Lettres que la réputation
de M. Duverney étoit très-brillante chez les Etrangers, non-
ſeulement par la haute idée qu'ils remportoient de ſa capacité,

mais par la reconnoiffance qu'ils lui devoient de fes manieres obligeantes, de l'intérêt qu'il prenoit à leurs progrès, de l'affection dont il animoit fes leçons. Ceux qui lui adreffoient de nouveaux difciples ne lui demandoient pour eux que ce qu'ils avoient éprouvé eux mêmes. Ils difent tous que fon *Traité de l'ouïe* leur a donné une envie extrême de voir les *Traités des* (a) *quatre autres Sens* qu'il avoit promis dans celui-là ; ils l'exhortent fouvent à faire part à tout le Public de fes richeffes, qu'il ne peut plus tenir cachées après les avoir laiffé appercevoir dans fes Difcours du Jardin Royal ; ils le menacent du péril de fe les voir enlever par des gens peu fcrupuleux, & on lui cite même un exemple où l'on croit le cas déja arrivé ; mais il a toujours été ou peu fenfible à ce malheur, ou trop irréfolu à force de fçavoir.

On lui donne affez fouvent, dans ces Lettres, une premiere place entre tous les Anatomiftes. Il eft vrai que dans ce qu'on écrit à un homme illuftre, il y entre d'ordinaire du compliment : on peut mettre à un haut rang celui qui n'eft pas à un rang fort haut, mais on n'ofe pas mettre au premier rang celui qui n'y eft pas. La louange eft trop déterminée, & on ne pourroit fauver l'honneur de fon jugement.

Il eft du devoir de l'Académie de publier un bienfait qu'elle a reçu de lui. Il lui a légué, par fon teftament, toutes fes préparations anatomiques qui font & en grand nombre, & de la perfection qu'on peut imaginer. Cela, joint à tous les fquélettes d'animaux rares que la Compagnie a depuis long-tems dans une falle du Jardin Royal, compofera un grand Cabinet d'Anatomie, moins eftimable encore par la curiofité que par l'utilité dont il fera dans les recherches de ce genre.

(a) Ce font ces *Traités des quatre autres Sens*, fi defirés du Public, & attendus depuis fi long-tems, joints à celui *de l'organe de l'ouïe*, enrichi des augmentations qu'il y avoit faites depuis l'impreffion de la premiere édition (en 1683), qui forment la partie la plus intéreffante, & la plus complette des Œuvres pofthumes de ce grand Anatomifte, contenues dans ce Recueil.

TABLE

DES TITRES ET ARTICLES

Du *Cours d'Anatomie*, & des autres *Traités* contenus
dans ce Recueil des *Œuvres Anatomiques* de
M. *Duverney*.

TOME PREMIER.

DÉFINITIONS ET NOTIONS GÉNÉRALES,
servant d'Introduction à l'Anatomie.

COURS D'ANATOMIE

Par M. DUVERNEY.

PREMIERE PARTIE.

Du Cerveau & de tous les organes des sens.

Fin de la premiere Partie du Cours d'Anatomie.

OSTÉOLOGIE *ou* TRAITÉ DES OS.

PREMIERE DIVISION.

De

OSTÉOLOGIE *ou* TRAITÉ DES OS.
SECONDE DIVISION.

Description de chaque os en particulier.

Tome I. d

TRAITÉ DE MYOLOGIE.

PREMIERE PARTIE.

Des Muscles considérés en général.

TRAITÉ DE MYOLOGIE.

SECONDE PARTIE.

Des Muscles en particulier.

ADÉNOGRAPHIE,

OU

DESCRIPTION DES GLANDES.

ANGEIOGRAPHIE,

OU

DESCRIPTION DES VAISSEAUX.

MÉMOIRE SUR LES DENTS.

OBSERVATIONS

Sur la végétation des Cornes, 569

OBSERVATIONS

Sur le Rets admirable de divers animaux, &c.

OBSERVATIONS DIVERSES.

AVERTISSEMENT.

L'Editeur avoit négligé de marquer des Divisions, & de mettre des Titres à différens endroits de ce Volume, qu'il eût été trop long de détailler dans l'*Errata*. On s'est contenté de les corriger dans cette *Table des Titres & des Articles*, où ces Divisions font indiquées comme elles devroient l'être dans l'Ouvrage : on prie le Lecteur de faire attention à ces corrections, & d'avoir recours à la *Table* précédente, pour s'y conformer.

****

APPROBATION.

J'ai lu par ordre de Monseigneur le Chancelier, les *Œuvres anatomiques de feu M. Duverney, Docteur en Médecine, Professeur d'Anatomie
au Jardin du Roi, & de l'Académie des Sciences*. Extrêmement jaloux de
sa réputation, le célebre M. *Duverney* se seroit sans doute bien gardé
de laisser paroître cet Ouvrage tel qu'on le présente au Public, puisqu'à
l'exception du *Traité des Sens*, & de celui de la *Génération*, le reste
n'est presque que le canevas des Leçons qu'il a faites pendant si long-
tems, & avec tant d'éclat au Jardin du Roi. Mais c'est tout ce qu'on a
trouvé après sa mort, & on a cru rendre service au Public en le lui
offrant tel qu'il est, pour ne pas perdre un grand nombre d'Observations tirées de l'Anatomie comparée, qui le rendent à cet égard digne
de la curiosité des Anatomistes. A Paris, ce 16 Juillet 1761.

DEMOURS.

Je soussigné, reconnois avoir cedé & transporté à Monsieur Charles-Antoine
Jombert, le Privilege général des Ouvrages anatomiques de feu M. *Duverney*, qui
m'en a été accordé par le Roi, pour en jouir comme chose à lui appartenante. A Paris, ce 4 Mars 1755. DEBURE l'aîné.

*Regiſtré ſur le Regiſtre XIII. de la Chambre Royale des Libraires & Imprimeurs de Pa-
ris*, fol. 391, *conformément aux Réglemens*, & *notamment à l'Arrêt du Conſeil du 10
Juillet 1745. A Paris, le 21 Mars 1755.* DIDOT, Syndic.

____

PRIVILEGE DU ROI.

LOUIS, par la grace de Dieu, Roi de France & de Navarre : à nos amés &
féaux Conseillers, les Gens tenant nos Cours de Parlement, Maîtres des Requêtes ordinaires de notre Hôtel, Grand Conseil, Prevôt de Paris, Baillifs, Sénéchaux, leurs
Lieutenans Civils, & autres nos Justiciers qu'il appartiendra : SALUT. Notre amé
CHARLES-ANTOINE JOMBERT, Imprimeur-Libraire à Paris, Adjoint de sa Communauté, Nous a fait exposer qu'il desireroit faire imprimer & donner au Public des
Ouvrages qui ont pour titre : ŒUVRES ANATOMIQUES DE M. DUVERNEY, de l'Académie des Sciences ; *le Gentilhomme Maréchal*, traduit de l'Anglois ; *Élémens d'Algebre*,
par Saunderson, traduit de l'Anglois ; *Élémens de la Philosophie Newtonienne*, par le
Docteur Pemberton, traduit de l'Anglois ; *Cours de Mathématique de M. Volf*, traduit du Latin ; *Lettres à un jeune Prince*, par M. le Comte de Tessin ; *l'Etat des Arts
en Angleterre*, par M. Rouquet. S'il nous plaisoit de lui accorder nos Lettres de privilege pour ce nécessaires. A CES CAUSES, voulant favorablement traiter ledit Exposant, nous lui avons permis & permettons par ces présentes, de faire imprimer
lesdits Ouvrages, autant de fois que bon lui semblera, & de les vendre, faire vendre
& débiter par-tout notre Royaume, pendant le tems de neuf années consécutives, à
compter du jour de la date desdites présentes. Faisons défenses à toutes sortes de personnes, de quelque qualité & condition qu'elles soient, d'en introduire d'impression
étrangere dans aucun lieu de notre obéissance : comme aussi à tous Libraires, Im-

meurs, & autres, d'imprimer, faire imprimer, vendre, faire vendre, débiter ni contrefaire lefdits Ouvrages, ni d'en faire aucuns extraits, fous quelque prétexte que ce foit, d'augmentation, correction, changemens ou autres, fans la permiffion expreffe & par écrit dudit Expofant, ou de ceux qui auront droit de lui; à peine de confifcation des exemplaires contrefaits, de trois mille livres d'amende contre chacun des contrevenans, dont un tiers à Nous, un tiers à l'Hôtel-Dieu de Paris, & l'autre tiers audit Expofant, ou à celui qui aura droit de lui, & de tous dépens, dommages & intérêts : à la charge que ces Préfentes feront enregiftrées tout au long fur le regiftre de la Communauté des Imprimeurs & Libraires de Paris, dans trois mois de la date d'icelles; que l'impreffion defdits Ouvrages fera faite dans notre Royaume, & non ailleurs, en bon papier & beaux caracteres, fuivant la feuille imprimée & attachée pour modele fous le contre-fcel des Préfentes; que l'impétrant fe conformera en tout aux réglemens de la Librairie, & notamment a celui du 10 Avril 1725; & qu'avant de les expofer en vente, les manufcrits ou imprimés qui auront fervi de copie à l'impreffion defdits Ouvrages, feront remis dans le même état où l'Approbation y aura été donnée, ès mains de notre très-cher & féal Chevalier Chancelier de France, le *Sieur* DE LAMOIGNON, & qu'il en fera enfuite remis deux exemplaires de chacun dans notre Bibliothéque publique, un dans celle de notre Château du Louvre, un dans celle de notredit très-cher & féal Chevalier Chancelier de France, le *Sieur* DE LAMOIGNON, & un dans celle de notre très-cher & féal Chevalier Garde des Sceaux de France, le *Sieur* de MACHAULT; Commandeur de nos Ordres; le tout à peine de nullité des Préfentes. Du contenu defquelles vous mandons & enjoignons de faire jouir ledit Expofant ou fes ayans caufe, pleinement & paifiblement, fans fouffrir qu'il leur foit fait aucun trouble ou empêchement. Voulons que la copie defdites Préfentes, qui fera imprimée tout au long au commencement ou à la fin defdits Ouvrages, foit tenue pour dûement fignifiée, & qu'aux copies collationnées par l'un de nos amés & féaux Confeillers-Secrétaires, foi foit ajoutée comme à l'original. Commandons au premier notre Huiffier ou Sergent de faire pour l'exécution d'icelles, tous actes requis & néceffaires, fans demander autre permiffion, & nonobftant clameur de haro, Charte normande, & Lettres à ce contraires; CAR tel eft notre plaifir. Donné à Verfailles, le vingt-deuxieme jour du mois de Novembre, l'an de grace mil fept cent cinquante-cinq; & de notre regne le quarante-unieme. Par le Roi en fon Confeil.

LE BEGUE.

Regiftré fur le Regiftre treize de la Chambre Royale des Libraires & Imprimeurs de Paris, n°. 608, fol. 477, conformément aux anciens Réglemens confirmés par celui du 28 Février 1723. A Paris, le 25 Novembre 1755. DIDOT, *Syndic.*

DÉFINITIONS

DÉFINITIONS

ET

NOTIONS GÉNÉRALES

Servant d'Introduction à l'Anatomie.

Division générale du Corps Humain.

LES Auteurs rapportent plusieurs divisions du Corps humain, & chacun en fait à sa maniere; mais la meilleure est celle qui le divise en tronc, & en branches ou extrêmités.

Je vais faire le dénombrement de toutes les pieces extérieures & intérieures de chacune de ces parties, & en dire les noms les plus reçus.

DU TRONC.

Le tronc comprend la tête, le cou, la poitrine, & le bas-ventre.

De la Tête.

Dans la tête il y a plusieurs parties extérieures qui ont divers noms; mais on peut les réduire à deux principales, qui sont la tête & la face.

La tête & le crâne est proprement cette partie qui contient le cerveau, & la face est celle du devant de la tête qui s'étend depuis le haut du front jusqu'au bas du menton, quoique, selon les Anatomistes, elle ne comprenne que l'une & l'autre mâchoire.

Tome I.   * A

La tête comprend le front, les sourcils, les tempes, les oreilles, le *sinciput*, l'*occiput*, & la fossette.

Du Front.

Le front est cette partie qui s'étend depuis les sourcils jusqu'à la racine des cheveux ; il est poli & sans poils aux jeunes gens, & tout ridé aux vieillards.

Des Sourcils.

Les sourcils sont ces éminences qui regnent le long du bord supérieur de l'orbite, faites en forme de croissant, & garnies de poils couchés les uns sur les autres du côté du petit angle de l'œil. Elles s'étendent depuis le nez jusqu'à la tempe. La séparation qui est entre les sourcils, laisse la sueur couler le long des côtés du nez.

Par le mot *sinciput*, on doit entendre toute l'étendue des os pariétaux ; & on y doit distinguer la fontanelle, le sommet & les côtés supérieurs de la tête.

De la Fontanelle.

La fontanelle est la rencontre de la suture sagittale avec la coronale, appellée *Bregma* par les Grecs, & *Sinciput* par les Latins. C'est l'endroit le plus tendre de la tête, tant dans les enfans que dans les adultes. On appliquoit autrefois en cet endroit le cautere actuel ou potentiel, dans les douleurs de tête invétérées & dans les affections soporeuses. Il n'y a pas lieu de croire qu'on puisse donner par ce moyen issue aux matieres retenues, mais cela peut servir à secouer les fibres de la dure-mere, dont les ébranlemens se communiquant au cerveau, peuvent réveiller le mouvement des esprits ; c'est le lieu le plus propre pour appliquer les topiques céphaliques ; cependant cette pratique n'est pas en usage à Paris. On se contente de donner intérieurement des sels volatils urineux & aromatiques ; on fait sentir de l'esprit de sel armoniac, & on en frotte les tempes, ou de quelque baume apoplectique.

Du Sommet de la Tête.

Le sommet de la tête est entre la fontanelle & l'*occiput*,

les Latins l'ont appellé *Vertex* ; les parties latérales du sommet font les côtés fupérieurs de la tête.

Des Tempes.

Les tempes font ces parties fituées à chaque côté des parties latérales de la tête, entre le petit angle de l'œil & l'oreille ; ce qui eft dans leur voifinage, eft appellé par les Latins *Lanugo.*

Des Oreilles.

Les oreilles font fituées aux deux côtés des tempes : elles font formées en demi-cercles, & font trois replis qui fe terminent à la cavité du milieu appellée la conque, & à raifon de fa figure le tour de l'oreille qui eft le demi-cercle, eft nommé des Grecs *Cuboïde*, & des Latins *Cubiformis*, voilà le contour de l'oreille ; le bout d'en-haut eft appellé *Pinna* par les Latins, & par les Grecs *Pterigia* ; le bout d'en-bas fe nomme communément le tendron de l'oreille, il eft appellé par les Latins *Fibra*, & par les Grecs *Lobos* ; c'eft en cet endroit qu'on attache les pendans d'oreille. Le fecond repli eft nommé des Latins *Volvulus* ou *Capreolus*, & des Grecs *Helix*. Le troifiéme repli eft appellé *Anthélix*. Le creux de l'oreille *Concha* ou *Cavum auriculœ* par les Latins, & par les Grecs *Unca*. L'éminence qui fe voit près de la tempe eft nommée par les Latins *Tragus*, à caufe de la figure du poil qui y vient ; celle qui eft à l'oppofite eft appellée par les Latins *Antihircum*, & par les Grecs *Antitragos* ; les circonvolutions de la conque font nommées *Teftudo* par les Latins, & *Camera* par les Grecs, & le trou de l'oreille eft l'entrée même du conduit.

Plufieurs praticiens font percer le tendron de l'oreille, & le font fuppurer en y mettant un petit morceau de bois de Tymelea, ce qui leur réuffit fort heureufement pour toutes les maladies des yeux.

On ouvre les arteres de la conque, & on les cauterife pour les maux de dents & de tête. Il y a entre le conduit de l'oreille & l'apophife maftoïde une petite cavité, c'eft où l'on applique des cauteres pour toutes les maladies de tête,

& même avec plus de fuccès qu'en aucun autre endroit, fur-
tout pour celles des yeux.

Du derriere de la Tête.

L'occiput comprend tout le derriere de la tête, c'eſt-à-
dire, toute la région de l'os occipital ; au bas de l'os occipital on voit un petit enfoncement qu'on nomme la foſſette,
ou la nucque du cou, cet enfoncement répond à l'eſpace
qui s'étend depuis le trou occipital juſqu'à la ſeconde vertebre ; le manque d'épine de la premiere vertebre aide à
former ce creux là. C'eſt en cet endroit qu'on applique les
cauteres, cependant il arrive ſouvent qu'ils ſont fort dou-
loureux, parce que dans toutes les fluxions de la tête, les
tendons des muſcles trapezes étant fort roides, leurs fibres
ſe déchirent facilement en ce lieu, & pour peu que le cautere ait trop creuſé, les ſéroſités coulent ſur ce tendon, ou
bien il arrive quelquefois qu'il a été offenſé dans l'opération.
Il vaut donc mieux pour éviter ces inconvéniens appliquer
le cautere un peu plus bas & à côté des épines, pour s'é-
loigner de l'aponevroſe des trapezes, autant qu'il eſt poſſible.

La Face.

La face comprend le front, les paupieres & les yeux.
L'on pourroit dire que ces parties ſont renfermées entre la
tetê & la face, ainſi cette derniere comprendroit ſeulement
le nez, les pommes des joues, le creux de la face, les lévres,
la bouche & le menton.

Des Paupieres.

Les paupieres ſont ces deux replis de peau qui couvrent
& entourent l'œil. Les endroits où les paupieres ſe joignent
ſe nomment *Angles.* Ils ſont appellés par les Grecs *Canthi*,
par les Latins *oculorum Anguli*, & en François *coins des yeux* ;
l'extérieur eſt le plus petit près des tempes ; l'intérieur eſt
le plus grand près du nez. Leurs extrémités ſont nommées
Tarſes, & elles ſont garnies de petits poils qu'on nomme

Cils. Au bord intérieur des paupieres on voit plufieurs petites embouchures faites par les extrémités des conduits qui
diftillent la matiere de la chaffie.

Au dedans du grand angle, on voit premiérement l'éminence qu'on nomme *Caruncule*, & communément & mal à
propos *Glande lachrymale inférieure*; deuxiémement, deux ouvertures qu'on appelle *Points lachrymaux*; toifiémement,
fous la jonction des deux paupieres, dans le même angle,
le tendon qui unit les deux paupieres, & qui les attache à
la partie voifine du nez, où fe terminent les fibres de l'orbiculaire; on voit auffi dans la plûpart des fujets, l'artere
& la veine angulaire qui paffent à côté de cet angle.

Des parties fenfibles de l'Œil.

Les paupieres ouvertes, on voit le globe de l'œil enchaffé
dans l'orbite, appellé des Latins pour ce fujet, *Oculi pelvis*;
on voit la cornée, & au travers la membrane iris, & le trou
appellé par les Latins *Pupilla*, & en François *Prunelle*.

Du Nez.

Le nez eft appellé *Rhis* par les Grecs, & par les Latins
Nafus. On y diftingue plufieurs parties, fçavoir fa racine,
fon dos, le bout du nez, appellé *Globulus* par les Latins, la
cloifon qui fépare fa cavité en deux canaux, nommée *Interfinium* ou *Septum*, le bout de cette cloifon appellé *Colomne*,
les aîles du nez nommées des Latins *Alæ* ou *Pinnulæ*, &
des Grecs *Pterigia*, les ouvertures nommées narines.

La pomette appellée *Milon* par les Grecs, & *Malum* par
les Latins, fe dit de ces deux parties qui font aux deux côtés
du nez, rouges & rondes comme des pommes.

Les creux de la face font ces parties enfoncées, fituées un
peu plus bas que les pommes de la joue, en tirant vers le nez.

De la Joue.

La joue, appellée par les Grecs *Gnatos*, & par les Latins
Bucca, eft cette partie du vifage qui s'enfle quand on

fouffle, & au milieu de laquelle il paroît un petit trou quand on rit.

Des Lévres.

Les lévres, appellées des Grecs *Cheilon*, des Latins *Labra* ou *Labia*, font ces deux avances demi-circulaires formées par de la peau & des mufcles d'un rouge vermeil, dont l'ouverture eft tranfverfale, & n'eft autre chofe que la bouche même. La petite gouttiere qui eft au milieu de la lévre fupérieure fe nomme mouftache.

Du Menton.

Le menton eft cette partie ronde, potelée qui eft au bas de la mâchoire inférieure, où il fe rencontre quelquefois un petit enfoncement qui eft dans le milieu.

Des parties de la Bouche.

La bouche comprend les dents, les gencives, la langue avec fon filet, la cloifon en forme d'anfe de panier qui eft dans fon fond, & la luette qui eft fufpendue au milieu de cette cloifon ; le gozier ou pharynx, qui eft au fond de la bouche même ; les amygdales, le larynx dont la cavité s'appelle glotte, au dedans de laquelle eft l'anche ou l'organe immédiat de la voix.

Du Cou.

Le cou s'étend depuis le deffous du menton jufqu'aux clavicules. La partie fupérieure fe nomme vulgairement gorge, dans laquelle on diftingue le nœud de la gorge ou morceau d'Adam, appellé par les Grecs *Bronchos* ou *Larynx*, & par les Latins *Guttur* ; le derriere fe nomme Pharynx en Grec, & en François le Gozier.

Les parties de la gorge font les glandes falivaires inférieures & les fublinguales, avec prefque tous les mufcles qui fervent au mouvement de l'os hyoïde & de la langue.

Au bas du cou on voit de chaque côté un creux qu'on nomme faliere, appellé des Grecs *Leucania*, & des Latins *Jugulis proximum Cavum.*

Le derriere du cou se nomme le chignon du cou.

Aux côtés du chignon du cou, en allant vers l'omoplate, se voyent deux places qu'on nomme les encolures ou le dessus de l'épaule, quelques-uns l'appellent *Epomir* ou *Summitas humeri*; c'est la région du deltoïde.

Les parties intérieures du dedans du cou sont les muscles larges; les muscles sternohyoïdiens, sternothyroïdiens, les Costohyoïdiens & autres; les glandes thyroïdes; la trachée-artere avec une portion de l'œsophage qui y est attachée; les veines jugulaires internes & externes; la carotides, les nerfs de la huitiéme paire, & la paire intercostale. Ces vaisseaux & ces nerfs sont posés dessus les muscles nommés les longs fléchisseurs du cou, & les grands droits fléchisseurs de la tête; sur les côtés se trouvent les scalênes.

Les parties intérieures du derriere du cou sont presque toutes musculeuses. On y voit une portion des muscles trapezes, les muscles splenius, complexus, grands & petits droits, les grands & les petits obliques, & ceux qui servent à étendre le cou, qui sont des portions des muscles épineux ou vertebraux; il y en a plusieurs autres.

Voilà pour ce qui concerne les parties molles, il s'agit présentement de sçavoir combien il entre de vertebres au cou. Elles sont au nombre de sept posées les unes sur les autres. Par cette position il résulte un canal entre leurs corps & leurs apophyses, ou entre un prolongement de la dure-mere & de la pie-mere; il y entre aussi la naissance de la moëlle de l'épine, le nerf spinal y prend son origine, les brachiaux & les vertebraux du cou, & sur chaque côté les apophyses transverses font un canal dans lequel entre l'artere vertebrale ou cervicale pour aller au cervelet & au cerveau. Cette artere est entourée d'une veine du même nom qui sort du crane par le trou occipital, & se vient rendre dans la souclaviere.

Des parties de la Poitrine.

La poitrine est appellée *Thorax* par les Grecs, & *Pectus* par les Latins. Le devant de cette partie se nomme proprement la poitrine; le derriere est appellé le dos ou l'échine, par les Grecs *Metaphrenon*, par les Latins *Dorsum* ou *Ter-*

gum ; le milieu du devant de la poitrine fe nomme *Sternum* par les Grecs, par les Latins *Os pectoris*, & en François le *Brechet*. Le haut de la poitrine eft bordé de deux os nommés des Grecs *Cleïdes*, des Latins *Claves*, & *Clavicules* en François. Au bas de la poitrine fe voit un enfoncement qu'on nomme le *creux de l'eſtomac* : c'eft la région du cartilage xiphoïde, qu'on nomme en François la *Fourchette*. Les mammelles font fituées fur le devant de la poitrine, une de chaque côté, elles font nommées par les Grecs *Maſtoï*, par les Latins *Mammœ* ou *Ubera* ; elles ont au milieu un petit bout qu'on nomme mammelon, appellé par les Grecs *Thelé*, & par les Latins *Papilla*. Le cercle noirâtre qui l'environne fe nomme des Grecs *Phos*, & des Latins *Areolœ* ; entre les deux mammelles fe voit la région du cœur où l'on applique les épithemes, les Grecs la nomment *Procardium*, & les Latins *Antecardium*.

Au haut & aux côtés du dos fe voyent fur les épaules ce qu'on nomme communément les palerons ou palettes, nommées des Grecs *Omoplatœ*, & des Latins *Scapulœ* ou *Spatulœ* ; les parties qui fe peuvent voir font leurs bafes, leurs angles, leurs côtes & l'acromion.

On peut voir par là que la poitrine s'étend pardevant depuis les clavicules jufqu'au cartilage xiphoïde, qu'elle eft bornée par fes parties latérales par les côtes, & par derriere par les vertebres.

Les parties intérieures font la plevre, le mediaftin, le thimus ou la fagoue dans les animaux, les poumons, le pericarde, le cœur avec tous fes vaiffeaux, la plus grande portion de l'œfophage avec un amas de glandes qui lui font attachées, le canal thorachique, l'azigos, & plufieurs branches de nerfs.

Du Bas-ventre.

Le bas-ventre fe divife en partie antérieure & en poftérieure ; l'antérieure fe partage en trois régions, la fupérieure fe nomme *Epigaſtrique*, la moyenne *Ombilicale*, & la plus baffe *Hypogaſtrique*. Chacune de ces régions fe divife encore en trois, dont la moyenne retient le nom du tout.

Région

Région Epigaſtrique.

La région épigaſtrique s'étend depuis le carthilage xi-phoïde juſqu'à environ deux travers de doigt du nombril, & comprend tout l'eſpace qui eſt entre deux juſqu'à l'épine du dos.

Cette région renferme une partie du foye, de l'eſtomac, du pancreas, une portion de l'inteſtin colon & du duode-num avec une partie de l'épiploon ; on peut y ajoûter le tronc de la veine porte.

Les viſceres qui ſont renfermés dans les parties latérales de cette région ſe nomment les *Hypocondres*, parce qu'ils ſont cachés ſous la voûte des fauſſes côtes ; il eſt vrai que ce nom d'*Hypocondres* a auſſi été donné à toute la cavité qui eſt ſous les fauſſes côtes ; l'un s'appelle *Hypocondre droit*, & l'autre *Hypocondre gauche* ; l'hypocondre droit renferme le grand lobe du foye, la véſicule du fiel, le pylore, le pre-mier contour du duodenum, avec la tête du pancreas, une portion du colon, de l'épiploon, une partie de la veine cave inférieure ; l'hypocondre gauche eſt occupé poſtérieure-ment par la ratte & le fond de l'eſtomac, & antérieurement par le ſecond lobe du foye, une portion du colon, de l'é-piploon ; on peut y ajoûter l'orifice ſupérieur de l'eſtomac placé poſtérieurement.

Région ombilicale.

La région moyenne ou ombilicale commence environ deux travers de doigts au-deſſus du nombril, & s'étend environ trois travers de doigts au-deſſous ; elle ſe diviſe en trois par-ties, dont le centre retient le nom d'*ombilicale*, & ſes parties latérales ſont dites les *Lombes* à droite & à gauche.

Dans la région moyenne ſont renfermées les circonvolu-tions du jejunum, une partie de celles de l'ileon, une portion de l'épiploon, une portion de la veine cave inférieure, de l'aorte inférieure, le meſentere & les vaiſſeaux meſenteriques.

Dans la région lombaire droite ſe trouve aſſez ſouvent l'ex-trémité inférieure du grand lobe du foye qui porte ſur le rein,

le rein droit eſt placé à la partie poſtérieure, la glande renale, la naiſſance de l'uretere, une portion du meſocolon,
le cœcum avec ſon appendice, le commencement du colon
antérieurement, & les vaiſſeaux ſpermatiques.

Dans la région lombaire gauche eſt contenu poſtérieurement le rein gauche, la glande renale gauche, la ſinuoſité
qui ferme le colon, & la portion du meſocolon qui l'attache, les vaiſſeaux ſpermatiques, la naiſſance de l'uretere,
&c.

Le creux qui eſt au milieu de cette région ſe nomme nombril, il eſt appellé par les Grecs *Omphalos*, & par les Latins
Ombilicus, c'eſt par où paſſent dans le fœtus les vaiſſeaux
ombilicaux.

Région Hypogaſtrique.

La région hypogaſtrique s'étend depuis la fin de la région
ombilicale juſqu'aux os pubis ; le milieu retient le nom d'hypogaſtre ; les parties latérales de cette région ſont doubles,
les ſupérieures ſe nomment les *Iles*, & les inférieures les
Aiſnes, appellées par les Grecs *Bubones*, & par les Latins
Inguina ; le milieu du bas de cette région ſe nomme *Pubis*.
Le milieu de la région hypogaſtrique renferme une partie
de l'inteſtin ileon, le rectum, la veſſie, les ureteres, avec
les véſicules ſéminales, les proſtates, & une partie des canaux déférens dans les hommes, & dans les femmes la matrice avec ſes ligamens, les ovaires, les trompes, le vagin.
Le côté droit de la région hypogaſtrique contient la diviſion
des iliaques, la route des vaiſſeaux ſpermatiques, & une
partie des circonvolutions de l'inteſtin ileon ; on y remarque auſſi l'endroit où ſe réfléchît le canal déférent pour entrer dans le baſſin ; le côté gauche de la même région renferme les mêmes parties. Dans la partie latérale & ſupérieure du bas ventre, on voit auſſi les lombes qui s'étendent
depuis la derniere vertebre du dos juſqu'à l'os ſacrum. Dans
la partie poſtérieure & inférieure ſe voit l'os ſacrum, & à
côté les feſſes, appellées *Gloutoï* par les Grecs, & par les
Latins *Nates* ; au bas de l'os ſacrum ſe trouve le croupion,
appellé par les Grecs *Coccix*, & par les Latins *Cauda* ; au-
deſſous eſt le fondement, appellé *Anus*.

Des Hanches.

Les hanches, appellées par les Grecs *Ifchia*, & par les Latins *Coccea*, font dans la région de l'emboîture de l'os de la cuiffe, où l'on applique les remédes pour la fciatique.

Parties extérieures des Mâles.

Au bas de l'os pubis on voit la verge nommée des Grecs *Caulos*, & des Latins *Caules*, *Penis*, *Mentula*; la tête du gland eft appellée par les Grecs *Balanus*, & par les Latins *Glans*.
Le trou du gland eft nommé par les Grecs *Ourethra*, & par les Latins *Iter urinarum*. Le prépuce, *præputium*, le bout du prépuce, *fummum præputii*, & ce qui l'attache au gland, le *filet*. Les bources font appellées par les Grecs *Ofcheos*, & par les Latins *Scrotum*. La raye qui eft fous la verge, qui fépare les bources, & qui fe continue jufqu'au fondement, eft nommée par les Grecs *Raphé*, & par les Latins *Sutura*; les côtés fe nomment le *Periné* ou l'*Entrefeffon*.

Parties extérieures des Femmes.

Les parties extérieures des femmes font, la motte, les lévres, la fourchette dans les filles, la fente, le gland du clitoris, les nymphes, l'embouchure de l'urethre, celles des conduits excrétoires des glandes vaginales, l'orifice externe du vagin, les caroncules & l'hymen dans les vierges.

DES EXTREMITE'S.

Les extrémités fe divifent en bras & en jambes.

De l'Extrémité fupérieure.

Elle comprend quatre parties, la premiere eft l'épaule; elle fert de bafe & de foutient à la deuxiéme qui eft le bras; la troifiéme partie eft l'avant-bras, & la quatriéme eft la main.

B ij

L'épaule eſt compoſée de deux os, le plus conſiderable eſt ſitué à la partie poſtérieure & ſupérieure de la poitrine ; ſa direction eſt un peu oblique ; c'eſt l'omoplate. Le ſecond os eſt poſé horiſontalement à la partie ſupérieure & antérieure de la poitrine, ſe poſtant de derriere en devant, s'appelle la clavicule, & ſert d'arcboutant au bras. La ſeconde partie de l'extrémité ſupérieure eſt le bras ; il s'étend depuis la jointure de l'épaule juſqu'à celle du coude, on le nomme *humerus*, n'étant fait que d'un ſeul os. Il eſt bon de faire remarquer que l'on applique les cauteres entre le biceps & le brachial interne, au-deſſous de l'inſertion du tendon du deltoïde. La cavité qui eſt ſous le bras ſe nomme aiſſelle. On appelle avant-bras, ou la troiſiéme partie de l'extrémité ſupérieure, tout ce qui s'étend depuis l'article du coude juſqu'au poignet ; il eſt compoſé de deux os, l'extérieur eſt nommé le rayon, & l'intérieur l'os du coude. Communément on entend par le coude ſeulement cette rondeur qui fait le derriere de l'article du coude, & qu'on nomme l'olecrane. La ſituation de l'os du rayon & de l'os du coude, ſçavoir, le premier placé extérieurement, & l'autre intérieurement, eſt fauſſe, vû que lorſque l'on examine avec attention ces os en différentes poſitions, l'on verra tout le contraire ; premiérement ſi l'on marche les bras pendans, l'on voit que le rayon eſt antérieur, & l'os du coude poſtérieur, le pouce & le doigt indice ſe portent en devant, & les autres doigts ſont placés de champ en arriere ; deuxiémement, que les perſonnes qui ſont extrêmement graſſes, ſont obligées en marchant d'écarter le bras de la ligne de direction, le bras pendant, la main ſe trouve dans une parfaite pronation, pour lors le rayon ſe porte en dedans, & l'os du coude en dehors ; troiſiémement, ſi l'on écrit le rayon eſt en ligne directe, de même que l'os du coude, & horiſontalement, le rayon eſt ſupérieur, & l'os du coude inférieur. Ces réflexions ſont très-utiles pour les Chirurgiens, tant dans les fractures des os de l'avant-bras, que dans la luxation particuliére du rayon, ſur-tout pour obſerver la ſituation que l'on doit donner à ces parties pendant la cure.

De la quatriéme partie de l'extrémité supérieure.

Cette derniere partie eſt la main, elle ſe diviſe en trois parties, la premiere eſt le carpe ou le poignet, appellé par les Grecs *Carpes*, & par les Latins *Brachiale*; il eſt compoſé de pluſieurs petits os diſpoſés en deux rangs, &c. La deuxiéme partie eſt la paume de la main, ou le métacarpe nommé par les Grecs *Métacarpion*, & par les Latins *Poſtbrachiale*. La paume de la main eſt compoſée de cinq os longuets, &c. La troiſiéme partie de la main comprend les doigts qui ſont au nombre de cinq; ſçavoir, le pouce, le doigt indice, le doigt du milieu, l'annulaire & le petit doigt.

Les ordres des doigts ſe nomment par les Grecs *Phalanges*.

De l'extrémité inférieure.

La jambe s'étend depuis l'article de la cuiſſe juſqu'au bout des orteils; elle comprend la cuiſſe, le genouil, la jambe & le pied. La cuiſſe eſt faite d'un ſeul os qui eſt le plus grand & le plus compact de tous ceux qui compoſent le corps tant de l'homme que des animaux. On le nomme femur; il eſt un peu cambré par ſa partie poſtérieure, ce qui fait que la cuiſſe l'eſt auſſi. Le genou qui eſt la ſeconde partie, eſt cette éminence ſaillante que l'on voit formée par l'articulation de l'extrémité inférieure de la cuiſſe, avec la partie ſupérieure de la jambe, dans le centre de laquelle eſt placé un os plat en deſſus que l'on nomme la rotule; cet os obéit aux extenſions & aux flexions de la jambe; il ſert à éloigner les tendons du centre du mouvement, & à rendre par là leurs actions plus conſiderables; on appelle le *Jarret* le derriere du genou.

La troiſiéme partie de la jambe s'étend depuis l'article de la cuiſſe juſqu'au pied; le devant ſe nomme *Greve*, qui eſt fort décharné, & le derriere qui eſt fort charnu, s'appelle le mollet ou le gras de la jambe. Les deux pieces oſſeuſes qui compoſent la jambe, ſont le tibia & le peronné; chacun de ces os a en bas une éminence qui fait la cheville ou malleole. Le pied, qui termine l'extrémité inférieure, s'étend depuis l'article de la jambe avec l'aftragale, jufqu'au bout des orteils; on y diftingue le talon, le gros tendon du talon, nommé tendon d'Achile, le cou du pied, le deffus du pied, la plante du pied, le creux de la plante & les orteils. Les divifions font les mêmes que celles que l'on a faites de la main.

Outre la divifion ordinaire des régions, j'ai cru devoir donner le dénombrement des parties extérieures & intérieures, pour la mettre devant les yeux des jeunes Etudians qui le plus fouvent négligent cette affaire.

ŒUVRES ANATOMIQUES
DE M. DUVERNEY.

PREMIERE PARTIE.

Du Cerveau & de tous les Organes des Sens.

ARTICLE PREMIER.

Du Cerveau & de ſes dépendances.

LE Cerveau, dont nous allons examiner la ſtructure & les fonctions, eſt une des plus importantes parties de tout le corps humain : nous commencerons par ſes enveloppes.

De la Dure-Mere.

Le cerveau, eſt enfermé dans la cavité du crâne. Lorſqu'on ſcie le crâne par le milieu, & qu'on l'a enlevé, la premiere choſe qui ſe préſente eſt une membrane qu'on nomme la dure-mere, parce qu'elle eſt en effet dure & aſſez épaiſſe pour pouvoir aiſément ſe diviſer en deux lames dont les fibres ſe croiſent obliquement & en d'autres ſens ; on peut auſſi s'en aſſurer en la froiſſant avec les doigts. L'épaiſſeur de cette membrane augmente en certains endroits par différentes couches qu'on découvre, principalement dans ſa partie concave. La direction de ces fibres, leur développement & leur entre-croiſement ſont très-différens, ſuivant les différens endroits où elles ſe rencontrent ; mais elles ſont toujours en plus grand nombre dans la partie de la dure-mere qui regarde la faulx, principalement le long du ſinus longitudinal ſupérieur, des latéraux, & ſur la cloiſon qui couvre le cervelet. Ces différentes cou-

*

ches de fibres servent à augmenter l'épaisseur de la dure-mere, & à la fortifier, tant dans les endroits où elle soutient une plus grande masse du cerveau, que dans ceux où les sinus contiennent une plus grande quantité de sang, comme cela se voit dans le sinus longitudinal & dans les latéraux.

La dure-mere, c'est-à-dire, sa lame externe, est immédiatement appliquée à la voûte du crâne par ses vaisseaux & par des appendices, mais plus étroitement aux endroits des sutures & des sinus, & elle est si fortement unie à la base du crâne, qu'on a beaucoup de peine à l'en séparer, sur-tout dans les enfans, où elle est étroitement attachée.

Cette membrane tapissant ainsi le dedans du crâne, prépare une loge commode au cerveau, au cervelet & à la moëlle alongée, en revêtant & en rendant polis tous les endroits rudes & raboteux de cette base, lesquels au moindre ébranlement du crâne, ne manqueroient pas de froisser & de déchirer la substance molle & délicate de ces parties.

C'est une fameuse question par rapport aux fibres de la dure-mere dont nous venons de parler, de sçavoir si ces fibres font charnues & capables de contraction, ou si l'élévation & l'abaissement de cette membrane n'est qu'une suite du mouvement de diastole & de systole du cerveau; mouvement que ce viscere tient lui-même des arteres qui l'arrosent.

Baglivi & *Pachioni*, fameux Médecins, ont fait des dissertations fort amples pour soutenir la premiere de ces opinions qui avoit été embrassée avant eux par de célebres Auteurs.

Sans entrer dans le détail des raisons dont ils se servent pour autoriser le sentiment, ce qui seroit d'une trop grande discussion, je me contenterai de dire que la dure-mere est si étroitement attachée dans toute l'étendue du crâne, qu'il est impossible d'imaginer qu'elle soit capable d'aucun mouvement.

Les mouvemens qu'on y reconnoît, soit après le trépan, soit au travers de la fontanelle, viennent uniquement du battement des arteres du cerveau qui est au-dessous. En voici la preuve. Si on découvre la dure-mere dans un animal vivant, on observera qu'elle n'est soulevée que par la dilatation du cerveau; & si on la touche avec quelque liqueur corrosive, comme l'esprit de nitre ou de vitriol, l'animal

pousse

pouſſe d'abord des cris violens, qui ſont accompagnés de mouvemens convulſifs du bas ventre & de la poitrine : cependant on ne voit pas le moindre ride, ni la moindre contraction dans aucunes de ſes fibres. Toutes les fois qu'on réitere cette expérience, les mêmes accidens ſurviennent. Par-là on prouve bien que la dure - mere eſt d'un ſentiment très-exquis, mais non pas qu'elle ait aucun mouvement qui lui ſoit propre.

On voit de plus que dans les reſpirations violentes que l'animal eſt obligé de faire de temps en temps, la dure-mere eſt plus ſoulevée, parce qu'à l'occaſion de ces mouvemens le ſang étant pouſſé en plus grande abondance au dedans de la tête, rend la dilatation du cerveau plus forte, & par conſéquent celle de la dure-mere.

Selon le ſentiment de *Baglivi*, le mouvement du cœur dépend de celui de la dure-mere, elle devroit donc ſe reſſerrer en même-temps que le cœur ; cependant l'expérience fait voir le contraire, car elle ſe dilate dans le temps que le cœur ſe reſſerre.

Pachioni prétend que par la contraction de la faulx, la cloiſon de la dure-mere qui couvre le cervelet eſt ſoulevée ; mais puiſque cette cloiſon eſt tout à fait oſſeuſe dans les animaux carnaciers, on ne peut pas douter qu'elle ne ſoit immobile ; il y a donc beaucoup d'apparence qu'elle l'eſt auſſi dans les autres animaux.

Paſſons aux allongemens que forme la dure-mere, il y en a trois principaux qui diſtinguent & qui ſéparent les parties principales du cerveau & du cervelet.

Le premier ſe nomme la faulx à raiſon de ſa figure. La faulx prend ſon origine du conduit aveugle, & de l'éminence nommée criſtagalli, qui eſt à la partie antérieure de la baſe du crane, paſſant entre les deux hémiſpheres du cerveau, elle va toujours en s'élargiſſant & en ſe courbant en forme de faulx, juſqu'à la cloiſon tranſverſale qui recouvre le cervelet dont nous parlerons, & au milieu de laquelle elle s'implante fortement.

La faulx ainſi diſpoſée, fait une cloiſon qui ſépare exactement les deux hémiſpheres du cerveau, & empêche que l'un ne peſe ſur l'autre quand on ſecoue la tête ſur les côtés, ou quand on panche la tête fur un des côtés. La raifon pour laquelle elle eft fort large & beaucoup plus épaiffe fur le derriere de la tête, eft que la portion la plus confiderable de chacun de ces hémifpheres y eft renfermée, & pefe davantage fur cette membrane, au lieu que leur partie antérieure ayant peu de volume, & portant principalement fur la partie antérieure de la bafe du crane, la faulx a dû y être beaucoup plus mince & plus étroite.

Le fecond allongement de la dure-mere forme vers le milieu de la partie poftérieure du crane, une cloifon tranfverfale en forme de voute.

La faulx s'attache très-fortement au milieu de cette voute dont elle partage le deffus en deux portions égales ; il y a lieu de croire que la voute eft un développement de la faulx, cette voute eft foutenue par la faulx, & maintenue dans fa forme naturelle ; ainfi on peut confiderer la faulx comme le fufpenfoir de cette cloifon.

C'eft fous cette voute qu'eft placé le cervelet auquel elle fert comme de tente en le mettant à couvert de la compreffion des lobes poftérieurs du cerveau, dont une portion confiderable s'appuye fur cette voute. Nous l'appellerons dorénavant la grande cloifon du cervelet, pour la diftinguer d'une autre cloifon qui eft plus petite, & dont nous parlerons tout à l'heure.

Cette grande cloifon eft d'un tiffu encore plus ferme que celui de la faulx. Elle eft fortement attachée aux os voifins, c'eft-à-dire, à la partie moyenne de l'occipital, & à la partie fupérieure des apophyfes pierreufes. Elle laiffe en devant une ouverture oblongue dont les bords font épais, & forment comme deux cordes qui fe prolongent jufqu'aux apophyfes antérieurs de la felle du fphenoïde : c'eft par cette ouverture que paffe la moëlle allongée.

Le troifiéme repli ou allongement de la dure-mere eft le plus petit ; il a la figure d'un croiffant ; il eft fortement attaché à l'épine de l'os occipital ; il s'engage entre les deux lobes de la partie poftérieure du cervelet, & les foutient dans les différentes inclinations de la tête. Nous le nommerons la petite cloifon du cervelet.

Il faut obferver qu'à chaque côté de la felle du fphenoïde

les deux plans ou lames de la dure-mere venant à s'écarter, laissent une grande cavité qui porte le nom de réservoir sphenoïdal, dans lequel sont renfermés le tronc de la carotide interne, le nerf de la sixiéme paire, & les racines de l'intercostal. On y voit aussi les embouchures de plusieurs sinus, comme on le dira dans la suite.

Outre les allongemens dont on a parlé, la dure-mere en forme encore deux autres très-considérables, l'un par devant, & l'autre par derriere.

Elle fait le premier en passant par la fente de l'os sphenoïde pour entrer dans l'orbite qu'elle revêt tout entier, & s'avance jusqu'à son bord extérieur ; là elle s'unit au pericrane.

La dure-mere étant arrivée au trou occipital, s'engage dans le canal des vertebres, & forme un autre allongement qui s'étend jusqu'à l'extrémité de ce canal, & qui sert de gaîne à la moëlle de l'épine.

Les vaisseaux de la dure-mere sont ses arteres, ses veines, ses sinus & ses nerfs.

La branche de la carotide externe destinée pour la dure-mere, entre dans le crane par la cinquiéme paire de trous de l'os sphenoïde ; dès son entrée elle s'attache à la dure-mere ; étant parvenue vers l'angle inférieur & antérieur du parietal, elle passe dans un petit canal qui ne se rencontre pas toujours ; cette artere se partage en plusieurs branches qui s'épanouissent sur cette membrane, & jettent de tous côtés un grand nombre de rameaux qui en montant tapissent toute cette partie de la dure-mere, qui couvre toute la partie convexe de chaque hémisphere du cerveau ; les capillaires de cette artere s'anastomosent avec ceux de l'artere du côté opposé, en traversant le dessus du sinus longitudinal supérieur. Les ramifications de cette artere se creusent des enfoncemens dans la table intérieure des os du crane, & ces enfoncemens sont plus apparens dans des cranes que dans d'autres.

Les arteres vertebrales ou cervicales, à leur entrée dans le crane, fournissent chacune une grosse branche qui se répand par plusieurs rameaux sur toute la portion de la dure-mere qui couvre la partie postérieure du cervelet.

Outre ces branches, lorsqu'elles sont entrées dans le crane,

C ij

elles en fourniffent plufieurs autres qui aident à tapiffer la bafe du crane, & communiquent avec les branches des carotides internes.

Ce n'eft donc pas feulement à la bafe du cerveau que les carotides & les vertebrales communiquent entr'elles, mais encore à la bafe du crane.

Prefque tous les Anatomiftes n'ont parlé que de ces quatre branches, mais j'en ai obfervé un beaucoup plus grand nombre. Premierement la branche de la carotide interne qui entre dans l'orbite avec le nerf optique, en fournit deux qui entrent dans le crane par les trous appellés orbitaires internes. Dès leurs entrées elles jettent plufieurs rameaux qui fe diftribuent à la portion de la dure-mere qui tapiffe la partie antérieure de la bafe du crane, à l'os cribleux, & remontent enfuite le long du finus longitudinal.

Le tronc de la carotide interne en paffant par le réfervoir fphenoïdal, c'eft-à-dire, le long des côtés de la felle du fphenoïde, fournit plufieurs petites branches qui fe diftribuent à la portion de la dure-mere qui tapiffe la felle du fphenoïde, les autres vont à la glande pituitaire, & aux nerfs voifins.

Il y a une branche de la carotide interne qui, avant que d'entrer dans le crane, s'en détache pour paffer par le finus inférieur de l'apophyfe pierreufe ; elle fe diftribue à la partie voifine de la dure-mere.

Il y en a plufieurs autres dont les unes entrent par les trous qu'on nomme les foffes de la jugulaire interne dans les finus latéraux, & s'y diftribuent par plufieurs rameaux qui s'abbouchent avec ceux des branches d'arteres qui paffent auffi par les trous qui donnent paffage aux nerfs de la neuviéme paire.

On a cru que les rameaux de ces arteres qui font au voifinage de ces finus, fur-tout du longitudinal fupérieur, s'ouvroient immédiatement dans leur cavité. *Wepfer, Willis* & *Vieuffens* fe font fervis d'injection de liqueurs pour faire voir cette communication, mais cette épreuve n'eft pas fure, parce que la liqueur paffe des arteres de la dure-mere dans les veines qui fe déchargent dans la cavité de ce finus. D'autres fe font fervis de foye de porc ; ils les introduifoient dans quelques-uns des vaiffeaux de la dure-mere, & les faifant cou

ler jufques dans la cavité du finus longitudinal, ils s'imagi-
noient qu'ils s'y déchargeoient, mais ils ont pris un rameau
de veine pour une artere.

Il n'y a donc pas de moyen plus fur que l'injection de cire,
qui nous découvre clairement qu'il n'y a aucuns capillaires
d'arteres qui s'ouvrent dans aucun des finus, quoiqu'il y en
ait plufieurs qui les tapiffent deffus, deffous, & même dedans.

Ce nombre prodigieux d'arteres eft non-feulement employé
à la nourriture de la dure-mere, mais encore à celle de la
table interne du crane & du diploë, qui fert de periofte intérieur à cette table.

Il n'eft pas aifé d'appercevoir les veines de la dure-mere,
parce qu'elles font cachées dans ces fillons du crane dont on
a parlé, ce qui fait qu'on ne peut l'enlever fans arracher en
même-temps une bonne partie de fes veines, dont les tuniques font beaucoup plus foibles que celles des arteres.

Ces veines font difpofées de maniere qu'il y en a ordinairement une à chaque côté des branches principales des arteres.
Les principaux troncs de ces veines s'abbouchent de différentes manieres. Celles de la partie fupérieure s'ouvrent dans
le finus longitudinal fupérieur, leurs embouchures font très-
petites, & fe voyent fur les parties latérales & fupérieures de
ce finus, &c. Les ramifications des veines fur la furface extérieure de la dure-mere fe font pour ainfi dire en tourbil-
lon, à peu près comme la diftribution de celles de la membrane corrhoïde ou uvée de l'œil. Si l'on veut les découvrir,
il faut faire une coupe de deux à trois travers de doigts
tranfverfalement au coronal, enlever la piéce ; faites-en de
même à la partie poftérieure des pariétaux, pour faire une
ligature au finus longitudinal avant qu'il s'ouvre dans les
finus latéraux. Cela fait, l'on ouvre le finus longitudinal par
fa partie antérieure, pour y introduire un tuyau proportionné
à fon diamétre, l'on y injecte une liqueur fluide colorée &
par-deffus une liqueur folide. Il ne faut pas fcier le crane de
deux ou trois jours, il faut laiffer macerer la tête dans l'eau,
pour donner le temps à la dure-mere de fe pouvoir détacher aifément de la furface de la table interne, alors fi l'injection a paffé dans les veines, on les découvre, & l'on voit
leurs diftributions.

Les vaisseaux de la dure-mere se ramifient principalement sur sa partie convexe, ce qui en rend la surface inégale, au lieu que l'intérieure qui regarde le cerveau est polie, lisse & toujours enduite d'une sérosité mucilagineuse. Plusieurs de ces vaisseaux percent la dure-mere, & communiquent avec ceux de la pie-mere.

Il y en a d'autres qui sortent du crane par les interstices des sutures pour se distribuer au pericrane.

L'on sçait aussi qu'il y a une artere qui est une branche de celles qui se distribuent au pericrane, laquelle passe par un trou qui se rencontre vers la partie postérieure de chaque os parietal, & se distribue sur la dure-mere ; cette artere est accompagnée d'une veine qui se décharge dans le sinus longitudinal supérieur. On voit derriere l'apophyse mastoïde un trou considerable par où passe cette petite artere, qui est une branche qui tapisse la partie postérieure de la tête, pour se distribuer à la dure-mere & aux sinus latéraux. Ces sortes de distributions établissent une très-grande communication entre le pericrane & la dure-mere.

Des Sinus de la Dure-mere.

Pour ôter tout équivoque sur le mot de sinus, & ne le pas confondre avec les veines du cerveau, j'appellerai sinus tout canal qui est creusé dans la duplicature de la dure-mere, & dans lequel se déchargent les veines du cerveau.

Jusqu'à présent les Anatomistes ont été fort partagés sur le nombre des sinus, & la plûpart en ont parlé fort confument : les uns ont rapporté à l'homme tout ce qu'ils n'avoient examiné que sur des animaux, & les autres n'ont travaillé sur l'homme qu'imparfaitement. Je n'ai connu que par les fréquentes injections de cire & d'autres liqueurs, quel étoit le nombre & la véritable route de ces sinus. Les premiers Anatomistes n'en comptoient que quatre, au lieu qu'aujourd'hui on peut en compter jusqu'à dix paires, sans compter ceux qui n'ont point d'associé.

La premiere paire est celle des sinus, qu'on peut appeller longitudinaux, parce qu'ils sont les plus longs de tous. Le premier de ces deux sinus est le longitudinal supérieur, ainsi nommé à caufe de fa fituation. Sa premiere origine eft dans un conduit improprement nommé aveugle, qui eft au-deffus du cryftagalli. Il coule tout le long du dos de la faulx, & va toujours en s'élargiffant jufqu'à ce qu'il foit arrivé au milieu de l'os occipital, où il fe partage pour faire une autre paire de finus dont on parlera. À mefure que ce finus fe dilate, fes parois deviennent plus épais par les nouveaux trouffeaux qu'ils reçoivent de la dure-mere. Quoique le lieu de fon partage foit ordinairement vers le milieu de l'os occipital, il arrive pourtant quelquefois que cette divifion fe fait plus haut. De plus, ce finus ne fe partage pas toujours également en deux branches, car il arrive quelquefois qu'il fe détourne tout entier d'un feul côté, & qu'il n'y a que ce feul finus latéral avec lequel il foit continu, & c'eft au dedans de ce finus, à peu de diftance de fon origine qu'on trouve l'ouverture qui mene à l'autre finus latéral. On voit en divers endroits de la cavité de ce finus, plufieurs cordes ligamenteufes dont les unes font tendues en ligne droite du haut du finus en bas, & les autres le traverfent. On en voit auffi quelques-unes dans les finus latéraux. Ces cordes font fort élaftiques, & fervent à maintenir les finus dans un certain terme d'ouverture. Il a une figure à peu près triangulaire.

Le fecond finus de cette premiere paire eft celui qu'on peut appeller longitudinal inférieur, parce qu'il eft placé le long de la partie inférieure de la faulx. Il ne commence qu'environ à un pouce & demi de diftance de la naiffance de la faulx; il eft fort étroit en comparaifon du premier, & vient fe terminer un peu au-deffus de la naiffance de celui qu'on nomme communément le quatriéme. On dit qu'il fe trouve rarement, cependant il ne m'eft guere arrivé de ne pas le rencontrer.

La feconde paire eft celle des finus qu'on appelle latéraux, parce que leur meilleure partie eft placée aux parties latérales de la cloifon qui fert de tente au cervelet. Nous avons dit que le finus longitudinal fupérieur fe partage en deux branches vers le milieu de l'os occipital; ce font ces mêmes branches qui forment les finus latéraux, lefquels coulent par le milieu de cet os au-deffus du cervelet jufqu'à l'apophyfe pierreufe, & là fe recourbant en fe cachant derriere l'apophyfe maſtoïde où ils font un contour, ils ſe portent enſuite vers la baſe du crane où ils ſe contournent encore pour en ſortir par un trou particulier pour décharger le ſang qu'ils contiennent dans ce trou que l'on nomme la foſſe jugulaire interne; cette foſſe eſt une eſpece de réduit où prend naiſſance la jugulaire interne, & où le ſang qui ſort de la tête eſt obligé d'entrer.

Pour bien entendre la route & la décharge des autres paires de ſinus, il faut auparavant ſçavoir qu'à chaque côté de la ſelle du ſphenoïde, les deux lames de la dure-mere s'écartent, & font une eſpece d'antre ou de caverne très-conſidérable, autrement dit le réſervoir ſphenoïdal, & qui renferme pluſieurs parties, ſçavoir, la carotide interne, la ſixiéme paire de nerfs & les racines de l'intercoſtal. Quand ce réſervoir eſt bien nettoyé, on y voit diſtinctement les différentes embouchures de pluſieurs veines, des ſinus ſphenoïdaux, de ceux de la glande pituitaire, de ceux des apophyſes pierreuſes, mais il n'y a rien de ſpongieux. Il faut encore ſçavoir qu'à l'endroit de la ſelle du ſphenoïde, la dure-mere s'entrouve auſſi pour fournir une loge à la glande pituitaire.

La troiſiéme paire des ſinus ſont les ſphenoïdaux, on les nomme auſſi les ophtalmiques; ils prennent leur origine vers l'ouverture qu'on nomme fente du ſphenoïde; là ils s'abouchent avec un gros tronc de veines dans lequel ſe rendent preſque toutes celles qui rapportent du ſang de l'œil & des parties qui l'environnent; chacun de ces ſinus fait enſuite quelque chemin ſur l'os ſphenoïde, en jettant une ou deux branches dans leſquelles ſe déchargent pluſieurs veines qui rapportent le ſang des parties voiſines, ſur-tout de la partie inférieure des lobes antérieurs du cerveau; enſuite il ſe décharge dans le réſervoir ſphenoïdal par pluſieurs ouvertures de différente grandeur, dont les unes ſont au-deſſus, & les autres au-deſſous du tronc de la carotide.

Quelquefois une branche de ce ſinus continuant ſa route par-deſſus l'apophyſe pierreuſe, vient ſe décharger dans le milieu de la route des latéraux; ces ſinus ne ſe rencontrent pas toujours. Alors les veines des parties dont on vient de parler ſe vuident immédiatement dans le réſervoir ſphenoïdal.

La quatriéme paire de ſinus ſont les deux qui appartien-

nent

nent à la glande pituitaire ; ils font fitués tranfverfalement autour de cette glande, l'un au-devant, & l'autre à l'oppofite. Ces finus par chaque extrémité s'ouvrent dans le réfervoir fphenoïdal.

La cinquiéme paire appartient auffi à la glande pituitaire. Ces finus ont la même direction & la même décharge. Cette paire n'eft pas conftante comme tout ce qui fe trouve également dans tous les fujets. Le fang contenu dans le réfervoir fphenoïdal eft repris principalement par quatre autres, dont les embouchures font aux côtés de la partie poftérieure de la felle, fçavoir, deux à la partie latérale inférieure de cette felle, & deux vers l'extrémité de la partie antérieure de chaque apophyfe pierreufe ; ces derniers font un peu plus élevés. Comme ces finus font placés les uns à la partie fupérieure de l'apophyfe pierreufe, je les défignerai par le nom de cette apophyfe, & à raifon de leur fituation, ils feront nommés les finus fupérieurs de la bafe du crane, & les deux autres qui regnent le long de la partie inférieure de cette même apophyfe par dedans, feront nommés les finus inférieurs de la bafe du crane. Ainfi pour continuer l'ordre des finus par paires, nous dirons que la cinquiéme paire font les finus fupérieurs de la bafe du crane ; ils font couchés fur la fciffure de la partie la plus élevée de l'apophife pierreufe, & viennent fe terminer dans les finus latéraux, précifément dans l'endroit où ils commencent à fe contourner derriere l'apophyfe maftoïde.

La fixiéme paire font les finus inférieurs de la bafe du crane ; ils font renfermés dans une efpece de goutiere formée par la rencontre & l'emboëtement de la partie antérieure de l'apophyfe pierreufe avec l'avance de l'os occipital ; ils fortent du crane en s'ouvrant immédiatement dans la foffe jugulaire interne. Entre cette paire on en voit plufieurs petits dans cette portion de la bafe du crane, qui s'étendent depuis la partie poftérieure de la felle de l'os fphenoïde jufqu'au trou occipital. Leur arrangement eft fort irrégulier, les uns s'ouvrent dans les finus inférieurs de l'apophyfe pierreufe, & ceux qui font voifins du trou occipital fe déchargent dans les finus vertebraux.

Les finus qui font la feptiéme paire font fitués tranfverfalement à la partie fupérieure de l'avance de l'os occipital,

Tome I.   D

à l'endroit où elle se joint à la partie postérieure du sphenoïde ; ils s'ouvrent de côté & d'autre dans les sinus inférieurs des apophyses pierreuses.

La huitiéme paire de sinus sont les vertebraux qui regnent
latéralement le long du canal de l'épine, &c.

Il faut à présent parler des deux sinus qui n'ont point d'associés.

Le premier de ces sinus qu'on nomme communément le
quatriéme, est placé au milieu de la cloison transversale qui
sert de tente au cervelet ; il descend en ligne droite depuis sa
naissance jusqu'à l'endroit où il s'abouche avec les latéraux.
Quoiqu'il se décharge ordinairement à la rencontre des latéraux, quelquefois il ne s'ouvre que dans l'un de ces sinus.

L'autre sinus qui n'a point d'associé, est situé dans la cloison semilunaire du cervelet. Pour l'ordinaire son embouchure
est à la rencontre des deux latéraux ; il descend vers le trou
occipital, & se partage en deux branches, dont l'une qui est
la plus voisine de ce trou, se décharge à la naissance des sinus
vertébraux, & l'autre vient se rendre dans les sinus latéraux
avant qu'ils sortent du crane.

Examinons à présent la route que tient le sang dans ces
sinus.

Le sinus longitudinal superieur se décharge dans les latéraux, le longitudinal inférieur s'ouvre dans celui qu'on a cou-
tûme d'appeller le quatriéme, & celui-ci dans les latéraux.
Les sinus sphénoïdaux & ceux de la glande pituitaire s'ouvrent
dans les réservoirs sphénoïdaux ; ceux-là se déchargent dans
les sinus de l'apophyse pierreuse, dont les supérieurs s'ouvrent
au milieu des sinus latéraux, & les inférieurs dans la fosse de la
jugulaire interne. On voit par-là premiérement qu'il y a plusieurs
embouchures de sinus à l'endroit où se partage le sinus longitudinal ; on y voit celles des deux latéraux, & celles des sinus
qui n'ont point d'associés ; comme cet endroit est celui qui
souffre plus, parce que la pesanteur de toutes les colomnes
du sang contenu dans ces sinus agit contre ses parois, c'est
pour ce sujet qu'il est fortifié par un très-grand nombre de
paquets de fibres, & par un gros cordon transversal. Le lieu
où concourrent tous ces sinus, a été nommé *torcular*, c'est-
à-dire pressoir, par *Herophile*, parce qu'il s'imaginoit que

de là le sang se répandoit dans toutes les parties de la tête, ce qui est absolument contraire aux loix de la circulation.

En second lieu, on voit que les sinus latéraux sont comme deux grands réservoirs où se déchargent presque tous les autres sinus de l'intérieur de la tête, car ils viennent aboutir dans ces sinus ou dans leur route, ou à leur sortie du crane; ces réservoirs se vuident ensuite dans les jugulaires internes; cependant une portion du sang qui y coule passe dans les veines vertebrales, & une autre passe par le sinus de la petite cloison du cervelet dans les sinus vertebraux, mais la portion la plus considerable tombe dans les jugulaires internes, c'est pour cela qu'elles ont un si grand diametre.

Il nous faut présentement parler des usages & des fonctions de ces sinus. On doit les considerer comme autant de foyers placés en divers endroits de la tête, qui fournissent une douce chaleur, laquelle facilite la sécrétion des esprits, & entretient leur fluidité & celle des autres liqueurs qui circulent dans la substance du cerveau, & cette chaleur est d'autant plus nécessaire, que ces liqueurs coulent par des tuyaux très-déliés, & qui sont très-éloignés du cœur. C'est pour le même usage qu'il y a au dedans du canal de l'épine deux longs tuyaux qu'on appelle les sinus vertebraux, où tout le sang qui revient de la moëlle se ramasse.

Il faut remarquer que les veines du cerveau coulent fort obliquement entre les deux lames de la pie-mere, avant que de s'ouvrir dans ces sinus, ce qui fait qu'elles ne peuvent s'engorger que très-difficilement, car lorsqu'elles en sont suffisamment remplies, le poids du sang qu'elles contiennent poussant la lame interne de la pie-mere contre l'externe, presse le vaisseau qui est entre deux, & en diminue plus ou moins le diametre; ainsi à mesure que ces réservoirs se vuident plus ou moins dans les jugulaires, les veines du cerveau renouvellent à proportion leur décharge.

Sur ce principe on pourroit expliquer la plûpart des changemens qui surviennent au cours du sang qui arrose le cerveau, selon que la décharge de ces réservoirs est plus ou moins interrompue, ou qu'elle se fait trop subitement. Ainsi on voit que lorsqu'étant dans le lit on a la tête fort basse, & dans une situation égale à celle du corps, il arrive dans cette fituation où le col eft plus élevé que le derriere de la tête, que le fang monte par les veines jugulaires au lieu d'y defcendre. Ces réfervoirs étant donc extrémement dilatés par le fang qui s'y amaffe en abondance, il en réfulte de très-dangereux effets, pour deux raifons : la premiere, parce que cela empêche les veines du cerveau de vuider dans ces finus le fang qu'elles reçoivent continuellement par les arteres ca-rotides & les vertebrales, ce qui interrompt la circulation, & donne lieu à la férofité de fe dégager en plus grande abon-dance, & d'inonder pour ainfi dire tout le cerveau ; il ne faut donc pas s'étonner fi ceux qui fe couchent de cette façon fe plaignent le matin d'un grand affoupiffement, d'une pefan-teur de tête, de vertige, de l'enflure de tout le vifage, & fi tous ces fymptômes difparoiffent auffi-tôt qu'on eft levé. La deuxiéme caufe qui entretient ces accidens, c'eft la trop grande dilatation de ces réfervoirs qui, comprimant les par-ties voifines du cerveau, interrompt la circulation du fang & des efprits. On reffent à peu près les mêmes accidens lorf-qu'on fe tient la tête panchée contre terre, à caufe que les veines jugulaires font fort comprimées par cette fituation ; au contraire, fi la décharge de ces réfervoirs eft fort prompte, elle augmente le cours & l'agitation du fang & des efprits, & le rend très-rapide.

On voit au dedans de ces mêmes réfervoirs plufieurs petites cordes très-élaftiques fitués en divers fens ; elles fervent à les maintenir en certains termes d'ouverture, & à entretenir un cours égal dans le fang qui defcend de la tête.

On remarque que la plûpart des embouchures des veines qui aboutiffent au finus longitudinal, font difpofées dans un fens oppofé au courant du fang, c'eft-à-dire, que le fang con-tenu dans ces finus coule de devant en arriere, au lieu que les embouchures de la plûpart de ces veines regardent le de-vant de la tête ; le contraire fe voit dans les animaux. La différence de ces infertions dépend de la différente fituation de la tête de l'homme, & de celle des animaux, comme l'a fort bien remarqué *Lower*. Cette difpofition d'ouverture a lieu dans l'homme qui a la tête droite, parce que le finus longitudinal décrivant depuis le fommet jufqu'au milieu du derriere de la tête une ligne courbe & fort inclinée, le fang qui y coule auroit été déterminé à tomber avec beaucoup de rapidité dans les finus latéraux ; pour y remedier il étoit à propos que les embouchures de tous les vaiffeaux qui fe jettent dans ce grand canal, fuffent oppofées à fon courant ; elles font par là comme autant de petites digues qui en retardent le mouvement. Au contraire, dans les animaux qui ont la tête panchée vers la terre, le fang eft obligé de monter dans le finus longitudinal ; c'eft donc pour en faciliter la circulation que tous ces petits vaiffeaux s'ouvrent dans un fens favorable au courant du grand canal. On obferve que les finus latéraux forment deux principaux contours en divers fens, auxquels fi on ajoute celui de la foffe jugulaire interne qui eft oppofé au fecond, il s'en trouvera trois. Ces contours fervent à moderer l'impulfion, & à diminuer la pefanteur du fang. En effet, on peut les confiderer comme trois fyphons dont les branches oppofées font que les liquides qui y font contenus font équilibre entr'eux, & par ce moyen il ne refte au fang qui defcend au cœur, qu'une certaine quantité d'impulfion & de pefanteur, laquelle eft prefque égale dans toutes les différentes fituations de la tête.

Pour achever d'expliquer tout ce qui concerne la duremere, il faut encore parler de fes nerfs & de fes glandes.

Ses nerfs font en petit nombre à proportion de fa grande étendue ; c'eft principalement le tronc du nerf de la cinquiéme paire, qui en perçant la dure-mere, lui fournit quelques filets ; le rameau qui rétrograde de la portion dure du nerf auditif en fournit auffi. Ceux de la cinquiéme paire viennent de l'endroit où elle fe partage en branches. Il eft affez furprenant qu'une membrane d'une auffi grande fenfibilité ait fi peu de nerfs, mais fi l'on confidere l'extrême liaifon qu'elle a avec tous les nerfs, tant du cerveau que de la moëlle de l'épine, auxquels elle fournit une enveloppe, on pourra expliquer par-là comment les irritations faites à cette membrane font fuivies de mouvemens convulfifs fi violens.

On voit fur la furface convexe de la dure-mere le long du finus longitudinal fupérieur, plufieurs amas de petits grains auxquels on a avec jufte raifon donné le nom de glandes ; elles font à demi enfermées dans l'épaiffeur de la dure-mere, & font plus ou moins groffes fuivant les différens fujets ;

quelquefois il s'en trouve dans ce sinus, mais on n'en voit que rarement autour des sinus latéraux. On a souvent remarqué que ces amas de grains se sont creusés des moules dans la partie interne du crane.

Ces grains ont de la consistance, & peuvent souffrir une macération de plusieurs mois sans s'effacer ni se développer. On en découvre aisément un fort grand nombre dans la tête de ceux qui sont morts de maladies, sur-tout de celles qui attaquent le cerveau, mais ils sont en très-petit nombre & peu visibles dans ceux qui sont morts de mort violente, & qui étoient d'ailleurs fort sains.

Quand on examine bien la structure & la situation de ces glandes, l'on voit qu'elles sont faites d'un entrelacement de vaisseaux sanguins, ce qui se découvre parfaitement bien par les injections fines. On n'en a pas encore déterminé l'usage. On a soupçonné qu'elles n'étoient que des altérations de quelques accroissemens de la dure-mere, mais c'est sans aucun fondement. En effet, la sérosité filtrée par les glandes de la dure-mere, après avoir été portée par des conduits excrétoires à la surface intérieure de la dure-mere, sert à l'humecter ; cette sérosité fait le même office que celle qui humecte la pleure, le péritoine & les autres sacs particuliers, &c. Il n'y a pas lieu de douter qu'une partie des conduits excrétoires de ces glandes ne s'ouvrent dans le sinus longitudinal.

Quelques-uns ont cru que cette sérosité étoit versée entre le crane & la dure-mere, afin d'humecter ces parties, & que le résidu étoit conduit vers l'entonnoir, ce qui paroît difficile à prouver.

Valsalva prétend que cette sérosité passe de la cavité du crane, par deux ou trois petits trous du tambour, & qu'elle s'échappe de la cavité du tambour ou par l'aqueduc, ou par l'une & l'autre de ces voyes.

Par tout ce qu'on a dit de la structure de la dure-mere & des parties qui entrent dans sa composition, il est aisé de voir que l'épaisseur & la dureté considerable de cette membrane, & le grand nombre de paquets de fibres dont elle est munie en divers endroits, sur-tout le long de la faulx, ne servent qu'à la rendre plus propre à deffendre le cerveau, à bien revêtir les diverses protuberances, & les pointes dont la base du crane est pour ainsi dire hérissée, à soutenir les gros vaisseaux qui entrent dans le crane, ou qui en sortent, & à former les cloisons & les sinus dont on a parlé.

Enfin il paroît qu'elle rend le même office au cerveau, que le pericarde au cœur ; & c'est pour cela que l'une & l'autre de ces membranes sont polies & lisses par leur surface concave, & enduites d'une lymphe blanche & mucilagineuse.

Sitôt qu'on a enlevé la dure-mere on découvre le cerveau, dont le volume est si considerable, qu'il couvre entierement le cervelet & la moëlle allongée, à laquelle ils sont tous deux étroitement liés, comme on le verra dans la suite.

Il y auroit plusieurs réflexions à faire sur la situation, la connexion, & les rapports que ces trois parties ont entr'elles & avec les différentes parties du crane ; nous nous contenterons de dire que le cerveau est embrassé par deux membranes qui sont l'arachnoïde & la pie-mere.

La plus extérieure de ces membranes est l'*arachnoïde* ; elle a été ainsi nommée à cause de sa finesse. En certains endroits elle est si étroitement appliquée à la pie-mere, qu'on ne peut l'en séparer que très-difficilement, comme on l'observe dans la partie convexe de chaque hémisphere ; mais on peut aisément détacher ces deux membranes l'une de l'autre en d'autres endroits, par le souffle, où après une légere macération, qui se pratique aisément dans l'étendue de toute la base du cerveau. Les plus parfaites injections ne nous y font appercevoir aucuns vaisseaux. La fonction principale de cette membrane, est de lier les lobes antérieurs du cerveau avec les postérieurs, de recevoir la moëlle allongée, & même la partie postérieure du cervelet & du quatriéme ventricule, & de servir à la liaison des premiéres racines des nerfs. Elle est étroitement liée avec la surface extérieure de la pie-mere par un tissu cellulaire ; l'on y observe aussi dans certains sujets, le long du sinus longitudinal, des glandes semblables à celles dont on a parlé, sur-tout lorsque le tissu cellulaire qui est entre la pie-mere, se trouve rempli d'une lymphe épanchée par infiltration.

De la Pie-mere.

Sous l'arachnoïde on découvre la *pie-mere* qui paroît très-déliée ; cependant elle réfifte dans la plûpart des cadavres, lorfqu'on veut la féparer de la furface extérieure du cerveau.

La pie-mere revêt non-feulement la fubftance du cerveau, mais elle s'engage encore dans toutes fes circonvolutions, en formant des allongemens qui font des contours ferpentins, femblables à ceux des fillons du cerveau dans lefquels ils font engagés.

A l'égard du cervelet, outre qu'elle l'embraffe dans toute fa furface extérieure, elle produit encore des allongemens qui s'infinuent dans les intervalles de fes fillons, & qui, fuivant les contours des différens lobes qui le compofent, repréfentent comme autant de petites faulx.

On pourroit confiderer la pie-mere comme compofée de deux lames, auffi-bien que le peritoine ; & comme dans cette membrane ces deux lames ne peuvent être féparées en certains endroits, de même auffi la pie-mere eft fi unie à l'arachnoïde qui en eft la lame externe, qu'on ne peut les défunir dans la partie convexe du cerveau.

Les allongemens que jette la pie-mere dans tous les fillons du cerveau & du cervelet, feur fervent non-feulement de membrane propre, comme on le remarque à la lame intérieure du peritoine, laquelle par fes différens replis & allongemens, fournit à chaque vifcere fa membrane propre, mais encore à les coller étroitement les uns aux autres, & à foutenir les ramifications des vaiffeaux fanguins, ce qui en rend la diftribution plus facile, tant dans la fubftance cendrée du cerveau que dans la fubftance blanche de ce vifcere. Cette lame intérieure s'infinue dans les ventricules du cerveau, pour fournir cette expenfion que l'on nomme le plexus choroïde, chargée d'un fi grand nombre d'arteres & de veines : elle fournit un repli à la glande pineale qui l'embraffe de toutes parts ; outre cela, la pie-mere revêt très-exactement toutes les paires d'éminences qui fe voyent dans les ventricules.

La lame externe de la pie-mere, que l'on nomme l'arachnoïde, donne des prolongemens, comme la lame extérieure du peritoine.

Le premier eft celui qui embraffe les nerfs olfactifs, & qui finit à la furface intérieure de l'éthemoïde.

Le

Le fecond eft fon écartement à la bafe du cerveau & du cervelet, pour foutenir la naiffance des nerfs.

Le troifiéme, qui eft la continuité de celui-ci, fe prolonge dans toute l'étendue du canal de l'épine, pour lier & foutenir la naiffance de tous les nerfs que la moëlle de l'épine jette à droite & à gauche, &c.

Il n'eft donc pas aifé d'enlever la pie-mere avec ces allongemens. Il eft bien vrai qu'on la dépouille facilement dans un cerveau humide, ou dans celui qui a été gardé quelquetemps, parce que l'humidité ou la corruption relâche les vaiffeaux qui l'attachent à la fubftance du cerveau; mais en la féparant on déchire & on ruine prefque tous les allongemens.

Du Cerveau.

Le cerveau en général fe divife en trois parties, fçavoir, le cerveau ftrictement dit, le cervelet, & la moëlle allongée.

Ces parties font jointes enfemble de telle forte que le cerveau & le cervelet font au-deffus de la moëlle qui leur fert comme de bafe, & à laquelle ils font tous deux attachés.

Leur grandeur eft inégale, le cerveau eft incomparablement plus grand que le cervelet, & le cervelet un peu plus grand que la moëlle allongée.

Dans l'homme les lobes poftérieurs du cerveau couvrent le cervelet, pofant fur la cloifon intermédiaire qui leur eft commune; & dans les animaux dont la tête eft panchée, le cervelet eft élevé au-deffus du cerveau. Nous commencerons par la defcription du cerveau, comme le plus confiderable de ces trois parties.

Le cerveau eft divifé en deux parties, ou hémifpheres, qui font féparées par la faulx; il eft à remarquer que cette divifion ne s'étend que jufqu'au corps calleux dont on parlera. La partie convexe du cerveau eft polie, arrondie, & d'une figure demie fphérique, tirant fur l'ovale; mais la bafe eft platte & garnie de plufieurs éminences qui répondent exactement aux enfoncemens qu'on voit à la bafe du crane, & on y remarque un leger enfoncement qui la partage comme en deux lobes, dont les antérieurs font beaucoup plus petits que les poftérieurs; c'eft entre ces deux lobes que monte la plus groffe branche de la carotide interne, que *Willis* a comparé aux rivieres qui servent à distinguer les Royaumes voisins.

Toute la surface du cerveau est remplie de sillons dont la route est serpentine & anfractueuse: Ces sillons sont plus ou moins profonds, & il y en a quelques-uns qui le sont d'environ un pouce. Tous ensemble sont revêtus & embrassés par la première, ainsi qu'il a été dit; c'est pourquoi quand ils en sont dépouillés, ils s'écartent facilement les uns des autres, & pour lors la surface du cerveau ressemble en quelque manière aux circonvolutions des intestins grêles, ou plutôt à celles d'une fraise de veau.

Willis prétend qu'entre ces sillons il y a de petites cellules ou réservoirs où logent des esprits d'une nature différente, qui delà passent dans différens nerfs pour diverses opérations de l'ame; il croît même que les idées des choses résident & se conservent dans ces petits magasins, pour être réveillées dans l'occasion; cette pensée s'accorde, dit-il, avec les observations, car on remarque que le cerveau de l'homme a beaucoup plus de sinuosités que celui de tous les autres animaux, ce qui le rend capable d'un beaucoup plus grand nombre d'idées; & que le singe qui copie si parfaitement toutes les actions de l'homme, a aussi la surface du cerveau fort sillonnée.

Il seroit à souhaiter que cette conjecture fut aussi solide qu'elle paroît ingénieuse; mais outre qu'on peut démontrer qu'il n'y a aucun vuide dans ces sillons, leurs parois étant exactement colés les uns aux autres par la pie-mere, & qu'il n'y a aucuns conduits par où les esprits y puissent être portés, il ne faut que considerer la sagacité merveilleuse qui paroît dans tout ce que font les oiseaux, les lièvres, & plusieurs autres animaux, dans lesquels pourtant la surface du cerveau n'a aucuns sillons. Il est constant que ces sillons ne sont faits que pour donner une plus grande surface à la substance du cerveau, & contenir plus facilement dans un petit espace des vaisseaux très-longs & en très-grand nombre, parce qu'ils vont en serpentant entre tous ces sillons; cela est si vrai, que les oiseaux & les poissons, dont la tête n'a pas besoin de faire une fort grosse dépense en esprits, ont la surface du cerveau unie & sans sillons.

Le cerveau est composé de deux sortes de substances, l'extérieure est grise & couleur cendrée; l'intérieure est blanche; la cendrée se nomme communément corticale, parce qu'elle sert comme d'écorce à la petite branche, & celle-ci s'appelle médullaire, à cause du rapport qu'elle a avec la moële par sa couleur & par sa consistance.

Les Anatomistes s'étoient contentés de distinguer ces deux substances par différentes couleurs; & nous avons l'obligation au célébre *Malpighi*, d'avoir le premier observé qu'elles avoient chacune une structure particuliere. Il dit qu'en examinant avec soin la substance cendrée du cerveau, elle paroît toute composée de petits follicules ou vesicules, de figure ovale, & semblables à ceux qui composent les autres glandes; que ces follicules sont revêtus de la pie-mere, qui leur fournit tous les vaisseaux dont ils sont parsemés; que du milieu de chaque follicule il sort un petit filet blanc qui en est comme le conduit excrétoire; & que c'est de l'assemblage de tous ces filets que résulte la substance blanche.

Cette structure s'accorde avec les observations faites par le moyen du microscope, elle a été même rendue sensible dans quelques maladies du cerveau. Le célebre *Wepfer* dit avoir observé que toute la substance cendrée du cerveau d'un homme qu'il avoit ouvert, n'étoit qu'un amas de follicules ovalaires très-visibles, & qu'il sortoit de chacun de ces follicules un filet blanc & nerveux. M. *Manget* a fait la même observation dans la tête d'un hydrocéphale.

La substance cendrée ne revêt pas seulement toute la substance blanche de chaque hémisphere, mais elle se rencontre aussi dans presque toutes les éminences qui composent la moële allongée.

Toutes les fibres qui naissent de la substance cendrée de chaque hémisphère du cerveau, se réunissant ensemble, forment tous les parois intérieures de ces hémispheres, qui est blanche & un peu plus ferme que la cendrée. Cette partie blanche, par des prolongemens particuliers forme le corps calleux, la cloison nommée septum lucidum & la voute; elle aide aussi à former la premiere éminence de la moële allongée. M. *Vieussens* a appellé le lieu où toutes ces fibres se réunissent, centre ovale; & il prétend qu'il est l'organe immédiat

de l'imagination ; je ne m'arrêterai point à rapporter les raisons qui combattent ce sentiment.

Il y a lieu de croire que toutes ces fibres vont se rendre à
la moëlle allongée ; mais elles n'y vont pas par un droit chemin, puisqu'elles forment dans leur route mille plis & replis,
que tantôt elles repassent d'une partie du cerveau à l'autre,
& tantôt se mêlant & se croisant diversement avec la substance cendrée, elles forment diverses éminences qui, par
leurs différentes coupes, nous font ensuite paroître des traits
& des lignes de différentes couleurs, les unes étant blanches,
& les autres grises ; mais qu'on ne doit point regarder, ni
comme des routes particulieres formées par le différent cours
des esprits, ni comme des cannelures, puisqu'elles ne sont
point creusées en demi canaux, ni sillonnées, toute la substance de ces éminences étant entierement solide.

M. *Rhuych* est le seul qui se soit opposé au sentiment de
Malpighi, prétendant que la substance cendrée du cerveau
est toute vasculeuse, & qu'elle est composée d'une infinité
de petits pelotons d'arteres, qui sont mols & cotoneux, &
que les filets qui composent la partie blanche, en naissent immédiatement.

Je n'entre point ici dans la discussion de ce fait qui a rapport à la structure des glandes.

Il suffit de regarder la substance cendrée comme le véritable organe de la secrétion du liquide, qui coule par les nerfs,
soit qu'elle soit vasculeuse, ou composée de follicules.

Il y a une autre difficulté qui concerne la nature de la partie blanche ; on convient que cette substance n'est qu'un amas
de plusieurs paquets de fibres, mais on ne demeure pas d'accord que ces fibres soient creuses ; cependant cela paroît être
démontré par la structure même du cerveau dont on vient de
parler, puisque l'organe de cette sécrétion n'a point d'autres
conduits excrétoires que les fibres de la partie blanche. En
effet, pourquoi ces conduits seroient-ils d'une autre structure
que ceux de toutes les autres parties où il se fait quelque séparation ?

La seule raison qu'on en puisse donner, c'est qu'on ne peut
appercevoir leur cavité, mais il ne faut pas pour cela conclure
que ces fibres soient solides & compactes ; car dans celles de

pluſieurs plantes, qui ſont beaucoup plus groſſes, on n'apperçoit aucune cavité, & on n'en voit ſortir aucun ſuc, quand
on les preſſe, même dans le temps qu'elles reçoivent le plus
d'accroiſſement ; cependant il eſt certain qu'elles ſont creuſes, & que toute la ſéve qui ſert à leur nourriture & qui eſt
beaucoup plus groſſiere que le liquide nerveux, coule par ces
petites fibres ; perſonne d'ailleurs ne peut douter que les vaiſſeaux des inſectes, qui ſont infiniment plus petits que les
filets de la partie blanche, ne ſoient véritablement creux.

Mais, dit-on, s'il eſt vrai que les fibres des nerfs ſoient
creuſes, & qu'elles contiennent un liquide, pourquoi les
nerfs ne ſe gonflent-ils pas auſſi-tôt au-deſſus de leur ligature ?

Pour répondre à cette difficulté, il faut premierement obſerver que le nerf n'eſt point un canal ſimple & unique, bien
ouvert & rempli d'une liqueur pouſſée avec force ; c'eſt un
paquet compoſé de pluſieurs filets très-déliés, dont la cavité
eſt fort étroite, & le cours du ſuc qui eſt y contenu eſt paiſible ; il eſt aiſé de voir qu'une telle conſtruction ne rend pas
le nerf fort propre à ſe gonfler au-deſſus de la ligature, d'autant plus que jettant dans ſa route à droite & à gauche pluſieurs filets, on peut croire que ſitôt que le cordon du nerf
eſt lié, le liquide qui y coule & qui trouve ſon paſſage fermé,
eſt déterminé à refluer dans les rameaux voiſins & latéraux
qui ſont ouverts & libres, ce qui ſuffit pour empêcher que
ces petits filets ne s'enflent au-deſſus de la ligature, du moins
cela doit rendre leur gonflement très-peu ſenſible.

Entre ceux qui prétendent que les nerfs ſont des cordons
compoſés de fibres ſolides & compactes, les uns veulent que
le liquide filtré dans les glandes du cerveau, coule entre les
interſtices de ces fibres, leſquels ſont comme autant de canaux : & les autres diſent que ces fibres ſont comme autant
de petites meches qui boivent le liquide qui leur eſt fourni
par le cerveau.

Mais il eſt à remarquer que toutes les fois que ce liquide
prend ces ſortes de routes, c'eſt une ſuite de quelque interruption ſurvenue à ſon cours, & par-conſéquent une maladie ; en effet, tant que cette lymphe coule réguliérement
dans les canaux de la partie blanche du cerveau, il eſt d'une

confiftance ferme, & fi elle eft forcée d'en fortir, & qu'elle s'extravafe, cette partie devient molle & flafqueufe; tantôt elle eft baignée d'une eau claire & limpide, tantôt d'une férofité jaunâtre & mucilagineufe; telle eft la difpofition du cerveau de ceux qui font fujets à des affoupiffemens extraordinaires. La limphe qui s'échappe par d'autres voies, peut auffi contribuer à la même altération.

Ceux qui nient l'exiftance d'un fuc qui coule par les nerfs, ont bien de la peine à expliquer le mouvement & le fentiment. A l'égard du fentiment, quand on veut en rendre raifon indépendamment des efprits, on a coutume de l'expliquer par le feul ébranlement des fibres nerveufes; mais que de difficultés pour faire continuer cet ébranlement des fibres nerveufes jufqu'au cerveau ? Il faut dans cette hypothefe fuppofer que ces fibres ou cordes font tendues, roides, dures, & attachées fortement par leurs extrémités; néanmoins elles font implantées à des parties molles, comme le cerveau, les chairs, les glandes & autres femblables; ainfi bien loin que l'ébranlement fe puiffe communiquer par des fibres fi molaffes, elles font plutôt propres à l'amortir.

De plus, ces fibres ne font point tendues en ligne droite, elles forment au contraire mille contours autour des arteres & des vifceres; elles forment encore des tumeurs confiderables, qu'on nomme ganglions, femblables aux nœuds qu'on voit dans les plantes, & là elles fe croifent & s'entrelaffent en différentes manieres. Une telle ftructure ne rend pas les fibres fort fufceptibles d'ébranlement.

L'on évite toutes ces difficultés, en admettant que ces fibres font creufes & pleines d'un liquide fin, fpiritueux, qui les tient dans leur tenfion naturelle, & qui peut refluer avec beaucoup de facilité dans ces tuyaux, par un mouvement d'ondulation qui lui eft imprimé par les objets.

Tout le monde fçait que les nerfs étant liés, les parties où ils aboutiffent font privées de fentiment & de mouvement; il faut donc conclure qu'il y a un liquide néceffaire à ces fonctions, qui coule par le nerf, & qui eft arrêté par la ligature.

Après avoir examiné quelle eft la nature de la fubftance du cerveau, il faut à préfent parler du corps calleux, & des parties qui font renfermées au-deffous.

En écartant les deux hemifpheres du cerveau, on apperçoit d'abord une efpéce de plafond qui couvre une portion des ventricules, & qu'on nomme corps calleux ; il faut néceffaire- ment le couper pour voir les ventricules.

Ce plafond eft long d'environ trois pouces dans les adul- tes, il eft plus étroit pardevant que par derriere ; en devant il fe refléchît & fe recourbe en deffous pour lier les deux lobes antérieurs du cerveau, & foutenir la partie antérieure de la cloifon, qu'on nomme *feptum lucidum*, & fe joindre aux éminences qu'on nomme *corps cannelés*. En derriere il fe re- fléchît auffi en deffous, & s'unit aux bras de la voute, & à la partie blanche de chaque partie latérale & poftérieure du cerveau.

Ce plafond eft compofé de plufieurs trouffeaux de fibres blanches, lefquels font parallèles entr'eux, & paffent tranf- verfalement d'un hémifphere à l'autre. Il fe trouve une ligne blanche qui entrecoupe toute fon étendue ; elle eft placée dans fon milieu ; elle eft plus ou moins apparente, ce qui dépend de la fermeté de ce vifcere. Elle doit être regardée comme la clef du cerveau, puifqu'elle fert non-feulement à établir un commerce mutuel entre les deux hémifpheres, mais encore entre ces hémifpheres, les deux principales paires d'éminen- ces de la moëlle allongée, & entre les parties qui compofent la voute ; & que d'ailleurs on remarque que fi le côté droit du corps calleux eft bleffé, les extrémités du gauche reftent pa- ralytiques, &c.

Il y a fous ce plafond au dedans de chaque hémifphere, une portion de la cavité à laquelle les Anatomiftes ont donné le nom de ventricule. Cette cavité commence à la tête des corps cannelés, & fe continuant le long de ces éminences, & de celles qu'on nomme les couches des nerfs optiques, s'é- tend jufqu'à l'extrémité poftérieure du corps calleux ; là elle fe divife en deux parties, dont l'une fe prolonge jufques en- viron le milieu de cette portion des lobes poftérieurs qui eft couchée fur la tente du cervelet ; (cette portion ne fe trouve point dans les animaux, non plus que ce lobe) & l'autre fe réfléchiffant de derriere en devant, fe continue jufqu'à la portion de ces mêmes lobes, qui eft enchaffée dans la foffe moyenne du crane ; ainfi chacune de ces cavités confiderée

fuivant l'efpace qu'elle occupe le long du rang de chaque hémifphere, a la figure d'une S romaine renverfée, & l'autre
portion fait un contour prefque fpiral, & femblable à une
corne de bélier. Ces cavités font féparées par une cloifon, à
laquelle on a donné le nom de *feptum lucidum*, parce qu'on
a cru qu'elle étoit affez mince pour laiffer voir le jour au travers ; c'eft un prolongement de la partie interne du corps calleux. Cette cloifon eft pofée perpendiculairement dans fa partie antérieure, elle tient au corps calleux, tant par en haut,
que par en bas ; mais dans le refte de fon étendue, elle ne
tient que par en haut, car par en bas elle eft pofée fur une
partie qu'on nomme la bafe de la voute. Cette derniere portion a très-peu de hauteur. Cette cloifon eft double, & dans
les fujets fains, les deux parties font fort voifines ; mais dans
ceux dont la tête eft humide, l'entredeux eft plein de lymphe, fur-tout dans fa partie antérieure, où la cavité a plus
d'étendue & de hauteur.

L'on voit dans ces ventricules une partie qu'on a appellée
mal-à-propos *voute*, puifqu'au lieu de foutenir, elle eft elle-
même foutenue dans toute fon étendue ; elle eft compofée de
deux bandes, que l'on a nommées les *pilliers poftérieurs*, légerement convexes en deffus, & plattes en dedans, pour fe
mouler à la figure de l'éminence fur laquelle elles font pofées. On y obferve des portions de la fubftance cendrée, elles
font formées par l'épanouiffement de deux cordons blancs
qui naiffent de la partie antérieure des nerfs optiques, proche
les corps cannelés, & qu'on nomme pour ce fujet, les racines de la voute, ou le *pillier antérieur* ; ces deux bras ou pilliers poftérieurs, font pofés fur les couches des nerfs optiques.
Lorfqu'ils font parvenus vers la partie poftérieure du corps
calleux, ils fe contournent en forme d'arc, & vont de derriere en devant, jufqu'à l'extrémité des ventricules qui fe terminent, où commencent les lobes poftérieurs ; ce font ces
dernieres parties qui ont été nommées *pedes hippocampi*.

Dans chaque ventricule on voit un lacis de vaiffeaux,
qu'on nomme *plexus chorroïde* ; il prend naiffance de l'endroit
où finit chaque bras, ou chaque pillier poftérieur de la voute.
Ces lacis tapiffent principalement la partie des ventricules qui
eft revêtue des pilliers poftérieurs ; ils font formés par des

branches

branches qui viennent de la carotide interne, & qui forment mille contours ſerpentins ; & la partie qui en paroît grenue, & que l'on croit être glanduleuſe, étant vûe avec une forte loupe, paroît compoſée de pluſieurs petites feuilles gauderonnées, ſur leſquelles ſe ramifient les vaiſſeaux ; ce ſont ces petites feuilles ainſi diſpoſées, qui ſervent à la ſécrétion de la lymphe qui humecte le dedans des ventricules ; elles ſe convertiſſent quelquefois en petites bouteilles rondes, ſemblables à des hydatides. Ces deux lacis communiquent entre eux au-devant des racines de la voute.

On voit au dedans des ventricules deux paires d'éminences qui en compoſent le fond ; les premieres ſont appellées communément les corps cannelés, parce qu'on a cru que leur intérieur étoit rayé de pluſieurs cannelures ; ces éminences ſont les premieres racines de la moëlle allongée : elles ont la figure d'un cone dont la baſe eſt fort recourbée, & dont la pointe eſt fort allongée ; ces deux baſes ſont fort groſſes, & ſéparées l'une de l'autre par la partie antérieure de la cloiſon tranſparente du ſeptum lucidum ; elles ſe terminent en une pointe qui ſe continue preſque juſqu'à la partie poſtérieure des couches des nerfs optiques, en les entourant & s'y joignant entierement ; leur ſubſtance eſt en partie cendrée & en partie blanche, & le mêlange en eſt tel, qu'elles forment pluſieurs lignes ou rayons, dont les uns ſont gris & les autres ſons blancs.

Il eſt aiſé de juger que *Willis* n'a pas eu raiſon d'établir dans ces éminences deux ſortes de cannelures, dont les unes montent, & les autres deſcendent, ni de les conſiderer comme des chemins particuliers formés par le différent cours des eſprits, puiſque ces rayons de diverſes couleurs qui paroiſſent après la coupe, ne dépendent que du mêlange de ces deux ſubſtances ; d'ailleurs il n'eſt pas vrai que ces traits blancs & cendrés, ſoient creuſés en demi canaux, la ſubſtance de cette partie étant tout à fait ſolide.

Les deux corps cannelés ſont joints par un cordon blanc ſitué au-devant des racines de la voute, lequel dans le trajet qu'il fait au travers de chaque corps cannelé, fait un contour demi-circulaire, & vient de part & d'autre ſe terminer dans la partie blanche de chaque protuberance ſpirale ; ſi l'on coupe

Tome 1.   F le cerveau de haut en bas, dans la région de la future coronale, l'on verra le progrès de ce cordon.

La deuxiéme paire d'éminences renfermée dans les cavités du cerveau, est celle des couches des nerfs optiques, que *Galien* a ainsi nommées, parce qu'ils en tirent leur origine, elles sont situées entre les corps cannelés, & les éminences appellées natès, & sont continues à toutes les deux.

Il y a entre ces deux éminences un intervalle qui est rempli seulement par en haut d'une substance cendrée; le vuide qui reste au-dessous, sert à former le troisiéme ventricule; ces éminences sont recouvertes d'une peau blanche & trèsmince, dont les fibres se réunissant à mesure qu'elles descendent, aident à former le cordon des nerfs optiques : on ne peut découvrir le troisiéme ventricule, sans détruire les trous appellés *vulva* & *anus*, & une petite portion de la substance cendrée dont il est recouvert. À la partie moyenne & supérieure de chaque éminence, on voit une petite élévation d'une figure un peu ovale ; elle est plus sensible dans certains sujets que dans d'autres.

Le trou nommé vulva, est situé au-devant des racines de la voute. Le trou appellé anus, est placé au-devant de la glande pineale. C'est par le moyen de ces deux trous, que les deux premiers ventricules communiquent avec le troisiéme, & que les sérosités de la glande pineale peuvent aussi y être portées.

Le troisiéme ventricule est une cavité fort étroite, en forme d'une fente longuette, située entre les deux couches des nerfs optiques, recouverte en dessus par une production de ces mêmes couches, qui est de couleur cendrée, & qui en fait comme le plafond, ainsi qu'il a été dit.

Ce ventricule étant ouvert, on y découvre deux trous, l'un dans le fond de sa partie antérieure, qui mene au conduit qu'on nomme l'entonnoir, le chemin qui y mene est fort en pente ; l'autre qui est situé sur le derriere, est l'extrémité du conduit qui est creusé entre les éminences appellées natès & têtès, par lequel les sérosités du quatriéme ventricule sont rapportées dans le troisiéme.

On voit entre les couches des nerfs optiques, & les éminences appellées natès, une glande qu'on nomme pineale ou conarium, à raifon de fa figure ; elle tient par fa bafe à la moëlle, par un petit cordon blanc qui paffe d'une des couches des nerfs optiques à l'autre ; elle eft pour l'ordinaire de la groffeur d'un pois ; fa fubftance eft molle, fpongieufe, parfemée de petits graviers.

Derriere la glande pineale, en allant au cervelet, on trouve deux paires d'éminences qui appartiennent auffi à la moëlle allongée, & auxquels on a donné les noms de natès & de têtès ; les unes & les autres font revêtues d'une peau blanche & moëlleufe, parfemée d'un très-grand nombre de vaiffeaux.

Ces quatre éminences fe joignent feulement par en haut, ainfi elles laiffent dans leur milieu un vuide qui fert à former le conduit dont il a été parlé ; la figure de ce conduit eft triangulaire. *Vefale* l'a obfervé. Son ufage eft de rapporter les férofités du quatriéme ventricule dans le troifiéme. Ce conduit vient aboutir au-deffous de la glande pineale, ainfi qu'il a été dit. Quelques-uns l'on nommé le pont de varole, c'eft où la glande pineale fe trouve inclinée de devant en derriere dans un petit efpace qui eft à l'union de natès, & où elle eft embraffée & entourée du plexus chorroïde.

Derriere les éminences appellées têtès, on voit un petit cordon blanc qui paffe tranfverfalement de l'une à l'autre.

Il y a un petit efpace entre le cervelet & les éminences appellées têtès, qui eft recouvert d'une peau blanche & moëlleufe qui eft très-mince ; cette peau eft une expenfion de la fubftanche blanche, dont les éminences appellées têtès, font revêtues ; par devant elle eft continue à ces éminences, par fes parties latérales aux côtés de la moëlle, & par derriere elle gliffe fous l'avance vermiforme antérieure à laquelle elle eft étroitement collée : on doit la regarder comme un prolongement de la fubftance blanche du cervelet.

Cette couverture ainfi tendue, laiffe en deffous un petit chemin qui donne paffage aux férofités du quatriéme ventricule, & les conduit dans le canal qui eft entre les éminences appellées natès & têtès, & de là dans le troifiéme ventricule ; cette peau eft d'un grand ufage, fans elle les férofités qui fortent du quatriéme ventricule pafferoient par-deffus les bords de la moëlle, & s'amafferoient à la bafe du crane, où abbreuvant les nerfs, elles causeroient de très-fâcheux accidens. Quelques-uns ont appellé cette partie la grande valvule du cerveau, prétendant qu'elle peut empêcher les sérosités du quatriéme ventricule de passer jusqu'aux extrémités, mais l'expérience fait voir le contraire.

Du Cervelet.

Le cervelet est placé dans la partie basse de la tête, sous la tente que la dure-mere forme en cet endroit, & sur laquelle portent les lobes du cerveau.

Le cervelet est composé de deux demi globes, joints dans le milieu par ces éminences qu'on nomme vermiformes. Chaque demi globe est figuré de maniere que sa partie supérieure qui s'étend sous sa cloison qui lui sert de tente, descend en glacis jusqu'à l'endroit où cette cloison est attachée à la partie moyenne de l'occipital ; les côtés en sont fort arrondis, & l'élévation qui regne au milieu de sa partie supérieure, n'est point marquée dans aucune figure.

Toute la partie extérieure du cervelet est partagée en plusieurs feuillets, qui forment divers segmens ou portions de cercles tournées en divers sens, suivant les différens endroits qu'ils occupent ; quelques-uns de ces feuillets sont plus profonds que les autres ; la pie-mere non-seulement les embrasse tous par sa lame intérieure, mais la lame interne s'engage dans leurs intervalles, en formant tout autant d'allongemens figurés, comme on a déja dit, en forme de faulx.

A chaque extrémité de la partie moyenne du cervelet, on voit deux avances qu'on nomme vermiformes, à raison de leur figure ; l'une est antérieure, & l'autre postérieure.

Le cervelet a deux sortes de substances, de même que le cerveau, & elles sont de la même nature dans tous les deux ; la partie cendrée couvre par-tout la partie blanche, comme dans le cerveau ; mais ces deux substances sont mélangées d'une telle façon, que si l'on coupe perpendiculairement le cervelet par le milieu des avances vermiformes, on voit que la partie blanche est distribuée en plusieurs branches, qui imitent parfaitement les ramifications des arbres ; on voit en même-temps que toutes ces branches viennent se réunir de côté en un feul tronc qui en eft comme le centre ; les côtés de chaque branche font revêtus de la partie cendrée ; & leur milieu de la blanche. Ce tronc s'unit de chaque côté à la moëlle allongée, & foutient en quelque forte le cervelet. On appelle ces troncs peduncules ou pilliers, lefquels en s'unif-fant à la moëlle, forment par leur dilatation trois fortes d'é-minences que l'on compte par paires ; l'antérieure & la pre-miere va d'un de ces pilliers aux éminences appellées têtès ; la deuxiéme s'étend de ce même pillier à la naiffance de la moëlle de l'épine, & entourre le quatriéme ventricule ; ainfi ces deux paires font placées à la partie antérieure & latérale de la moëlle : la troifiéme fort du milieu de chaque pillier, & paffant pardeffous la moëlle, elle s'unit à celle du côté op-pofé dans fon milieu ; ces deux ainfi réunies, embraffent tranfverfalement le milieu de la moëlle. Cette éminence eft fort groffe, & compofée de différens paquets de fibres dont les extérieures font tranfverfales. On la nomme la protube-rance annulaire. Quant à fa partie intérieure, elle paroît comme diftinguée & femée de plufieurs petits filets blancs & gris, qu'on ne peut bien décrire : il faut donc avoir recours aux figures qui en repréfentent les différentes coupes. *Varole* lui a donné le nom de pont, parce que, felon la maniere de démontrer le cerveau, la moëlle lui a paru paffer fous cette éminence comme fous un pont.

Le quatriéme ventricule n'eft qu'un leger enfoncement qui fe voit à la partie antérieure de la moëlle allongée, im-médiatement au-deffous du cervelet ; il reffemble affez bien à une plume taillée pour écrire, dont le bec regarde le trou occipital ; il eft exactèment fermé par derriere par un prolon-gement de la membrane arachnoïde, ce qui empêche les fé-rofités qui y font renfermées, de tomber dans le canal de l'é-pine ; pardevant il communique avec le conduit qui eft entre les natès & les têtès, où l'on voit des filets blancs & médul-laires qui font au-dedans.

On voit à chaque côté de la partie poftérieure de ce ven-tricule, un lacis chorroïde formé par des branches d'arteres que jettent les vertebrales, & dont la ftructure eft toute fem-blable à celle du lacis chorroïde du cerveau ; une portion de ce lacis eft comme hors de ce ventricule, & n'eft recouverte que de l'arachnoïde.

De la Moëlle allongée.

La troisiéme partie du cerveau se nomme la moëlle allon-gée, comme on l'a dit ; elle prend son origine de chaque côté de la région antérieure des ventricules ; elle est composée d'un très-grand nombre d'éminences, & la plûpart ont deux sortes de substances, de même que le cerveau & le cervelet, ce qui fait qu'en les coupant, on voit paroître des traits & des lignes disposées en divers sens, dont les unes sont grises & les autres sont blanches. La substance blanche de la moëlle est en bien plus grande quantité que la cendrée, car outre les fibres qui naissent de celle qui est cendrée, elle en reçoit encore du cerveau & du cervelet.

On voit par-là qu'elle tire son origine de trois différentes sources, parce que toutes les fibres qu'elle reçoit du cerveau, s'y vont rendre par l'extrémité des corps cannelés, & des couches des nerfs optiques.

Les fibres de la partie blanche du cervelet se ramassent de chaque côté dans ce gros cordon qu'on nomme pillier, qui en se développant forme les différentes éminences dont on a parlé ; enfin les fibres blanches qui lui sont propres, se mêlent diversement avec celles du cerveau & du cervelet.

On peut distinguer dans la moëlle deux faces, l'une supé-rieure, & l'autre inférieure, qui regarde la base du crane. Nous avons parlé de tout ce qu'on doit observer dans sa face supérieure, c'est-à-dire, des corps cannelés, des couches des nerfs optiques, de la glande pincale, des éminences, appel-lées natès ou têtès.

A l'égard de sa face inférieure, on y remarquera premiere-ment, la base des corps cannelés, dont les nerfs olfactifs ti-rent en partie leur origine.

Deuxiémement, deux gros cordons blancs ; ce sont les nerfs optiques ; on en voit la jonction & la séparation.

Troisiémement, derriere leur jonction paroît l'entonnoir, conduit ainsi nommé, parce qu'il est beaucoup plus large à sa naissance qu'à son extrémité : il est formé par un prolonge-ment du troisiéme ventricule, il est fort court, retrécit tout-à-coup, & se termine en une pointe qui perce la glande pi-tuitaire.

Quatriémement, derriere ce conduit on voit deux petites boules blanches.

Cinquiémement, l'espace qui s'étend depuis la jonction des nerfs optiques, jusqu'à l'éminence annulaire, est occupé par une substance médullaire qui est toute fillonnée & ridée ; on appelle ce prolongement, les cuisses de la moëlle allongée, *Crura medullæ oblongatæ*, derriere lesquelles on voit l'éminence transverfale, qui est la plus confidérable de toutes celles qui font au-dessous de la moëlle allongée ; chaque branche de cette moëlle appellée cuisse, se perd dans la protuberance transverfale, après y avoir fait un peu de chemin, si bien, qu'on ne peut plus la démêler, étant pleinement confondue dans l'intérieur de cette protuberance. A l'égard des éminences pyramidales, on peut les suivre un peu au dedans de cette protuberance transverfale, mais elles s'y mêlent de telle maniere, qu'on ne peut les suivre bien loin. Les coupes perpendiculaires de la protuberance, n'instruifent pas beaucoup, comme on le peut voir par le dessein qui représente le profil du cerveau coupé par le milieu fuivant sa longueur ; l'on pourra essayer d'autres coupes, fuivant sa largeur transverfalement, & en divers fens. Enfin on découvre les éminences appellées pyramidales & olivaires.

Quand on écarte les éminences pyramidales, on voit près de leurs extrémités deux ou trois troufseaux de fibres, dont les uns passent du côté droit de la moëlle au gauche, & les autres vont dans un sens contraire.

Il y a neuf paires de nerfs qui fortent de cette moëlle, qui font formés par des prolongemens particuliers des fibres de la partie blanche, revêtus de trois enveloppes.

La plus intérieure est formée par un prolongement de la pie-mere. La feconde est l'arachnoïde ou la lame externe de la pie-mere. La troifiéme & la plus extérieure, est un prolongement de la dure-mere ; il commence lorfque le nerf fort du crane. Dans le nerf optique, les fibres de la partie blanche, en fortant de la moëlle allongée, font immédiatement recouvertes de la pie-mere, qui, embrassant & accompagnant ces filets, se partage en autant de gaînes qu'il y a de filets, & ces gaînes communiquent entr'elles ; c'est pourquoi quand on a gonflé & dessechE le nerf optique, si on le coupe en travers, on voit qu'il est composé d'un réseau tout semblable à la moëlle de sureau.

Pour faire paroître ce reseau, il faut auparavant faire macerer les nerfs optiques dans l'eau simple ; comme les fibres blanches & nerveuses se ramolissent par cette macération, si l'on comprime ce nerf, on les fait sortir des gaînes de la pie-mere où elles étoient enfermées, & elles se réduisent en une espece de pâte qui file par les petites mailles de ce reseau, par ce moyen toutes les gaînes de la pie-mere se trouvant vuides, cela fait qu'elles peuvent se remplir d'air, & qu'on peut gonfler le nerf optique.

Quand on coupe le nerf ainsi desseché, suivant sa longueur, on voit mieux la direction & la continuation des gaînes qui forment ce reseau, & leurs fréquentes communications. Entre la gaîne de la pie-mere & celle de la dure-mere, on trouve l'arachnoïde qui tient à ces deux enveloppes, par plusieurs filets transversaux, & par des vaisseaux. On a déja dit que la dure-mere fournissoit l'enveloppe extérieure des nerfs, c'est la plus forte & la plus épaisse, & les nerfs ne commencent à s'en revêtir qu'à leur sortie du crane ou du canal de l'épine.

Chacune de ces enveloppes ne fait qu'une simple gaîne qui enveloppe tout le cordon, au lieu que la pie-mere forme tout autant de petites gaînes qu'il y a de fibres blanches & nerveuses qui se sont détachées de la moëlle allongée, & que ces gaînes ont entr'elles les mêmes communications. Les fibres des autres cordons de nerfs paroissent avoir entr'elles les mêmes entrelacemens & les mêmes communications ; on peut s'en assurer en examinant l'intérieur des nerfs moteurs des yeux.

Les troncs de la cinquiéme paire, sur-tout dans le trajet que ces nerfs font depuis leur sortie de la moëlle allongée, jusqu'au dehors du crane, & des lieux où leur division commence, sont disposés de façon que la pie-mere doit leur fournir des gaînes qui ont la même direction.

Dans les nerfs des extrémités, les cordons se partagent dans leur route en d'autres plus petits, & ceux-là encore en d'autres plus déliés.

Chaque cordon se sépare en filets, & chaque filet est un assemblage de petits fils si fins & si déliés, qu'on ne peut les dégager du cerveau.

La

La moëlle allongée n'eſt pas toute employéc à la compoſition de ces neuf paires de nerfs, la plus groſſe partie ſortant
du crane par le trou occipital, va former celle de l'épine,
ainſi qu'il a été dit ; cette partie ne deſcend pas dans le canal
des vertebres en ligne droite, mais elle y eſt inclinée d'environ quarante-cinq degrés.

A l'égard de la naiſſance des neuf paires de nerfs, & de
la dixiéme, on en verra les origines dans la neurologie, &c.

Uſages du Cerveau.

Si l'on conſidere les carotides internes, l'on voit qu'elles
forment à leur entrée dans le crane, deux contours conſiderables, en forme d'S romaine ; ces contours ſervent à moderer l'impetuoſité du ſang, lorſqu'il entre dans le cerveau,
qui eſt d'une ſubſtance fort tendre.

Les arteres vertebrales étant entrées dans le crane après
avoir fait quelque chemin ſous la moëlle allongée, s'uniſſent
& ne forment plus qu'un tronc, &c. Les fréquentes communications que ces vaiſſeaux ont à la baſe du cerveau, & dans
tout le reſte de leur route, font que ſi quelques-uns de ces
vaiſſeaux viennent à ſe boucher, les autres peuvent y ſuppléer, par ce moyen la circulation ne peut que très-difficilement être interrompue dans le cerveau.

Il faut encore remarquer que le ſang eſt pouſſé au cerveau
par le battement du cœur, & par celui de toutes les branches des arteres carotides & vertebrales, leſquelles ſe diviſent
en un million de canaux infinimens petits, & qui font encore des lacis tortueux dans la partie cendrée du cerveau,
que ce ſang eſt obligé de parcourir. Le ſang ainſi pouſſé &
broyé par les forces dont on vient de parler, doit ſe cribler
aiſément dans les glandes de la partie cendrée, & y laiſſer ce
liquide très-fin, qu'on nomme eſprit animal.

Pour rendre cette filtration auſſi abondante qu'il eſt poſſible,
toute la ſurface du cerveau eſt remplie de pluſieurs ſillons,
comme il a été dit ; il y a donc lieu de croire que ces ſillons ne
ſont faits que pour donner une plus grande ſurface aux parties
du cerveau, particuliérement à celle qu'on nomme cendrée,
qui eſt le véritable organe de cette ſécrétion, ce qui produit

Tome I.   G

deux bons effets. Le premier est que ce crible a beaucoup d'é-
tendue, par conséquent la filtration en est plus abondante:
Le deuxiéme est que les vaisseaux qui font très-longs, serpentant dans tous ces contours, se trouvent ramassés dans une
aussi petite surface qu'est celle du cerveau, ce qui les rend capables de contenir cette grande abondance de sang qui est nécessaire pour la sécrétion des esprits, & pour la nourriture de
toutes les parties renfermées dans le crane.

Quelques-uns croyent, avec *Descartes*, que la partie la plus
subtile & la plus mobile du sang qui fort du cœur, est portée
par les arteres carotides & vertebrales vers le cerveau, &
qu'elle enfile ce chemin comme le plus droit; mais si l'on fait
attention à la plénitude des arteres, & à la puissante contraction du cœur, soutenue par la pression de ces mêmes arteres,
on verra que le sang qui fort du ventricule gauche, & qui est
poussé par l'aorte, est porté sans aucun choix ni triage dans
toutes ces branches : il est à remarquer que l'esprit animal ne
se filtre pas seulement dans la substance cendrée qui compose
la partie extérieure du cerveau & du cervelet, mais encore
dans celle de la moëlle allongée, & dans celle de l'épine.

A l'égard de cette derniere, l'expérience le prouve, car
quand on a coupé la tête à certains animaux, sur-tout aux
viperes & aux grenouilles, les mouvemens qui se continuent
encore assez long-temps, doivent être attribués aux esprits
que la partie cendrée de la moëlle de l'épine se prépare &
fournit aux nerfs qui en tirent leur origine.

Cette liqueur spiritueuse, au fortir des glandes, s'engage
dans les petits tuyaux qui composent la substance blanche du
cerveau, laquelle sert non-seulement à la distribuer, mais
encore à la subtiliser ; cela est prouvé par le grand rapport qu'il
y a entre cette substance & celle du testicule; & comme la semence ne s'y subtilise que parce qu'elle coule par des canaux
très-longs, très-déliés, & qui font mille contours, il faut raisonner de même de la liqueur qui coule dans les conduits
tortueux de la substance blanche du cerveau, qui font comme autant de serpentins naturels dans lesquels la liqueur filtrée continue de s'affiner en se brisant de plus en plus, & en
se dégageant des parties acqueuses qui l'enveloppoient.

Il faut demeurer d'accord qu'on ne reconnoît gueres les

rapports qu'ont les fibres de la partie blanche, non plus que leurs divers arrangemens, & que les yeux armés des meilleurs microfcopes, ne fervent qu'à nous faire connoître l'obfcurité & l'incertitude de leur route. On pourroit néanmoins pour expliquer plus facilement les fonctions des fens, fuppofer que les conduits qui viennent immédiatement des glandes du cerveau, déchargent l'efprit animal dans une efpece de réfervoir commun où fe rendent tous les efprits, & qu'on peut nommer *emporium*, & que de ce réfervoir partent tous les filets des nerfs par lefquels les efprits font portés généralement dans toutes les parties. Comme les fibres nerveufes qui compofent la fubftance blanche du cerveau, font extrémement déliées, & qu'elles forment mille contours, le liquide qu'elles contiennent ne peut les traverfer qu'avec peine ; c'eft pour en faciliter la diftribution que l'auteur de la nature a donné au cerveau deux mouvemens, l'un de dilatation ou de diaftole, & l'autre de conftriction ou de fiftole, & l'on voit par l'ouverture des animaux vivans, que ces deux mouvemens fe fuccedent l'un à l'autre fans interruption.

Le cerveau étant, comme l'on fçait, parfemé d'un très-grand nombre d'arteres dans toute fon étendue, le fang qui y eft pouffé par la puiffante contraction du cœur, l'étend & le dilate, ce qui fait que les arteres foulevent toute la fubftance molle du cerveau, dans laquelle elles font répandues, & alors le cerveau remplit d'avantage la capacité du crane. C'eft par une fuite de ce mouvement que les parois des ventricules étant écartées, leur cavité devient plus ample, & que l'air qui y eft renfermé fe dilate.

Quand le cœur eft relâché, & qu'il ceffe de pouffer le fang, le cerveau s'affaiffe par fon propre poids, & par fon reffort, fes vaiffeaux font comprimés, & les ventricules retrécis.

Or, c'eft par ces différens degrés de dilatation, de conftriction de la fubftance du cerveau, & même de l'air contenu dans les ventricules, que le fang eft forcé de paffer des arteres & des veines du cerveau dans les finus, & que le liquide qui a été filtré dans la partie cendrée, eft pouffé dans les petits canaux de la partie blanche, ce qui eft prouvé par l'expérience fuivante.

Dans toutes les grandes bleffures de tête qui découvrent

la fubftance du cerveau, fi d'un côté on tate le pouls au ma
lade, & qu'en même-temps on faffe attention au mouvement
du cerveau, on verra que fi le pouls eft fréquent, le battement
du cerveau l'eft auffi, & s'il diminue, ce battement diminuera
auffi, & enfin fi le malade tombe en fyncope, le mouvement
du cerveau ceffera entierement; il eft donc vrai que ce mouvement n'a été accordé au cerveau que pour entretenir le
cours du fang & des efprits. On voit par là que dès que le
cœur ceffe de battre, le fang n'étant plus pouffé dans le cerveau, le cours des efprits eft abfolument arrêté; & une des
raifons pour lefquelles le cours du fang eft continu, enforte
qu'il n'y a pas un feul moment où la circulation foit interceptée, c'eft afin que la fécrétion & la diftribution des efprits
dans tout le cerveau, fe faffe auffi fans aucune interruption,
parce que c'eft de leur difpenfation que dépendent toutes les
fonctions de notre corps.

La nature obferve cette méchanique dans tout le refte du
corps. En effet, l'expérience nous apprend que les arteres accompagnent les nerfs dans toute leur route, & même jufques dans le plus profond des vifceres, afin que par leurs vibrations elles facilitent le cours des efprits. La nature employe
en d'autres endroits les mêmes vibrations pour faciliter le
cours du fang, en joignant étroitement les ramifications d'une
artere avec celles d'une veine qui en rapporte le fang, fous
une même enveloppe, comme cela fe voit dans le foye; &
on peut remarquer en paffant que, comme l'artere hepatique
en dilatant par fes battemens la capfule de la veine porte,
a donné lieu de croire que cette capfule étoit miraculeufe,
& qu'elle avoit un mouvement propre, de même la dilatation du cerveau caufée par l'impulfion de fes arteres en foulevant la dure-mere, a fait croire que cette membrane étoit capable de fe dilater, & de fe refferrer par le moyen de fes fibres, qu'on a regardées comme motrices.

En parlant de la ftructure des fibres de la partie blanche du
cerveau, nous avons dit qu'elles étoient creufes, & parcon-
féquent propres à donner paffage au liquide qu'on appelle
efprit animal, & nous avons répondu à plufieurs des objections qu'on peut faire contre fon exiftence, qui eft affez
prouvée, auffi-bien que celle de l'air, par les effets que l'un &
l'autre font capables de produire.

Il faut à préfent examiner qu'elle eft la nature de ce liquide; c'eft une matiere fur laquelle les Anatomiftes & plufieurs autres ont été fort partagés de tout temps ; ce que l'on
peut dire de plus raifonnable fur ce fujet, c'eft que l'efprit
animal eft un liquide très-pur & très-fin, proportionné à l'extrême petiteffe, par la fupputation qu'on a faite de la groffeur d'un filet de la retine, qu'on a trouvé n'être que de la
foixante-quatriéme partie d'un filet de vers à foye.

Quand cette lymphe fpiritueufe a paffé dans les nerfs, les
membranes dont ils font revêtus, & qui font comme autant
de gaînes à reffort, la preffent de haut en bas, & la conduifent vers toutes les parties.

La cavité de leurs fibres eft toujours pleine de cette lymphe, & c'eft elle qui les entretient dans leur tenfion naturelle.

Or, c'eft à cette plénitude & à cette tenfion qu'on doit
rapporter tous les effets qu'on a coutume d'attribuer à l'extrême rapidité des efprits, car la viteffe avec laquelle ils fervent
nos fentimens, & la promptitude avec laquelle ils exécutent
les ordres de la volonté pour nos mouvemens, n'exigent
point une fi grande mobilité dans ce liquide, elles demandent
feulement que la cavité des fibres de tout genre nerveux foit
remplie.

Que la lymphe des nerfs ait un cours lent & paifible, cela
eft prouvé par l'extrême petiteffe des fibres de la partie blanche, par leurs plis & replis.

Si le cours de cette lymphe devient rapide, elle trouble
toutes les fonctions du cerveau, comme on le voit dans les
yvrognes. Nous avons dit qu'on ne peut fe paffer de ce liquide, pour expliquer comment fe fait le mouvement & le fentiment, il y a lieu de croire qu'en fe mêlant avec le fuc nourricier, il en facilite la diftribution.

Par tout ce qu'on vient de dire, il eft aifé de concevoir
que l'Anatomie nous découvre des fonctions fort importantes, & des ufages très-certains dans le cerveau ; cependant il
faut avouer que cette partie a des ufages dont la connoiffance eft très-obfcure, ainfi on peut avec raifon en diftinguer
de deux fortes ; les premiers qui font certains & évidens, font
ceux qui dépendent du cerveau, confideré comme glande.
En effet, nous connoiffons les loix de la circulation & de la

diſtribution du ſang dans toutes les différentes parties du cerveau, & celles de la ſécrétion des eſprits ; pour celles de leur diſtribution, elles ne ſont pas ſi évidentes. Nous ſçavons auſſi que le cerveau eſt ſujet aux mêmes maladies que les autres glandes, & que la ſécrétion ou diſtribution qui s'y fait, étant troublée ou interrompue, ou enfin le retour du ſang intercepté, il ſurvient des vertiges, des épilepſies, des apoplexies, & pluſieurs autres maladies de cette nature.

Ces connoiſſances ſont appuyées, tant ſur la nature & ſur l'uſage de ces liqueurs, que ſur les obſervations faites par l'ouverture de gens attaqués des maladies du cerveau dans lequel on a vû des polypes, des abcès, des ſchyrres, où on a vû du ſang & de la lymphe extravaſés.

Les fonctions du cerveau qui ſont obſcures, ſont celles des ſens intérieurs ; cependant inſtruits de la ſtructure du cerveau & des principes de la philoſophie moderne, on peut donner de ces derniers uſages une explication aſſez raiſonnable.

Nous avons l'obligation à M. *Malpighi*, d'avoir le premier remarqué que l'air renfermé dans les ventricules favoriſe par ſon reſſort la diſtribution des eſprits contenus dans la partie blanche du cerveau, laquelle forme les parois intérieurs de ces ventricules, ainſi qu'il a été dit. Ce même air par ſon reſſort ſoutient les parois des ventricules, qui ſont fort molles, contre le poids du cerveau, & empêchent qu'elles ne ſe collent ; il entretient auſſi la fluidité de la lymphe qui y eſt répandue.

Dans la contraction du cerveau, la lymphe des ventricules paſſe dans l'entonnoir qui la conduit dans la glande pituitaire où elle eſt miſe comme en dépôt ; de-là elle eſt portée inſenſiblement par les veines dont cette glande eſt parſemée, dans les ſinus qui ſe déchargent dans les réſervoirs ſphenoïdaux, & de ceux-ci dans les jugulaires internes.

Quoique dans un homme ſain il ſe trouve peu de lymphe dans les cavités du cerveau, il s'y fait pourtant en certaines occaſions des innondations conſiderables.

Cette lymphe peut s'y ramaſſer, ou par le relâchement des glandes des plexus chorroïdes, ou par les contractions & les embarras qui ſe font dans l'entonnoir ou dans la glande pi-

tuitaire. Il ne faut pas oublier de faire remarquer que le quatriéme ventricule qui eſt ſous le cervelet, eſt ſitué bien plus
bas, d'où il arrive que quand on a la tête baiſſée, une partie
de la lymphe contenue dans ce ventricule ne peut s'écouler;
c'eſt pourquoi cette cavité ſe remplit de plus en plus, & elle
ſe dilate de telle maniere, qu'elle preſſe les nerfs qui ſont au
voiſinage du cervelet, c'eſt-à-dire, celui de la huitiéme paire,
ce qui cauſe cette oppreſſion des entrailles & du cœur, que
l'on reſſent dans cette ſituation.

Quand la tête panche en arriere, la décharge de la lymphe
contenue dans la partie antérieure des ventricules eſt aiſée,
leur partie moyenne ſe vuide ſans peine quand on panche la
tête tantôt d'un côté & tantôt de l'autre.

La lymphe fournie par toutes les petites feuilles des plexus
chorroïdes, ſert encore à humeĉter les parois des cavités du
cerveau, & tous les conduits par où elle eſt obligée de paſſer,
ce qui fait qu'elle entretient les petits tuyaux qui compoſent
ces parois dans la ſoupleſſe qui leur eſt néceſſaire, pour prêter plus facilement à l'inſtruſion du ſang & à l'impulſion des
eſprits.

On doit auſſi obſerver que l'abondance du ſang contenu
dans ce grand nombre de vaiſſeaux qui compoſent les plexus
chorroïdes, fournit une douce chaleur, qui favoriſe la circulation des eſprits renfermés dans le centre du cerveau, & entretient auſſi la fluidité de la liqueur contenue dans les ventricules.

On ſeroit ſans doute ſurpris ſi je ne diſois pas un mot du
ſiege de l'ame & des fonĉtions des ſens intérieurs. Si je pou-
vois me diſpenſer d'entrer dans cette matiere, je le ferois
avec plaiſir, car rien n'eſt ſi épineux ni ſi difficile à traiter,
& l'on peut dire que c'eſt comme l'écueil de la Philoſophie
& de l'Anatomie moderne. On connoît clairement les loix de
la circulation & de la diſtribution du ſang dans toutes les parties de la tête, & celles de la filtration & de la diſtribution
des eſprits; en un mot, les fonĉtions du cerveau regardé comme glande, ſont parfaitement connues, comme il a été dit,
mais auſſi-tôt qu'on veut remonter aux fonĉtions de l'ame,
une foule de queſtions obſcures & impénétrables ſe préſen-
tent à l'eſprit; cependant je me vois en quelque façon engagé

à traiter cette matiere : je crois ne pouvoir mieux m'en ac-
quitter qu'en exposant les divers sentimens dans lesquels on
est sur ce sujet ; je ferai voir en passant que la plûpart ne sont
que des productions ingenieuses de l'imagination, qui ne s'accordent point avec la structure du cerveau, & ensuite je proposerai mes conjectures.

Les anciens ont assigné un lieu à chaque faculté principale
du cerveau, ils ont placé l'imagination dans sa partie antérieure, comme la plus humide, & par conséquent la plus propre à recevoir les images des objets ; la mémoire dans le derriere de la tête, parce qu'il est plus sec, & par conséquent
plus propre à conserver les empreintes des objets, & le raisonnement au milieu, pour tirer plus facilement de l'imagination & de la mémoire les secours dont il a besoin ; ils prétendent qu'une de ces facultés peut être bléssée, l'autre demeurant saine & entiere, ce qu'ils s'efforcent de prouver par
plusieurs exemples, & rapportent entre autres, que des personnes avoient tellement perdu la mémoire, qu'elles ne se
souvenoient pas de leur nom ; ils ajoutent que quand on veut
imaginer fortement quelque chose, on a coutume de porter
la main au front, au contraire, quand on veut se ressouvenir
on se frotte le derriere de la tête.

On n'employera pas beaucoup de temps à répondre à ces
objections qui sont si frivoles qu'elles tombent d'elles-mêmes.
Premiérement, cette diversité de tempéramment des parties
du cerveau est purement imaginaire, puisque l'expérience
nous apprend que la partie antérieure est toute semblable à
celle de derriere, & même à celle du cervelet. A l'égard des
exemples, ils ne concluent rien, ils marquent bien l'altération de quelqu'une de ces facultés, mais non pas une privation entiere ; pour ceux qu'on dit avoir perdu le souvenir
de toutes leurs connoissances, ils n'avoient perdu que la
faculté de se souvenir que les traces & les images s'étoient
gravées dans le cerveau ; on porte, dit-on, la main au-devant
du front quand on veut imaginer fortement quelque chose ;
mais ce n'est pas tant pour recueillir l'imagination, que pour
se fermer les yeux, qui par les images qu'ils fournissent continuellement, dérobent à l'ame l'attention qu'elle doit avoir
pour méditer avec application, à quoi contribue beaucoup le

repos

repos & le filence. Pour ce qui eſt de la mémoire, l'on ſe frotte indifféremment le derriere & tout le reſte de la tête, ce que l'on fait par une eſpece d'inſtinct pour recueillir le mouvement des eſprits, & les obliger à retoucher plus promptement les traces de l'objet qu'on cherche. Enfin ce qui marque que ces places ne ſont pas plus le ſiége de ces facultés, que le reſte du cerveau, c'eſt qu'on a vû par expérience, que des perſonnes à qui on a emporté à chacun une différente partie conſiderable du cerveau, ou par des bleſſures, ou par des abcès, ont toujours conſervé les fonctions des ſens intérieurs dans leur entier.

Nous allons paſſer à préſent à l'examen des ſyſtêmes des modernes. Il y a trois choſes à examiner dans l'opinion de ceux qui regardent le cerveau comme le principe de toutes nos ſenſations ; la premiére eſt le paſſage des images depuis l'organe immédiat juſqu'au cerveau ; la deuxiéme, le ſens commun ; la troiſiéme, la nature des autres ſens intérieurs, comme la mémoire & l'imagination.

A l'égard du paſſage des images, il y a deux opinions célébres ſur ce ſujet, la premiére eſt celle des *Cartéſiens*, & la deuxiéme celle d'*Epicure* ou de *Gaſſendi* qui l'a renouvellée.

Les Cartéſiens prétendent que les fibres des nerfs qui ſe trouvent répandues dans toutes les parties du corps, étant ébranlées par les objets, cauſent une ſemblable émotion dans le cerveau d'où elles tirent leur origine ; mais cette opinion a des difficultés.

On dit que les nerfs ſont comme autant de cordes de luth, leſquelles étant ébranlées à une de leurs extrémités, le tremblement ſe communique en même-temps à l'autre ; & il eſt à remarquer que cette communication ne ſe fait que parce qu'on ſuppoſe que ces cordes ſont tendues en ligne droite, roides, dures & attachées fortement par leurs extrémités ; cependant il y a des nerfs qui ne ſont ni durs, ni tendus, ni roides : par exemple, ceux de la vûe, de l'ouye, de l'odorat ſont fort tendres ; les extrémités des nerfs ne ſont pas fermes, puiſqu'elles ſont implantées à des parties molles, telles que ſont le cerveau, les glandes & les chairs, ainſi bien loin que l'ébranlement ſe puiſſe commuiquer par des fibres ſi mollaſſes, elles ſont au contraire plutôt propres à l'amortir. Les nerfs ne font point tendus en ligne droite, ils forment au contraire mille contours autour des arteres, des veines & des muf-cles, & par conféquent les divers mouvemens de ces parties ne fe peuvent faire fans que les fibres des nerfs ne foient ébranlées, & fans que les efprits qui les renferment ne foient agités en plufieurs manieres différentes.

Il eft même vrai de dire que ces fibres & ces efprits font remués par ces fortes de mouvemens, d'une maniere bien plus forte qu'ils ne le peuvent être par des impreffions des objets, & l'on conçoît que l'ébranlement communiqué à tout le cordon d'un nerf, doit rendre tout à fait imperceptible celui que les objets pourroient avoir imprimé à quelqu'un de ces petits filets, une plus grande agitation devant néceffairement effacer une moindre.

On fçait que les nerfs forment en divers endroits des tumeurs confidérables femblables aux nœuds qu'on voit dans les plantes, où leurs fibres s'entrelaffent & s'abouchent les unes avec les autres; il n'eft donc pas aifé de concevoir comment les fibres des nerfs & les efprits qu'elles portent étant ainfi mêlés, le filet d'un de ces cordons qui fera ébranlé dans le cerveau ou par la volonté de l'ame, ou par l'impreffion des objets, pourra remuer une telle partie plutôt qu'une autre, puifque ce petit tuyau nerveux s'abouche en defcendant avec plufieurs autres qui vont à des parties très-différentes, ni de concevoir comment l'impreffion faite fur l'organe peut être portée dans toute fa preffion, & avec toutes fes particularités jufqu'au cerveau, par des canaux fi mêlés & fi confondus les uns dans les autres.

La rétine n'eft autre chofe qu'une toile formée par le développement des fibres du nerf optique, & liées enfemble par un mucilage très-fin; cependant c'eft elle qui eft l'organe immédiat de la vûe, & qui doit tranfmettre au cerveau les ébranlemens qu'elle a reçûs: une toile fi glaireufe n'eft guere propre à communiquer ces fortes d'ébranlemens.

Enfin dans cette efpece d'hydropifie où toute l'habitude du corps eft inondée, & où les nerfs de la peau font fort ramollis, fi la fenfation paroît embarraffée, ce n'eft pas tant par ce ramolliffement des nerfs, que par le poids de la liqueur qui comprime & qui empêche l'influence des efprits.

Examinons à préfent comment *Gaffendi* fait paffer l'impreffion des objets jufqu'au cerveau.

Les Gaffendiftes confiderant les nerfs comme autant de petits tuyaux remplis de cette liqueur fine & fpiritueufe, difent que les extrémités de ces nerfs étant preffées par l'action des objets extérieurs, la liqueur eft obligée de refluer vers le cerveau par des ondulations qui fe continuent tout le long du tuyau. Cette opinion, quoique fort vraifemblable, fouffre des difficultés très-confidérables. Il eft difficile de comprendre comment des mouvemens contraires fe font en même-temps par le même tuyau ; par exemple, quand on mâche un morceau de viande, il faut que les efprits defcendent continuellement du cerveau, pour faire agir les fibres mufculeufes de la langue, & qu'en même-temps ces mêmes efprits remontent par le même tuyau pour porter au cerveau l'émotion caufée par les fels favoureux de la viande.

Cette difficulté a paru fi forte à *Borelli*, qu'il a été obligé de dire qu'il y avoit des canaux qui portent les efprits deftinés aux fenfations, & d'autres pour les efprits qui fervent aux mouvemens, ce qui eft contraire à l'expérience : ou bien, dit cet Auteur, on pourroit concevoir que ces deux émotions fe feroient en divers temps, quoiqu'elles fe fiffent par le même canal, ce qui eft encore contraire à l'expérience. D'ailleurs le cours des efprits du cerveau vers chaque partie eft continuel & même affez fort ; il n'y a donc pas d'apparence que les foibles émotions de certains objets, comme font celles, par exemple, que caufe le jafmin commun dont l'odeur eft très-douce, puiffent forcer la détermination du cours des efprits, & les faire refluer vers le cerveau ; on peut même penfer que la modification de l'émotion imprimée dans l'organe peut être détruite ou du moins changée par la réfiftance de la liqueur contenue dans le tuyau qui en a une toute contraire, puifqu'elle tend d'elle-même à defcendre ; & n'y a-t-il pas plus d'apparence que le mouvement imprimé par l'objet fe communiquera plus facilement aux parois du tuyau, qui peuvent céder à caufe de leur foupleffe, que de furmonter la réfiftance de toute la colonne de liqueur renfermée dans ce tuyau ?

Examinons maintenant s'il y a une partie dans le cerveau

qui, répondant à toutes celles de notre corps, puisse être regardée comme le lieu où notre ame réside particuliérement, & où elle tient son principal siége.

Descartes a prétendu déterminer qu'elle étoit cette partie principale, & il a donné cet avantage à la glande pineale. Comme ce systême a toujours fait beaucoup de bruit, & qu'il est encore chéri de tous ceux qui aiment la philosophie moderne, il est bon de l'examiner.

Descartes considere premiérement tous les filets de nerfs comme autant de petites cordes, qui par une de leurs extrémités regardent chaque partie, & par l'autre le dedans des cavités du cerveau; en deuxiéme lieu, que les cavités du cerveau sont les réservoirs ordinaires des esprits animaux; en troisiéme lieu, que les parois de ces cavités sont formées par une des extrémités de chacun de ces filets; quatriémement, que la glande pineale est placée de telle maniere, qu'elle nage au milieu de ce réservoir, où elle est suspendue comme en équilibre: cela posé, voici de quelle maniere il explique la sensation.

Lorsque quelque objet lumineux fait une impression sur la retine, l'ébranlement qu'elle reçoit se continue le long des fibres de ce nerf jusqu'aux parois du réservoir où elles aboutissent; ce qui pousse & agite la liqueur qui y est renfermée, & l'oblige d'aller heurter contre la glande qui est au milieu du réservoir, ainsi l'ame qui est logée dans cette glande, s'apperçoit de l'impression faite sur la retine; mais la glande qui est suspendue comme en équilibre, ne sçauroit être touchée qu'elle ne s'incline quelque peu, c'est ce qui détermine la liqueur où elle nage, à frapper contre l'ouverture du nerf qui est vis-à-vis, & par conséquent le fait couler dans quelque muscle ou dans quelque viscere; & c'est par-là que *Descartes* explique comment toutes nos sensations sont accompagnées de quelque mouvement: la glande touchée fait naître la sensation, & son inclination fait naître le mouvement.

Ce Philosophe résout encore par ce systême une grande difficulté, sçavoir d'où vient qu'on ne voit pas l'objet double, puisqu'il se fait une impression dans le fond de chaque œil; or, il dit que les deux émotions qui se sont faites dans les yeux, sont portées par des nerfs qui sortent du même endroit du réfervoir, & qu'elles vont fe réunir exactement dans le même point de cette glande.

Il feroit à fouhaiter que ce fyftême qui eft d'ailleurs très-ingenieux, fe trouvât conforme à la ftructure du cerveau; mais il fuppofe trois chofes qui font effentiellement contraires : la premiere, que fes ventricules font les réfervoirs des efprits : la deuxiéme, que les parois de ces réfervoirs font formées par une des extrémités de tous les nerfs : & la troifiéme, que la glande pineale eft placée au milieu de ces réfervoirs, & qu'elle y eft comme fufpendue.

Premiérement, les ventricules ne font naturellement pleins que d'une très-petite quantité d'eau, & d'une matiere aërienne.

Deuxiémement, il n'y a aucun filet de nerf qui s'ouvre dans les ventricules.

Troifiémement, la glande pineale eft entierement placée hors des ventricules.

Quatriémement, elle eft fi peu en état de s'incliner, qu'elle eft liée & comme garottée par toutes les veines qui rapportent le fang du lacis chorroïde, & qui vont fe décharger dans le quatriéme finus.

Après le fyftême de *Defcartes*, celui qui a fait plus de bruit eft celui de *Willis* célébre Médecin Anglois; il confidere le cerveau comme le fiége de toutes les fenfations, la fource de tous les mouvemens volontaires, & le théâtre pour ainfi dire de toutes les paffions.

Le cervelet au contraire comme le principe & le fiége de tous les mouvemens naturels & purement méchaniques.

Voici en abregé les fondemens de cette hypothefe. Le cerveau, dit cet Auteur, eft rempli de fillons qui forment mille contours finueux, dans lefquels les efprits à force de paffer & repaffer, ralentiffent & brifent tellement leur mouvement, qu'ils deviennent comme indifférens, & fans aucune détermination particuliere; au contraire, les fillons du cervelet décrivent des lignes droites & paralléles, ce qui met les efprits qui y font renfermés, dans la néceffité d'enfiler néceffairement certains nerfs qui les conduifent à des parties déterminées, d'où il compare le mouvement des efprits du cerveau au cours d'une paifible riviere que l'on peut facilement détourner, & celui des efprits du cervelet, au cours d'un torrent impétueux qu'on ne peut arrêter.

Deuxiémement, le cerveau a une conformation très-différente dans l'homme & dans les animaux, au contraire du
cervelet qui eſt toujours le même. Il y a donc lieu de croire
que l'un eſt le principe de ces actions qui varient beaucoup
dans l'homme & dans les animaux, & que l'autre eſt le principe de celles qui ſe font à peu près de la même maniere dans
les uns & dans les autres : or, l'on remarque que les fonctions
des ſens intérieurs & les ſenſations ſont très-différentes dans
l'homme & dans les animaux. Au contraire, la nourriture,
la reſpiration, le mouvement du cœur & des arteres, &c. ſe
font à peu près de même dans l'homme & dans les animaux ;
il faut donc conclure, dit cet Auteur, que le cerveau eſt le
principe des ſenſations, & le cervelet, celui des mouvemens
purement naturels.

Troiſiémement, tous les nerfs qui ſervent au mouvement
volontaire, tirent leur origine du cerveau, ceux au contraire
qui ſervent au mouvement méchanique, ſortent du cervelet.

Quatriémement, ſi on découvre le cerveau d'un animal
vivant, on verra qu'à meſure qu'on le coupe par tranches,
les ſens diminuent, & ceſſent enfin de faire leurs fonctions,
tandis que le cœur, l'eſtomac & les inteſtins agiſſent encore ;
mais ſi l'on perce ou que l'on coupe le cervelet, le mouvement du cœur & celui de toutes les parties purement méchaniques ſont arrêtées, & l'animal meurt ſur le champ.

Voilà de quelles preuves *Willis* ſe ſert pour établir ſon ſyſtê-
me, qui paroîtra encore mieux par la maniere dont il explique la ſenſation & les ſens internes.

Premiérement, il établit le ſiége du ſens commun dans ces
éminences qu'on nomme les *corps cannelés*, s'imaginant qu'elles ont une ſubſtance différente de celles des autres parties du
cerveau, à cauſe des cannelures qui s'y rencontrent ; il ajoute
que ce qui empêche qu'on ne voye les objets doubles, c'eſt que
ces deux éminences ſont jointes par un cordon où ſe fait la
réunion des images ; cela poſé, voici comment il explique les
ſenſations. La ſenſation ſe fait, dit-il, par l'ondulation des eſprits qui ſe continue juſqu'aux corps cannelés, & quand cette
ondulation paſſe au travers de ces corps juſqu'aux corps calleux, pour lors ſe fait l'imagination. Ces deux éminences
ont pour cet effet une ſubſtance particuliere & toute diffé-

rente de celle des autres parties du cerveau ; on y remarque
des cannelures qui ont une direction différente, les unes vont
en montant, & les autres en defcendant. Celles qui montent
donnent paffage aux efprits qui fervent aux fenfations, & celles qui defcendent donnent paffage à ceux qui fervent aux
mouvemens.

Deuxiémement, ces éminences font fituées au milieu du
cerveau ; elles communiquent avec la moëlle allongée dont
elles font les principales racines, & avec le cervelet par le
moyen des éminences appellées natès & têtès.

D'ailleurs toutes ces cannelures qui fe rencontrent dans les
autres parties du cerveau, fe trouvent dirigées & tournées
vers celles de ces éminences.

Enfin il prétend réfoudre cette grande difficulté, fçavoir
pourquoi ces éminences étant doubles, & les images auffi,
l'impreffion de chaque objet eft unique, parce qu'il dit que
ces éminences cannelées font jointes par un petit cordon de
la partie blanche du cerveau où fe fait la réunion des deux
images.

Quand l'impreffion qui a été communiquée à la retine, eft
portée par les fibres du nerf optique jufqu'aux éminences cannelées renfermées dans le centre du cerveau, c'eft alors que
fe fait la fenfation ; & fi elle paffe au travers de la fubftance
de ces éminences jufqu'à cette partie blanche du cerveau
qu'on nomme le corps calleux, & qui revêt les ventricules,
pour lors fe fait l'imagination.

Enfin fi la même impreffion & ondulation des efprits fe
continue jufqu'aux fillons du cerveau formés par la partie cendrée, elle y laiffe fa trace, & c'eft ce qui fait la mémoire ; ce
que cet Auteur prouve par plufieurs raifons ; la premiere,
parce que cette partie du cerveau eft plus tendre que l'autre,
& par conféquent plus propre à recevoir les images ; la feconde, parce que le grand nombre de finuofités dont la fubftance du cerveau eft diftinguée, forme comme autant de
cellules ou réfervoirs où logent des efprits animaux d'une nature différente, qui de-là paffent en différens nerfs, & ces
cellules font comme autant de petits magafins où font réfer-
vées les images des objets, & où elles font confervées pour
être recueillies dans l'occafion. Cette penfée, dit cet Auteur,

s'accorde avec les obſervations ; car on remarque que le cerveau de l'homme a beaucoup plus de ſinuoſités que celui de
tous les autres animaux, c'eſt pourquoi il eſt capable d'un ſi
grand nombre d'idées ; & le ſinge qui nous copie ſi parfaitement, a auſſi beaucoup de ſinuoſités dans le cerveau ; au
lieu que les animaux dont les fonctions ſont uniformes,
& qui vont toujours le même train, ont le cerveau uni &
poli. Enfin quand on veut ſe reſſouvenir de quelque choſe,
on applique ſa main contre le front ou le deſſus de la tête,
tacito quodam naturæ judicio in ea parte vigere memoriam, comme par un ſecret mouvement de la nature qui recueille les
eſprits, & les oblige à retoucher plus promptement les traces
de l'objet que l'on veut trouver.

Il explique ingenieuſement comment dans un corps bien
réglé les ondulations des eſprits cauſées par les ébranlemens des organes immédiats des ſens ſe terminent dans le
cerveau où l'ame les apperçoit, & comment l'ame les diſtingue toutes avec facilité ; au contraire, les ébranlemens des
nerfs cauſés par le mouvement du cœur, du ventricule, &c.
ſe terminent au cervelet, & ne paſſent pas outre ; ainſi il ne
faut pas s'étonner ſi l'ame qui eſt placée dans les corps cannelés ne les apperçoit pas.

Mais ſi quelque paſſion s'excite dans le cerveau, ſoit par les
impreſſions des objets du dehors, ſoit par les ſeuls mouvemens intérieurs de l'ame, pour lors les eſprits non-ſeulement
coulent impétueuſement par les nerfs qui ſervent aux ſenſations & aux mouvemens volontaires, mais ils mettent encore
en action ceux qui ſont dans le cervelet, en paſſant par les
éminences appellées natès & têtès, & la protuberance annulaire ; c'eſt ainſi que les paſſions ſe font ſentir au cœur, au
foye, &c. ; & réciproquement ſi les ſels âcres ébranlent &
picotent vivement les nerfs des entrailles, pour lors l'ondulation des eſprits, qui dans un corps bien réglé ne paſſoit pas
le cervelet, ſe continue avec rapidité par les éminences appellées natès & têtès juſqu'au cerveau, & ſe termine aux corps
cannelés, ce qui fait que l'ame en eſt avertie.

Enfin *Willis* prétend rendre raiſon pourquoi les éminences
appellées natès & têtès, ſont fort groſſes dans les animaux
& petites dans l'homme, à la différence de la protuberance
annulaire

annulaire qui est fort grosse dans l'homme, & petite dans les animaux. Il dit que les animaux ayant beaucoup d'instinct & peu de passions, l'homme au contraire beaucoup de passions & peu d'instinct, les éminences natès & têtès sont le siége de l'instinct, & l'éminence annulaire le réservoir des esprits qui passent du cerveau au cervelet pour le mouvement des passions.

Voilà quel est le système de *Willis*, qui par son tour ingenieux, & les raisons apparentes dont il est soutenu, peut à la vérité imposer beaucoup, & sur-tout aux personnes qui ne sont point instruites de la structure du cerveau ; mais si on l'examine avec un peu de soin, on trouvera qu'il est défectueux en bien des choses, & par rapport à toutes les parties du cerveau : on verra disparoître tout ce brillant qui saisit & frappe d'abord.

Les ondulations que cet Auteur tire de la diversité des sillons du cerveau & du cervelet sont très-frivoles ; car premierement il n'est pas vrai que les esprits puissent être portés, ni se trouvent jamais renfermés dans ces sillons ; deuxiémement, ceux du cervelet ne décrivent pas non plus des lignes aussi droites que le pense cet Auteur, il n'y a qu'à les déployer pour en être convaincu ; & quand cela seroit, s'enfuivroit-il que le mouvement des esprits qui sont renfermés dans les sillons du cerveau, dût être indifférent & indéterminé ? Troisiémement, il est constant que la conformation du cervelet de l'homme est différente de celle des animaux, on ne parle ici que de la conformation extérieure ; quatriémement, il dit que tous les nerfs qui servent au mouvement volontaire viennent du cerveau, &c.

Avec tout le respect que je dois à cet Auteur, j'ose dire que cela ne se remarque point, ni dans l'homme, ni dans les animaux : par exemple, les nerfs de la huitiéme paire & de l'intercostal, qui selon lui ont le plus de commerce avec le cervelet, fournissent tous les rameaux de nerfs qui se distribuent au larynx, cependant on parle & on chante quand on veut.

Le nerf de la cinquiéme paire, qu'il fait aussi venir du cervelet, fournit tous les nerfs qui servent au mouvement des lévres, du nez, &c., qu'on remue aussi quand on veut.

Le nerf pathetique auquel il a donné ce nom par préciput, se jette tout entier dans le grand oblique, & celui de la sixiéme paire se jette pareillement tout entier dans le muscle de l'œil nommé dédaigneux ; cependant on remue ces muscles au gré de la volonté.

Il prétend que les blessures du cerveau sont moins dangereuses que celles du cervelet.

Pour répondre à cette difficulté, représentés vous les fibres du cerveau comme celles d'une houppe, c'est-à-dire, qu'il les faut considerer en deux états, comme épanouies ou comme réunies ; ces fibres vont toujours en s'épanouissant depuis la moëlle allongée jusqu'à la circonférence du cerveau : ainsi lorsqu'une blessure n'occupe que la partie cendrée, ou le commencement de la partie blanche, elle ne coupe qu'un petit nombre de filets ; si elle est plus profonde, quoique de même grandeur, elle coupe beaucoup de fibres, parce qu'elles sont moins écartées, & qu'elles se réunissent à mesure qu'elles descendent ; enfin si la blessure approche de la moëlle allongée, elle en ruinera un beaucoup plus grand nombre : or, comme le cervelet est un peu éloigné de la moëlle, que ses fibres sont à proportion plus ramassées, il ne faut pas s'étonner si ses blessures ou ses altérations se font sentir si facilement à la moëlle, & c'est ce qui les rend plus dangereuses.

Distribution des Arteres dans le Cerveau.

Il y a quatre arteres considerables qui se distribuent dans le cerveau, sçavoir, les deux carotides internes, & les deux vertebrales ou cervicales internes.

Les carotides naissent de la crosse de l'aorte. Elles sont situées & couchées sur les parties latérales du corps des vertebres du cou, une à droite & l'autre à gauche, séparées par le pharynx & cette grosse éminence qui paroît antérieurement, appellée le larynx. Elles sont voisines des jugulaires internes, & des troncs de la huitiéme paire & du nerf intercostal. Chacune de ces arteres monte jusqu'à la hauteur du larynx, où elle se divise en deux principales branches, dont l'une retient le nom de carotide externe, & l'autre prend celui de carotide interne ; là elle fait pour l'ordinaire un espece de coude,

puis elle monte jufqu'à la bafe du crane pour s'y engager &
y entrer par un conduit offeux qui eft creufé dans l'os des
tempes, où elle fait un contour en forme d'S romaine en fuivant le circuit de ce contour. Elle fort de là pour couler le
long du côté de la felle de l'os fphenoïde, & dans ce trajet
elle fait un nouveau contour ; elle remonte enfuite fous l'apophyfe antérieure de la felle du même os fur lequel elle eft
appuyée, perce en même-temps la dure-mere, & fe portant
obliquement de devant en arriere le long d'environ quatre lignes, elle s'attache à la bafe de la moëlle allongée.

Dans le trajet qu'elle fait le long de l'os fphenoïde, elle
jette plufieurs rameaux, dont les uns fe diftribuent à la portion de la dure-mere qui couvre cet endroit, les autres à la
glande pituitaire, d'autres pénétrent le cordon de la cinquiéme paire, &c. Attachée à la bafe de la moëlle allongée au
côté de la felle du fphenoïde, elle fe partage d'abord en trois
groffes branches, une antérieure, une poftérieure & une latérale. L'antérieure après avoir fait trois à quatre lignes de
chemin, s'incline vers celle du côté oppofé, s'unit avec elle
entre les nerfs olfactifs, & quelquefois au lieu de s'unir elles
communiquent feulement par des rameaux qui paffent tranfverfalement de l'un à l'autre ; d'autrefois auffi après s'être
unies elles fe féparent de nouveau, & forment une efpece
d'ovale. De l'endroit où elles communiquent, elles jettent
plufieurs rameaux qui arrofent la bafe des lobes antérieurs du
cerveau ; les autres accompagnent le nerf olfactif jufqu'à la
racine du nez, & conjointement avec celles qui viennent des
branches qui paffent par les trous orbitaires internes, elles
fuivent les filets de ce nerf dans les cellules de l'os ethmoïde ;
enfuite la branche antérieure paffe par-deffus le corps calleux,
coule le long de la partie latérale & inférieure de l'hémifphere
du cerveau jufqu'à fon extrémité, & dans cette route elle
jette plufieurs rameaux qui fe diftribuent à la partie latérale
interne correfpondante du cerveau, & auffi à la partie poflé-
rieure du corps calleux, & à la faulx. La branche poftérieure
de la carotide, après avoir fait trois à quatre lignes de chemin, vient communiquer avec la branche antérieure du tronc
vetebral derriere le conduit de l'entonnoir. Du côté extérieur
du tronc de chaque carotide, & de l'endroit où il fe partage,

I ij

il fort une groffe branche que *Willis* compare aux rivieres li-
mitrophes qui diftinguent les Provinces d'un Etat. Cette branche s'épanouiffant fur toute la partie latérale de chaque hémifphere du cerveau, fe divife en plufieurs autres branches
qui ferpentent de fillon en fillon, & les arrofent par une infinité de rameaux, & montent jufqu'à la portion la plus élevée de chaque partie du cerveau. Les branches poftérieures
des carotides, après avoir fait environ deux lignes de chemin, viennent communiquer avec les branches du tronc vertebral. Il eft à remarquer qu'il fort un très-grand nombre de
rameaux des branches poftérieures des carotides, lefquels
viennent fe diftribuer fur la portion voifine des nerfs optiques, fur l'entonnoir & fur les deux petites boules qui font
au derriere. On voit auffi fortir plufieurs autres rameaux des
branches du tronc vertebral qui vont à ces mêmes boules,
& tous ces rameaux arrofent auffi la portion de la moëlle allongée qui les foutient. De l'endroit où chaque branche poftérieure de la carotide communique avec la branche du tronc
vertebral, il en fort une autre branche qui montant vers la
moëlle allongée, va gagner la partie poftérieure de chaque
lobe, & fe cacher fous le pillier poftérieur.

De cette branche fortent plufieurs rameaux dans le temps
qu'elle monte fur la moëlle, qui paffant fous le pillier latéral
de la voute, vont s'épanouir pour aider à former le lacis chorroïde, & fe diftribuer dans les ventricules ; cette même branche fe diftribue aux éminences dites natès & têtès, & à la
glande pineale.

Les arteres vertebrales fortant du trou de l'apophyfe tranfverfe de la premiere vertebre, font un contour très-confide-
rable en remontant par-deffus l'apophyfe oblique fupérieure de
la même vertebre, dans l'échancrure de laquelle elles font
exactement renfermées ; & perçant la dure-mere au côté du
trou occipital, elles jettent d'abord un gros rameau qui tapiffe
prefque toute la portion de cette membrane qui couvre le
cervelet. Les premiers rameaux qui fortent du côté extérieur
de chaque vertebrale, vont tapiffer les côtés poftérieurs de la
moëlle allongée, & ce font quelques-uns de ces rameaux qui
forment l'artere fpinale poftérieure. Au-deffus de ces rameaux
du même côté, il paroît une groffe branche qui remonte à

côté de la protuberance olivaire, & va fe diftribuer à la partie latérale du cervelet. Elle donne auffi plufieurs rameaux aux parties voifines de la moëlle allongée, & aux nerfs de la quatriéme & de la huitiéme paire ; cette même branche jette des rameaux qui entrent dans le quatriéme ventricule, & qui font le lacis chorroïde du même côté. De la partie intérieure de l'artere vertebrale, un peu avant qu'elle s'uniffe avec celle du côté oppofé, il part un rameau, & quelquefois deux, qui s'uniffant avec ceux du côté oppofé, laiffent entre eux un efpace tantôt ovale, & tantôt d'une autre forme, & par leur réunion ils ne font qu'une feule artere qui defcend en ferpentant fur le milieu de la moëlle allongée & de celle de l'épine, & y forment l'artere fpinale antérieure. Après avoir jetté tous ces rameaux, ces deux arteres s'uniffent, & cette union fe fait précifément fous la protuberance annulaire. Le tronc formé par la réunion de ces arteres, continue fa route jufqu'à la partie antérieure de la même protuberance, & dans ce trajet il jette d'abord quelque rameaux au nerf de la huitiéme, & à la feptiéme paire, & un très-grand nombre à la protuberance annulaire. On voit auffi fortir de ce tronc une affez groffe branche qui va fe diftribuer fur la partie latérale & poftérieure du cervelet, & qui accompagne les ramifications de celle qui part du tronc de l'artere. Immédiatement avant que ce tronc fe partage, il jette une groffe branche qui remonte vers le cervelet, & va tapiffer la partie latérale antérieure ; enfuite chaque branche de ce tronc va s'abboucher avec celle de la carotide du même côté, ainfi qu'il a été dit.

De la Nature des Efprits Animaux.

On a été fi partagé fur la nature des efprits, qu'il n'y a point de matiere dans l'Anatomie fur laquelle on ait fait plus de fyftêmes, & il faut avouer qu'il eft très-difficile de la déterminer.

Les uns ont dit que les efprits étoient d'une nature nitro-aërienne, les autres de la nature de la lumiere ; d'autres, qu'ils étoient comme l'extrait de la partie la plus fubtile de l'air que nous refpirons, les autres, qu'ils étoient acides, d'autres qu'ils étoient fulphureux.

Pour moi il me femble que ce que l'on peut dire de plus raifonnable fur ce fujet, c'eft que l'efprit animal doit être regardé comme une lymphe très-pure & très-fine, qui a été préparée par autant de coups que le cœur & les arteres ont de battemens, preffée par autant de mains que les mufcles ont de fibres, & chaffée par autant de forces qu'il y a de tuyaux & de refforts ; en un mot, fa fineffe eft proportionnée à l'extrême petiteffe des tuyaux par lefquels elle paffe ; mais pour donner une idée de cette extrême petiteffe, il faut confiderer qu'on a exactement fupputé que la groffeur d'un filet de la retine, n'eft que de la foixante-quatriéme partie d'un filet d'un vers à foye.

Cette lymphe ainfi dégagée, s'infinue aifément dans les petits tuyaux de la partie blanche du cerveau, & de-là dans les nerfs qui étant revêtus de membranes qui font comme autant de gaînes à reffort, preffent cette lymphe de haut en bas, & la conduifent dans toutes les parties.

Les fibres des nerfs font donc toujours pleines de cette lymphe, c'eft elle qui les entretient dans une tenfion dont elles ont befoin pour toutes les fonctions auxquelles elles font deftinées. C'eft donc à cette plénitude & à cette tenfion, comme nous l'avous dit ci-devant, qu'on doit rapporter tous les effets qu'on attribue vulgairement à l'extrême rapidité des efprits, car la vîteffe avec laquelle ils fervent à nos fentimens, & la promptitude des ordres de la volonté pour nos mouvemens, n'exigent point une fi grande mobilité dans ce liquide, elles demandent feulement que les fibres de tout le genre nerveux foient pleines & tendues ; que la lymphe des nerfs foit très-pure & très-douce, cela eft marqué par fa faveur ; que fon cours foit lent & paifible, cela eft prouvé par l'extrême petiteffe des fibres de la partie blanche, par leurs plis & replis, & par leur nombre prodigieux qui fait la principale maffe du cerveau.

Si le cours de cette lymphe devient rapide, elle trouble toutes les fonctions du cerveau, comme on le voit dans les yvrognes.

Pour conferver cette plénitude & cette tenfion dans le genre nerveux, la nature employe divers moyens. Premiérement, la puiffante contraction du cœur qui pouffe le fang

par quatre groſſes arteres au cerveau ; preſque un tiers du
ſang qui ſort du ventricule gauche eſt porté au cerveau. Deuxiémement, la ſyſtole & la diaſtole du cerveau qui depend
des arteres dont il eſt parſemé. Troiſiémement, le reſſort de
l'air renfermé dans ſes ventricules, & celui des gaînes qui enveloppent les cordons des nerfs, leſquelles preſſent ſans ceſſe
cette lymphe de haut en bas. Quatriémement, l'étroite liaiſon des nerfs avec les arteres du corps dans toute leur route.

Pour entretenir la fluidité de cette lymphe, premiérement,
elle a conſtruit pluſieurs petits poëles au-dedans du cerveau ;
ce ſont les ſinus de la dure-mere, & les lacis chorroïdes des
ventricules. Deuxiémement, elle a auſſi dreſſé des bains-
marie propres à cet effet ; ce ſont les réſervoirs ſphénoïdaux
qui ſont toujours pleins de ſang, & dans leſquels ſe baignent
les troncs des carotides internes. Enfin, non-ſeulement les
enveloppes des nerfs ſont parſemées d'arteres, mais encore
toute leur ſubſtance intérieure ; ces arteres par leur battement
facilitent le cours de cette lymphe, & par le ſang qu'elles contiennent, elles l'échauffent & l'entretiennent dans ſa fluidité.

Examinons maintenant quel eſt l'uſage de ce liquide qui
coule par les nerfs.

Il eſt certain que les eſprits animaux ſervent au mouvement
& au ſentiment, & qu'ils facilitent la diſtribution des ſucs
nourriciers.

A l'égard du mouvement, on a expliqué de quelle maniere
ils ſont employés pour faire le raccourciſſement des fibres
charnues, qui ſont les inſtrumens immédiats de tous nos mouvemens ; & ſi lon fait réflexion qu'outre les muſcles deſtinés
aux mouvemens des membres, tout eſt plein de fibres charnues, viſceres, glandes, vaiſſeaux, puiſque toutes ces parties
ont leur maniere de ſe comprimer elles-mêmes, on verra de
quelle utilité & de quelle importance ſont les eſprits, puiſque tous ces mouvemens dépendent de leur influence, & qu'ils
ceſſent ſitôt que les nerfs qui vont à ces parties ont été
liés.

Qu'on vante tant qu'on voudra la force des ſolides, la
plûpart ſeroient ſans action ſans les fluides dont ils ſont arro-
ſés. L'exemple dont on ſe ſert pour leur donner la préféren-
ce, mérite d'être examiné.

Peu de visceres, dit-on, ont autant de force que le cœur, aucun cependant ne reçoit si peu de nerfs & d'esprits ; mais si on en avoit bien examiné la distribution, on auroit vû qu'il y en a un très-grand nombre, & que s'ils étoient joints ensemble, ils formeroient un fort gros cordon.

À l'égard du sentiment, il faut regarder les esprits comme une liqueur très-fine renfermée dans les petits tuyaux des nerfs : or, une liqueur renfermée dans un tuyau, ne peut être si peu poussée par un bout, qu'il ne se fasse à l'autre bout un mouvement, ou du moins un pressement d'ondulation de toute la liqueur.

Pendant la veille, les esprits animaux sont répandus dans les filets des nerfs comme dans autant de petits tuyaux, ainsi ils tiennent ces filets assés dégagés pour transmettre aisément les mouvemens dont ils peuvent être ébranlés, & pour se donner à eux-mêmes la facilité de former dans ces tuyaux une espece de flux & de reflux. En effet, lorsque l'impression commence par le bout de ces petits tuyaux qui répond au cerveau qui est leur source, cela s'appelle le flux ; mais lorsqu'elle commence par l'extrémité opposée & extérieure, le mouvement qui en revient jusqu'au cerveau s'appelle reflux d'ondulation. Or, comme ces tuyaux se terminent aux parties extérieures du corps, & que leurs extrémités sont perpétuellement exposées à l'action des objets environnans, elles sont aussi sujettes à en être très-souvent ébranlées, ce qui fait que le mouvement d'ondulation des esprits se porte, comme nous venons de l'expliquer, en un instant jusqu'au cerveau, & le contrecoup qu'il en reçoit, y forme une impression qu'on regarde comme la trace de l'objet qui a causé l'ébranlement, & qui sert à en exciter le sentiment.

A l'égard du troisiéme usage, il est constant que les esprits animaux conferent quelque disposition qui est nécessaire à la nutrition, & l'on peut penser que cette disposition consiste en ce qu'elle facilite la distribution des sucs nourriciers, ce qu'elle fait en deux manieres ; premiérement, en rendant toutes les parties plus mobiles & plus faciles à être pénétrées qu'elles ne l'étoient ; en deuxiéme lieu, en faisant jouer tous les ressorts qui sont destinés pour broyer & affiner ces sucs, & les pousser dans les pores les plus intimes de chaque partie ;

troisiémement,

troisiémement, en entretenant la ténuité & la liquidité de ces sucs avec lesquels les esprits se mêlent continuellement.

Il ne faut pas s'étonner si faute d'esprits les parties ne se nourrissent pas si bien, & si les paralysies causent des amaigrissemens. Enfin cette liqueur spiritueuse gonflant toutes les parties, comme l'humidité gonfle les cordes, leur donne cette fermeté, en quoi consiste leur élasticité & leur force habituelle.

Par tout ce qu'on vient de dire, il est aisé de concevoir qu'on peut reconnoître par l'Anatomie du cerveau des usages assez certains, & que ceux-là ont mauvaise grace, qui disent qu'on se fatigue inutilement à l'examiner ; cependant il faut avouer que cette partie a des usages dont la connoissance a toujours été fort obscure jusqu'à présent, aussi on peut avec raison en distinguer de deux sortes, les premiers qui sont certains & évidens, sont tous ceux qui dépendent du cerveau, consideré comme glande. En effet, ne connoissons-nous pas clairement les loix de la circulation & de la distribution du sang dans toutes les parties différentes du cerveau, & celles de la filtration & de la distribution des esprits dans les mêmes parties. Ne connoissons-nous pas que le cerveau est sujet aux mêmes maladies que les autres glandes, & que la filtration & la distribution des esprits étant troublée ou interrompue, ou enfin le retour du sang intercepté, il survient des épilepsies, des apoplexies, des vertiges, des mouvemens convulsifs, & plusieurs autres maladies ?

La certitude de ces connoissances dépend tant de la théorie de la nature & de l'usage de ces liqueurs, que des observations faites sur les corps attaqués de maladies du cerveau, où l'on a vû des polypes, des abcès, des schyrres, du sang ou de la lymphe extravasée.

Les connoissances du cerveau qui sont obscures, sont les fonctions des sens intérieurs, comme de l'imagination, de la mémoire.

Cependant instruit de la structure du cerveau & des principes de la philosophie moderne, on peut donner de ces derniers usages une explication assez raisonnable ; c'est ce que nous avons tâché de faire dans ce que nous en avons déja dit ;

Tome I. K

paſſons préſentement aux uſages des autres parties qui compoſent le cerveau, qui ſont les ventricules, les lacis chorroïdes.

J'ai fait obſerver que la ſurface intérieure des ventricules
eſt toujours humide, & que le reſte de ce grand eſpace vuide
eſt toujours rempli d'une matiere aërienne. Les ſources de
cette liqueur & de cette matiere aërienne ſont les glandes des
plexus chorroïdes renfermées dans ces ventricules.

Nous avons l'obligation à *Malpighi* d'avoir le premier remarqué que l'air renfermé dans les ventricules, favoriſe par
ſon reſſort la diſtribution des eſprits contenus dans la partie
blanche du cerveau, laquelle forme les parois intérieures de ces
ventricules, ainſi qu'il a été dit. Ce même air par ſon reſſort
ſoutient les parois des ventricules qui ſont fort molles contre
le poids du cerveau, & empêche qu'elles ne ſe collent. Il
entretient auſſi la fluidité de la lymphe qui y eſt répandue.
Dans la conſtriction du cerveau, cette lymphe des ventricules
eſt pouſſée dans l'entonnoir qui la verſe dans la glande pituitaire où elle eſt miſe comme en dépôt, de-là elle eſt portée
inſenſiblement par les routes dont on a parlé, c'eſt-à-dire,
dans les ſinus de cette glande qui ſe déchargent dans les réſervoirs ſphenoïdaux, & ceux-ci dans les jugulaires internes,
après avoir paſſé auparavant par les ſinus latéraux.

Quoique dans un homme ſain il ſe trouve peu de lymphe
dans les cavités du cerveau, il s'y fait pourtant en certaines occaſions des inondations conſiderables.

Cette lymphe peut s'y ramaſſer, ou par le relâchement des
glandes du plexus chorroïde, & de celle qu'on nomme pineale, ou par les concretions & les embarras qui ſe font dans
la glande pituitaire même, ou dans l'entonnoir.

Il ne faut pas oublier de faire remarquer que le quatriéme
ventricule qui eſt ſous le cervelet, eſt ſitué bien plus bas &
beaucoup plus dans le fond que tous les autres, & que l'entonnoir même; d'où il arrive que quand on a la tête baiſſée,
une partie de la lymphe contenue dans ce ventricule ne peut
s'écouler; c'eſt pourquoi cette cavité ſe remplit de plus en
plus, & elle ſe dilate de telle maniere, qu'elle preſſe les nerfs
qui ſont au voiſinage du cervelet, c'eſt-à-dire, celui de la huitiéme paire, d'où naît cette oppreſſion des entrailles & du
cœur que l'on reſſent dans cette ſituation.

Ceux qui ont la tête humide doivent donc prendre garde de ne se point coucher sur le dos, & ils doivent plutôt pancher la tête en devant, pour faciliter l'écoulement de la lymphe contenue dans le cervelet, & dans la partie postérieure des ventricules du cerveau. Quand la tête panche en arriere, la décharge de la lymphe contenue dans la partie antérieure des ventricules est aisée, & leur partie moyenne se vuide sans peine, quand on panche la tête tantôt d'un côté, & tantôt de l'autre.

La lymphe fournie par toutes les petites glandes des plexus chorroïdes, sert encore à humecter les parois des cavités du cerveau, & tous les conduits par où elle est obligée de passer; ce qui fait qu'elle entretient les petits tuyaux qui composent ces parois, dans la souplesse qui leur est nécessaire, pour prêter plus facilement à l'instrusion du sang & à l'impulsion des esprits.

On doit aussi observer que l'abondance du sang contenu dans ce grand nombre de vaisseaux qui composent les plexus chorroïdes, fournit une douce chaleur qui favorise la circulation des esprits renfermés dans le centre du cerveau, & entretient aussi la fluidité de la liqueur contenue dans les ventricules.

Des Sens intérieurs.

On peut dire avec quelque vraisemblance, que le siége de l'ame est dans le cerveau; mais on peut dire qu'il n'y a aucune partie dans le cerveau qu'on puisse regarder comme le siége du sens commun.

L'esprit humain n'ayant nulle des propriétés de l'étendue, il est visible qu'il ne peut occuper aucun espace, ni avoir aucune situation entre les corps, & qu'ainsi notre ame, non plus que les autres esprits, n'est point, à proprement parler, dans ce lieu, ni dans aucune des parties du corps humain.

De quelque certitude que cela soit, on ne laisse pas pour s'ajuster un peu aux idées vulgaires, de mettre le siége de l'ame dans le cerveau, parce que c'est particuliérement par rapport à cette partie qu'elle exerce ses principales fonctions; c'est de-là qu'elle donne en un instant ses ordres aux parties du corps les plus éloignées lorfqu'elle veut les remuer, & c'eft encore là qu'elle reçoit en un moment les nouvelles de tous les changemens qui arrivent en fes parties.

On a déja fait remarquer que les petits filets des nerfs qui fervent à former les organes immédiats des fens, peuvent être ébranlés en deux manieres, ou en commençant par le lieu d'où ils tirent leur origine, c'eft-à-dire, par le cerveau, ou en commençant par les endroits où ils aboutiffent, c'eft-à-dire, par les parties extérieures. Dans le dernier cas, l'impreffion qui en revient à l'ame, s'appelle fentiment, & elle apperçoit comme préfent l'objet qui a ébranlé ces filets; fi c'eft le premier cas, & qu'il n'y ait que les filets intérieurs qui foient ébranlés par le mouvement des efprits qui font dans le cerveau, l'impreffion qui en revient à l'ame s'appelle image ou imagination, & l'ame regarde l'objet de cette image comme abfent, & c'eft-là toute la différence qu'il y a entre fentir & imaginer.

Il faut pourtant ajoûter que comme les fibres du cerveau font beaucoup plus ébranlées par l'action des objets extérieurs, que par celle du cours des efprits animaux, l'ame eft beaucoup plus touchée de fes fenfations que de fes imaginations. Tous les changemens qui lui arrivent ne font que des fuites de ceux qui fe rencontrent dans les efprits animaux, ou dans la conftitution des fibres du cerveau, c'eft-à-dire, que leur différent cours qui fe fait dans le cerveau à l'occafion des différentes impreffions faites par les objets fur les nerfs, trace quelques veftiges ou marques dans l'intérieur du cerveau, qui lui repréfentent comme en autant de tableaux, par un nouveau mouvement des efprits, ces objets alors abfens comme s'ils étoient préfens, & c'eft ce qu'on appelle imaginer, ainfi qu'il a été dit, & il y a lieu de croire que ces traces confiftent dans certaines routes de l'intérieur du cerveau, plus frayées à caufe du mouvement plus fréquent des efprits, & dans une certaine foupleffe des fibres du cerveau; car il en eft de ces fibres à peu près comme des courbures que l'on donne aux jeunes branches d'arbres, c'eft-à-dire, que les unes & les autres, à force d'être pliées en un certain fens, confervent long-temps quelque facilité à être pliées de la même maniere: or, c'eft dans cette facilité que confifte la la mémoire, puifque l'ame penfe aux mêmes chofes lorfque le cerveau reçoit les mêmes impreffions.

On voit donc par-là que la faculté d'imaginer & la mémoire ne dépendent de la part du corps, que des efprits animaux, & d'une certaine modification des fibres du cerveau fur lefquelles ils agiffent ; & comme les efprits peuvent varier en une infinité de manieres, comme en quantité, en mouvement, groffiereté, délicateffe, foibleffe & furdité ; les fibres du cerveau peuvent être auffi différentes en foupleffe, roideur & délicateffe.

On ne fera pas furpris qu'on rencontre dans les hommes tant de différens caraƈteres d'efprits.

Quoiqu'il foit difficile, pour ne pas dire impoffible, de déterminer en quoi confifte cette configuration particuliere des fibres du cerveau qui fait la mémoire, il eft très-clair qu'elles y ont beaucoup de part, puifque l'on voit tous les jours qu'à l'occafion d'un violent tranfport au cerveau, on perd tellement la mémoire, que l'on oublie jufqu'à fon nom. Il arrive auffi que des perfonnes qui ont été frappées par quelque difgrace extraordinaire & inopinée, en perdent tout d'un coup l'efprit.

Tous ces accidens ne viennent que du bouleverfement pour ainfi dire du cerveau, & de l'altération & du dérangement de fes fibres.

Si nous faifons donc réflexion fur le volume fi confiderable du cerveau de l'homme, comparé à celui des bêtes qui eft en fi petite quantité, on ne fera plus furpris qu'il y ait une fi grande différence entre le fçavoir des uns & des autres, & que la plûpart des bêtes fçachent en très-peu de temps ce qu'elles peuvent fçavoir, au lieu que l'homme ne fçait qu'après une longue fuite d'années toutes les chofes qu'il eft capable d'apprendre, parce que la capacité de fon cerveau lui permet de l'orner de plus en plus de nouvelles connoiffances, & de renfermer un nombre prefque infini d'idées.

Le peu que nous venons de dire pourroit fuffire pour faire voir que le cerveau eft l'organe immédiat de l'ame ; mais rien ne le prouve plus fenfiblement que l'exemple de ceux à qui les bras où les jambes ont été coupés, qui fentent prefque toujours des douleurs au pied & à la main qu'ils n'ont plus, ce qui ne pourroit arriver fi les fenfations dépendoient de la partie qui reçoit immédiatement l'impreffion des objets.

Ce fait étant prouvé, l'on demandera d'où vient donc cette douleur.

Pour fatisfaire à cette difficulté, il faut fe reffouvenir que quelque délié que foit un filet de nerf, il peut être fuivi, féparé des autres jufqu'à fon origine, & fi l'on voit qu'un de ces filets fe joigne avec un autre, & compofe un plus gros tronc, ce n'eft pas pour s'abboucher avec lui, car chacun fous la même gaîne fait fa route particuliere. Il faut fe fouvenir que comme chaque filet eft attaché à une partie déterminée du corps, il répond auffi à une partie déterminée du cerveau. Toutes ces confidérations font néceffaires pour que l'ame puiffe bien diftinguer les fenfations ; car fi plufieurs filets de plufieurs parties alloient fe rendre à un même nerf, nos fen-fations feroient équivoques, l'ame ne pouvant diftinguer pré-cifément quels feroient les filets de ce cordon qui feroient ébranlés, puifque le reflux des efprits au dedans du cerveau fe feroit par un même canal.

Cela pofé, on conçoit aifément que chaque filet de nerf étant deftiné à repréfenter à l'ame les impreffions que les ob-jets font fur la partie à laquelle il aboutit, dans quelqu'en-droit qu'il puiffe être ébranlé, comme on le voit par exemple dans ceux dont le coude eft rudement frappé, & qui fentent de la douleur aux doigts, parce que les nerfs qui y aboutif-fent, font rudement ébranlés. Il ne faut donc pas s'étonner fi ceux à qui on a coupé la main, fentent de la douleur à cette même main qu'ils n'ont plus, puifque les filets des nerfs qui font dans le moignon du bras coupé, & qui aboutiffoient au-paravant aux doigts, font ébranlés par les humeurs extrava-fées, de la même maniere que leurs extrémités qui étoient répandues dans la peau des doigts, l'étoient par les objets ru-des & violens.

Rien ne fait fi bien connoître que le cerveau eft l'organe immédiat de l'ame & le fiége des fens intérieurs, que les ma-ladies qui lui arrivent, comme l'apoplexie, l'épilepfie, la lé-thargie, le délire, la folie, les vertiges, &c., dont les caufes réfident infailliblement dans le cerveau, & à l'occafion def-quelles toutes les fonctions des fens intérieurs, comme de la mémoire, de l'imagination, &c. font ou entierement inter-rompues, ou du moins extrêmement déréglées ; ce qui arrive pareillement aux fonctions des fens intérieurs. Ce qui fe paffe dans la veille & dans le fommeil, eft encore une forte preuve que le cerveau eft le principe de nos fentimens & de nos mou-vemens.

On fçait que le fommeil arrive lorfque les efprits qui font portés au cerveau avec le fang, ne font plus dans une quan-tité qui puiffe fuffire à toutes les fonctions que l'ame exerce durant la veille, ou parce que le fang qui arrofe le cerveau, coulant plus lentement qu'à l'ordinaire, laiffe échapper une férofité qui, comme une douce rofée, enveloppe & engourdit pour ainfi dire les efprits, & c'eft pour cela qu'on s'endort fa-cilement après le travail ordinaire & les veilles accoutumées. On s'endort auffi fouvent après le repas, parce que le fang perd un peu de fon mouvement, à caufe du chyle qui fe mêle avec lui ; au contraire, tout ce qui réveille le mouvement des efprits, & tout ce qui attenue & volatilife le fang, caufe les veilles. Enfin les profondes méditations prouvent encore cette vérité, car lorfqu'on s'applique fortement & long-temps, on fent une chaleur intérieure, & même une douleur dans la tête, ce qui fait connoître que c'eft-là principalement que l'ame travaille.

Il eft donc clair par tout ce qu'on vient de dire, que le cerveau eft le fiége de toutes les fenfations, le principe des mouvemens volontaires, & le théâtre pour ainfi dire des paf-fions ; que le cervelet au contraire eft le principe des mou-vemens naturels, & purement méchaniques.

Il eft encore évident par le détail des accidens de fes ma-ladies, que les fibres du cerveau doivent avoir un certain de-gré de tenfion, & une certaine quantité d'efprits pour être propres à leurs fonctions ; car fi ces fibres font trop rudement fecouées, comme dans un coup de tête, & dans les mouve-mens convulfifs très-violens, cela les rend incapables des agi-tations qui leur font néceffaires pour exciter les parties ; fi elles font trop tendues, & qu'elles contiennent peu des efprits, elles tombent dans la même indifpofition.

Des Sensations.

Les sensations ne font que des perceptions excitées dans l'ame à l'occasion de certains mouvemens ou treffaillemens que les objets sensibles produisent dans les esprits animaux, ou sur les extrémités des petites fibres creuses des nerfs, remplies & tendues par ces esprits. Lorsque ces petites fibres sont trop fortement tendues par une trop grande abondance d'esprits, la moindre impulsion que fait quelqu'objet sur l'extrémité d'un nerf, y excite un treffaillement trop grand, & cause par conséquent à l'ame une sensation incommode qu'on appelle douleur.

Quand faute d'esprits les petites fibres ne font pas assez tendues, leur treffaillement ne sçauroit parvenir à l'ame que par une impulsion forte & violente, comme il arrive pendant le sommeil; l'ame est alors dans une espece d'inaction & presque sans penser, faute d'esprits animaux dont il semble qu'elle ait besoin pour penser, & pour être maîtresse de ses pensées. Pendant ce repos de l'ame raisonnable, l'ame végétative travaille paisiblement sans être interrompue dans les fonctions naturelles, & sans que les esprits dont elle a besoin soient détournés.

Si lorsqu'on est éveillé en sursaut dans le plus fort du sommeil, on a assez d'esprit pour demeurer éveillé plusieurs heures ou plusieurs jours, c'est que l'ame raisonnable emprunte de l'ame végétative des esprits que cette derniere auroit employés aux fonctions vitales; aussi remarque-t'on que toutes les fonctions vitales sont déréglées, & qu'elles en souffrent beaucoup; c'est encore pour la même raison que quand on applique fortement un de ses sens, on apperçoit bien souvent peu par l'autre, car l'ame raisonnable empruntant des esprits animaux de la végétative, en remplit certains nerfs pendant qu'elle en prive d'autres.

La lymphe qui coule par les vaiffeaux lymphatiques, n'est autre chose que les esprits mêmes qui après avoir servi aux sensations & aux mouvemens, retournent au sang, & s'en séparent encore par les glandes du cerveau. Les esprits animaux font quelque chose d'analogue à l'esprit de vin.

De

De la distribution des Nerfs.

Les nerfs font des cordons ronds & blanchâtres, compofés de plufieurs filets qui naiffent ou de la moëlle allongée, ou de celle de l'épine.

Entre ces filets, les uns font unis dès qu'ils quittent la moëlle, comme ceux des nerfs olfactifs, des optiques, &c.; les autres ne s'uniffent qu'à leur fortie du crane, comme ceux de la huitiéme & neuviéme paire, & plufieurs autres.

Ces filets qui font comme les premieres racines des nerfs, font fans doute revêtus de la pie-mere, & dans tout le chemin qu'ils font avant que de fe raffembler, foit qu'ils fortent de la moëlle allongée ou de celle de l'épine, ils font liés en-tr'eux & affermis dans leur route par la membrane arachnoïde. Le lieu de cette réunion eft précifément à leur fortie du crane ou du canal de l'épine, & c'eft-là qu'ils fe recouvrent encore de la dure-mere, qui par des allongemens particuliers, leur fait à chacun comme une efpece de gaîne.

Il y a lieu de foupçonner qu'au dedans de la tête un même nerf reçoit des filets de différens endroits du cerveau, puif-qu'on peut couper une portion confidérable de fa fubftance dans un animal vivant, fans qu'il tombe pour cela paralyti-que d'aucune de fes parties, & c'eft en quoi paroît l'artifice fingulier de la nature; rien n'étant plus propre que cette ftruc-ture pour conferver fa machine, & pour la rendre capable d'exercer fes fonctions, puifqu'il ne fuffit pas qu'elle foit offen-fée dans un endroit du cerveau, pour rendre les nerfs inca-pables des ufages auxquels ils font naturellement deftinés.

Les nerfs ont auffi plufieurs communications hors du crane, & il y a lieu de croire qu'elles fe font principalement dans les nœuds qu'on y remarque.

Ces nœuds font de petites tumeurs qui s'élévent en certains endroits. *Fallope* les a le premier nommés corps olivaires, à raifon de leur figure, & ils ont été auffi appellés par d'autres ganglions, parce qu'ils en avoient la figure.

Dans le nerf de la huitiéme paire, dans l'intercoftal & les vertebraux, ces nœuds font compofés de plufieurs filets qui s'entrelaffent les uns dans les autres, & font parfemés de plu-fieurs vaiffeaux fanguins. Il y a quelques-uns de ces nœuds

qui paroiffent avoir une fubftance uniforme, & d'autres ont
une couleur de chair par le grand nombre de vaiffeaux dont
ils font parfemés. Ces nœuds fe forment ordinairement, ou
quand il s'agit de raffembler toutes les racines d'un cordon de
nerf, comme cela fe voit dans la formation des vertebraux,
dans le nerf de la cinquiéme & huitiéme paire du cerveau,
&c. ; ou quand il s'agit de raffembler les filets qu'un nerf reçoit de divers endroits, comme cela fe remarque dans la formation du premier & du fecond ganglion que l'intercoftal
fait dans le col, & dans ceux qu'il fait en paffant par la poitrine & en d'autres endroits de fa route ; ou enfin ces nœuds
fe forment quand un cordon de nerf doit fe développer & fe
féparer en plufieurs branches, comme cela fe voit dans le
plexus hépatique, le fplenique, &c.

Pour bien comprendre l'ufage de ces nœuds, il n'y a qu'à
confiderer qu'ils font tout à fait femblables à ceux des plantes ; dans celles-ci ils font faits par un entrelaffement & une
étroite communication des fibres de la plante même ; ils fe
trouvent en grand nombre dans celles qui n'ont qu'une tige
comme le bled, & fervent proprement à leur donner de la
force, & à affiner le fuc nourricier qui fe mêle en cet endroit
d'une maniere plus intime qu'ailleurs. On peut donc croire
que ces nœuds ont à peu près le même ufage dans les nerfs,
& il eft aifé de comprendre que ceux qui doivent fe développer en plufieurs filets, font fortifiés par ces mêmes nœuds,
ce qui leur étoit néceffaire à caufe des mouvemens forts &
violens des mufcles où ils s'inferent. De plus, tous les efprits
qui abondent là de divers endroits fe mêlant dans ces nœuds,
agiffent les uns fur les autres, ce qui fert à les affiner.

Les nerfs font parfemés dans toute leur route d'arteres &
de veines, & il ne faut pas douter que fi ces vaiffeaux fourniffent à toutes les autres la matiere de leur nourriture, ils
ne le faffent pareillement à l'égard des nerfs. Cette obfervation me paroît importante pour réfuter le fyftême du fuc nerveux, car ces mêmes vaiffeaux ne fourniffent pas feulement
la nourriture aux enveloppes des nerfs, comme quelques-uns
s'imaginent, mais ils la donnent auffi aux petits tuyaux qui
les compofent, puifqu'ils en font parfemés auffi-bien que leurs
enveloppes, ainfi que l'expérience nous l'apprend,

On remarque dans la préparation générale des nerfs, qu'ils ſerpentent & s'entrelaſſent toujours autour des arteres. Cette obſervation avoit fait croire à *Willis* qu'ils étoient comme autant de petites cordes capables de s'allonger & de ſe raccourcir, & par conſéquent de comprimer & de relâcher diverſement les vaiſſeaux ſanguins ſelon les beſoins de l'animal ; mais l'expérience fait voir que les nerfs ne ſont ſuſceptibles d'aucun mouvement, & que ce ne ſont que de ſimples canaux par où paſſent continuellement les eſprits du cerveau & de l'épine dans toutes les parties.

A quoi, dira-t'on, peuvent donc ſervir tous ces entrelaſſemens ? Pour en concevoir l'uſage, on les peut bien comparer aux circonvolutions des tenons des vignes & des autres plantes ; car comme toutes celles dont les tiges ſont longues, menues & fragiles, jettent des tenons qui ſerpentent autour des arbres, ce qui ſert à les fortifier & à les ſoutenir, de même les fibres des nerfs qui ſont longues, menues & fragiles, s'entrelaſſent autour des arteres & des parties voiſines, s'affermiſſent dans leur route, & ſont moins en danger de ſe rompre.

De plus, cette affectation particuliere de la nature à lier ſi étroitement les nerfs avec les arteres, & à les enfermer ſous une même gaîne, nous fait connoître que cela ne ſe fait que pour ſervir à la diſtribution des eſprits, car les arteres par leur battement frappant continuellement contre ces nerfs, obligent les eſprits qui y ſont renfermés de couler ſans ceſſe dans les parties où ces nerfs vont s'implanter, & leur font ainſi franchir tous les obſtacles qu'ils rencontrent dans les chemins tortueux par leſquels ils ſont obligés de paſſer. Ajoûtez à cela que la chaleur du ſang arteriel entretient ces petits tuyaux toujours ouverts, & les eſprits dans l'agitation qui leur eſt néceſſaire pour ſe diſtribuer plus facilement.

On ne peut preſque pas douter de ces uſages ſi l'on fait quelque attention à ce qui ſurvient dans la ligature de l'aorte deſcendante, car peu de temps après que ce vaiſſeau eſt lié, toutes les parties inférieures deviennent paralytiques.

Quoique chaque petit filet nerveux ſoit creux, il n'y a point de cavité dans le cordon qui en eſt compoſé ; il eſt bien vrai qu'il s'en trouve au milieu du cordon des nerfs olfactifs des animaux, qui communique avec les ventricules du cerveau, ce qui a fait croire à presque tous les Anatomistes qu'elle se trouvoit aussi dans les nerfs olfactifs de l'homme, mais il est constant qu'il n'y en a point, & qu'ils n'ont aucune communication avec les ventricules.

Il n'y a aucun lieu de soupçonner qu'il y ait des valvules dans les nerfs, & ce qui empêche de le croire, c'est ce qui se passe dans les épilepsies sympathiques, & dans l'action des venins, dont les levains montent jusqu'au cerveau sans aucun obstacle & avec beaucoup de rapidité.

Les Anatomistes divisent les nerfs en nerfs qui servent au sentiment & en nerfs qui servent au mouvement; mais il est aisé de voir que cette distinction ne regarde point les nerfs, mais seulement les esprits qu'ils charrient : esprits qui néanmoins sont uniformes, & dont les fonctions ne sont distinguées que par la diversité des organes où ils sont portés. Il est bien vrai que les nerfs qui servent au mouvement sont fort durs, & cela à proportion qu'ils s'éloignent de leur naissance; que ceux au contraire qui servent au sentiment sont plus tendres, & cela à proportion qu'ils sont moins éloignés du cerveau, comme les olfactifs, les optiques, les auditifs, &c.; mais tous ces endroits sont étroitement attachés aux parois des trous du crane & des vertebres qui leur donnent passage, ce qui empêche qu'ils ne se rompent si facilement dans les violens mouvemens convulsifs.

On compte neuf paires de nerfs qui sortent de la moëlle allongée, une dixiéme qui est entre l'os occipital & la premiere vertebre, & trente paires qui naissent de la moëlle de l'épine. Nous allons faire une description exacte de la distribution de ces nerfs.

De la première paire de Nerfs.

Les nerfs olfactifs prennent leur origine de la base des corps cannelés, & s'avancent obliquement vers la jonction des nerfs optiques, où étant arrivés, ils vont de-là en ligne droite jusqu'à la racine du nez, & dans toute leur route ils demeurent toujours couchés à la base des lobes antérieurs du cerveau. Ces nerfs vont toujours en se dilatant à mesure qu'ils s'éloignent de leur origine, ce qui leur donne la forme d'une petite patte. Chacun d'eux couvre toute la face de l'os cribleux à laquelle il se termine, & là il jette autant de fibres qu'il y a de trous dans ce même os, lesquelles passant par ces ouvertures, se revêtent de la dure-mere, & vont se distribuer dans la membrane qui couvre les petites cellules des os spongieux, & dans celle qui tapisse la cloison du nez. Nous avons déja dit que ces nerfs ne sont point creux dans l'homme, & qu'ils n'ont aucune communication avec les ventricules du cerveau, à la différence de ceux des animaux qui ont une cavité très-considerable pleine de lymphe, & qui communique avec celle des ventricules, mais elle ne s'ouvre point dans les petits trous de l'os cribleux, le nerf qui le recouvre fait là comme une espece de cul-de-sac.

De la deuxiéme Paire.

La deuxiéme paire est celle des nerfs optiques ou visuels qui prennent leur origine de la partie supérieure des éminences qu'on nomme pour ce sujet les couches des nerfs optiques, & qui descendant vers la base du cerveau, embrassent toujours ces mêmes couches, & là s'inclinant l'un vers l'autre, se joignent au-devant de l'entonnoir ; ensuite ils se séparent de nouveau pour entrer dans l'orbite par la premiére paire des trous de l'os sphenoïde. Ces nerfs font environ un pouce de chemin pour aller s'implanter vers le milieu du fond du globe de l'œil, & après avoir percé la sclérotique & la chorroïde, ils se développent, & forment par leur épanouissement une toile blanche & mucilagineuse, qu'on nomme la rétine qui couvre toute la face postérieure de l'humeur vitrée.

La branche de la carotide interne qui accompagne ce nerf dans l'orbite, lui fournit plusieurs rameaux qui servent à le nourrir.

De la troisiéme Paire.

La troisiéme paire est celle des nerfs qu'on appelle moteurs, parce qu'ils servent aux mouvemens des yeux ; ils prennent leur origine de la base de la moëlle derriere l'entonnoir, & s'avançant vers les côtés de la selle de l'os sphenoïde, ils percent la dure-mere à côté de la glande pituitaire, & après avoir fait quelque chemin fous cette membrane, ils entrent dans l'orbite par la fente de l'os fphenoïde. Chacun de ces nerfs dès fon entrée jette un rameau qui fe fépare en plufieurs filets, dont les uns vont au mufcle releveur de la paupiere, & les autres à celui de l'œil, nommé le fuperbe; enfuite ce nerf avançant fous le nerf optique, jette deux ou trois filets qui s'uniffent avec un autre rameau qui naît d'une des branches de la cinquiéme paire. Ils forment enfemble une tumeur ou ganglion d'où fortent plufieurs autres filets, lefquels paffant au travers de la graiffe qui enveloppe le nerf optique, & ferpentant autour de ce même nerf, percent enfin la fclérotique, & fe diftribuent fur toute la chorroïde.

Ce nerf fe partage enfuite en trois rameaux, dont l'un s'implante dans le mufcle de l'œil nommé buveur, l'autre l'abbaiffeur, & le troifiéme paffant fous ce dernier par un affez long chemin pour venir s'implanter vers le milieu du petit oblique; ce rameau fournit quelques filets au mufcle abbaiffeur de l'œil.

De la quatriéme paire.

La quatriéme paire prend fon origine derriere les éminences appellées têtès; elle fort immédiatement de cette toile blanche & moëlleufe qui couvre le chemin qui eft entre le cervelet & ces éminences.

Chacun de ces nerfs defcend du côté de la moëlle allongée, & après avoir fait un pouce de chemin, il perce la dure-mere à l'extrémité de la cloifon qui fépare le cervelet du cerveau, delà il rampe dans la duplicature de cette membrane le long des côtés de la felle de l'os fphenoïde, & entrant dans l'orbite par la fente du même os, ils vont chacun s'implanter & fe perdre entiérement dans le ventre du grand oblique, à peu de diftance de fon origine.

De la cinquiéme Paire.

La cinquiéme paire prend fa naiffance des côtés antérieurs de la protuberance annulaire par un tronc qui eft le plus gros de tous ceux qui naiffent de la moëlle allongée; ce nerf prefque à fon origine perce la dure-mere, & s'appuyant fortement au côté extérieur de l'extrémité de l'apophyse pierreuse, ses fibres s'entrelassent diversement, & font comme un ganglion ou plexus; là il donne plusieurs petits filets qui se distribuent à la dure-mere, & en ce même endroit il se partage en deux branches, dont l'une s'avance vers l'orbite, & l'autre descend tout droit sous le crane par la quatriéme paire des trous de l'os sphenoïde; la branche qui va vers l'orbite étant arrivée vers les apophyses antérieurs de la selle de l'os sphenoïde se divise en deux autres branches, celle de dessus entre dans l'orbite par la fente du sphenoïde, & celle de dessous passe par la troisiéme paire des trous du même os. On voit par-là que la cinquiéme paire forme à côté de la selle du sphenoïde trois grosses branches. J'appellerai avec *Willis* celle qui entre dans l'orbite, la branche ophtalmique; celle qui passe par la troisiéme paire des trous de l'os sphenoïde, la maxillaire supérieure, parce qu'elle se distribue aux parties qui revêtent cette mâchoire; & maxillaire inférieure celle qui passe par la quatriéme paire des trous de l'os sphenoïde, parce qu'elle se distribue principalement aux dents de cette mâchoire, & à plusieurs parties qui l'environnent.

Je commencerai par décrire les ramifications de la branche ophtalmique.

Cette branche étant entrée dans l'orbite, se partage d'abord en trois autres, dont la plus grosse passe par le milieu de l'orbite. Couchée immédiatement au-dessus du releveur de la paupiere, & sortant de cette cavité par le trou qu'on appelle sourcillier, elle se partage en plusieurs rameaux qui se distribuent dans le muscle frontal, dans celui qu'on nomme orbiculaire, & dans toute cette portion des tégumens qui couvre la partie antérieure de la tête & de la paupiere supérieure. La deuxiéme qui regarde le côté intérieur, passant sous le premier rameau de l'orbite du nerf moteur, jette d'abord un rameau qui s'unissant à quelques fibres du nerf moteur, ainsi qu'il a été dit, forme un ganglion dont on a parlé en décrivant ce même nerf. Ensuite continuant sa route le long de la partie latérale interne de l'orbite, elle se partage en quatre rameaux, dont le premier va à la sclérotique, le second passant par le trou orbitaire interne, monte sur l'os cribleux où il fait quelques contours, & entre ensuite avec

des fibres du nerf olfactif dans les cellules de l'os fpongieux ;
le troifiéme rameau s'avançant vers le grand coin de l'œil, fe
diftribue fur le fac lachrymal, & fur la portion voifine des
mufcles orbiculaires & fourcilliers ; le quatriéme enfin fe perd
dans les tégumens qui couvrent la région du grand coin & la
racine du nez. La troifiéme branche de l'ophtalmique regarde
le côté extérieur de l'orbite, c'eft la plus petite des trois, &
elle va fe perdre par plufieurs rameaux dans la glande lachrymale ; il arrive quelquefois que l'ophtalmique étant entrée
dans l'orbite, fe partage feulement en deux branches, & alors
le rameau qui va à la glande lachrymale vient de la premiére
branche.

La deuxiéme branche de la cinquiéme paire que j'appelle
maxillaire fupérieure, fortant du trou qui lui donne paffage,
jette d'abord un rameau qui entrant dans l'orbite, coule le
long de fa partie latérale externe & du mufcle dédaigneux,
& en fort par un trou, & quelquefois par deux creufés dans
l'os de la pommette, pour fe diftribuer à la peau des joues &
à la naiffance du mufcle buccinateur, & du releveur de la
lévre fupérieure.

Enfuite elle fournit un gros rameau qui entrant dans le
canal, lequel eft dans la portion du troifiéme os de la mâchoire qui fait la partie inférieure de l'orbite, le parcourt
dans toute fon étendue, & fournit dans ce trajet des filets qui
fe diftribuent aux racines des dents de la mâchoire fupérieure.
Une portion de ce rameau avec les vaiffeaux fanguins qui l'accompagnent, fort par le trou qu'on nomme orbitaire externe, & fe partage dès fa fortie en plufieurs filets qui vont fe
diftribuer au mufcle releveur des lévres, aux narines, aux mufcles qui les recouvrent, & aux autres parties voifines, & s'anaftomofent avec des rameaux de la portion dure. Ce nerf defcendant enfuite entre l'apophyfe ptherigoïde & le tenon du quatriéme os de la mâchoire, y jette deux gros rameaux, dont le
premier entre dans le nez par un trou qui eft derriere les apophyfes ptherigoïdes, & fe diftribue à la lame inférieure du
nez & aux narines ; le fecond fort par le trou qui eft au côté
du fond du palais dans le quatriéme os de la mâchoire, &
fe répand par plufieurs filets dans les glandes du palais, dans
la luette, les amigdales & la membrane qui couvre tout le
palais.

palais. Il faut remarquer que ce même nerf jette en descendant plusieurs autres rameaux qui se portent en arriere, & qui se distribuent dans la partie supérieure du pharynx, & à la partie postérieure des conduits du nez.

Le maxillaire inférieur jette immédiatement au-dessous du crane quatre principaux rameaux, l'un va au muscle crotaphite, l'autre passant entre le condyle & l'apophyse coronoïde de la mâchoire, va se distribuer dans le muscle massetter, un autre passant derriere le même condyle de la mâchoire sous le conduit cartilagineux de l'oreille jusqu'au devant de la conque. Dans ce trajet il fournit plusieurs petits filets à ces mêmes parties, & après en avoir jetté d'autres qui communiquent avec ceux de la portion dure, il remonte tout droit par le milieu de l'os pariétal jusqu'au sommet de la tête, en se distribuant dans la peau qui couvre ces parties. Le quatriéme & dernier rameau descend obliquement par le milieu des joues, & se partage en plusieurs filets qui se distribuent aux muscles buccinateurs, aux glandes, aux joues & aux lévres. Ce nerf ayant fourni ces quatre rameaux, descend entre les deux muscles qu'on nomme pterigoïdiens, & se partage en deux grosses branches, dont l'une va s'engager dans le conduit de la mâchoire inférieure, & le parcourant tout entier, elle fournit des filets aux racines de toutes les dents. Il jette avant que d'entrer dans ce conduit, un rameau qui s'engage dans une échancrure qui est à sa partie extérieure, & se distribue au milohoïdien. Après que ce nerf a fourni à toutes les dents, il sort vis-à-vis la premiere dent molaire par un trou nommé mentonnier qui communique avec ce conduit, accompagné des vaisseaux sanguins, lesquels vont tous se distribuer aux muscles, aux glandes & aux tégumens du menton & de la lévre inférieure.

L'autre branche de la maxillaire inférieure continue sa route entre les deux muscles dont nous avons parlé, & au milieu de ce chemin elle jette un gros rameau qui remontant vers la paroi extérieure du conduit qui va de l'oreille à la bouche, & suivant la route du muscle externe du marteau audessus duquel il est ordinairement couché, entre par le même trou dans la caisse du tambour; ensuite passant sous le tendon du muscle interne, il descend obliquement de devant en derriere en fe couchant fur la peau du tambour, & paſſant devant la longue branche de l'enclume, il fort enfin hors de la caiſſe pour s'engager dans un petit canal creuſé dans l'os pierreux, & par-là va fe rendre au tronc de la portion dure un peu avant qu'elle forte de fon canal. Ce nerf fournit en paſſant des filets aux muſcles des oſſelets & aux autres parties contenuës dans la caiſſe ; enfuite la groſſe branche fe continue le long des côtés de la langue, en commençant à s'y attacher depuis fon milieu juſqu'à fa pointe, & dans tout cet eſpace elle lui fournit un très-grand nombre de filets, dont pluſieurs communiquent avec ceux de la neuviéme paire. Elle fournit auſſi aux glandes falivaires inférieures, à celles qui font fous la langue, & aux muſcles voiſins. Elle s'anaſtomoſe en pluſieurs endroits avec des filets de la neuviéme paire.

De la ſixiéme Paire.

La ſixiéme paire prend fon origine de la partie antérieure de la baſe des éminences appellées pyramidales, & perce la dure-mere vers l'endroit où l'os ſphenoïde & l'os occipital ſe joignent enſemble, & entrant dans le ſinus inférieur de la baſe du crane, elle coule le long des côtés de la ſelle de l'os ſphenoïde, & pénétrant dans l'orbite par la fente du même os, elle va fe diſtribuer dans le muſcle de l'œil, nommé dédaigneux.

Ce nerf étant arrivé vers le milieu de la ſelle de l'os ſphenoïde renfermé dans le réſervoir ſphenoïdal, jette un rameau qui fe refléchît en arriere, & qui groſſit par quelques filets qui viennent du cordon antérieur de la cinquiéme paire ; c'eſt ce rameau qui fait la racine & la premiere origine du nerf intercoſtal, & qui fe gliſſant fous la carotide interne, fort hors du crane par le même canal qui donne entrée à ce vaiſſeau, &c.

De la ſeptiéme Paire.

Le nerf auditif qui fait la ſeptiéme paire, prend naiſſance du côté poſtérieur de la protuberance annulaire, environ à une ligne de diſtance du petit lobe du cervelet qui eſt attaché à l'origine de ce nerf.

Ce nerf eſt compoſé de deux branches, dont la plus groſſe, qui eſt celle de deſſus, ſe nomme la portion molle, parce qu'elle eſt en effet plus tendre & plus molle non-ſeulement que celle qui l'accompagne, mais encore que tous les autres nerfs de la moëlle allongée, ſi on en excepte les olfactifs. Celle de deſſous s'appelle la portion dure, non-ſeulement parce qu'elle eſt plus fibreuſe & plus compacte, mais encore parce qu'elle ſort hors du crane, au lieu que l'autre ſe perd dans les organes de l'ouie.

Ces deux branches ſe portent droit & parallélement juſ-qu'au trou de l'os pierreux, en faiſant environ trois lignes de chemin, & ſi-tôt qu'elles y ſont entrées, la portion de la dure paſſe au-deſſus de l'autre ; c'eſt dans le fond de ce trou que la portion molle ſe partage en trois branches, la plus conſi-derable étant arrivée à la baſe du noyau, ſemble ſe terminer & ſe perdre en cet endroit ; cependant il eſt vrai qu'elle en-tre dans ce noyau par tous les petits trous obliques dont ſa baſe eſt percée, ſe partageant en pluſieurs filets qui ſe diſtri-buent à tous les pas de l'ame ſpirale ; enſorte que toute ſa ſurface en eſt parſemée, la driſtribution ſe faiſant depuis le centre du noyau juſqu'à ſa circonférence.

Quelques Anatomiſtes ont cru que ce nerf s'arrêtoit à la baſe du noyau, & qu'il ne paſſoit pas outre ; mais s'ils avoient examinés la choſe avec attention, ils auroient fait la même obſervation.

Les deux autres branches de la portion molle ſont deſti-nées pour le veſtibule du labyrinthe de l'oreille. La plus con-ſiderable de ces deux dernieres s'engagage dans un trou parti-culier qui s'ouvre dans la voute du veſtibule, à côté de la porte du canal ſupérieur du limaçon ; l'autre s'engage dans un trou fort oblique qui s'ouvre un peu au-deſſous de la branche dont on vient de parler. Ces branches forment au-dedans du veſtibule comme une houppe dont quelques filets vont ſe ren-dre dans les canaux demi-circulaires, & accompagnant les arteres & les veines qui s'y diſtribuent toutes enſemble, en ta-piſſent les parois ; les autres filets ſe jettent dans la voute du veſtibule.

La portion dure s'engage dans un trou qui eſt à la partie ſupérieure du fond du conduit qui reçoit le nerf auditif ; ce

M ij

trou eft l'entrée d'un canal offeux creufé dans l'os pierreux qui s'avance obliquement vers la caiffe dans laquelle il ne pénétre point, & defcendant au-deffus de la fenêtre ovale & du petit tuyau qui renferme le mufcle de l'étrier, il vient enfin fe terminer entre les apophyfes maftoïde & ftyloïde. Le nerf renfermé dans ce conduit, reçoit le rameau de celui de la cinquiéme paire qui paffe derriere la peau du tambour ainfi qu'il a été dit, & immédiatement à la fortie de fon trou il jette un rameau qui en remontant derriere l'oreille, va fe répandre fur fa partie inférieure, & fur la peau qui la couvre & qui couvre auffi l'apophyfe maftoïde. Ce nerf fait enfuite quatre à cinq lignes de chemin de derriere en devant, jettant quelques filets, dont les uns vont fe diftribuer dans les mufcles voifins qui font le fecond ventre du digaftrique, & ceux qui naiffent de l'apophyfe ftyloïde, & en remontant il fe partage en deux branches, dont l'une qui eft la fupérieure, fe divife en traverfant la parotide, & fe réunit plufieurs fois à mefure qu'elle monte par-deffus le mufcle maffeter, & faifant comme une patte d'oye, fe partage en fept ou huit branches principales, dont quelques-unes remontent obliquement vers les tempes, & les garniffent de plufieurs rameaux, tandis que d'autres arrofent la région du petit angle & la paupiere inférieure.

Les autres branches de la portion dure paffant fur le milieu du maffeter, reçoivent plufieurs filets de ce rameau de la cinquiéme paire qui paffe derriere le condyle de la mâchoire, & qui a été décrit; & continuant leur route vers le milieu des joues, elles jettent un nombre infini de filets, dont les uns accompagnent le tuyau falivaire fupérieur, & l'embraffent en divers endroits; les autres tapiffent le milieu des joues, & fe diftribuent au buccinateur où ils s'anaftomofent avec une branche de la cinquiéme paire, & enfin les autres vont aux mufcles du nez & des lévres.

La branche inférieure de la portion dure defcend jufques fous l'angle de la mâchoire, & fe partage en plufieurs petits rameaux qui garniffent par un très-grand nombre de filets le deffous de la gorge, & s'avancent jufqu'au menton; les uns qui fe portent au triangulaire des lévres, & viennent au mufcle quarré, s'anaftomofent en paffant avec les filets de la branche de la cinquiéme paire qui fort par le trou du mentonnier. Plufieurs de ces filets communiquent avec les rameaux de la deuxiéme paire vertebrale qui fe rendent au-deffous de la gorge, & il eft à remarquer qu'il y a une très-grande quantité de filets qui fe perdent dans les tégumens tant de la face que du cou, & que ce nerf femble être uniquement deftiné pour la peau de la face. *Willis*, & après lui tous les Anatomiftes ont avancé que la portion dure reçoit en fortant de fon canal une branche de la huitiéme paire, mais je n'ai jamais pû la rencontrer, & j'ai de la peine à croire que *Willis* l'ait jamais vûe que dans les animaux où cette communication fe rencontre toujours, & fe fait avant que la portion dure forte de fon canal.

De la huitiéme Paire.

Le nerf de la huitiéme paire prend fon origine des côtés de la moëlle au-deffus de la protuberance annulaire, par neuf ou dix filets qui ne font qu'un feul plan, lefquels fe réuniffent en un feul cordon en fortant du crane par un trou qui eft immédiatement au-deffus de celui qui donne paffage aux finus latéraux.

Il y a un nerf qui remonte de la moëlle de l'épine, & qui va fe joindre à celui de la huitiéme paire avant la fortie du crane, ce qui fait que *Willis* l'a appellé *accefforius*. Leur jonction eft fi étroite, qu'ils femblent ne faire qu'un même cordon, quoique pourtant ils foient réellement diftingués l'un de l'autre dans toute leur route.

Les Anciens ont pris ce nerf pour la fixiéme paire, & lui ont donné le nom de vague, parce qu'ils ont cru qu'il fe diftribuoit à tous les vifceres du bas-ventre, mais ils l'ont confondu avec une branche de l'intercoftal, laquelle eft employée à cet ufage.

On dit que ce nerf reçoit en fortant du crane un rameau de la portion dure du nerf auditif, mais je ne l'ai jamais pû découvrir dans l'homme, quoique cette communication fe trouve dans les animaux.

Ce cordon après fa fortie du crane groffit un peu, & forme une efpece de nœud ou ganglion, d'où part un gros rameau

qui va se répandre aux muscles stylopharingien & œsophagien, au côté de la racine de la langue, & aux petits amas de
glandes dont elle est garnie en cet endroit.

Un peu plus bas il jette un autre rameau qui se distribue
au muscle œsophagien, & vis-à-vis du larynx il s'en détache
un troisiéme qui se partage en plusieurs filets, dont les uns
vont à la tunique intérieure de la glotte, au muscle aryte-
noïdien, & aux muscles communs du larynx. On voit aussi
quelques-uns de ses filets qui communiquent en cet endroit
avec d'autres du nerf recurrent.

Ce nerf descend ensuite le long du col, étant joint au
côté extérieur de la carotide, sans fournir aucune branche remarquable : il donne seulement quelques filets à ce vaisseau &
aux muscles voisins.

En entrant dans la poitrine il grossit un peu, & forme un
autre nœud ou ganglion d'où part un gros rameau, qui en se
contournant, passe sous l'axillaire droite, & remonte au côté
de la trachée artere pour former le nerf recurrent droit, lequel fournit à droite & à gauche plusieurs filets qui se répandent sur la trachée artere, l'œsophage & les parties voisines,
& étant arrivé vers le larynx, il se partage en deux rameaux,
dont le plus gros, après avoir donné quelques filets au muscle
nommé *cricoaritenoïdien* postérieur, va se perdre presque tout
entier dans celui qu'on nomme *tyroaritenoïdien* ; l'autre rameau passant sous la portion du muscle œsophagien qui est attaché au côté du cartilage tyroïde, s'unit avec un rameau de
la branche de la huitiéme paire qui va aussi au larynx.

J'ai observé en deux différens sujets que le nerf de la huitiéme paire étant arrivé vers le milieu du cou, jettoit une
branche qui en remontant au côté de la trachée artere, se
continuoit jusqu'au larynx, & formoit le recurrent ; l'autre
portion de la trachée artere jusqu'à son entrée dans la poitrine, recevoit des rameaux de ce nerf à mesure qu'il s'avançoit vers la poitrine.

Le nerf de la huitiéme paire jette à l'endroit d'où se détache le recurrent, plusieurs autres rameaux qui descendent obliquement vers la région du cœur, & dont les uns se distribuent sur les tuniques de l'aorte, les autres sur le pericarde ;
d'autres percent cette enveloppe, & se jettent sur la veine

cave que quelques-uns de leurs filets entourrent ; les derniers enfin paffant entre la trachée artere & l'aorte, s'entrelaffent entr'eux & avec les rameaux de l'intercoftal du même côté, pour former en cet endroit le plexus cardiaque.

Ce même nerf s'avançant dans la poitrine, fe joint au côté de la trachée artere vis-à-vis la bafe du cœur, & là on voit naître de fon côté intérieur plufieurs rameaux qui s'entrelaffent entr'eux, & forment le plexus pulmonaire d'où partent plufieurs filets, dont les uns fe répandent dans la membrane extérieure du poumon, les autres fe jettent fur les bronches, & accompagnant les arteres & les veines qui les arrofent, fe diftribuent dans toute la fubftance veficulaire du poumon ; d'autres enfin fe perdent dans les glandes qui font cachées fous l'œfophage.

Enfin ce nerf paffant fous le cœur, defcend au côté droit de l'œfophage, & là il fe partage en deux branches qui communiquent entr'elles par plufieurs filets, & qui fourniffent en defcendant plufieurs rameaux aux tuniques de l'œfophage.

Un peu au-deffus du diaphragme ces deux branches fe réuniffent en un feul cordon, lequel reçoit un rameau du nerf de la troifiéme paire qui eft au côté gauche ; enfuite couchée au côté droit de l'œfophage, il entre avec lui dans le bas ventre, & là il fe partage en plufieurs rameaux qui accompagnent les divifions de l'artere coronnaire ftomachique, fe diftribuent les uns dans la partie poftérieure du côté droit du ventricule, & il y en a même de ceux-là qui vont communiquer avec des filets du plexus hepatique, & qui aident à le former ; les autres viennent fe répandre dans la partie antérieure du même endroit du ventricule, en s'avançant jufqu'au pylore : voilà le terme de la diftribution de ce gros cordon de nerf.

Il faut obferver qu'il n'y a point d'autre différence entre le nerf de la huitiéme paire du côté droit & celui du côté gauche, finon que le récurrent ne fe détache de ce nerf que vis-à-vis de l'aorte defcendante qu'il embraffe en remontant, & fe diftribue de même que celui du côté droit.

De la neuviéme Paire.

Le nerf de la neuviéme paire prend fon origine du côté

de la protuberance pyramidale, par deux racines très-diſtinctes qui ſe réuniſſent en un ſeul cordon à leur ſortie du crane; ce nerf paſſe ſous celui de la huitiéme paire & ſous l'intercoſtal, auxquels il eſt étroitement attaché, & deſcendant juſques ſous l'angle de la mâchoire, il va joindre en ſe contournant la racine de la langue. Vers la fin de ſon contour, il jette un rameau qui deſcend vers la trachée artere, & qui groſſit par deux filets qui s'uniſſent avec lui, tantôt tous deux enſemble, & tantôt ſéparément; un de ces filets vient de la premiére paire vertebrale du cou, & l'autre de la ſeconde. Ce rameau va ſe diſtribuer ſur les muſcles nommés ſternohyoïdien & bronchyque; il fournit auſſi quelques filets aux parties voiſines. Enſuite le nerf de la neuviéme paire couché ſur les muſcles *baſiogloſſe* & *ceratogloſſe*, & recouverts de ceux de l'os hyoïde & par la glande ſalivaire inférieure, s'attache à la racine de la langue, & ſe continue juſques vers ſa pointe; & dans tout le trajet il ſe partage à droite & à gauche en pluſieurs rameaux qui traverſent la chair de la langue, & s'y répandent par pluſieurs filets, en s'anaſtomoſant avec celle de la troiſiéme branche de la cinquiéme paire qui s'y diſtribue.

Voilà la diſtribution de tous les nerfs qui prennent leur origine de la moëlle allongée.

Il nous reſte à examiner la diſtribution de la dixiéme paire & du nerf ſpinal, pour paſſer à celle de l'intercoſtal.

De la dixiéme Paire.

La dixiéme paire naît de cette portion de la moëlle qui eſt entre l'os occipital & la premiére vertebre, par trois ou quatre filets qui ſe réuniſſent en un ſeul cordon en ſortant par le trou de la dure-mere qui donne entrée à l'artere vertebrale. Rampant ſous cette artere, ce cordon s'avance vers l'apophyſe oblique ſupérieure de la premiére vertebrale, & forme en chemin une eſpece de petit nœud d'où partent quelques rameaux, dont les uns vont aux muſcles qu'on nomme grand & petit droit, & à ceux qu'on appelle obliques, de-là il s'engage dans l'échancrure qui eſt ſous l'apophyſe oblique ſupérieure, & en la quittant il reçoit un rameau de la premiére paire vertebrale du cou, & tous deux par leur réunion

forment

forment comme un demi-cercle de la partie supérieure, duquel sortent quelques filets qui vont à la partie supérieure du muscle fléchisseur du cou, qu'on nomme le long ; il part du même demi-cercle deux & quelquefois trois filets qui vont se perdre dans le premier ganglion de l'intercostal.

J'ai observé dans quelques sujets que le nerf de la dixiéme paire jettoit un rameau qui s'unissoit à celui de la huitiéme, avant que de se perdre dans le nœud intercostal.

Du Nerf Spinal.

Le nerf qu'on appelle spinal, & que *Willis* a nommé *accessorius octavi paris*, prend son origine de la moëlle de l'épine entre la quatriéme & la cinquiéme paire des nerfs du cou, par une racine très-déliée, qui remontant au côté de la moëlle entre les deux plans des nerfs vertebraux, grossit peu à peu par des filets qu'il reçoit d'espace en espace de la moëlle de l'épine, & entrant dans le crane par le trou occipital, il se continue jusqu'à celui du nerf de la huitiéme paire. Dans tout ce trajet il est toujours couché au côté de la moëlle, & il en reçoit quelquefois trois ou quatre filets seulement, depuis son entrée dans le crane jusqu'au trou occipital.

Ce nerf sort du crane avec la huitiéme paire, & dès sa sortie il s'en sépare & descend obliquement par le côté du cou, & vers le milieu de sa route il perce le muscle sternomastoïdien, auquel il donne des rameaux assez considerables, & sortant du ventre de ce muscle, il reçoit un rameau de la deuxiéme paire vertebrale. Il descend ensuite couché au-dessus du releveur de l'omoplate pour s'aller distribuer dans le muscle qu'on nomme trapeze, fournit au rhomboïde, aux parties voisines, & reçoit des filets de la troisiéme paire vertebrale, &c.

Du Nerf Intercostal.

Nous avons déja parlé de l'origine de ce nerf en décrivant celui de la sixiéme paire, on le nomme mal-à-propos intercostal, puisqu'il n'a d'autre rapport avec les côtes, que d'être couché sur leurs extrémités quand il passe par la poitrine.

Tome I. N

Les Anciens s'étoient imaginés qu'il étoit une branche de la huitiéme paire ; cependant il est constant qu'il en est tout à fait distingué, & qu'il tire son origine de la cinquiéme & de la sixiéme paire, ainsi qu'il a été dit, & il est certain qu'il a très-peu de communication avec la huitiéme paire, au lieu qu'il en a de fréquentes avec la moëlle de l'épine.

Ce nerf dans toute son étendue a un très-grand nombre de nœuds ganglioformes, & différens plexus. Ceux qui s'y remarquent quand il passe dans le cou, se nomment pour cet effet cervicaux ; ceux qu'on y voit quand il passe par la poitrine, s'appellent pour la même raison thorachiques, & pareillement quand il passe par les lombes, ces ganglions sont appellés lombaires : enfin il y en a qui prennent leur nom des parties où les fibres de ces nœuds vont aboutir, ainsi les uns sont nommés demi-lunaires, cardiaques, spleniques, mesenteriques, &c.

Ce nerf sort du crane par le même canal qui donne entrée à la carotide interne, & dès sa sortie il grossit & fait un ganglion considerable.

Nous avons dit que la dixiéme paire se perd dans ce ganglion après avoir reçu un rameau de la premiére vertebrale du cou, & souvent outre ce rameau, cette premiére paire en donne encore un second. La deuxiéme paire du cou fournit aussi un rameau, qui quelquefois va tout seul se joindre à ce ganglion, & quelquefois s'unissant d'abord à un rameau de la premiére paire, ils vont ensemble se terminer à ce même ganglion.

J'ai observé dans quelques sujets qu'au côté gauche ce premier ganglion se prolongeoit jusqu'au voisinage du second nerf brachial, & que dans ce trajet il recevoit un rameau du premier, du deuxiéme, du troisiéme, du quatriéme & du cinquiéme nerf du cou, & que ceux du trois, du quatre & du cinq se terminoient dans ce plexus près les uns des autres, comme cela se voit ordinairement dans le deuxiéme ganglion du cou ; & quand ce premier ganglion est ainsi prolongé, il tient lieu tout ensemble de premier & de second.

De la partie supérieure de ce ganglion part un rameau qui va sous la gorge. Ce nerf descend ensuite le long du cou, couché sur le muscle qu'on nomme le long, auquel il donne

quelques petits filets, comme aussi aux parties voisines, &
dont quelques-uns embrassent la jugulaire interne. Étant arrivé
vis-à-vis l'apophyse transverse de la derniere vertebre, il forme le second ganglion du cou, auquel viennent se joindre
ordinairement trois rameaux, l'un de la troisiéme, l'autre de
la quatriéme, & l'autre de la cinquiéme paire du cou. Ce
plexus jette ensuite deux branches, qui par leur réunion forment comme un rameau par lequel passe l'artere du bras droit;
& ces deux branches ainsi réunies, font à la racine de la premiere côte un autre nœud qui est le premier ganglion thorachique.

J'ai observé dans quelques sujets que l'intercostal n'avoit
point de second ganglion dans le cou, & pour lors le cordon
se partage au même endroit en deux branches, qui par leur
réunion forment de même un anneau qui embrasse l'artere
axillaire.

J'ai aussi observé en différens sujets que le nerf intercostal fournissoit un rameau qui se joignoit au recurrent vers
le milieu du cou, & cela ne s'est trouvé que dans le côté
gauche.

Le premier ganglion thorachique grossit considerablement
par les rameaux qu'il reçoit de la sixiéme & septiéme paire
du cou, par deux autres qu'il reçoit du premier nerf d'orsal,
& quelquefois il en reçoit aussi du deuxiéme. Je ne parle pas
ici des branches que ce nerf fournit pour le plexus cardiaque,
parce que j'en ferai une description particuliere.

Ce même nerf descend ensuite le long de la poitrine, couché vers les extrémités des côtes à peu de distance des vertebres, & dans le trajet qu'il fait, il y a deux choses à observer; la premiére, qu'à l'entre-deux de chaque côte il fait un
ganglion presque à grain d'orge, lequel reçoit deux rameaux
du nœud de chaque nerf d'orsal; en second lieu, que ce nerf
commence à se ramifier vers la septiéme côte, où il jette un
rameau; il en jette un pareillement vers la huitiéme, & encore un autre vers la neuviéme, où ces trois rameaux se réunissent & forment une branche considerable, qui cotoyant
les vertebres, va percer le diaphragme pour entrer dans le bas
ventre.

Nous parlerons bien-tôt de cette branche, que j'appellerai

hepatimefenterique, ou intercoftale fupérieure, par rapport à celle qui eft deffous, que je nommerai inférieure.

On voit auffi que ce même nerf jette un rameau vers la dixiéme côte, & un autre vers la onziéme, lefquels après avoir fait un chemin affez confiderable, fe réuniffent pour former le plexus renal.

Enfuite le cordon continue fa route & entre dans le bas ventre; en remontant fur les côtés des vertebres des lombes, & entrant dans la cavité du baffin, il defcend jufqu'à la derniere vertebre de l'os facrum, toujours couché à côté des trous de ces mêmes vertebres.

La branche intercoftale fupérieure perce le diaphragme immédiatement au-deffus de la glande renale droite, & fait en entrant dans le bas ventre un des plus beaux plexus de tout le corps, je le nomme hepatimefenterique, parce que fes branches principales vont au foye. Ce plexus eft compofé de deux & quelquefois de trois petites tumeurs en forme d'olives, d'où partent plufieurs filets qui s'entrelaffant de diverfes manieres, attachent féparément ces trois petites tumeurs. On lui a auffi donné le nom de plexus folaire. C'eft de ce plexus que partent tous les rameaux de nerfs qui remontent vers la partie cave du foye, en embraffant la veine porte & l'artere hepatique, & en s'entrelaffant les uns avec les autres; ils entrent enfuite dans la fubftance de ce vifcere, accompagnent toutes les ramifications de ces deux vaiffeaux, mais particuliérement les arteres. Ces rameaux donnent en montant plufieurs filets au duodenum, à la portion du pancreas qui lui eft attachée, au pylore, & à la partie voifine du ventricule.

La glande renale eft parfemée de plufieurs filets qui viennent auffi de ce plexus, dans lequel viennent aboutir quelques rameaux de la huitiéme paire, dont la jonction fait cette importante communication qui eft entre l'intercoftal & la huitiéme paire.

Les deux derniers rameaux que jette l'intercoftal en paffant dans la poitrine, fe réuniffent ainfi qu'il a été dit, en entrant dans le bas ventre, & font un petit plexus qu'on appelle renal à caufe de fon ufage, lequel communique avec l'hépatique par plufieurs filets, & d'où percent divers rameaux qui liant & embraffant en divers endroits l'artere émulgente, entrent avec elle dans la fubftance du rein , où ils s'épanouiffent par plufieurs filets.

On voit naître de ces deux plexus, mais principalement de l'hepatique, un très-grand nombre de filets nerveux qui s'entrelaffent à mefure qu'ils remontent fur l'artere mefenterique fupérieure, font une efpece de tiffu, lequel fe faifant également des deux côtés, forme à ce vaiffeau une maniere de capfule qui l'embraffe étroitement ; à mefure que cette artere remonte, ce tiffu fe développe, & fes filets vont accompagner toutes fes ramifications pour aller enfin fe terminer avec elle dans la fubftance même des inteftins. C'eft ce même tiffu qui forme le plexus mefenterique fupérieur.

Au côté gauche la branche intercoftale fupérieure forme auffi en entrant dans le bas ventre, un plexus appellé fplenique à raifon de fon ufage ; car plufieurs de fes rameaux embraffant l'artere fplenique en divers endroits, & l'accompagnant dans toute fa route, entrent avec elle dans la fubftance de ce vifcere, & y fuivent par leur épanouiffement toutes fes ramifications.

Toute la portion du pancreas fur laquelle cette artere eft couchée, reçoit plufieurs filets des rameaux qui accompagnent ce vaiffeau.

On voit fortir du plexus hepatique, mefenterique & renal, plufieurs filets qui defcendent le long de la partie latérale de l'aorte, s'entrelaffent les uns avec les autres, & groffiffent par trois autres filets confiderables qu'ils reçoivent de la branche inférieure de l'intercoftal à fon paffage fur les vertebres des lombes. Ces filets s'étant enfuite avancés jufqu'à la naiffance de l'artere mefenterique inférieure, la plus grande partie forme un nouveau plexus en cet endroit ; ce qui fe faifant pareillement de l'autre côté, le tout enfemble fait comme une capfule qui couvre & embraffe cette artere, & dont les filets venant à s'épanouir, accompagnent toutes fes ramifications, & fe perdent avec elles fur les membranes du colon & du rectum pour lefquelles elles font deftinées. Ce même plexus fournit quelques filets de nerfs qui defcendent avec l'artere fpermatique jufqu'au tefticule.

L'autre portion de ces filets entre dans le baffin, & s'attachant à celle du peritoine qui revêt l'os facrum, le rectum

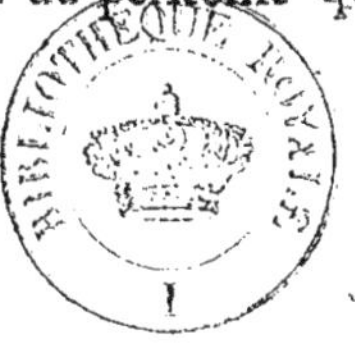

& la veſſie, ils vont ſe diſtribuer à preſque toutes les parties renfermées dans le baſſin, y formant un plexus à droite & à gauche par la diviſion de cette partie ; & c'eſt ainſi que ſe termine entiérement la branche ſupérieure de l'intercoſtal.

La branche inférieure entrant dans le bas ventre, rampe ainſi qu'il a été dit, au côté des vertebres des lombes, & dans ce trajet elle reçoit un rameau de chaque nerf de la moëlle des lombes, & en même-temps il ſe fait à chaque endroit une petite tumeur ou ganglion. Ces rameaux qui naiſſent des lombaires, remontent avec les veines lombaires, & ſont étroitement colés au côté des vertebres. Ce nerf entre enſuite dans le baſſin, & côlé le long des trous par où ſortent les nerf de l'os ſacrum, il deſcend juſqu'à ſon extrémité. Dans tout ce chemin les quatre premiéres paires de l'os ſacrum lui fourniſſent chacune un rameau, & il ſe fait auſſi à chaque endroit une petite tumeur.

Enfin cette même branche finit en ce même lieu, en communiquant avec celle du côté gauche par un rameau tranſverſal, & l'une & l'autre fourniſſent pluſieurs petits filets aux parties du voiſinage en faiſant comme un petit plexus deſſus le coccix.

Il ne reſte plus pour donner une idée entiere du nerf de la huitiéme paire & de l'intercoſtal, qu'à parler des nerfs cardiaques.

Les nerfs qui vont au cœur viennent de la huitiéme paire, mais principalement de l'intercoſtal.

On voit naître de la partie inférieure du premier ganglion de l'intercoſtal, à quelque peu de diſtance l'un de l'autre, trois & quelquefois quatre fibres qui deſcendent obliquement vers le bas du cou, ſe réuniſſent & ne font qu'une ſeule branche qui entre dans la poitrine. Couchée au côté de la trachée artere à laquelle elle eſt fort adherente, & coulant entr'elle & l'aorte, elle paſſe ſous l'artere du poumon droit en ſe diviſant en pluſieurs filets, dont les uns vont à la partie poſtérieure de l'oreillette droite, & les autres dans la partie du cœur qui eſt entre les deux oreillettes. Il y en a quelques-uns aſſez conſiderables qui coulent dans l'axillaire droite, paſſant ſous le tronc de l'aorte auquel ils ſont étroitement colés, & deſcendent ainſi à la partie poſtérieure du ventricule. Le nerf de la huitiéme paire fournit un peu au-deſſus de la clavicule pluſieurs filets qui deſcendent dans la poitrine, ſe ſéparent en pluſieurs filets, dont les uns ſe répandent ſur le péricarde, les autres communiquent avec la branche de l'intercoſtal qui paſſe ſous l'aorte, & dont on vient de parler. A l'endroit où le récurrent ſe détache de la huitiéme paire, il ſe détache auſſi pluſieurs filets dont les principaux communiquent avec ce rameau de l'intercoſtal qui paſſe ſous l'artere du poumon droit, les autres ſe perdent ſur les enveloppes du cœur & ſur les glandes qui ſont à ſa baſe ; voilà ce qui ſe paſſe au côté droit.

Au gauche il ſe détache un rameau conſiderable de la huitiéme paire dans le milieu du chemin qu'elle fait dans le cou, lequel entrant dans la poitrine avec ce nerf, ſe ſépare à la baſe du cœur en pluſieurs filets qui vont au pericarde & aux glandes de la baſe du cœur. Enſuite ce rameau paſſant entre la carotide & l'axillaire gauche, deſcend ſous l'artere du poumon qu'il entourre par quelques filets, & vient ſe perdre dans la partie antérieure de la baſe du cœur, entr'elle & l'aorte.

Ce même nerf de la huitiéme paire, à l'endroit où il ſe détache pour former le récurrent, jette pluſieurs filets, dont les uns tapiſſent la partie gauche du pericarde, & les autres après l'avoir percée, viennent ſe répandre dans l'oreillette gauche.

L'intercoſtal gauche fournit auſſi des rameaux dont les uns ſe détachent de la partie inférieure de ſon premier ganglion, les autres un peu plus bas. Ces rameaux entrent dans la poitrine, couchés ſur la trachée artere, & étant arrivés derriere le tronc de l'aorte, ils ſe ſéparent en pluſieurs filets qui s'entrelaſſant avec les nerf du côté droit, font ce fameux plexus qu'on appelle cardiaque, placé préciſément à l'endroit où la trachée artere ſe diviſe en deux branches, & pluſieurs de ces filets embraſſant en divers endroits l'artere du poumon, viennent enfin ſe perdre, & dans l'oreillette & dans le ventricule gauche.

De la Moëlle de l'Epine.

La moëlle allongée ſortant du crane par le trou occipital, s'engage dans le canal des vertebres, & prend le nom de moëlle de l'épine.

Pour la bien connoître, il faut premierement remarquer qu'elle eſt revêtue de quatre enveloppes ; la premiere eſt celle qui revêt tout le canal intérieur du corps des vertebres ; la deuxiéme eſt la dure mere qui paſſant par le trou occipital, s'allonge juſqu'à l'os ſacrum, & ſert d'enveloppe à la moëlle ; on voit toujours entre ces deux membranes une grande quantité de graiſſe. La troiſiéme membrane eſt l'arachnoïde, ainſi nommée à cauſe qu'elle eſt délicate comme une toile d'araignée ; elle eſt une continuité de celle du cerveau & du cervelet ; elle eſt fort étroitement colée à la pie-mere, qui fait la quatriéme enveloppe, & qui embraſſe immédiatement la ſubſtance de la moëlle, comme celle du cerveau.

La moëlle eſt compoſée de deux ſubſtances ; l'intérieure eſt cendrée & de la même nature que celle du cerveau & du cervelet ; l'extérieure eſt blanche & fibreuſe dans le milieu de ſa ſubſtance, tant par devant que par derriere, elle a une fente qui ne pénétre que juſqu'au milieu, c'eſt-à dire, juſqu'à la partie cendrée. La fente antérieure eſt la plus conſiderable. La pie-mere s'inſinue dans les petites fentes, & ſoutient tous les vaiſſeaux qui y entrent.

La moëlle n'eſt pas de même groſſeur dans toute ſa route, vers le milieu & le bas du col elle eſt fort groſſe, & c'eſt-là d'où ſortent les nerfs brachiaux. On remarque la même choſe vers la fin du dos d'où ſortent les nerfs lombaires. Vers la premiere vertebre des lombes la ſubſtance de la moëlle finit, & ſe termine par un petit moignon auquel eſt attaché une appendice compoſée de quelques vaiſſeaux ſanguins. A chaque côté du moignon il y a un trouſſeau de fibres qui doivent ſervir à la compoſition des nerfs lombaires & de ceux de l'os ſacrum ; c'eſt cette partie que les anciens appelloient queue de cheval.

La ſubſtance de la moëlle eſt arroſée de pluſieurs vaiſſeaux.

Les arteres & les veines viennent de différens endroits, ſelon les différentes parties de l'épine.

La moëlle renfermée dans le col, reçoit ſes arteres de l'artere vertebrale interne, & ſes veines ſe rendent dans la veine vertebrale.

La moëlle renfermée dans le dos, reçoit ſes arteres des intercoſtales, & ſes veines ſe rendent dans l'azigos.

La

La moëlle renfermée dans les lombes, reçoit ſes arteres des lombaires qui viennent de l'aorte deſcendante, & ſes veines ſe déchargent dans la veine cave inférieure.

Voici quelle eſt la diſtribution de ces vaiſſeaux à leur entrée dans la cavité des vertebres.

A l'entre-deux de chaque vertebre l'aorte ſe partage en trois branches, la premiere ſe diſtribue aux muſcles du col; on parle ici de la vertebrale, il en eſt de même des autres arteres. La deuxiéme s'engage dans la cavité des ventricules, & avant que de percer la dure-mere, elle lui fournit pluſieurs rameaux; elle jette auſſi un rameau qui arroſe la quatriéme membrane & le corps des vertebres. Après ces deux rameaux elle perce la dure-mere, & remontant obliquement de bas en haut juſqu'au milieu de la moëlle, là elle s'unit avec la branche du côté oppoſée, & de l'union de ces deux branches il en deſcend un rameau qui coule ſur la fente antérieure de la moëlle. La même choſe arrive tout le long de la moëlle, à l'entre-deux de chaque vertebre; c'eſt cette artere qu'on nomme par préciput, *ſpinale*.

Il eſt à remarquer que les branches qui par leur union forment l'artere ſpinale, donnent auſſi des rameaux aux parties latérales & poſtérieures de la moëlle.

Les conduits qui rapportent le ſang de la moëlle, ſont ou les veines ou les ſinus.

La moëlle a un très-grand nombre de veines qui ſortent de pluſieurs endroits de ſa ſubſtance, mais particuliérement de ſa partie poſtérieure. Pluſieurs ſe réuniſſant, forment un tronc qui perce la dure-mere au droit du plan poſtérieur des filets nerveux: ce tronc ſe jette dans les ſinus, & y vuide le ſang qu'il contient.

Les ſinus de la moëlle ſont de grands conduits formés par la réunion de toutes les veines de la moëlle, & des autres veines qui rapportent le ſang de ſes enveloppes & des vertebres. Ces ſinus ſont placés aux côtés du corps des vertebres, & s'étendent tout le long du canal de l'épine. A l'entre-deux de chaque vertebre; ces ſinus communiquent enſemble, & du côté extérieur du ſinus ſort un conduit veineux qui ſe décharge dans la veine vertebrale. Dans le dos, le ſang de la moëlle ſe décharge dans l'azigos, &c.

Tome I.   O

La moëlle fournit trente paires de nerfs, dont sept sortent de la moëlle renfermée dans le col, je les appellerai cervicaux ; douze sortent de la moëlle renfermée dans le dos, je leur donnerai le nom de dorsaux ; cinq qui naissent de la moëlle des lombes, je les nommerai lombaires ; & six de la moëlle de l'os sacrum, ce sont les sacrées.

Avant que d'entrer dans leur distribution, il faut parler de leur formation.

Chaque cordon de nerf est composé d'un double rang de fibres nerveuses, l'un sort du côté antérieur de la moëlle, & l'autre du postérieur. Le rang antérieur perce la dure-mere du même côté ; il en est de même du postérieur ; chaque filet fait ordinairement son trou. Ces filets font quelque chemin avant que de percer la dure-mere, les uns plus & les autres moins ; dans cette route, ils sont couchés & liés par le moyen de la membrane arachnoïde.

A proportion que le cordon est plus ou moins gros, chaque rang renferme plus ou moins de filets.

Si-tôt que ces filets ont percé la dure-mere, ils s'unissent ensemble, & font une tumeur olivaire ou un ganglion.

Examinons présentement la distribution des trente paires de nerfs

Des Nerfs de la Moëlle de l'Epine.

Il y a trente paires de nerfs qui sortent de cette moëlle, ainsi qu'il a été dit, sçavoir, sept au cou, douze au dos, cinq des lombes, & six de l'os sacrum.

Nous commencerons par la distribution de ceux du cou.

La premiere paire qui sort du canal de l'épine, plus en derriere que les autres, fournit dès sa sortie une grosse branche qui remonte d'abord en perçant les extenseurs de la tête & du cou, & va tapisser la peau qui couvre la partie moyenne de l'os occipital, & la portion des os pariétaux la plus voisine de sa suture sagitale ; elle forme une espece de patte d'oye, & elle s'avance même jusqu'au sommet de la tête. Quelques-uns de ses rameaux communiquent avec ceux de la seconde vertebrale qui sont dans leur voisinage, & dont on va parler bien-tôt. Ce nerf s'avançant ensuite sous l'apophyse transverse de la premiere vertebre, fournit un & quelquefois deux rameaux qui vont se perdre dans le premier ganglion que l'intercostal forme dans le cou, & l'un de ces rameaux s'unissant ordinairement au nerf de la dixiéme paire, tous deux vont ensuite se joindre à ce ganglion de l'intercostal, ainsi qu'il a été dit. Cette paire jette un autre rameau qui va se perdre dans la partie voisine du muscle nommé long. Un autre va se joindre à la branche de la neuviéme qui est destinée pour les muscles couchés sur la trachée artere, & dont il a été parlé. Quelques filets de ce même nerf se jettent en arriere, & se distribuent à la peau & aux muscles voisins. Enfin il donne un rameau qui faisant environ un pouce de chemin, & communiquant avec un autre rameau de la deuxiéme vertebrale, se contourne en forme d'anse.

La deuxiéme paire vertebrale du cou se partage en plusieurs rameaux. Premierement, sitôt qu'on a levé la peau du cou, on en découvre trois fort considerables ; le premier passant par-dessus le muscle sternomastoïdien, remonte sous le menton, & se partage en plusieurs filets qui se distribuent aux tégumens qui le couvrent ; quelques-uns de ces filets communiquent avec ceux de la branche de la portion dure qui tapissent la même partie. Le deuxiéme rameau de cette même paire remonte droit à l'oreille, couché immédiatement au-dessus de ce muscle, & se partage en plusieurs filets, dont les uns vont au bout de l'oreille, les autres passent derriere, & se distribuent à toute sa partie postérieure, & en même-temps au muscle qui la tire en arriere. D'autres montent au-devant de l'oreille, & rampant au-dessus de la parotide à laquelle ils donnent quelques filamens ; les autres se répandent sur la peau qui couvre la même glande & la partie postérieure des joues. Le troisiéme rameau remonte derriere le sternomastoïdien, & en montant il se partage en plusieurs filets qui vont tapisser la peau qui couvre la partie latérale inférieure de la tête, c'est-à-dire, celle qui est voisine de l'oreille ; un de ces filets se jette sur le haut de la partie postérieure de l'oreille, les autres tapissent la peau qui couvre la partie postérieure de l'os occipital & le derriere des os pariétaux ; enfin quelques-uns s'avançent jusques vers les tempes. Ce même nerf donne plusieurs rameaux qui tapissent la peau qui couvre la partie moyenne du cou, & quelques-uns se perdent

dans les mufcles voifins ; les autres fe jettent en arriere, &
vont fe répandre dans la peau qui couvre la partie latérale &
poftérieure du cou, tandis que les autres pénétrent dans les
mufcles extenfeurs de la tête & dans l'omoplate qui font au
voifinage. Un rameau confiderable de cette paire faifant environ un pouce de chemin, & fe contournant en forme d'anfe, va communiquer avec un des rameaux de la troifiéme vertebrale ; ce même nerf donne un rameau qui s'unit avec la
branche de la neuviéme paire qui tapiffe les mufcles couchés
fur la trachée artere.

La troifiéme paire vertebrale fe partage dès fa naiffance en
plufieurs rameaux, dont un trouffeau defcendant vers la clavicule, s'épanouit & va fe répandre dans les tégumens qui
couvrent la partie inférieure du cou & le haut de la poitrine ;
quelques-uns d'eux fe perdent auffi dans les mufcles voifins,
& dans les paquets de glandes qui entourrent la jugulaire interne ; les autres entourrent & embraffent les vaiffeaux fanguins, fçavoir, l'une & l'autre veine jugulaire, &c. Un trouffeau defcendant obliquement vers l'acromion, fe développe
de telle maniere, qu'il va tapiffer toute la peau qui couvre
le deffus de l'article du bras & de l'omoplate, & quelques uns
de ces mêmes filets fe perdent dans les mufcles extenfeurs de
la tête & du cou, où ils s'anaftomofent avec le nerf fpinal,
avec ceux qui vont au releveur de l'omoplate, du trapeze, &
dans la partie extérieure de celui qu'on nomme deltoïde. Un
rameau de cette même paire fe contournant auffi en forme
d'anfe, communique avec un de ceux de la premiere qui va
au bras. Enfin c'eft de cette même paire que fort la racine
de ce nerf important qui va au diaphragme, & qui paffant
par-deffus la premiere paire brachiale, reçoit un rameau qui
la groffit. J'ai obfervé que ce nerf du diaphragme fort prefque toujours au côté gauche de la premiere paire brachiale.
Les quatre dernieres paires du cou & la premiere du dos font
employées pour former les nerfs brachiaux, dont nous allons
donner une exacte defcription.

La premiere paire fortant des vertebres, jette par derriere
un rameau qui paffant au travers du releveur de l'omoplate,
fe partage en plufieurs autres, dont les uns vont fe perdre dans
ce mufcle près de fon infertion ; les autres dans la partie fu-

périeure du rhomboïde, & d'autres dans la portion du grand
dentelé qui s'attache à la bafe de l'omoplate. A l'oppofite de
ce premier rameau, ce cordon jette un filet qui va s'unir à
l'intercoftal ; ce cordon fait enfuite environ un pouce de chemin fans fe divifer, & il naît du côté qui regarde le devant
du cou, quelques filets qui fe perdent dans le fcalerne,
& un rameau confiderable qui paffant par-deffus la portion
antérieure de ce mufcle, va s'inferer dans le cordon du nerf
diaphragmatique à fon entrée dans la poitrine ; il donne auffi
quelques filets ou trouffeaux aux glandes qui font au-deffus de
la clavicule ; enfuite ce cordon fe partage en trois branches,
dont il y en a deux qui communiquent avec la premiere &
feconde branche de la feconde brachiale, la troifiéme defcend couchée au-deffus du releveur de l'omoplate vers fa côte
fupérieure ; & là paffant par la fciffure qui eft à cette même
côte, elle fe partage en plufieurs rameaux, dont les uns vont
fe perdre dans le mufcle fus-épineux, les autres s'avançant
dans l'intervale qui eft entre l'acromion & le cou de l'omoplate, vont fe perdre dans le mufcle fous-épineux & le petit
rond.

La deuxiéme paire fortant des vertebres, jette auffi par le
côté qui regarde le derriere du cou, un rameau confiderable, qui en defcendant en reçoit un autre de la troifiéme brachiale, & va pareillement fe perdre dans le rhomboïde & le
grand dentelé. Du côté qui regarde le devant du cou, ce
cordon a fa fortie des vertebres jette auffi un petit rameau qui
va s'unir à l'intercoftal. Ce même cordon, après avoir fait
un pouce de chemin, fe partage en deux branches ; la premiere eft la plus intérieure, & nous l'appellerons mufculocu-
tanée, parce qu'elle fe diftribue & à plufieurs mufcles & à la
peau, elle jette en paffant fous la clavicule un rameau qui coule
entre le grand & le petit pectoral, & fe diftribue dans la partie antérieure de leur ventre, enfuite va paffer fous le biceps,
& defcendant couchée fur le brachial interne, elle fournit
dans ce paffage plufieurs rameaux confiderables à ces deux
mufcles ; au plis du coude elle quitte le brachial pour s'attacher à la peau, & defcend en tapiffant toute celle qui couvre
le côté intérieur de l'avant-bras, & fe continue même jufqu'à
la peau qui couvre le deffus du pouce. Un peu au-deffus du

poignet elle donne un rameau qui communique avec la branche radiale qui va dans la partie convexe de la main.

La deuxiéme branche qui est beaucoup plus grosse que la premiere, & que nous appellerons radiale, parce qu'elle descend le long du rayon, & qu'elle est liée avec la branche d'artere qui y coule, reçoit en descendant un rameau de la troisiéme & de la quatriéme, outre celui qu'elle a déja reçu de la premiere, comme il a été dit; ainsi il ne faut pas s'étonner si cette branche est la plus grosse de tous les nerfs brachiaux, puisqu'elle en reçoit trois si considerables; à l'endroit où ce nerf reçoit ces branches de communication, il s'en détache un fort gros rameau, qui passant immédiatement sous l'article du bras, de dedans en dehors, se partage en plusieurs autres, dont les uns viennent se distribuer dans le muscle sous-capulaire, & les autres se répandent par plusieurs filets dans toute la substance du muscle deltoïde; ce nerf passant ensuite entre le long & le court extenseur du coude, se contourne de dedans en dehors en embrassant la partie postérieure & moyenne de l'os du bras; dans tout ce trajet il se sépare en plusieurs gros rameaux, dont les uns percent le ventre du muscle long en trois ou quatre endroits, & s'y distribuent; les autres entrent dans le grand d'orsal près de son insertion, & les autres vont dans le coracobrachial & au court extenseur. Un des plus considerables sortant de l'intervalle qui est entre le long & le deltoïde, s'attache à la peau qui couvre la partie moyenne & postérieure du bras, & à toute celle qui couvre le dehors de l'avant-bras & le dessus de la paume de la main : cette même branche descend ensuite le long du rayon, & au plis du coude elle se partage encore en deux branches, dont l'une après avoir fourni un rameau au court supinateur, gagne le dehors de l'avant-bras, & coulant sous l'extenseur commun, se divise en plusieurs filets qui se distribuent aux muscles extenseurs du pouce, des doigts & du poignet, & dans l'aponevrose qui est entre le coude & le rayon; l'autre branche descend sous le long supinateur & le radial externe, & sortant d'entre ces muscles environ le milieu du rayon, elle rampe sous la peau, & se partage au-dessus du poignet en plusieurs rameaux, dont il y en a deux qui vont couler le long des parties latérales du pouce, deux autres le long de celles du doigt indice, deux autres pour les mêmes endroits du doigt du milieu, & la derniere pour le côté du doigt annulaire qui regarde le pouce.

La troisiéme paire brachiale, que j'appelle mediane, parce qu'elle passe par le milieu de la partie interne du bras & de l'avant-bras, sortant de son trou, jette par derriere un filet qui communique avec un rameau de la deuxiéme paire, & qui a été décrit, & elle fournit une branche qui communique pareillement avec le cordon de la deuxiéme brachiale, comme on a déja dit; & passant sous la clavicule, elle jette un rameau très-considerable, qui se glissant entre le grand & le petit pectoral, se sépare en plusieurs filets qui se perdent dans le ventre de ces muscles & dans les glandes des aisselles; elle descend avec l'artere du bras le long de sa partie moyenne, couchée au-dessus du brachial interne, & liée fort étroitement avec cette artere, & dans tout ce trajet elle fournit peu de rameaux; passant ensuite sous le sublime, elle descend le long de la partie moyenne de l'avant bras, couchée entre ce muscle & le profond; elle donne en passant quelques filets au rond pronateur, au radial interne, au sublime & au profond; & un rameau considerable s'attachant à l'aponevrose qui est entre le coude & le rayon, vient se perdre dans le quarré, après avoir donné plusieurs filets à cette aponevrose; ce cordon s'engage dans la cavité du ligament transversal, & pour mieux dire passe dessous, & fournit dans ce chemin quelques filets aux membres qui le composent; en sortant il forme comme une patte d'oye composée de six branches principales, dont la premiere va se perdre dans le muscle nommé thenard, les autres forment sept gros rameaux, dont il y en a deux pour les parties latérales internes du pouce, deux pour celles du doigt indice, deux pour le doigt du milieu, & un pour le côté du doigt annulaire qui regarde le pouce. Comme les branches qui forment cette patte d'oye passent par la paume de la main, elles fournissent aussi des filets aux muscles & aux membranes qui s'y rencontrent. C'est une chose surprenante, que des rameaux aussi considerables que sont ceux-là, s'éfilent de telle sorte, qu'ils se perdent entierement en parcourant un aussi petit espace qu'est celui du doigt, leur épanouissement se fait principalement à l'endroit où la peau couvre le bout des doigts.

La premiere paire du dos paſſant ſous la racine de la premiere côte, remonte pour ſe joindre dès ſa ſortie avec le cordon de la derniere paire du cou qui fait la brachiale, & ces deux par leur réunion n'en font plus qu'un qui donne en deſcendant un rameau qui communique avec la branche nommée radiale, & l'autre qui communique avec la médiane. Du côté de ce même cordon qui regarde l'aiſſelle, partent pluſieurs rameaux qui ſe perdent dans ſes glandes. Ce cordon ſe partage enſuite en deux branches, dont l'une qui eſt la plus petite ſera nommée cutanée intérieure, parce qu'elle tapiſſe la peau qui couvre le dedans du bras, & de l'avant-bras & du poignet ; l'autre qui eſt la plus groſſe, ſera nommée cubitale, parce qu'elle deſcend le long du coude, & qu'elle eſt étroitement liée avec ſon artere ; elle jette un rameau qui communique avec la médiane, & elle deſcend le long de la partie interne du bras, & s'engage dans une eſpece de goutiere placée dans l'intervalle qui eſt entre l'olecrane & le petit condyle de l'os du bras ; elle va couchée ſous le cubital interne, auquel elle donne pluſieurs filets de même qu'au profond, & ſortant de deſſous ce muſcle environ vers le milieu de l'avant-bras, elle ſe partage en deux branches, dont la plus groſſe entre dans la paume de la main, couchée au-deſſus de l'hypotenard, & dès ſon entrée elle ſe diviſe en deux autres branches, dont la plus conſiderable ſe plongeant fort avant dans ce muſcle, ſe partage en pluſieurs filets, dont les uns ſe diſtribuent dans le même muſcle, & les autres dans ceux qu'on appelle interoſſeux ; l'autre branche qui eſt plus ſuperficielle, coule ſous l'aponevroſe du palmaire, & ſe ſépare en trois rameaux, dont il y en a deux pour les parties latérales du petit doigt, & l'autre pour la partie latérale du doigt annulaire qui regarde ce même doigt ; cette branche communique par un petit filet avec le ſeptiéme rameau qui fait la patte d'oye de la médiane. Nous avons dit qu'un peu au-deſſus du poignet ce nerf ſe diviſoit en deux branches, nous venons de décrire celle qui entre dans la paume de la main, il ne reſte plus qu'à parler de celle qui paſſe par ſa partie convexe, & qui en montant par-deſſus l'os du métacarpe qui ſoutient le petit doigt, ſe partage en trois branches principales, dont il y en a deux qui ſont deſtinées pour les parties latérales externes du petit

doigt,

doigt, & l'autre pour la partie latérale du doigt annulaire qui regarde ce même doigt.

Comme le nerf diaphragmatique naît de la troisiéme & de la quatriéme paire du cou, c'est ici le lieu d'en faire la description. Ce nerf sort par une racine assez considerable de la troisiéme paire du cou, ainsi qu'il a été dit, & il grossit par un filet qu'il reçoit de la premiere brachiale, & descendant, passe sous la clavicule entre la veine & l'artere axillaire, & là il reçoit un rameau de la même premiere paire brachiale, & coulant le long de la partie latérale du pericarde à laquelle il est étroitement colé, il s'implante dans le premier muscle du diaphragme, en se partageant en plusieurs rameaux. Le nerf diaphragmatique gauche ne sort pour l'ordinaire que de la premiere brachiale. Le nerf diaphragmatique du côté droit donne un ou deux filets qui accompagnent des vaisseaux, ils se jettent dans le plexus hepatique, & celui du côté gauche en fournit au plexus splenique.

Des Nerfs Intercostaux ou Dorsaux.

Il y a douze paires de nerfs qui prennent leur origine de la moëlle renfermée dans le dos, & qui devroient à juste titre porter le nom d'intercostaux, puisqu'ils sont placés dans les intervalles des côtes, & que vulgairement on les nomme tels.

Cependant pour ne pas les confondre avec ce nerf important qu'on a pareillement nommé intercostal, nous les appellerons dorsaux. Ces nerfs en sortant des trous des vertebres, donnent chacun deux filets à l'intercostal dans son passage dans la poitrine. Ces filets sortent immédiatement l'un du côté supérieur, & l'autre du côté inférieur de leur ganglion; & après avoir fait trois à quatre lignes de chemin, ils viennent s'inserer dans l'intercostal à l'entre-deux de chaque côté, à peu de distance l'un de l'autre, & ce nerf en les recevant, fait en cet endroit une petite tumeur à grain d'orge.

Chacun de ces nerfs lié avec l'artere & la veine intercostale, prend sa route par la scissure de la côte, & étant arrivé vis-à-vis de l'extrémité de l'apophyse transverse de la vertebre, il jette une branche considerable qui remontre en traversant les muscles qui couvrent le dos, & leur donne en

paſſant pluſieurs rameaux. Il y en a un de cette même branche qui montant juſqu'à la ſuperficie de ces muſcles, les perce
à un travers de doigt des apophyſes épineuſes, & vient ſe
repandre dans la peau voiſine qui couvre le dos de la largeur de quatre grands travers de doigts, & chacun de ces
nerfs fait la même diſtribution que nous venons de marquer.
Ce nerf continue enſuite ſa route le long de la ſciſſure de la
côte, & jette à droite & à gauche pluſieurs filets qui ſe perdent dans les muſcles intercoſtaux & dans ceux qui couvrent la poitrine, & environ au milieu de ſa route, il jette
un gros rameau qui ayant percé ces muſcles, s'attache à la
peau qui les couvre, & la tapiſſe de la largeur de quatre travers de doigts, & ces rameaux cutanés ſortent de telle maniere, que le premier eſt plus près des vertebres que le deuxiéme, le deuxiéme que le troiſiéme, & ainſi des autres à
proportion, de ſorte que tous enſemble décrivent une ligne
oblique qui va de derriere en devant. Ce nerf continue enfin
ſa route juſqu'à l'extrémité de l'entre-deux de la côte, en ſe
ramifiant toujours pour les muſcles voiſins; voilà ce que ces
nerfs ont de commun. Nous allons marquer ce qu'ils ont de
particulier.

Premierement il faut obſerver que le premier, quoiqu'il
s'implante preſque tout entier dans le cordon de la quatriéme
brachiale, ainſi qu'il a été dit, ne laiſſe pas de jetter un rameau qui tient lieu de premier intercoſtal; en deuxiéme lieu,
que le ſecond nerf dorſal, après avoir fait environ trois pouces de chemin, donne un rameau conſiderable qui perce les
muſcles intercoſtaux, & remontant ſe partage en deux branches, dont l'une ſe perd par pluſieurs filets dans les glandes des aiſſelles, l'autre dès ſa naiſſance s'attache à la peau
qui couvre l'aiſſelle·, & remonte de derriere en devant
par-deſſus le bras, en tapiſſant toute cette partie qui couvre
le deſſus du bras, depuis environ l'article juſqu'à ſa partie
moyenne.

À l'endroit où cette branche ſe contourne de dedans en
dehors, elle reçoit un filet qui vient du cordon de la quatriéme paire brachiale, preſque à ſa ſortie des vertebres. Il y
a un filet de nerf qui ſort avec un rameau de l'artere & de la
veine mammaire à côté du ſternum, & qui ſe diſtribue à la

peau dont il est recouvert. La septiéme, huitiéme, neuviéme, dixiéme & onziéme paires jettent dans leur route plusieurs branches considerables qui entrent dans les muscles du bas ventre, & s'y distribuent par un très-grand nombre de rameaux. Il y en a qui s'implantent à chaque digitation du grand oblique, & qui après avoir rampé quelque-temps sur la superficie de ce muscle, & s'y être distribués, deviennent enfin cutanés ; les autres sont colés fortement à toute la partie extérieure de l'oblique interne, & d'autres passent entre ce muscle & le transversal. Toutes ces branches continuant leur route obliquement suivant la largeur du ventre, passent sous le muscle droit auquel elles donnent plusieurs filets, & s'avancent jusqu'à la ligne blanche. Plusieurs de ces filets qui tapissent le muscle droit, le percent, & se distribuent à la peau qui le couvre.

Le dernier nerf dorsal rampant sur la face interne du muscle transverse, le perce près de la crête de l'os des isles, & continuant sa route entre lui & l'oblique interne le long de la crête du même os, se perd dans ces muscles par un grand nombre de rameaux.

Des Nerfs Lombaires.

Il y a cinq paires de nerfs qui partent de la moëlle renfermée dans les lombes. Du ganglion de chacun de ces nerfs il sort un filet qui remontant avec l'artere & la veine lombaire, couché sur la partie latérale du corps des vertebres des lombes, vient s'implanter, ainsi qu'il a été dit, à la branche inférieure de l'intercostal, lequel grossit en cet endroit, & y forme un ganglion. En second lieu, chacun de ces nerfs dès sa sortie jette une grosse branche qui traverse les muscles, couchée sur les vertebres des lombes, en les tapissant par plusieurs filets ; un rameau de cette branche s'avance jusqu'à leur superficie, & les perçant, s'attache à la peau qui les couvre, & la tapisse aussi par plusieurs filets. Tous ces nerfs communiquent dès leur origine par des branches considerables qui vont droit de l'un à l'autre.

La premiere paire qui est la plus petite des cinq, sort du ventre du psoas dès son origine, & se partage d'abord en deux branches, dont la plus intérieure qui est aussi la plus déliée, remontant sur le même muscle, va s'épanouir sur le peritoine ; l'autre descend couchée sur ce muscle des lombes qu'on nomme quarré, auquel en passant elle donne quelques filets, & coulant ensuite le long du bord intérieur de la crête de l'os des isles, elle se partage en deux autres branches, dont l'une perce les muscles du bas ventre, & vient se distribuer à la peau qui couvre la portion extérieure de la hanche, & la plus grande portion du côté extérieur de la cuisse ; l'autre continuant sa route jusqu'au bout de la crête de l'os des isles, perce les muscles du bas ventre auxquels elle donne en passant quelques filets, & immédiatement au-dessus de l'aîne elle se partage en plusieurs rameaux, dont les uns tapissent la peau qui couvre tout l'os pubis & la partie voisine de l'hypogastre, les autres descendent sur la peau qui couvre la verge, & dans les femmes sur celle qui couvre le mont de venus ; d'autres se répandent sur la tunique vaginale & le muscle qu'on nomme crémaster ; & dans les femmes elles accompagnent l'expension du ligament rond ; d'autres descendent vers les bourses & dans les glandes des aînes.

La deuxiéme paire des lombes se partage en trois branches principales, dont la premiere traverse le muscle psoas & se divise en deux rameaux, dont le plus délié accompagnant l'artere iliaque, fournit des filets aux glandes qui sont couchées dessus, & sort hors du ventre avec cette artere, pour venir se perdre par des fibres très-déliées, dans les glandes des aînes & dans la peau qui les couvre.

Le plus gros rameau couché sur le même muscle psoas, descend jusqu'à l'anneau de l'oblique externe, & sort hors du ventre par cette ouverture ; il se partage en plusieurs autres rameaux, dont les uns se distribuent aux glandes des aînes, les autres aux enveloppes qui forment les bourses, les autres à la peau qui tapisse les aînes & les côtés intérieurs de la cuisse, les autres à celle qui couvre la verge ; les deux autres branches colées l'une contre l'autre, traversent le même muscle psoas environ le milieu de son ventre, & descendant toujours couchées dessus, elles sortent du bas ventre en perçant les muscles au côté extérieur de l'anse de l'oblique externe, & là elles se séparent. La branche extérieure descend jusqu'au genou en

coulant par la partie extérieure du devant de la cuisse, &
se partage en plusieurs rameaux qui tapissent toute la peau qui
la couvre; l'autre branche qui est l'intérieure, rampe le long
du côté intérieur de la partie antérieure de la cuisse, & se
sépare en plusieurs rameaux, dont les uns viennent se distribuer dans la peau qui couvre les aînes & le côté intérieur &
supérieur de la cuisse, & dans celle du milieu de sa partie
intérieure; d'autres se perdent dans les glandes qui sont au
haut de la cuisse, & d'autres dans les membranes des muscles voisins.

Il y a une quatriéme branche qui remonte en traversant le
psoas, & qui est couchée sur sa superficie extérieure. La derniere branche qui sort de la deuxiéme paire lombaire, est très-
considerable; après avoir traversé le ventre du psoas, elle se
joint à une autre branche qui naît de la troisiéme paire qui
est aussi très-grosse. Ces branches se colant l'une contre l'autre, s'unissent fortement entr'elles, & sortant du bas ventre
se séparent en plusieurs rameaux qui s'entrelassent, & vont
s'unir au cordon antérieur de la cuisse à la sortie du bas ventre, ce qui contribue beaucoup à le grossir, ensuite ces mêmes branches ainsi unies, se séparent de nouveau en plusieurs
rameaux, dont les uns se perdent dans les glandes qui sont
au haut de la cuisse, les autres dans la peau qui en couvre le
dedans, quelques-uns se distribuent aux enveloppes de la partie inférieure du psoas & de l'iliaque interne, & le cordon
se coulant ensuite le long de la partie latérale interne de la
cuisse, descend jusqu'au dessous du genou en tapissant toute
la peau qui le couvre.

Le troisiéme & le quatriéme lombaire sont employés presque tous entiers à former le cordon antérieur de la cuisse,
& il se détache de chacun de ces nerfs une petite branche, &
toutes deux s'unissant ensemble, forment le cordon qui va
passer par le trou ovalaire.

La cinquiéme paire des lombes reçoit une branche de la
quatriéme, & elle va se jetter toute entiere dans le premier
nerf de l'os sacrum, pour aider à former le sciatique.

Nous avons dit qu'il y a un cordon qui passe par le trou
ovalaire, il est composé d'un rameau de la deuxiéme paire
des lombes, d'une branche de la troisiéme, & d'une autre

de la quatriéme. Ce cordon entre dans le baffin, & va droit au trou ovalaire, & perçant les mufcles qui le forment, leur donne en paffant quelques filets, & fe partage en deux groffes branches, dont la fupérieure fe diftribue dans la premiere & deuxiéme tête du triceps, l'inférieure fe perd toute entiere dans la troifiéme.

Pour achever la defcription des nerfs lombaires, il nous refte à parler de la diftribution du cordon antérieur de la cuiffe.

Nous avons déja dit que la troifiéme & la quatriéme paires font employées prefque toutes entieres à fa formation. Il defcend couché fur le milieu du mufcle iliaque, & le long du tendon du pfoas, fort hors du ventre, & immédiatement à fa fortie il s'épanouit, & forme un grand nombre de ramifications. Celles qui font au côté extérieur fe diftribuent dans le vafte externe, le crural & le droit; celles du côté intérieur, dans le pectinéus, le couturier & la partie extérieure du triceps & du grêle poftérieur, & il y en a un très-grand nombre qui tapiffent la peau qui couvre le devant & le dedans de la cuiffe jufqu'au deffous du genou; une des branches des plus confiderables fuivant la route de l'artere & de la veine crurale, & paffant fous le couturier auquel elle donne plufieurs rameaux, defcend au côté du condyle intérieur de la cuiffe, & s'attache à la peau, tapiffant par un grand nombre de filets toute celle qui couvre la partie interne de la jambe; en defcendant ce rameau fuit la route de la faphène interne jufqu'à la malleole, en donnant des filets à la peau & à la graiffe, & fe diftribue fur la partie latérale du pouce; c'eft ainfi que finit ce gros cordon qui eft deftiné pour la partie antérieure de la cuiffe.

Des Nerfs de l'Os Sacrum.

Il y a fix paires de nerfs qui fortent du corps de l'os facrum: les quatre premieres avec la derniere des lombes font employées pour former ce nerf important qu'on appelle fciatique; la cinquiéme vient fe perdre dans le releveur de l'anus, fur les enveloppes du dedans du coccix & fur l'extrémité du rectum; la fixiéme fe répand fur la partie convexe du coccix.

Nous avons dit que les quatre premieres donnent chacune un filet de nerf qui s'unit à la branche inférieure de l'intercostal, lorsqu'elle paſſe dans le baſſin.

Il y a des branches de communication de la premiere à la deuxiéme, de la deuxiéme à la troiſiéme, de la troiſiéme à la quatriéme, & de la quatriéme à la cinquiéme.

Avant que ces nerfs ſortent du baſſin, ils jettent pluſieurs rameaux aux parties qui y ſont renfermées.

Premierement, on voit naître de la deuxiéme paire deux gros rameaux, qui dans les femmes remontant avec l'artere & la veine hypogaſtrique, viennent ſe diſtribuer dans le corps de la matrice, dans les trompes & le vagin ; & dans les hommes ils ſe répandent dans les véſicules ſéminales & les proſtates.

De la deuxiéme, de la troiſiéme & de la quatriéme, il part auſſi pluſieurs rameaux qui viennent ſe diſtribuer ſur les côtés de la veſſie & du rectum, & même ſur les parties de la génération dont il a été parlé. Enfin ces nerfs réunis en cordon, paſſent par un trou qui eſt entre l'os ſacrum & l'épine de l'iſchium, & qui n'eſt proprement dans le ſquelette qu'une échancrure, laquelle eſt fermée dans l'animal vivant, par un ligament très-fort, qui va de l'épine de l'iſchyon, à la partie latérale de la derniere vertebre de l'os ſacrum.

Ces nerfs étant preſque réunis en cordon dès leur ſortie, jettent pluſieurs rameaux qui viennent ſe diſtribuer dans le grand & moyen feſſier, & dans le piriforme, & il ſort principalement de la troiſiéme & de la quatriéme pluſieurs branches conſiderables, dont les unes vont ſe répandre dans les tégumens qui couvrent la tuberoſité de l'iſchyon ; quelques filets de cette même branche deſcendent, & les uns viennent ſe diſtribuer dans la peau qui couvre la marge de l'anus, le perinée & les bourſes, tandis que d'autres ſe répandent dans les muſcles nommés *érecteurs* & *accélérateurs* ; un gros rameau du même trouſſeau remontant entre l'érecteur & le releveur de l'anus, vient ſe diſtribuer ſur le dos de la verge ; dans les femmes ils vont aux parties qui leur ſont communes avec les hommes, aux lévres, aux glandes vaginales, & à toutes les parties qui compoſent le clitoris ; ces mêmes rameaux fourniſſent un très-grand nombre de filets au ſphincter & aux releveurs de l'anus.

Du Nerf Sciatique.

Le cordon du sciatique passant entre la tubérosité de l'ischyon & la tête du femur, coule par le milieu du derriere de la cuisse entre les muscles fléchisseurs de la jambe, & il leur donne, en même-temps plusieurs rameaux, & trois travers de doigt au-dessus du jarrêt il se partage en deux branches, qui ont entr'elles quelquefois un rameau de communication. Cette division peut être continuée plus haut, n'étant unis ensemble que par une tunique nerveuse.

J'appellerai la plus grosse l'intérieure, parce qu'elle est destinée pour toutes les parties qui composent le dedans de la jambe & du pied.

J'appellerai l'autre extérieure, par une raison toute contraire.

La branche extérieure jette d'abord un rameau qui coulant sous la peau qui couvre le derriere & le côté extérieur de la jambe jusqu'à la cheville externe, la tapisse par plusieurs autres rameaux, ensuite montant par-dessus le peronné, elle se partage en deux autres branches, dont l'une passant au travers des muscles peronniers, coule sous la peau, & s'avance sur le dos du pied ; & là elle se partage en plusieurs rameaux, recevant au même endroit un filet de communication de la branche intérieure du sciatique, qui coule le long du côté extérieur du dos du pied, & qui sera décrite ci-après.

Ces rameaux se distribuent de telle maniere sur le dos du pied, qu'après avoir fourni plusieurs filets aux muscles & aux enveloppes dont il est recouvert, ils donnent enfin un filet à chaque partie latérale externe du doigt qui répond à l'indice, du doigt du milieu, de celui qui répond à l'annulaire & à la partie latérale du petit doigt qui le regarde. L'autre branche descendant entre le tibia & le peronné, donne d'abord plusieurs filets qui se perdent à la tête de l'extenseur commun des doigts & du gros orteil, & du jambier antérieur ; & recouverte du ventre de ces muscles auxquels elle donne toujours en descendant quelques rameaux, elle passe avec leurs tendons sous le ligament transversal, & dès sa sortie elle se partage en plusieurs branches, dont les unes se distribuent dans

les

les différentes têtes du court extenseur du pied , & sur les ligamens des os du tarse & du metatarse.

Une des plus considerables s'avance vers le gros orteil, &
là elle se partage en deux rameaux, dont l'un coule sur le
gros orteil, & l'autre le long de la partie latérale du doigt
qui répond à l'indice & qui regarde le pouce.

La branche intérieure du sciatique jette d'abord un rameau
qui coule sous la peau par le milieu de la partie postérieure de
la jambe couché sur les muscles, & elle donne quelques filets & à la peau & aux enveloppes des muscles. Etant arrivée
à la malleole externe, elle gagne le dessus du pied, & coulant le long de son côté extérieur, elle jette à droite & à
gauche plusieurs filets qui se perdent dans la peau, & les
enveloppes voisines, ensuite elle se continue tout le long
de la partie latérale externe du petit doigt, auquel elle
donne un très-grand nombre de rameaux. Elle donne aussi
dès sa naissance plusieurs filets qui se perdent dans les têtes
des jumeaux, dans le muscle nommé jarretier, & le plantaire ; ensuite elle passe entre les deux jumeaux, se cache
sous le solaire, & s'avance jusqu'à la malleole externe. Elle
jette dans tout ce trajet plusieurs rameaux qui vont aux extenseurs du pied, & aux fléchisseurs des doigts, & s'engageant après dans l'échancrure de l'os du talon, elle donne
d'abord trois ou quatre rameaux, dont les supérieurs se perdent dans la peau du talon, les autres dans la portion du
muscle sublime qui est attachée au calcaneum; elle donne
aussi quelques filets à la peau qui couvre la malleole interne,
delà elle se partage en deux autres branches, toutes deux cachées sous le sublime. Celle qui passe par le côté intérieur de
la plante du pied, donne quelques filets à ce muscle & aux
tendons voisins, ensuite elle se sépare en quatre branches
principales, lesquelles se subdivisent de nouveau de telle maniere, qu'elles fournissent un gros rameau à chaque partie
latérale interne du gros orteil, du doigt qui répond à l'indice, du doigt du milieu ; & vient à la partie latérale interne
du doigt qui répond à l'annulaire. L'autre qui coule le long
du côté extérieur du pied, se partage en trois branches principales, dont l'une qui est la plus grosse, se plonge d'abord
dans la plante du pied pour les muscles interosseux, l'un des

deux autres coule le long de la partie latérale externe du petit
doigt, l'autre qui passe le long de la partie latérale interne,
fournit aussi un rameau au côté du doigt annulaire qui le
regarde.

Des Nerfs qui se jettent à la Peau.

Après avoir fait une recherche laborieuse & une exacte
description de tous les nerfs, pour tirer du fruit de ce travail, il ne fera pas mal-à-propos de reprendre ici légérement
ceux qui appartiennent à la peau; & il est bon d'avertir d'a-
bord que comme les nerfs font doublés, tout ce que l'on
dira d'un côté se doit pareillement entendre de l'autre.

Commençons par les nerfs qui tapissent la peau de la tête.

Premiérement, le rameau de la deuxiéme paire du cou en est
un; il monte droit à la racine de l'oreille, celle de l'apophyse
mastoïde, & celle de la partie postérieure des joues; cette
même paire fournit affez de filets qui tapissent la peau qui
couvre la mâchoire inférieure & la gorge; elle fournit encore
une branche qui monte derriere le sternomastoïdien, & qui
se distribue par plusieurs rameaux à la peau qui couvre la partie
inférieure de la tête jusqu'au tempes.

Deuxiémement, la premiére vertebrale du cou jette à sa
fortie un gros rameau qui remonte en perçant les muscles
extenseurs de la tête, pour aller tapisser la peau qui couvre
la partie supérieure & laterale de la tête jusqu'à la région de
la fontanelle.

Troisiémement, la branche de la cinquiéme qui passe par
le trou nommé fourcillier, tapisse par un grand nombre de
rameaux toute la peau qui couvre la paupiere supérieure, la
racine du nez, & toute une moitié du front jusqu'au sommet
de la tête.

Quatriémement, la portion dure jette une infinité de rameaux qui tapissent non-feulement le dessous de la gorge,
mais généralement tout un côté de la face & des tempes, &
l'on peut dire qu'elle est presque uniquement destinée à cet
usage.

Cinquiémement, la branche de la cinquiéme paire que
j'appelle maxillaire inférieure, jette un gros rameau qui passe
derriere le condyle de cette mâchoire, & se partage au-devant

de l'oreille en plufieurs rameaux qui tapiffent la peau qui le couvre ; celle de la partie poftérieure des joues & des tempes, plufieurs mêmes vont jufqu'au fommet de la tête.

Sixiémement, plufieurs filets qui viennent des rameaux de la branche de la maxillaire fupérieure, qui fortent par le trou orbitaire externe, tapiffent la peau, les joues, le nez, la paupiere & la lévre inférieure.

Il ne faut pas oublier que les petits rameaux de nerfs qui paffent par les trous de l'os de la pommette, & qui appartiennent auffi à la maxillaire fupérieure, fe diftribuent pareillement dans la peau des joues.

On voit par-là que la premiere & feconde paire des nerfs du cou, les trois branches de la cinquiéme, & enfin la portion dure, jettent un très-grand nombre de rameaux qui tapiffent la peau de la face & de la tête ; paffons à ceux qui tapiffent la peau du cou.

Septiémement, nous avons déja dit que la peau du deffous de la gorge eft tapiffée par des filets de la portion dure & de la feconde paire du cou, la peau de tout le refte du devant du cou, & celle qui couvre le haut de la poitrine & le deffus de l'article du bras, eft tapiffée par un grand nombre de rameaux qui viennent de la deuxiéme & troifiéme paire du cou.

Huitiémement, la peau qui couvre tout le derriere du cou eft encore tapiffée par des filets qui viennent de ces mêmes paires, & des deux premieres brachiales.

Neuviémement, la peau qui couvre tout le devant de la poitrine, eft tapiffée par des rameaux des douze paires des nerfs dorfaux ; fçavoir, le devant par les rameaux qui fortent au côté du fternum avec les branches des arteres & des veines mammaires ; les côtés par des rameaux qui fortent de chaque nerf dorfal environ au milieu de fa route ; & le derriere par les rameaux de ces mêmes nerfs qui percent les mufcles du dos, tout joignant les apophyfes épineufes des vertebres.

Dixiémement, la peau qui couvre les lombes eft tapiffée par des rameaux qui viennent de chaque paire lombaire, & qui percent les mufcles dont cette partie eft recouverte tout auprès des apophyfes épineufes des vertebres.

Onziémement, à l'égard du ventre, la peau qui en couvre les parties latérales & le milieu, eſt tapiſſée par des rameaux qui viennent de la ſept, huit, neuf, dix & onziéme paire de nerfs du dos, deſquels ceux qui tapiſſent le devant du ventre percent preſque tous le muſcle droit, & nous avons dit qu'un des rameaux de la premiere paire des lombes venoit ſe répandre ſur la peau qui couvre la région du pubis, les aînes, & la partie inférieure de l'hypogaſtre.

Par ce que l'on vient de dire des nerfs cutanés, on doit penſer que ceux des extrémités ſont également en grand nombre, comme on le peut voir par la deſcription que l'on en a donnée.

ARTICLE II.

De la ſtructure de l'Œil & de ſes uſages.

L'Œ I L a des parties qui ſervent à défendre ſon globe, d'autres qui le meuvent, & d'autres enfin qui compoſent le globe même.

Les premieres ſont les orbites, les ſourcils & les paupieres.

De l'Orbite.

Le bord extérieur de l'orbite repréſente à peu près un ovale, dont le grand diametre ſe termine par un bout au coronal un peu au-deſſus des os du nez, & par l'autre bout à l'os de la pommette au-deſſus de ſa jonction avec le deuxiéme os de la mâchoire ; mais cet ovale n'eſt pas dans un plan, parce que le bord tant ſupérieur qu'inférieur, eſt beaucoup plus ſaillant & plus élevé que le reſte, & que cette ſaillie augmente à meſure qu'on s'éloigne du nez.

La figure de l'intérieur de l'orbite eſt irréguliere, elle approche de la conique. Ce cône a beaucoup de profondeur, afin que les muſcles droits & le releveur de la paupiere aient plus de longueur pour ſe raccourcir & faire tourner l'œil autant qu'il eſt néceſſaire.

La figure de l'orbite approche de la conique, premierement, parce qu'il faut loger le globe de l'œil vers la baſe du

cône, & lui donner la facilité de rouler autour de fon centre
or, la figure fpherique convient parfaitement à cet ufage.
Deuxiémen t, il a fallu que cette fphere fe terminât en pointe,
& formât un cône, afin que les mufcles droits qui prennent
leurs origines de cette pointe, & qui s'inferent vers la partie
antérieure du globe, fiffent un grand contour fur la furface
du globe, ce qui les rend très-propres à le tourner vers le
lieu où fe fait leur contraction ; au lieu que fi leur origine
eut été dans les parois de la voute, leur infertion demeurant
la même, le mouvement du globe autour de fon centre, n'auroit pas été fi confiderable.

Les bords de l'orbite font plus faillans en deffus & en deffous, & en ces endroits le tiffu de l'os eft plus dur & plus
compact ; cela fert à défendre l'œil des injures des corps extérieurs. L'éminence qui eft au-deffous de l'orbite, étant aug-
mentée par le fourcil, empêche la fueur d'entrer dans l'œil.
Elle fert auffi pour empêcher la lumiere collaterale.

Des Sourcils.

Pour ce qui eft des fourcils, on nomme ainfi ces éminences en forme d'arcs, qui font au-deffus de chaque orbite ; elles
font recouvertes de poils fort épais & couchés obliquement
le long des tempes.

Les fourcils font compofés d'une peau fort épaiffe, afin d'ê-
tre plus faillans ; cette peau eft auffi très-dure, ce qui fait que
les oignons des poils y font plus fermement enchaffés ; &
comme elle eft garnie de beaucoup de graiffe, elle augmente
l'élévation des fourcils.

Ils peuvent être levés ou ridés par des mufcles particuliers.
Ils font ridés & ferrés l'un contre l'autre par un mufcle, qui
de chaque côté prend fon origine de la partie fupérieure du
grand angle vers l'affemblage de l'os du nez avec le coronal ;
fes fibres montent fort obliquement le long du fourcil, & fe
confondent avec celles du frontal.

Les fourcils fervent à retenir la fueur qui coule le long du
front & la craffe de la tête, & préfervent ainfi l'œil de l'incommodité qu'il pourroit en recevoir. Ces éminences fervent
auffi à rabattre la trop grande clarté du jour, c'eft pourquoi

quand on est ébloui par une trop grande lumiere, on fronce
& on abbaisse les sourcils.

Des Paupieres.

Les yeux avoient besoin d'être encore mieux défendus,
c'est à quoi servent les paupieres qui les couvrent. Nous verrons comment elles servent à les préserver, quand nous au-
rons expliqué la structure de ces parties. Dans l'homme il n'y
en a que deux ; mais dans presque tous les animaux à quatre
pieds & dans les oiseaux, il y en a trois.

Les endroits où elles se rencontrent & s'unissent, se nomment les angles ou coins. Celui du côté du nez est le plus
grand ; celui du côté des tempes est le plus petit. Elles sont
composées de la peau ; c'est la même qui couvre les autres parties de la face, à la réserve qu'elle est plus fine & plus souple pour prêter & se glisser aisément quand les paupieres
s'ouvrent. Cette peau est percée au bord de chaque paupiere,
par de petits poils qu'on nomme *cils* : ils sont disposés en deux
ou trois rangs ; l'extrémité de ceux de la paupiere supérieure
est courbée en haut, & celle des poils de l'inférieure est courbée en sens contraire. Ceux de la paupiere supérieure sont
les plus longs, ainsi ils ne blessent point l'œil quand les paupieres s'unissent.

Sous la peau de chaque paupiere on rencontre un plan de
fibres charnues qui sont demi-circulaires. Elles sont étroitement colées à la peau, & attachées à chaque coin de l'œil, où
elles confondent leurs tendons ; leur attache du côté du grand
angle est fixe & immobile ; celles du petit angle sont moins
fixes, se trouvant entrecoupées par un tendon mitoyen qui est
plus sensible dans certains sujets que dans d'autres, ce qui a
donné lieu à certains Anatomistes de croire qu'elles se portent sensiblement vers l'œil dans certains mouvemens des paupieres.

Le plan de fibres dont on vient de parler, est une portion
de ce grand muscle que l'on nomme l'orbiculaire, que l'on
donne tout entier pour resserrer les deux paupieres ; cependant il y a une distinction essentielle à faire, la portion décrite étant intimément attachée à la surface interne de cha-

que paupiere, chaque extrémité répond à chaque anglé où
elles se terminent, c'est cette seule portion qui les resserre. Il
n'en est pas de même des autres plans de ce grand muscle.
L'on voit qu'il y en a qui se confondent & se perdent dans
le muscle frontal, d'autres s'épanouissent avec le muscle sourcillier, enfin il se trouve un plan plus ou moins considerable
qui fait le contour de la partie supérieure de l'orbite; étant
parvenu vers le petit angle, il se divise en plusieurs faisseaux,
dont les uns se jettent en forme de rayons, à la graisse & à
la peau, qui dans leurs contractions rident son tissu, ce qui
est très-sensible dans les personnes âgées; d'autres viennent
se joindre au muscle incisif; le reste du plan fait le contour
de la partie inférieure de l'orbite, pour s'implanter à la partie extérieure du rebord de l'orbite du côté du grand angle,
à peu de distance des deux paupieres; ce dernier plan est trés-
souvent séparé de sa route par des pelotons de graisse, ce qui
fait que lorsque l'on veut séparer toute l'étendue & la circonférence de ce muscle en son entier, & le lever, il se trouve
interrompu & désuni par la graisse.

La paupiere supérieure a un muscle qui lui est particulier.
Il prend sa naissance du fond de l'orbite. Couché au-dessus
du muscle de l'œil qu'on nomme superbe, il s'avance vers la
partie antérieure du globe, & forme un tendon qui s'attache au bord cartilagineux de cette paupiere dans toute son
étendue.

Chaque paupiere près de son bord est affermie par un cartilage demi-circulaire, mince par en haut, épais par en bas,
où il fait comme un ourlet, ce qui lui donne une épaisseur
assez considérable; celui de la paupiere supérieure est le plus
large. L'extrémité de chaque cartilage finit par une petite
bande cartilagineuse; les poils qu'on nomme cils, sont implantés dans ces cartilages.

A quelque distance du grand angle, chaque cartilage est
percé à son bord intérieur par un trou qui va obliquement
de dedans en dehors, & qu'on nomme point lacrimal; ce
trou est l'entrée d'un demi canal creusé dans la portion de ce
cartilage qui s'étend jusqu'au grand angle.

Dans la substance de chaque cartilage, la nature a pratiqué de petites loges séparées par des cloisons très-minces,

où font exactement enfermés de petits amas de glandes qu'on appelle ciliaires, parce qu'elles font dans le voifinage des poils qu'on nomme cils, à caufe que ces cartilages font nommés par les Latins *Cilia*. Ce n'eft qu'à une certaine diftance du grand angle que ces glandes prennent naiffance. Chaque amas eft compofé de deux rangées de petits grains placés fuivant la largeur du cartilage en ferpentant ; au milieu de chaque rangée regne un petit conduit qui vient s'ouvrir au bord interne de chaque paupiere. La liqueur qui fort par ces petits conduits s'appelle chaffie.

Les petits poils qu'on a nommés cils, font au bord extérieur de chaque cartilage, & les trous des conduits des glandes ciliaires à leur bord interieur.

De la Membrane qui revêt le dedans des Paupieres.

Le dedans des paupieres eft tapiffé d'une membrane très-fine & auffi polie qu'une glace de miroir. Après qu'elle a recouvert les paupieres, elle fe réflechit fur le devant du globe, qu'elle recouvre exactement, & en cet endroit elle s'attache tout autour de la circonférence de la cornée.

C'eft cette membrane qu'on nomme le blanc de l'œil, à caufe qu'il paroît à travers ; & comme à l'endroit où elle fe réflechit, elle s'attache fortement à toute la circonférence de l'orbite, on l'appelle auffi conjonctive, parce qu'elle joint le globe de l'œil au bord de l'orbite.

Elle eft unie par fa partie interne à un tiffu cellulaire avec toutes les parties fur lefquelles elle porte.

Sa furface extérieure eft parfemée de vaiffeaux lymphatiques qui font très-fenfibles dans les animaux, très-fins & très-déliés dans l'homme, lefquels dans certaines occafions fe dilatent fi fort qu'ils donnent entrée au fang qui parcourt les extrêmités des arteres & des veines.

Sa ftructure eft ferrée, cependant capable d'extenfion. Il paroît qu'elle ne tire fon origine d'aucunes parties renfermées dans l'orbite, par-conféquent elle doit être regardée formée dès la premiere conformation, comme celles qui compofent le globe de l'œil. Elle fait un replis vers le grand angle qui eft plus ou moins fenfible, proche la caroncule, qu'elle em-

braffe

braſſe de toutes parts , comme le fait la troiſiéme des paupieres des animaux à quatre pieds , &c. Dans ces animaux elle
eſt auſſi percée par les embouchures des conduits de la glande
lacrymale , & par les points lacrymaux.

De la Glande lacrymale dans l'Homme.

On voit au dedans de la partie ſupérieure de l'orbite , en
tirant vers le petit angle , derriere la conjonctive , une glande
qu'on nomme lacrymale , qui eſt d'une étendue aſſez conſiderable , platte , du nombre des conglomerées. Dans ſa partie
antérieure elle eſt comme partagée en pluſieurs petites pieces
qu'on nomme lobes. Il ſort d'entre leurs intervales , des conduits excrétoires qui rapportent la liqueur des larmes. Dans
l'homme ils ſont au nombre de ſept à huit. Ils gliſſent entre
la tunique interne de la paupiere ſupérieure & le tendon du
muſcle qui la releve , & perce cette tunique environ ſon milieu. La liqueur qui coule par ces petits conduits , eſt claire ,
limpide , déterſive & pénétrante , & un peu ſalée ; elle s'eſt
cryſtaliſée dans certaines maladies.

Comme les conduits de la glande lacrymale ſont déliés dans
l'homme , & qu'ils ne peuvent être obſervés qu'avec la loupe , nombre de perſonnes ne ſe donnent pas la peine de les
examiner à cauſe de leur délicateſſe , & pour en montrer la
route , on ſe ſert dans les démonſtrations publiques & particulieres , de l'œil de bœuf où cette glande & ſes conduits ſont
très-viſibles.

On a dit que le bord interne de chaque cartilage étoit percé
par une ouverture qu'on a nommée point lacrymal , & que
cette ouverture étoit pratiquée en rond , par conſéquent capable de ne point diminuer du diametre de ſon entrée pour
les larmes. Cette ouverture eſt l'entrée d'un demi canal en
forme de goutiere , creuſé dans la portion inférieure du cartilage , & qui ſe prolonge juſqu'au grand angle , comme il a
été dit.

Au dedans de cette goutiere eſt enfermé un conduit particulier fait par un prolongement de la conjonctive , qui après
avoir fait quatre à cinq lignes de chemin , s'unit avec celui
de l'autre paupiere , ainſi les deux n'en font qu'un qui vient

Tome I. R

s'ouvrir dans une petite poche qu'on appelle fac lacrymal. Je les appellerai les conduits des points lacrymaux, pour les diftinguer de ceux qui fortent de la glande lacrymale, que j'appellerai fimplement conduits lacrymaux.

Les conduits des points lacrymaux font formés par un prolongement de la tunique interne des paupieres, par conféquent capables de compreffion, ce qui ne peut arriver à leur entrée qui eft cartilagineufe. Au côté extérieur ils font recouverts des fibres du mufcle qui entourre chaque paupiere, c'eft-à-dire, les plus proches du grand angle, où fe termine le tendon commun à l'une & à l'autre; & par le côté intérieur, ils ne font recouverts que de la feule membrane interne des paupieres. Le conduit de la paupiere fupérieure décrit une ligne légerement courbée; celui de l'inférieure en décrit une qui l'eft moins. L'ouverture du point lacrymal ne peut donner entrée qu'à un ftilet très-fin étant cartilagineux, mais fon conduit eft beaucoup plus large étant membraneux.

Du Sac lacrymal.

Le fac dans lequel les conduits des points lacrymaux fe déchargent, eft placé dans un petit enfoncement creufé à la partie latérale de l'orbite, partie dans l'os unguis, & partie dans la partie nafale de l'os maxillaire. Ce fac eft formé de la tunique interne du nez en étant un prolongement. Il eft recouvert extérieurement par le tendon commun de l'orbiculaire, du prolongement de l'union des cartilages, & par un petit plan des fibres du mufcle de la paupiere inférieure. Outre ces fibres, il y a un petit mufcle au dedans du grand angle qui prend fon origine de la partie antérieure de l'os planum, & s'infere à la partie interne du tendon mitoyen ou commun à l'oppofé de l'orbiculaire; c'eft un petit mufcle que j'ai obfervé il y a long-temps.

La partie intérieure du fac eft parfemée de beaucoup de grains glanduleux qui filtrent une liqueur douce, laquelle fe mêle avec les larmes.

Ce fac eft plus large par fa partie fupérieure que par l'inférieure, où l'on croit qu'il fe retrécit plus ou moins pour donner naiffance au conduit nafal. Il fe trouve des fujets où

le diametre du fac & du canal font femblables, & l'embouchure du canal nafal qui eft fous la lame fpongieufe inférieure
eft auffi large, à y introduire un tuyau d'une plume médiocre.
L'embouchure de ce canal eft pour l'ordinaire un peu tournée
vers la partie poftérieure du nez.

Cette dilatation avoit donné lieu à quelques Anatomiftes
d'inventer des tuyaux courbes pour feringuer par cette embouchure pour dégorger le fac lacrymal, ce qui n'a pas eu du
fuccès par la variation où fe trouve fi fouvent ce conduit.

Quand ce fac eft trop plein, il forme une petite tumeur qui
fait faillie hors du grand angle, quoique recouvert en partie
du tendon commun aux deux paupieres, & du ligament formé
par l'union des deux cartilages qui les terminent.

Ce fac fe retréciffant dans plufieurs fujets, forme un conduit qui entre dans la cavité du nez, c'eft pourquoi on l'appelle nafal. Il eft formé par un prolongement de la tunique
interne du nez, comme il a été dit.

Son embouchure eft fous la lame inférieure du nez, à peu
de diftance de fon origine, & pour l'ordinaire elle eft un peu
tournée vers la partie poftérieure du nez. Le diametre de cette
embouchure varie beaucoup, car elle eft en quelque fujets fi
étroite, qu'apeine peut-on l'appercevoir ; en d'autres elle eft
affez large pour recevoir un ftilet gros comme une plume à
écrire. C'eft par ce conduit que les larmes coulent en abondance dans le nez dans le temps qu'on pleure.

De la Caroncule.

On voit au dedans du grand angle, proche la jonction des
deux paupieres, une petite éminence longuette tirant fur le
rouge, à qui l'on a donné le nom de caroncule lacrymale.

C'eft une petite glande qui remplit la foffette du grand angle proche la jonction des paupieres. Sa figure approche de la
pomme de pin. Elle eft compofée de plufieurs amas de grains
glanduleux bien diftingués les uns des autres. Au milieu de
chaque amas il y a un petit trou qui eft l'embouchure de leurs
conduits excrétoires, à côté duquel fort un petit poil très-fin.
Souvent aux environs de cette glande il fe voit des grains
glanduleux, dont la ftructure eft pareille à ceux dont elle eft

compofée. Il découle de ces petits trous une matiere blanche & gommeufe, qui file le long de ces petits poils.

Il eft à remarquer que depuis les points lacrymaux jufqu'au grand angle, il n'y a ni cils ni glandes ciliaires ; à l'égard des poils, on en voit quelques-uns, mais ils font plus fins que ceux des cils.

Du mouvement des Paupieres.

Les paupieres s'ouvrent & fe ferment. Pour fermer l'œil elles s'approchent l'une de l'autre comme deux couliffes, dont l'une defcend & l'autre monte. On a dit que la peau des paupieres étoit garnie de fibres demi-circulaires, liées étroitement, & qu'elles avoient leurs points d'appuis aux deux coins des yeux ; ces fibres ne peuvent pas fe raccourcir qu'elles ne deviennent plus droites, ce qui fait defcendre la paupiere fupérieure & monter l'inférieure, par ce moyen elles couvrent exactement les yeux. Quand ces deux mufcles font un forte contraction, ils compriment le globe de l'œil. Pour découvrir l'œil, il n'y a que la paupiere fupérieure qui agit ; on voit auffi que c'eft celle qui a le plus de mouvement ; pour cet effet elle a un mufcle particulier qui fert à la relever, & par-conféquent à découvrir l'œil ; le tendon de ce mufcle s'implante au bord cartilagineux de la paupiere dans toute fon etendue, pour la relever également & uniformement.

L'inférieure n'a point de mufcles pour l'abbaiffer, ainfi elle ne contribue à découvrir l'œil, que parce que fes fibres n'étant plus en action, elles reprennent leur premiere courbure. Les mufcles des fourcils contribuent auffi à relever les paupieres.

Voyons comment les paupieres fervent à défendre les yeux. Pendant le jour elles les défendent contre les impreffions douloureufes d'une lumiere trop vive, & de celles de la fumée, de la pouffiere, & des injures de plufieurs autres corps.

Les paupieres couvrent les yeux pendant le fommeil, pour les rendre plus tranquiles. Il eft difficile de pouvoir s'endormir dans un lieu fort éclairé fans fermer les paupieres ; & pendant le fommeil, la pouffiere qui vole continuellement dans l'air couvriroit l'œil d'un nuage fort épais, & mille petits animaux dont l'air eft chargé, le piqueroient fans cette ouverture.

On voit par-là que pendant le fommeil les paupieres doivent être colées intimement l'une à l'autre ; cependant elles ne peuvent se joindre si bien qu'elles ne laissent entr'elles plusieurs petits vuides ; pour y remédier, il y a une liqueur onctueuse qui est toujours en réserve dans les glandes ciliaires dont les canaux s'ouvrent au bord intérieur des paupieres, comme on la fait remarquer, laquelle sert à les coler si exactement, que ni la poussiere, ni la fumée, ni aucun petit insecte ne sçauroient entrer dans l'œil, & par-conséquent ni l'obscurcir, ni le piquer, ce qui ne manqueroit pas de nous éveiller. Cette liqueur est une espece de vernis très-volatil, comme on le remarque dans ceux qui se portent bien, qui en s'éveillant ouvrent les paupieres sans qu'il y paroisse de chassie ; mais dans ceux qui sont d'un temperament humide, où en qui cette liqueur s'épaissit, & où les glandes ciliaires sont affectées, elles en fournissent une très-grande quantité, ce qui rend les yeux chassieux.

Comme pendant la veille il faut que les yeux soient toujours ouverts, un des principaux usages des paupieres est d'entretenir la cornée, c'est-à-dire, la vitre de l'œil toujours nette ; car comme les paupieres sont incessamment mouillées par le moyen de la lymphe que la glande lacrymale fournit en passant & repassant sans cesse sur la cornée sans qu'on y fasse attention, elles produisent le même effet que feroit une éponge mouillée que l'on passeroit souvent sur une glace de miroir, qui seroit exposée à l'air pour l'entretenir nette.

Dans l'homme c'est la paupiere supérieure qui est la plus mouillée, c'est elle aussi qui a le plus de mouvement, & qui sert ordinairement à nettoyer l'œil, & quand son mouvement n'est pas assez fort, c'est sur elle qu'on porte la main pour mieux frotter l'œil & pour dissiper le nuage qui le couvre, ou pour en faire sortir ce qui le picote ; c'est pour cette raison qu'elle est affermie par un cartilage qui est beaucoup plus large & plus épais que celui de l'inferieure.

La liqueur qui sort de la glande lacrymale, sert aussi à entretenir la polissure de la cornée, qui sans ce secours ne manqueroit pas de se dessecher par l'action de l'air & de se rider, ce qui rendroit le mouvement des paupieres fort penible, causeroit un très-grand changement aux rayons qui doivent entrer dans l'œil, pervertiroit la vision, & même en se desséchant elle perdroit sa transparence.

Quand on veut voir des objets qui font fort éclairés, ou qu'on veut les regarder de près, les paupieres ne laiſſent que le centre de la prunelle à découvert, lequel ne donnant paſ-ſage qu'à un petit nombre de rayons, fait que la viſion en eſt plus diſtincte.

Voyons à préſent par quelle mécanique le ſuperflu de la lymphe lacrymale eſt chaſſée dans la cavité du nez.

Il n'eſt pas poſſible que cette liqueur ſoit verſé dans une ſi juſte quantité, qu'il n'y en ait de ſuperflue, laquelle s'écou-lant & ſe ramaſſant dans les coins des yeux, les rendroit toujours larmoyans, ce qui n'arrive jamais quand le corps eſt bien reglé. Voici par quels moyens ce ſuperflu eſt chaſſé dans l'égout voiſin qui eſt le nez.

Pour bien entendre comment cela ſe fait, il faut remar-quer d'abord que pendant le ſommeil les bords des paupieres s'approchent l'un contre l'autre, ſelon toute leur épaiſſeur, & que la ſupérieure déborde toujours un peu. En ſecond lieu, que c'eſt la portion des paupieres qui s'étend depuis l'endroit où finit leur ceintre, juſqu'au grand angle qui contient les conduits des points lacrymaux qui s'ouvrent dans le ſac lacry-mal. Troiſiémement, que le vuide de cet angle eſt rempli par cette petite éminence glanduleuſe qu'on nomme caron-cule. Enfin qu'il n'y a ni cils ni glandes ciliaires, comme on l'a déja dit. Cela poſé, examinons dans quelle poſition ſe mettent les paupieres pour recevoir & pour conduire le ſu-perflu des larmes dans le ſac lacrymal.

Premierement elles s'approchent de telle maniere, qu'elles ſe touchent ſeulement par leurs bords extérieurs, ainſi elles laiſſent entr'elles un intervalle qui fait une eſpece de gou-tiere qui commence vers le petit angle, (car c'eſt l'endroit des paupieres qui ſe ferme le premier.) Cette goutiere regne juſqu'à l'endroit où finit leur ceintre & leur bourlet.

Secondement, dans le même-temps que la goutiere ſe for-me, la portion de chaque paupiere qui renferme un des con-duits lacrymaux rentre en dedans, & elles s'ajuſtent de telle maniere que les ouvertures de ces conduits ſe trouvent préci-ſément à l'extrémité de la goutiere, & leur direction preſque droite par rapport au ſac lacrymal.

Les paupieres ainſi diſpoſées, on voit à préſent que la lymphe lacrymale qui se trouve pressée entre les paupieres & le globe, est forcée d'entrer dans la goutiere, à l'extrémité de laquelle se trouvent les ouvertures des points lacrymaux, où elle s'engage nécessairement ; que delà elle passe dans leurs conduits qui la portent dans le sac lacrymal, d'où enfin elle descend dans la cavité du nez par le conduit nasal. C'est par ce conduit que les fumeurs font sortir la fumée de tabac par les yeux. La pente du lieu & la disposition des points lacrymaux y contribuent. Les conduits des points lacrymaux sont environnés de fibres charnues qui sont comme autant de ressorts qui les pressent, & qui les obligent à pousser la liqueur qu'ils ont reçue, dans le sac lacrymal, d'où elle tombe sur le champ dans la cavité du nez ; mais comme les ouvertures des conduits lacrymaux pourroient ne pas fermer assez exactement l'extrémité de la goutiere, il y a une petite éponge, c'est la caroncule, qui se place derriere & qui la ferme si bien, que toute la lymphe est obligée d'enfiler la route dont on vient de parler. Comme la portion des paupieres qui est voisine du grand angle rentre en dedans, ainsi qu'on l'a dit, lorsque la goutiere se forme, c'est pour cette raison qu'elle n'a point de cils ; car quand elle rentre de la sorte, ces poils blesseroient l'œil. Elle n'a point non plus de glandes ciliaires, parce que la liqueur qui sort de la caroncule en fait l'office.

L'expérience fait voir que cette partie des paupieres est jointe par une chassie comme tout le reste, la matiere qui en sort est toute semblable à celle des glandes ciliaires.

La route de la lymphe lacrymale étant connue, il est aisé de voir pourquoi les trous qu'on appelle points lacrymaux, percent obliquement, & s'ouvrent de dedans en dehors, afin de se mieux présenter quand la partie des paupieres qui regarde le grand angle rentre en dedans ; & si l'on fait attention qu'ils doivent être ouverts en tout temps, afin d'être toujours prêts à recevoir la lymphe lacrymale, l'on verra qu'ils ont dû être creusés dans un cartilage.

C'est aussi pour la même raison que les narines sont cartilagineuses aussi-bien que le larynx, & non-seulement les ouvertures qu'on nomme points lacrymaux, sont cartilagineuses, mais encore la goutiere où sont renfermés les conduits de ces mêmes points, afin que ces conduits se rétablissent dans leur diametre naturel, sitôt qu'ils cessent d'être comprimés.

On a fait observer que les petits tas des glandes ciliaires étoient enfermés dans la substance du cartilage. Si ces petits amas de glandes avoient été placés sous la tunique interne des paupieres, ils l'auroient rendue rabotteuse, & par-conséquent leur mouvement très-difficile, d'autant plus que ces petits corps glanduleux sont trés-souvent sujets à se gonfler. C'est pourquoi il a fallu que les paupieres fussent affermies par un cartilage qui fait comme l'office d'un demi cerceau plat & poli.

Des Larmes.

On vient de faire voir que dans un corps bien reglé, & qui n'est agité d'aucune passion, les yeux ne doivent jamais être larmoyans, tâchons de découvrir qu'elle est la cause qui fait changer cette disposition naturelle des yeux, & qui nous oblige à pleurer dans toutes les occasions où les réservoirs des larmes sont obligés de se remplir, & leurs canaux de décharge se remplissant plus qu'à l'ordinaire, il faut que les yeux soient larmoyans, & qu'ils se vuident plus souvent & à plein canal, c'est ce qui est arrivé toutes les fois que la circulation du sang est retardée dans ce réservoir ; cela est si vrai, qu'on peut obliger un animal à verser des larmes involontairement par la seule ligature des vaisseaux, c'est-à-dire, des veines qui rapportent le sang des yeux. L'expérience nous apprend que lorsque le sang est obligé de séjourner plus qu'à l'ordinaire dans un couloir de notre corps, la filtration y devient toujours plus abondante.

Il faut outre cela remarquer que les sucs d'oignons & d'ail, que la fumée, la poussiere, ou quelqu'autre ordure dans l'œil font pleurer involontairement ; les particules âcres qui s'échappent de toutes ces matieres, picotant les membranes très-sensibles de l'œil, y attirent quelqu'inflammation, ce qui fait que les muscles ne peuvent se gonfler sans comprimer les réservoirs des larmes qui les environnent, & cela les oblige à se vuider à plein canal, & à fournir par ce moyen la matiere de cet écoulement, & l'on peut avancer que dans toutes ces occcasions, on ne verse des larmes que parce qu'il y a quelque disposition inflamatoire dans l'œil.

On

On pleure auffi par le chatouillement du nez, en baillant, en éternuant, quand on eft enchifrené, ou quand on a quelque tumeur au dedans du nez, ou par quelque boiffon prife trop chaude ; le vomiffement violent y contribue auffi. Le chatouillement ou picottement un peu trop fort de la membrane du nez fe communique à celles de l'œil par le voifinage & la continuité des membranes, & y caufe une legere inflammation. Quand on baille & qu'on éternue, tous les mufcles de la face & des yeux font en contraction, & par conféquent tous les réfervoirs qui font dans leur voifinage font comprimés.

Quand on eft enchifrené, la membrane du nez eft fi fort gonflée, qu'elle bouche l'extrémité du conduit nafal ; ce qui arrive auffi par un polype ou par l'obftruction de ce canal ; le furplus des larmes ne pouvant plus fe vuider dans le nez, reflue par les points lacrymaux, ce qui rend les yeux larmoyans.

L'on peut à préfent expliquer pourquoi l'on pleure dans une paffion de trifteffe & quelquefois de joie. Les propriétés de la trifteffe font de rendre le poulx foible & lent, les parties du corps pâles, & de les priver de chaleur, mais fur-tout le vifage, qui outre la paleur devient abbatu & décharné. Dans cet état la tête devient pefante, l'imagination languiffante, on fent une oppreffion de poitrine, & un embarras autour du cœur. Tous ces accidens font connoître que dans cette paffion le fang eft rallenti, moins propre à fermenter & à monter à la tête & au vifage. Ces mêmes accidens font voir que la circulation du fang eft plus lente, & c'eft ce retardement qui donne occafion aux férofités qui font dans la maffe du fang, de s'en féparer, & de couler lentement dans les veines & dans la fubftance des parties, ce qui fait qu'elles fe gonflent & fe rempliffent ; c'eft pour cela qu'on fe mouche & qu'on crache plus fouvent, & que les yeux font baignés de larmes.

Il y a une raifon particuliere pourquoi on fe mouche fouvent quand on pleure. Les yeux de ceux qui pleurent rougiffent peu à peu, & les mufcles font agités par quelques mouvemens involontaires & irréguliers, ce que l'on connoît par les grimaces que font ces parties ; c'eft-à-dire, que la difpofition inflammatoire fuit de près le retardement de la circulation du fang, & c'eft ce qui détermine les réfervoirs à four-

nir pendant un temps si considerable à ces sortes d'écoulemens, parce que le sang est assez détrempé & qu'il a assez de
parties d'eau ; c'est pour cela que les enfans & les femmes
pleurent plus souvent que les hommes, à cause que leur sang
est plus sereux, & que dans ceux qui ont pleuré long-temps,
les larmes se ralentissent, & qu'elles se renouvellent après quelques boissons. Les hommes qui sont susceptibles sont aussi sujets
à verser des larmes en nombre d'occasions, aussi dit-on ordinairement d'eux, qu'ils ont le cœur tendre. On pleure à force
de rire, & pour lors le sang est déterminé à monter abondamment à la tête ; les yeux & leurs muscles se gonflent &
rougissent, ce qui introduit dans les yeux la disposition inflammatoire dont on a parlé.

Des parties qui servent au mouvement de l'Œil.

Six muscles servent au mouvement de l'œil. Ils tirent leur
nom de leur situation, c'est pour cela qu'il y en a quatre qui
sont nommés droits, & deux obliques. Les droits prennent
leur origine du fond de l'orbite, autour du trou par où passe le
nerf optique, c'est-à-dire, de la dure-mere. Le premier est
situé à la partie supérieure de l'œil ; le second, qui lui est directement opposé, est à la partie inférieure de l'œil ; le troisiéme & le quatriéme sont aux côtés du globe ; l'un regarde
le grand angle, & l'autre le petit angle. Ces quatre muscles
sont plats en forme de petites bandes, lesquelles s'avançant
par les quatre parties du globe de l'œil dont on a parlé, l'embrassent & finissent en des tendons larges & forts qui s'implantent à la sclérotique, membrane extérieure du globe, à
peu de distance de la cornée. Des deux obliques, l'un est
nommé grand oblique, pour le distinguer de l'autre que l'on
appelle petit oblique, étant moins long. Le grand oblique
prend son origine du fond de l'orbite, de même que les droits
de la dure-mere ; placé le long de l'os planum, & se portant
droit vers le grand angle, il produit un tendon rond & délié
qui passe par un trou creusé dans un cartilage attaché au bord
de la partie supérieure de l'orbite au-dessus du grand angle,
d'où il refléchit à angle droit, enveloppé d'une gaîne membraneuse, pour venir s'inserer à la sclérotique, entre le rele-

veur & le nerf optique, vers la partie poſtérieure de l'œil. Le
petit oblique qui eſt oppoſé par ſa ſituation, prend ſon origine vers le bord de la partie inférieure de l'orbite au-deſſous
du grand angle, & ſe portant vers le petit angle, il embraſſe
le globe, & vient s'implanter à la ſclérotique, entre le grand
oblique, le dédaigneur & le nerf optique.

Ces muſcles ſont enveloppés d'une très-grande quantité de
graiſſe qui entretient les fibres dans une grande ſoupleſſe. Ils
ſont auſſi parſemés d'un grand nombre de vaiſſeaux qui ſe ramifient de telle maniere, qu'ils forment un lacis ou reſeau
qui couvre toute leur ſurface.

Dans les animaux, comme le bœuf, le cheval & autres,
il ſe trouve un ſeptiéme muſcle, qui prend ſon origine du
fond de l'orbite, embraſſe le nerf optique, & preſque la moitié du globe auquel il s'infere fortement dans toute ſa circonférence.

Dans tous ces animaux, ce muſcle n'eſt qu'une maſſe de
chair preſque ronde, quelquefois pourtant elle ſe trouve ſéparée en deux ou trois parties, entre leſquelles il y a beaucoup
de graiſſe. J'ai obſervé que dans un ours ce ſeptiéme muſcle
étoit diviſé en quatre petits, dont les inſertions étoient auſſi
diſtinguées que celles des quatre muſcles droits. J'ai obſervé la
même choſe dans les yeux des chats, quoique *Caſſerius* ait
écrit que ce muſcle ne s'y rencontre point.

Lorſque chacun des quatre muſcles droits agit ſéparément, il fait faire à l'œil le mouvement droit de bas en haut,
de haut en bas, de droite à gauche, & de gauche à droite;
& c'eſt à raiſon de ces différentes fonctions qu'on leur a
donné différens noms; par rapport à leur office on les a nommé releveur, abbaiſſeur, adducteur, abducteur; par rapport
à d'autres uſages on leur a donné d'autres noms, en appel-
lant le releveur ſuperbe, l'abbaiſſeur humble, l'adducteur li-
ſeur ou buveur, l'abducteur dédaigneur.

A l'égard des mouvemens obliques, ils ſont produits par
les différentes combinaiſons des mouvemens de deux de ces
muſcles; par exemple, lorſque le ſuperbe & le buveur agiſſent enſemble, le mouvement oblique ſe fait vers le grand
angle; & quand le ſuperbe & le dédaigneur ſe meuvent en
même-temps, l'œil ſe porte obliquement vers le petit angle,

ainſi des autres. Quand les quatre droits agiſſent de ſuite, l'œil eſt mû en rond ; quand ils agiſſent tous quatre à la fois, & qu'ils ſont également tendus, ils tiennent l'œil dans une ſituation ferme & égale, ce qu'on appelle mouvement tonique, & tirent le globe au dedans de l'orbite.

Si l'on conſidere bien les points d'origine & d'inſertion des muſcles obliques, & le tour qu'ils ſont ſur le globe de l'œil, il ſera aiſé de juger que quand l'oblique ſupérieur agit, il fait tourner l'œil obliquement en dehors, c'eſt-à-dire, vers la poulie, & dirige la prunelle en en bas. Quand c'eſt le petit oblique, il le fait auſſi tourner obliquement en dehors, & dirige la prunelle en en haut. L'on obſerve que pendant que ces muſcles agiſſent, le globe de l'œil eſt toujours plus ſaillant.

Cette méchanique a été fort néceſſaire pour favoriſer la viſion, car ſans elle les avances que font les ſourcils & les joues pourroient l'empêcher, ſoit lorſqu'on veut regarder droit en haut ou droit en bas ; de plus, l'œil eſt toujours tenu un peu ſaillant vers le bord de l'orbite par l'action de ces muſcles, ſans ce ſecours il y ſeroit trop enfoncé par la tenſion des muſcles droits, ainſi on ne verroit pas ſi aiſément les objets qui ſont de côté.

Les uſages auxquels l'œil a été deſtiné, demandoit qu'il fut mobile ; c'eſt pourquoi il a une figure ronde, & pluſieurs muſcles qui ſervent à le diriger vers tous les objets qu'on veut regarder. Or ces muſcles ſont d'une telle néceſſité pour la viſion, que ſans eux on verroit preſque toujours les objets double, & il ſeroit même difficile de diſtinguer les différentes parties d'un objet ſans être obligé en même-temps de remuer la tête ſuivant l'ordre dans lequel on les voudroit regarder, afin que chaque partie pût tomber à ſon tour ſous l'axe viſuel, comme on ne le connoît que trop par l'exemple de ceux où ces muſcles ſont enflammés.

En effet, ce qui nous fait voir le détail exact d'un objet entier, & ce qui cauſe la promptitude avec laquelle les yeux en parcourent toutes les parties, c'eſt la vûe directe, comme on le connoît aſſez quand on lit ; car encore qu'on apperçoive en même-temps toutes les lignes d'une page par la vûe oblique, on ne peut les lire qu'en parcourant ſucceſſivement avec la vûe directe tous les mots, & presque toutes les lettres de chaque mot; d'où il arrive que l'habitude qu'ont nos yeux à ce mouvement, nous empêche de les fixer aisément pendant un temps considerable à un point déterminé.

Des Parties qui composent le Globe de l'Œil.

Le troisiéme genre des parties qui concernent la vûe, comprend celles qui sont propres au globe de l'œil & qui le composent.

L'œil ne se remue point en rond ou sur lui-même, un pôle de ce mouvement étant au fond de l'orbite, & l'autre au centre de la pruuelle, parce que ce mouvement seroit inutile, la prunelle étant toujours dirigée vers un même point de l'objet, car elle seroit remuée sans que le centre de son cercle changeât de place, non plus que celui de tout le globe. Cela se prouve par ceux qui ont de grosses veines aux coins des yeux, qu'on ne voit jamais hausser ni baisser.

L'inutilité de ce mouvement est aussi prouvée par l'exemple d'un verre de lunette qui peut être tourné sur son centre sans faire aucun effet sensible.

Le globe de l'œil est suspendu & retenu dans l'orbite, tant par cette membrane qu'on nomme le blanc de l'œil, que par les muscles, comme on l'a déja fait observer.

Des Membranes qui forment le Globe de l'Œil.

Le globe est composé de deux enveloppes, l'une extérieure & l'autre intérieure; l'extérieure est fort dure, & pour ce sujet a été nommée sclérotique; elle couvre la plus grande partie du globe, & est fort épaisse, sur-tout vers le fond de l'orbite. L'ouverture qu'elle laisse en devant est fermée par une membrane qui, pour avoir la couleur & la transparence d'une lame de corne, est nommée cornée; elle est fort polie, & intimément unie à la sclérotique.

Cette membrane transparente est un peu plus voutée que le reste du globe, lequel se trouve rond en tout sens.

Ces deux membranes forment le globe qui contient les autres parties intérieures dont la rondeur n'est pas exacte,

car la partie tranfparente, c'eft-à-dire, la cornée s'éléve en
une boffe qui excéde la fuperficie fphérique de la partie opaque de la fclérotique ; cette boffe dans l'homme & dans la
plûpart des animaux à quatre pieds, fait partie d'un cercle
dont le diametre (fi ce cercle étoit entier) feroit moindre d'une
huitiéme partie ou environ que le diamétre du cercle formé
par la fclérotique. Selon que cette boffe eft plus ou moins élevée, on voit les objets ou plus petits, ou plus gros, ou de
plus loin, ou de plus près. Cette boffe de la cornée près le
globe de l'œil, fe trouve ronde en tout fens. On croit vulgairement que les couleurs de l'œil font dans la cornée, mais
c'eft dans la membrane iris, & elles paroiffent au travers de
la cornée.

Le nerf optique perce la fclérotique dans la partie poflé-
rieure pour fe jetter & s'épanouir au-dedans du globe, & en
la perçant il s'y attache fortement. Son entrée eft prefque
directement vis-à-vis ce trou de la prunelle ; c'eft-à-dire, que
le milieu de fon infertion ne répond pas à la ligne qui paffe
par le centre des humeurs.

Les filets de la fclérotique font difpofés en cet endroit de
telle maniere, qu'ils fe croifent en divers fens, & font comme
un fphincter qui embraffe étroitement ce nerf.

Les trous dont cette membrane eft percée aux environs de
l'infertion du nerf optique, donnent paffage à prefque tous
les vaiffeaux deftinés pour les membranes ; ceux de la rétine
& ceux du cryftallin paffent dans le centre du nerf optique
& dans le centre de l'humeur vitrée.

Les trous dont la fclérotique eft percée environ vers le milieu
du globe, donnent paffage à de petites arteres deftinées pour
la chorroïde ou uvée, mais principalement aux troncs de
veines qui rapportent le fang de ces membranes ; ces trous font
un peu obliques, ils font au nombre de quatre principaux.

Il y en a qui font un chemin affez confiderable dans l'é-
paiffeur de cette membrane, ce font ceux qui vont à la membrane iris ; il y en a un de chaque côté du globe.

La fclérotique eft beaucoup plus épaiffe vers le fond de
l'œil qu'ailleurs, pour le rendre plus obfcur, comme étant le
lieu où les images des objets doivent fe peindre ; c'eft ce qu'on
expliquera en parlant des ufages de cet organe.

L'on ne diſtingue communément la cornée de la ſclérotique, qu'à cauſe que l'une eſt tranſparente, & l'autre opaque ; cependant il eſt conſtant qu'elles ſont d'une ſtructure
très-différente, car la cornée peut être ſéparée en pluſieurs
lames ou feuilles tranſparentes, au lieu que le tiſſu de la ſclérotique eſt dur, ferme & compacte, enſorte que par une
longue maceration on ne peut la ſéparer qu'en filaſſe ; donc ſon
tiſſu n'eſt qu'un entrelaſſement de fibres dont l'on ne peut
ſuivre la direction, imitant parfaitement la ſtructure de la
peau. Si l'on met macerer la ſclérotique dans l'eau commune
avec un tiers ou environ d'eſprit de nitre ou d'eau forte,
elle change de couleur, & prend celle de la peau que les
Tanneurs préparent ; ſon tiſſu s'épaiſſit, ce qui prouve évidemment que la ſtructure eſt tendineuſe. Si l'on fait bouillir
cette membrane, elle prend la conſiſtance de la colle que
l'on fait avec la peau. Après avoir été pendant quelques jours
dans la maceration ſuſdite, ſi l'on met cette membrane dans
une eau d'alun, quelque-temps après elle prend la conſiſtance
pour ainſi dire d'os.

Il y a des Auteurs qui ont cru qu'elle étoit faite & formée
par le développement de la tunique de la dure-mere qui enveloppe le nerf optique, mais lorſque l'on travaille avec attention cette gaîne, l'on voit qu'elle ſe perd à la circonférence du trou par où entre ce nerf, que ces fibres ſont très-
déliés, par-conſéquent l'on doit regarder la ſclérotique comme une membrane particuliere. Quant à ſon épaiſſeur, elle
varie, ce qui dépend de l'âge & du tempéramment. Dans le
bœuf & le cheval elle eſt très-épaiſſe. Dans nombre d'oiſeaux elle eſt oſſeuſe à ſa partie antérieure ; l'ouverture qu'elle
laiſſe en devant, eſt fermée par la cornée.

La lame extérieure de la cornée qui lui ſert comme d'épiderme, s'en ſépare facilement pour peu que l'œil ſoit gardé ;
cette lame eſt continue avec la conjonctive, ce qui rend l'u-
nion de la ſclérotique avec la cornée polie & liſſe.

La lame la plus intérieure s'en ſépare auſſi facilement, elle
s'unit à la partie antérieure du cercle blanc ; on en parlera.
Le reſte du corps de la cornée ſe ſépare en pluſieurs lames
plus ou moins fines, ſuivant la dextérité de l'Anatomiſte. Si
cette membrane eſt macerée pendant quelques jours dans

l'eau, elle s'épaiſſit & acquiert un volume très-conſiderable ; cette infiltration donne lieu d'en ſéparer plus aiſément les lames. Quelques-uns diſent qu'ils ont obſervé que cette membrane eſt percée de quelques trous par où l'humeur aqueuſe tranſpire & ſort même en goutelettes ; mais cette obſervation mérite d'être confirmée, car il y a lieu de croire que cette humeur eſt repompée, & hors de la cavité de l'œil, par ces gros vaiſſeaux pleins de lymphe qui ſont colés à la ſclérotique, & qui partent de l'endroit où elle s'attache à la cornée ; ils ſont très-ſenſibles dans le cheval & le bœuf. L'union de la cornée avec la ſclérotique eſt en biſeau pour rendre cette circonférence unie & polie, par conſéquent faciliter les différens mouvemens auxquels l'œil eſt expoſé.

La ſeconde enveloppe qui entre dans la compoſition du globe, & qui eſt intérieure, ſe nomme uvée ou chorroïde ; uvée à cauſe que ſa couleur reſſemble à celle d'un grain de raiſin noir ; chorroïde par le tiſſu de vaiſſeaux qui la parcourent, imitant la membrane chorion du fœtus. Cette membrane eſt compoſée de deux parties ; l'antérieure eſt formée par la membrane iris que l'on voit à travers la cornée ; la poſtérieure eſt la chorroïde ; elle eſt d'une grande étendue, car elle couvre tout le fond du globe, elle embraſſe ou renferme la rétine & l'humeur vitrée, & s'étend juſqu'à la circonférence du cryſtallin.

Sa ſurface extérieure eſt noire, elle eſt attachée à la face interne de la ſclérotique. Son diametre eſt fermé en devant par l'iris, de même que celui de la ſclérotique l'eſt par la cornée. Le nombre des vaiſſeaux dont elle eſt parſemée & leurs différens contours imitent ceux de la membrane chorion du fœtus. Sa figure imite celle de la ſclérotique, & elle ne s'en écarte qu'à l'endroit où elle ſe joint à l'iris. Dans ſon fond elle eſt intimément attachée à la circonférence de l'entrée du nerf optique, d'où il paroît que la gaîne de la pie-mere qui couvre le nerf vient s'y perdre. Son attache avec la ſclérotique dont on a parlé, ſe fait par le moyen des vaiſſeaux & des nerfs qui paſſent au travers, & ſe jettent ſur cette membrane. Lorſqu'elle eſt parvenue à l'extrémité antérieure de la ſclérotique, elle s'unit étroitement à l'iris, & ces deux membranes ſont jointes en cet endroit par un cercle blanc

blanc & épais en maniere de couronne, qui finit en une bande très-fine, & compofée de fibres circulaires.

La chorroïde eft compofée de deux lames, l'extérieure eft très-mince, l'intérieure eft parfemée d'un million de vaiffeaux qui fe ramifient de telle maniere, que les uns forment par leurs contours des efpeces de voutes, les autres fe portent de derriere en devant, en faifant plus ou moins de chemin jufqu'au cercle blanc dont il a été parlé. Dans quelques animaux cette partie de la chorroïde qui couvre le fond de l'œil, & qui foutient les ramifications des vaiffeaux, eft encore revêtue d'une autre lame membraneufe qui eft diverfement colorée; mais dans l'homme elle paroît cotonneufe. Dans l'endroit où la chorroïde eft attachée au criftallin & à l'humeur vitrée, elle produit des allongemens particuliers dont nous parlerons en traitant du ligament ciliaire, toute la face intérieure de cette membrane eft enduite d'une teinture fi noire, que celle d'un feul œil peut changer la couleur d'un fceau d'eau; elle a été regardée comme étant faite du prolongement ou de la gaîne que la pie-mere fournit au nerf optique, mais cela eft faux, car la pie-mere fe perd à l'entrée du globe par des filets très-déliés dans cette membrane.

L'iris eft cette membrane circulaire que l'on voit au travers de la cornée; elle a pris ce nom de la diverfité des couleurs qui s'y remarquent, qui font ou bleues, ou jaunes, ou vertes, ou noires, ce qui fait qu'on appelle un œil bleu, noir, &c; elle eft placée dans l'efpace qui eft entre la cornée & le criftallin, mais plus près du criftallin que de la cornée, ainfi elle nage dans l'humeur aqucufe; c'eft entre l'iris & le criftallin que fe forme ordinairement le voile membraneux qu'on appelle fauffe cataraéte.

Je l'ai obfervé dans le cheval, le veau & le mouton, & plufieurs autres animaux, mais je crois qu'elle n'eft formée que par le déchirement des vaiffeaux capillaires de la frange qui fe prolongent, & qui s'entrelaçant entr'eux, font paroître ce voile au-devant de la prunelle, & que la caufe qui la produit n'eft que la fuite d'un coup ou d'une chute. Dans l'homme je l'ai apperçûe & vûe au travers de la cornée, furtout dans ceux où il y avoit ophtalmie; mais à mefure qu'elle

Tome I.　　　　　　　　　　　　　　　　T

fe diffipoit, le nuage difparoiffoit, la caufe étant la même que dans les animaux.

On remarque au milieu du cercle de l'iris un trou qui eft toujours rond dans l'homme, & qui dans les animaux eft oblong; ce trou s'appelle la prunelle. Il paroît pour l'ordinaire noir dans l'homme, & dans les animaux dont la chorroïde eft noire, parce que les rayons de lumiere paffant par ce trou, & traverfant les humeurs de l'œil, ne trouvent point de corps au-delà capable de les refléchir au dehors. La chorroïde qui eft noire s'oppofe à cette réflexion; la prunelle fe refferre ou fe dilate fuivant qu'on regarde des objets qui font plus ou moins éclairés, ou plus ou moins éloignés.

La membrane iris eft fi intimément unie à la chorroïde, qu'on prétend qu'elle n'en eft qu'un prolongement, mais leur ftructure n'eft pas la même, car la membrane iris eft compofée de deux plans de fibres motrices, les extérieures paroiffent circulaires, les intérieures font longitudinales; elles partent de la circonférence interne de la membrane iris, & fe terminent en lignes droites difpofées en maniere de rayons vers le bord de la circonférence de la prunelle; ces fibres ne vont pas jufqu'au bord de ce trou, mais elles fe terminent auprès, ce qui fait que l'iris eft fort mince & fort tendre aux environs de la prunelle, & très-fujette à fe déchirer. Pour peu que la membrane iris foit maccrée, fon tiffu paroît fort fpongieux; voilà qu'elle eft la compofition des deux membranes dont l'intérieur du globe eft compofé.

La rétine eft une membrane qui tapiffe le fond de l'œil; elle embraffe toute l'humeur vitrée, & fe termine autour du ligament ciliaire auquel elle eft fortement collée; elle eft recouverte par la membrane chorroïde ou uvée. La rétine eft une efpece de toile d'un tiffu très-délicat, formé par l'épanouiffement des fibres du nerf optique; elle eft d'un blanc matte, & parfemée d'un très-grand nombre de vaiffeaux; fi l'on confidere la rétine développée dans un œil frais, elle eft molle & fans beaucoup de confiftance. Pour peu qu'on la touche, elle fe fépare; il n'en eft pas de même par la maceration que l'on peut lui donner dans l'eau d'alun, dans l'eau avec l'eau forte, ou l'efprit de nitre, pour lors elle eft ferme, fes fibres paroiffent diftinctement, fa naiffance eft étroite & froncée.

Des humeurs de l'Œil.

La premiere eft l'aqueufe qui remplit tout l'efpace qui fe rencontre entre la cornée & le criftallin, ainfi l'iris nage dans cette humeur. Cette lymphe ne peut pas pénétrer dans le fond de l'œil, parce que le criftallin eft étroitement collé par toute fa circonférence à la chorroïde, & à la naiffance de la frange goderonné qui en tire fa naiffance. Il flotte également ment dans cette humeur. Quoique cette humeur reffemble en-tierement à de l'eau, elle eft pourtant un peu plus mucilagi-neufe; c'eft elle qui foutient & conferve la cornée dans fa convexité naturelle, & quand elle s'écoule par quelque ponc-tion faite à la cornée, ou qu'elle diminue par quelque vio-lente maladie, ou par une extrême vieilleffe, le globe de l'œil s'affaiffe, l'iris fe ride, & les malades ont plus de peine à difcerner les objets; elle fe régénére affez promptement après qu'elle s'eft écoulée.

La feconde humeur, c'eft le criftallin, lequel ayant la tranfparence & la dureté du criftal, eft mal à propos nommé humeur. Il eft fitué vers la partie antérieure du globe, plus proche de la cornée que de la rétine, qui eft au fond de l'œil, & dont on parlera; il eft fermement retenu en cette place par le ligament ciliaire. On voit par-là qu'il fe trouve dans la fituation la plus convenable pour recevoir plus de rayons, car la ligne qui paffe par le milieu du trou de la prunelle eft perpendiculaire aux trois convexités des humeurs, & elle en eft l'axe commun. Le criftallin a fon enveloppe propre & indépendante de l'humeur vitrée, car quoiqu'on le fépare de cette humeur, il paroît liffe, ce qui donne lieu de croire qu'il auroit une membrane; mais l'on ne peut le féparer de fon chaton de l'humeur vitrée où fa partie poftérieure eft en-chaffée, que l'on ne déchire fa membrane propre, laquelle refte attachée à celle de l'humeur vitrée; elle eft plus épaiffe par devant que par derriere, & c'eft peut-être ce qui a donné occafion de croire qu'il étoit recouvert par un prolongement de la membrane de l'humeur vitrée. Ceux qui font attaqués de la cataracte, prouvent l'exiftance de la membrane propre

T ij

du criftallin lorfqu'ils fe foumettent à l'opération, puifqu'outre l'obftruction du criftallin, elle devient dure & pour ainfi
dire cartilagineufe, & qu'après la fortie du criftallin par parcelles, elle fe fouleve par fon propre reffort, quoique divifée, &
ferme l'entrée aux rayons de la lumiere dans l'humeur vitrée.
Il n'eft donc pas étonnant que ceux à qui l'on abbat la cataracte, voyent dans l'inftant, attendu que les portions de la
membrane propre font abbaiffées, de même qu'il n'eft pas furprenant qu'au bout d'un jour ou deux la vûe fe trouve perdue;
ce que nous venons de dire le prouve. Pour bien connoître
la compofition du criftallin, il faut augmenter fa dureté &
lui ôter fa tranfparence, ce que l'on fait en le faifant tremper dans l'eau chaude, ou dans quelqu'autre liqueur acide,
comme l'eau forte mitigée, l'efprit de nitre, l'efprit de vitriol affoibli par l'eau, alors on obferve que fa fubftance fe
fépare en plufieurs lames minces & polies qui forment comme
des fecteurs de fpheres. On obferve auffi que chaque portion
de fphere eft formée par quatre filets fort déliés, que l'on
foupçonne être creux. Cette maceration imite parfaitement
bien ce qui arrive à ceux en qui le criftallin s'obftrue. Il fe
divife en trois parties égales marquées par des lignes très-fen-
fenfibles, on peut ainfi développer tout un criftallin jufqu'à
fon centre, qui eft compacte & d'une feule piece; mais on
obferve que ces petites portions fpheriques ont moins de folidité vers la fuperficie, & qu'elles s'endurciffent à mefure
qu'on approche du centre, & que leur couleur eft d'un blanc
argentin.

Dans l'homme & dans plufieurs animaux la figure du
criftallin approche de celle d'une lentille, car il y a deux
faces, dont l'antérieure eft la plus petite & moins convexe,
& la poftérieure qui a plus d'étendue, eft la plus voutée, &
c'eft cette face qui eft enfoncée dans l'humeur vitrée; fa fubftance eft très-pure & tranfparente, imitant en cela le criftal.

Le criftal n'eft autre chofe, comme il a été dit, qu'un affemblage de plufieurs lames ou pellicules qui font très-minces
& très-polies, qui forment chacune leur fphere; elles font
renfermées les unes dans les autres, comme les différentes
pellicules qui compofent un oignon, chaque pellicule eft
formée de plufieurs filets courbés fort déliés qui vont de der-

riere en devant, c'eſt pourquoi, quand on le briſe, il ſe ſépare
aiſément en ce ſens-là ; pour l'ordinaire il ſe partage en trois
portions, qui ſont comme trois ſecteurs de ſphere, comme il
a été dit. Quand on a développé tout le criſtallin par lames
juſqu'à ſon centre, on obſerve que ces pellicules ont moins
de ſolidité vers ſa ſurface, & qu'elles s'endurciſſent à meſure
qu'elles approchent du centre, lequel eſt fort dur. On obſerve
auſſi que les filets dont les pellicules ſont compoſées, ſont plus
gros vers les côtés, & qu'ils diminuent en ſe portant en devant ou en derriere ; il ſemble même que ces filets ne ſe joignent pas en devant & en derriere avec ceux qui leur ſont
oppoſés, ce qui fait la facilité de leur ſéparation, comme on
le voit dans celles des parties d'une orange, c'eſt ce qui contribue à remplir les vuides qui ſe trouveroient ſur les côtés
du criſtallin, s'ils étoient par-tout d'une égale groſſeur.

La troiſieme humeur eſt la vitrée, nom qui lui eſt venu
de la reſſemblance qu'on a cru qu'elle avoit au verre fondu.
Elle occupe tout l'eſpace qui ſe trouve entre le criſtallin
& la rétine, c'eſt-à-dire, environ les deux tiers du globe.
Comme ce corps eſt flexible, il s'accommode aiſément à la
figure qu'il occupe, ainſi ſa partie poſtérieure eſt ſphérique,
& l'antérieure eſt enfoncée à l'endroit où eſt logé le criſtallin.

Le corps vitré eſt compoſé d'un grand nombre de très-
petites cellules, qui ſont extrêmement tranſparentes ; &
toutes ces cellules ſont enveloppées d'une membrane commune qui eſt auſſi fort tranſparente ; elles ſont toutes remplies
d'une humeur fluide à peu près ſemblable à l'humeur aqueuſe.
Si l'on tire cette humeur hors du globe ſans l'intéreſſer, que
l'on introduiſe dans ſa membrane propre l'embouchure d'un
tuyau, par le ſouffle on diſtinguera aiſément l'air qui s'inſinue dans les cellules. Si on la poſe ſur un ais ou ſur la main,
peu à peu elle laiſſe couler l'eau qu'elle contient, & ſi on la
pique en quelqu'endroit, l'humeur s'écoule un peu plus abondamment.

Du Ligament Ciliaire.

Comme le criſtallin & l'humeur vitrée ſont retenus dans
leur ſituation par ce qu'on nomme le ligament ciliaire, il

Tome I.   * T iij

faut en faire la defcription. On nomme ligament ciliaire l'affemblage de plufieurs petits filets noirâtres, qui font comme
une couronne autour du criftallin, & de la partie antérieure
de l'humeur vitrée ; le nom de ciliaire vient de ce qu'on a
cru que ces filets reffembloient aux petits poils des cils.

Cette couronne ne paroît que quand on a féparé le criftallin & l'humeur vitrée, qui, étant vue par le tranchant, paroît
comme des filets rangés en rayons fort courts.

Quand on fépare le criftallin & le corps vitré de la chorroïde, on voit clairement que ces plis fortent d'entre les intervalles d'autres feuillets qui tiennent à la chorroïde, c'eft
pourquoi l'on voit dans la portion de la chorroïde une autre
maniere de petite couronne qui répond à celle de l'humeur
vitrée ; c'eft par l'engagement mutuel & réciproque de ces
feuillets, qu'eft formé le ligament ciliaire, & c'eft par l'extrêmité antérieure de chaque feuillet que l'humeur vitrée &
le criftallin font retenus dans leur fituation.

L'extrêmité antérieure de chaque feuillet eft libre, & finit
par une efpece de frange gauderonnée qui regne tout autour
du bord de la face antérieure du criftallin, & nage dans l'humeur aqueufe.

Un nombre prodigieux de vaiffeaux fe diftribuent à travers de la furface de chaque feuillet, & fe ramifient de telle
maniere, qu'ils fe plient & replient, & font mille contours
ferpentins. Ces vaiffeaux font uniquement deftinés pour la
nourriture du criftallin, de l'humeur & de la frange. Il y a
lieu de croire qu'ils fourniffent l'humeur aqueufe ; ceux de la
membrane iris peuvent auffi y contribuer.

Le cercle ciliaire retient fermement le criftallin & l'humeur vitrée dans leur fituation naturelle, & tient le criftallin comme fufpendu vis-à-vis de la prunelle ; il eft certain
que les filets noirs du corps vitré font des vaiffeaux réfléchis
qui viennent des feuillets de la chorroïde, & qui fe trouvent
déchirés dans la féparation que l'on fait de ces membranes.
En général, pour bien voir l'étendue du ligament ciliaire, &
fa circonférence, il faut enlever avec dextérité l'iris & la partie antérieure de la partie de la chorroïde avec la couronne
effrangée.

Des

Des Vaisseaux de l'intérieur de l'Œil.

La description des vaisseaux qui arrosent les parties intérieures de l'œil, est si chargée de circonstances particulieres, qu'elle demanderoit un discours entier.

Il est constant que la rétine ne reçoit point de vaisseaux de la chorroïde; elle a ses vaisseaux particuliers qui percent la sclérotique autour de l'insertion du nerf optique, ou qui passent par l'intérieur de ce nerf pour se distribuer sur cette membrane. Il est aussi constant qu'une branche de ces vaisseaux passe au travers de l'humeur vitrée, & qu'elle vient s'appliquer au milieu de la face postérieure du cristallin, où elle se divise en rameaux, qui comme autant de rayons, vont du milieu à la circonférence de cette face du cristallin, communiquant entr'eux par des capillaires en forme de réseau.

A l'égard des vaisseaux destinés pour la face antérieure du cristallin, ils viennent de ceux qui tapissent les feuillets de la chorroïde dont on a parlé ; c'est delà que viennent aussi les vaisseaux destinés pour l'humeur vitrée.

Dans l'homme & dans plusieurs animaux la circonférence de la membrane iris par où elle tient à la chorroïde, est embrassée par une artere circulaire qui par son côté extérieur jette tous les vaisseaux destinés pour cette membrane, & par l'intérieur en fournit un très-grand nombre qui vont sur les feuillets de la chorroïde.

L'on voit aussi plusieurs vaisseaux de la chorroïde qui se distribuent sur ces feuillets, & qui ont une étroite communication avec ceux qui partent de l'artere circulaire de la membrane iris, & tous ces vaisseaux jettent un nombre infini de rameaux qui se distribuent suivant la largeur de chaque feuillet, les garnissent en ce sens-là, & sont si fins, que quoique remplis de la liqueur colorée qu'on y a seringuée, à peine peut-on les appercevoir avec la loupe.

Il n'est pas hors de propos de remarquer qu'une grande partie des vaisseaux qui forment une infinité de contours en forme de voute sur la chorroïde, ne sont pas faits pour la nourriture de l'humeur vitrée, mais qu'ils sont destinés à contenir une grande quantité de sang pour échauffer l'intérieur du globe de l'œil.

Il eſt encore a obſerver que dans la plûpart des animaux il y a à chaque côté du globe une artere qui après avoir fait quelque chemin dans l'épaiſſeur de la ſclérotique, va former l'artere circulaire de la membrane iris dont on a parlé, & on peut en obſerver dans l'homme d'autres qui n'ont pas été remarquées ni par *Rhuiſck*, ni par *Hovius* ; ce ſont les branches d'arteres que le célébre Anatomiſte *Nuck* avoit priſes pour les ſources de l'humeur aqueuſe.

Le ſang fourni par toutes les branches d'arteres dont on vient de parler, eſt rapporté dans un tronc de veines qui embraſſe circulairement la chorroïde à peu de diſtance de la membrane iris, & de ce tronc il en part quatre conſiderables qui percent la ſclérotique pour continuer leur route. Quoique la rétine & le criſtallin paroiſſent rouges comme de l'écarlate, quand par l'injection leurs vaiſſeaux ont été remplis d'une liqueur rouge, il ne faut pas croire que dans l'état naturel ils ſoient remplis de ſang, mais d'une lymphe très-pure & très-fine, chariée par les arteres lymphatiques, & rapportée par des veines qui ſont auſſi lymphatiques, & qui vont ſe décharger dans les ſanguines.

Je ne parle point de la diſtribution des nerfs qui ſe répandent dans l'intérieur de l'œil, je me contente d'avertir qu'elle n'eſt pas bien repréſentée dans les figures de *Rhuiſck*.

Uſages des différentes parties de l'Œil.

Après avoir examiné la compoſition des parties qui concernent l'organe de la vûe, il eſt temps de paſſer à leurs uſages, c'eſt ce que je traiterai de la maniere la plus claire & la plus ſuccinte qu'il me ſera poſſible.

Il faut d'abord obſerver que la ſclérotique étant dure & épaiſſe, cela la rend propre à conſerver la délicateſſe de l'œil ; outre cela elle eſt opaque par-tout, particuliérement vers le derriere du globe, pour empêcher la lumiere étrangere, & que l'image de l'objet ſoit reçue dans un lieu trop obſcur, l'ouverture qu'elle laiſſe en devant étant fermée par la cornée qui eſt une membrane très-épaiſſe, mais tranſparente ; ſa dureté & ſon épaiſſeur empêchent que les fortes émotions des objets du toucher ne ſe faſſent ſentir aux parties intérieures,

tandis

tandis que sa transparence fait que les émotions les plus légeres des objets lumineux pénétrent aisément jusqu'au fond
de l'œil.

A l'égard de la chorroïde, elle fait le même office par rapport à l'œil, que la pie-mere à l'égard du cerveau ; c'est-à-
dire, qu'elle soutient les ramifications de tous les vaisseaux qui
servent à la nourriture des parties intérieures & aux sécrétions,
tant de l'humeur aqueuse, que de la teinture noire dont elle
est enduite.

Il faut commencer par supposer la connoissance de deux
principes d'optique, qui doivent servir de fondement à l'explication dans laquelle nous allons entrer.

Premierement, que la lumiére se détourne & se brise en
s'approchant ou s'éloignant de la perpendiculaire, suivant la
différente densité des milieux par où elle passe ; ainsi en passant de l'air dans l'eau, ou de l'eau dans le cristal, elle se
brise en s'approchant de la perpendiculaire, & au contraire,
elle s'en éloigne en passant du cristal dans l'eau.

En second lieu, il faut sçavoir que les verres convexes ont
la propriété de rassembler les rayons de lumiere ; & les concaves, au contraire, celle de les écarter.

Ces principes étant admis, tâchons de découvrir en partie
la sagesse du Créateur dans les moyens qu'il a pris pour exécuter
la fin qu'il s'est proposée en donnant des yeux à l'homme.

Pour y parvenir, remarquons d'abord que l'image d'un
objet consiste dans l'assemblage de plusieurs points diversement colorés, qui gardent entr'eux un certain ordre & un
certain arrangement : or, afin qu'un objet puisse tracer dans
l'œil une image, il est nécessaire que les rayons renvoyés de
cet objet soient tellement disposés, qu'ils marquent dans les
yeux autant de points différens qu'il y a de points visibles dans
l'objet, & qu'ils les y marquent dans le même ordre & avec
les mêmes couleurs. Mais pour que cette image soit nette &
distincte, il faut que chaque point coloré de l'objet, n'a-
gisse précisément que sur chaque point du fond de l'œil où se
trouve la rétine, qui est l'organe immédiat de la vue, comme on le prouvera ; autrement s'il agit sur un espace qui soit
plus grand qu'un point, ce point coloré s'étendra sur l'endroit où d'autres points colorés qui sont à ses côtés doivent

faire leur peinture, ainsi il y aura dans cette place plusieurs couleurs mêlées ensemble, ce qui rendra l'image confuse. Il faut donc trouver le moyen que ce nombre prodigieux de rayons qui viennent de chaque point d'objet, & qui passent par la prunelle, puissent se réunir en un seul point sur la rétine ; c'est à quoi servent les diverses humeurs dont le globe de l'œil est rempli : car la premiere réfraction qui se fait dans l'humeur aqueuse, dispose les rayons à se réunir, parce que passant de l'air dans l'eau, & par-conséquent d'un milieu rare dans une plus dense, ils se brisent en s'approchant de la perpendiculaire, c'est à-dire, que chaque paquet de rayons qu'on nomme pinceau, se rétrecit en entrant dans l'œil ; cette premiere réfraction dispose les rayons à concourir environ quatre lignes au-delà du fond de l'œil ; c'est pour cette raison que ceux qui font dans l'eau, & qui par-conséquent manquent de cette réfraction, ont besoin de loupes pour voir distinctement, parce que les rayons qui leur viennent des objets qui sont au fond de l'eau, ne se rompant pas sensiblement lorsqu'ils passent de l'eau dans lh'umeur aqueuse, ceux qui partent d'un même point d'objet ne se réuniront jamais sur la rétine sans ce secours. L'usage de cette humeur est encore bien établi par l'œil des poissons, car comme ils font dans l'eau, & que cette réfraction leur manque, parce que le milieu est homogene à celui que les rayons doivent rencontrer en entrant dans l'œil, ils ont le cristallin très-rond, & ainsi capable d'une forte réfraction qui supplée à celle qui se fait dans l'humeur aqueuse des autres animaux.

On a dit que l'humeur aqueuse se reproduisoit avec une extrême facilité, il faut aussi observer qu'elle se dissipe plus dans certaines personnes que dans d'autres ; ainsi leurs yeux devenant moins convexes, elles ont besoin de se servir de lunettes de bonne heure. Il arrive quelquefois qu'une fluxion se jettant sur les yeux, lorsqu'elle est passée ils n'ont pas besoin de lunettes, parce que la cornée est devenue plus convexe par la quantité d'humeur aqueuse qui s'est filtrée dans le temps de la fluxion ; au contraire, les longues maladies font que ces gens-là ont encore plus de besoin de se servir de lunettes, parce que toutes les parties de l'œil diminuent de volume, ainsi que le reste du corps, c'est pourquoi ils voyent encore moins de près qu'ils ne voyoient.

Derriere l'humeur aqueufe eft placé le criftallin qui eft formé d'une matiere plus denfe, & dont la réfraction eft plus
grande que celle des autres humeurs ; il a auffi beaucoup plus
de convexité, fur-tout par derriere où il eft plongé dans l'humeur vitrée, ainfi les rayons s'y brifent en s'approchant de la
perpendiculaire, ce qui les réunit encore davantage.

En fortant du criftallin ces rayons paffent au travers de
l'humeur vitrée, c'eft à-dire, d'un milieu denfe dans un plus
rare, c'eft pourquoi ils doivent s'éloigner de la perpendiculaire, ce qui les difpofe à fe réunir encore de plus près, d'où
l'on voit que par ces trois réfractions tous les rayons qui viennent de chaque point vifible d'un objet fe raffemblent exactement en autant de points fur la rétine, tout cela fe démontre fenfiblement par des figures exprès.

On confirme auffi par le moyen de l'œil artificiel & de la
chambre optique, les ufages de prefque toutes les parties qui
fervent à la vifion. A en juger par ce qu'on obferve dans ces
machines pour voir diftinctement les objets placés à différentes diftances, il faut approcher ou reculer la rétine du
criftallin, ou changer la convexité de ce dernier, d'où l'on
conclut naturellement qu'il faut que le globe de l'œil change de figure, n'y ayant point d'organe pour cet effet, comme on pourroit le prouver, mais cela nous meneroit trop
loin ; de plus, ce changement de figure n'eft point néceffaire
pour voir des objets différemment éloignés, car il fuffit que
le trou de la prunelle puiffe fe rétrecir ou fe dilater à proportion que les objets font plus ou moins éloignés ou éclairés, c'eft pourquoi l'on va expliquer comment elle fe rétrecit
& fe dilate.

On a fait remarquer que la membrane iris eft garnie par-
dedans de plufieurs fibres mufculeufes qui s'étendent comme
autant de rayons vers le trou de la prunelle, il eft aifé de
comprendre que lorfqu'elles fe raccourciffent toutes également, elles doivent dilater le trou de la prunelle ; & quand
les fibres circulaires qui garniffent la partie extérieure de cette
membrane, entrent en contraction, elles doivent la rétrecir.
Comme cette membrane eft trop délicate pour fe faire un
paffage dans une humeur femblable à la vitrée, elle nage dans
une humeur auffi fluide que l'eau qui fe fépare aifément, &

V ij

qui fe réjoint promptement. Quoique la prunelle fe dilate toujours dans l'obfcurité & qu'elle fe referme à la lumiere, cette dilatation & ce rétreciffement ne font pas pourtant égaux en toutes fortes de vues.

Les enfans en qui les fibres de la membrane iris font fort fouples, peuvent avec facilité dilater beaucoup l'ouverture de la prunelle dans l'obfcurité, & au contraire la refferrer exactement dans la grande lumiere. Les adultes n'ont pas cette facilité, leurs fibres font plus fermes, & enfin les vieillards ont prefque toujours la prunelle auffi ouverte dans l'obfcurité & au grand jour. L'ouverture de cette membrane eft particuliere dans les chats, & dans les animaux qui cherchent leur nourriture dans l'obfcurité de la nuit, ainfi que nous le ferons obferver ailleurs. Ceux qui fe fervent de lunettes, à leur défaut trouvent un moyen d'y fuppléer en fe fervant d'un morceau de papier percé d'un trou d'épingle, au travers duquel ils voyent diftinctement les objets, à caufe qu'il ne paffe qu'une petite quantité de rayons par ce petit trou, & cela réuffit encore mieux fi on noircit le papier.

Concluons ce qui regarde les ufages des parties de l'œil, en montrant que la rétine eft l'organe immédiat de la vûe, & que c'eft par elle que la lumiere tranfmet fon action jufqu'au cerveau. La ftructure de cette membrane paroît très-favorable à cet ufage.

Premierement elle eft formée par l'épanouiffement des fibres du nerf optique : or, pour bien voir un fujet diftinctement, il faut que les principaux rayons de chaque point de cet objet, c'eft-à-dire, ceux qui compofent le milieu des pinceaux, tombent perpendiculairement fur la rétine, afin qu'ils lui communiquent fortement leurs vibrations de preffion, & aux efprits contenus dans les petits filets ou canaux dont elle eft compofée ; de forte que leur mouvement fe puiffe communiquer jufqu'à l'intérieur du cerveau, car fans cette communication ils n'arriveroit point dans l'ame de fenfation, & l'on fçait que ce n'eft pas l'œil, mais l'ame qui voit, puifque l'on devient aveugle par l'obftruction ou la flétriffure de ce nerf, quoiqu'il n'y ait rien de gâté dans l'œil, comme il arrive dans la goutte fereine.

La tiffure de cette membrane la rend encore très-propre à

l'ufage que nous lui attribuons, c'eft une toile fine & d'un blanc matte qui tapiffe tout le fond de l'œil, & comme la vifion fe fait par un attouchement incomparablement plus délicat que celui de tous les autres fens, fon organe a dû être auffi pourvu d'une délicateffe qui le rendît permutable, pour ainfi parler, aux efprits les plus déliés, & capable d'obéir aux impreffions les plus légeres. Enfin la partie qui doit être l'organe immédiat de la vûe, doit avoir une poliffure extrême & une furface parfaitement égale, ce qui fe comprend affez, fi l'on confidere que l'endroit de l'œil où fe fait l'impreffion d'un grand objet eft fi petit & fi étroit, que dans un efpace qui femble n'être qu'un point, il faut qu'une infinité de points de l'objet foit reçue ; ainfi l'efpace du fond de l'œil qui n'eft pas plus grand qu'une tête d'épingle, peut recevoir l'image ou l'impreffion d'un objet très-grand & très-étendu, pourvu que toutes les parties qui compofent cet efpace du fond de l'œil, fâffent un champ capable de recevoir affez directement toutes les pointes des pinçeaux, & qu'il y ait dans cet efpace autant de petites parties frappées ou preffées, qu'il y en a de différentes dans l'objet, afin que chacune faffe fon impreffion féparée.

Or quelle autre partie trouveroit-on au fond de l'œil d'une furface affez égale & affez polie, pour recevoir diftinctement un fi grand nombre d'impreffions que la rétine qui, par fa molleffe & fa vifcofité, prend aifément la forme de la furface de l'humeur vitrée qu'elle embraffe & qui lui communique fa poliffure ?

En parlant des mufcles de l'œil, l'on a dit qu'ils font d'une telle néceffité pour la vifion, que fans eux on verroit prefque toujours les objets doubles, & que fans leur fecours il feroit très-difficile de diftinguer les différentes parties d'un objet fans être obligé de remuer la tête, fuivant l'ordre dans lequel on voudroit le regarder, afin que chaque partie pût tomber fous l'axe vifuel ; il faut obferver ici que nous avons un endroit de la rétine qui eft le plus fenfible de tous pour être touché plus finement par les objets, & cela peut arriver, ou par fa conftitution naturelle, ou parce que les efprits s'y portent plus facilement, ou par l'ufage & l'habitude par laquelle cette partie a acquis cette facilité à être ébranlée. Cela étant, il arrive que lorfque la pointe des pinçeaux des rayons tombe fur cet endroit, nous voyons les objets bien mieux que lorfqu'ils tombent ailleurs, nous avons donc pris une habitude de tourner le globe de l'œil d'une certaine maniere, afin que les objets que nous voulons voir diftinctement, faffent leur peinture fur cet endroit de la rétine dont le point en ce même lieu doit être naturellement celui qui eft expofé directement aux objets, afin qu'elle en foit plus vivement touchée, & c'eft comme on le voit dans la plûpart des yeux.

Ce point eft le centre de la rétine, qui eft la partie de cette membrane qui répond vis-à-vis le centre du criftallin & de la prunelle, & qui eft voifine de l'infertion du nerf optique. Cependant, foit par habitude ou par un défaut de l'organe qui n'eft pas affez délicat en cet endroit-là, il y a des yeux qui font obligés de fe tourner de biais, pour faire enforte que les objets qu'ils veulent voir faffent leur peinture fur cet endroit de l'organe qui eft le plus fenfible, quoiqu'ils y tombent obliquement, & c'eft le défaut des vues qu'on appelle louches.

Lorfqu'on s'eft frappé rudement la tête, & qu'on fe l'eft fecouée comme en éternuant ou en fe mouchant fortement, on voit des étincelles de feu qui paroiffent venir de côté & d'autre fur les objets, cet accident vient de l'ébranlement violent des fibres de la rétine ; l'endroit de la rétine où fe peint l'image de certains objets, eft d'une petiteffe inconcevable.

On peut voir à quatre mille toifes de diftance une aîle de moulin à vent de fix pieds de large, l'œil fuppofé d'un pouce de diametre, la peinture de cette aîle fur la rétine ne fera que la quatre millieme partie d'un pouce fuivant cette proportion : comme la diftance de l'objet qui eft quatre mille toifes, eft au diametre de l'œil qui eft un pouce, ainfi la grandeur de l'objet qui eft fix pieds, eft à la grandeur de l'image de l'œil.

La chorroïde qui eft derriere la rétine, eft enduite d'une teinture noire pour amortir les vibrations de la lumiere & quelques rayons inutiles qui ayant pénétré la rétine, troubleroient l'impreffion qu'elle a reçue, s'ils étoient réfléchis, & retomberoient fur elle, & il eft évident que la partie interne

de l’iris & les ligamens ciliaires , ne font pareillement noirs
que pour amortir de même les rayons qui fe réfléchiffent de
la rétine ou des parties voifines , & qui troubleroient la vifion
s’ils retomboient fur cette membrane.

C’eft pour le même fujet qu’on noircit le dedans des tuyaux
de lunette, non pas d’un noir poli, mais matte.

Par les expériences de M. *Mariotte*, il eft prouvé que l’i-
mage d’un objet tombant fur l’infertion du nerf optique, on
le perd de vue ; mais bien loin que ces expériences détruifent
notre fentiment, au contraire, puifqu’on a fait remarquer
que l’infertion de ce nerf ne fe trouve point dans l’axe de la
vifion , & qu’elle eft plus du côté du grand angle, ainfi l’i-
mage fe peindra toujours fur une partie de la rétine très-épa-
nouie , & par conféquent très-mobile & très-fenfible.

Voilà en abrégé les principales raifons de la compofition
des yeux , & de la difpofition des humeurs tranfparentes qu’ils
renferment ; pour peu qu’on y faffe de réflexion, on voit qu’ils
ont été formés par l’Auteur de la Nature, par rapport aux propriétés de la lumiere, de maniere que cet Auteur , agiffant
fans ceffe dans le monde d’une maniere conftante & uniforme
par la loi générale de la communication des mouvemens, &
dans nos ames par une autre loi générale de leur union avec le
corps, c’eft-à-dire, en conféquence de ce qui arrive à notre
cerveau par nos yeux , nous fuffions fuffifamment avertis pour
le bien de la fociété & la confervation de notre vie , de la
préfence & de la différence de tous les objets qui nous environnent.

Ajoutons que de tous les fens, celui de la vue eft le plus
propre à nous donner une idée digne de la grandeur du Sou-
verain Etre, puifque c’eft lui qui nous fert à découvrir les
merveilles que le Seigneur a répandues dans tout le refte de fes
ouvrages.

Explication du fyftéme de la Vifion.

Pour m’expliquer d’une maniere plus fenfible, nous examinerons d’abord quel feroit l’arrangement des rayons qui
pafferoient par le trou d’une prunelle qui feroit fort petit ;
deuxiemement, on fuppofera que ce trou eft dilaté ; troifie-
mement, on examinera le changement qui arriveroit à ces
rayons, en appliquant à ce trou un verre convexe.

*

Nous suppoferons donc d'abord que ce trou eft fi petit, qu'il ne laiffe paffer qu'un rayon très-délié de chaque point coloré ; alors chacun de ces points n'agiffant que fur un point du fond de l'œil, ils s'y trouveront tous arrangés de la même maniere qu'ils le font dans l'objet, & ils traceront dans le fond de l'œil une peinture qui fera toute femblable à celle de l'objet, fi ce n'eft qu'elle fera renverfée, parce que tous ces rayons fe croifant en paffant par le trou de la prunelle, chaque point eft oppofé à celui dont il eft l'image, d'autant que le rayon qui le trace eft droit ; mais on ne pourroit voir cet objet que quand il feroit fort éclairé, & s'il l'étoit peu on ne le verroit point. Ainfi fuppofé que les objets fuffent en tout temps fort éclairés & fort éclatans, toute cette variété des humeurs qui rempliffent le globe de l'œil, feroit inutile ; l'on auroit même cet avantage que l'on pourroit voir les objets de fort près ; mais comme il eft néceffaire que nous puiffions appercevoir des objets dix mille fois moins éclairés que ceux que nous pourrions voir fi le trou de la prunelle étoit fi petit, il faut néceffairement dilater ce trou, afin que chaque point coloré de l'objet agiffant fur le fond de l'œil par un grand nombre de rayons, faffe une affez forte impreffion fur l'organe. Mais cette dilatation caufera un autre inconvénient qui n'eft pas moins grand que le premier ; car en remédiant à la foibleffe de l'image, elle en troublera la diftinction, parce que chaque point agiffant fur un efpace du fond de l'œil qui eft le plus grand, s'étend fur celui qui doit être occupé par d'autres points colorés qui font au voifinage. On voit par-là qu'il ne fuffit pas que le trou de la prunelle foit affez grand pour laiffer paffer autant de lumiere qu'il eft néceffaire pour rendre l'image éclatante & fenfible, il faut encore pour la rendre diftincte, trouver le moyen que mille rayons femblables à celui qui pafferoit par le petit trou, viennent fe réunir en un feul point fur la rétine pour l'ébranler autant ou environ que fi l'objet étoit mille fois plus éclairé, c'eft à quoi fervent les diverfes humeurs dont le globe de l'œil eft rempli.

Pour rendre cette image vive & éclatante, & en même temps nette & diftincte, il n'y a qu'à appliquer au trou un verre convexe, car alors mille rayons femblables à celui qui

paffetoit

paſſeroit par ce petit trou, ſe trouveront tous ramaſſés dans
un même point à une juſte diſtance de l'autre côté ; la même
choſe arrive aux rayons qui viennent de tous les autres points.

Or, le criſtallin qui eſt dans l'œil a la même propriété, il
eſt tranſparent & taillé comme un verre, & pour s'en aſſurer,
il n'y a qu'à le ſuſpendre & l'expoſer à la lumiere d'une chan-
delle, & l'on verra qu'il raſſemble exactement toute la lumiere qu'il reçoit ſur la ſurface qu'on met derriere à une juſte
diſtance ; ſi on le met ſur des lettres, il les groſſit comme ſi
on les regardoit au travers d'un verre de lunette. Par ce moyen
l'objet tracera dans le fond de l'œil une image qui aura deux
avantages, elle ſera auſſi nette & diſtincte que ſi le trou de la
prunelle n'étoit pas plus grand que la pointe d'une aiguille,
& elle ſera auſſi vive & éclatante que ſi le trou étoit fort
large.

Mais il faut obſerver que cette ſeule humeur ne ſuffit pas,
& que les deux autres doivent concourir à la réunion de chaque pinceau de rayons, & à leur réception juſte ſur la rétine.

En effet, ſuppoſons que l'œil fût par-tout d'une égale convexité, & que ſon globe ne fût rempli que d'une ſeule humeur, fût-elle auſſi denſe que le criſtal ; en pareil cas les rayons
qui partent des objets, n'y ſouffrant qu'une réfraction, ne ſe
réuniroient point ſur la rétine, mais bien au-delà, & quand
même ils pourroient s'y réunir, lorſqu'ils viendroient des objets éloignés ils ne le pourroient pas ; il faut donc que les
deux autres humeurs concourent à cette union : car la cornée
ſous laquelle eſt placée l'humeur aqueuſe, étant plus voutée
que le reſte du globe, elle fait que les rayons qui rejailliſſent
de chaque petite partie des objets, ſe briſent en s'approchant
chacun de la perpendiculaire dès leur entrée, & continuant
leur route en cette diſpoſition par l'humeur aqueuſe, il en
paſſe un plus grand nombre par la prunelle, qui ſans cette réfraction tomberoit ſur l'iris. Chaque pinceau de rayons ſe ré-
tréciſſant donc en entrant dans l'œil, & tous ces pinceaux ſe
croiſant pour paſſer par la prunelle, rencontrent enſuite le
criſtallin, dont la ſurface antérieure eſt à la vérité moins
ſphérique, mais ſa ſubſtance eſt auſſi plus ſolide que celle de
l'humeur aqueuſe ; ce qui fait que tous les rayons dont chaque pinceau eſt compoſé, s'y briſent une ſeconde fois en s'ap-

Tome I.   X

prochant encore davantage de la perpendiculaire, & fortant en cette difpofition du criftallin, & entrant dans l'humeur vitrée qui eft beaucoup moins dure que le criftallin, ils fouffrent une troifiéme réfraction en s'éloignant de la perpendiculaire de leur fortie, & s'approchent par-conféquent tellement les uns des autres, qu'ils s'uniffent chacun en un feul point lorfqu'ils font parvenus à la rétine ; & parce que tous ces pinceaux en fe terminant ainfi en autant de pointes, s'approchent en même-temps les uns des autres autour du pinceau du milieu, dont le rayon perpendiculaire leur fert d'axe, ils doivent tracer fur la rétine une peinture fort raccourcie des objets d'où ils partent.

De ce que chaque point de l'objet agit fur chaque point de la rétine vis-à-vis lequel il correfpond, il s'enfuit que tout l'objet doit agir en même-temps fur une certaine étendue de la rétine, laquelle reffemble à l'objet en une chofe feulement, fçavoir, en ce qu'elle reçoit autant de différentes preffions en toutes les parties, qu'il y a de différens degrés de lumiere dans les parties de l'objet qu'on regarde ; c'eft cette preffion que nous appellons image ; elle fe trouve renverfée par les raifons que nous avons dites.

La partie de l'œil qui reçoit l'image de l'objet, eft plus ou moins grande, felon que l'objet eft plus proche ou plus éloigné, felon que le milieu qui eft entre lui & l'œil, rompt plus ou moins les rayons en s'approchant ou en s'éloignant de la perpendiculaire, & enfin felon que les corps d'alentour font plus ou moins éclairés.

Une jufte plénitude du globe de l'œil eft néceffaire pour que les réfractions fe faffent régulierement ; quand elle ne fe rencontre plus, comme quand le globe s'affaiffe ou fe gonfle par trop, la vûe diminue ou fe perd.

M. *Mariotte* prétendoit que la chorroïde étoit l'organe immédiat de la vûe, & il fe fondoit fur l'expérience fuivante.

Mettez fur un fond obfcur un rond de papier de cinq ou fix pouces de diametre, & vous en éloignez de neuf ou dix pieds ; fermez votre œil gauche, & regardez fixement avec votre œil droit un autre papier fort petit que vous aurez placé fur le même fond obfcur vers votre gauche, à deux pieds de diftance du grand papier, mais un peu plus haut ; alors fi vous tenez la tête doite, vous perdrez de vûe le grand papier, & vous le reverrez si vous fixez votre œil à trois pieds de distance sur le même fond, soit en haut, soit en bas ou à côté, & même à de plus grandes distances, comme de 6, 7 ou 8 pieds; or, par la situation de la base du nerf optique dans le fond de l'œil, on conçoit aisément que dans ces expériences l'image du grand papier tombe précisément sur cette base, & qu'elle est par-conséquent insensible à la lumiere.

M. *Mariotte* conclut que ce n'est point la rétine qui est le principal organe de la vûe, mais la chorroïde, & cette conséquence est fondée principalement sur ce que la chorroïde ne se trouve point dans l'endroit où se fait le défaut de vision, quoique la rétine y soit disposée tout de même que dans le reste du fond de l'œil. La deuxiéme preuve est que les corps noirs reçoivent les rayons, & que les blancs les refléchissent; or la chorroïde est noire, & la rétine est blanche.

Cette expérience ne me paroît pas assez convaincante pour m'obliger à changer de sentiment, & avant que d'y répondre, je ferai quelques remarques sur la structure de la chorroïde, par rapport à l'usage qu'on veut lui donner.

Cette membrane ne peut être l'organe de la vûe; premierement, parce qu'elle n'a aucun commerce avec le nerf optique, & quand on supposeroit qu'elle est un développement de la pie-mere, il n'est pas suffisant, attendu que les filets qui pénétrent jusqu'à la chorroïde sont en très-petite quantité; de plus, ils ne vont pas jusqu'à l'intérieur du cerveau; la structure en est différente; le contraire s'observe dans les filets du nerf optique qui en tire son origine; il n'y a donc nulle apparence qu'elle pût transmettre à la partie principale du cerveau les vibrations des rayons, quand même elle ne les amortiroit pas, à moins qu'on ne regardât la pie-mere comme l'organe des pensées de l'ame, & qu'on en excluât la partie blanche du cerveau.

Deuxiémement, les esprits fournis par le nerf optique servent sans contredit à la vision, cependant ces esprits n'ont aucun commerce avec la chorroïde, ils s'épanchent tous dans la rétine, & ceux qui se distribuent à la chorroïde, à la membrane iris & aux autres parties intérieures de l'œil, sortent d'un ganglion formé par la réunion de deux rameaux, dont l'un vient de la troisiéme paire qui paſſe par l'orbite, & l'autre de la deuxiéme branche de la cinquiéme paire qui paſſe par l'orbite. Or, il eſt conſtant que ces nerfs ne ſervent point à la ſenſation de la vûe, mais ſeulement à la nourriture & au mouvement des parties intérieures de l'œil.

Troiſiémement, nous venons de faire voir que l'égalité parfaitement uniforme d'une ſurface, eſt une condition abſolument néceſſaire à la réception des images ; or, cette égalité manque à la chorroïde, puiſqu'elle eſt enduite intérieurement d'une teinture noire, & même en dehors d'un nombre prodigieux de vaiſſeaux ſanguins. Cette teinture noire la rend mal propre à la viſion par deux raiſons, la premiere, parce qu'elle rend ſa ſurface intérieure inégale & raboteuſe, & c'eſt juſtement parce qu'elle eſt noire & qu'elle amortit les vibrations de la lumiere, qu'elle ne peut les tranſmettre juſqu'au cerveau ; & au contraire, la rétine étant blanche, & repouſſant les rayons qui l'ont preſſée, il ſe fait la même vibration dans les eſprits ; la ſeconde, parce qu'il n'eſt pas poſſible que les images ſe tracent ſur cette membrane, le noir ne pouvant être teint d'aucune couleur ; de plus, dans quelques animaux le fond de la chorroïde eſt diverſifié de certaines couleurs, telles que ſont le verd, le bleu, le doré, la nacre de perle, d'où il paroît que la couleur n'eſt point une condition néceſſaire à la viſion.

Enfin pour détruire cette hypotheſe, il n'y a qu'à remarquer que la chorroïde ne reçoit point l'impreſſion des rayons ; la rétine qui eſt interpoſée entre l'humeur vitrée & la chorroïde, eſt une membrane qui reſſemble parfaitement au papier huilé qu'on applique au fond de l'œil artificiel, ou à la toile dont on ſe ſert dans la chambre d'optique, c'eſt-à-dire, qu'elle reçoit facilement l'impreſſion des rayons, & qu'elle eſt très-propre à la communiquer aux eſprits dont ſes petits filets ſont remplis, mais qu'elle ne la tranſmet point à la membrane qui eſt au-deſſous, & quoiqu'on puiſſe voir les images au travers, à cauſe qu'elle a quelque tranſparence & que ſa tiſſure eſt déliée, cela ne prouve pas qu'elle puiſſe tranſmettre l'impreſſion qu'elle a reçue.

De plus, la rétine eſt parſemée d'un très-grand nombre de

vaisseaux pleins de sang, & qui sont comme autant de corps opaques interposés entre les objets & la chorroïde, qui doivent nous faire perdre de vûe, non-seulement quelque partie de l'objet quand il est proche, mais des objets tous entiers quand ils sont éloignés.

Ce qu'on peut donc conclure de l'expérience de M. *Mariotte*, c'est que l'endroit où la rétine naît du nerf optique, n'est pas si propre à la vision; car comme en cet endroit les filets du nerf optique s'épanouissent & s'évasent de tous côtés pour se rendre sur la chorroïde & sur l'humeur vitrée, ils s'y arrangent de maniere que les rayons de l'image tombant obliquement sur ces filets, ils ne peuvent leur communiquer les vibrations ou pressions nécessaires pour en exciter la sensation; car pour voir un objet distinctement, il faut que les rayons principaux de chaque point de cet objet tombent perpendiculairement sur la rétine, afin qu'ils lui communiquent fortement leurs vibrations de pression, & aux esprits contenus dans les petits filets ou tuyaux dont elle est composée, de sorte que leur mouvement se puisse communiquer jusqu'à la partie principale du cerveau; sans cette communication il n'y a point de sensation. Enfin cette expérience fait voir que la chorroïde est un organe nécessaire à la perfection de cette sensation, comme il y en a plusieurs autres, mais elle ne prouve pas qu'elle en puisse être l'organe immédiat.

Sur les Couleurs.

Si l'on fait réflexion qu'on ne voit point dans les ténébres, & qu'un corps ne peut paroître coloré s'il ne reçoit de la lumiere qui se refléchisse jusqu'à nos yeux, il sera aisé de juger que ces rayons de lumiere diversement modifiés, font naître en nous les divers sentimens des couleurs.

Cette variété supposée, il faut tâcher d'entrer dans la connoissance de la nature des couleurs, & premierement examinons les couleurs qui paroissent sur ces corps lumineux, la lumiere vive & forte des corps lumineux les fait toujours paroître blancs. Le corps du soleil paroît blanc quand on le regarde, ou au travers d'un brouillard un peu épais, ou d'un verre teint de fumée. Le charbon allumé est rouge, mais si on augmente la force de ſa lumiere en le ſoufflant, il paroît blanc, & il reprend ſa couleur rouge quand on ceſſe de ſouffler, la lumiere s'affoibliſſant.

Lorſqu'une lumiere très-forte & très-vive paſſe au travers des fumées du feu & des exhalaiſons de la terre, elle s'affoiblit par ce paſſage, & prend une couleur rouge.

Quand le ſoleil ou la lune ſe levent, ils paroiſſent fort rouges à cauſe de leur paſſage par quantité de fumées terreſtres qui rempliſſent l'air proche de la terre.

Des Couleurs changeantes qui paroiſſent ſur la ſurface des Corps par réfractions.

On voit cela arriver dans les bouteilles faites avec l'eau de ſavon ; les couleurs de ces bouteilles étant très-vives & ſe changeant en pluſieurs façons, on en peut tirer des conſéquences pour les autres apparences ſemblables.

Quand l'eau eſt peu chargée de ſavon, il ne paroît au commencement aucunes couleurs dans les bouteilles, parce que la liqueur étant uniformément mêlée, les rayons ſe refléchiſſent ſur la ſurface extérieure & ſur l'intérieure, comme ſi elle étoit d'eau pure ou de verre, mais peu à peu l'huile & le ſel du ſavon font avec l'eau pluſieurs mélanges & pluſieurs ſéparations différentes. Il s'y forme pluſieurs anneaux ou cercles concentriques, dont chacun a trois ou quatre couleurs différentes ſemblables à celles qu'on voit dans l'arc-en-ciel, mais il y a toujours beaucoup plus de vert & de rouge que d'autres couleurs.

Il faut attribuer ces rangs de couleurs à une liqueur graſſe & légere qui s'éleve au haut de la bouteille, & y fait des rides & des plis ſemblables à ceux qu'on voit dans les petites pellicules qui ſe font au haut de quelques liqueurs lorſqu'on les enfle contre les bords du vaiſſeau qui les contient ; chaque ride de cette liqueur légere qui s'éléve au haut de la bouteille de ſavon, a une figure commune qui doit rompre la lumiere qui la pénétre, & lui donner des courbures propres à produire des couleurs différentes ; la même choſe arrive dans la liqueur huiléuſe des limaçons.

Cela poſé, il eſt aiſé d'expliquer les couleurs changeantes

qui paroiſſent venir de la ſurface des autres corps tranſparens ou opaques ; celles qui paroiſſent dans la glace lorſqu'on y fait des félures par quelque coup, car il y a de l'air très-raréfié & très-mixte entre pluſieurs ſurfaces de la glace ſéparées par le coup ; les couleurs changeantes de la nacre de perle, par les petites ondes ou rides de leurs lames couchées les unes ſur les autres ; les couleurs du talc, par les petites lames diverſement inclinées & ſéparées les unes des autres comme par des félures.

Couleurs fixes & permanentes du blanc & du noir.

La blancheur ſe fait par une forte réflexion de la lumiere ſur la ſurface de certains corps, c'eſt pourquoi elle eſt la plus vive de toutes les couleurs.

La lumiere du ſoleil ſe refléchiſſant ſur la ſurface convexe d'une goutte d'eau, s'écarte beaucoup plus que quand elle ſe réfléchit ſur une ſurface platte & polie, & ſi l'on place l'œil ſucceſſivement en pluſieurs lieux, on verra ſucceſſivement en pluſieurs endroits de cette ſurface, l'image du ſoleil comme un petit rond tout blanc.

La même choſe arrive dans un petit miroir convexe, & s'il y a pluſieurs petits miroirs convexes qui ſe touchent, on verra en chacun un petit éclat de blancheur, & s'ils ſont petits comme des grains de ſable, on ne pourra diſtinguer les petits intervalles obſcurs qui ſont entre les petits points blancs.

Delà il s'enſuit que les vapeurs où les petites parcelles d'eau qui compoſent les nues, les petites parcelles de la neige, le ſablon d'Etampes, la pouſſiere de verre, & la glace briſée en petites parcelles, doivent faire paroître de loin une blancheur continue. Ceux qui ſont ſur de hautes montages quand le ſoleil luit, voyent les nues qui ſont au-deſſous d'eux entre deux vallons, auſſi blanches que la neige.

Ces grains vus avec le microſcope, ne paroiſſent avoir aucune couleur, mais ils paroiſſent comme autant de petits morceaux de criſtal ou de petits diamans, qui donnent tellement paſſage à la lumiere, qu'ils nous la renvoient de toutes parts. Le papier & le linge ont une infinité d'éminences convexes, chacune fait paroître un petit éclat de blancheur, & toutes enſemble une blancheur continue.

Comme le noir eſt oppoſé au blanc, il ne faut pas douter que l'eſſence de la noirceur ne conſiſte dans le contraire; ainſi au lieu que pour voir le blanc, il faut qu'un corps renvoye la lumiere de tous côtés comme il l'a reçue, pour voir noir, il faut qu'un corps n'en refléchiſſe point du tout, ou du moins très-peu.

Exemples. On voit noir dans les ténébres, c'eſt-à-dire, dans un lieu qui ne reçoit rien & qui ne renvoye rien. On voit noir dans l'ombre; on voit noir dans un puits; on voit noir en regardant un corps fort poli qui reçoit beaucoup, mais qui renvoye d'un autre côté que celui où nous ſommes. Coupez quelques-unes des lettres majuſcules d'une feuille imprimée, enſorte qu'il y ait des ouvertures vuides au lieu de lettres, elles paroîtront plus noires que les autres lettres, pourvu qu'il n'y ait rien de blanc qu'on puiſſe voir à travers ces ouvertu-res. Si l'on frotte avec de l'huile une partie des quarrés de papier d'un chaſſis, ceux qui ſeront frottés paroîtront à ceux qui ſont dans la chambre, beaucoup plus blancs que les au-tres, à cauſe qu'il y entre beaucoup plus de lumiere, mais ils paroîtront comme noirs à ceux qui ſeront dehors, parce qu'il ſe refléchira beaucoup moins de lumiere ſur l'huile, que ſur les petites éminences du papier qui font la blancheur. C'eſt par la même raiſon que les cuirs blancs étant frottés d'huile ou de graiſſe, paroiſſent noirs. Les fumées groſſieres qui ſor-tent des corps qui brûlent, ſont noires, &c.

Delà il s'enſuit que les corps noirs doivent s'échauffer da-vantage au ſoleil que les blancs, le blanc qui refléchit tous les rayons qu'il reçoit, n'en eſt point ébranlé, le noir qui les amortit & qui les conſerve, en reçoit tout le mouvement.

Les trois couleurs primitives ſont le jaune, le rouge & le bleu, & du mélange de ces trois, toutes les autres ſemblent être formées. Par exemple, par le moyen des verres colorés, on voit que le jaune avec le bleu fait du verd; du rouge avec du jaune, orangé; du verd avec du bleu, pourpre. La même choſe ſe voit dans le priſme; ſi on met du drap rouge dans la partie de l'iris qui eſt bleue, il réſulte de ce mélange une couleur pourprée. Il y a deux ordres différens dans les couleurs pour paſſer du blanc au noir, le blanc, le jaune, le rouge, le noir; & l'autre le blanc, le bleu, le violet & le noir.

Quand

Quand il y a du blanc au milieu du prifme, on voit du côté de la convexité, du jaune & du rouge, & du côté de la concavité, du bleu & du violet.

Le plus ou moins d'une liqueur colorée fait le même changement. Le tournefol diffout dans un peu d'eau, paroît noir dans l'épaiffeur de trois à quatre lignes mis fur du papier blanc; violet dans l'épaiffeur d'une ligne, & bleu dans l'épaiffeur d'une demi-ligne, & fans couleur dans une très-petite épaiffeur. D'autres paroiffent noires dans un grande épaiffeur, rouges dans une moyenne, & jaunes dans une de trois ou quatre lignes, & fans couleur dans une très-petite épaiffeur.

Du changement des Couleurs.

La décoction du bois nephretique étant dans une phiole, paroît bleue fi on la regarde du côté du jour, rouge de l'autre côté; fi l'on y verfe quelques gouttes d'efprit de vitriol, & qu'on la remue, elle paroîtra rouge en tout fens; fi l'on ajoute quelques gouttes d'huile de tartre par défaillance, elle reprendra fes mêmes couleurs.

Si l'on mêle la diffolution du vitriol faite dans l'eau de la décoction ou de l'infufion de noix de galles, il fe fera une encre; fi l'on verfe deffus cette encre de l'efprit de vitriol, la noirceur difparoîtra; fi l'on ajoute de l'huile de tartre, elle reprendra fa couleur noire, mais elle tire un peu fur le jaune.

Si l'on fait diffoudre du fublimé corrofif dans de l'eau, qu'on filtre la diffolution, & qu'on la fépare en quatre portions, en jettant fur une portion quelques gouttes d'huile de tartre, elle devient rouge, fi on ajoute de l'efprit de vitriol, la rougeur difparoîtra. Si fur une autre portion on jette de l'huile de tartre, il fe fera une couleur rouge comme auparavant; fi l'on y ajoute de l'efprit volatil de fel ammoniac, elle fe changera en blanc : ce changement eft fort prompt & fort agréable à voir.

Si fur une autre portion de la diffolution du fublimé corrofif on jette quelques gouttes d'efprit volatil de fel ammoniac, la liqueur paroîtra blanche comme du lait.

Si fur une autre portion de la diffolution du fublimé cor-

Tome I.   Y

rofif on verfe de l'eau de chaux, la liqueur paroîtra jaune.

Si l'on verfe fur le précipité rouge fait en la maniere ordinaire, du fel ammoniac, il devient gris ; fi un peu de temps après on y verfe de l'eau, la liqueur devient blanche.

Si l'on verfe quelques gouttes d'impregnation de faturne dans un verre d'eau, il fe fait un lait. La teinture de binjoin fait la même chofe.

Si l'on jette fur de la teinture de violette, ou fur celle de tournefol, de l'efprit de vitriol, elle devient rouge ; fi vous y ajoutez de l'efprit volatil de fel ammoniac, elle reprendra fa premiere couleur.

Si l'on jette fur de la teinture de violette, de l'efprit de fel ammoniac, elle paroîtra verte, fi l'on y ajoute de l'efprit de vitriol, elle deviendra rouge.

Si l'on jette fur la décoction des rofes féches ou fur celle des balauftes, de la diffolution du vitriol, il fe fait une encre ; fi l'on ajoute de l'efprit de vitriol, la liqueur devient rouge, puis de l'efprit de fel ammoniac, elle deviendra noire, &c.

ARTICLE III.

De l'Organe de l'Ouie & de fes Dépendances.

CE qui paroît de l'oreille fans difection, comprend deux parties, fçavoir, celle qui paroît hors la tête, qu'on appelle abfolument l'oreille, & celle qui eft enfoncée, qu'on appelle le trou de l'oreille, ou le conduit de l'ouie.

L'oreille eft formée par un cartilage affez épais, qui eft revêtu d'une peau mince & délicate, garnie, particulierement dans les jeunes fujets, de quelque peu de graiffe, fous laquelle fe rencontre encore une autre enveloppe nerveufe qui embraffe immédiatement tout le cartilage.

Du Cartilage.

Ce cartilage fait ordinairement quelques replis qui conduifent & fe terminent enfin à une cavité qu'on appelle la conque, parce qu'elle reffemble à l'entrée d'un limaçon. Les replis

de ce cartilage font plus marqués dans les adultes, & leur figure n'eſt pas toujours la même. Le cartilage eſt embraſſé par
une membrane qui lui eſt propre, que l'on pourroit nommer
le pericondre ; cela ſe voit également dans la cloiſon du nez
qui étant dépouillée de la tunique interne, eſt encore revêtue de ſon pericondre, parce qu'elle eſt faite d'une partie oſſeuſe & cartilagineuſe.

La vraie ſituation de l'oreille n'eſt pas d'être ſerrée & applatie contre l'os des temples, comme elle eſt à un grand nombre, cette ſituation qui eſt contre nature, dépend de ce que
l'on bande la tête aux enfans juſqu'à l'age de cinq à ſix ans.

On voit dans les mores & autres nations, dont la tête n'eſt
jamais bandée, quelle doit être la diſpoſition naturelle de
l'oreille, elle ſe jette en dehors, & c'eſt à peu près cette diſpoſition qui eſt la plus naturelle & la plus favorable pour ramaſſer les rayons du ſon ; à l'égard de l'appendice que l'on
nomme le lobe de l'oreille, il n'eſt formé que par la peau &
la graiſſe.

Il eſt aiſé de conçevoir pourquoi l'oreille eſt compoſée d'un
cartilage, elle eſt froiſſée en diverſes rencontres, principalement quand on eſt couché ; ce cartilage qui eſt ſouple & obéiſſant, ne ſe reſſent point de toutes ces compreſſions, non plus
que s'il étoit membraneux ; cependant ce cartilage a toute la
dureté & la fermeté qui lui eſt néceſſaire pour être facilement
ébranlé par les fremiſſemens de l'air, au lieu que s'il avoit été
membraneux, il auroit empêché les réflexions qui ſe doivent
faire dans cette partie.

L'oreille eſt encore garnie de quelques muſcles, & parſemée d'arteres, de veines & de nerfs. Elle a deux muſcles, le
premier comprend quelques fibres charnues qui ſont attachées
à cette partie du pericrâne qui couvre le muſcle crotaphite,
& qui deſcendent en droite ligne pour venir s'inferer à la
partie ſupérieure du ſecond repli de l'oreille ; le ſecond eſt
auſſi compoſé de cinq ou ſix fibres charnues qui prennent leur
origine de la partie ſupérieure & antérieure de l'apophyſe
maſtoïde, & qui deſcendant obliquement la longueur d'un
pouce, viennent ſe terminer dans le milieu de la conque.
Voyez les figures.

L'oreille eſt fortement attachée à l'os des temples & aux

parties voifines, tant par les mufcles que par les ligamens particuliers; outre ces deux mufcles, il s'en rencontre deux autres,
dont l'un eft placé au-devant de l'oreille; il eft compofé de
quelques fibres charnues, prend fon origine d'une aponevrofe
qui fe trouve à la racine de l'apophyfe zygomatique, & s'infere par un petit tendon à l'éminence fupérieure, qui eft à la
partie extérieure de l'entrée du conduit cartilagineux. Le fecond eft fitué à la partie antérieure du conduit cartilagineux,
il s'infere par un petit tendon à l'avance fupérieure. Dans l'a-
dulte l'on trouve affez fouvent à la partie convexe de l'oreille,
entre les plis, des plans de fibres charnues de diftance en diftance. Il eft à propos de faire obferver que le mufcle fupérieur prend fon origine de l'aponevrofe qui eft commune aux
mufcles frontal & occipital, & non du pericrâne.

Des Arteres de l'Oreille.

Les arteres font des branches de la carotide externe, laquelle
après en avoir fourni au larynx & à plufieurs parties de la face,
fe divife près de l'articulation de la mâchoire, en deux branches, dont l'une monte au-devant de l'oreille, & l'autre paffe
derriere. La branche qui paffe derriere fournit plufieurs rameaux qui arrofent tout le derriere de l'oreille; un des plus
confiderables de ces rameaux perce l'oreille près du conduit
de l'ouïe, & fe divife enfin en plufieurs petites branches qui
fe diftribuent dans la peau qui tapiffe le dedans de la conque.

La branche qui monte en devant, eft celle qu'on fent battre vers les temples, & qu'on a accoutumé d'ouvrir dans les
grandes douleurs de tête, on la nomme l'artere temporale:
elle fournit en paffant plufieurs rameaux qui arrofent le conduit cartilagineux, & continuant fon chemin, elle fe divife
encore, & donne en cet endroit des rameaux qui fe répandent fur le devant & fur le derriere de l'oreille.

Les veines font des rameaux qui fe rendent dans des branches de la jugulaire externe, qui fuivent la diftribution des
arteres. *Voyez les figures.*

A l'égard des nerfs, nous en parlerons en faifant la defcription de tous ceux qui regardent l'organe de l'ouïe.

Du trou de l'Oreille.

Ce qu'on appelle le trou de l'oreille, eſt un conduit dont la conque eſt comme le veſtibule, & qui mene à une membrane qu'on appelle le tambour. Ce conduit eſt en partie cartilagineux, & en partie oſſeux ; la partie cartilagineuſe eſt formée par le retréciſſement de la conque : cette partie eſt longue d'environ quatre à cinq lignes ; le cartilage qui la forme eſt continu en lui-même, mais il eſt interrompu & ſéparé en pluſieurs endroits, comme par des coupures qui ne ſont jointes que par la peau qui couvre le dedans du conduit.

Cette partie cartilagineuſe ne couvre que la moitié de ce conduit, preſque tout le deſſus étant ſimplement fermé par la peau dont il eſt revêtu intérieurement. *Voyez les figures.*

Cette peau eſt une continuation de celle qui eſt au-devant de la conque ; elle eſt parſemée de petites glandes d'une couleur jaunâtre, & de figure un peu ovale, qui ſont couchées ſous cette peau, dans l'épaiſſeur de laquelle elles ſont un peu enfoncées. Chaque glande a un petit tuyau particulier qui s'ouvre dans la cavité du conduit entre les petits poils, dont elle eſt garnie ; & ce ſont ces petits tuyaux qui fourniſſent cette humeur épaiſſe, jaunâtre & gluante qui ſe rencontre ordinairement dans le conduit de l'oreille. Ce conduit cartilagineux finit en s'attachant à pluſieurs inégalités qui ſont à l'entrée du canal oſſeux, dont nous allons parler, & qui eſt la continuation du cartilagineux ; ces inégalités ſont très-conſiderables à la partie de cette entrée que regarde la face, & le cartilage s'y attache fortement ; & comme il y a peu de ces inégalités à la partie oppoſée qui regarde le derriere de la tête, la liaiſon du cartilage ſe fait en cet endroit par le moyen d'un ligament très-fort, qui ſortant de l'extrémité de la conque, paſſe le long de la partie membraneuſe du conduit cartilagineux, & s'inſere dans une petite cavité qui eſt dans l'os des temples à l'entrée de ce canal oſſeux. *Voyez les figures.*

Cette partie oſſeuſe du conduit de l'oreille eſt un canal qui paroît ajouté à l'os des temples. En effet il ſe forme peu à peu à meſure qu'on avance en âge, les tremblemens de l'air le fortifient à proportion de ſa longueur, & la peau du tambour devient plus dure ; il femble auffi que l'émotion de l'air doit être fortifiée par l'accroiffement du tuyau & le prolongement. Ce conduit eft, ainfi qu'il a été dit, la continuation ou plu- tôt le fondement du conduit cartilagineux ; fon calibre eft un peu ovale à fon commencement, & à mefure qu'il s'avance fur fon fond, il s'applatit.

Ce qu'on appelle le conduit de l'oüie eft donc formé du conduit cartilagineux & du conduit offeux mis l'un au bout de l'autre : tout ce conduit fe porte obliquement & fe re- courbe, car fa direction qui eft d'abord de bas en haut, & de derriere en devant jufqu'à fon milieu, fe détourne enfuite, & redefcend, allant toujours de derriere en devant, jufqu'à la peau du tambour. La partie cartilagineufe du conduit eft inter- rompue comme par des coupures, pour être plus fouple & obéir facilement aux compreffions. *Voyez les figures.*

Membrane du Tambour.

Au fond de ce conduit on trouve la membrane du tam- bour qui fépare l'oreille externe, qui vient d'être décrite, d'a- vec l'interne, & qui ferme exactement l'extrémité du con- duit, dont nous venons de parler. Cette cloifon eft une mem- brane prefque ronde, féche, mince, ferme, tranfparente & engagée dans une rainure creufée dans la circonférence de l'extrémité du conduit offeux.

Cette rainure avance plus vers le dedans de la tête par en bas que par en haut, elle ne fait pas le tour entier, mais elle finit à la partie fupérieure de fa circonférence. Quoique cette membrane foit tendue, elle ne fait pourtant pas un plan droit, mais elle eft boffue en dedans, y étant tirée par le manche du marteau. Elle eft fituée de telle maniere que fon plan eft parallele à l'entrée du conduit offeux, faifant un angle fort aigu avec fa partie inférieure, & fort obtus avec la fupérieure. Elle eft recouverte par dehors d'une peau très-fine, qui eft un prolongement de l'épiderme & du corps reticulaire, que l'on retire par la maceration comme un doigt de gand. *Voyez les figures.*

Le Tambour.

Derriere cette membrane eſt une cavité qu'on appelle la caiſſe, parce qu'elle reſſemble en quelque maniere à la caiſſe d'un tambour, étant de tous côtés environnée d'os, & fermée par devant par la membrane qui vient d'être décrite, & par derriere par la ſurface de l'os pierreux.

Cette caiſſe eſt profonde de deux à trois lignes & large de ſix; elle eſt ronde, plus en certains endroits que dans d'autres. A ſes côtés il y a deux conduits, dont l'un qui eſt en devant, & que l'on appelle l'aqueduc, va s'ouvrir dans le palais; l'autre qui eſt en la partie oppoſée & au haut de la cavité, s'ouvre dans les ſinuoſités de l'apophyſe maſtoïde. Au haut de cette caiſſe il y a un enfoncement où ſont logées les têtes des oſſelets dont il ſera parlé dans la ſuite. La cavité de cette caiſſe eſt inégale, raboteuſe & tapiſſée d'une membrane parſemée d'un grand nombre de vaiſſeaux, dont les uns ſont des rameaux de la branche de la carotide qui ſe diſtribue à la dure-mere : les trous qui leur donnent paſſage, ſont à la partie ſupérieure de la caiſſe, & fort voiſins du trou par lequel cette artere de la dure-mere entre dans le crâne. Les autres ſont des rameaux de ceux qui tapiſſent les membranes qui couvrent les ſinuoſités de l'apophyſe maſtoïde. *Voyez la figure.*

On remarque dans toute la caiſſe du tambour cinq choſes conſiderables; ſçavoir, deux conduits, deux ouvertures, quatre oſſelets, trois muſcles, & une branche de nerf.

Trompe d'Euſtache.

Le conduit qui va de l'oreille dans le palais, eſt appellé l'aqueduc, non-ſeulement à cauſe de ſa forme de canal, mais encore parce qu'il peut donner quelquefois paſſage à la boue & aux humeurs étrangeres qui ſe ramaſſent aſſez ſouvent dans la cavité de cette caiſſe, n'y ayant aucune valvule qui puiſſe empêcher la ſortie, de même que l'air; ce conduit eſt oſſeux au ſortir de la caiſſe, & revêtu en dedans de la même membrane qui la tapiſſe. Il eſt ſitué au-devant du canal oſſeux qui renferme la carotide interne, & après avoir fait environ trois lignes de chemin, il finit par plusieurs inégalités qui forment des bréches où s'attache un autre tuyau, partie membraneux & partie cartilagieux, qui fait le reste de ce conduit. Le côté membraneux de ce conduit regarde le trou de l'oreille, & le côté cartilagineux, regarde le derriere de la tête. Ce tuyau se porte obliquement de devant en derriere jusqu'au fond du nez, à l'extrémité du palais un peu au-dessus de la luette, & après avoit fait un pouce de chemin, il se termine vers le milieu de la partie antérieure de l'aîle interne des avances nommées peterigoïdes.

Ce conduit est beaucoup plus large que celui qui est osseux. Il est revêtu par dehors d'un des muscles qui sert à dilater le pharynx, ce sont les peryftaphylins qui s'y attachent, lesquels appartiennent proprement à la cloison du palais, & par dedans d'une peau glanduleuse qui est une continuation de celle qui revêt le dedans du nez; vers sa fin le côté cartilagineux s'épaiffit, & fait un rebord de la figure d'un croissant. Cette insertion de l'aqueduc est tellement disposée, que l'air qui entre par les narines dans la bouche, s'y engage nécessairement; car les cornes de ce croissant, particulierement l'inférieure, avancent de telle maniere au dedans du passage des narines, qu'il ne se peut faire que l'air ne frappe en passant contre ces cornes, & qu'une bonne partie de cet air étant arrêtée & comme interceptée dans le passage, n'entre au-dedans du tuyau de l'aqueduc par la mobilité d'une de ces cornes, autrement tout l'air passeroit immédiatement par les grandes ouvertures des narines dans la cavité de la poitrine. M. *Lower* a observé une semblable méchanique dans l'insertion ou dans l'ouverture des arteres axillaires & carotides dans l'aorte; car ce vaisseau qui, sortant du ventricule gauche du cœur, se courbe en en bas, conduiroit presque tout le sang qui est chassé par le cœur dans son tronc descendant, si les arteres axillaires & carotides qui naissent du milieu de l'arc de l'aorte, n'étoient disposées de telle maniere que le côté de chaque embouchure le plus éloigné du cœur étant plus allongé que l'autre, elles arrêtent une bonne partie du sang qui passe devant leurs orifices. *Voyez les figures.*

L'autre conduit qui est au haut de la caisse, est plus large, mais beaucoup plus court que l'aqueduc, & il pénétre ainsi
qu'il

qu'il a été dit dans les finuofités de l'apophyfe maftoïde. *Voyez les figures.*

Les deux ouvertures ou fenêtres de la caiffe font dans la furface de l'os pierreux qui eft à l'oppofite de la membrane du tambour ; l'os pierreux qu'elles percent ayant en cet endroit une ligne d'épaiffeur, fait que ces fenêtres forment chacune comme un petit conduit de l'épaiffeur d'une ligne. La premiere fenêtre appellée ovale à caufe de fa figure, eft fituée un peu plus haut que l'autre. Elle a dans le fonds de fon conduit un petit rebord en forme de feuillure, fur lequel eft pofée la bafe de celui des offelets qu'on nomme l'étrier ; l'autre fenêtre qu'on appelle ronde, quoiqu'elle foit comme l'autre de figure ovale, a une rainure dans le milieu de fon conduit, dans laquelle eft enchaffée une petite membrane mince, féche & tranfparente, à peu près comme celle du tambour. *Voyez les figures.*

Les quatre Offelets.

Entre les offelets contenus dans la caiffe, le premier qui fe préfente eft appellé le marteau, parce qu'il eft gros par l'une de fes extrémités, qu'on appelle la tête, & plus menu par l'autre, qu'on appelle le manche. La tête eft nichée dans cet enfoncement qui eft au haut de la caiffe, & que nous avons décrit.

La partie latérale & un peu poftérieure de cette tête, a deux éminences & une cavité, pour s'articuler avec un offelet qu'on nomme l'enclume, tout le refte qui eft plus grêle, plus menu & plus allongé, fe nomme le manche, qui fe groffit par deux apophyfes, dont la plus groffe eft en dehors & collée à la peau du tambour ; l'autre qui eft à côté & regarde l'aqueduc, eft plus grêle & plus déliée. Elle eft couchée dans la rainure de l'orbiculaire, où elle eft embraffée par le tendon du mufcle externe du marteau, fouvent elle fe caffe, ce qui fait qu'on ne l'apperçoit pas toujours dans la diffection, & reçoit le tendon d'un des mufcles. Ce manche s'applique, & eft collé un peu de biais fur la peau du tambour, & en s'applatiffant à fon extrémité, il s'attache mieux en cet endroit. Cet offelet a pour l'ordinaire près de quatre lignes de long, & le diametre de fa tête eft le tiers de toute fa longueur.

Tome I.   Z

Le second offelet eft celui qu'on appelle l'enclume à caufe de fa figure. Dans cet offelet on confidere trois parties, fçavoir, la partie maffive qui fait comme le corps de l'os, & les deux branches qui en font les apophyfes & comme les deux jambes. La partie maffive a en devant deux cavités & une éminence pour répondre aux deux éminences & à la cavité de la tête du marteau, & pour fe joindre par cette efpece d'articulation qu'on appelle ginglime, & que les artifans appellent charniere. Prefque toute cette partie maffive eft cachée dans cet enfoncement du haut de la caiffe dont on a déja parlé. La plus courte des deux branches eft pofée à l'entrée du conduit qui va dans l'apophyfe maftoïde, & fon extrémité eft cachée & attachée par un ligament dans une petite cavité qui eft à l'entrée de ce conduit; l'autre branche qui eft la plus longue, defcend perpendiculairement dans la caiffe, & fe recourbant en dedans du côté oppofé à la peau du tambour, elle forme un petit bec qui s'articule avec l'étrier, qui eft le troifiéme offelet, par le moyen d'un quatriéme.

L'étrier eft ainfi appellé parce qu'il reffemble exactement à un étrier, ayant deux branches pofées fur une bafe platte & ovale, affez femblable à la partie qui dans un étrier eft faite pour appuyer le pied, & ayant au-deffus comme une petite tête qui repréfente la partie par où l'étrier eft attaché. C'eft dans cette partie que l'on trouve une petite cavité pour recevoir le quatriéme offelet : la fituation de l'étrier eft telle que la tête vue de fon front, cache prefque fa bafe. Toute la partie intérieure des branches & de la bafe de l'étrier eft creufée en gouttiere : cet offelet eft pofé dans cette cavité prefque horifontalement ; fes deux branches & fa bafe font comme une efpece de chaffis. Cette membrane eft délicate & parfemée de plufieurs vaiffeaux. La bafe de l'étrier eft enfoncée dans le trou ovalaire qu'elle bouche exactement ; elle eft collée à cette feuillure qui a déja été décrite, par le moyen d'une membrane qui l'attache fi exactement, qu'elle ne peut être enfoncée dans la cavité qui eft au-deffous, ni relevée au-deffus de la fenêtre, fans rompre cette membrane par quelque effort.

Le quatriéme offelet n'a prefque point d'épaiffeur, il eft un peu convexe du côté qui regarde la tête de l'étrier, & tant

foit peu cave du côté qui s'articule avec le bec de l'enclume.
Le quatriéme offelet a été regardé comme un os particulier
que les Anatomiftes ont nommés lenticulaire, mais à le bien
confiderer, c'eft une épyphyfe ajoûtée à l'extrémité de la longue branche de l'enclume placée fous fon bec, où fe trouve un
petit cartilage intermédiaire qui permet à cette petite épyphyfe
de fe féparer aifément dans le fœtus, & on la peut féparer
jufqu'à un certain âge : il n'en eft pas de même dans l'adulte,
on la trouve offifiée comme dans tous les autres os qui font
pourvus d'épyphyfes ; il paroît cependant que l'offification de
ce cartilage qui foutient la petite épyphyfe, n'eft pas une continuité de fibres offeufes de la furface extérieure de la longue
branche de l'enclume, mais de celles qui font fous le bec ;
alors le cartilage intermédiaire offifié prend la forme d'un petit col, à l'extrémité duquel fe trouve l'épyphyfe offifiée, que
l'on prenoit pour un quatriéme offelet qui s'articule dans la
cavité de l'étrier : pour s'affurer que ce n'eft qu'une continuité
dans l'adulte, il ne faut que le féparer, alors fi l'on examine
les pieces féparées avec la loupe, on verra diftinctement les
petites efquilles de la fracture du col de cette épyphyfe, &c.

Ces offelets font recouverts dans toute leur étendue du periofte, excepté à l'endroit de leurs articulations, ils font parfemés de ramifications de vaiffeaux, dont ceux qui s'engagent
dans les trous de ces offelets s'en détachent. Les furfaces par
lefquelles ils s'articulent, font incruftées de cartilages pour en
faciliter le mouvement ; chaque articulation eft embraffée par
un capfule & de petits ligamens très-fins & déliées qui les retiennent.

Le marteau & l'enclume font d'une fubftance très-compacte
& très-folide ; ils font feulement percés par quelques petits
trous qui donnent entrée aux vaiffeaux qui leur fourniffent la
nourriture ; l'étrier au contraire eft d'une fubftance fort legere & fort poreufe, ce font toujours les vaiffeaux du periofte
dont ils font revêtus, qui les fourniffent. *Voyez les figures.*

Leurs Mufcles.

Des trois mufcles qui font dans la caiffe, il y en a deux qui
appartiennent au marteau, le troifiéme eft pour l'étrier. Le

premier de ceux qui appartiennent au marteau, peut être nommé l'externe, parce qu'il eſt couché ſur la parois extérieure du conduit oſſeux qui va de l'oreille au palais, & continuant ſon chemin de bas en haut, & un peu de devant en arriere, il entre dans la caiſſe, caché dans une ſinuoſité fort oblique, qui eſt creuſée immédiatement au-deſſus de l'os qui porte la rainure, dans laquelle eſt enchaſſée la peau du tambour. Cette ſinuoſité eſt celle qui ſe voit à la partie ſupérieure de l'anneau oſſeux du fœtus, dont il ſera parlé dans la ſuite. Ce muſcle étant entré dans la caiſſe, vient s'inferer à l'apophyſe grêle du marteau, dont il a été parlé. Le muſcle externe du marteau ſe trouve fortifié par des filets qui ſont des prolongemens du ligament qui naît du rebord extérieur du conduit qui eſt au-deſſous de la partie interne des apophyſes condyloïdes & corronoïdes de la mâchoire inférieure, ce ligament paſſe au-dedans de l'articulation, où il s'unit avec la capſule, & de-là vient s'attacher en partie à l'apophyſe épineuſe du ſphenoïde, & l'autre s'engage dans la rainure pour le joindre au tendon du muſcle externe du marteau dont l'apophyſe grêle ſe trouve embraſſée. *Voyez les figures.*

Le ſecond peut être nommé l'interne, parce qu'il eſt caché dans un demi canal oſſeux creuſé dans l'os pierreux qui fait une des parois de la caiſſe : une partie de ce demi canal eſt hors de la caiſſe, & renfermée au haut du conduit qui va de l'oreille dans le palais ; l'autre partie qui eſt dans la caiſſe, s'avance juſqu'à la fenêtre ovale, & fait en cet endroit un petit rebord ſur lequel, comme ſur une poulie, le tendon du muſcle ſe coude pour aller, paſſant d'un côté de la caiſſe à l'autre, s'inferer à la partie poſtérieure du marteau, un peu au-deſſous de l'inſertion du muſcle externe, pour le tirer vers l'os pierreux. L'origine de ce muſcle eſt préciſément vers l'endroit où finit la partie oſſeuſe de l'aqueduc, il eſt recouvert d'une enveloppe nerveuſe qui forme une gaîne qui l'accompagne dans toute ſa route, & qui l'attache fortement au demi-canal. L'on a prétendu démontrer un troiſiéme muſcle appartenant au marteau, mais par l'examen qui en a été fait ſur différens ſujets, l'on n'a pu découvrir vers la partie ſupérieure de la tête du marteau à l'endroit où elle eſt cachée au haut de la caiſſe, qu'un petit ligament compoſé de petits filets qui

prennent naiſſance de la partie ſupérieure de la caiſſe, & vien-
ſe terminer un peu obliquement à la partie poſtérieure & inférieure du rebord de la cavité du marteau, diamétralement
oppoſé à l'inſertion de celle du tendon du muſcle externe.
Voyez les figures.

Le muſcle de l'étrier eſt caché dans un tuyau oſſeux creuſé
dans l'os pierreux preſque au fond de la caiſſe d'où il prend
ſon origine. Son ventre eſt gros & charnu, & il forme tout à
coup un tendon fort délié, qui vient s'inſerer à la tête de
l'étrier. Le tuyau qui renfeme le ventre de ce muſcle, eſt
long d'environ deux lignes, & il eſt beaucoup plus large que
l'iſſue par laquelle paſſe le tendon du muſcle. *Voyez les figures.*

La derniere partie qu'il y a à conſiderer dans la caiſſe du
tambour, eſt la petite branche qui paſſe derriere la membrane
du tambour, que quelques-uns ont priſe pour le tendon d'un
des muſcles du marteau, mais qui eſt une branche de la cinquiéme paire qui ſera décrite ci-après.

Labyrinthe.

Les deux fenêtres qui ont été décrites, s'ouvrent dans une
cavité qui eſt creuſée dans l'os pierreux, & qu'on appelle le
Labyrinthe, parce qu'elle eſt embarraſſée de pluſieurs détours :
cette cavité ſe diviſe en trois parties : la premiere eſt celle
qu'on peut appeller le veſtibule du labyrinthe, parce qu'elle
conduit aux deux autres ; la ſeconde comprend trois canaux
ronds courbes en demi-cercle, que j'appellerai dans la ſuite
les canaux demi-circulaires, qui ſont au côté du veſtibule,
vers le derriere de la tête : la troiſiéme eſt le limaçon qui eſt
à l'autre côté : ces trois parties ſont taillées & creuſées dans
un roc très-dur.

Le veſtibule eſt une cavité preſque ronde, creuſée dans l'os
pierreux, & d'environ une ligne & demie de diametre. Il eſt
ſitué derriere la fenêtre ovale, & revêtu par dedans d'une
membrane parſemée de pluſieurs vaiſſeaux : on y remarque
neuf ouvertures, dont il y en a une de laquelle il a déja été
parlé, ſçavoir, la fenêtre ovale qui donne entrée de la caiſſe
du tambour dans le veſtibule : les huit autres ſont dans la cavité de ce veſtibule. La premiere mene dans la rampe ſupé-

rieure du limaçon ; il y en a cinq qui donnent entrée dans les trois canaux demi-circulaires ; & les deux dernieres laiſſent paſſer deux branches de la portion molle du nerf auditif.

Je donnerai des noms aux conduits demi-circulaires pour les diſtinguer, & je les nommerai par rapport à leur ſituation. J'appelle le premier ſupérieur, parce qu'il embraſſe la partie ſupérieure de la voute du veſtibule ; le ſecond inférieur, parce qu'il entoûre la partie inférieure ; & le troiſiéme qui eſt plus en dehors & ſitué entre les deux autres, ſera nommé le mitoyen.

Le canal demi-circulaire ſupérieur ſortant du veſtibule, va de devant en derriere, & ſe recourbant enſuite un peu de derriere en devant, il continue ſon chemin juſqu'environ le milieu de la partie poſtérieure de l'os pierreux, en décrivant un peu plus d'un demi-cercle, & c'eſt-là qu'il s'unit au canal inférieur.

L'autre canal que j'appelle inférieur, ſort de la partie inférieure du veſtibule, & décrivant auſſi un peu plus d'un demi-cercle, il ſe joint au ſupérieur, ainſi qu'il a été dit. Ces deux canaux joints enſemble, n'en forment plus qu'un qui s'avance un peu obliquement pour s'ouvrir dans le milieu du veſtibule.

Le troiſiéme que j'appelle le mitoyen, a ſes deux portes ſéparées, & ne décrit que ſon demi-cercle. Le calibre de ces canaux eſt quelquefois rond & quelquefois ovale, & il s'élargit vers leurs extrémités comme le pavillon d'une trompette.

Les ſix extrémités de ces trois canaux demi-circulaires ne font donc que cinq portes dans le veſtibule, puiſqu'il y a une de ces portes qui eſt commune aux deux extrémités des canaux ſupérieur & inférieur, ainſi qu'il a été dit.

Ces portes ſont diſpoſées de telle maniere, qu'il y en a deux au haut du veſtibule, deux au bas & une au milieu.

La premiere, à compter du haut en bas, eſt la porte du canal demi-circulaire ſupérieur, l'autre eſt l'une des portes du canal mitoyen. Ces deux portes, près de leur entrée dans le veſtibule, ne ſont ſéparées que par un petit bec oſſeux, qui finit inſenſiblement en entrant dans le veſtibule.

Des deux portes qui ſont au bas du veſtibule, la premiere, à compter de bas en haut, eſt celle du canal inférieur, & celle qui eſt au-deſſus, eſt l'autre porte du canal mitoyen.

La porte qui est au milieu du vestibule, & qui est la plus large de toutes, est celle qui est commune aux canaux supérieur & inférieur. *Voyez les figures.*

Au côté du vestibule opposé aux trois canaux demi-circulaires, en tirant vers la face, se rencontre la troisiéme partie du labyrinthe appellée limaçon, lequel est composé de deux parties, sçavoir, d'un canal demi-ovalaire spiral, & d'une lame qui tourne en spirale montante; cette lame suit le chemin du canal & se sépare en deux.

Ce canal demi-ovalaire est creusé dans la partie intérieure de l'os pierreux qui couvre la lame spirale en forme de voute, & qui fait une bosse dans la surface de cet os qui s'avance au-dedans de la caisse, laquelle est à l'opposite de la membrane du tambour : cette bosse s'allonge & se termine en un petit bec qui fait la séparation des deux fenêtres que nous avons décrites. Le canal fait deux tours & demi autour du noyau, & va en diminuant & s'étrécissant à mesure qu'il monte; ses bords qui s'attachent au noyau diminuent si fort de leur épaisseur à mesure qu'ils en approchent, qu'ils paroissent aussi minces que la lame.

La lame spirale sépare en deux ce canal dans lequel elle est, étant attachée au noyau par sa base, & par son autre extrémité à la surface du canal opposée au noyau, par le moyen d'une membrane fort déliée, beaucoup plus mince que la lame, & d'une couleur plus obscure, laquelle ne continue pas le même plan que la lame, mais se rabat un peu en-dessous. Cette membrane tapisse, en se développant, toute la surface intérieure de ce canal. Il est aisé de juger qu'en dépouillant le noyau de cette voute en limaçon qui le renferme, il doit y paroître quatre tours entiers & deux demi-tours, sçavoir, deux tours & demi du reste du canal demi-ovalaire, & deux & demi du reste de la lame. Cette lame est dure & friable; sa base proche le noyau est percée de plusieurs petits trous obliques de même que le noyau; l'autre extrémité de cette lame est fort mince, ferme & tendue.

Le conduit du limaçon étant ainsi partagé en deux, forme comme deux rampes d'escalier en limaçon construite sur le même noyau, l'une sur l'autre, dont l'une n'a point de communication avec l'autre; elles ont seulement des ouvertures féparées : l'une donne entrée du veftibule dans la rampe fupérieure du double efcalier, & l'autre qui eft la fenêtre ronde, donne entrée de la caiffe dans la rampe inférieure. *Voyez les figures.*

Il y a une ouverture à la partie inférieure de l'os pierreux, au-deffous de celle qui donne entrée au nerf auditif, laquelle donne paffage à une artere & à une veine qui font des rameaux de la carotide & de la jugulaire interne ; elle eft l'entrée d'un canal qui après avoir fait une ligne & demie de chemin, vient s'ouvrir dans la rampe inférieure du limaçon près de la fenêtre ronde : ces vaiffeaux y étant entrés, fe partagent en plufieurs rameaux, qui fe diftribuent à la lame fpirale & à la membrane qui revêt le dedans du canal fpiral. Cette artere qui entre dans le limaçon, fournit une branche confiderable au veftibule, laquelle fe partage en entrant en deux rameaux, dont l'un fe répand dans le côté droit, & l'autre dans le gauche. Ces deux rameaux fe fubdivifent pour l'ordinaire en deux autres, dont l'un entre par la porte du veftibule qui eft commune aux canaux demi-circulaires fupérieur & inférieur, & fe partage en deux petits filets qui fe diftribuent au dedans de ces canaux : l'autre rameau entrant par la porte fupérieur du canal mitoyen, rentre dans le veftibule par fon autre porte. Ces branches s'anaftomofent en plufieurs endroits au dedans du veftibule : les veines font la même diftribution.

Puifque les deux fenêtres qui s'ouvrent dans les cavités du labyrinthe font exactement bouchées, l'une par la bafe de l'étrier, & l'autre par une membrane, il eft aifé de conclure que l'air qui y eft renfermé doit n'avoir aucune communication, ni avec celui de la caiffe, ni par conféquent avec celui du dehors ; & c'eft fans doute cet air que les Anatomiftes ont appellé implanté. *Voyez les figures.*

Conduit du Nerf auditif.

Le conduit par où paffe le nerf auditif eft fort large. Il eft creufé dans le milieu de la face poftérieure de l'os pierreux qui regarde le cerveau, & s'enfonçant obliquement de devant en derriere environ deux lignes, il forme comme un cul-de-fac,

dont

dont le fond eſt terminé par une portion de la voute du veſtibule. Il y a au fond de ce cul-de-ſac une petite barre oſſeuſe
qui ſepare la baſe du noyau d'avec le trou par où paſſe la portion dure du nerf auditif.

Le Nerf auditif.

Le nerf auditif prend ſon origine du côté poſtérieur de la
protuberance, que les nouveaux Anatomiſtes ont appellée annulaire, environ à une ligne de diſtance du petit lobule du
cervelet qui eſt attaché à l'origine de cette protuberance. Ce
nerf eſt compoſé de deux branches, dont l'une qui eſt celle
de deſſus & qui eſt la plus groſſe, ſe nomme la portion molle, parce qu'elle eſt en effet non-ſeulément plus tendre & plus
molle que celle qui l'accompagne, mais encore que tous les
autres nerfs de la moëlle, ſi on en excepte les olfactifs & la
rétine. Celle de deſſous eſt appellée la portion dure, non-ſeulement parce qu'elle eſt plus fibreuſe & plus compacte, mais
encore parce qu'elle ſort hors du crâne, au lieu que l'autre ſe
perd dans les organes de l'oüie : ces deux branches ſe portent
droit & parallelement juſqu'au trou de l'os pierreux en parcourant environ trois lignes de chemin, & ſitôt qu'elles ſont
entrées, la portion dure paſſe au-deſſus de l'autre ; c'eſt dans
le fond de ce cul-de-ſac dont nous avons déja parlé, où la
portion molle ſe partage en trois branches ; la plus conſiderable étant arrivée à la baſe du noyau, ſemble ſe terminer &
ſe perdre en cet endroit ; cependant il eſt vrai qu'en entrant
dans le noyau par tous les petits trous obliques dont nous avons
parlé, elle ſe partage en pluſieurs filets qui ſe diſtribuent à
tous les pas de la lame ſpirale. On ne peut mieux comparer la
diviſion & la diſtribution de ce nerf, qu'à celle du nerf olfactif, car étant arrivé à la racine du nez, il ſemble qu'il ſe
termine en cet endroit, & pluſieurs Anatomiſtes ont cru qu'il
s'y arrêtoit en effet : cependant ſi l'on y prend garde, on trouve
que ce nerf ſe partage en pluſieurs petits filets qui ſe couvrent
de la dure-mere, & qui paſſant par tous les petits trous de l'os
cribleux, s'engagent dans la cavité des narines pour ſe diſtribuer à la membrane dont les lames du nez ſont revêtues.
Voyez les figures.

Tome I. A a

Les deux autres branches de la portion molle font deſtinées pour le veſtibule : la plus conſiderable de ces deux dernieres s'engage à l'entrée du tuyau de la portion dure, & entre enfin obliquement dans un trou particulier qui s'ouvre dans la voute du veſtibule à côté de la porte du canal ſupérieur du limaçon : cette branche étant entrée, forme comme une houpe dont une partie s'avance dans la porte du canal demi-circulaire ſupérieur, & dans celle de l'antérieur qui eſt tout joignant, & les bouche en partie ; enſuite elle fournit un petit filet nerveux à chacun de ces canaux, qui ſe joint à l'artere qui y eſt diſtribuée, & l'accompagne par-tout : l'autre partie de la houppe s'allonge vers le fond du veſtibule, & produit un petit filet qui entre dans la porte commune.

La ſeconde branche de la portion molle qui eſt deſtinée pour le veſtibule, s'engage dans un trou fort oblique, qui s'ouvre un peu au-deſſous de la branche que nous venons de décrire ; ce nerf étant entré dans le veſtibule, ſe diviſe en deux filets, dont l'un entre dans la porte du canal inférieur qui eſt au bas du veſtibule, & l'autre remonte vers la porte commune ; tous ces petits filets de nerfs tiennent les uns aux autres. *Voyez les figures.*

La portion dure s'engage dans un trou qui eſt à la partie ſupérieure du fond du cul-de-ſac dont nous avons parlé ; ce trou eſt l'entrée d'un conduit oſſeux creuſé dans l'os pierreux, qui s'avance obliquement vers la caiſſe, dans laquelle il n'entre point, mais ſe gliſſe dans la ſurface de l'os pierreux, qui fait une des parois de la caiſſe : ce conduit deſcendant au-deſſus & à côté de la fenêtre ovale, & au-deſſus du petit tuyau qui renferme le muſcle de l'étrier, deſcend encore plus bas, & ayant fait environ deux lignes & demie de chemin toujours caché dans l'os pierreux, ſort par le trou qui eſt entre les apophyſes maſtoïde & ſtyloïde. Ce nerf avant de ſortir de ſon trou, reçoit la branche du nerf de la cinquiéme paire qui paſſe derriere la peau du tambour, & que nous allons décrire : cette même portion dure au ſortir de ſon trou fournit une branche, laquelle remontant en derriere de l'oreille, va ſe répandre dans toutes les parties de l'oreille extérieure & vers l'apophyſe maſtoïde. Elle fournit encore pluſieurs autres branches qui ſe diſtribuent à d'autres parties, & dont nous parlerons à la fin de cette defcription. *Voyez les figures.*

Le petit nerf qui traverfe la caiffe, prend immédiatement fon origine de la branche de la cinquiéme paire qui defcend pour fe diftribuer au côté gauche. Ce nerf eft une des bran-ches de la troifiéme branche de la cinquiéme paire deftinée pour la langue, comme il a été dit. Ce nerf remonte jufqu'à la parois extérieure du conduit offeux de l'aqueduc, & fuivant la route du mufcle externe du marteau, au-deffus duquel il eft couché, il entre par ce même trou dans la caiffe du tam-bour, enfuite il repaffe fous le tendon du mufcle interne, & defcendant obliquement de devant en derriere, il fe couche fur la peau du tambour, & paffant devant la longue branche de l'enclume, il fort enfin hors de la caiffe pour s'engager dans un petit canal creufé dans l'os pierreux, & vient fe ren-dre au tronc de la portion dure un peu avant qu'elle forte de fon canal. C'eft ce petit filet de nerf que les Anatomiftes ont confideré comme la corde de la membrane du tambour, & qu'ils ont cru pouvoir exciter quelque fon en communi-quant fes frémiffemens à cette membrane, ainfi que fait la corde qu'on met fur la peau du tambour ; on n'a qu'à confi-derer fa ftructure pour en découvrir l'ufage : car outre fon origine qui fait voir que c'eft un nerf, fa diftribution empêche d'en douter, n'y ayant point d'autre nerf qui fe diftribue ni aux mufcles des offelets, ni aux autres parties contenues dans la caiffe. *Voyez les figures.*

Enfin la feconde paire vertebrale envoye une branche con-fiderable qui remonte à l'oreille : elle coule fous la peau en-fermée dans le mufcle peauffier, &c ; le long du mufcle maf-toïdien & de la glande parotide, & près de l'oreille, elle fe partage en trois rameaux, dont l'un fe répand fur le derriere & fur le bout de l'oreille, & le troifiéme diftribue fes filets dans le conduit cartilagineux.

Il eft à propos de remarquer que M. *Willis* fait venir cette branche de nerf de la premiere paire vertebrale ; la raifon de cela eft qu'il fupofe que la dixiéme paire des nerfs de la moëlle allongée ne fort qu'entre la premiere & la feconde vertebre, & ainfi il compte pour la premiere paire de la moëlle épi-niere, celle qui fort dans l'entre-deux de la feconde & de la troifiéme vertebre : mais la caufe de cette erreur vient de ce qu'il n'a pas connu la fortie de la dixiéme paire, & qu'il l'a confondue avec la premiere paire vertebrale, quoique ces deux nerfs ayent des origines, des forties & des diftributions différentes. *Voyez les figures.*

Organe de l'Oüie dans le Fœtus.

Après avoir expliqué la ftructure de l'oreille dans les fujets de dix-huit à vingt ans, on a cru à propos de faire remarquer en quoi elle eft différente de celle de l'oreille du fœtus.

1°. Le canal offeux du conduit de l'oüie n'eft encore qu'une membrane affez dure qui s'attache par une de fes extrémités au conduit cartilagineux, & qui par l'autre s'engage avec la peau du tambour dans la rainure de l'anneau offeux que nous allons décrire : ce conduit qui dans les adultes eft d'environ cinq à fix lignes, n'a pas plus d'une ligne & demie de long, & ce qui nous en paroît, n'eft précifément que ce qui doit former la portion de ce canal qui s'applatit vers fon fond. *Voyez la figure.*

2°. Il fe trouve dans le fœtus un anneau qui eft pofé précifément au-deffus de l'entrée de la caiffe du tambour ; cet anneau fe fépare facilement de l'os des temples, & on le voit à nud avec la peau du tambour quand on a détaché l'oreille & fon conduit.

Cet anneau eft interrompu d'environ une demie ligne en fa partie fupérieure, près de l'endroit où la tête du marteau & la partie maffive de l'enclume font cachées dans la caiffe du tambour. Cette interruption fe voit auffi dans les adultes, ainfi qu'il a été dit, & dans cet endroit la peau du tambour eft immédiatement attachée au bord de l'extrémité du conduit offeux de l'oreille externe.

Le dedans de cet anneau eft un peu creufé dans toute fa circonférence interne, & il fait cette rainure dont nous avons parlé, dans laquelle eft enchaffée la peau du tambour ; on remarque auffi à fa partie fupérieure une petite finuofité fur laquelle coule le mufcle externe du marteau qui embraffe l'apophyfe grêle de cet offelet dans toute fa longueur ; ce qui fait qu'en foulevant le tendon du mufcle, elle fe caffe fi l'on n'y fait attention. Cette finuofité fe conferve auffi dans les adultes.

Bien que ce petit anneau se distingue & se sépare aisément dans les enfans nouveaux nés, & même quelque-temps après, il disparoît dans les adultes, & ne faisant plus qu'un corps avec le canal osseux, il n'est pas possible de l'en séparer : on le distingue encore jusqu'à l'âge de trois à quatre ans, mais il est si fortement collé à l'os des temples, qu'on ne peut plus l'en détacher. Il faut qu'il commence à se coller par ses deux extrémités, & insensiblement par-tout le reste de sa circonférence.

On ne peut pas douter que la rainure qui enchasse la peau du tambour dans les adultes, ne soit la même qui est creusée dans l'anneau osseux, puisqu'il est constant que la peau du tambour a là même situation & le même plan, tant dans les adultes que dans les autres. *Voyez les figures.*

3°. Le conduit qui va de l'oreille au palais, & qui dans les adultes est en partie osseux & en partie cartilagineux, est presque tout membraneux dans le fœtus, & sa partie osseuse se forme insensiblement à mesure qu'on avance en âge, à peu près de même que le canal osseux du conduit de l'oreille.

4°. Pendant que le fœtus est dans le ventre de la mere, la peau du tambour est recouverte d'une matiere mucilagineuse qui s'endurcit en membrane, qui disparoît ensuite. Cette matiere mucilagineuse n'est pas immédiatement appliquée à la membrane du tambour, mais elle est dessus l'épiderme, qui dans le fœtus est si fin qu'il disparoît pour peu que l'on y touche; l'on a fait observer ailleurs que l'épiderme dans les sujets d'un certain âge, par la maceration se détache dans toute l'étendue du conduit en forme de doigt de gand. *Voyez les figures.*

On voit encore dans la partie postérieure de l'os pierreux certaines différences assez remarquables.

1°. Le canal demi-circulaire supérieur du labyrinthe se distingue & se voit presque sans aucune préparation, comme aussi une partie du canal demi-circulaire inférieur à l'endroit de sa communication avec le supérieur.

2°. On voit sous le canal supérieur une fosse considerable qui disparoît à mesure qu'on avance en âge ; elle est occupée par un espece de mammelon qui est une production de la dure-mere & des vaisseaux. Il y a encore un trou à la partie supérieure de l'os pierreux & dans le paſſage de la portion dure, qui eſt très-remarquable dans le fœtus, & qui ſe trouve encore dans un âge très-avancé, mais beaucoup plus petit. Il eſt oppoſé au trou auditif interne, vers la portion oſſeuſe qui couvre la parois ſupérieure de la caiſſe & du conduit oſſeux dans lequel eſt renfermé le muſcle interne du marteau. Ce trou donne entrée à un & quelquefois à deux filets de nerfs qui prennent naiſſance du tronc de la cinquiéme paire avant ſa diviſion en branches, ils viennent s'anaſtomoſer au tronc de la portion dure. Ces filets ſont engagés dans la dure-mere, enſorte que l'on ne peut les découvrir qu'avec la loupe forte, & ſouvent ils ſe caſſent en les travaillant.

3°. La partie écailleuſe de l'os des temples ſe ſépare de l'os pierreux, l'apophyſe maſtoïde eſt très-petite. A l'égard des autres parties de l'oreille, on n'y remarque aucune différence. *Voyez les figures.*

Il faut encore obſerver que les oſſelets, les canaux demicirculaires & le limaçon ont la même forme & preſque la même grandeur dans les enfans nouveaux nés & dans les adultes, enſorte que l'âge ne fait que les fortifier & les endurcir.

Pour finir cette deſcription, il ne reſte qu'à parler des autres branches que la portion dure jette après qu'elle a fourni la branche qui va à l'oreille & une aux parties voiſines ; elle fait environ quatre à cinq lignes de chemin de derriere en devant ſans aucune diviſion ; elle ſe partage enſuite en deux branches conſiderables, dont l'une qui eſt la ſupérieure, ſe diviſe & ſe réunit pluſieurs fois en montant par-deſſus le muſcle maſſeter, & traverſant la parotide, enfin faiſant comme une patte d'oyë, ſe partage pour l'ordinaire en ſept autres branches, dont les cinq premieres montent obliquement, & ſe diſtribuent aux muſcles du front, des temples & des paupieres. Quelques-unes de ces branches étant arrivées ſur l'os de la pommette, paſſent par des trous particuliers dans l'orbite, la ſixiéme paſſant par le milieu du maſſeter, reçoit une branche conſiderable de la cinquiéme paire dont il ſera parlé dans la ſuite ; elle fournit des rameaux qui accompagnent le tuyau ſalivaire & qui l'embraſſent en pluſieurs endroits, & ſe diviſant en un grand nombre de petits filets ſur le milieu de la joue, vient se distribuer aux muscles du nez & de la lévre supérieure ; la septiéme est destinée pour les muscles de la lévre inférieure. Enfin plusieurs ramifications de toutes ces branches se perdent dans les tégumens de la face ; l'on trouve en différens endroits des anastomoses avec la distribution des différentes branches de la cinquiéme paire.

La branche inférieure descend jusques sous l'angle de la mâchoire, & se partage en plusieurs petits rameaux qui viennent se distribuer aux muscles qui sont cachés sous la mâchoire, elle communique par plusieurs rameaux avec ceux de la seconde paire vertebrale. *Voyez les figures.*

Une des branches du tronc de la cinquiéme paire, appellée maxillaire inférieure, jette plusieurs branches immédiatement à sa sortie du crâne ; l'une passant par-dessous le condyle de la mâchoire, s'avance en devant, & montant au-dessus de la mâchoire tout auprès de l'endroit de son articulation, elle jette un filet qui passant sur le muscle masseter, vient s'unir à cette branche de la portion dure qui se répand sur le milieu de la joue. Tout le reste de cette branche se partage en rameaux qui se distribuent au conduit cartilagineux, à l'oreille & à la parotide ; quelquefois cette communication se fait par un double rameau. M. *Willis* & tous les Anatomistes modernes après lui ont avancé que la huitiéme paire fournissoit une branche qui se joignoit au tronc de la portion dure à la sortie de son trou ; j'ai examiné plusieurs sujets, dans l'espérance de trouver cette branche, mais je n'ai jamais pu la rencontrer, & j'ai de la peine à croire que M. *Willis* l'ait jamais vue que dans les brutes, où cette communication se rencontre toujours, & se fait avant que la portion dure sorte de son canal.

Théorie du Son.

Le son étant l'objet de l'oüie, il faut dire en quoi consiste la force qui le produit ; c'est uniquement dans l'union étroite & la roideur des petites parties qui composent les corps sonores, qui fait que ces parties insensibles étant frappées, peuvent se heurter, c'est-à-dire, être tendues & condensées, & ensuite s'écarter & se relâcher, & ainsi avoir un mouvement de vibration & de trémoussement, lequel ensuite elles commu-

niquent aux autres corps voifins & contigus qui font élaftiques, & par leur entremife, principalement à l'air ; car plus
les petites parties des corps font roides, plus eft grand le tré-
mouffement que ces corps reçoivent, & plus il dure de temps,
parce qu'elles réfiftent plus fortement à l'impulfion, à la tenfion, à la compreffion, & lorfqu'étant ainfi pouffées & portées les unes contre les autres, elles fe touchent & preffent
mutuellement, fitôt que la preffion vient à ceffer, elles s'éloignent très-vîte les unes des autres par leur vertu de reffort,
& font de foubrefauts ; au contraire, plus les corps ont leurs
molecules flexibles & molles, moins ils font propres à recevoir le tremblement, parce que s'ils cédent à la preffion, ils
n'ont aucun reffort pour fe remettre, c'eft ce que nous voyons
manifeftement dans les métaux, dont quelques-uns font plus
roides, comme l'or, l'argent, l'acier, l'airain, ce qui les met
en état de rendre plus de fon que le plomb & l'étain ; c'eft
pourquoi tout ce qui rend les petites parties de quelques corps
flexibles & molles, détruit la propriété qu'il avoit de faire du
fon. C'eft ce qui fe voit dans les bois humides, dont les pores
font remplis d'eau, lefquels perdent tout leur fon ; c'eft à quoi
fe rapporte auffi cette agréable expérience que l'on fait en
mettant une piece d'argent dans le fond d'un vaiffeau rempli
de mercure, car quand on l'en a retiré, on remarque qu'elle
ne fait plus aucun bruit ; mais fitôt que par le moyen de l'eau
forte on enleve le vif-argent des pores de cette piece, elle reprend fur le champ fon premier fon.

Pour produire le fon, il faut non-feulement que les petites
parties des corps foient roides, mais encore qu'elles foient
unies les unes aux autres, fans quoi elles ne font qu'un bruit
fort fourd & comme émouffé, comme les cloches & les verres fêlés ; il faut auffi que les corps fonores en aient plufieurs,
& que ces pores foient petits, afin que les particules preffées
& tendues puiffent rejaillir très-promptement dans ces pores,
& qu'elles agitent & frappent de la même maniere les parties
voifines, & celles qui font enfermées entr'elles.

De plus, pour produire du fon, il faut que les corps aient
un mouvement de tremblement, comme beaucoup de chofes
le prouvent ; on apperçoit fenfiblement ce tremblement au
toucher dans les corps qui ont plus de fon ; par exemple, quand

on

on frappe fur une cloche, & les petites pouffieres qui font à
la furface extérieure de la cloche en font encore une preuve,
car elles fe remuent confiderablement pendant que la cloche
fonne ; cela fe prouve encore par ce qui arrive quand il y a
un pois fur un tambour de guerre, car ce pois faute & fe remue tant qu'on bat ce tambour, & lorfqu'on ceffe de battre,
le pois s'arrête & ne faute plus ; au refte ces corps ne trem-
blent pas feulement, ils communiquent encore leur tremblement aux autres corps, on voit cela avec plaifir dans un vaiffeau plein de vif-argent, & placé fur une table bien ferme,
au bruit d'une cloche ou de quelque inftrument que ce foit,
il ne manque pas de commencer à trembler & à faire de petits tourbillons, la terre elle - même reçoit le tremblement
que les corps fonores lui communiquent, & elle l'étend fort
loin, comme tout le monde fçait, & comme le montre l'expérience par laquelle on creufe la terre, afin de mettre l'o-
reille dans ce creux, ce qui donne lieu d'entendre l'arrivée
d'une armée & le bruit des chevaux, quoiqu'ils foient encore
loin ; c'eft ce ftratagême dont fe fervent les payfans pour obferver à quelle diftance de leur village eft l'armée ennemie ;
mais rien n'eft fi propre à communiquer ce mouvement de
tremblement que le corps fonore a commencé, que l'air,
parce qu'il eft compofé de petites parties, lefquelles font propres à être ferrées & comprimées, & à fe débander de nouveau, lorfque la preffion ceffe ; delà vient que quand ces petites parties font pouffées & comprimées par le choc des corps,
& qu'elles fe rétabliffent par leur force élaftique, elles communiquent à l'air voifin l'impreffion qu'elles ont reçues du
corps fonore, & elles répandent ce mouvement de tremblement de tous côtés, & le font enfin parvenir jufqu'aux oreilles, lefquelles étant diverfement frappées, nous font entendre différens fons. Ainfi l'air peut avec raifon être appellé le
véhicule du fon, car quand il n'y a point d'air, on n'entend
aucun fon, ainfi que le prouvent les expériences faites par le
moyen de la machine pneumatique. On peut ajouter l'expérience faite avec le verre plein d'eau.

Des ufages de l'Organe de l'Oüie.

Premierement, on peut confiderer l'oreille externe, comme

une efpece de cornet placé à l'entrée de fon conduit, qui fert à recueillir & à raffembler les bruits & les fons, pour les fortifier & les introduire dans ce conduit, ce qui fe prouve en ce que les animaux à qui on les a coupées ou qui en font privés, entendent moins clair que les autres, & que ceux qui les ont plus grandes entendent le mieux, ou que ceux qui ont le plus de befoin d'entendre, ont les plus grandes oreilles.

Ceux à qui on a coupé l'oreille n'entendent pas fi bien, c'eft pourquoi ils font obligés de faire un cornet de la paume de la main pour fuppléer à ce défaut.

Quelques-uns prétendent que les replis de l'oreille fervent à augmenter le fon, parce que les rayons du fon étant entrés dans le plis le plus éloigné de la conque, y font plufieurs réflexions de fuite fans en pouvoir fortir, à caufe que les parties qui font les replis font prefque paralleles, & ainfi le fon va jufqu'à la conque après trois, quatre, fix ou huit inflexions, comme les rayons du fon dans une voute demie-circulaire fe rétreciffant à angles égaux le long de la circonférence de l'angle de la voute, paffent d'un bout à l'autre par plufieurs petites ou grandes réflexions, ce qui augmente le fon confiderablement, enforte qu'un homme parlant d'une voix affez baffe à un des angles de la voute, eft facilement entendu de celui qui fera à l'autre ; mais le cornet marque affez qu'il ne faut pas donner beaucoup de créance à l'ufage qu'on attribue à ces plis.

La figure de l'oreille eft différente dans les perfonnes, fuivant la maniere dont elles ont été élevées ; dans prefque tous les Européens elle eft ferrée & applatie contre les temples, parce que pendant leur enfance ils ont eu continuellement la tête bandée. Le contraire fe voit dans les Mores & les Levantins, dont l'oreille fe jettant en dehors, s'incline & rend fa cavité beaucoup plus grande, parce qu'ils ont toujours eu la tête nue, & cette figure que nous avons en naiffant eft trèsfavorable pour ramaffer les rayons du fon.

Il eft aifé de voir pourquoi l'oreille eft formée d'un cartilage, car comme elle eft froiffée en divers rencontres, ce cartilage prête & obéit facilement ; cependant il a toute la confiftance & la fermeté qui lui eft néceffaire pour être facilement ébranlé par les ondulations de l'air, & pour les renvoyer.

Le petit bout de l'oreille n'est simplement composé que d'une peau garnie d'une quantité de graisse, ce qui fait qu'on le perce si aisément.

Le conduit de l'oreille est en partie cartilagineux & en partie osseux ; le cartilage qui le forme est séparé en plusieurs endroits comme par des coupures, il ne couvre qu'environ la moitié de ce conduit, le dessus étant simplement fermé par la conque & par l'os des temples ; c'est ce qui rend ce conduit si souple. La languette qui est à son entrée, empêche que les réflexions qui se font au-dedans de la conque, ne s'échappent hors de sa cavité, & les fait entrer plus exactement.

Comme le cartilage dont cette languette est formée, est séparé de celui qui forme l'oreille, & qu'il n'y est attaché que par des membranes, ce qui fait qu'elle peut s'applatir contre l'os des temples, de même que le reste de ce conduit, ce qui sert à boucher l'oreille sur laquelle on est couché, & par-conséquent à empêcher l'impression de l'air sur cette partie ; cela nous donne aussi la liberté de rejetter aisément en dehors le trou de l'oreille, & d'introduire plus facilement le bout du doigt ou le cure oreille dans le conduit.

La cire ou l'espece de glu qui se trouve dans ce conduit, empêche que la poussiere & les ordures qui voltigent en l'air ne se collent à la peau du tambour, ce qui la rendroit moins capable de la mobilité délicate qui lui est nécessaire ; elle arrête aussi les insectes qui pourroient y entrer. Mais si cette glu a ses utilités, elle a aussi ses inconvéniens, car elle s'épaissit & se durcit quelquefois de telle sorte, que l'ondulation de l'air ne passe pas jusqu'à la peau du tambour, & cause une surdité qu'on peut facilement guérir, pourvu que la matiere ne soit pas pétrifiée.

On a vu que ce conduit est fort tortueux, ce qui est très-propre à garantir la membrane du tambour des injures de l'air, de même que la peau fine & délicate dont elle est revêtue ; cela sert aussi à rendre les vibrations de l'air plus fortes en doublant & redoublant ses réflexions, comme on l'observe dans les cors de chasse.

Ce conduit s'élargit à son extrémité, c'est-à-dire, vers l'endroit où est placé la peau du tambour, ce qui fait qu'un plus grand nombre de rayons sonores frappent en même-temps cette peau. Enfin ce canal eſt parſemé d'un très-grand nombre de filets de nerfs, qui ſont la cauſe de ſon exacte ſenſibilité qui avertit l'animal du moindre corps étranger qui peut s'engager dans l'oreille. Quoique le mouvement de l'oreille ſoit fort obſcur dans la plûpart des hommes, il eſt pourtant certain que pluſieurs perſonnes ont la liberté de les remuer, & de faire agir leurs muſcles preſqu'auſſi facilement que ceux des ſourcils.

Dans les animaux, l'oreille a des muſcles qui la peuvent tourner vers tous les endroits d'où vient le bruit; l'homme peut y ſuppléer par la facilité qu'il a de tourner la tête & les oreilles par-conſéquent, de tous côtés ſans remuer les oreilles.

Il ſemble cependant que quand les trois muſcles qui ſont attachés à l'oreille agiſſent enſemble, ils peuvent non-ſeulement dilater la conque, mais encore la tenir ferme, ce qui fait qu'elle renvoye avec plus de force les rayons ſonores; ces muſcles peuvent auſſi la dilater plus ou moins, ſelon la violence ou la foibleſſe des tremblemens de l'air.

Voilà les uſages de l'oreille externe; la peau du tambour étant la premiere partie qui ſe préſente dans l'oreille interne, il en faut examiner les uſages avec beaucoup de ſoin.

Il y a trois opinions ſur ce ſujet.

Les partiſans de la premiere regardent la peau du tambour comme une ſimple cloiſon qui ſépare l'oreille externe de l'interne, & qui tranſmet ſimplement l'agitation de l'air extérieur à celui qui eſt renfermé dans la caiſſe; comme un chaſſis donne paſſage à tous les ébranlemens que l'air reçoit dans la rue, ils veulent auſſi que comme les chaſſis qui ferment nos fenêtres, nous défendent de toutes les qualités exceſſives de l'air, de même que la peau du tambour défend la caiſſe de toutes les parties qui y ſont renfermées, auſſi bien que le labyrinthe, des injures de l'air du dehors qui ne manqueroient pas de les deſſécher ou bleſſer de quelqu'autre maniere; ce dernier uſage ne peut être conteſté.

Ceux qui ſoutiennent la ſeconde opinion s'appuyent ſur les trois réflexions ſuivantes; premierement ſur la ſtructure de la peau du tambour; deuxiémement, ſur ſon attache avec le manche du marteau; troiſiémement, ſur l'action & le jeu des muſcles qui tiennent au manche de cet oſſelet.

Premierement, la peau du tambour eſt mince & ferme, ces conditions la rendent très-propre à recevoir facilement les divers tremblemens de l'air & à les communiquer.

Deuxiémement, il y a deux muſcles qui ſont attachés au manche du marteau qui eſt appliqué derriere cette peau ; le muſcle interne la bande en la ramenant en dedans, & en la rendant plus voutée qu'elle n'eſt ordinairement ; le muſcle externe la relâche en la remenant en dehors & la remettant dans un plan plus droit ; & voici comment ils agiſſent.

Les inſertions de ces deux muſcles ſont aſſez connoître que lorſque l'externe agit tout ſeul, l'extrémité du muſcle du marteau eſt tirée en dehors, parce que la tête eſt appuyée contre la caiſſe ; mais dans la tenſion de la peau du tambour où l'extrémité du manche du marteau eſt tirée en dedans par le muſcle interne, il faut que le muſcle interne ſe bande, & tenant ferme, la tête du marteau l'empêche de ſuivre ſon manche, parce qu'elle n'eſt pas ſoutenue contre la caiſſe, quand elle eſt tirée en dedans.

Il eſt donc certain que la peau du tambour eſt bandée ou relâchée diverſement, ſuivant que ces petits muſcles agiſſent plus ou moins ; il n'eſt pas aiſé de découvrir la cauſe qui les fait agir, il n'y a guere d'apparence que ce ſoit la volonté, car un bruit nous ſurprend bien ſouvent ſans que nous y penſions ; on pourroit croire que ce ſont les diverſes modifications du ſon qui déterminent ces muſcles à bander ou à relâcher la peau du tambour, ſuivant les diverſes occurrences, de même qu'une lumiere plus ou moins forte détermine la prunelle à ſe dilater ou à ſe reſſerrer.

Sur ce fondement on croit que la peau du tambour eſt diverſement diſpoſée pour recevoir les divers tremblemens de l'air, & qu'en effet il ſeroit impoſſible qu'elle pût les tranſmettre tels qu'ils ſont, ſi elle n'étoit en quelque maniere ajuſtée à leur différent caractere.

On ſçait que quand on met deux luts ſur une table, & que l'on pince une corde de l'un des deux, il faut de néceſſité qu'elle ſoit montée à l'uniſſon avec celle que l'on pince, ou à l'octave, ou quelques autres accords, comme la double octave ou la quinte, autrement elle fait bien à la vérité quelques tremblemens, mais ils ſont très-foibles, & jamais ils ne ſont ſenſibles.

Sur cette expérience on peut avancer que puisque la diverfité des fons dépend de la différente nature & des différens chocs des corps refonnants, que le fon aigu, par exemple, procede du choc d'un corps dont les parties font tellement difpofées, qu'elles ne font capables que de vibrations très-foudaines qu'elles communiquent auffi-tôt à l'air ; qu'au contraire, le fon grave eft produit par le choc d'un corps tellement difpofé, qu'il n'eft capable que de vibrations affez lentes ; on peut, dis-je, avancer que la peau du tambour dans fes divers états de tenfion & de relâchement, fe conforme en quelque maniere aux différens états des corps raifonnants, & qu'elle fe revêt de leurs caracteres, c'eft-à-dire, qu'elle fe bande pour les fons aigus, parce qu'en cet état de tenfion elle eft capable de frémiffement plus prompt, qu'elle fe relâche au contraire pour les fons graves, parce que dans ce relâchement elle eft mieux difpofée pour des tremblemens lents, & qu'enfin elle fe monte & démonte en mille différentes manieres, felon les diverfes modifications des fons.

La troifiéme opinion eft de ceux qui prétendent que ces mufcles agiffent comme on vient de l'expliquer, non pas pour que la peau du tambour s'accommode à la diverfité des fons, mais afin qu'elle foit proportionnée à la force ou à la foibleffe des mêmes fons, felon qu'ils viennent de plus près ou de plus loin ; car il faut concevoir que dans les fons qui viennent de loin, l'agitation de l'air étant très-foible, elle ne feroit aucune impreffion fur l'organe immédiat, fi fon effort étoit éludé par le relâchement du tambour, & qu'au contraire dans les fons rudes & proches, l'agitation de l'air eft fi violente, qu'elle ne manqueroit pas de bleffer l'organe immédiat, fi le tambour étoit fort tendu, parce que la tenfion difpofe les corps à être rudement ébranlés par les agitations de l'air : il faut donc que la peau du tambour fe bande pour les fons éloignés, & qu'elle fe relâche pour ceux qui font proches.

Ceux qui foutiennent ce fentiment nous font remarquer que la peau du tambour eft ordinairement entretenue dans une tenfion médiocre, qui la rend capable d'être émue médiocrement, c'eft-à-dire, ni trop fortement par les violentes agitations des fons proches & des fons aigus, ni trop facilement par les sons des corps éloignés & de ceux qui sont graves, & que les relâchemens extrêmes, par exemple, sont réservés pour les bruits extrêmes, sçavoir, pour ceux qui sont fort & aigus, & les grandes extensions pour les sons foibles, & les graves quand on veut avoir une grande attention à l'un & à l'autre de ces bruits. Quelques-uns prétendent que pour appercevoir les bruits, il suffit que la membrane du tambour soit frappée par l'air extérieur, sans qu'il soit nécessaire que sa tension soit à l'unisson des frémissemens du bruit, ni même dans aucune consonance prochaine, comme il est nécessaire pour le son ; car les premieres impressions du bruit choquant la membrane du tambour, l'ébranlent, & par-là se communiquent à l'air intérieur, lequel étant mis en ressort, frappe à son tour tout ce qu'il rencontre dans la caisse.

Et l'on prétend que quand il s'agit d'une prompte sensation, les muscles des osselets n'ont pas le loisir de tendre la peau du tambour, pour le mettre en consonance prochaine avec le bruit.

Un sentiment confus suffit pour avertir l'animal, lorsqu'il ne s'agit point de distinguer le ton ni les dégrés des sons, & d'y répondre.

Il faut bien remarquer que la membrane qui ferme la fenêtre ronde, ne peut pas se mettre en consonance avec le bruit extérieur, parce qu'elle n'a point de muscle qui la puisse bander ou relâcher ; ainsi on prétend que les ébranlemens sont bien-tôt passés, & qu'ils ne se communiquent que très-foiblement à l'air contenu dans le limaçon. On prétend encore que cela suffit pour les bruits foibles, violens, où il ne s'agit point d'appercevoir les dégrés du son ou des autres modifications, mais seulement de prendre parti dans le moment. A l'égard des différentes especes de bruits, il est évident qu'elles ne consistent que dans les différentes rithmiques des vibrations de l'air, ces tremblemens n'étant susceptibles d'autres variétés que de différente force & promptitude, comme on le remarque dans la rithmique du tambour.

Pour ce qui est des bruits, il est utile d'en distinguer les gradations comme dans la parole ; la membrane du tambour est donc tendue plus ou moins pour être mise en quelque consonance prochaine avec la voix qui parle pendant les inflexions les plus fenfibles de la voix, comme dans toutes les inflexions pathetiques : par ce moyen la peau du tambour reçoit plus aifé-ment, & conferve plus long-temps les ébranlemens du fon de la voix, & les tranfmet à tout l'air de la caiffe, lequel air fe fait fentir encore à la membrane de l'étrier & à celle de la fenê-tre ronde, & ceux-ci ébranlent l'air du labyrinthe.

De toutes ces trois opinions, la feconde m'a paru la plus vraifemblable & la plus conforme à la ftructure de cet organe ; je n'ai pas cru qu'il fût néceffaire que cette membrane fût plus fortement tendue pour recevoir les fons éloignés, ni qu'elle fût plus relâchée pour s'accommoder aux bruits violens & pro-ches ; il eft bien plus vraifemblable qu'elle fe bande & fe relâ-che pour s'accommoder aux différéns caracteres des fons, puifque par-là elle fe trouve dans la fituation la plus conve-nable pour les recevoir. Les animaux ont d'autres moyens pour remédier à la violence ou à la foibleffe des fons ; fçavoir, leurs longues oreilles qui font taillées d'une figure qui appro-che de la parabole, par laquelle recevant les rayons du fon qui font paralleles, elle les raffemble à l'entrée du conduit de l'oüie, qu'on peut confiderer comme fon foyer ; or ces animaux en préfentent la concavité vers les endroits d'où vient le bruit quand il eft foible, & ils les tournent ailleurs quand il eft trop fort, & même la plûpart des animaux ont des mufcles qui fervent à rétrecir le conduit de l'oüie pour le défendre d'un trop grand bruit.

Les oifeaux levent leurs aîles pour couvrir le trou de l'o-reille & fe garantir du trop grand bruit, & quand nous vou-lons entendre avec attention, la conque fe dilate autant qu'il eft poffible, par l'action des mufcles qui lui font attachés, & nous ouvrons la bouche autant que nous pouvons par les rai-fons que nous propoferons dans la fuite. Si le bruit eft fi vio-lent, nous ouvrons nos oreilles. Il faut donc demeurer d'ac-cord que la peau du tambour reçoit les divers tremblemens de l'air, & qu'elle les communique enfuite aux autres parties de l'oreille interne.

L'air qui fe rencontre dans la caiffe, étant ébranlé par les frémiffemens de la peau du tambour, contribue du moins en partie à les communiquer à l'organe immédiat, mais il n'y a guere d'apparence que ce peu d'air agité foit capable d'ébran-

ler

ler affez fortement l'os pierreux, ou plutôt le labyrinthe qui
y eft renfermé. Si bien que l'on peut dire avec affez de vraifemblance, que les frémiffemens de la peau du tambour font
encore communiqués au marteau, que le marteau les communiqué à l'enclume, & l'enclume à l'étrier, dont le frémiffement ébranle enfin l'air contenu dans le labyrinthe.

C'eft ainfi que l'air qui eft entre deux luths pofés fur une table, n'eft point capable de communiquer entiérement le tremblement de la corde de l'un à celle de l'autre, mais il faut
premierement que la corde pincée faffe frémir le bois du luth
où elle eft attachée, que le bois du luth faffe frémir la table,
la table le bois du fecond luth, & enfin le bois de celui-ci la
corde qui lui eft attachée, & qui eft d'accord avec celle de
l'autre; & cela eft fi vrai, que fi l'on ôte l'un des luths de
deffus la table, & qu'on le tienne en l'air, l'expérience ne
réuffit pas.

La nature, la méchanique & l'articulation de ces offelets
femblent très-favorables à cet ufage; ils font fecs, durs &
minces, & par conféquent très-capables d'être facilement
ébranlés. Le manche du marteau eft attaché, felon toute fa
longueur, fur la peau du tambour; il eft donc aifé de comprendre qu'elle ne peut en être ébranlée fans lui communiquer fes tremblemens, & fucceffivement aux autres offelets,
puifqu'ils font articulés enfemble, & leurs articulations étant
ferrées, font très-propres à perpétuer le fon.

La direction de la peau du tambour qui eft frappée par le
bruit & les fons, fait appercevoir le côté d'où ils viennent;
c'eft pour cela que cette partie eft fi fine & fi fenfible, fur-tout
dans les animaux qui ont l'oüie très-fubtile; la différence des
temps dont une oreille eft frappée plutôt ou plus fort que
l'autre, contribue encore beaucoup à faire appercevoir de quel
côté vient le bruit.

Il y a un conduit qui va de l'oreille à la bouche.

Quand la membrane du tambour eft tirée en dedans, l'air
renfermé dans la caiffe fe retire dans la bouche par ce conduit, autrement le mouvement de cette membrane feroit empêché par le reffort & la réfiftance de l'air s'il ne trouvoit
point d'iffue, & il eft certain que moins l'air s'oppofera aux
allées & venues de cette membrane, moins elle obéira à tous

les tremblemens de l'air extérieur, c'eſt pour ce ſujet que l'ouverture de ce conduit dans le goſier eſt diſpoſée de maniere qu'elle ouvre toujours un paſſage libre à l'air de la caiſſe, & quand cette ouverture vient à être fermée par quelque cauſe que ce puiſſe être, ſur le champ on eſt aſſourdi.

Ce conduit ſert auſſi à conduire de l'air dans la bouche quand il eſt trop dilaté dans l'oreille par la chaleur du ſang, & au contraire à en faire entrer de la bouche dans l'oreille, quand celui de l'oreille eſt trop condenſé par le froid extérieur ; le tout pour empêcher que la peau du tambour ne ſoit offenſée ou empêchée dans ſes mouvemens par le reſſort de l'air extérieur ou intérieur.

Quand on éternue, ou qu'on ſe mouche avec effort, on ſent que la peau du tambour eſt rudement pouſſée en dehors ; c'eſt par ce conduit que l'air chaſſé de la poitrine avec force, & qui ne peut ſortir ni par la bouche, ni par le nez, remonte dans la caiſſe, & repouſſe rudement cette membrane.

C'eſt auſſi par ce même conduit que certains fumeurs font ſortir la fumée du tabac par les oreilles auſſi-bien que par les yeux ; il faut alors que cette membrane ait été forcée à ſe décoller un peu de l'os des tempes, & c'eſt par où la fumée s'échappe.

On voit pourquoi on n'entend que confuſément ceux qui nous parlent quand on ſe gargariſe la bouche ; c'eſt que la liqueur qu'on agite dans la bouche fait un bruit qui ſe communique par ce conduit à l'air contenu dans la caiſſe, & ce murmure eſt la cauſe que les ſons de dehors ne s'entendent que confuſément ; c'eſt par cette raiſon que nous entendons fort clairement les paroles que nous prononçons quand nous avons les oreilles bouchées.

Ces phénoménes nous donnent lieu d'avancer que nous pouvons rendre l'oüie plus diſtincte en devenant plus attentifs ; la raiſon en eſt que cette nouvelle attention fait couler les eſprits dans les deux muſcles qui ſervent à bander ou à relâcher la peau du tambour, & la rendre par ce moyen encore plus propre à recevoir les ébranlemens de l'air extérieur.

Comme la caiſſe du tambour eſt revêtue d'une membrane

glanduleufe qui eft tapiffée d'un très-grand nombre de vaiffeaux, ces glandes fourniffant une humeur qui entretient toutes les parties contenues dans cette caiffe, fur-tout les offelets & la peau du tambour dans la foupleffe qui lui eft néceffaire pour faire toutes leurs fonctions, fans cela l'air les
deffecheroit bien-tôt par les fréquentes allées & venues, ces
mêmes glandes fourniffent quelquefois une très-grande quantité de férofités qui coulent de l'oreille dans la bouche par
ce conduit, & fi quelqu'un des vaiffeaux de la caiffe vient
à s'ouvrir, le fang coulera auffi dans la bouche par la même
voie.

Nous avons obfervé que ce conduit étoit très-long, cela
fait que l'air en paffant le long de la cavité des narines, &
remontant tout le long de ce conduit jufqu'à la caiffe, s'é-
chauffe & reçoit toutes les modifications néceffaires & convenables à l'état des parties qu'il doit approcher, au lieu que
fi l'air de dehors étoit entré brufquement dans la caiffe, il
auroit bleffé ou par fon trop grand froid, ou par fes autres
qualités exceffives, les parties qui y font renfermées.

Prefque tout le monde s'imagine que c'eft par le moyen de
ce canal que certains fourds peuvent entendre le fon des inftrumens accordés, & que leur furdité confiftant en ce que la
peau du tambour ne fait plus fes fonctions, il ne faut pas s'é-
tonner fi l'ondulation de l'air extérieur fe communique à
celui de la caiffe par le moyen de ce canal ; ces gens-là ne
laiffent pas d'entendre le fon d'un inftrument.

Cependant fi l'on fait attention que ces fourds ne peuvent
entendre le fon d'un inftrument qu'en ferrant le manche avec
les dents, & qu'autrement ils ne l'entendroient point du tout,
il fera aifé de concevoir que les dents étant ébranlées, leurs
tremblemens fe communiquent aux os de la mâchoire & à
ceux des temples, c'eft-à-dire, aux offelets & à l'os pierreux
où eft l'organe immédiat, & ce qui favorife cette penfée,
c'eft que ceux-là même qui ne font pas fourds, entendent
beaucoup mieux le fon d'un inftrument lorfqu'ils ferrent le
manche avec les dents, & qu'ils fe bouchent les oreilles.

Il fe trouve encore de certains fourds qui entendent beaucoup mieux quand on leur parle par-deffus la tête ; dans ceux-
là tout le crâne eft ébranlé ainfi que les os pierreux.

C c ij

Quand les joueurs d'inſtrumens veulent bien accorder, ils prennent le manche avec les dents, ou la cheville qui tient la corde qu'ils veulent mettre d'accord.

Il y a certains ſourds qui n'entendent qu'un bruit, comme eſt celui qui ſe fait ou dans un clocher, ou dans un carroſſe. Il y a lieu de croire que cette trop grande ſurdité eſt cauſée par un relâchement de la peau du tambour, il n'y aura donc que les bruits violens & les ſecouſſes des carroſſes qui pourront donner à l'air des ébranlemens & des agitations aſſez fortes pour faire couler les eſprits auſſi abondamment qu'il eſt néceſſaire dans les muſcles qui ſervent à bander ou à relâcher la peau du tambour, pour lui pouvoir communiquer ce dégré de tenſion dont elle a beſoin pour faire entendre. Le relâchement de cette peau vient ſouvent de la percuſſion trop violente, c'eſt ce qui arrive à quelques perſonnes par le bruit d'un canon dont elles étoient très-proches, & la plûpart des canonniers deviennent ſourds par la même raiſon. On a trouvé cette membrane fendue dans quelques canonniers, ce qui fait bien connoître quelle eſt la violence de cette perſécution. On ne ſçait pas par qu'elle voye l'air contenu dans le labyrinthe ſe renouvelle.

Nous avons vu que la fenêtre ovale qui s'ouvre dans le veſtibule, eſt exactement fermée par la baſe de l'étrier, & que la ronde qui s'ouvre dans la rampe ſupérieure, eſt auſſi fermée par une petite peau pareille à celle du tambour.

Comment peut donc l'air de la caiſſe avoir quelque communication avec celui du labyrinthe ? Quelques-uns s'imaginent que le petit muſcle de l'étrier venant à ſe raccourcir, le fait un peu pencher de ſon côté, & qu'il ouvre un peu la fenêtre ovale, ce qui donne lieu à l'air de la caiſſe d'y rentrer, mais comme la baſe de l'étrier eſt étroitement attachée à cette fenêtre par une membrane pour la ſoulever juſqu'au point d'ouvrir la fenêtre, il faudroit néceſſairement la rompre.

On a dit que les tremblemens de la baſe de l'étrier font paſſer le ſon de la peau du tambour juſqu'au veſtibule, & que la membrane qui ferme la fenêtre ronde, fait paſſer l'ondulation de l'air contenu dans la caiſſe, dans celui du limaçon, enfin nous ſommes arrivés juſqu'à l'organe immédiat de l'ouïe ; il y a lieu de croire qu'il conſiſte dans le limaçon & dans les trois canaux demi-circulaires.

A l'égard du limaçon, on n'en peut pas douter, premierement, à caufe de fa compofition ; c'eft une lame dure, féche, mince, caffante, qui font les conditions requifes dans un corps pour être facilement ébranlé. Deuxiémement, cette lame n'eft point touchée au-dedans de ce canal demi-ovalaire où elle eft enfermée, mais elle eft tendue, tenant d'un côté au noyau, & de l'autre à une membrane très-délicate qui fe joint à la furface de ce canal, fi bien que cette fituation eft très-favorable à la difpofition qu'elle doit avoir pour parvenir aifément à la moindre agitation de l'air. Troifiémement, cette lame partage le conduit du canal fpiral, comme en deux rampes d'efcalier en limaçon, conftruites fur le même noyau ; la fenêtre ronde s'ouvre dans la rampe fupérieure de cet efcalier, & il y a un paffage du veftibule dans la rampe inférieure ; ainfi la lame fpirale eft frappée des deux côtés par l'ondulation de l'air renfermé dans chaque rampe, ce qui rend fes tremblemens beaucoup plus vifs. Quatriémement, cette lame faifant deux tours & demi autour du noyau, elle a beaucoup plus de longueur & de furface, ainfi elle reçoit l'impreffion de l'air en plus de parties. Enfin cette lame n'eft pas feulement capable d'être frappée par les tremblemens de l'air, elle peut même répondre à tous leurs différens caracteres, car étant plus large au commencement de fa premiere révolution qu'à l'extrémité de fa derniere, où elle finit comme en pointe, & fes autres parties diminuant proportionellement de largeur, on peut dire que les plus larges pouvant être ébranlées fans que les autres le foient, ne font capables que de frémiffemens plus lents qui répondent par conféquent aux fons graves, & qu'au contraire les parties les plus étroites étant frappées, leurs frémiffemens font plus vites, & répondent par conféquent aux fons aigus ; de même que les parties les plus larges d'un reffort d'acier font des frémiffemens plus lents & répondent aux graves, & que les plus étroites en font de plus fréquents & de plus vites, & répondent aux fons aigus ; ainfi felon les différens ébranlemens de la lame fpirale, les efprits du nerf auditif recevront différentes impreffions qui repréfentent dans le cerveau les différentes efpeces de fons.

A l'égard du veftibule & des canaux demi-circulaires, il eft conftant qu'ils font partie de l'organe immédiat.

Premierement, tous les oifeaux n'ont que trois canaux courbés en demi-cercles, & ils fe trouvent auffi dans les poiffons; il n'y a point de limaçon dans les uns ni dans les autres, cependant tous entendent. Il eft donc conftant que ces canaux demi-circulaires font l'organe immédiat de l'oüuie dans les oifeaux & dans les poiffons. Pourquoi donc n'auroient-ils pas le même ufage dans l'homme & dans les animaux ? Du moins il s'enfuit que dans l'homme ils doivent faire partie de l'organe immédiat.

Deuxiémement, il n'y a pas lieu de douter que l'impreffion du fon ne s'augmente & ne fe fortifie en parcourant ces canaux demi-circulaires, par les différentes réflexions que l'air y fouffre ; ainfi il devient d'autant plus capable d'ébranler les petits filets de nerfs dont ils font intérieurement parfemés.

Troifiémement, il eft même vrai de dire que ces canaux reçoivent les différens caracteres des fons, de même que la lame fpirale, parce que chacun d'eux a la figure de deux trompettes qui feroient embouchées l'une dans l'autre par leurs extrémités les plus étroites, c'eft-à-dire, que leurs ouvertures dans le veftibule font larges comme les pavillons des trompettes, & que le milieu de ces canaux eft plus étroit ; or, il eft démontré que les plus grands cercles des pavillons des trompettes peuvent être ébranlés fans que les plus petits le foient fenfiblement ; que les vibrations de ces grands cercles font lentes, & que le fon qu'elles rendent eft grave, au lieu que quand les petits cercles de la partie étroite de la trompette font ébranlés, fans que les grands le foient auffi fenfiblement, ce fon de la trompette eft aigu, parce que les vibrations font plus fréquentes.

Quatriémement, on peut donc dire la même chofe à l'égard des canaux demi-circulaires, puifqu'ils font faits comme des trompettes, & que leurs parties les plus larges peuvent être ébranlées fans que les autres le foient, & qu'alors leurs vibrations feront lentes, d'où il s'enfuivra l'apparence d'un fon grave ; le contraire fe doit entendre des parties les plus étroites.

De tout ce que je viens de dire, on peut conclure que le limaçon & les canaux demi-circulaires font les organes communs & immédiats de l'oüie, qui reçoivent non-feulement les tremblemens de l'air en général, mais encore les différentes modifications & les différens caracteres.

Il est aisé de juger qu'entre les parties qui composent l'oreille, les unes sont faites pour entendre les sons, les autres pour en reconnoître les dégrés ou tons qui en marquent les différentes affections, & enfin qu'il y en a d'autres que la nature a faites pour entendre & distinguer les sons avec toutes leurs variétés, inflexions, gradations & modifications, & les pouvoir retenir & même répéter.

ARTICLE IV.

De la structure du Nez & de ses Dépendances.

L'ON peut diviser le nez en externe & en interne. Les parties qui composent le nez externe & qui en font comme la voute, sont osseuses, cartilagineuses & musculeuses.

Parties Osseuses.

Les parties osseuses sont formées de deux pieces de chaque côté.

Celles du milieu sont faites chacune d'un petit os qu'on appelle l'os du nez ; cet os a la figure d'un carré oblong, dont le côté d'en-bas est beaucoup plus long que celui d'en-haut, & fait un angle fort aigu à l'endroit où il s'emboëte avec la partie de l'os maxillaire que j'appelle nasale ; souvent il est refendu en deux ou trois endroits, ce qui varie quelquefois. Le côté d'en-haut par lequel il s'emboëte avec l'os coronal, est fort épais, très-dur & fort solide, mais il diminue de son épaisseur à mesure qu'il descend. Le côté par où il se joint avec son associé, porte en partie sur une lame osseuse qui appartient au coronal, & en partie sur la cloison cartilagineuse, & le quatriéme côté qui regarde le grand angle, s'emboëte avec la partie nasale de l'os maxillaire ; il y a à chacun de ces os un petit trou. Cet os dans sa partie intérieure a une rainure où est enfermé un filet de nerfs dont on parlera ; il est aussi percé d'un petit trou par où passent en partie des vaisseaux.

Vers leur partie moyenne ces os font plus ou moins cambrés ou enfoncés ; leur longueur eft auffi plus ou moins grande, & leur extrémité plus ou moins évafée, & ce font ces différentes configurations qui contribuent en partie aux variétés qu'on remarque dans le nez. La partie latérale de cette voute offeufe qui eft la deuxiéme piece, eft faite par cette portion de l'os principal de la mâchoire, que j'appelle nafale pour la divifer en fupérieure & inférieure ; la fupérieure aide à former non-feulement la partie latérale du nez, mais encore le grand angle ; elle a en cet endroit une demi-gouttiere qui, jointe à celle de l'os lacrymal, forme une gouttiere entiere où eft renfermé le fac lacrymal. Cette partie fe termine à l'angle aigu du nez ; par en haut elle s'emboëte avec le coronal, & par la partie latérale interne, avec l'os lacrymal. La feconde partie qui eft l'intérieure, eft fort échancrée, fur-tout par en bas, fon bord eft liffe & poli, & n'a aucune connexion avec les cartilages voifins, excepté fa partie fupérieure qui joint l'extrémité de l'os du nez, laquelle eft un peu dentelée pour receyoir le cartilage fupérieur du nez.

Cartilages qui forment l'extrémité de la voute offeufe du Nez.

La deuxiéme partie du nez externe eft formée par quatre principaux cartilages ; les fupérieurs font des prolongemens de la cloifon cartilagineufe qui eft au-deffous des os du nez, & vers l'extrémité fe partage en deux portions de figure triangulaire, dont le côté fupérieur eft fort étroit & caché fous les os du nez ; le côté commun à ces deux cartilages eft fort large en maniere de gouttiere, & fur-tout dans certains fujets. Ce cartilage à fa partie fupérieure eft recouvert par l'extrémité inférieure de l'os du nez, & par la portion voifine de l'apophyfe nafale de l'os maxillaire. Ce cartilage par en bas eft un peu fendu à fon côté inférieur, & dans plufieurs fujets cette partie ainfi refendue eft brifée en deux ou trois endroits, ou jointe à deux ou trois petits cartilages de différente figure ; c'eft fous la petite pointe qui fait l'angle fupérieur de la partie inférieure de l'os du nez que la cloifon commence à fe partager pour former ces deux cartilages. Le cartilage inférieur forme l'aîle de la narine ; il eft d'une figure ovale affez

allongée,

allongée ; l'extrémité qui regarde le coin de la narine a une
bande compofée de deux cartilages de différente figure , &
dont le dernier qui eft courbé en arc , fe prolonge jufqu'au
coin de la narine ; l'autre extrémité fe replie en s'arrondiffant,
ce qui forme le bout du nez , & en cet endroit les deux parties
du nez non-feulement font fort larges , mais peu cambrées,
& comme creufées en gouttiere.

Ces cartilages s'engrenent mutuellement par le moyen
d'une éminence & d'une cavité qui fe trouvent dans l'une &
dans l'autre ; enfuite chaque cartilage defcend le long de la
cloifon cartilagineufe , & finit en pointe un peu recourbée
en en-haut , & finiffant par un contour demi-ovalaire , il diminue de largeur jufqu'à fon extrémité qui finit en pointe. Dans
quelques fujets l'extrémité de ce cartilage fe replie en haut en
angle fort aigu , & forme un efpece de petit crochet. Cette
derniere portion du cartilage jointe à celle du cartilage de
l'autre narine , font enfemble la cloifon qui eft au-deffous des
deux narines ; lorfqu'on la pince , on diftingue aifément ces
deux portions , & l'on reconnoît que la cloifon qui en eft
formée , eft très-mobile , & qu'elle peut être facilement pouffée
à droite & à gauche , parce que ces cartilages n'ont aucune connexion avec les parties voifines ; on trouve encore au-deffus de
ce même cartilage , à quelque diftance de la cloifon , deux autres petits cartilages de différente figure , & quelquefois trois ;
de ces deux rangées de petit cartilages , le fupérieur doit ap-
partenir au cartilage fupérieur , & l'inférieur à l'inférieur ,
parce qu'on y voit des enfoncemens propres à les recevoir,
figurés d'une maniere à s'emboëter avec ces deux principaux
cartilages. Il y a toujours un petit intervalle entre le cartilage
fupérieur & l'inférieur du côté de la partie latérale de la narine , lequel n'eft rempli que de la tunique intérieure du nez
par dedans , & des tégumens communs par dehors , ce qui
donne lieu au cartilage de la narine de s'élever beaucoup de
ce côté-là.

La rangée des petits cartilages qui font au-deffus de celui
de la narine y contribue beaucoup.

Ouverture de la Narine.

L'ouverture de la narine fait un ovale allongé qui a fa direction du coin de la narine vers le bout du nez. Cette ouverture qui n'occupe qu'environ la moitié de cette diftance, eft placée dans fon milieu; c'eft pourquoi elle laiffe à chaque extrémité du dedans de la narine un réduit en forme de cul-de-fac; celui qui eft vers le bout du nez eft formé par la portion du cartilage qui fe replie en s'arrondiffant pour defcendre le long des narines, & celui qui eft au coin de la narine dépend d'un gros tampon de graiffe qui fe trouve en cet endroit, & qui fouleve la peau dont il eft recouvert.

Cette conformation fait que l'ouverture de la narine eft beaucoup plus étroite que le dedans de la cavité du nez; il faut auffi remarquer que l'entrée de la narine eft plus élevée que le plancher de la foffe nafale, ce qui dépend de ce que les os maxillaires s'élevent beaucoup en cet endroit, de même que la peau qui revêt le bas de la narine.

Dans quelques perfonnes on voit une foffette au bout du nez, du milieu de laquelle naît une petite gouttiere qui regne le long de la cloifon des narines. Cette foffette dépend de l'intervalle que laiffent entr'eux les cartilages, & qui forment le bout du nez, & la gouttiere de l'intervalle que laiffent entr'eux ces portions cartilagineufes de la cloifon, n'eft revêtue que de la peau.

La forme des cartilages, tant fupérieurs qu'inférieurs, eft fort différente, fuivant la diverfité des fujets, de même que celle des petits cartilages qui les accompagnent; il arrive même affez fouvent que ceux du côté droit font différens de ceux du gauche.

La conformation de toutes les pieces qui font la voute du nez, eft telle qu'elle eft étroite par en haut, & qu'elle va toujours en s'élargiffant par le bas pour loger les narines.

Des Mufcles du Nez.

On peut dilater la narine fans relever la lévre fupérieure, & la rétrecir fans l'abaiffer; le feul mufcle qu'on prétend lui être propre, & qu'on dit fervir à la dilater, eft celui qu'on nomme pyramidal: l'on dit qu'il prend fon origine de la future tranfverfale vers la racine du nez, qu'il eft fort étroit à fa naiffance, & qu'il s'épanouit à mefure qu'il defcend fur l'aîle du nez, mais on ne peut découvrir ce muscle que dans certains sujets; ceux qui prétendent le démontrer prennent une portion d'un de ces trousseaux de fibres qui appartiennent aux muscles frontaux qui couvrent le milieu de la voute du nez. Il est vrai que dans tous les sujets il y a toujours une portion du releveur de la lévre supérieure qui a une étroite connexion avec le muscle que l'on nomme le myrtiforme, qui prend son origine par un plan assez épais, en partie de l'entre-deux des premieres dents incisives, & en partie de l'alveole de la dent canine; il vient s'épanouir dessus la partie latérale du dernier cartilage du nez. Ce muscle avec celui du côté opposé, dilatent les narines.

L'expérience nous apprend que les plans de fibres qui s'attachent à la lévre supérieure & aux coins des narines, peuvent agir indépendamment l'un de l'autre, & par conséquent un côté de la lévre supérieure ou de la narine est plus ou moins baissée, dans le temps que celui qui est à l'opposite est en repos, mais il semble que les plans qui embrassent les parties latérales de la narine, ne peuvent pas agir l'un sans l'autre par la disposition de leurs fibres. Il faut encore observer que le muscle myrtiforme qui s'étend sur le dos du nez, est recouvert quelquefois de chaque côté par un plan très-mince de fibres qui font des prolongemens des deux trousseaux de fibres qui appartiennent aux frontaux, & que c'est ce plan qu'on prend pour le muscle pyramidal du nez; il ne paroît cependant pas que ce plan contribue à aucun de ces mouvemens.

Du Nez interne.

Le nez interne est une cavité creusée principalement dans la partie interne du deuxiéme & du troisiéme os de la mâchoire, les Anatomistes la nomment fosse nasale. Les os spongieux achevent le reste de cette cavité; par en haut elle est terminée par l'os cribleux; par en bas par les portions du deuxiéme & du troisiéme os qui composent le palais; par-devant elle est recouverte par cette espece de voute partie osseuse, partie cartilagineuse, dont on a parlé. On ne parle point de l'ouverture des narines par derriere; elles laissent une ouverture considerable qui s'ouvre dans le gosier, & qui est

féparée en deux cavités par une cloifon ; par fes parties latérales fupérieures elle eft fermée par les os fpongieux, & les
inférieures font terminées par les parois inférieures du deuxiéme & du troifiéme os. Par en haut cette cavité eft fort
étroite, parce que les os fpongieux étant fort voifins de la
cloifon, laiffent peu d'efpace entr'eux ; par en bas elle eft fort
large, à caufe que le deuxiéme & le troifiéme font fort éva-
fés du côté du finus maxillaire. Il faut encore obferver que
cette cavité eft fort élevée fur le devant, & qu'elle fe termine
en pente douce vers le gofier. Au milieu & le long de la bafe
de la foffe nafale on voit une petite éminence faite par un
prolongement de la lame interne de chacun des os qui forment ce plancher, & fituée immédiatement au-deffus de leur
affemblage ; un tiers de cette éminence appartient aux deuxiéme & troifiéme piéces de la mâchoire fupérieure. Les
os maxillaires ne font pas les deux tiers, fi on n'y joint la rainure dilatée, & dans l'endroit où elle fe termine, ces mêmes
os s'élévent beaucoup & s'entrecouvrent pour former une rainure qui eft fort large, & s'élargiffant au même endroit, font
un efpece d'empatement qui finit en pointe, & qui déborde
beaucoup au-delà de la cavité du nez. On voit auffi que cette
foffe eft partagée en deux branches ou cavités par une cloifon
partie offeufe & partie cartilagineufe ; la premiere partie de la
cloifon offeufe eft faite par cet os qu'on appelle vomer, parce
qu'il reffemble au foc d'une charrue ; fa figure eft quadrila-
tere ; des deux côtés poftérieurs, qui font beaucoup plus courts
que les antérieurs, le fupérieur s'emboîte par une efpece
d'empatement avec l'éminence qui eft au milieu de la partie
inférieure & antérieure de la bafe du fphénoïde ; l'autre côté
poftérieur defcend obliquement de derriere en devant jufqu'à
l'éminence de la foffe nafale ; cette partie mince eft fort tranchante, & termine par derriere la cloifon qui fépare la foffe
nafale en deux ; le refte du vomer terminé par les deux autres
côtés, eft dans fa partie inférieure très-mince jufqu'environ la
moitié de fa longueur, le refte eft un peu plus épais, & le
tout s'engage dans la rainure de la foffe nafale : cette même
partie s'étant élevée à la hauteur d'environ la moitié de tout
le vomer, fe partage en deux lames qui s'entrouvrent pour
former une rainure affez profonde, & qui fait la partie fupé-

rieure de cette portion du vomer dans laquelle s'engage en partie l'extrémité de la lame perpendiculaire qui divise l'éthemoïde en deux. La deuxiéme partie de cette cloison est cartilagineuse en devant ; par en haut elle se joint ou plutôt s'emboîte avec les os du nez, dont elle aide à soutenir les deux extrémités ; par en bas elle forme un prolongement qui est reçu dans la rainure du vomer, & en est recouvert par sa partie postérieure. La troisiéme partie de la cloison est toute osseuse, elle part du milieu de toute l'étendue de l'os cribleux du côté de la cavité du nez, & à l'opposite du crystagalli ; c'est une lame qui lui est continue ; cette lame se recourbant en devant, s'engrene avec une avance platte qui sort du milieu de la partie antérieure & inférieure du coronal, & qui sert de soutien aux os du nez ; par sa partie postérieure elle est engrenée avec une avance qui est au milieu de la partie antérieure de la base du sphénoïde, & qui est continue à la cloison qui en sépare les sinus, & descendant jusqu'environ les deux tiers de la rainure du vomer, elle en recouvre les bords, & s'emboîte avec eux ; par devant elle s'engrene avec le cartilage qui termine la cloison. La partie la plus large & la plus épaisse de cette cloison est l'antérieure, la postérieure est la plus mince ; cette lame est dentelée dans tout son circuit pour s'engrener avec les parties dont on vient de parler. La portion cartilagineuse de la cloison passe entre les cartilages supérieurs qui n'en font qu'un prolongement vers le bout du nez, d'où elle descend jusqu'à l'éminence pointue des os maxillaires, immédiatement au-dessus de la cloison des narines, comme on peut l'appercevoir en maniant cette cloison.

L'on a fait observer que la rainure qui est dans la partie antérieure de la fosse nasale, s'élevoit & s'élargissoit beaucoup, & qu'à l'endroit où elle finissoit, chaque os principal de la mâchoire s'élargissoit & débordoit au-delà de la cavité du nez. La cloison cartilagineuse s'épaissit & s'élargit aussi au même endroit que cette rainure ; elle devient aussi plus épaisse dans l'endroit où les os maxillaires sont évasés, & sur lesquels elle est simplement appuyée, au lieu que par-tout ailleurs elle est enchassée & engrenée. Cette disposition fait que cette partie de la cloison qui est au-dessus de celles des narines,

peut être facilement pouſſée de côté & d'autre ; & pour la
maintenir ſur ſon appui, elle eſt ſoutenue par deux petits
cartilages qui ſont placés aux côtés de l'empatement de chaque os maxillaire On vient de faire remarquer que ce cartilage étoit fort épais par en haut, & ſur-tout par en bas,
parce que ce ſont les endroits qui ſouffrent le plus. Dans pluſieurs ſujets cette cloiſon eſt fort contournée ou déjettée tantôt
d'un côté & tantôt de l'autre, ſur-tout près du vomer, & cet
os ſe contourne auſſi ; cela arrive en nombre de ſujets, ce qui
fait qu'un des conduits du nez en eſt preſque bouché ; très-
ſouvent la partie antérieure de la cloiſon cartilagileuſe eſt percée par une petite ouverture de figure ovale.

Des Os ſpongieux.

Les os ſpongieux ſont placés à la partie ſupérieure des foſſes naſales ; quoiqu'on y diſtingue pluſieurs pièces, il eſt conſtant qu'elles ſont ſi étroitement unies, qu'elles n'en font
qu'une ſeule. Leur partie ſupérieure eſt faite d'une lame d'os
très-mince, percée de pluſieurs petits trous comme un crible ;
c'eſt pourquoi on l'appelle l'os cribleux, lequel eſt enchaſſé
dans l'ouverture ou enchaſſure que laiſſe le coronal entre les
deux parties ſupérieures des orbites, & dans certains ſujets
il y a environ un tiers qui eſt recouvert par le coronal. Par-
devant il a de chaque côté une petite facette qui eſt reçue
dans une petite cavité qui eſt à la partie antérieure & interne
de l'échancrure du coronal, & entre ces deux facettes il y a
une petite gouttiere qui dans pluſieurs ſujets fait partie du trou
où eſt renfermé le ſinus longitudinal ſuperieur, nommé mal à
propos conduit borgne ou aveugle. Par derriere il eſt emboîté
à joints recouverts avec le milieu de la partie antérieure du
ſphenoïde ; il ſe trouve des ſujets d'où il part une petite avance
de cet endroit du ſphenoïde, laquelle eſt continue au cryſtagalli ; dans d'autres elle eſt interrompue ; dans ce cas l'os cribleux eſt oſſifié, & ne peut ſe ſéparer du ſphenoïde que par
une coupe artiſtement faite ; cette variation s'obſerve égale-
lement dans tous les jeunes ſujets comme dans les adultes d'un
certain âge ; car dans les vieillards, il eſt ordinaire que toutes
ces pieces ſoient totalement oſſifiées entr'elles.

L'os cribleux ou éthemoïde eſt féparé en deux parties, tant
du côté du crâne que du côté du nez par deux éminences. La
premiere naît du milieu de ſa partie antérieure & ſupérieure ;
à raiſon de ſa figure on la nommé crête de coq, laquelle eſt
plus ou moins élevée, plus ou moins pointue, ſuivant la diverſité des crânes & des ſujets ; elle occupe environ les deux
tiers de l'os cribleux. La deuxiéme éminence qui ſort de l'os
cribleux à l'oppoſite du cryſtagalli en eſt un prolongement ;
elle occupe toute la longueur de la diviſion ou féparation de
l'os cribleux ; c'eſt une lame oſſeuſe qui aide à former la cloiſon du nez. L'os cribleux eſt comme ſuſpendu ; ſa partie droite
& ſa partie gauche ſont compoſées de pluſieurs cellules de différentes grandeurs, qui s'ouvrent toutes dans le nez par des
embouchures diſtinguées les unes des autres, & différemment
placées ; ces embouchures ſont fort étroites & preſque toutes
de figure ovalaire. Par leurs parties ſupérieures elles ſont fermées par la lame cribleuſe ; du côté de la partie latérale interne de chaque orbite elles ſont fermées par les os lacrymaux
ou unguins, & par l'os planum ; & par la partie poſtérieure
elles ſont fermées par la partie antérieure du ſphenoïde & de
l'extrémité de chaque lame des os du palais qui ſe terminent
chacun en une ou deux cellules en forme de capuchon. De toutes ces pieces les os planum ſont les ſeuls qui ſoient continus à
ces cellules, & quelquefois l'os unguis. Pour faire connoître de
quelle maniere ces cellules ſont formées du côté du dedans du
nez, il faut le ſcier par un plan paralléle à la cloiſon, & emporter
cette cloiſon. Par cette coupe l'on voit alors au-deſſous de la lame
cribleuſe, entre la portion naſale de l'os maxillaire & la baſe du
ſphénoïde, une lame platte, quelquefois un peu convexe & irréguliere dans ſa ſurface extérieure, qu'on pourroit appeller l'os
planum intérieur, qui ferme exactement les cellules des os
ſpongieux, & qui leur eſt continu ; & immédiatement au-deſſous on voit un feuillet oſſeux en forme de cornet ſpiral, dont
la partie antérieure eſt continue à cette même lame, & toutes
deux ſont jointes avec une petite portion de l'appophyſe naſale
de l'os maxillaire, & avec l'os lacrymal, & par derriere la
pointe du cornet ſpiral poſe deſſus un petit rebord du troiſiéme os de la mâchoire, dit l'os du palais ; la lame platte s'engrene avec la même portion du même os, qui eſt faite en for-

me de capuchon par fon extrémité, & par une petite portion du fphénoïde, tout joignant le trou par où pafle le nerf opti- que, vers le fond de l'orbite. Vers le bas de l'entrée de la foffe nafale, l'on voit un autre feuillet beaucoup plus grand, en forme de cornet fpiral, pofé prefqu'horifontalement deffus le fecond & troifiéme os de la mâchoire; par fon extrêmité antérieure, il s'emboîte avec une petite éminence de la por- tion nafale de l'os maxillaire; & par l'extrémité poftérieure, il porte fur un rebord du troifiéme os de la mâchoire; ce cornet fpiral s'offifie dans toute fon étendue dans les adultes, & quelquefois dans les jeunes fujets. Du milieu de cette lame fort un crochet fort large & fort long, qui embraffe étroite- ment la partie inférieure de l'ouverture du finus maxillaire, & defcend fort avant au dedans de ce finus. Ces cornets ont auffi reçu le nom de lames fpongieufes fupérieures & inférieu- res; elles font convexes du côté qui regarde la cloifon, & leurs furfaces inégales, caves, en forme de gouttiere du côté oppofé, fe contournent par leurs extrêmités inférieures en de- dans. La partie antérieure de chacune eft large, l'autre extrê- mité fe termine en pointe du côté du gofier. On voit à la partie fupérieure de la cloifon offeufe & de l'os planum inté- rieur plufieurs fillons qui font faits pour le paffage des vaif- feaux; ils font plus ou moins de chemin fur ces parties, & ré- pondent aux trous de l'os cribleux.

Quand on regarde l'os cribleux par dedans le nez, l'on ob- ferve que prefque tous ces trous répondent aux fillons de la cloifon offeufe, ou à ceux de l'os planum intérieur, & par conféquent les vaiffeaux & les nerfs qui y paffent, fe diftri- buent dans ces deux parties; ceux qui font deftinés pour les cellules viennent principalement des branches qui paffent par les trous orbitaires internes; outre ces fillons toutes ces par- ties font percées de plufieurs petits trous qui donnent paffage aux vaiffeaux, & leur furface, fur-tout celle des cornets, eft fort rabotteufe.

Des conduits du Nez & des rigoles qui font au-dedans.

La foffe nafale eft féparée par la cloifon dont on a fait la defcription, en partie droite & en partie gauche, d'où il en résulte

réſulte deux conduits. L'entrée de chaque conduit eſt oblongue & très-étendue, étroite par en haut & large par en bas.

Cette embouchure antérieure a ſa ſortie au côté oppoſé vers
le palais où elle eſt moins élevée, mais plus évaſée ; ce conduit dans ſon étendue eſt plus ou moins ſpacieux, ce qui dépend de la cloiſon qui en fait la ſéparation ; car ſouvent elle
ſe déjette à droite ou à gauche en devant, & rarement poſtérieurement.

Dans la partie interne de chaque conduit l'on voit deux
grandes rigoles, la premiere commence à l'apophyſe naſale
de l'os maxillaire, ſe porte de haut en bas, de devant en ar-
arriere, & coule ſous le cornet ſupérieur juſqu'à ſon extrémité ;
l'eſpace qui eſt entre le cornet ſupérieur & l'inférieur en dépend en étant la décharge. Antérieurement elle couvre l'embouchure du ſinus frontal, & lui ſert d'égout de même qu'au
ſinus maxillaire.

La ſeconde rigole occupe l'eſpace qui eſt entre le cornet
inférieur & le deſſus de la voute du nez ; elle en parcourt
toute l'étendue, ſa partie antérieure couvre le conduit naſal,
également ſon embouchure pour la ſortie des larmes ; elle ſe
termine preſque vers la cloiſon du palais dans le frais, & dans
le ſec à la lame de l'os du palais qui la ſoutient.

Entre l'os planum intérieur & le cornet ſupérieur poſtérieurement, ſe voit une troiſiéme rigole qui diſtingue ces
deux os ; elle a moins d'étendue que les autres ; elle renferme une ou deux, & quelquefois trois embouchures qui con-
duiſent dans les cellules de l'os cribleux. Si l'on coupe le cornet
ſupérieur à l'extrémité de l'os planum intérieur, une grande
portion de la troiſiéme rigole reſte, & les embouchures ſont
très-ſenſibles.

La lame qui s'éleve de l'os du palais borde & ferme la parois poſtérieure du ſinus maxillaire ; elle ſoutient par une petite ligne tranſverſe l'extrémité du cornet inférieur ; à quelque diſtance elle ſe partage en deux lames, d'où il réſulte
un trou aſſez conſiderable qui donne entrée à des vaiſſeaux
qui paſſent par la fente maxillaire pour ſe diſtribuer dans
le nez.

La lame antérieure du côté du ſinus maxillaire fait un demi-
croiſſant plus ſenſible dans certains ſujets que dans d'autres ;

Tome I.   E e

elle paſſe ſous le cornet ſupérieur, où elle contracte une adhérence recouverte de l'os planum intérieur, & s'unit à un
petit cornet qu'elle ſoutient, d'où l'on ne voit qu'une continuité dans l'adulte ; de cette union ſe trouvent formées deux
petites rigoles, celle d'en-haut communique dans les cellules
antérieures de la portion de l'os cribleux, & celle d'en-bas eſt
bornée par le feuillet qui ferme une partie du ſinus maxillaire,
& par l'embouchure du ſinus frontal. La continuité de cette
lame s'éléve ; elle fait partie du trou dont il a été parlé ; elle
ferme les cellules poſtérieures de l'os cribleux, & termine le
fond de la foſſe orbitaire ; elle entre auſſi dans la compoſition
de la troiſiéme rigole.

La lame poſtérieure fait la moitié du trou dont il a été
fait mention ; elle porte deſſus l'extrémité antérieure de l'aîle
interne de l'apophyſe ptherigoïde, & ſe termine à côté de l'a-
pophyſe du ſphenoïde où s'engage le vomer.

Ces pieces demandent d'être vues dans les crânes des jeunes
ſujets pour en avoir la connoiſſance, car dans l'adulte elles
ſont toutes oſſifiées entr'elles.

Sous le cornet ſupérieur eſt placé un feuillet dont il a été
fait mention ; il s'unit au cornet inférieur, & paroît lui ap-
partenir y étant continu ; il s'engage ſous le cornet ſpiral ſupérieur, & ſe joint à la portion naſale de l'os principal, & à
l'os lacrymal proche l'embouchure du ſinus frontal ; cette
feuille aide auſſi à fermer & à recouvrir l'orifice du ſinus
maxillaire ; ce feuillet varie dans pluſieurs ſujets.

On apperçoit aſſez ſouvent quelques autres petites feuilles
très-minces, très-régulieres, qui s'élevent de la lame ſpirale
inférieure, leſquelles ſe joignent entr'elles de telle maniere
qu'elles laiſſent pluſieurs petits vuides fort irréguliers. Ces
feuillets forment des rigoles plus ou moins étendues, leſquelles ſervent à donner iſſue à la morve des parties voiſines ; il
ſe trouve auſſi dans la grande rigole une ou deux ouvertures
qui menent dans les cellules qui occupent le milieu des os
ſpongieux.

Deſcription des Sinus frontaux.

Dans ceux qui ont les ſourcils fort élevés, il y a entre les
deux tables du coronal denx ſinus qui ſont ſéparés par une

cloifon placée entre les deux fourcils ; cette cloifon eft pour
l'ordinaire entiere, & les fépare exactement. Quelquefois ils
ne font point féparés, & ne font qu'une même cavité qui s'ouvre dans un feul conduit du nez. Quelquefois ces finus font
inégaux en grandeur ; dans certains fujets leur étendue eft fi
confiderable, qu'ils occupent prefque tout le deffus de l'orbite, & quelquefois il ne s'en rencontre qu'un.

Chaque finus étant parvenu vers la région du grand angle,
fe retrécit & fe détourne du côté de la cavité du nez pour fe
décharger dans la rigole fupérieure : ceux qui ont les fourcils
plats n'ont point de finus apparens, le vuide qui eft entre les
deux tables étant entierement rempli par le diploë ; cependant l'on remarque vers le grand angle un écartement des
deux tables du coronal, qui eft pour ainfi dire aux cellules an-
térieures de l'os cribleux.

Des Sinus fphenoïdaux.

Il y a deux finus dans la bafe de l'os fphenoïde, qui font
féparés dans le milieu par une cloifon offeufe ; vers le milieu
de leur partie antérieure, ils ont chacun une ouverture de figure ovalaire, par laquelle ils fe déchargent dans la partie
poftérieure & fupérieure des conduits du nez tout joignant la
cloifon ; dans quelques fujets il n'y a qu'une feule cavité qui
occupe la place des deux finus, & une feule ouverture qui
s'ouvre feulement dans l'un des conduits du nez. Ces finus
ne fe rencontrent pas dans quelques fujets, toute la bafe
étant fpongieufe, c'eft ce qui arrive dans des crânes de jeunes
fujets dont l'on a féparé les os fans attention ; il fe trouve cependant de chaque côté un petit cornet en forme de coqueluchon pofé à côté de l'aîle interne de l'apophyfe ptherigoïde
proche fa naiffance ; il eft recouvert latéralement par l'empatement du vomer, & du côté oppofé par l'apophyfe ptherigoïde, où il fe termine en pointe ; il eft large en devant, &
fait environ les deux tiers de l'embouchure ; il a connexion
avec la lame de l'os du palais ; il eft convexe extérieurement,
& cave par dedans. Cet os eft irrégulier dans fa circonférence ;
il fe trouve des crânes de perfonnes avancées en âge, où le fphenoïde & l'avance de l'os occipital ne font qu'une feule piece.

Quelquefois on voit dans ces finus & dans les frontaux quelques petites lames offeufes pofées de champ, qui partagent chaque finus en petites cellules qui ne laiffent pas de communiquer entr'elles. Dans quelques fujets, outre la cloifon longitudinale, il s'en trouve une deuxiéme tranfverfale qui partage cette cavité du fphenoïde en quatre finus, dont les inférieures ont beaucoup plus d'étendue, & ont leurs ouvertures particulieres à quelque diftance de la cloifon.

Dans les adultes toutes ces différentes pieces qui entrent dans la compofition de ces finus, font toutes offifiées; leur continuité ne permet pas alors de les bien diftinguer.

Des Sinus maxillaires.

L'orifice de chaque finus maxillaire eft naturellement fort grande, elle regarde dans les pieces féches le dedans du nez, & il y en a environ le tiers qui eft fermé par une lame confiderable qui appartient au troifiéme os de la mâchoire, & qui après avoir bordé la partie poftérieure de cet orifice, s'engage dans ce finus, & coulant fous le crochet du cornet fpiral inférieur, remonte encore un peu en bordant le même orifice; on voit encore un feuillet confiderable & quelques autres petites feuilles très-minces qui s'élevent du cornet fpiral inférieur, lefquelles fe joignent entr'elles de telle maniere, qu'elles laiffent plufieurs petits vuides fort irréguliers, & dont l'un fait la véritable embouchure de ce finus.

Ce finus occupe toute l'étendue de l'os principal de la mâchoire, & fon embouchure eft vers le milieu du conduit du nez entre les deux lames fpirales. Elle eft fort étroite; c'eft par elle que ce finus fe dégorge dans la rigole qui fert auffi de décharge au finus frontal, lequel communique affez fouvent avec lui par un conduit particulier; cette embouchure de communication eft fituée à la partie fupérieure du finus, vers la jonction de l'os lacrymal, avec la partie antérieure de l'os planum extérieur.

Les alveoles, principalement des dents canines & des premieres molaires, s'avancent fort avant dans l'intérieur du finus. La portion de l'alveole eft très-mince, quelquefois adherente à la racine de la dent par les inégalités qui fe rencontrent de part & d'autre, ou enfin l'extrémité de la racine de la dent se trouve crochue ; ceux qui sont exposés à en faire faire l'extraction, ont souvent le malheur que tout le fond de l'alveole suit la dent tirée ; la tunique interne du sinus est déchirée, d'où il arrive que la morve prend son cours dans la bouche par la pente qu'elle trouve ; si l'on n'y remédie promptement, on risque de devenir ppunais.

Du Conduit Nazal.

Le conduit appellé nazal, est formé par un prolongement de la gouttiere de la partie nazale de l'os maxillaire ; cette gouttiere est recouverte en partie par une semblable qui appartient à l'os lacrymal, & en partie par une petite avance du cornet spiral inférieur qui se joint à celle de l'os lacrymal.

Cette gouttiere ainsi revêtue forme un conduit dont l'embouchure est sous la partie antérieure du cornet inférieur ; elle est fort large dans le crâne sec, & non pas dans le frais, & forme un espece de pavillon qui regarde la partie postérieure du nez ; il se trouve des variations très-considerables, ce qui dépend de l'âge & du tempérament.

Du conduit qui fait la communication du Nez avec la Bouche.

Dans l'endroit où l'éminence, ou quelquefois la rainure qui est au milieu de la fosse nazale, commence à s'élever & à s'élargir, on voit de chaque côté l'entrée d'un conduit tout joignant l'assemblage des deux os maxillaires qui ont beaucoup d'épaisseur en cet endroit ; son embouchure est dans le palais au-dessous des premieres dents incisives.

Dans quelques sujets après avoir séparé les deux os maxillaires, l'un de ces deux canaux est à demi-découvert.

Dans la partie antérieure du palais sous les premieres dents incisives, on voit une espece de fosse, au fond de laquelle on découvre deux trous qui sont les extrémités de deux conduits creusés dans la partie antérieure des os maxillaires tout joignant leur assemblage ; & dans l'endroit où l'éminence de la fosse nazale commence, ces conduits ont une direction oblique ; ces conduits retiennent le nom d'incisifs.

De l'Aqueduc.

Lorſque l'on a fendu le goſier dans le milieu de ſa partie poſtérieure de haut en bas, & qu'on a ſcié le nez par une coupe horiſontale à la hauteur du cornet inférieur, ſi l'on regarde le plancher de chaque côté du nez, l'on verra qu'il s'étend en partie au-delà du troiſiéme os de la mâchoire, parce que la cloiſon qui eſt au fond du palais forme en cet endroit un plan incliné qui, vu du côté de la bouche, fait l'entrée du goſier, & vu du côté du nez, fait le prolonge-ment de chaque plancher. Sur chaque côté de ce plan incliné, à quelque diſtance du vomer, on voit l'embouchure de ce conduit que *Fabrice d'Aquapendente* a nommé aqueduc, & au-deſſus eſt un cul-de-ſac qui appartient au goſier.

De la Tunique interne du Nez.

Toutes les pieces oſſeuſes ſont revêtues d'une membrane glanduleuſe dont les petits grains ſont ſemés dans un tiſſu ſpongieux compoſé par l'entrelacement d'une infinité de ra-meaux d'arteres & de veines. Ces glandes & ce tiſſu font toute la ſubſtance de cette membrane, laquelle eſt étroitement jointe à celle qui enveloppe immédiatement les os & les car-tilages.

Si l'on ſouffle par la veine qui ſort par le trou du troiſiéme os de la mâchoire, l'on verra que cette membrane s'enfle & ſe ſouleve principalement dans la partie poſtérieure du nez, à peu près comme quand on ſouffle dans la rate.

Chaque petit tas de glandes s'ouvre dans le nez par un ori-fice particulier; c'eſt pourquoi cette membrane eſt percée par une infinité de petits trous qui ſont placés entre les mailles d'un réſeau très-fin qui fait la couche la plus extérieure de cette membrane. Ces glandes & ces trous ſont plus ſenſibles dans la portion de cette membrane qui revêt la partie nazale de l'os maxillaire, la cloiſon & la baſe du conduit. Cette mem-brane eſt plus épaiſſe dans certains endroits que dans d'au-tres, cela ſe remarque à la partie antérieure du nez & vers la cloiſon; elle jette des prolongemens pour entourer & envelop-per les cornets; des appendices s'en détachent, elles s'inſi-

nuent dans les cellules qu'elles couvrent ; enfin elle fe replie
pour couvrir la cloifon.

Si l'on fcie le nez par le milieu de l'os cribleux tranfverfalement & de haut en bas, que la coupe paffe par le milieu des
finus maxillaires, l'on verra dans chaque conduit du nez, premierement une partie des cellules qui font ouvertes ; deuxiémement, le cornet fupérieur qui appartient aux os fpongieux,
& l'inférieur qui tient à une portion des parties latérales du
deuxiéme & du troifiéme os de la mâchoire ; par cette coupe
l'on découvre de quelle maniere la tunique intérieure revêt
les deux côtés de la cloifon & ces cornets dont elle fuit exactement tous les contours ; mais pour découvrir comment elle
s'infinue dans les cellules, dans les finus & dans les conduits
qui ont communication avec le nez, il faut fcier par un plan
paralléle à la cloifon, & emporter cette cloifon, alors l'on
verra par cette coupe que la tunique intérieure s'infinue par
les ouvertures qui font dans les rigoles, dans toutes les cellules, dans les finus, & qu'elle revêt auffi les conduits qui y
aboutiffent, enforte que toute la capacité du nez fe trouve
revêtue de cette tunique jufques dans fes plus petits réduits.

Des Vaiffeaux qui fe diftribuent à toutes les parties du Nez extérieur.

Les arteres viennent principalement d'une branche de la
carotide externe, laquelle après avoir paffé deffus la bafe de la
mâchoire au-devant du maffeter, monte en ferpentant jufqu'à
la jonction des deux lévres, en donnant des rameaux aux
mufcles des joues ; là elle fournit une branche qui fe partage
en deux rameaux, lefquels parcourent l'extrémité de chaque
lévre ; ils s'anaftomofent avec ceux du côté oppofé. Le rameau de la lévre fupérieure dans fon trajet donne des petits
capillaires qui fe diftribuent aux narines, & même s'infinuent
en dedans ; le tronc continue à monter & s'engage entre les
fibres du mufcle du grand incifif ; au coin extérieur de la
narine il fournit un rameau qui perce le cartilage inférieur
pour fe diftribuer dans la membrane glanduleufe, enfuite il
paffe vers le grand angle ; donne des rameaux à la partie fupérieure du nez ; cette branche s'anaftomofe avec un rameau

de la carotide interne proche la poulie où paſſe le tendon du grand oblique, & va ſe perde dans le muſcle ſourcillier, orbiculaire & frontal.

Il y a une autre branche de la carotide externe qui ſe diſtribue ſur le nez ; elle ſort par le trou qui eſt dans l'os de la mâchoire au-deſſous de l'orbite nommé orbitaire externe ; elle accompagne un nerf qui ſera décrit.

Les veines qui rapportent du nez extérieur, font entr'elles un raiſeau dont le grand nombre ſe décharge dans le tronc de la veine que l'on nomme angulaire ; il y a des rameaux qui communiquent avec celle du côté oppoſé, pareillement d'autres avec celles de l'intérieur du nez & des parties voiſines.

Les nerfs qui ſe diſtribuent à toutes les parties du nez externe, font des rameaux de la portion dure, & de la branche de la cinquiéme paire qui ſort par le trou de l'os de la mâchoire qui eſt ſous l'orbite.

Des Vaiſſeaux qui parcourent le dedans du Nez.

Outre les branches que la carotide externe fournit, la carotide interne en donne auſſi pluſieurs ; cette artere ayant percé la dure-mere, ſe releve pour s'attacher à la baſe du cerveau ; en cet endroit elle envoye une branche conſiderable qui entre dans l'orbite avec le nerf optique, cette branche ſerpente au-deſſus du globe de l'œil, & envoye pluſieurs rameaux, dont l'un ſe joignant à un filet de nerf qui ſera décrit, paſſe par le trou orbitaire interne, & rentrant dans la cavité du crâne, paſſe ſur l'os cribleux, & s'avance de derriere en devant environ deux lignes, en jettant pluſieurs filets, dont les uns arroſent la dure-mere au-deſſus de l'os cribleux, & les autres paſſent par les petits trous du même os, pour ſe répandre dans les membranes qui tapiſſent les cellules & la lame ſupérieure ; ce même rameau ſort enfin hors du crâne par le premier trou de l'os cribleux qui regarde le coronal, & ſe diviſe principalement en deux autres rameaux, dont l'un eſt pour le ſinus frontal, & l'autre ſe jette ſur la partie ſupérieure de la cloiſon qu'il tapiſſe d'un bout à l'autre ; j'ai remarqué aſſez exactement la diſtribution de cette artere, à cauſe que le nerf qui l'accompagne fait la même diſtribution.

La

La veine qui accompagne cette artere, vient ſe rendre dans
celles de l'œil, dont le principal tronc ſe décharge dans un
ſinus particulier de la dure-mere qui eſt à la baſe du crâne ;
ce ſinus eſt placé à côté de la ſelle du ſphenoïde, & au-deſſus
de l'endroit où l'apophyſe pierreuſe ſe joint avec le même os ;
il ſe décharge dans le ſinus latéral.

Les arteres qui viennent de la carotide externe pour ſe diſtribuer dans l'intérieur du nez, ſe détachent de la branche
qui s'enfonce dans la foſſe zigomatique ; elle fournit deux rameaux, dont l'un entre par le derriere de l'orbite, s'engage
dans le canal oſſeux qui eſt dans ſa partie inférieure avec un
des rameaux de la branche maxillaire ſupérieure de la cinquiéme paire, & ſort par le trou qui eſt dans l'os de la mâchoire au-deſſous de l'orbite, pour ſe diſtribuer au nez externe, ainſi qu'il a été dit ; l'autre rameau qui eſt très-conſiderable, entre dans le nez par un trou qui eſt dans l'os du
palais au derriere des avances pterigoïdes ; dès ſon entrée il
envoye d'abord quelques rameaux qui tapiſſent la membrane
qui couvre la partie inférieure de la cloiſon, enſuite il ſe
partage en quatre ou cinq rameaux, dont les uns remontent
le long de la lame ſpongieuſe ſupérieure, les autres deſcendent vers l'inférieure ; d'autres ſe jettent dans l'entre-deux de
ces lames & ſur le deſſus de la voute du palais.

La diſtribution de ces vaiſſeaux eſt telle que dès qu'ils ſont
entrés, ils ſe jettent ſur les lames, & ſe partagent en une
infinité de filets qui couvrent toute la ſurface de la lame, &
qui vont droit & parallélement de derriere en devant juſqu'à
l'autre bout de chaque lame ; ces filets envoyent dans leur
route de part & d'autre une infinité de rameaux qui s'entrelaſſent, & qui paſſent de dehors en dedans par tous les petits
trous dont ces lames ſont percées. Les nerfs de l'odorat
viennent de deux paires, ſçavoir, de l'olfactif & de la cinquiéme paire.

Le nerf olfactif prend ſon origine par une petite fibre moëlleuſe des corps cannelés, & étant arrivé près de la jonction
des nerfs optiques, il ſe détourne en cet endroit pour aller
en ligne droite juſqu'à la racine du nez ; c'eſt dans ce même
endroit que ce nerf couvre l'os cribleux exactement par ſon
expenſion ; elle eſt platte & elle ſe termine en forme d'une

<table>
<tr><td>Tome I.</td><td>F f</td></tr>
</table>

petite palette ; du deſſous de cette expenſion il ſort autant de
fibres qu'il y a de petits trous dans l'os cribleux, qui paſſant
par leurs ouvertures, ſe couvrent de la dure-mere, & ſe diſtribuent dans la membrane qui revêt les cellules, la lame ſupérieure & la cloiſon. Outre ces nerfs, la cinquiéme paire fournit auſſi quelques branches à l'odorat, leſquelles ſortent de
deux endroits différens. Pour les bien décrire, il faut ſçavoir
que ce nerf de la cinquiéme paire ayant percé la dure-mere,
ſe diviſe d'abord en trois branches très-conſiderables ; la premiere, appellée ophtalmique par M. *Willis*, entre dans l'orbite par la fente de l'os ſphenoïde qui eſt dans le fond de
l'orbite, & ſe diviſe d'abord en deux rameaux, dont le plus
petit ſe porte vers la partie interne de l'orbite, & envoye un
filet qui s'étant enfoncé ſous les muſcles, fait un petit plexus, lequel s'unit avec le nerf de la troiſiéme paire, & ſe diviſe en cinq ou ſix filets qui environnent le nerf optique, &
qui percent la ſclerotique. Ce rameau continuant ſon chemin,
s'enfonce ſous les muſcles nommés releveur & grand oblique
de l'œil, & fournit un petit rameau qui s'aſſocie avec l'artere
du nez qui a été décrite, & paſſe avec elle par le trou orbitaire interne, fait toute la même diſtribution que cette artere ;
le reſte de cette branche s'avance vers le grand coin de l'œil,
& ſortant de l'orbite, ſe diſtribue au ſac lacrymal & au muſcle orbiculaire.

La ſeconde branche de la cinquiéme paire, que j'appelle
maxillaire ſupérieure, parce qu'elle ſe diſtribue aux parties
qui compoſent la mâchoire d'en-haut, ſort du crâne par le
trou du ſphenoïde nommé rond ; elle produit d'abord un gros
rameau qui entrant dans l'orbite par le fond de ſa cavité,
s'engage dans le canal oſſeux qui eſt caché à la partie inférieure de l'orbite, & ſort par l'extrémité de ce canal qui eſt
dans l'os de la mâchoire au-deſſous de l'orbite, dit trou orbitaire externe, pour ſe diſtribuer dans les muſcles du nez &
des lévres ; avant que ce nerf ſorte de ce canal, il fournit un
ou deux rameaux qui ſe diſtribuent dans la membrane du ſinus
maxillaire.

Le tronc de la maxillaire ſupérieure ſe cache dans la foſſe
zigomatique, immédiatement après qu'il a fourni cette premiere branche, & jette un gros rameau qui ſe porte en paſ-

fant par un canal creufé dans la partie fupérieure des avances pterigoïdes, & traverfant l'os fphenoïde, il vient rencontrer l'artere carotide interne à l'entrée de fon canal offeux, pour fe joindre au nerf intercoftal qui fort du crâne par le même canal qui donne entrée à cette artere ; ce nerf fournit dans le même endroit un rameau ou deux qui s'uniffant avec l'artere ci-devant décrite, entre dans la cavité du nez par ce trou dont on a parlé qui eft dans l'os du palais ; ces rameaux fe diftribuent dans la cloifon & fur les lames à peu près de la même maniere que l'artere qui les accompagne ; le refte du tronc maxillaire fupérieur s'enfonce dans le derriere des avances pterigoïdes, & fort par deux trous qui font au fond & au-deffous de la voute du palais, pour fe diftribuer à la membrane du palais & aux parties voifines.

Je ne parlerai point de la troifiéme branche de la cinquiéme paire appellée maxillaire inférieure, parce qu'elle n'a aucun rapport avec le nez ; elle fera décrite ailleurs.

De l'ufage des parties qui compofent l'organe de l'Odorat.

L'on fçait que le nez forme deux conduits qui donnent paffage à l'air que nous refpirons ; leur figure eft oppofée à celle du conduit de l'oüie, qui d'une capacité fort large, va toutoujours en fe rétreciffant, au lieu que les narines s'ouvrent dans les cavités du nez par des trous qui font beaucoup plus larges que leur entrée. La raifon de cette différence eft que dans l'oreille les vibrations de l'air s'augmentent & fe fortifient en paffant d'un lieu large dans un plus étroit ; mais dans le nez tout doit contribuer à l'expenfion de l'air qui porte les corpufcules odorans pour en rendre l'impreffion plus forte, ainfi qu'on l'expliquera dans la fuite.

L'on connoît que les cartilages inférieurs terminent les narines, qu'ils n'ont aucune connexion avec les os voifins, & qu'ils font tous brifés en divers endroits ; c'eft ce qui rend les narines fi fouples & fi mobiles en tout fens.

L'on a auffi fait obferver que prefque tous les mufcles qui s'attachent aux narines leur font communs avec la lévre fupérieure, & qu'il n'y en a aucun qui puiffe leur tenir lieu de fphincter, c'eft-à-dire, qui les puiffe fermer exactement ; c'eft pourquoi quand on veut éviter quelque méchante odeur, on porte la main aux narines, & on les ferre avec soin : sitôt qu'on cesse de les comprimer elles se remettent en leur premier état par le seul ressort de leurs cartilages. Nous avons remarqué que la peau qui revêt le dedans des narines, est parsemée de plusieurs petits tas de glandes, dont les canaux s'ouvrent entre les poils dont elle est garnie, ces glandes fournissent une humeur visqueuse qui enduit le dedans des narines, & qui est propre à arrêter les ordures & les insectes que l'air pourroit charrier dans le nez, qui ne manqueroient pas de piquer cette peau, & de causer des démangeaisons & des éternumens très-incommodes. Les poils servent au même usage. On peut remarquer en passant que la nature a pris les mêmes précautions à l'égard de l'œil par le moyen de la chassie & des cils, & dans l'oreille par la cire & les poils qui garnissent son conduit cartilagineux.

Chaque conduit du nez est garni de plusieurs feuilles osseuses, dont les unes forment plusieurs cellules de grandeur & de figure différente, dont la plûpart s'ouvrent dans les rigoles dont on a parlé, par des embouchures particulieres; d'autres sont disposées en forme de cornets en limaçon.

Ces cellules & ces cornets sont recouverts dans toute leur étendue de la membrane intérieure du nez, & il est aisé de comprendre que tout cet appareil n'est fait que pour la soutenir dans tous les plis & replis qu'elle est obligée de faire pour employer sa largeur dans un aussi petit espace qu'est celui du nez. Sans ce secours ces replis ne pourroient se soutenir, & seroient dérangés à la moindre compression du nez.

On ne sçauroit douter que cette membrane ne soit le véritable organe de l'odorat, ainsi qu'on le peut prouver par sa structure & par son étendue. Nous avons remarqué que les petits amas de glandes qui la composent, sont semés dans un tissu fort poreux & spongieux, ce qui la distingue de presque toutes les autres membranes du corps; c'est aussi ce qui la rend capable d'être facilement pénétrée par les vapeurs odorantes.

D'ailleurs, plus cette membrane a d'étendue, & plus l'air est capable de se répandre & de la toucher en divers lieux, ce qui fait que les particules odorantes qui se développent par les différens tourbillons que l'air est obligé de faire dans le nez, ébranlent ces nerfs en mille endroits différens, & rendent par ce moyen la senfation plus forte & plus exquife ; enfin l'Anatomie des animaux nous fait connoître qu'à proportion qu'ils ont l'odorat exquis, les lames du nez font en plus grand nombre, & par conféquent la membrane qui les couvre eft d'une étendue incomparablement plus grande, & cette derniere réflexion nous doit convaincre qu'elle eft l'organe immédiat de l'odorat.

Pour mieux faire fentir combien elle eft néceffaire pour cette fenfation, il faut remarquer que les corpufcules qui font les odeurs ne font que les parties huileufes & falines les plus volatiles des corps odorans, qui, à caufe de leur extrême ténuité, fe détachent d'elles-mêmes, & font enlevées par le feul mouvement de l'air avec lequel elles fe mêlent.

Il y a plufieurs corps qui ne caufent aucune odeur quand ils font en maffe ou quand ils font froids, & qui deviennent très-odorans quand ils font réduits en fumée, & qu'elle fe répand dans l'air ; par exemple, la cire d'Efpagne qui eft fans odeur avant qu'on la mette au feu, devient très-odorante quand elle brule ; il en eft de même de l'encens & de la myrrhe.

Plus il y a de chaleur pour faire exhaler les corpufcules odorans, plus ils font fentir de l'odeur, au lieu qu'ils n'en rendent aucune dans les lieux frais où l'air les empêche de s'exhaler ; mais fi la chaleur eft trop forte on ne les fent point, parce qu'elles font trop-tôt diffipées & difperfées dans l'air ; c'eft ce qu'on expérimente quand on entre dans un jardin en plein midi, au lieu que le matin & le foir ce même lieu eft tout parfumé lorfqu'il y a des orangers ou des jafmins en fleur.

Quant à la diverfité des odeurs, il y a lieu de croire qu'elle dépend de la différente figure & groffeur des corpufcules odorans, de leur quantité, de leur mouvement, de la tiffure plus ou moins délicate de la membrane du nez, & de la différente nature de la liqueur dont elle eft enduite.

Il y a lieu de croire que les odeurs agréables font caufées par les parties les plus fubtiles & les plus legeres des corps odorans, & que celles qui déplaifent dépendent des plus groffieres.

Cela eft prouvé par l'odeur de la violette, du jafmin, de l'ambre gris, &c. ; au lieu que les cadavres, le vieux fromage,

& tous les corps qui fe pourriffent en produifent de très-mauvaifes.

L'air eft le véhicule des corpufcules odorans; il s'en charge, il les charrie & les promene, pour ainfi parler, dans les lieux les plus éloignés; c'eft pourquoi ceux qui navigent vers l'ifle de Ceylan fentent l'odeur de la canelle, bien qu'ils foient éloignés de plufieurs milles.

Cependant quoique l'air foit rempli d'odeurs, on ne les fent point s'il n'eft attiré par la refpiration ; en effet on comprend d'abord que le mouvement & l'impulfion que l'air reçoit dans l'infpiration, fert à pénétrer les odeurs dans les membranes qui font au-dedans du nez. L'expiration contribue auffi à cette fenfation, car l'haleine qui revient des poulmons étant chaude & vaporeufe, tient les pores de cette membrane toujours ouverts, & toujours difpofés à être facilement pénétrés par les corpufcules odorans qui y entrent à chaque infpiration.

Il eft vrai que l'impulfion que l'air reçoit dans l'infpiration eft abfolument néceffaire pour faire entrer les corpufcules odorans dans la membrane du nez; qu'on a expérimenté qu'un chien ne fentoit plus les odeurs, lorfque lui ayant ouvert la trachée-artere dans le cou, on tenoit la playe ouverte, afin qu'il ne pût plus refpirer que par cette ouverture ; une preuve certaine que tout l'air paffe par la playe, c'eft qu'il n'aboye plus ; d'ailleurs tout le monde fçait que cette fenfation eft entierement abolie lorfque la refpiration eft abfolument retenue.

Pour être pleinement convaincu que la refpiration eft abfolument néceffaire pour l'odorat, il faut remarquer que les corpufcules qui font les odeurs, font, comme on a déja dit, d'une fi grande ténuité & légereté, qu'ils ne peuvent ébranler l'organe que très-foiblement; cependant l'animal ne fçauroit être fuffifamment inftruit des circonftances de chaque objet des fens, que l'organe n'en foit vivement ébranlé. Dans la vue, par exemple, chaque point vifible de l'objet doit frapper chaque point de l'œil par un très-grand nombre de rayons pour rendre fon image auffi vive qu'il eft néceffaire, & dans l'oreille l'ondulation de l'air s'augmente & fe fortifie par les réflexions qu'elle fouffre dans les lieux qui la font paffer jufqu'à l'organe immédiat de l'oüie, fans quoi l'impreffion feroit trop facile ; la même méchanique fe rencontre dans le nez, où pour fuppléer à l'extrême foibleſſe des corpuſcules odorans, l'organe eſt tellement diſpoſé, qu'il y en a des millions qui le frappent en même-temps.

On remédie encore à cette foibleſſe en augmentant leur mouvement par la vîteſſe qu'on donne à l'air que l'on pompe dans l'inſpiration, car de même qu'une eau ſalée pique la langue d'autant plus vivement que cette eau a de mouvement, de même à proportion que les corpuſcules odorans ſont plus agités, ils piquent plus vivement les fibres nerveuſes du nez, & il eſt évident que le mouvement prompt & ſubit que l'air reçoit dans l'inſpiration, le détermine non-ſeulement à frapper ces membranes, mais encore à ſe réfléchir d'une membrane ſur l'autre, & à s'inſinuer par les embouchures étroites qui menent aux cellules & aux ſinus, ce qui oblige à former mille tourbillons, & à ſe brouiller de telle maniere, qu'en un inſtant tous les corpuſcules odorans touchent & ſont appliqués l'un après l'autre aux membranes du nez ; par ce moyen l'impreſſion eſt auſſi forte qu'elle peut l'être, au lieu que ſi l'air étoit en repos comme il eſt quand on ne reſpire point, il n'y auroit que les particules odorantes qui ſont dans les ſurfaces des deux colonnes d'air renfermées dans le nez, qui en toucheroient les membranes & les pourroient ébranler, & toutes celles qui ſeroient enfermées dans le reſte de ces colonnes, ſeroient abſolument inutiles & ſans action. La néceſſité qu'il y a que l'air qui porte la vapeur odorante ſoit agité, a rapport à ce qui ſe fait pour la ſenſation du gout, car pour bien gouter les alimens, ils doivent être tournés de tout ſens dans la bouche par le moyen de la langue & des lévres

Examinons ſi les odeurs ne ſe manifeſtent point dans l'expiration, & ſi on ne ſent point quelquefois ce qu'on tient dans la bouche, & les autres écoulemens qui s'élevent dans la poitrine.

Pour réſoudre cette difficulté, il faut premierement remarquer que la grande partie des corpuſcules odorantes eſt arrêtée & comme concentrée dans les membranes du nez au temps de l'inſpiration, & qu'il en paſſe peu avec l'air qui entre dans les poumons ; deuxiémement, que ces corpuſcules ſont mêlés dans la poitrine avec tant d'autres écoulemens que le ſang fournit à l'air qui revient du poumon, qu'elles ne peuvent agir que très-foiblement ſur les membranes du nez ;

troiſiémement, que l'air qui revient du poumón & qui rentre dans les cavités du nez, eſt tellement dirigé, qu'il coule le long de leur partie inférieure ſans pouvoir s'élever vers l'os cribleux comme dans l'inſpiration, pour paſſer par les trous étroits qui menent aux cellules des os ſpongieux, tandis qu'il y a un chemin fort large pour les narines.

Cela eſt ſi vrai, que ceux qui ont le nez gâté ou quelque dent cariée, ne s'apperçoivent point de ces mauvaiſes odeurs, ſi ce n'eſt dans le temps qu'ils parlent aux autres de fort près, ou que s'appuyant contre un mur, par exemple, ils reprennent leur haleine promptement, c'eſt-à-dire, en pompant l'air qui les environne. Enfin pour déterminer l'air à s'inſinuer dans ces embouchures étroites & à ébranler plus fortement les fibres nerveuſes dont les membranes du nez ſont parſemées, on fait ordinairement deux ou trois inſpirations coup ſur coup lorſqu'on veut bien ſentir quelque odeur; & comme cet air n'en peut pas ſortir avec la même facilité à cauſe des détours qu'on y rencontre, l'on voit pourquoi l'on garde ſi long-temps l'impreſſion de certaines odeurs.

Nous avons auſſi fait remarquer que les cellules qui ſont au derriere de la lame ſupérieure ſont exactement renfermées de toutes parts, à la réſerve de deux embouchures que nous avons marquées, dont l'une eſt en devant & l'autre en derriere; c'eſt par ces petits trous que l'air étant conduit dans toutes ces cavernes, les petits corps odorans ébranlent la membrane dont elles ſont revêtues; mais comme cet air n'en peut pas ſortir avec la même facilité à cauſe qu'il y a pluſieurs détours, & que les ouvertures ſont fort étroites, on peut comprendre par-là pourquoi l'on peut conſerver long-temps le ſentiment de certaines odeurs.

Cette maniere d'expliquer la ſenſation de l'odorat, eſt très-bien démontrée par la ſtructure du nez des animaux; plus ils ont l'odorat fin, plus ils ont le muſeau long, profond, & les cavités du nez ſont remplies de quantité de ces lames & de ſurfaces multipliées recouvertes de la membrane, laquelle par ſon étendue donne lieu à l'air de la toucher en différens endroits; ce qui fait que les particules odorantes ébranlent cette membrane en mille endroits différens, & rendent par ce moyen la ſenſation plus forte & plus exquiſe.

Les

Les animaux ont l'odorat beaucoup plus fin que l'homme; cela leur étoit néceſſaire pour le choix des alimens, car l'on ſçait qu'ils flairent toujours avant que de manger.

Les animaux ne ſe trompent guere dans le choix de leur nourriture, l'homme auroit le même avantage, & il feroit rarement trompé par l'odorat & le gout, ſi ces deux ſens n'étoient ſans ceſſe corrompus dans la bonne chere & les ragouts.

Il faut pourtant avouer que ſi les animaux ont l'odorat plus parfait que l'homme, il a en récompenſe beaucoup plus de délicateſſe dans l'attouchement & dans le gout, & c'eſt principalement de ce dernier ſens dont nous nous ſervons pour juger de la bonté des alimens.

L'on demande pourquoi on ne ſent point les odeurs quand on eſt enrhumé; l'explication de ce phénomene nous donnera lieu d'expliquer en même-temps l'uſage des petites glandes dont la tunique intérieure du nez eſt toute parſemée. Comme elle eſt continuellement expoſée à l'air, il eſt aiſé de concevoir qu'il la deſſécheroit bientôt, & qu'il lui feroit perdre la délicateſſe dont elle a beſoin pour la ſenſation; c'eſt pour cette raiſon qu'elle eſt garnie de ces petits amas glanduleux qui fourniſſent une humeur propre à l'enduire & à la garantir des injures de l'air, & la chaleur douce & vaporeuſe de l'haleine qui revient des poulmons, entretient ſes pores inceſſamment ouverts & toujours pénétrables aux vapeurs odorantes. Cette humeur eſt fort mucilagineuſe & fort tenace, pour mieux ſe coller à ſes membranes & n'être point ſi facilement enlevée par le paſſage continuel de l'air.

Dans l'homme qui ſe porte bien, ces glandes ne doivent fournir de cette liqueur qu'autant qu'il eſt néceſſaire pour humecter ces membranes & entretenir la ſoupleſſe, le ſuperflu doit couler ou dans la bouche ou dans le goſier; la portion la plus liquide de l'humeur qui s'amaſſe dans la partie antérieure du nez, eſt déterminée à s'engager dans les conduits de communication du nez avec la bouche, tant par leur ſituation que par l'élévation des os maxillaires & des narines; ſans cette précaution l'on feroit preſque toujours morveux: l'humeur qui tombe & ſe ramaſſe dans tout le reſte de chaque conduit du nez, eſt obligée de ſe rendre dans le goſier par la pente qu'a chaque plancher de ces mêmes conduits ; il faut ajouter que les embouchures qui font dans les rigoles, font toutes tournées du côté du gofier ; on voit par-là qu'un homme qui fe porte bien ne doit prefque point fe moucher, de même qu'il ne doit point pleurer quand il n'eft agité d'aucune paffion.

L'odorat de même que le gout, n'a été accordé à l'homme & aux animaux que pour connoître leur nourriture ; c'eft pour cela qu'ils ont rapport aux deux parties effentielles des alimens qui font la partie la plus fubtile qui s'évapore continuellement, & l'autre un peu plus groffiere qui eft le fuc, car l'une contient des fels volatils & fulphureux qui, à caufe de leur légereté & de leur ténuité, fe détachent d'eux-mêmes & fe mêlent avec l'air, & la feconde renferme les autres fels moins mobiles qui ne fe détachent des autres parties groffieres que par la fufion qui s'en fait dans la bouche ; l'odorat & le gout n'admettent prefque rien qui n'ait paru agréable aux yeux. L'odorat a encore cela de particulier, qu'il réjouit pour ainfi dire le cerveau ; ce terme, quoique vulgaire, donne la force à l'expreffion pour faire connoître combien il eft pénétrant.

Pour l'ordinaire le gout & l'odorat périffent en mêmetemps, parce qu'ils font fi voifins l'un de l'autre, que les mêmes humeurs qui affoibliffent l'un, caufent auffi l'affoibliffement de l'autre ; c'eft ce qui s'obferve dans certaines maladies. Lorfqu'on eft enrhumé, toutes ces petites glandes fe gonflent & s'abreuvent fi fort, qu'elles ferment abfolument le paffage aux vapeurs odorantes, mais fitôt que le rhume fe cuit & que les glandes fe dégorgent, l'odorat revient. Quand cette humidité devient trop glaireufe, elle fait comme un glacis fur lequel l'air gliffe fans pouvoir pénétrer les membranes du nez, c'eft pour cela que les gens les plus fains fe mouchent pour mieux appercevoir les odeurs.

Paffons à l'ufage des finus ; on voit que ce font de grands réfervoirs revêtus d'une membrane glanduleufe qui eft un prolongement de la tunique intérieure du nez, & qu'ils s'ouvrent dans chaque conduit par des embouchures fort étroites : ces finus fervent donc à rendre les membranes du nez plus amples pour recevoir l'impreffion d'une plus grande quantité des particules odorantes ; ils fervent auffi au rétabliffement de la voix ; la liqueur qui découle des glandes de ces réfervoirs s'y amaffe

peu à peu, & par fon féjour s'y épaiffit, & acquiert la con-
fiftence de morve, & cela lui arrive par la diffipation de fes
parties les plus fluides, & par l'attouchement continuel de
l'air.

Cette humeur gluante ne fe rencontre pas feulement dans
les finus, on la trouve auffi dans les cellules des os fpongieux,
& dans tous les réduits de ces cavités.

On ne conçoit pas aifément comment ces réfervoirs peuvent fe vuider dans le nez ; à l'égard du finus fourcillier ou
frontal, l'écoulement en paroît facile ; car quand l'homme eft
debout, fon embouchure répond à peu près perpendiculairement fur la rigole où elle fe décharge.

Comme l'embouchure des finus fphenoïdaux fe trouve prefque dans leur partie fupérieure & antérieure, on comprend
aifément qu'ils ne peuvent fe vuider qu'en penchant la tête
en devant. Si l'on confidere la grande capacité des finus maxillaires, la petiteffe & la fituation de leur embouchure qui
fe trouve vers leur partie fupérieure, on jugera qu'il eft néceffaire de pencher la tête fur l'un ou fur l'autre pour en faciliter l'écoulement.

Ufage du Canal Naʒal.

Ce canal nazal eft formé par l'extrémité inférieure du fac
lacrymal qui eft fa partie la plus étroite, il en eft le prolongement : ce fac eft une bourfe qui eft au grand coin de l'œil ;
elle reçoit la liqueur que la glande lacrymale fournit au-devant
de la cornée par le moyen des points lacrymaux qui s'ouvrent
à fa partie antérieure par un conduit commun ; cette liqueur
fe joint à celle qui eft filtrée des glandes dont cette bourfe
même eft parfemée ; elle en eft chaffée dans le conduit nazal,
pour en être tranfmife dans la cavité du nez au-deffous du
cornet inférieur. Mais comme ce tuyau defcend prefque en
droite ligne, & que dans le temps que nous pleurons, il paffe
beaucoup de liqueur par les petits points lacrymaux, ainfi
qu'on le peut remarquer par le befoin qu'on a de fe moucher,
fouvent cette bourfe fert comme de réfervoir où ce fuperflu
des larmes fe ramaffe, jufqu'à ce qu'il force par fa quantité,
des fibres qui font à l'entrée du canal nazal en forme d'anneau, dont l'ufage eft d'empêcher que rien ne forte de la

bourſe avec trop de précipitation, de même que leurs fibres circulaires qui ſont au col de la véſicule du fiel empêchent que la bile ne ſorte par intervalles.

A l'occaſion des points lacrymaux & de la bourſe dont nous venons de parler, l'on ne peut s'empêcher de faire ici une digreſſion touchant la glande lacrymale interne : tous les anciens Anatomiſtes l'ont décrite dans l'homme ſous le nom de caróncule lacrymale, & ils ont prétendu qu'elle bouchoit le trou qui eſt dans l'os unguis, & qu'elle empêchoit par ce moyen l'écoulement involontaire des larmes qu'ils ſuppoſoient venir du cerveau par ces trous-là. M. *Stenon* qui a extrêmement travaillé ſur cette matiere, & qui nous a découvert les glandes des yeux & leurs tuyaux, a décrit cette glande dans les brutes, & a ſuppoſé qu'elle avoit la même conformation dans l'homme, & l'on peut dire avec aſſurance qu'elle ne ſe rencontre que dans les animaux qui ont une troiſiéme paupiere ; en effet cette glande étant cachée au-dedans du grand coin, entourée de graiſſe & recouverte de muſcles, ſes tuyaux doivent néceſſairement remonter, ce qui ne ſe peut faire ſans qu'ils ſoient ſoutenus ; c'eſt pour cela que les tuyaux ſont attachés au-dedans de cette troiſiéme paupiere, laquelle ſe trouve relevée dans les oiſeaux ſur le globe de l'œil par le moyen des muſcles qui lui ſont attachés, & peut y répandre l'humeur qui diſtile par ces tuyaux. La plupart des animaux à quatre pieds ont cette troiſiéme paupiere immobile, mais comme elle eſt cartilagineuſe, elle ſe ſoutient par ſa fermeté preſqu'à la hauteur de la cornée, & comme les tuyaux la percent fort haut, il eſt aiſé de comprendre que l'œil par ſon mouvement frottant contre la ſurface de ce cartilage, ſe mouille & s'humecte lui-même ; dans l'homme ou dans le ſinge où cette troiſiéme paupiere manque, on ne trouve point de glande, & l'on conçoit fort bien qu'elle auroit été inutile, puiſqu'elle n'auroit pu répandre la liqueur ſur le globe de l'œil, mais ſeulement au grand coin, ce qui nous ſeroit très-incommode ; la groſſeur de la glande ſupérieure ſupplée au défaut de l'autre, puiſqu'elle eſt beaucoup plus conſiderable à proportion que dans les brutes ; au reſte on ne doit pas croire que cette petite éminence qui paroît au milieu du grand coin de l'œil, ſoit la glande lacrymale inférieure ; cette émi-

nence n'eſt qu'un petit tas de glandes qui ſont de la même
nature que celles qui bordent les cils , & qu'elles fourniſſent
ſeulement de la chaſſie qui ſe trouve en effet plus abondante
en cet endroit que par-tout ailleurs.

De l'uſage du Canal inciſif.

Voyons quel eſt l'uſage du canal inciſif que l'on peut conſiderer d'abord comme le canal excrétoire du nez, qui rapporte une partie des liqueurs qui ſe ramaſſent dans cette cavité ,
& les conduit dans la bouche ; il eſt à remarquer que depuis
l'entrée de ce conduit juſqu'au trou de la narine , il faut beaucoup remonter , tant à cauſe de l'os de la mâchoire qui fait
un rebord en cet endroit , qu'à raiſon de la narine qui ſe releve
auſſi en haut, ce qui détermine les liqueurs à ſortir plutôt par
l'ouverture de ce conduit , que par les narines ; cette méchan-
nique nous engage à faire deux réflexions, la premiere eſt que
les liqueurs qui ſe ramaſſent dans le nez ne ſont pas inutiles &
purement excrémenticielles, puiſqu'elles tombent dans la cavité de la bouche, où elles ont les mêmes uſages que la ſalive ;
la deuxiéme, que les narines ne ſont faites naturellement que
pour donner paſſage à l'air & aux odeurs, & non point aux
liqueurs qui diſtillent & qui s'écoulent dans le nez , dont le
principal uſage eſt d'humecter la tunique intérieure du nez ,
& d'empêcher que l'air ne la deſſéche trop.

Uſage des Nerfs olfactifs.

Le nerf olfactif a fait tant de bruit parmi les Anatomiſtes
anciens & modernes , que je ne peux m'empêcher d'en parler
ici fort au long , & d'obſerver particulierement trois choſes ;
la premiere, s'il eſt l'organe de l'odorat ; la deuxiéme, ſi c'eſt
un véritable nerf ; & la troiſiéme enfin , ſi les ſéroſités du cerveau qui ſont contenues dans ſes cavités , peuvent s'écouler
par l'os cribleux. A l'égard de la premiere queſtion , *Galien* &
tous ſes partiſans ont prétendu que les avances mamillaires
qui ſont les extrémités des nerfs olfactifs , étoient les véritables
organes de l'odorat ; ils fondoient leur opinion ſur pluſieurs raiſons ; premierement , ils vouloient que les avances mamillaires

fuſſent les ſeules parties du nez, qui par leur compoſition particuliere peuvent être l'organe de l'odorat, ces nerfs étant ſpiritueux, vaporeux, & par conſéquent fort pénétrables par les vapeurs odorantes ; deuxiémement, parce que les odeurs fortes bleſſent & appeſantiſſent le cerveau, & quelquefois même font tomber dans le délire ; troiſiémement, parce que tous les remedes qui font éternuer & qui purgent le cerveau quand on eſt enrhumé, rétabliſſent l'action de l'odorat : on pourroit ajouter à toutes ces raiſons que le nerf olfactif eſt fort gros dans les animaux qui ont le ſens de l'odorat fort exquis, comme dans les chiens, &c., ce qui ſemble prouver qu'il en eſt le véritable organe ; mais il eſt aiſé de faire voir que toutes ces raiſons ont peu de force ; la premiere qui demande avec juſtice dans l'organe de l'odorat une ſtructure particuliere, ne peut être appliquée qu'à la membrane, de la maniere qu'on l'a expliqué ci-deſſus, au lieu que les nerfs olfactifs & leurs expanſions mamillaires n'ont rien de particulier dans leur compoſition qui ne ſe rencontre dans les autres nerfs, à la réſerve de leur cavité & de leur molleſſe dont il ſera parlé dans la ſuite. La ſeconde raiſon prouve à la vérité le commerce du nez avec le cerveau, ce que perſonne n'a jamais nié, puiſqu'on ſçait de tout temps que la membrane du nez eſt parſemée d'un très-grand nombre de nerfs ; mais elle ne prouve pas que les odeurs paſſent au-dedans du crâne pour ébranler les avances mamillaires, il ſuffit qu'elles agitent les filets nerveux qui ſont dépoſés dans les membranes du nez. Pour la troiſiéme, on y répondra quand on expliquera comment les évacuations qui ſe font par le nez peuvent décharger le cerveau. Enfin je réponds à la quatriéme, que le nerf ne groſſit qu'à proportion de la membrane qui, ayant beaucoup plus d'étendue dans les animaux que dans l'homme, avoit beſoin d'un plus grand nombre de nerfs ; je ne m'arrêterai pas à détruire plus au long cette opinion, il me ſuffit de dire qu'il n'y a pas un nerf qui ſerve d'organe immédiat à pas un ſens, & qu'étant tous pareils dans les organes, ils ſont principalement rendus propres à chaque ſens par la différente diſpoſition des parties qui compoſent les différens organes.

Je viens à la deuxiéme queſtion que *Diemerbrœch* a renouvellée, quand il a prétendu que les avances mamillaires n'étoient qu'une production du cerveau, ce qui lui a donné lieu de les exclure du nombre des nerfs, fondé sur ces raisons; premierement, qu'il n'ont aucune ressemblance avec les nerfs; deuxiémement, qu'ils ont une cavité qui ne se rencontre point dans les autres; troisiémement, qu'ils ne prennent pas origine de la moëlle allongée, qui est le principe de tous les nerfs; quatriémement, qu'ils ne sont pas recouverts de la dure-mere, & qu'ils ne sortent point du crâne; cinquiémement, que la liqueur qu'ils contiennent seroit un obstacle à leur fonction, puisqu'on voit que tous les autres nerfs étant trop abreuvés d'humidité, ne peuvent faire leur office; enfin il conclut que ces nerfs sont des véritables conduits qui charient dans le nez une partie des sérosités qui sont contenues dans les cavités du cerveau, & qui se distillent par les canaux qui sont suspendus à l'os cribleux, lesquels il prétend être formés par les allongemens de la dure-mere; mais toutes ces raisons peuvent être aisément réfutées. A l'égard de la premiere, il est faux que ces nerfs n'aient pas la même conformation que les autres; ils sont à la vérité plus mols, ce qui est ordinaire à tous les nerfs contenus dans le crâne, sur-tout à ceux qui se distribuent à des organes qui sont fort voisins du cerveau, comme l'auditif & l'optique. Deuxiémement, il est vrai que ces nerfs ont une cavité, & que cela leur est particulier dans certains animaux, comme dans le mouton; mais si l'on considere que ces nerfs dès leur origine sont fibreux & compactes, & que les ventricules du cerveau ne s'ouvrent dans le milieu du corps de ces nerfs qu'à une certaine distance de leur origine, on comprendra facilement que pour être caves, ils n'en sont pas moins nerfs, & toute la question se réduira à sçavoir pourquoi cette cavité s'y rencontre. Je proposerai là-dessus mes conjectures. Troisiémement, il est faux que ces nerfs ne sortent pas de la moëlle allongée, & l'on peut remarquer dans l'homme & dans tous les animaux, qu'ils prennent leur origine du commencement de la moëlle au-dessous des corps cannelés. Il se peut faire que *Diemerbrœch* & les autres n'ayent pas pris le soin de diviser le cerveau à l'endroit où il est comme partagé en deux lobes, pour voir dans l'homme la continuation de ce nerf avec la moëlle allongée. Quatriémement, il n'est pas vrai non plus que ces nerfs ne sortent pas hors du crâne;

nous en avons marqué clairement la diftribution, & chacun peut aifément s'en affurer. Cinquiémement, la liqueur contenue dans leur cavité ne doit pas les empêcher de faire leurs fonctions, de même que celle qui eft dans les ventricules n'empêche pas que les efprits ne coulent dans les fibres blanches & moëlleufes qui forment leurs parois, & qui defcendent dans la moëlle allongée ; la raifon en eft que le dedans de ces cavités eft revêtu de la pie-mere, qui dans l'état naturel empêche que la liqueur ne pénétre & n'imbibe les fibres ; l'ufage de cette liqueur fera expofé. Pour ce qui eft des tuyaux que *Diemerbræch* attribue à la dure-mere, & qu'il fuppofe être fufpendus à l'os cribleux, il eft certain que ce ne font que les filets du nerf même revêtus de la dure-mere, qui viennent fe diftribuer dans les cellules & dans les lames ; il faut donc conclure que ce font des véritables nerfs qui ont le même ufage que tous les autres, & qui font deftinés feulement à l'odorat, & l'on en tombera facilement d'accord, fi l'on fait réflexion que ce nerf eft plus gros dans les animaux à proportion qu'ils ont l'odorat plus exquis.

Pour ce qui eft de la troifiéme queftion, la plupart des gens qui ne regardent les chofes que fuperficiellement, la trouveront d'abord inutile, & ne manqueront pas de décider qu'il eft hors de doute que les férofités du cerveau s'évacuent par les avances mamillaires. On dira d'abord que les nerfs communiquent avec les ventricules du cerveau, qu'ils font creux, qu'ils renferment toujours de la férofité, & qu'ils aboutiffent. à l'os cribleux qui eft percé d'une infinité de trous, ce qui fuffit pour les convaincre abfolument que ces nerfs fervent d'égout ; à l'égard du cerveau, ils confirment leur opinion par un grand nombre d'obfervations touchant les maladies de la tête qui fe terminent fouvent par l'évacuation d'une férofité qui coule par le nez : fur-tout M. *Willis* rapporte là-deffus plufieurs hiftoires, dont une fur-tout paroît très-remarquable. Une fille ayant été travaillée long-temps d'une grande douleur de tête, avoit accoutumé de rendre par le nez beaucoup de férofités jaunes & fubtiles ; cette évacuation s'arrêtant, la douleur de tête s'augmenta, & elle tomba en convulfion ; enfin trois jours après elle fut faifie d'une appoplexie dont elle mourut ; on l'ouvrit, & l'on trouva dans les ventricules &

dans

dans les anfractuofités du cerveau une grande quantité de férofités femblable à celle qu'elle avoit rendue par le nez ; voilà
à peu près les raifons & les obfervations les plus fortes dont
on peut fe fervir pour établir cette opinion, cependant elles
n'ont pas affez de vraifemblance. J'ai beaucoup de penchant
à fuivre le fentiment contraire, fe trouvant conforme à la
ftruchure des parties.

Les Anciens ayant confideré le cerveau comme le principal
réfervoir de la pituite, ont toujours recherché avec beaucoup
de foin par quelles voies il pouvoit s'en décharger, & comme
le palais & le nez font au voifinage, & que ces parties fe trouvent toujours abreuvées de beaucoup de férofités, ils n'ont pas
manqué de conclure que le cerveau fe purgeoit de fes excrémens par l'une & l'autre de ces parties ; mais depuis que les
fources de la falive ont été découvertes, & qu'on a vu diftiller
cette liqueur par une infinité de tuyaux dans la cavité de la
bouche, on a commencé de douter que le cerveau pût contribuer à fournir la férofité qu'il contient pour les fonctions auxquelles la falive eft deftinée, & enfin ayant examiné avec
beaucoup de foin la glande pituitaire à la bafe du fphénoïde,
on a été pleinement convaincu qu'aucune liqueur ne pouvoit
paffer par cette voie dans le palais, & l'on ne s'eft plus amufé
à chercher ces conduits cachés & imaginaires, puifque l'on
connoiffoit les fources abondantes de la falive ; on peut dire
avec juftice la même chofe du nez.

Les Anciens ont eu recours au cerveau pour rendre raifon
des diftillations qui fe font par cette partie, parce qu'ils ne
connoiffoient point d'autres fources qui puffent y fournir de
la liqueur ; mais aujourd'hui que nous fçavons que toute la
membrane du nez eft parfemée de glandes d'où découlent
des liqueurs qui humectent continuellement cette partie, les
embouchures des finus, celle du conduit nazal font fuffifan-
tes pour ne pas chercher d'autres conduits du côté de la bafe
du crâne qui n'ont jamais exifté. Quelques-uns prennent le
cerveau pour un vifcere humide, & difent que fes ventricules
font toujours remplis de férofités ; ceux qui n'ont travaillé
que fur des fujets qui font morts de maladies lentes, ou de
celles qui proviennent d'abondance de férofités, ont pu être
trompés en trouvant prefque toujours le cerveau rempli de

quantité d'eau : mais il eſt certain que ceux qui meurent de mort violente ont le cerveau ferme, & très-peu de liqueur dans les ventricules, ce qui s'accorde parfaitement avec la ſtructure des parties ; car les glandes des plexus chorroïdes du cerveau & du cervelet étant ſi petites dans l'état naturel, qu'elles ſont preſqu'imperceptibles, elles ne peuvent fournir qu'une très-petite quantité de liqueur ; d'ailleurs l'entonnoir qui eſt l'égout où elles paſſent, eſt un conduit poreux qui les reçoit, ce qui fait connoître qu'il ne reſte naturellement que très-peu de ſéroſités dans le cerveau, puiſqu'il les tranſmet dans la glande pituitaire ; s'il s'en trouve quelquefois une quantité conſiderable, il faut en accuſer la mauvaiſe diſpoſition du ſang & de ces glandes qui peuvent produire par-tout ailleurs le même effet.

On obſerve que la groſſeur de l'entonnoir répond exactement à la quantité de la maſſe & au volume du cerveau pour recevoir la liqueur contenue dans ſes ventricules, & qu'il en eſt le canal excrétoire, puiſqu'elle eſt toute portée dans le troiſiéme ventricule pour paſſer dans les cellules de l'entonnoir à la glande pituitaire : le contraire ſe voit dans la naiſſance du nerf olfactif ; il ne conſerve point du tout de proportion, puiſqu'il eſt très-petit à ſa naiſſance, & qu'il n'eſt point creux dans l'homme, où la maſſe du cerveau eſt très-grande, où les ventricules ſont très-amples, & où par conſéquent les lacis chorroïdes devroient fournir une grande abondance de ſéroſités : dans les brutes où la maſſe & la quantité du cerveau eſt très-petite, ce nerf eſt d'une groſſeur très-conſiderable & ſa cavité très-ſenſible, & dans les poiſſons, par exemple dans une raye dont le cerveau n'eſt pas la centiéme partie du cerveau de l'homme, ce nerf eſt pour le moins cinq ou ſix fois plus gros.

La cavité de ce nerf & les trous qui ſe trouvent dans l'os cribleux ne paroiſſent pas d'aſſez fortes preuves pour établir le contraire ; car il ne faut pas croire que cette cavité aboutiſſe à l'os cribleux, ni qu'elle ſe continue dans les petits filets de nerfs qui paſſent par les conduits de cet os ; au contraire, on voit au-deſſus de l'os cribleux la cavité de ce nerf environnée de tous côtés de la ſubſtance moëlleuſe & revêtue de la pie-mere, de même que dans tout le reſte du conduit, ſi bien qu’en ouvrant ce nerf dans cet endroit, on trouve la cavité lisse, polie & sans qu’on y puisse remarquer le moindre petit trou ; ainsi on ne voit pas comment les sérosités qui sont renfermées dans cette cavité pourroient passer au travers de la pie-mere & de la substance moëlleuse, pour tomber dans le nez le long des fibres de ces nerfs.

Pour ce qui est des trous qui sont dans l’os cribleux, ils sont si exactement bouchés par les filets nerveux & par les allongemens de la dure-mere qui les couvre, qu’ils ne sçauroient donner passage à aucune liqueur, de même que les trous qui sont à la base du crâne & qui donnent passage à tous les autres nerfs, ne laissent point écouler les sérosités qui peuvent se ramasser ou se répandre à la base du cerveau ; enfin nous avons expérimenté qu’en mettant de l’eau tiéde & même de l’esprit de vin au-dessus de l’os cribleux, il n’en passoit pas une goutte dans la cavité du nez ; cette expérience ne fut faite que pour convaincre des incrédules, tant dans les animaux qui ont le nerf olfactif creux, que dans d’autres, & même dans l’homme.

A l’égard des observations, elles ne sont pas si pressantes qu’on pourroit se l’imaginer, car outre qu’elles ne s’accommodent pas à la structure des parties, ainsi que je l’ai fait voir, il est encore aisé de les expliquer, & pour cela il suffit de sçavoir que quoique la membrane glanduleuse du nez ne fournisse dans l’état naturel qu’une certaine quantité de liqueur qui sert à l’arroser & à l’humecter, il est pourtant certain qu’à mesure que les sérosités abondent dans la masse du sang, les glandes peuvent s’abreuver & se relâcher, ainsi qu’on le voit manifestement dans les rhumes & dans les cathares, où la masse du sang étant extrêmement dissoute, les sérosités peuvent s’en séparer ; ainsi le nez étant un égout pour la décharge des sérosités, il est aisé de comprendre que la plupart des maladies qui dépendent de cette dissolution du sang, peuvent se terminer par les évacuations qui se font dans cette partie, sans qu’il soit nécessaire que les liqueurs y soient transportées du cerveau ou d’autre part, puisque nous trouvons dans le nez un très-grand nombre de glandes parsemées de quantité d’arteres & de veines, dont les tuyaux s’ouvrent dans sa cavité. Dans l’observation de *Willis*, l’on conçoit bien que cette sérofité âcre & jaunâtre pouvoit diftiller par les glandes du nez, & que cette évacuation étant fupprimée, il s'en eft fait un reflux dans la fubftance du cerveau, qui caufa les convulfions & l'apoplexie dont cette fille mourut ; ce qui fait qu'on fe trompe dans ces occafions, c'eft la difficulté qu'on a à diftinguer le fiége de la maladie, à caufe des douleurs de tête qui l'accompagnent : car il peut fort bien fe faire que les parties voifines du crâne étant attaquées, on reffente de la douleur comme fi elle étoit au-dedans de la tête, tant à caufe du voifinage & de la continuité des membranes, que parce que les nerfs font auffi vigoureufement ébranlés que s'ils étoient dans leur fource même ; & je ne vois pas comment ceux qui admettent que les douleurs de tête peuvent être caufées par le confentement & la fympathie qu'il y a entre l'eftomac, la ratte & le cerveau, peuvent trouver quelque difficulté à expliquer les douleurs de tête qui fuivent les maladies du nez, qui font prefque toujours caufées par des férofités âcres & corrofives.

On apporte une autre raifon pour prouver que les liqueurs qui fortent du nez viennent du cerveau, c'eft la pefanteur de tête qu'on reffent au commencement des rhumes, & qui diminue à proportion que le rhume fe cuit & s'évacue ; mais on ne remarque pas que cette pefanteur vient de ce que la maffe du fang étant plus agitée qu'à l'ordinaire par quelque caufe non naturelle, & que fes parties étant fondues & diffoutes, la férofité s'en dégage facilement & en très-grande abondance dans toutes les parties par où elles paffent, ce qui y doit néceffairement produire un fentiment de tenfion & de pefanteur ; cela eft fi vrai, que nous reffentons les mêmes effets dans toutes les autres parties auffi-bien que dans le cerveau, avec cette différente, qu'on appelle tenfion & laffitude fpontanées ce qu'on nomme pefanteur dans le cerveau, & il ne faut pas s'étonner que cette pefanteur diminue lorfque la liqueur s'eft fait un paffage par tous les égouts du nez, car à mefure que le fang qui aborde dans les glandes à chaque circulation fe décharge d'une partie de fa férofité, il ne fe fait point de nouveau dépôt dans les parties qui les puiffent entretenir dans leur tenfion, au contraire, à proportion que le fang fe purifie & que la plénitude de fes vaiffeaux eft dimi-

nuée par ces évacuations, il est en état de reprendre facilement les sérosités qui croupissoient dans le cerveau & dans les
autres parties ; la même chose arrive dans les fluxions de la
gorge & de la poitrine, dans lesquelles les sources qui dégorgent les liqueurs nous étant connues, nous ne pouvons soupçonner aucun commerce avec le cerveau.

Mais, dira-t'on, pourquoi l'os cribleux est-il percé ? L'on
répond que c'est uniquement pour la distribution du nerf olfactif ; en effet si l'on considere que les cellules qui font au-
dessous de l'os cribleux, qui font la principale partie de l'o-
dorat, font toutes séparées par des cloisons, on jugera facilement qu'il falloit que le nerf sortît du crâne divisé en filets,
ce qui ne se pouvoit faire qu'au travers d'une lame criblée ;
s'il sortoit du crâne par un seul trou comme les autres, il
seroit obligé de faire une infinité de contours pour se rendre
dans toutes ces cellules, & leur fournir les rameaux qui leur
font nécessaires, ce qui répugne à la simplicité que la nature
observe dans la distribution des vaisseaux : cela paroît encore
plus clairement dans les brutes, où les lames supérieures qui
répondent aux cellules de l'homme étant refendues & recou-
pées en une infinité de petites feuilles osseuses serrées les unes
contre les autres, il étoit impossible que ce nerf pût s'engager
dans tous les réduits de ces petites lames, s'il ne s'étoit divisé
en filets par les trous de l'os cribleux qui répondent exactement aux interstices de ces petites feuilles.

Il ne reste plus qu'à déterminer l'usage de la liqueur qu'on
trouve dans la cavité du nerf olfactif de quelques animaux.
M. *Willis* qui peut-être est le seul qui en ait recherché les usages, a prétendu qu'elle servoit à émousser la trop grande
acrimonie des odeurs qui pourroient blesser le cerveau, & il
remarque que les animaux qui vivent d'herbes ont les avances
mamillaires fort grosses & fort pleines de liqueur, pour diminuer la force des odeurs qui s'élévent continuellement des
herbes qu'ils mangent, & pour empêcher qu'elles ne blessent
leur cerveau ; mais puisque nous avons prouvé que les odeurs
ne font pas portées au cerveau, & que la membrane du nez
est l'organe de l'odorat, on ne doit rien appréhender de leur
activité sur la substance du cerveau ; d'ailleurs les poissons
n'auroient rien à craindre de l'acrimonie des vapeurs odoran-

tes, & fuivant ce principe, ils n'auroient pas eu befoin de la cavité du nerf olfactif : cependant ils ont ce nerf beaucoup plus gros que tous les autres animaux, & ils y ont à proportion beaucoup plus de liqueur. Il eft extrêmement difficile de fe fatisfaire là-deffus. Je propoferai cependant quelques conjectures que je foumets au jugement des Sçavans. L'on obferve que dans tous les endroits de notre corps où il y a de l'air, il s'y trouve quelque liqueur & des membranes glanduleufes d'où elle découle ce qui fe voit clairement dans le nez, dans toute la cavité de la bouche, dans la trachée-artere & les bronches, dans l'œfophage, l'aqueduc, &c. En effet, comme l'air eft un grand diffolvant qui ufe & defféche tous les corps qu'il environne, l'humidité que ces glandes fourniffent eft abfolument néceffaire pour défendre ces parties de l'activité & de l'action de l'air : cela fuppofé, on pourroit penfer que la liqueur qui eft contenue dans les ventricules du cerveau & dans la cavité des nerfs olfactifs, eft deftinée au même ufage.

L'on fçait que les ventricules du cerveau font très-amples & très-étendus par leurs contours, qu'ils contiennent très-peu de liqueur; il faut donc que le refte foit rempli d'air qui ne manqueroit pas d'altérer la fubftance délicate du cerveau, fi les membranes glanduleufes qui forment les plexus chorroïdes ne fourniffoient continuellement une liqueur qui humecte & abreuve toutes les parois de fes ventricules; l'air qui occupe fes cavités, femble néceffaire pour la diftribution & l'écoulement des efprits : car le cerveau & les nerfs n'ayant point de fibres charnues comme les autres canaux excrétoires, qui puiffent contribuer à l'impulfion des efprits dans les nerfs, il eft impoffible de comprendre comment cette liqueur fpiritueufe pourroit traverfer tous les contours que les fibres nerveufes font dans le cerveau, & couler enfin jufques dans leurs extrémités, fi cet air, par fa vertu de reffort, comprimant mollement tous ces tuyaux, ne forçoit cette liqueur à couler dans leur cavité, & à y continuer fon mouvement malgré toutes leurs circonvolutions. Tous les Anatomiftes ont cru que les mouvemens de la dure-mere & du cerveau étoient deftinés à cet ufage, mais on n'a pas encore expliqué par quelle raifon méchanique il contribuoit à cet effet; en voici la véritable raiſon. On voit dans le mouvement du cerveau que toute la ſubſtance eſt ſoulevée par la dilatation des arteres, & qu'elle s'affaiſſe après leur battement; ainſi l'on comprend que lorſque le cerveau ſe reſſerre, il doit comprimer l'air contenu dans ſes ventricules, & que dans le temps de ſon ſoulevement cet air n'étant plus comprimé, s'étend, ſe dilate par ſa vertu de reſſort, & comprime par ce moyen toutes les petites fibres nerveuſes. Cette méchanique eſt à peu-près ſemblable à celle dont la nature ſe ſert pour la circulation de la ſéve dans les fibres ligneuſes des plantes où l'air qui eſt contenu dans des canaux qui ſont ſemés dans tout le corps de l'arbre, ſe trouvant tantôt dilaté, & tantôt reſſerré, ſuivant la chaleur ou la froideur du jour ou de la nuit, comprime les fibres ligneuſes, & pouſſe doucement la ſéve juſqu'à l'extrémité de l'arbre; la même choſe s'obſerve encore dans l'œuf couvé, ſuivant la remarque ingénieuſe de *Mayow*, car l'air qui eſt renfermé entre les deux membranes dans la pointe la plus obtuſe de l'œuf, ſe dilate par ſon reſſort à meſure que les liqueurs de l'œuf ſe condenſent & ſe rapprochent pour la formation du poulet; dans cette dilatation il comprime toutes les liqueurs qui ſervent à la nourriture du poulet, & les oblige d'entrer dans les racines des vaiſſeaux ombilicaux. Il eſt donc vrai qu'il y a de l'air dans les ventricules du cerveau, & par conſéquent il étoit néceſſaire qu'ils fuſſent continuellement humectés par cette liqueur qui diſtille des glandes des lacis chorroïdes; ce qui nous fait aſſez connoître qu'elle n'eſt pas excrémentitieuſe, puiſqu'elle ſert aux mêmes uſages que la liqueur du nez, de la trachée-artere, &c., & que d'ailleurs nous ſçavons qu'elle revient dans la maſſe du ſang, puiſque la glande pituitaire qui en reçoit les ſuperfluités, la renvoye par des petits tuyaux ou embouchures particulieres dans les petits ſinus de la dure-mere qui l'environnent.

Il n'eſt pas difficile d'appliquer ce raiſonnement à la liqueur du nerf olfactif; ce nerf s'ouvre dans les ventricules, & par conſéquent il avoit beſoin de la même liqueur qui les abreuve pour le défendre des mêmes attaques de l'air; d'ailleurs ce nerf a encore beſoin d'être préſervé des injures de l'air extérieur qui frappant immédiatement contre l'os cribleux, auroit pu inſenſiblement miner cet os, & alterer les parties qui ſont au-deſſus : ainſi il n'eſt pas ſeulement recouvert de la dure-mere, mais encore de l'expanſion moëlleuſe du nerf olfactif qui, pour la plus grande ſureté, eſt encore baignée par dedans de la même ſéroſité des ventricules, pour réſiſter d'autant mieux aux impreſſions de l'air, de même que l'on ſçait que pour conſerver les ſucs des plantes, on y met de l'huile deſſus.

Outre le nerf olfactif, nous avons dit que la cinquiéme paire fournit pluſieurs rameaux à la membrane du nez ; ce qui a obligé *Diemerbroech* à croire qu'il étoit le ſeul nerf ol-factif ; cependant nous avons prouvé fort au long que la pre-miere paire des nerfs eſt deſtinée à cet uſage, & nous ne de-vons pas douter que toutes les ramifications de la cinquiéme paire qui ſe répandent dans cette membrane, ne ſervent auſſi à la ſenſation de l'odorat ; c'eſt par le moyen de ce nerf que M. *Willis* a expliqué le conſentement qu'il y a entre le gout & l'odorat.

Nous avons dit que la membrane du nez eſt parſemée de glandes, & nous avons déja pluſieurs fois inſinué que l'uſage de leur liqueur étoit d'humecter cette membrane, & d'em-pêcher que l'air ne la deſſéche par trop ; outre cela il y a en-core d'autres ſources qui abreuvent le nez, qui ſont les ſinus & le canal, comme il a été expliqué ci-devant.

ARTICLE V.

De l'Organe du Gout, & de toutes ſes Dépendances.

LA bouche eſt ce grand eſpace où la ſalive eſt continuelle-ment verſée ; c'eſt-là où eſt logé cet organe ſi utile & ſi né-ceſſaire à l'homme & à tous les animaux ; c'eſt-là où ſe trouve la langue. La bouche reçoit auſſi les fluides & les alimens deſ-tinés à la conſervation de l'œconomie animale ; enfin c'eſt dans elle où la premiere préparation des alimens ſe fait.

La bouche eſt formée de deux mâchoires, dont l'une eſt mobile pour faire l'office de marteau, & l'autre d'enclume ; l'une & l'autre eſt pour cet effet garnie de dents propres à couper, percer & à broyer les alimens ; on excepte ici les ruminans qui n'ont point de dents au-devant de la mâchoire

ſupérieure ;

fupérieure ; les côtés de la bouche font fermés par deux joues capables de s'éloigner, de s'enfler & de s'approcher des gencives & des dents. L'entrée de la bouche pour s'ouvrir & fe fermer aifément, felon les différens befoins, eft compofée de deux lévres très-mobiles. La langue, comme une efpéce de main, recueille & ramaffe la nourriture qui eft difper-fée çà & là dans la bouche, & la remet à propos & à plu-fieurs reprifes fous les dents. Enfin la bouche eft arrofée d'une certaine quantité de falive pour détremper les alimens & en faire la diffolution.

Pour couper les alimens, il faut que la mâchoire inférieure s'ouvre, & qu'enfuite elle s'applique & fe ferre fortement con-tre la fupérieure ; par ce moyen les alimens qui fe trouvent renfermés entre les dents incifives font coupés ; s'ils font trop durs, ils font percés par les canines.

Il faut enfuite les broyer entre les dents molaires, ce qui fe fait par le frottement mutuel & réciproque des mâchoi-res, & par le mouvement des joues & des lévres.

Dans le temps de la maftication, les joues & les lévres s'é-loignent ou s'approchent des gencives & des dents ; les joues font fort lâches pour loger les portions d'alimens qui s'échap-pent d'entre les dents dans le temps qu'on les mâche, & pour permettre à la bouche de s'ouvrir beaucoup quand on avale de gros morceaux de pain ou de viande ; cette même difpofi-tion fait qu'elles peuvent fe gonfler par le moyen de l'air qui eft retenu dans la bouche.

Le mufcle dont chaque joue eft garnie fert à les applatir ; c'eft par ce mouvement qu'elles pouffent & repouffent les ali-mens qui fe trouvent renfermés dans leur cavité fous les dents molaires, afin qu'ils foient plus exactement broyés ; cet éta-bliffement a plufieurs autres ufages ; les lévres font relevées & abaiffées, elles fe ferment, & ces mouvemens fe font par l'action de plufieurs mufcles.

Les lévres fe ferment pour empêcher que les alimens à qui elles ont donné entrée ne reffortent ; c'eft pourquoi quand elles font ou trop gonflées, enflammées ou paralytiques, tout ce qui eft contenu dans la bouche s'écoule facilement.

Elles empêchent que pendant le fommeil ou la veille, la falive ne coule involontairement, comme cela arrive aux per-

fonnes fort avancées en âge , & aux enfans qui ne ceſſent
de baver à cauſe de l'extrême foibleſſe du muſcle qui ſert à
les fermer. Elles ſervent auſſi à la voix , à la parole , à défendre les dents & les parties du dedans de la bouche , des
injures de l'air & des autres corps extérieurs ; elles ſe ferment
en long comme les paupieres , ou en rond comme une bourſe
à cordons.

Le palais fait la partie ſupérieure de la bouche , c'eſt une
eſpece de plancher qui eſt un peu vouté ; il eſt revêtu d'une
membrane qui eſt dure & garnie de rides dans ſa partie antérieure ; le reſte de la membrane eſt mol , ſpongieux & glanduleux.

Comme cette premiere partie du palais eſt expoſée aux premiers roulemens & au frottement des alimens qui ont toute
leur dureté , parce qu'ils n'ont pas encore été mâchés , elle a
dû être dure pour y réſiſter , au lieu que celle qui couvre le
reſte du palais n'en eſt touchée qu'après qu'ils ont été diviſés
& bien détrempés. Les rides & les inégalités de la partie antérieure du palais aident à broyer les alimens , elles ſont dentelées dans certains animaux , &c.

Quant à la mâchoire inférieure , elle s'ouvre & ſe ferme
pour recevoir , couper , percer & diviſer les alimens ; mais
pour les broyer ſon mouvement eſt différent , elle eſt obligée
par l'action des muſcles qui la font mouvoir , de rouler ſur les
dents de la mâchoire ſupérieure qui eſt immobile , de ſe porter à droite & à gauche , & de faire imperceptiblement le
mouvement de demi-rotation , comme cela s'obſerve dans les
animaux qui ruminent.

De la ſtructure de la Langue.

La ſituation & la grandeur de la langue ſont très-connues ,
ſa figure approche de la pyramidale , la partie antérieure en fait
la pointe , & la poſtérieure la baſe qui eſt fort épaiſſe. Sa baſe
eſt ſoutenue par un os qui a la forme à peu près d'un croiſſant
qu'on nomme communément l'os hyoïde ; elle eſt partagée
dans ſon milieu par une ligne plus ou moins ſaillante qui commence vers ſa racine , & à meſure qu'elle s'en éloigne , elle
diminue & ſe perd inſenſiblement du côté de ſa pointe. La

langue a une étroite connexion avec la mâchoire inférieure, la cloifon ou arcade, le gofier, le larynx, l'épiglotte, & les autres parties voifines par fa membrane extérieure; ce qu'on expliquera dans le temps de la déglutition. Au-deffous de fa pointe eft un ligament qu'on appelle le filet fait d'un repli ou prolongement de fon enveloppe extérieure qui l'attache à la fimphyfe & à fa bafe, & en deffus eft un pareil ligament qui s'attache à la partie convexe de l'épiglotte; il fait la féparation des deux enfoncemens fitués à la racine de la langue. Les côtés de la langue font minces; le milieu eft plus épais & plus élevé, & diminue vers la pointe; fa furface antérieure paroît liffe, polie, quelquefois fillonnée, féparée en deux par une légere gouttiere, mais à la loupe cette furface eft toute fillonnée & mamelonnée; la partie oppofée, c'eft-à-dire, fa bafe eft rabotteufe par le grand nombre de mamelons & de monticules dont elle eft parfemée. Pour avoir une parfaite connoiffance de fa couleur, l'on fçait que dans le vivant elle conferve un rouge plus ou moins vif, ce qui dépend de la fanté ou de la maladie; dans les cadavres il n'en eft pas de même.

Outre les attaches dont on a parlé, la langue a de deux fortes de mufcles, les uns fervent à la porter en divers endroits de la bouche, fans qu'elle change de volume ni de figure, & les autres en compofent le corps même. La langue eft recouverte de trois enveloppes, la premiere qui lui fert d'épiderme, recouvre non-feulement le deffus, mais encore le deffous; quand elle eft renverfée elle paroît grenue par les pointes des mamelons qui s'y font appercevoir, mais fur les côtés & non dans fon milieu; cette membrane eft très-mince & très-déliée en deffus, & plus épaiffe en deffous.

La deuxiéme membrane eft le corps réticulaire où les racines des mamelons ou houpes nerveufes font engagées; un grand nombre de ces mamelons paroiffent être faits de l'extrémité des filets de nerfs qui fe diftribuent à la langue; la defcription de cette membrane paroît n'avoir été connue que dans les animaux ruminans, ce qui a donné lieu à quelques Anatomiftes de la nier; cependant elle exifte dans l'homme, comme il fera prouvé ci-après : elle eft intimement adhérente au corps tendineux qui recouvre les premiers plans de fibres de la langue. La troifiéme membrane eft tendineufe ; fa partie extérieure eft garnie dans toute fon étendue d'un corps papillaire qui après avoir traverfé le corps réticulaire, fe termine à la furface interne de l'épiderme ; ces papilles font accompagnées par des filets membraneux qui font des prolongemens du corps réticulaire ; il n'y a point de corps papillaire double dans l'homme comme dans certains animaux ; l'intérieur de cette membrane donne attache aux plans de fibres longitudinales qui fe voyent à la fuperficie de la langue, mais l'on obferve qu'elles font entrecoupées par les perpendiculaires & les obliques ; ces deux dernieres enveloppes finiffent aux côtés, & ne recouvrent pas le deffous comme la premiere.

On remarque à la langue trois fortes d'éminences ; celles de la premiére efpéce, dans l'état naturel, reffemblent affez bien aux mamelons de la peau, & couvrent toute la furface de la langue ; celles de la deuxiéme efpéce s'élévent au-deffus de la furface de la langue par une petite tête ronde ; on les voit fans aucunes préparations ; elles fe trouvent en très-grand nombre fur la pointe de la langue & à fes côtés ; il y en a auffi vers le milieu, & très-peu à la bafe : Les éminences de la troifiéme efpéce font placées à la racine de la langue ; elles font plates, beaucoup plus groffes que celles de la premiére & deuxiéme efpéce, renfermées & entourées d'un rebord membraneux. Ces éminences ne font point dures, elles font molles & poreufes ; il en fort une lymphe qui les entretient dans leur foupleffe.

Il s'agit préfentement de faire voir par différentes préparations ce que l'on a obfervé de particulier dans les enveloppes, de donner la maniere de découvrir le corps réticulaire, & de démontrer que le corps papillaire ne fe trouve point dans la langue de l'homme ; la macération de l'eau fimple, & l'ébullition en feront la preuve.

Dans les langues macérées pendant quelque-temps, les mamelons de la premiére efpéce changent de figure & fe détruifent en partie ; ils font entr'eux un tiffu velouté en forme d'appendices irréguliéres différemment arrangées ; dans d'autres les filets font allongés, leurs extrémités effrangées, ce qui arrive par la défunion des gaînes du corps réticulaire qui font très-fines, ce qui fait qu'ils font diverfement arrangés ; leurs extrémités sont disposées de façon que les unes regardent la pointe, & d'autres la base. Lorsque les mamelons de la première espéce dont toute la surface de la langue est garnie sont détruits, le corps réticulaire est très-sensible. Les mamelons de la seconde espéce ne s'effacent pas si promptement que les premiers, à cause du pédicule qui est très-fort & très-serré ; chaque pédicule qui est la tige du mamelon, s'épanouit ou se développe, & forme une petite tête mousse & plate ; autour de la circonférence des pédicules est un réseau très-délié ; ces mamelons surpassent les premiers, & sont très-poreux ; quant à ceux de la troisième espéce, l'épiderme enlevé, leurs surfaces paroissent grenues & spongieuses. Les racines de ces mamelons sont courtes, les têtes n'excédent que la surface de la langue ; renfermées dans un cercle membraneux qui n'est pas toujours libre, une partie y est attachée, & l'autre ne l'est pas ; quelquefois l'on voit deux & même trois de ces mamelons dans un même cercle.

A quelque distance de la base de la langue est un trou ou sinus qui pénétre assez avant dans sa substance ; le centre est occupé par un mamelon ou deux ; l'intérieur de ce sinus est garni d'éminences dentelées : on y voit trois à quatre embouchures qui paroissent répondre à des conduits qui se plongent dans la substance fibreuse ; ils sont un peu éloignés les uns des autres, & ne se rencontrent pas dans toutes les langues ; l'entrée de ce sinus dans quelques langues est garni d'un petit rebord en croissant.

La facilité qu'il y a de préparer le corps réticulaire dans certains animaux est si aisée, que cela a donné lieu de le découvrir dans l'homme ; nombre d'Anatomistes l'ont prouvé par leurs recherches ; cependant il y en a qui nient son existance dans l'homme. Pour suivre le sentiment des premiers qui en ont connu la vérité, il ne faut que faire macérer la langue pendant quelque-temps, comme il a été dit, la changer souvent d'eau, alors les mamelons de la première espéce s'effacent peu à peu, & insensiblement le corps réticulaire se fait appercevoir dans presque toute son étendue ; sa couleur est brune ; étroitement uni à la surface extérieure de la membrane tendineuse, il en est inséparable, ce qui fait connoître qu'il n'y a point de corps papillaire particulier au-dessous comme dans plufieurs animaux. De cette étroite union , l'expérience démontre que les mamelons naiffent du corps tendineux fans diftinction d'efpéce ; il y a des nerfs qui font la bafe de ceux qui excédent le plus ; cette ftructure ne différe que du plus au moins de celle qu'on a obfervé en différens endroits de la peau, comme à la face, à l'extrémité des doïgts , à ceux qui entourent la couronne du gland , & autres parties. La figure, le volume & la fineffe de ces mamelons eft plus ou moins fenfible.

La macération de l'eau d'alun donne beaucoup de fermeté à tous les mamelons, car en les touchant ils approchent de la dureté de ceux des ruminans ; ils confervent en partie leur figure. Les trois efpéces fe diftinguent aifément. Il y en a qui font fendus en filets par leurs extrémités ; l'arrangement que leur a donné cette macération imite une broffe : l'eau d'alun fert auffi à conferver nombre de préparations. Ce changement que les mamelons reçoivent par l'eau d'alun fe remarque à peu près de même dans nombre de malades à qui la langue devient féche & aride.

Quant à l'ébullition , fon ufage eft de faciliter la féparation des enveloppes , fur-tout celles des animaux qui ruminent ; quant au développement de celles de l'homme , elle réuffit mieux par la macération : l'ébullition fert auffi à l'examen de la direction des différens plans de fibres du corps de la langue ; elle donne lieu de bien diftinguer un corps glanduleux trés-inégal placé deffus la bafe de la langue , de même que le tiffu graiffeux qui eft dans les interftices des différens plans de fibres vers la partie la plus épaiffe qui eft fa bafe.

L'examen de la langue du cheval, de même que de celle du chien , montre qu'elles approchent le plus de celle de l'homme, par leur ftructure ; cependant nous y trouvons quelque différence, comme nous le ferons voir.

La langue du cheval eft fort épaiffe à fa racine , moins dans fon milieu ; elle eft plate vers la pointe, & divifée en deux par une gouttiere qui fe termine à fon extrémité.

La membrane qui revêt fa racine & qui l'attache à la partie convexe de l'épiglotte , eft ridée & trouée fur les côtés de fa bafe ; l'on y voit auffi plufieurs embouchures plus grandes les unes que les autres ; elles fe portent vers l'extrémité de l'os hyoïde, c'eſt-à-dire, des cornes; elles répondent à un corps glanduleux placé derriere la membrane qui tient lieu d'amygdale; la partie la plus large de la baſe eſt garnie de pluſieurs replis & monticules différemment arrangés & ſillonnés, où l'on découvre une infinité de petits trous; le reſte eſt tout mamelonné; à quelque diſtance l'on voit deux amas de mamelons éloignés l'un de l'autre d'un travers de doigt ou environ; ces mamelons n'excédent que la ſurface extérieure de la langue; bordés chacun d'un cercle fait par la membrane extérieure, leur naiſſance paroît ſortir d'une ſeule tige percée de pores très-fins; le nombre des mamelons eſt de douze à quinze; ils tiennent lieu des mamelons de la troiſiéme eſpéce. Le centre de la langue du cheval eſt d'une couleur brune; les mamelons dont ſa ſurface eſt remplie, ſont très-fins & très-déliés, couchés les uns ſur les autres, étroitement unis entr'eux; leurs racines ſont toutes poreuſes: cette fineſſe de filets rend cette partie douce comme du velours; enfin c'eſt comme un tiſſu de poils naiſſans; ils finiſſent à l'endroit où la langue eſt diviſée par une ligne.

L'extrémité de la langue tire ſur le blanc, les mamelons ne ſont que des filets très-courts & ſi déliés qu'il eſt impoſſible de les appercevoir ſans loupe. La ſurface de la langue ne ſe trouve en aucune maniere pourvue de mamelons de la deuxiéme eſpéce, mais les côtés intérieurs de ſa circonférence en ſont parſemés. La ſtructure des enveloppes a quelque choſe de particulier; l'épiderme, par la macération, en ſe ſéparant ſoutient les filets nerveux qui ſortent de la partie ſupérieure du corps réticulaire où ils ſont implantés. Le deſſous de ce réſeau eſt très-fin, il reçoit des mamelons qui deviennent effrangés en les détachant; leurs racines ſont corps deſſus la ſurface de la membrane tendineuſe, & c'eſt le corps papillaire qui s'obſerve dans les ruminans.

La langue du chien a ſa ſurface molle & très-douce, ce que l'on remarque lorſqu'on en eſt léché; elle eſt déliée, capable de s'allonger, de ſe rétrecir; elle fait le godet quand il lappe; la baſe eſt médiocrement épaiſſe; une ligne régne dans ſon milieu juſqu'à la pointe; les mamelons ſont très-fins, ſurtout ceux de la premiére eſpéce; il y en a d'une figure triangulaire, leurs extrémités ſont tournées du côté de la racine de

la langue, ils augmentent en groſſeur & en longueur vers la
baſe ; les mamelons de la deuxiéme eſpéce y ſont parſemés
en quantité dans toute ſa ſurface ; ceux de la troiſiéme eſpéce ne ſont qu'au nombre de quatre, deux de chaque côté ;
les mamelons de la première eſpéce ſont creux dans leurs
racines & ſpongieux , & percés de petits trous très-fins ; l'épiderme qui les lie les uns aux autres eſt par ſa partie interne
garni de foſſettes, ce qui tient lieu de corps réticulaire ; en
détachant cette membrane, ils ſe ſéparent les uns des autres,
& au-deſſous eſt le corps papillaire , lequel eſt très-apparent,
il a la même direction que ceux de la ſuperficie de la langue,
dont les mamelons ont été décrits.

Quant à la ſtructure de la langue des ruminans, elle eſt différente de celle de l'homme en quelques-unes de ſes parties,
& de celle de pluſieurs animaux carnaſſiers, comme le lion,
le tigre, &c. Le bœuf qui eſt au nombre des ruminans, a la
racine de la langue attachée à l'os hyoïde qui lui ſert de ſoutien ; ſur les côtés ſupérieurs de cette partie ſe voyent les
embouchures des glandes amygdales ; le reſte de la membrane
eſt garni de mamelons de la deuxiéme eſpéce, les uns ſont
plats & les autres en cônes ; outre ces mamelons on y découvre
une quantité de trous ; ſur les bords eſt placé un certain nombre de mamelons de la troiſiéme eſpéce, dont le rebord qui les
environne, approche de l'ovale, le milieu de la baſe eſt garni en
partie de mamelons coniques & mous qui regardent la racine ;
ceux qui ſont vers ſa partie la plus éminente ſont mouſſes,
quant à ceux des côtés, ils ſont crochus par leurs extrémités,
& différemment arrangés, à environ un tiers de diſtance de
la racine. La langue a beaucoup de volume, & forme une
éminence, tout le reſte eſt moins épais; elle diminue inſenſiblement & finit en pointe. Il y a trois enveloppes qui couvrent
la ſubſtance charnue dont la langue eſt compoſée.

La première eſt dure, épaiſſe & garnie de pluſieurs éminences cartilagineuſes d'une figure conique, les pointes
ſont toutes couchées du côté de la racine de la langue ; par
cette raiſon, lorſqu'on paſſe les doigts deſſus, de la racine à
la pointe, c'eſt comme ſi on les paſſoit ſur une rape, ce qui
n'arrive pas en les portant dans un ſens contraire ; ces éminences en forme de petits cônes, ſont plus dures & plus groſſes

à la

à la pointe de la langue, mais à mesure qu'on approche de la racine, elles diminuent de volume & de dureté, de sorte que sur la base elles deviennent membraneuses, obtuses & applaties.

Toutes ces éminences jettent une racine qui perce cette membrane, & s'engage dans les trous du corps réticulaire qui est très-distinct dans les ruminans; ces éminences sont purement membraneuses vers la racine de la langue, comme il a été dit : on remarque que ces petites cornes sont creuses, quoiqu'il s'en trouve où la cavité paroisse peu.

La deuxiéme membrane qui est celle du milieu est assez épaisse; elle est percée de trous dans toute son étendue; on lui donne le nom de réticulaire; il y a autant de trous qu'il y a de petites cornes sur la premiére membrane; tous ces trous sont bouchés par les racines de ces cornes; la membrane réticulaire est pour l'ordinaire blanche, quelquefois brune, ce qui dépend de la variété de la couleur qui se rencontre dans ces animaux. Cette membrane réticulaire se trouve dans la patte des chiens, des chats, du castor, des tortues terrestres, & de plusieurs autres animaux.

La troisiéme membrane qui est au-dessous, est immédiatement appliquée sur la chair de la langue, comme dans l'homme; les fibres charnues s'y attachent de distance en distance; la structure de cette membrane est tendineuse; sur sa partie extérieure se trouve distribué le corps papillaire; elle a cela de différent de celle de l'homme où il ne paroît pas.

Les trois espéces de mamelons dans ces animaux lient si étroitement les membranes, qu'il semble qu'elles sont inséparables les unes des autres.

La troisiéme membrane, non plus que celle du milieu, ne se trouve point sur la langue, il n'y a que la premiére de garnie de ces éminences dures.

Lorsque l'on détache la premiére membrane qui revêt le dessous de la langue, on apperçoit des petits mamelons, lesquels ne sont que pour le sentiment universel.

Dans tous les ruminans le dedans des joues est garni de mamelons à peu près semblables à ceux de la langue, mais plus longs, plus flexibles, & recouverts de la membrane qui revêt le reste de la bouche. Dans le mouton les mamelons de

Tome I.   K k

la langue font tous mollets ; la pointe a beaucoup de ceux de la deuxiéme efpéce, pareillement en-deſſous.

Dans le chat les mamelons de la pointe de la langue font très-fins & mols, & en quantité de ceux de la deuxiéme efpéce ; le refte de la langue eft garni de gros mamelons diverfement arrangés & de figure particuliére ; du centre de chaque mamelon s'éléve une petite corne imitant un argot d'araignée ; les pointes font tournées du côté de la bafe, ce qui rend toute la furface de la langue irréguliére : la macération fait voir que l'épiderme eft étroitement uni au corps réticulaire, & que ces deux membranes ne peuvent fe féparer l'une fans l'autre ; fi on les détache, la racine de chaque argot eft creufe & engagée dans chaque mamelon qui font le corps papillaire qui paroît tout effrangé ; les côtés de la langue font remplis jufqu'environ la bafe des mamelons de la deuxiéme efpéce où ils finiſſent ; l'on voit auffi dans ces endroits une efpéce de mamelons très-longs, membraneux en partie, dentelés & flottans ; les mamelons de la troifiéme efpéce font au nombre de quatre comme dans le chien.

Le corps de la langue, tant dans l'homme que dans les animaux, eft le même par l'arrangement des différens plans de fibres dont il eft compofé. Pour les examiner l'on fe fert d'une langue cuite ; les membranes enlevées, il fe préfente une couche de fibres charnues qui garniſſent toute fa fuperficie ; elles font longitudinales, & s'étendent depuis la racine jufqu'à la pointe ; il y a nombre de ces fibres qui s'attachent de diftance en diftance à la membrane tendineufe ; au-deſſous il fe rencontre des plans dont la direction eft perpendiculaire ; ils font entre-coupés par d'autres plans fitués en travers & un peu obliquement, de forte que ces deux derniers plans de fibres font difpofés alternativement en plufieurs lits ou couches, dont les unes vont de haut en bas, & les autres en travers, comme il a été dit.

De l'Organe du Gout.

On ne doute point que l'organe du gout ne foit renfermé dans la bouche.

Nous avons examiné la ftructure de quelques-unes des parties qui y font contenues ; voyons quelle eft celle où il réfide :

quelques-uns se sont imaginés que toute la membrane intérieure du gosier & de l'œsophage en étoit pourvûe, mais il faut
croire que cela étoit particulier à ces voluptueux de l'antiquité
qui souhaitoient avoir le cou d'un cigne pour gouter avec plus
de plaisir & plus long-temps ce qu'ils avaloient : car il est
constant que la sensation du gout ne passe point la racine de
la langue, & qu'elle ne s'étend pas même jusqu'au gosier ;
& si les vins piquans & les autres alimens qui ont quelque
pointe, causent quelque sensation au-dessous de cette même
racine, ce n'est qu'un chatouillement qui appartient au toucher & non pas au gout.

On peut donc considerer la langue comme le seul organe du
gout, & il est constant qu'on n'apperçoit point les saveurs dans
aucune autre partie de la bouche, non pas même dans le palais ni dans le gosier ; il est aisé d'en faire l'épreuve, & pour
cet effet il n'y a qu'à couvrir la langue d'une feuille d'or ou
d'argent, & appliquer ensuite un grain de poivre contre le
fond du palais, pour lors tant que la salive qui le dissoudra ne
tombera que sur les parties de la langue qui sont couvertes,
on ne sentira qu'une chaleur brulante qui appartient au toucher ; mais aussi-tôt qu'on aura ôté la feuille qui couvroit la
langue, & que la salive qui est chargée des particules du poivre retombera dessus, on aura une véritable sensation de saveur âcre. Ce sens ne réside point non plus dans la chair de
la langue, c'est ce qu'on a expérimenté dans ceux qui avoient
eu quelque ulcere dans cette partie, lequel avoit creusé jusques dans sa substance, car y ayant versé quelque liqueur salée
ou sucrée, ces gens n'ont eu qu'une simple sensation d'attouchement. Il est donc vrai que l'organe immédiat du gout ne
peut se rencontrer que dans quelques-unes des enveloppes de
la langue ; c'est sans doute dans celle qui est toute parsemée
de ces petites éminences que nous avons remarquées dans sa
surface, ce qu'on peut assurer par les preuves suivantes.

L'endroit de la langue où cette sensation se fait d'une maniere plus parfaite, c'est sa pointe ; aussi voit-on qu'elle est
parsemée d'un très-grand nombre d'éminences nerveuses, &
principalement de celles du premier & du deuxiéme genre qui
s'élévent jusqu'à la surface de cette partie, & qui ne sont revêtues que de la premiére enveloppe, laquelle est beaucoup plus
mince en cet endroit que par-tout ailleurs.   K k ij

Il ne faut donc pas s'étonner si les sels savoureux piquent & ébranlent plus facilement les petits filets nerveux qui composent ces éminences ; & c'est par cette raison que quand on veut gouter exactement du vin, on le roule sur la pointe de la langue, & on l'applique à plusieurs reprises contre le palais pour l'obliger à pénétrer plus avant, & à ébranler plus fortement les fibres des mamelons.

Deuxiémement on apperçoit les saveurs dans tous les endroits de la langue où se rencontrent ces éminences ; mais parce que le dessous de cette même partie en est dépourvue, il ne s'y fait aucune sensation du goût.

Troisiémement, quand ces mamelons ont été ruinés par quelque brulure, ulcere vérolique ou autrement, en quelqu'endroit de la langue, la sensation du gout y cesse pareillement ; ce que nos yeux armés des meilleurs microscopes, peuvent découvrir d'organisé dans ces mamelons, c'est qu'ils sont comme autant de petites houppes composées d'un nombre infini de petits filets très-déliés, & qui ont un commerce particulier avec les nerfs qui traversent le corps de la langue, ce qui fait qu'elles sont toujours pleines d'esprits ; elles sont donc très-propres à s'imbiber de la salive & à en retenir les sels, qui par ce moyen ébranlent plus vivement & plus long-temps les filets qui les composent.

En traitant de la préparation que les alimens reçoivent dans la bouche, on a fait observer que la salive sert à détremper la nourriture, & qu'elle est absolument nécessaire à la sensation du gout, car cette humeur dissolvante ayant la vertu de fondre pour ainsi dire les alimens, en détache les sels dans lesquels consistent la saveur qui n'est point sensible dans les alimens avant cette dissolution, parce que les sels sont enveloppés dans les autres parties dont les alimens sont composés.

La salive qui s'est ainsi chargée des parties savonneuses des alimens, se glisse par tous les petits trous des premiéres enveloppes de la langue, & va se répandre sur toutes ces petites houppes, & suivant la différente configuration des sels dont elle est imprcignée, elle pique, agite, ébranle & presse diversement leurs petits filets, ce qui cause différentes émotions dans les esprits auxquelles sont attachées les différentes saveurs. On a fait observer que ces petites houppes nerveuses étoient fort fpongieufes, & par conféquent très-propres à être imbibées de la falive ; elles ont auffi une délicateffe particuliére qui eft précieufement confervée par les deux enveloppes, dont l'une les recouvre, & l'autre les foutient par des filets.

Ces enveloppes les défendent contre l'impreffion rude des alimens, & contre l'attouchement immédiat de l'air, & la chaleur & l'humidité de la bouche les entretiennent dans la foupleffe & dans la dilatation qui leur font néceffaires, pour être facilement pénétrées & ébranlées par les fels favoureux.

Le mouvement continuel des lévres & de la langue fert à remuer & à retourner de tous les fens les alimens, afin que tous les fels favoureux fe développent, & qu'ils puiffent toucher & s'appliquer les uns après les autres prefqu'en un inftant aux différentes parties des mamelons de la langue, ce qui fert à rendre l'impreffion beaucoup plus forte & la fenfation plus vive.

Lorfque les parties des alimens, qui font pour l'ordinaire gras & vifqueux, ont pénétré les pores des enveloppes de la langue, elles s'y arrêtent, & les bouchent de telle forte que les parties d'un nouvel aliment n'y peuvent plus entrer, ce qui fait que cet aliment nouveau paroît infipide ; c'eft pour cette raifon qu'on ne peut gouter le vin après qu'on a mangé quelque chofe de doux, & qu'il faut pour en fentir la faveur, manger du falé ou du fromage un peu affiné pour r'ouvrir les pores de la langue.

On voit par-là pourquoi quand on a bien mangé, on ne trouve plus de gout aux viandes, parce que la falive eft épaiffie, & que les pores des enveloppes de la langue & leurs éminences nerveufes font tellement remplies qu'elles ne peuvent plus donner entrée aux parties des alimens.

L'habitude eft capable de beaucoup perfectionner le gout ; il y a des gens qui fçavent difcerner quel eft le terroir de tous les vins, & dans quel endroit les huîtres ont été pêchées : ce font des délicateffes que tout le monde n'a pas, & qu'on n'acquiert que par un long exercice à difcerner les chofes.

On peut facilement expliquer pourquoi on rétablit promptement ceux qui font tombés en défaillance, en leur verfant dans la bouche des liqueurs fpiritueufes, comme l'eau-de-vie ou de cannelle, parce que ces liqueurs pénétrent tout-à-coup les petites houppes nerveuses : elles réveillent & raniment les esprits qui y font contenus, & qui reprenant leur première ondulation, réveillent aussi ceux qui font dans le cerveau, & les déterminent à couler dans les autres organes des fens & dans les parties intérieures.

La diversité des gouts dépend en général de deux autres caufes. Premiérement de la différente tiffure des petits filets qui compofent les houppes nerveufes qui ne peuvent être ébranlées que par certains fels, & non pas par d'autres, & cette tiffure peut varier fuivant l'âge, le tempérament & les maladies. Deuxiémement, de la différente nature de la falive qui varie auffi fuivant les différens âges, la diversité des tempéramens, & la maniere de vivre. Ainfi fi nous voyons que les uns ont du gout pour certaines chofes que les autres n'aiment pas, c'eft que leur falive diffout certains fels que celle de ceux-ci n'eft pas capable de diffoudre ; c'eft d'où vient que nous concevons de la haine pour certains alimens que nous aimions autrefois, ou que nous aimons ceux que nous haïffions.

Le gout a un grand commerce avec l'odorat, à caufe de la liaifon très-étroite qui eft entre les odeurs & les faveurs, & du rapport que ces qualités ont l'une à l'autre, les vapeurs dans lefquelles les odeurs confiftent, & les fucs qui font les objets du gout, étant des chofes extraites de la fubftance des alimens.

Ces deux fens donnent à l'animal la connoiffance qu'il doit avoir de la nourriture qu'il prend, & la diftinction qu'il en fait ; auffi ont-ils rapport aux deux parties les plus effentielles des alimens, qui font la partie la plus fubtile qui s'évapore des alimens, & l'autre plus groffiere qui eft le fuc ; l'une contient les fels volatils fulfureux qui à caufe de leur ténuité pénétrent les parties ; l'autre renferme les fels moins mobiles qui ne fe détachent des autres parties encore plus groffiéres, que par une fufion & une expreffion qui fe fait dans la bouche. Cette fufion ne fe fait que par le moyen de la falive. Il fe fépare une quantité confidérable de falive dans les glandes, & il eft prouvé qu'un adülte peut vuider en crachant dans l'efpace d'une journée beaucoup de falive, fans parler de celle qu'il avale.

La falive fe fépare en petite quantité dans certains fujets,
ou faute de fucs, ou à raifon des parties vifqueufes & épaiffes; elle fe fépare en très-grande abondance, foit par quelque effort de la nature, foit par l'effet des médicamens; il
n'y a point de glandes qui ait plus de rapport avec la falive
que le pancréas; quand on baille, la falive coule en abondance, fur-tout lorfqu'on voit manger quelque chofe qui flatte
le gout. Dans quelques-uns la falive fe ramaffe dans les conduits falivaires qui fe trouvent fort dilatés; ceux-là preffant
les glandes falivaires fupérieures & leurs conduits, & roulant
la langue à côté de leur infertion, font un jet d'eau.

Des Saveurs.

Tout le monde convient que les faveurs font l'objet du
gout, & que ce font les parties falines qui rendent les corps
favoureux, parce que ceux qui n'ont plus de fels deviennent
infipides, comme on le remarque dans les cendres; & quand les
chofes ont très-peu de faveur, ou qu'elles en font dépourvues,
il eft facile de leur en donner par le mélange des matieres falines, & c'eft en quoi confifte l'adreffe des habiles cuifiniers.

Si les fruits qui font aufteres & acerbes deviennent doux,
cela dépend de la fermentation & de l'exhaltation de leurs
principes, qui a rendu leurs parties plus fines, fouples, pliantes, moins aigues, & plus propres à chatouiller qu'à piquer les
nerfs de la langue.

On vient de dire que les molécules falines font les faveurs,
cependant elles feules ne fuffifent pas; il faut qu'elles reçoivent des modifications & des arrangemens différens en fe
mêlant avec les autres principes, ce qui les rend propres à faire
les faveurs.

L'expérience nous apprend qu'une même liqueur mêlée avec
différens corps tout-à-fait infipides produit, des faveurs très-
différentes : par exemple, l'argent diffous par l'efprit de nitre
a une faveur très-amere; le plomb diffous par la même liqueur devient doux comme du fucre; le cuivre en acquiert
une très-défagréable; l'étain, le fer, l'antimoine mis en diffolution par le même efprit, prennent des faveurs très-différentes; le mouvement & la ténuité des molécules falines con-

tribuent beaucoup à les rendre plus savoureuses : par exemple, les choses aromatiques dont les parties insensibles sont aisées à mettre en mouvement & à pénétrer fort avant dans la langue, y font une impression très-vive.

On sçait aussi que les alimens sont plus agréables au gout quand ils sont chauds, que lorsqu'ils sont froids.

Les corps durs tels que sont les métaux, les cailloux, sont insipides, parce qu'il ne s'en détache rien qui puisse pénétrer les nerfs de la langue.

Les molécules salines des corps savonneux étant trop différentes entr'elles par rapport à leur grosseur, à leur mouvement, & sur-tout par rapport à leur figure, on peut dire que les unes sont souples & pliantes, & ne font que glisser sur les nerfs de la langue ; que les autres sont pointues comme une haleine, d'autres tranchantes des deux côtés, d'autres hérissées de pointes comme des peignes à carder.

Il ne faut donc pas s'étonner si entre ces molécules les unes sont propres à chatouiller les nerfs de la langue, les autres à les piquer plus ou moins, les unes à les déchirer, les autres à les limer & à les ronger ; ce sont de ces différens ébranlemens que naissent les différentes saveurs.

De l'usage des différens plans de fibres qui composent le corps de la Langue.

C'est quelque chose de surprenant que les mouvemens de la langue qui varient en une infinité de manieres, & dont on ne peut donner une juste idée qu'en la comparant à ceux de la trompe de l'éléphant, de même que réciproquement rien n'approche de la structure de cette trompe, comme celle de la langue.

En expliquant sa structure, l'on a fait remarquer qu'elle a deux sortes de mouvemens ; dans le premier elle peut être portée en divers endroits de la bouche sans que son corps change de dimension ; dans le deuxiéme elle prend toutes sortes de formes & de figures par le moyen des fibres qui lui sont propres : en effet l'on voit dans l'homme & dans les animaux avancés dans un certain âge, qu'elle se raccourcit & s'allonge, qu'elle s'applatit & grossit plus ou moins, qu'elle

se

se reléve par ses parties latérales, & s'enfonce dans son milieu ; qu'en d'autres rencontres elle remplit exactement la
voute du palais, qu'elle se traîne de devant en derriere par
une espéce de mouvement vermiculaire.

Lorsque les fibres longitudinales sont toutes en action, elles raccourcissent le corps de la langue ; lorsque ce sont les perpendiculaires, elles l'allongent en diminuant de son épaisseur ; & lorsque ce sont les transverses qui deviennent un peu
obliques, que nous avons vues être posées en plusieurs sens
différens, la langue fait alors toutes les différentes inflexions
& roulemens dont elle est capable, car elle se replie tantôt
en dessus, tantôt en dessous, & elle se plie en forme de gouttiere ; c'est le premier usage auquel la nature l'a destinée tant
dans l'homme que dans les animaux ; peu de temps après la
naissance, la langue fait des mouvemens si sensibles, qu'elle
se porte dessus le bord des lévres pour chercher ce qui doit
lui fournir sa nourriture, à l'instant elle embrasse le mame
lon, s'il ne se trouve aucun obstacle de la part du filet, ce
qui est souvent ordinaire ; & au cas que la langue ne se trouve
pas libre, on y remédie en le coupant ; les lévres secondent
l'action par un mouvement que l'on nomme succer, cette
méchanique est si naturelle, que les sages-femmes ou la nourrice présentent le bout du doigt à l'entrée de la bouche pour
connoître s'il est en état de téter. Dans certains animaux la
langue après la naissance est disposée de façon qu'elle a la figure
d'un bec d'aiguiere ; est-ce pour les mêmes fonctions ? Le mouvement ondoyant auquel la langue se trouve exposée dans ces
premiers momens par la contraction des différens plans dont
son corps est composé, exprime & tire le lait de la mamelle,
les lévres n'y contribuent pas peu, puisque ce sont elles qui embrassent le mamelon pour diriger le suc laiteux à parcourir la
surface de la langue pour être transmis dans le gosier.

Des sources & de la nature de la Salive.

Les sources de la salive sont en très-grand nombre ; il y
en a six considérables, sçavoir deux supérieures & quatre inférieures, trois du côté droit & trois du côté gauche. La supérieure retient le nom de parotide ou maxillaire supérieure ;

Tome I.   L l elle eſt ſituée au-deſſous de l'oreille, & embraſſe en partie le conduit cartilagineux inférieurement ; quelquefois ce conduit fait ſaillie en deſſous, & ſe trouve engagé dans un petit eſpace que laiſſe la glande en forme d'échancrure. Elle a un volume conſidérable ; en devant elle paſſe deſſus une portion du muſcle maſſeter, & s'étend juſqu'au zigoma ; poſtérieurement elle ſe jette vers le ſternomaſtoïdien ; ſa ſurface ſupérieure eſt inégale, compoſée de pluſieurs amas ou lobes glanduleux de différentes groſſeurs & figures ; l'on y remaque auſſi quelques grains glanduleux de ceux que l'on nomme conglobées ; le tout eſt recouvert d'une production du muſcle peauſſier. Sa partie oppoſée eſt irréguliére, & remplit l'eſpace qui eſt entre le condyle de la mâchoire & le conduit cartilagineux de l'oreille, & ſe gliſſe ſous l'apophyſe maſtoïde, où elle ſe joint aux glandes conglobées qui accompagnent la route des carotides & des jugulaires, elle poſe deſſus l'apophyſe ſtiloïde & ſur la premiére tête du digaſtrique ; toute ſa ſubſtance intérieure eſt faite de l'aſſemblage de grains glanduleux de la même nature que ceux de ſa ſuperficie, joints & liés entr'eux par des filets membraneux.

Les vaiſſeaux & les nerfs qui s'y diſtribuent en font partie ; les grains ſont d'une ſubſtance très-ſerrée, d'une couleur variée, quelquefois tirant ſur le rouge-brun, & le plus ſouvent blanchâtre ; chaque grain fournit un conduit excréteur ; leurs unions multipliées font un canal commun dont le diamétre dans l'adulte ne permet tout au plus que l'entrée d'une ſoie de cochon ; il eſt dur & membraneux à ſa circonférence, entouré de diſtance en diſtance de grains glanduleux par petits tas, & de vaiſſeaux ſanguins, mais eſſentiellement de filets de nerfs de la portion dure qui l'entourent étroitement. La ſituation de ce canal ſe trouve preſque à la partie ſupérieure de la glande ; il paſſe deſſus une partie du maſſeter, s'avance juſqu'au centre de la joue, perce en cet endroit le muſcle buccinateur vis-à-vis la troiſiéme dent molaire pour s'ouvrir dans la bouche ; ſon entrée eſt un peu oblique, ſon embouchure eſt plus ſenſible dans certains ſujets que dans d'autres ; même il s'en trouve où elle eſt imperceptible à la vue ; il y a des perſonnes où elle eſt mamelonée.

La maxillaire inférieure eſt placée ſous la mâchoire infé-

rieure ; cette glande eſt fort épaiſſe, un peu ronde, quelquefois ovale & un peu plate à ſa ſurface ſupérieure ; elle a une
couleur tirant ſur le blanc, d'un tiſſu moins ſerré que la parotide ou maxillaire ſupérieure. Souvent elle eſt diviſée en
deux ; ſon côté extérieur eſt appliqué deſſus le pthérigoïdien
interne, celui oppoſé porte deſſus le tendon mitoyen du digaſtrique, & des muſcles baſiogloſſe & ketarogloſſe ; une portion eſt poſée deſſus le muſcle milohioïdien ; elle ſe continue enſuite ſous ce même muſcle ; le muſcle peauſſier la couvre ; elle a à ſon voiſinage nombre de glandes conglobées ;
elle fournit un canal excréteur, mollet, qui paſſe le long de
la glande ſublinguale où il eſt fortement attaché ; il vient
s'ouvrir dans la bouche vis-à-vis les premiéres dents inciſives,
à côté du filet par une embouchure fine, déliée, & pour ainſi
dire flottante ; elle eſt fermée par un petit mamelon qui permet bien à la liqueur de couler dans la bouche, mais non
pas de retourner dans ſon canal : il eſt bon de faire obſerver
que ce condûit ſe trouve embraſſé dans certains ſujets d'un
corps glanduleux qui s'étend juſqu'à la ſimphiſe.

Les ſublinguales ſont placées au-devant de la maxillaire
inférieure, elles ſont contigues l'une à l'autre, ſéparées cependant,
& diſtinguées par le cordon de nerfs de la troiſiéme
branche de la cinquiéme paire qui va à la langue, faiſant en
cet endroit un angle ou demi-croiſſant ; elle eſt préciſément
logée ſous la ligne oſſeuſe d'où naît le muſcle milohioïdien
qui la couvre ; ſon côté intérieur eſt appliqué deſſus une portion du muſcle baſiogloſſe & ſur le géniogloſſe ; enfin cette
glande eſt poſée de champ ſur le côté de la langue, où elle
eſt étroitement unie à la membrane qui revêt l'intérieur de la
mâchoire inférieure ; de ſa partie ſupérieure il ſort ſix à ſept
petits tuyaux rangés en ligne droite, très-fins & très-courts,
qui s'ouvrent dans la bouche à côté de la langue ; un & quelquefois deux de ces tuyaux communiquent avec le conduit de
la ſalivaire inférieure.

Voilà les ſix principaux réſervoirs de la ſalive ; il y en a
d'ailleurs pluſieurs autres qui ont moins d'étendue & de volume, qui naiſſent de nombre de glandes qui doivent être
regardées comme des ſalivaires auxiliaires ; telles ſont celles
de la membrane poſtérieure du palais qui eſt toute glandu-

leufe, percée d'un grand nombre de trous très-fins ; la cloifon ou arcade, la luette, la racine de la langue en font entierement recouvertes ; enfin au fond de la bouche, aux côtés de l'arcade fe voyent deux groffes glandes, une de chaque côté, percées de plufieurs embouchures affez grandes & différentes entr'elles, d'où découle une humeur fort tenace & épaiffe ; ces glandes font lâches & moins dures que les fublinguales ; elles font intimement attachées à la membrane interne de l'arcade ; par leur figure elles retiennent le nom d'amygdales.

Outre toutes ces principales glandes, on fçait que tout l'intérieur des lévres, des joues eft garni de petits trous qui répondent à autant de grains glanduleux placés à l'extérieur de la membrane qui revêt l'intérieur de la bouche. La même chofe fe voit à l'épiglotte, au larynx & au pharynx.

L'on peut placer ici les deux canaux incififs qui font la communication du nez avec la bouche, qui fervent de décharge à la partie la plus fluide de l'humeur qui mouille le dedans du nez : ils font derriere les premiéres dents incifives ; pareillement les deux canaux fitués au fond du gofier nommés aqueducs qui donnent fortie à la matiere contenue dans la caiffe de l'oreille, & de celle des cellules de l'apophyfe maftoïde.

Des Arteres qui fe diftribuent aux principales Glandes falivaires.

L'artere qui porte le nom de temporale eft plus enfoncée dans le corps de la glande parotide que la veine ; elle fournit les rameaux propres à la nourrir, & à la fécrétion de la falive. La branche qui paffe au-devant du maffeter, après avoir donné à la maxillaire inférieure, aux glandes conglobées qui font à fa proximité, à quelques mufcles & à la glande fublinguale, fournit auffi des rameaux à la parotide ; c'eft une des branches de la carotide externe.

Des Veines.

La réunion de plufieurs rameaux qui rapportent des parties latérales de la tête & des temples, forment par leurs rencontres un tronc de veine que l'on nomme temporale ; elle eſt proche l'artere ; les veines de la glande viennent s'y rendre étant renfermées dans ce corps glanduleux ; le tronc de la portion dure à ſa ſortie du crâne paſſe par-deſſus ; ſouvent la veine ſe bifurque en cet endroit ; nombre de rameaux s'y ouvrent qui rapportent du maſſeter & des parties logées ſous la mâchoire inférieure ; dans cette bifurcation paſſe la branche inférieure de la portion dure ; il y a des ſujets où l'on trouve de la variation , en ce que les veines du deſſous de la mâchoire font une branche qui ſe porte dans la jugulaire interne. La jugulaire externe eſt en partie faite de ces veines. Il eſt bon de faire remarquer que la veine qui rapporte de la face , paſſant au-devant du maſſeter , reçoit des rameaux de la parotide ; & qu'étant parvenue au-deſſous de la mâchoire , les veines de la maxillaire inférieure , de la ſublinguale & autres parties , principalement la ranule , s'y rendent.

Des Nerfs.

Les nerfs de la parotide lui viennent de la deuxiéme vertebrale , ſi la dixiéme paire n'eſt pas contée pour la premiére cervicale , & le plus grand nombre part de la portion dure , puiſqu'elle paſſe dans ſon corps ; la maxillaire inférieure les reçoit de la branche inférieure de la portion dure qui s'anaſtomoſe avec les filets de ceux de la deuxiéme vertebrale ; la ſublinguale les reçoit de la troiſiéme branche de la cinquiéme paire deſtinée pour la langue , & de la neuviéme paire , &c.

De l'uſage de la Salive contenue dans les Glandes.

La ſalive eſt miſe en réſerve dans toutes les glandes , & le temps où elle s'écoule le plus abondamment , eſt quand on mange ; c'eſt pour cela qu'elles ſont placées ſi avantageuſement , que les muſcles qui ſervent au mouvement de la mâchoire , de la langue & des lévres , ſervent auſſi à les comprimer.

Cette liqueur ſe filtre en ſi grande quantité , qu'on a expérimenté qu'un homme ſain en peut vuider en crachant toute une journée , juſqu'à neuf ou dix onces , ſans parler de celle qu'il avale , qui peut aller à la même quantité.

L'on a vu aussi par expérience que ceux à qui le conduitt salivaire a été ouvert par accident, fournit, soit en mangeant, soit en parlant pendant quelques heures, plus de demisetier de salive. On voit par-là que la salive n'est pas seulement utile à la bouche, mais encore à l'estomac ; mais rien ne le prouve mieux que ce qui se passe dans les animaux qui ruminent, car dans leurs trois premiers estomacs il n'y a point d'autres liqueurs qui puissent servir à la préparation des alimens, que la salive qu'ils ont entraînée.

On sçait qu'il se filtre beaucoup plus de salive pendant le jour que pendant la nuit, tant à cause du mouvement du sang qui est plus rapide pendant le jour, que de celui des muscles qui environnent ces glandes qui font continuellement en action, soit par la parole, soit pour le manger.

Il y a des personnes en qui il se ramasse une si grande quantité de cette liqueur, que quand elles pressent les glandes salivaires, principalement les supérieures, elles en font darder à peu près comme un jet d'eau ; ce qui arrive aussi à plusieurs quand ils baillent.

Il ne suffit pas de sçavoir l'usage de la salive, il est bon de sçavoir ce que l'on entend par le mot de salive ; cette liqueur est claire, fluide, sans odeur & sans saveur sensible, & mouille continuellement la bouche ; ce n'est point ces liqueurs épaisses & gluantes qui viennent des poumons ou du nez, qui se mêlent pourtant avec la salive lorsqu'on les crache.

La salive qui coule de toutes les sources dont on vient de parler, est de deux sortes ; celle qui est fournie par les glandes salivaires supérieures & inférieures, & par celles des lévres & des joues, paroît la plus fluide, la plus coulante & la plus pénétrante ; elle sert proprement à dissoudre & à macérer les alimens. Celle qui est fournie par les amygdales, par les glandes du palais, de la racine de la langue & du gosier, est gluante, visqueuse & tenace, & souvent difficile à être évacuée ; elle ne sert qu'à enduire le dedans du gosier pour des raisons qu'on expliquera ailleurs.

De la nature de la Salive.

On reconnoît par son analyse qu'elle est composée de parties aqueufes, falines & vifqueufes, mais on n'eft point d'accord fur la nature de fon fel. Quelques-uns prétendent qu'elle eft acide, parce qu'elle fait fermenter la pâte ; deuxiémement, qu'elle lie & amalgame le mercure coulant ; troifiémement, qu'elle efface la marque du cuivre fur la pierre de touche ; quatriémement, qu'elle guérit les galles & les autres vices de la peau ; cinquiémement, qu'elle teint en rouge le papier bleu ; fixiémement, qu'elle ulcere les gencives, & carie les dents des fcorbutiques & des mélancholiques ; feptiémement, qu'elle enleve les tâches les plus tenaces.

Pour détruire en peu de mots & par ordre toutes ces preuves, il eft certain que la pâte fermente & devient levain d'elle-même, à plus forte raifon quand elle eft mêlée avec une liqueur auffi active & auffi impreignée de fels que la falive ; car l'on fçait que plufieurs matieres alkalines aident à la fermentation, fur-tout quand il s'agit de faire fermenter promptement des matieres qui font tenaces, & qui contiennent peu de parties aqueufes, comme celle de la farine.

On dit en deuxiéme lieu que la falive lie & amalgame le mercure coulant ; quand cela feroit, il ne s'enfuivroit pas qu'elle fût acide, parce que cette liaifon fe peut faire auffi par des liqueurs purement vifqueufes, tel qu'eft le blanc d'œuf ; mais il faut avouer que ce n'eft qu'une liaifon très-fuperficielle, auffi-bien que celle qui fe fait par le moyen de la falive, & que le mercure ne s'amalgame proprement qu'avec l'or, l'argent & quelques autres métaux. D'ailleurs la liaifon de ce minéral fe fait par les liqueurs purement falées, de même que par ces acides.

Troifiémement, toutes les chofes onctueufes & vifqueufes peuvent lier & éteindre le mercure ; par exemple, la thérébentine & les graiffes, ainfi que cela fe voit dans tous les onguents mercuriels ; mais cette liaifon eft auffi fort fuperficielle, & non pas intime comme celle du mercure amalgamé avec les métaux.

La liaifon du mercure avec la falive fe fait précifément de la même maniere que celle du mercure avec les graiffes ou le blanc d'œuf ; j'en ait fait l'expérience : après les avoir intimément mêlés fur un morceau de marbre, j'eus le plaifir de voir qu'à mefure que la falive fe defféchoit & fe diffipoit, le mercure fe revivifioit ; j'ai fait la même épreuve avec l'urine, quoique chargée d'alkali, & il eft conftant que le mercure ne s'amalgame qu'avec les métaux, à la réferve du fer.

A l'égard de la troifiéme objection, on remarque que l'ef-prit de corne de cerf, qui eft un puiffant alkali, diffout le fer & le cuivre plus facilement que les acides.

Pour la quatriéme objection, l'on dit que la falive guérit les galles & les ulcéres de la peau ; on fçait que toutes ces maladies font produites par un acide rongeant, & qu'elles fe guériffent ordinairement par l'ufage des alkalins.

La cinquiéme objection où l'on avance que la falive teint en rouge le papier bleu, prouve bien à la vérité qu'il y a quelqu'acide dans la falive, & c'eft de quoi l'on convient, mais il y eft en très-petite quantité & fort caché ; d'ailleurs l'eau de riviere qui n'eft pas acide, caufe le même changement au papier bleu.

La fixiéme objection n'a pas plus de force que les précédentes ; elle prouve feulement que la falive devient aigre dans certaines maladies, ce que perfonne ne peut contefter.

Enfin on dit qu'elle enleve les taches, ce qu'on doit plutôt attribuer à fes parties graffes & alkalines, qu'à fon acidité, puifque nous voyons que le favon, la bile & l'efprit de vin qui font fort employés à cet ufage, font compofés des mêmes principes, &c. On prétend établir l'acidité du levain du ventricule par les preuves fuivantes.

Le gofier & l'eftomac des oifeaux excitent une vapeur qui a une acidité manifefte, & cet acide eft fi abondant & fi corrofif, qu'ils font obligés d'avaler du fable & des cailloux pour l'adoucir.

Deuxiémement, les alimens mêmes les plus doux s'aigriffent dans l'eftomac en fe mêlant avec fon levain.

Troifiémement, toutes les chofes aigres comme le verjus, le vinaigre, le jus de citron, réveillent l'appétit & aident à la digeftion.

Quatriémement, dans toutes les maladies qui font accompagnées de rapport, d'une odeur pareille à celle des œufs couvés, s'il arrive que ces rapports deviennent aigres, c'eft une marque de fanté ; car c'eft une preuve que le levain qui fert à la digeftion fe rétablit dans fa force en reprenant fon acidité

dité naturelle, ce qui est confirmé par un aphorisme d'*Hypo-crate*.

Cinquiémement, quand on a pris des remédes préparés avec l'acier, on a des rapports qui ont la même odeur que ressentent ceux qui ont mangé des œufs durs, d'où l'on conclut qu'il y a dans l'estomac du suc acide qui ronge & qui dissout le fer, ce qui a donné lieu à sa partie sulfureuse de s'échapper & de produire cette méchante odeur qui est toute semblable à celle qu'on sent quand on verse du vinaigre distillé sur la dissolution du soufre par le sel de tartre, pour faire le magistere de soufre.

Sixiémement, les excrémens de ceux qui ont pris des remédes préparés avec l'acier, sont noirâtres. Pour bien entendre ce phénoméne, il faut sçavoir que l'on dit, que si l'on met de la limaille de fer dans du vinaigre jusqu'à ce qu'il y paroisse de la rouille, & qu'on y mêle de la poudre de noix de galle, il s'y fera du noir; il faut donc croire que la matiere férugineuse qui a été dissoute par l'acide du ventricule étant portée dans les intestins, se précipite par les alkalis de la bile & des excrémens auxquels par son union elle donne une teinture noirâtre.

Septiémement, tout le monde sçait que le quatriéme ventricule des animaux qui ruminent se nomme la caillette, parce qu'il est rempli dans les jeunes veaux qui ne vivent que de lait d'un caillé qu'on appelle communément la présure, dont on se sert pour faire cailler le lait; or le lait ne se caille que par les acides.

Huitiémement, on prétend que la qualité émétique de l'antimoine est encore une preuve de l'acidité du levain du ventricule; pour cet effet on nous fait remarquer que le régule & le verre d'antimoine n'acquiérent aucune vertu dans leur préparation, mais qu'ils se trouvent seulement dégagés des soufres qui se rencontrent dans l'antimoine crud, ainsi ils deviennent mieux disposés à s'unir avec les acides, soit dans l'estomac, soit dehors.

Cela supposé, on prétend que ce métal produit divers effets, suivant la diversité des sels dont il est impreigné; qu'il devient vomitif mêlé avec les acides foibles & doux des végétaux & des animaux; caustique en s'unissant aux acides des minéraux ; & diaphorétique mêlé avec le sel fixe de tartre.

Il y a donc un levain acide dans l'estomac, lequel diffout la substance métallique de l'antimoine quand on l'a donné en poudre, & qu'il fait en s'unissant avec elle un simple vomitif, parce que cet acide est très-doux, comme celui des végétaux.

Neuviémement, on prétend enfin établir l'acidité de ce levain par l'expérience de tous ceux qui fument ou qui mâchent beaucoup de tabac, lesquels ne mangent que très-peu, parce que cette plante renferme un alkali très-puissant qui mortifie l'acide du levain du ventricule, & qui en empêche l'action, ce qui diminue & ôte insensiblement l'appétit.

Voilà les preuves les plus fortes qu'on puisse alléguer pour démontrer l'acidité du levain du ventricule, mais il est aisé de les réfuter.

Premiérement, cette vapeur acide qui sort du gosier des oiseaux est une chose imaginaire.

Deuxiémement, si les oiseaux avaloient des pierres pour tempérer la trop grande acidité de ce levain, ils choisiroient sans doute les plus poreuses, comme les bols & les coquillages qui sont très-propres à mortifier les acides, & non pas les plus dures, les plus compactes & les plus rabotteuses, comme les cailloux.

Troisiémement, tous les oiseaux n'avalent pas des cailloux, il n'y a que ceux qui vivent de semences d'une écorce dure, telle qu'elle est au bled, à l'avoine & à l'orge, auxquels la nature ait donné cet instinct ; c'est pour cela que leur ventricule est fort charnu, chacun de ses côtés étant revêtu d'un muscle fort large & fort solide, & garni en dedans d'une membrane dure & calleuse, laquelle est disposée de telle maniere qu'elle fait comme deux meules, que ces muscles poussent l'un contre l'autre à plusieurs reprises pour leur faire écraser & piler les semences ; mais afin de rendre l'action de ces muscles plus efficace, ces oiseaux avalent des cailloux qui étant mêlés parmi les grains, aident beaucoup à broyer les parties les plus dures de la nourriture ; ainsi on peut dire que ces cailloux font dans l'estomac des oiseaux, ce que les dents font dans la bouche des autres animaux ; il ne faut donc pas s'étonner s'ils choisissent les cailloux les plus durs & les plus rabotteux, & s'ils les rejettent avec leurs excrémens quand ils font devenus liffes & polis par leur frottement.

Quatriémement, on obferve encore qu'entre les oifeaux qui vivent de grains, il y en a qui n'avalent point de pierres ; par exemple, les chardonnerets, les linottes, les ferins, parce qu'ils ont beaucoup d'adreffe à leur bec pour dégager la moëlle qui eft engagée dans les graines dont ils vivent, & la plûpart defquelles font couvertes de deux coquilles comme le chenevis, le millet, la navette, car ils en féparent les coquilles faifant tourner la graine entre les deux parties de leur bec pour en chercher la jointure, & en tirer la moëlle qu'ils avalent fans mâcher ; or cette moëlle ainfi dépouillée de fon écorce, peut aifément être pilée & broyée par l'action des puiffans mufcles du gofier, fans le fecours des pierres.

L'on ne doit pas croire que les oifeaux qui avalent des cailloux, & que les autruches, les outardes, &c, qui avalent des doubles, des morceaux de fer & de cuivre, le faffent pour s'en nourrir, ou pour amortir l'acide de leur eftomac ; elles les prennent pour aider à broyer leur nourriture, & la preuve de cela eft qu'elles avalent différemment tout ce qu'on leur jette de dur & de folide.

Quoique j'aye trouvé dans l'eftomac de ces oifeaux plufieurs de ces doubles fort ufés, je penfe qu'on n'en doit pas conclure que cette attrition foit l'effet d'une corrofion faite par les acides ; c'eft bien plutôt l'effet du frottement mutuel de ces doubles & des cailloux, caufé par la compreffion réciproque des puiffans mufcles du gofier ; c'eft ce que j'ai reconnu par quelques-uns de ces doubles qui étoient creux d'un côté & boffués de l'autre, lefquels étoient tellement ufés du côté de la boffe, qu'il n'y étoit rien refté de la figure de la monnoie, les lettres étant entiérement effacées, au lieu qu'elles étoient entiéres dans la partie cave, la boffe les ayant garenties du frottement du gofier & des autres doubles ; mais outre cette obfervation, deux chofes me font croire encore que l'attrition de ces doubles ne peut pas être attribuée à l'action d'aucun acide ; premiérement, parce qu'ils ne font ufés, comme il a été dit, que par leurs parties éminentes qui font les feules qui fe peuvent toucher l'une & l'autre ; deuxiémement, parce que les endroits ufés font polis & luifans, ce qui ne fe peut faire que

Mm ij

par un frottement méchanique, les choses qui sont usées par érosion, & principalement les métaux, ayant toujours leur surface inégale & matte, parce que l'action du corrosif ne peut être assez la même sur toutes les parties de ce qui est rongé, pour faire qu'il n'y en ait de plus rongées les unes que les autres, & c'est ce qui fait que l'argent qui a été bruni par le frottement, devient matte & blanc lorsqu'on le met dans le feu, ou qu'on le plonge dans les eaux d'alun, de borax, &c.

C'est pour la même raison que les perles qu'on fait avaler à un coq ou à une poule, qu'elle rend au bout de quelque-temps avec ses excrémens, ne reçoivent point d'autre changement que d'être plus claires & plus luisantes; or s'il étoit vrai que le levain de l'estomac des oiseaux fût acide, ces perles se fondroient par le sejour qu'elles y font, ou du moins leur surface seroit inégale & rabotteuse.

Pour passer à la deuxiéme difficulté, l'expérience nous apprend que les sels âcres volatils réveillent l'appétit encore mieux que les acides; rien n'est plus capable de l'exciter que l'ail, l'oignon, la moutarde, l'épicerie, & les liqueurs qu'on prend aujourd'hui après le repas, qui sont chargées de sels âcres aromatiques; la plûpart des liqueurs ameres sont aussi d'un grand usage pour aider à la digestion, comme les vins & les essences d'absinthe, de muscade, de geniévre, de menthe, de zédoaire, d'angélique, de gentiane : d'où l'on peut inférer que les sels dont le levain du ventricule est composé, sont à peu près de la nature de ceux qui se trouvent dans toutes ces liqueurs, puisque tous ces dissolvans s'entr'aident & se fortifient les uns les autres.

Il faut ajouter à ce que nous venons de dire que les acides ne sont pas propres à toutes sortes de personnes, ils ne conviennent qu'à celles qui sont d'un tempérament bilieux, ou à celles dont l'estomac est limoneux; dans ces dernieres ce limon bouche les orifices des petits tuyaux qui versent le dissolvant, pour lors il est bon d'user de jus de citron, d'orange, de verjus ou d'autres liqueurs acides & déterfives qui ont la vertu de fondre la lymphe épaisse qui forme ce limon; les bilieux mêlent inutilement des acides parmi leurs alimens pour calmer la trop grande acrimonie de la bile. Il ne sera pas inutile de faire remarquer que la plûpart des alimens dont nous nous fervons font chargés de fels volatils & de parties graffes qui ont la vertu de raréfier & de fubtilifer le fang & le chyle; ainfi fi ces fortes de fucs s'amaffent en trop grande abondance, ils caufent des efferveffences immodérées, ils répandent une chaleur fort âcre par-tout le corps, ce qui le deffèche & l'amaigrit; ces fucs bilieux fe corrompent facilement dans les premiéres voies, & produifent des cours de ventre opiniâtres & des vomiffemens qui ne font prefque que des évacuations de matiéres âcres, ameres & bilieufes; alors les acides font d'un grand fecours pour empêcher l'acrimonie de fes fucs, & pour calmer leur fermentation déréglée.

Mais il eft à propos de remarquer qu'ils ne conviennent aux bilieux que dans les temps où la bile eft en mouvement, & bien fouvent ces gens-là perdent l'appétit par l'ufage immodéré des acides, & ils n'ont plus de gout pour les viandes ordinaires; c'eft ce qui arrive toujours aux jeunes filles, qui buvant du vinaigre en quantité, alterent tellement les levains de la nourriture, qu'elles tombent dans cette maladie qu'on appelle les pâles couleurs.

On prétend en troifiéme lieu que les alimens les plus doux s'aigriffent dans l'eftomac, mais c'eft ce qui ne fe remarque pas aux perfonnes qui fe portent bien; & quand cela arrive, on doit s'en prendre ou à l'altération des levains qui fe font aigris, ou à la nature des alimens qui font chargés de fels acides.

A l'égard de la quatriéme difficulté, il eft vrai qu'*Hypocrate* a cru que les rapports aigres qui furviennent aux grandes lienteries font d'un bon augure, mais cela ne prouve pas qu'ils puiffent être la marque d'une bonne & louable digeftion; cela fait voir feulement que la coction qui ne fe faifoit pas auparavant, commence à fe faire, & toute imparfaite qu'elle eft, elle vaut mieux qu'une privation entiére de digeftion; c'eft un bien que d'être privé d'un plus grand mal. De plus ces rapports font voir que les acides commencent à dominer dans les premiéres voyes, & que donnant par conféquent plus de confiftance & de liaifon aux matiéres qui y font contenues, ils diminueront le cours de ventre, lequel étant arrêté, fi ces rapports continuent, il faut promptement y remédier pour ré-

tablir l'eſtomac dans ſon état naturel. Il ne ſera pas plus difficile de répondre à la cinquiéme objection.

Pluſieurs perſonnes ont pris des remédes préparés avec l'a-
cier, qui n'ont jamais ſenti aucun de ces rapports ; cela n'arrive qu'à ceux dont le ventricule eſt chargé de ſucs acides,
comme aux mélancholiques & aux hypocondriaques ; il faut
d'ailleurs remarquer que l'eau ſeule mêlée avec la limaille d'a-
cier l'ouvre & la pénétre , & en fait exhaler une pareille
odeur.

Enfin l'eſprit de corne de cerf qui eſt un puiſſant alkali,
diſſout le fer de même que les acides ; ainſi ces rapports pourroient être cauſés par l'action des ſels alkalis du ventricule &
de la partie ſulfureuſe du fer.

On objecte encore que les excrémens de ceux qui ont pris
des remédes préparés avec l'acier ſont noirs ; mais il n'eſt pas
néceſſaire que la noirceur que le fer communique aux excrémens, vienne d'une diſſolution faite par les acides, puiſque
celle qui eſt faite par les alkalis donne la même couleur :
d'ailleurs cette noirceur peut provenir du mêlange de cette
poudre d'acier avec les excrémens, puiſqu'on voit qu'une pierre
à aiguiſer ſe noircit quand on y paſſe le raſoir, ſans qu'on y
puiſſe ſoupçonner aucun acide , ce qui arrive par les particules de fer méchaniquement ſéparées par le ſeul frottement :
on voit de même qu'une roue paſſant ſur un pavé bien net, le
noircit.

Pour répondre à la ſeptiéme difficulté, on doit ſçavoir pré-
miérement que le lait ſe caille de lui-même, à plus forte raiſon quand il eſt renfermé dans un lieu chaud tel qu'eſt le ventricule ; deuxiémement, que l'acide qui ſe remarque dans les
choſes qui ſe caillent, ne doit pas toujours être regardé comme la cauſe de leur coagulation, car bien ſouvent ce n'en eſt
qu'une ſuite ; en troiſiéme lieu, que la préſure ne ſe fait qu'a-
vec la caillette des veaux de lait, celle des veaux qui ont
mangé de l'herbe n'étant plus bonne à cet uſage, ce qui nous
peut faire croire que le lait qui s'aigrit facilement de lui-même, a imprimé une aigreur aux membranes de l'eſtomac de
ces animaux, mais cette aigreur leur eſt étrangere , & n'a
point de part à la digeſtion ; en quatriéme lieu, le lait ne ſe
caille point dans les perſonnes qui ſe portent bien ; que ſi cette

alteration arrive, il s'en faut prendre ou à la foibleſſe de l'eſtomac, (car ordinairement on ordonne le lait après de grandes maladies,) ou bien l'on doit l'attribuer à la mauvaiſe diſpoſition des levains qui ont contracté une acidité contre nature : on ſçait d'ailleurs par expérience que certains alkalis coagulent le lait.

On dit enfin que les grands fumeurs mangent peu, mais il ne faut pas s'en étonner, puiſqu'ils crachent continuellement, & que par ces évacuations la matiere de la ſalive & des levains propres à la diſſolution des alimens, s'épuiſe & leur ôte l'appétit, ce qui rend leur eſtomac foible, languiſſant, & leur ventre pareſſeux ; d'ailleurs il y a quelque choſe de narcotique dans le tabac, qui liant & embaraſſant les eſprits, ſuſpend leurs fonctions, & par conſéquent empêche la digeſtion.

Enfin pour répondre à la derniere objection, il n'y a aucun lieu de croire que le vomiſſement qui arrive par le régule ou par le verre d'antimoine, ſoit cauſé par l'acide qui ſe trouve dans le ventricule, & qui s'uniſſant à cette ſubſtance métallique, la rend émétique, puiſque dans la préparation du beſoard minéral le régule ſe charge d'une très-grande quantité d'acides, & bien loin d'être vomitif, il devient ſudorifique ; & ſi ce même régule dans la poudre émétique eſt fort vomitif, c'eſt qu'on lui a ôté tous les acides dont il s'étoit chargé à force de le laver & relaver, & que la ſubſtance qui lui reſte n'eſt nullement acide.

Le cabaret, l'herbe à pauvre homme, le pignon d'inde, &c. ſont des vomitifs fort puiſſans, cependant toutes ces plantes ſont d'une ſaveur âcre & amere, & n'ont point d'acide.

Angelus Sala, grand Chimiſte & célébre Médecin, dit que l'eſprit de vitriol digéré avec le verre d'antimoine, purge par en bas, & qu'il n'eſt nullement vomitif ; cependant il n'y a pas de plus fort acide que l'eſprit de vitriol. Le vinaigre étant infuſé & digéré avec le verre d'antimoine, donne une teinture qui n'eſt point un vomitif, mais au contraire un puiſſant ſtomachique. L'infuſion faite avec le vin eſt émétique, ce n'eſt donc pas en vertu de ſon acide que le vin tire cette vertu émétique du verre d'antimoine, car ſi cela étoit, le vinaigre qui eſt ce même acide exalté & mis dans ſa force, ſeroit encore plus propre pour l'attirer.

On peut juger par cette réfutation que presque tous les faits sur lesquels on prétend établir cette nouvelle doctrine, sont très-équivoques, qu'on les peut expliquer aussi-bien par les alkalis que par les acides, & on voit enfin qu'ils ne concluent rien.

Les seuls moyens qui nous restent pour découvrir la nature & les propriétés de ces dissolvans sont, ou leur examen par le gout, ou leur analyse chimique.

A l'égard de l'examen que l'on en peut faire par le gout, il est très-difficile, car ces levains paroissent insipides dans ceux qui se portent bien.

Quand je nomme ces levains insipides, je ne prétends pas qu'ils soient entiérement dépouillés de sels ; il y a des liqueurs qui ne font aucune impression sur la langue, ou parce que leurs sels font fort enveloppés, ou parce qu'ils font une impression si foible, qu'elle n'est pas capable d'exciter aucun gout, comme il y a des dégrés de lumiere & de son qui ébranlent bien la rétine & la lame spirale, mais qui ne l'ébranlent pas assez pour exciter le sentiment ; cependant il est très-important de connoître ces principes salins qui font ainsi cachés.

Nous avons obligation à la Chimie moderne d'avoir trouvé des moyens très-surs & très-délicats, pour découvrir ces saveurs occultes.

On sçait que les liqueurs acides rougissent la teinture des tournesols, que les alkalis volatils blanchissent la solution du sublimé corrosif, & que le sel marin blanchit la solution du sel de saturne, & précipite la dissolution de l'argent, & on a trouvé que certaines liqueurs qui tiennent de l'acide & de l'alkali rougissent la solution du vitriol d'Allemagne. Les mêmes changemens arrivent en mêlant ces solutions avec des liqueurs qui font insipides en apparence, & qui pourtant ne reçoivent ces altérations qu'à raison des sels qu'elles contiennent, quoique mêlées de maniere que le gout ne le peut appercevoir.

J'ai parcouru avec ces essais les dissolvans de la nourriture, en y mêlant plusieurs fois la salive ou le levain du ventricule, & j'ai presque toujours expérimenté que l'un & l'autre de ces dissolvans faisoient les mêmes effets que les alkalis

&

& les acides. Quelquefois ils n'agiſſoient ni ſur la ſolution du ſublimé, ni ſur celle du tourneſol, mais ſeulement ſur celle du ſel de ſaturne, ce que font les liqueurs purement ſalées, & il eſt à remarquer que ces diſſolvans tiennent ordinairement beaucoup plus de l'alkali volatil que de l'acide, ſur-tout dans les jeunes gens.

Je conclus donc par toutes ces expériences que les levains qui ſervent à la diſſolution de la nourriture, ſont des menſtrues fort compoſés ; qu'ils ont de l'eau pour diſſoudre les ſels & les mettre en mouvement, des acides pour pénétrer & diſſoudre les parties dures & terreuſes des alimens, mais il faut auſſi qu'ils contiennent des ſels ſulfureux pour pénétrer & diſſoudre les matiéres graſſes qui font la plus grande portion de notre nourriture ; on voit donc par tout ceci que ce diſſolvant eſt mixte, aſſez difficile à déterminer, & qu'on ne peut guère lui attribuer une nature particuliere, car en ce cas il eſt évident qu'il ne pourroit diſſoudre que certaines matieres, ce qui répugne évidemment à la diverſité ſurprenante des alimens dont nous nous ſervons.

Il y a trois choſes qui contribuent à augmenter l'activité de ces levains ; premiérement, l'abondance des eſprits dont ils ſont impreignés ; deuxiémement, les ſels même des alimens qui étant mis en mouvement par la lymphe ſtomachique, contribuent beaucoup à leur propre diſſolution ; troiſiémement, le mouvement des organes qui broyant la nourriture, augmente l'activité de ces levains, comme auſſi la chaleur des parties voiſines.

Voilà quelles ſont les ſources de la lymphe ſtomachique, & quelle eſt ſa nature.

ARTICLE VI.

De la Peau, & de ſes Dépendances.

L A premiére des enveloppes générales eſt la peau ; elle eſt compoſée de quatre différentes parties poſées les unes ſur les autres, & liées enſemble d'une maniere ſinguliere ; il y a un très-grand nombre de vaiſſeaux & de glandes qui entrent dans

fa compofition. La peau dans un cadavre récent ne donne aucune notion de fa ftructure, fon tiffu eft dur, denfe, plus ou
moins épais ; fi on la garde quelque temps, il fe fait une féparation de ce qu'on appelle la furpeau, & cette féparation eft
caufée par l'épanchement d'une férofité fanguinolente, ou
roufsâtre, qui eft fournie par la rupture des conduits excréteurs
des glandes, des mamelons, & enfin par les pores de la peau.

De ces différentes parties il eft bon de commencer par la
plus intérieure qui fert de bafe aux autres, comme étant celle
qui conduit plus facilement à leur connoiffance.

La partie la plus intérieure de la peau eft compofée d'un
très-grand nombre de fibres, qui s'entrelaffant & fe croifant
en tout fens, font un tiffu particulier très-ferme, & néanmoins très-fouple & fpongieux ; c'eft ce qui fait proprement
le corps de la peau, & c'eft ce que l'on obferve dans la préparation de différentes peaux dont on peut divifer & écarter
les fibres ; ce tiffu en forme de réfeau eft capable de prêter en
tous fens.

Il eft fortifié en plufieurs endroits par les filets qui naiffent
des tendons & des aponevrofes de plufieurs mufcles, ce qui fe
voit principalement dans l'homme au coude, à la paume de la
main, au genou, à la plante du pied, le long de la ligne blanche, & à plufieurs autres endroits où la peau eft auffi très-fortement attachée ; & c'eft par cette raifon qu'on a tant de peine
à la féparer en ces endroits. Ce tiffu eft plus ou moins épais ; il
l'eft beaucoup à la tête, au col, au dos ; au contraire, il eft fort
mince au vifage ; il eft très-épais dans certains animaux, comme dans l'éléphant & le buffle.

Il eft auffi plus ou moins ferré, & l'on ne doit pas croire
que celui qui eft le plus épais foit plus difficile à pénétrer, puifque la peau du ventre qui eft beaucoup moins épaiffe que celle
de la tête, eft infiniment plus dure & plus difficile à percer.

Enfin la facilité qu'a le tiffu de la peau à prêter & à fe
refferrer, fe fait voir par ce qui fe paffe dans la peau du ventre, pendant la groffeffe, après l'acouchement, & dans les
efpéces d'hydropifies ; la partie interne de ce tiffu eft pleine
de petits enfoncemens qui font remplis de lobules de graiffe.
Quoique le tiffu de la peau foit très-ferré, & que l'entrelaffement des fibres foit différemment arrangé, cela n'empêche

pas qu'elle ne foit percée comme un crible de trous de différentes grandeurs ; les uns donnent fortie aux cheveux & aux poils, d'autres aux conduits excréteurs des glandes miliaires ; enfin les pores ou petits trous propres à la tranfpiration en couvrent toute la furface, ce qui fe voit aifément avec la loupe ; il eft cependant des endroits de la peau où les trous font fi vifibles, qu'après que l'épiderme & le corps réticulaire en font féparés, ils s'apperçoivent aifément fans fecours ; la peau du nez en fera un exemple.

Dans le corps de la peau fe trouve auffi renfermée une partie des glandes miliaires, & des poils avec leurs racines, fans ceux que l'on nomme poils follets, comme il fera expliqué ci-après.

Meechren rapporte une obfervation d'un jeune Efpagnol dont la peau étoit attachée du côté gauche dans les endroits où elle a accoutumé de l'être, mais il pouvoit étendre la peau de l'épaule & de la mamelle droite jufqu'à la porter à fa bouche ; il avoit encore la facilité de faire defcendre celle de fon menton jufqu'à fa poitrine, & de la relever enfuite vers le haut de la tête jufqu'à s'en couvrir les yeux, & fitôt qu'il ceffoit de la tirer avec la main, elle fe refferroit & reprenoit fa fituation naturelle ; il tiroit de même en haut & en bas la peau du genou droit à la longueur de demi-aune, & cette peau reprenoit fa place avec la même facilité.

Des Mamelons.

On apperçoit immédiatement au-deffus du tiffu de la peau quantité d'éminences : elles font de deux fortes ; les premieres font obtufes, un peu élevées & ondées, féparées entr'elles par les fillons de la peau & percées de trous ; c'eft le corps de la peau qui les forme.

Les éminences de la feconde efpece font fituées deffus ; elles font très-petites & déliées.

On leur a donné le nom de mamelons à caufe de leur figure ; leur bafe eft fi fortement implantée dans ce tiffu ondé, qu'il eft impoffible de les féparer, quelque préparation qu'on y puiffe employer. Dans l'homme ils changent fuivant les différentes parties, & même il fe trouve des endroits où ils font prefque imperceptibles.

Il y a lieu de préfumer qu'une grande partie de ces mame-

N n ij

lons eſt principalement formée par les extrémités de ce nombre prodigieux de filets de nerfs dont la peau eſt toute parſemée, ſur-tout pour le toucher particulier.

Quand on ſuit quelques-uns de ces filets, on voit qu'après avoir paſſé au travers de ce tiſſu, ils s'y terminent en petits mamelons ou pyramides, & ſi on les fait macérer long-temps dans l'eau, chaque mamelon ſe développe & forme comme une petite houppe compoſée de mille petits filets plus déliés que ceux de la toile d'araignée la plus fine ; ceci s'obſerve dans les endroits où le ſens du toucher eſt le plus exquis ; il y a un plus grand nombre de ces mamelons, comme on le voit, dans la peau qui couvre le viſage, le bout des doigts, le dehors des parties naturelles de l'un & de l'autre ſexe, & le bout des mamelles ; à l'égard des mamelons du bout des doigts, il eſt bon de remarquer qu'ils ſont arrangés de maniere qu'ils forment pluſieurs lignes concentriques & ſpirales ; ils ſont en très-grand nombre & plus gros que dans d'autres parties de la peau ; on prétend qu'il y a de quatre eſpéces de mamelons.

Les différences qu'on a donné ne les établiſſent point, & je n'en reconnois que de trois ſortes, qui ſont ceux de la peau, ceux des lévres & ceux des ongles. Tous ceux de la peau ſont à peu près de la même figure, qui n'eſt point plate, comme on l'a dit, mais à peu près conique ; ils ſont un peu élevés & diverſement arrangés, ce qui dépend du tiſſu réticulaire qui eſt très-different dans les différentes parties du corps.

Il s'en trouve dans l'étendue de la peau qui ſont très-apparens, & que l'on apperçoit ſur la ſurface où ils font une petite boſſe à l'épiderme ; on en voit ſemés çà & là, au bras, à l'avant-bras, aux extrémités inférieures & au dos ; ils ſont toujours de la première eſpéce, & ce n'eſt point la macération qui en les gonflant les rend coniques, de plats qu'ils étoient, car on peut les faire voir ſans aucune préparation.

Aux endroits où l'organe du toucher eſt univerſel, les mamelons ne doivent pas être ſi diſtingués & en ſi grand nombre que dans les parties douées d'un ſentiment particulier ; c'eſt ce qui a donné lieu à quelques Anatomiſtes de les nier ; il eſt pourtant vrai de dire qu'il y en a par-tout : mais comme la ſurface de la peau a des rides & des ſillons qui ſont le moule du corps réticulaire & de l'épiderme, ces mamelons changent de figure, & paroiffent plutôt comme des filets que coniques. Les mamelons de la tunique intérieure des inteftins font plats, mais quelque macération qu'on employe, ils ne deviendront jamais coniques.

Du Corps réticulaire.

La troifiéme partie de la peau eft un fubftance qu'on nomme corps réticulaire, parce qu'elle eft percée par une infinité de petites ouvertures, & qu'elle fait auffi dans quelques parties comme un réfeau ou mailles plus ou moins étendus & plus ou moins fenfibles, ce que l'on obferve dans l'homme où il ne fait qu'une continuité avec l'épiderme.

Le corps réticulaire eft très-diftingué des autres parties de la peau dans certains animaux, comme dans l'éléphant, dans la langue des ruminans & de quelques autres ; il eft auffi très-apparent dans la patte du chien, du chat, aux pieds de l'autruche, de la tortue terreftre & autres de cette nature ; ce corps réticulaire qui donne paffage aux mamelons dont on a parlé, en occupe les mailles qui font proportionnées à leur volume, & s'avance jufqu'à l'épiderme auquel la pointe de ces mamelons eft fi étroitement attachée, qu'on ne peut l'en féparer fans la rompre, ce qui rend la fuperficie interne de l'épiderme fort inégale.

Dans la langue du bœuf, du mouton, &c., on peut par la macération, ou après la cuiffon, féparer le corps réticulaire avec facilité ; il fe trouve entierement percé, ce qui n'eft pas fi fenfible dans l'homme à caufe de fa fineffe.

M. *Malpighi* eft le premier qui ait parlé de cette partie, & il s'eft toujours fervi de ces mots, *mucofum feu reticulare* ; il femble donc par cette expreffion qu'il fait une différence du corps réticulaire, le regardant comme une fubftance ferme dans certaines parties, tel que dans les animaux ruminans, & que dans l'homme il a reconnu une matiere mucilagineufe répandue fur toute la furface du corps papillaire, qui s'engage entre les mamelons, qu'il appelle corps muqueux ; c'eft ce que l'on démontre par une macération ménagée, ou par la cuiffon que l'on peut donner à une main, à un pied, & à toutes fortes de langues ; mais ce prétendu corps muqueux n'eft

point tel qu'on fe l'eft imaginé, car cette matiere mucilagineufe n'eft qu'une lymphe fortie des tuyaux excréteurs des
glandes miliaires qui ont été déchirées par la macération,
par la cuiffon, enfin par la contraction qui arrive au tiffu de
la peau & aux mamelons ; il n'eft donc pas probable de croire
que ce que *Malpighi* & ceux qui l'ont fuivi ont appellé corps
muqueux, foit capable de former un réfeau propre à foutenir
les mamelons ; l'expérience fait voir que dans l'état naturel
le corps de la peau, le corps papillaire, le corps réticulaire
& l'épiderme dans l'homme font fi étroitement unis enfemble, qu'il eft impoffible de les pouvoir diftinguer les uns des
autres ; il ne fe trouve donc point de matiere mucilagineufe
entre ces parties, par conféquent le corps muqueux eft imaginaire tant dans l'homme que dans les brutes ; & s'il fe rencontre quelque-temps après la mort une liqueur qui environne
la bafe des mamelons, ce n'eft autre chofe qu'une lymphe
échappée des mamelons & fans confiftance.

L'on ne doit donc admettre pour le corps réticulaire dans
l'homme, que ce différent arrangement irrégulier des filets
membraneux qui s'attachent à l'épiderme & au corps de la
peau, qui entourent les mamelons & les foutiennent jufqu'à
l'épiderme ; ces filets en réfeau unis & entrelaffés les uns aux
autres, forment une gaîne à chaque mamelon, & fe terminent
à la face interne de l'épiderme ; par la connoiffance de cette
nouvelle ftructure, il faut que la furface extérieure de l'épiderme fe trouve plus ou moins inégale & garnie de poils.

Les fillons, les lignes & les différentes figures qui réfultent de leurs entrelaffemens, n'y contribuent pas peu ; les endroits où le corps réticulaire eft plus apparent dans l'homme,
fe remarquent principalement à la paume de la main, le long
des doigts, & aux pieds, par l'épaiffeur de plufieurs couches dont
l'épiderme eft formé.

Il n'en eft pas de même dans toutes les autres parties du
corps où l'épiderme eft très-fin & délié ; fon union avec le
corps réticulaire eft fi intime, qu'on ne peut les féparer
l'un fans l'autre ; cette féparation prouve bien que le corps
réticulaire exifte dans l'homme, mais il eft plus difficile à
voir, & différent de la ftructure de celui des animaux où il eft
très-diftinct, & les mamelons font très-fenfibles. Cette diffi-

culté a été fans doute la raifon pour laquelle ceux qui font
des démonftrations publiques & particulieres, ont eu recours
à l'Anatomie comparée pour fe rendre plus intelligibles, &
pour faire connoître que ce qui eft fenfible dans les animaux,
eft difficile à faire voir dans l'homme, quoique la ftructure
ne différe que du plus ou moins.

Nous pouvons avec certitude avouer que le corps réticulaire qui a été connu par nombre de fi grands hommes, exifte,
& que plufieurs Anatomiftes modernes font tombés dans l'erreur par le peu d'examen qu'ils en ont fait. La différence de
celui de l'homme eft qu'il eft moins épais, & que les trous en
font plus fins & plus déliés.

Secondement, le corps réticulaire de la langue des ruminans, fupérieurement eft occupé par les racines des mamelons
cartilagineux, dont la furface de l'épiderme eft garnie, & inférieurement il reçoit les extrémités des mamelons dont toute
la furface tendineufe de la langue eft parfemée. Cette defcription fait bien voir que le corps réticulaire dans les ruminans
& dans la patte de nombre d'animaux, fait un corps qui peut
être féparé des parties avec lefquelles il eft étroitement uni ; les
trous font affez réguliers, il eft épais, il a de la confiftance,
mais dans l'homme il eft irrégulier, large en des endroits,
fin & délié en d'autres, & grenu, comme on peut le voir.

De l'Epiderme.

Il eft regardé comme une membrane mince, polie & tranfparente à la vue, & quoiqu'il foit beaucoup plus fin que les
autres parties de la peau, il eft beaucoup plus ferré ; l'on ne
fçauroit découvrir dans fon étendue s'il entre des filets dans
fa compofition, c'eft ce que je n'ai pû diftinguer ; cependant fes parties font intimement liées, mais elles le peuvent
être fans tiffure, c'eft-à-dire, fans fibres ; il couvre exactement toute la membrane réticulaire à laquelle il eft fi étroitement uni, qu'on ne peut l'en féparer que très-difficilement,
& même cela eft impoffible dans l'homme ; cependant dans certaines maladies où il furvient un défaut de tranfpiration avec
démangeaifon, au bout de quelques jours l'épiderme fe fépare
en écailles dans les perfonnes âgées ; fi cela arrive à un fujet

d'un certain âge, les mamelons qui font fouples & flexibles fourniffent un fluide pour fa régénération ; l'on a vu très-fouvent l'épiderme & le corps réticulaire fe féparer enfemble dans les jeunes gens, fur-tout dans des maladies de la peau.

On fépare ces deux membranes par le moyen du feu ou de l'eau chaude ; dans le corps vivant elles fe féparent plus aifément, foit par le feu ou par les véficatoires ; mais le meilleur moyen, c'eft la macération dans l'eau, dont les molécules fe gliffant entre le corps réticulaire & le corps capillaire, font qu'elles s'en féparent facilement ; c'eft auffi par cette même macération qu'on peut féparer ces membranes de la main & des doigts dans tout leur entier avec les ongles, de même qu'au pied, comme je l'ai démontré, il y a plus de cinquante ans, dans mes exercices tant publics que particuliers.

La furface extérieure de l'épiderme paroît inégale, percée de poils, &c. Quand l'épiderme fe fépare de lui-même de la peau, & fans aucune caufe étrangere, c'eft un figne certain qu'il y a de la difpofition à la mortification, & ce décolement de l'épiderme fe fait par l'action & l'infinuation des fucs corrofifs qui font le levain de la gangrene ; le corps réticulaire l'accompagne.

Dans quelques animaux la membrane réticulaire & l'épiderme font fi étroitement unis, qu'on a de la peine à les féparer ; dans la plûpart la furface de leur épiderme paroît grenue comme du chagrin, & chaque grain eft cave & fert de gaîne à un mamelon ; cela fe voit clairement dans l'épiderme de l'éléphant, & dans celui qui couvre cette partie des pattes fur laquelle les chiens, les ours, les chats & autres femblables animaux s'appuyent en marchant.

Dans l'éléphant la membrane réticulaire eft fort épaiffe en certains endroits, & compofée de plufieurs cornets ou gaînes ; chaque cornet eft formé de trois autres, & quelquefois de quatre ; ils font difpofés de maniere que les plus petis font enchâffés dans les plus grands ; le plus extérieur eft le plus long & le premier formé ; ce font des efpéces de cônes.

Tous ces cornets ne fe touchent qu'à leur bafe, & ils font dans tout le refte féparés les uns des autres ; c'eft ce qui rend la furface de la peau de cet animal fort rabotteufe & comme pleine de gerfures & de rides.

Dans

Dans les chiens & dans les autres animaux dont nous avons fait mention, ces cornets font plus unis ; cependant après une longue & forte macération, on peut les féparer les uns des autres, comme ceux de la peau de l'éléphant.

Dans l'homme l'on voit qu'aux endroits où l'épiderme & la membrane réticulaire font fort épais & comme calleux, ils font auffi compofés des plufieurs couches qui fe féparent aifément par la fimple macération ; chaque couche paroît être un prolongement de ces deux membranes : telle eft la difpofition de la membrane réticulaire & de l'épiderme dans quelques perfonnes à la plante des pieds, aux genoux & aux mains. On peut dans ces endroits les couper & les divifer en plufieurs couches, fans leur faire aucune douleur, mais on leur en caufe une très-vive, dès qu'on approche de la couche la plus intérieure, dans les cavités de laquelle la pointe des mamelons qui ont confervé leur molleffe, fe trouve immédiament renfermée.

Au bout des lévres, c'eft-à-dire, dans leur partie rouge & vermeille, les éminences de la peau changent de figure, car au lieu d'être pyramidales, la peau eft toute parfemée de filets nerveux extrêmement fins, déliés & très-longs, qui ne font recouverts que de ces membranes qui font très-minces ; il ne faut donc pas s'étonner fi cet endroit des lévres eft d'un fentiment fi exquis ; ce font comme deux fentinelles qui veillent à la confervation des parties renfermées dans la bouche.

On voit par cette defcription que la peau eft compofée de quatre parties ; premiérement, du tiffu qui en fait proprement le corps, ainfi qu'il a été dit ; en deuxiéme lieu, des mamelons ou pyramides pofés & implantés dans ce tiffu ; troifiémement, du corps réticulaire dont les filets embraffent entiérement chaque mamelon, depuis leur bafe jufqu'à leur fommet, ce qui le confond avec l'épiderme. L'épiderme couvre à fon tour la membrane réticulaire & les pointes de tous les mamelons, & par conféquent toutes les autres parties de la peau.

Les différens noms que les artifans donnent aux peaux par rapport aux ouvrages auxquels elles doivent être employées, nous aident à connoître leur ftructure & les ufages auxquels la nature les a deftinées. Ce qu'ils appellent la fleur de la peau ou canepin, n'eft que l'épiderme & la membrane réticulaire

Tome I.   O o

unis enfemble. Ils donnent le nom de nerf au refte de la peau, lequel eft compofé du tiffu & des mamelons.

Quand ils veulent que le cuir dure plus long-temps, & qu'il puiffe être moins pénétré d'eau, ils lui laiffent fa fleur ; c'eft pourquoi les cordonniers qui en employent pour des femelles, mettent toujours le côté de la fleur en dehors ; & quand les ouvriers veulent que la peau foit fort fouple, ils lui ôtent fa fleur, & n'en confervent que le tiffu ; cela fe voit aux cuirs de Hongrie ; à ceux de bouc, de mouton, dont on fait plufieurs ouvrages, & pour en augmenter la foupleffe, ils la font tremper dans l'huile & le fuif.

La peau eft parfemée d'un nombre prodigieux de vaiffeaux qui forment un lacis réticulaire ; ces vaiffeaux de même que les nerfs, naiffent de différens endroits, fuivant les différentes parties du corps.

A l'égard des nerfs, la peau de la tête & de la face, par exemple, reçoit fes filets de nerfs de plufieurs rameaux qui viennent de plufieurs branches, lefquelles appartiennent ou aux trois branches de la cinquiéme paire, ou à la portion dure du nerf auditif, & à la premiére & feconde vertebrale du col.

A l'égard des vaiffeaux fanguins, on obferve qu'ils ne fe diftribuent qu'au tiffu de la peau & à fes mamelons, ce que l'on reconnoît par les injections d'une matiere très-fluide & colorée ; car tandis que ces deux parties de la peau paroiffent rouges & auffi enflammées que dans l'éréfipéle le plus ardent, parce que tous les lacis de vaiffeaux font remplis de la matiere rouge qu'on y a feringuée, l'épiderme & le corps réticulaire paroiffent blancs ; on n'y peut découvrir aucuns vaiffeaux quoique l'injection ait réuffi parfaitement ; cependant il eft à croire qu'ils font traverfés par des vaiffeaux lymphatiques ar-tériels & veineux qui fe terminent à l'extrémité de l'épider-me, puifque la liqueur dont on injecte, fort comme une efpéce de rofée, fur toute la furface de la peau, fans être colorée.

Cette obfervation peut nous donner lieu d'éclaircir ce qui concerne la formation & la régénération de l'épiderme & du corps réticulaire ; premiérement, comme ils n'ont point de vaiffeaux, il s'enfuit qu'ils ne fe nourriffent pas comme les autres parties d'un fuc qui leur foit fourni immédiatement par les vaiffeaux fanguins, mais par les lymphatiques, & le fuc qui leur eſt fourni par les mamelons. Deuxiémement, on obſerve que quand l'épiderme & le corps réticulaire ont été ſéparés du reſte de la peau par une brulure ou par une affection éréſipélateuſe, toute la partie de la peau qui a été dépouillée ſe recouvre peu de temps après d'une nouvelle ſurpeau toute ſemblable à la premiere, & l'on voit ſuinter de toute la ſurface de la peau d'une maniere fort ſenſible, une lymphe blanche & mucilagineuſe d'un gout ſalin, qui en s'endurciſſant peu à peu, forme cette premiere couche ; à cette premiere couche s'en joint une autre, puis une troiſiéme & ainſi de ſuite ; par cette application ſucceſſive de pluſieurs couches les unes ſur les autres, & leur union intime, il ſe forme une ſurpeau & un corps réticulaire nouveau, que l'attouchement de l'air & des objets extérieurs contribuent beaucoup à endurcir.

L'épiderme étant formé dans le fœtus avant la naiſſance, l'air contribue peu à ſa formation, ce qui eſt différent de ce que l'on vient de dire à l'occaſion de ſa régénération.

Cette explication eſt conforme à la penſée de *Veſale* & de *Falloppe*, qui ont regardé l'épiderme comme la fleur de la peau.

De plus, on remarque cette différence entre le tiſſu de la peau, le corps réticulaire & l'épiderme ; que ſi ce tiſſu vient à être emporté ou conſumé par une plaie ou une brulure, il ne ſe réunit jamais que par une cicatrice qui commence toujours par les bords de la plaie, en allant de la circonférence au centre, & dont il reſte toujours quelque trace ; au lieu qu'on n'en voit aucune dans la régénération du corps réticulaire & de l'épiderme qui ſont toujours continus, laquelle ſe fait également & en même-temps dans le milieu comme dans les bords.

De ces obſervations il s'enſuit que l'épiderme & le corps réticulaire ſont formés par addition, ou, pour parler comme les anciens, par juſtapoſition, de même que les ongles ; l'on fera cependant attention que l'ongle eſt parſemé de vaiſſeaux en très-grande quantité.

L'on peut donc préſumer que l'épiderme & le corps réticulaire tirent leur naiſſance de la lymphe qui eſt fournie par les mamelons & les lymphatiques, & qui s'épanchant tout au

tour, s'y fige & prend la forme de réfeau qui remplit exactement tous les intervalles qui font entre les mamelons ; l'on
voit par-là que l'épiderme fait corps avec le réfeau, & que,
fuivant la différente configuration des mamelons, le corps réticulaire doit changer de forme ; c'eft ce qui eft confirmé par
l'expérience & par les obfervations qu'on peut faire fur les
cornes des animaux, fur celles des pieds des chevaux & fur les
coquilles des limaçons ; il paroît auffi par cette explication
que l'épiderme & le corps réticulaire font abfolument infenfibles, & que la peau qui en eft dépouillée doit être toujours
moite, tant par le fuintement de la lymphe mucilagineufe
qui découle des mamelons, pour leur réparation, que par celui
de l'humeur qui fait la fueur, quelques-uns des conduits excrétoires ayant été rompus par le déchirement de ces membranes : cependant cette humeur ne doit jamais être fanguinolente, que les vaiffeaux fanguins des mamelons n'aient été of-
fenfés.

Quelques-uns croyent que l'épiderme n'eft autre chofe que
la derniere fuperficie de la peau, dont les petits vaiffeaux &
les filets nerveux ayant été comprimés tant par l'air que par
les corps environnans, fe trouve privée de toute nourriture &
de toute humidité, ce qui fait qu'elle fe defféche, fe durcit,
qu'elle devient infenfible, & qu'on peut la féparer fans beaucoup de peine, parce que prefque tous les liens qui en fai-
foient l'union avec le refte de la peau, font defféchés & ruinés ;
d'autres prétendent qu'elle eft formée par l'épanouiffement
des mamelons, & d'autres par celui des conduits excrétoires
de la peau même ; comme la furface extérieure de l'épiderme
eft ordinairement unie à la vue & inégale à la loupe, elle eft
toujours imbibée de l'humidité huileufe que les glandes cutanées lui fourniffent, comme nous le dirons dans la fuite : tout
cela donne à la peau la poliffure qu'on y remarque, particuliérement dans la jeuneffe, dans les perfonnes graffes, &c.

L'épiderme & le corps réticulaire ne faifant pour ainfi dire
qu'un corps très-mince & tranfparent, on voit à travers la
couleur de la peau qui en eft recouverte, laquelle eft différente, fuivant les différens tempéramens & les différens climats.

Dans la peau des mores l'épiderme & le corps réticulaire

font de couleur ardoiſée ; cette couleur en eſt inſéparable ; dans
les injections les plus fines & les plus ſubtiles, il n'a jamais
paru aucuns vaiſſeaux à ces membranes, quoique la liqueur
tranſpirât par les pores de la peau ; il eſt vrai que la couleur
ardoiſée peut s'effacer, comme on le voit dans la paume de
la main & à la plante du pied, ce qui n'eſt occaſionné que par
le frottement continuel auquel les mains & les pieds ſont expoſés, & par les différentes couches dont le corps réticulaire
& l'épiderme ſe trouvent compoſés.

Lorſqu'on laiſſe macérer de la peau d'un more, l'on voit
que l'épiderme & le corps réticulaire ſe ſéparent aiſément,
& toute la ſurface de la peau eſt d'un beau blanc ; ſi au contraire on la fait ſécher pendant un temps, & qu'enſuite on
la mette dans l'eau pour en ſéparer ces membranes, après les
avoir enlevées, toute la partie extérieure de la ſurface de la
peau eſt noire dans toute l'étendue, & à peine malgré la macération peut-on la détruire. Il y a lieu de croire que l'humeur
qui donne la couleur au corps réticulaire & à l'épiderme eſt
fournie par les mamelons, d'où il arrive que par la ſéchereſſe
cette même humeur n'a pu pénétrer les enveloppes extérieures, & qu'elle ſe fige & ſe condenſe.

L'on croit communément que la peau eſt fendue aux yeux,
aux narines, à la bouche, aux oreilles, au fondement, & en
pluſieurs autres endroits ; cependant il eſt certain qu'elle n'eſt
point fendue, mais qu'elle rentre au-dedans de toutes ces cavités, & qu'elle les revêt intérieurement juſqu'à une certaine
hauteur, en s'uniſſant inſenſiblement & intimement aux membranes dont les cavités ſont revêtues.

L'épiderme revêt auſſi la naiſſance des cheveux & des poils,
s'enfonçant du côté de la racine, comme on le voit en dégageant & en renverſant l'épiderme & le corps réticulaire ; il
y a lieu de croire qu'il revêt auſſi l'entrée des conduits excrétoires des glandes cutanées, il eſt percé par ces mêmes
conduits excrétoires & par une infinité d'autres petits pores.

Des Glandes de la Peau.

La peau a ſes glandes particulières qu'on appelle pour ce
ſujet cutanées ; les unes ſont placées au-deſſous de ſon tiſſu, &

les autres y font comme enfermées. Elles font toutes du nombre de celles qu'on nomme conglomerées, foit qu'elles foient petites ou groffes; en effet elles font compofées de plufieurs petits grains joints enfemble par des membranes & des vaiffeaux; chaque grain a fon petit conduit, & comme ils communiquent les uns avec les autres, ils forment par leur réunion un canal excrétoire commun, lequel ayant percé le tiffu de la peau, remonte avec les mamelons par les trous de la membrane réticulaire pour percer l'épiderme par autant de trous qu'il y a de conduits; leurs embouchures qui font très-petites, fe découvrent néanmoins par de petites gouttes d'eau qu'on apperçoit facilement, pour peu que la main fue & foit échauffée. *Malpighi* dit avoir obfervé que les embouchures de ces conduits font garnies de petites peaux en forme de valvules qui s'ouvrent de dedans en dehors; il prétend qu'elles laiffent paffer ou qu'elles arrêtent la fueur, fuivant qu'elles fe bandent ou fe relâchent; cette obfervation n'a pu être confirmée par aucun des Anatomiftes qui l'ont fuivie, & il y a lieu de croire que ce font les petites pellicules dont l'épiderme fe trouve rempli, & qui recouvrent l'entrée des conduits excrétoires, qui ont pu lui en impofer.

Dans la peau qui couvre le bout des doigts, ces embouchures font toujours placées entre les deux rangs des mamelons qui forment les fillons, dont la plûpart font en ondes ou tournés en fpirales dont cette peau eft garnie dans les endroits où il y a des poils; ces tuyaux s'ouvrent ordinairement à la naiffance de chaque poil.

Dans la face l'on voit fortir du conduit même de la glande un petit poil fort court & fin comme un brin de duvet; ces petits poils font des efpéces de pinceaux le long defquels file cette liqueur; ils la retiennent & la répandent dans le voifinage; la ftructure de la caroncule qui eft nichée au grand coin de l'œil démontre cet ufage; les poils qui font au-dedans des poches du caftor & de la civette en font auffi des preuves. Aux poils qui compofent la mouftache du chien & du chat, & aux piquans du porc-épic & du hériffon, l'entrée de chaque gaîne du poil eft entourée de plufieurs petites glandes dont les conduits s'ouvrent ou à la naiffance du poïl, ou à celle du piquant; le fuc huileux qui découle de ces glandes, fert à en-

tretenir la foupleffe des poils & des piquans, fans quoi ils
fe deffécheroient par trop, & fe fendroient en plufieurs petits
filets ; les glandes miliaires & les oignons des poils font très-
fenfibles dans le mufle du bœuf, les glandes font de la couleur de celles qui fe voyent dans la peau du conduit de l'o-
reille, pareillement elles font très-vifibles dans les lévres du
cheval, mais leur couleur eft blanche & un peu ovale en
figure.

Les glandes cutanées ou miliaires que l'on découvre dans
l'homme, ne différent prefqu'en rien de leur ftructure ; toute
la différence que l'on peut en faire, eft qu'il s'en trouve qui
font très-molles, comme celles qui tapiffent tout l'intérieur
des conduits des oreilles, celles du prépuce & des grandes
lévres ; il y en a qui font raffemblées en tas.

Les glandes confiderées par rapport à leurs ufages & à la
liqueur qu'elles féparent, peuvent fe réduire en cinq efpéces ; celles de la premiere efpéce filtrent & féparent une liqueur graffe & onctueufe qui fe fige en pommade, telles font
les glandes du nez, du prépuce, des parties extérieures de la
femme, du fcrotum, celles de l'anus, du périnée & des aînes ;
La feconde efpéce comprend les glandes dont toute l'étendue de la peau de la tête eft garnie, & celles du derriere des
oreilles & de la face, dont la liqueur dans l'état naturel eft une
lymphe vifqueufe & comme huileufe ; les glandes de la troifiéme efpéce garniffent toute la circonférence des cartilages
qui bordent les paupieres, & fourniffent la matiere de la chaffie ; la quatriéme efpéce comprend celles dont la peau qui tapiffe les conduits des oreilles fe trouve parfemée ; la matiere
qui en fort eft jaunâtre & d'une faveur amere ; la cinquiéme
efpéce de glandes renferme toutes celles qui font difperfées
dans le refte de la peau en général, qui outre l'ufage qu'elles
ont de fournir & d'aider à la fueur, fervent principalement
à l'infenfible tranfpiration.

Outre ces glandes cutanées, il fe trouve fous chaque aif-
felle un peloton renfermé dans le tiffu cellulaire ; ce font des
glandes particulieres. Ce peloton fe divife & fe fépare en lobes difperfés dans le corps graiffeux ; la ftructure de ces petits corps glanduleux eft très-finguliere ; ce font des petits
tuyaux cryftallins qui les compofent, imitans par leurs con-

tours, à peu près la structure des tuyaux des testicules ; l'usage de ces glandes, eu égard à la structure, est différent de celui des glandes cutanées ; il n'y a pas lieu de douter qu'elles filtrent & séparent de la masse du sang cette liqueur fluide qui humecte en si grande quantité la peau des aisselles & les poils dont elles sont garnies ; de plus on observe qu'elle a une odeur très-forte, qu'elle tache & gomme pour ainsi dire le linge, sur-tout dans certaines personnes.

Des Ongles.

Comme l'ongle est une production de quelques-unes des parties de la peau, je vais en faire une légere description avant que de parler des usages des parties de la peau & de ses glandes.

L'ongle est enchâssé dans une espéce de fossette sémilunaire formée par un repli de la peau qui la couvre, & qui revêt la partie convexe de la derniere phalange.

L'ongle est composé de deux parties ; la plus extérieure est dure, polie, transparente, & tient de la nature de la corne ; la plus intérieure conserve toujours quelque mollesse.

Ces deux parties de l'ongle sont formées par un prolongement des mamelons de la membrane réticulaire & de l'épiderme, ce qu'on reconnoît aisément en séparant l'ongle, car l'on voit pour lors sortir de sa partie interne plusieurs mamelons, ou plutôt des filets nerveux qui y étoient comme enchâssés.

Ces mamelons changent de forme dès leur naissance, & s'allongent en filets pour s'accommoder à la figure du corps réticulaire & de l'épiderme qui sont sous l'ongle ; voici dans quel ordre ces parties sont arrangées.

L'on voit naître de la peau qui est sous la racine de l'ongle, une rangée de mamelons qui, au lieu de s'élever perpendiculairement sur le tissu de la peau, comme ils sont partout ailleurs, s'inclinent & se prolongent vers le bout du doigt, s'enferment dès leur naissance dans les membranes susdites, lesquelles ont déja commencé à se prolonger, & forment là comme autant de petites gaînes dans lesquelles ces mamelons sont engagés : sous cette premiere rangée il s'en

forme

forme une autre un peu au-delà, puis une autre un peu plus loin, & ainſi conſécutivement juſqu'à l'endroit où l'ongle abandonne la peau.

L'ongle eſt donc compoſé de pluſieurs couches de mamelons enfermés dans des gaînes diſpoſées par différens étages; les uns & les autres ſe durciſſent, & prenant une nature cornée, ſe continuent & s'allongent juſqu'au bout du doigt où les différentes rangées ou couches s'aſſemblent & s'uniſſent étroitement; ainſi il ne faut pas s'étonner ſi l'ongle eſt plus dur & plus épais vers ſon extrémité que vers ſa racine, puiſque c'eſt à cette extrêmité que ſe fait la réunion de toutes ſes couches; la plus extérieure eſt la plus longue de toutes & la premiere formée : les fibres de l'ongle ſe prolongent ordinairement au-delà du bout du doigt, où la ſubſtance de l'ongle étant entiérement endurcie, & les pointes des éminences nerveuſes tout-à-fait deſſéchées, tant par l'attouchement de l'air, que par le froiſſement des objets du toucher, cette partie de l'ongle devient inſenſible, ce qui fait qu'on peut la couper & rogner ſans douleur, de même que ſa partie la plus extérieure; mais ſitôt qu'on approche de la partie de l'ongle qui eſt au-deſſus, & la plus voiſine de la peau, on ſent une douleur très-vive.

On explique facilement par cette ſtructure de l'ongle comment les taches qui s'y forment paſſent de ſa racine vers ſon extrêmité; car la couche qui commence, par exemple, à la racine de l'ongle, & qui s'avance de plus en plus par un mouvement imperceptible, en couvrant les autres couches qui ſont au-deſſous, porte avec ſoi dans toute la longueur de l'ongle la tache qui lui eſt ſurvenue en quelqu'endroit.

On explique auſſi comment l'ongle ſe régénére, & pourquoi, quand il ſe ſépare, il ſe forme d'abord tout entier, de même que le corps réticulaire & l'épiderme, & pluſieurs autres phénoménes qui regardent cette matiere. Ce que nous avons dit fait voir que les ongles ſont fortement attachés au bout des doigts, & qu'ils n'y tiennent pas ſeulement par les couches des mamelons qui viennent de leurs racines, mais encore par celles qui naiſſent des autres endroits de la peau qui eſt ſous le reſte de l'ongle; c'eſt pourquoi il y a lieu d'admirer avec quel ſoin le bout des doigts qui eſt ſi délicat, &

*Tome I.*P p

qui eſt expoſé à tout moment au choc des autres corps, a été muni des ongles comme d'une eſpéce de bouclier, pour réſiſter à leurs efforts; & comme ils ne ſervent pas ſeulement à affermir le bout des doigts, mais qu'ils ſont encore deſtinés à d'autres uſages qui font qu'ils s'uſent, c'eſt pour cette raiſon qu'ils croiſſent continuellement.

Des Rides de la Peau.

Lanciſi, qui a donné au public pluſieurs Traités où ſon eſprit & ſa ſcience paroiſſent également, prétend que ces lignes qui paroiſſent dans la paume de la main, ont été originairement formées par la ſituation que la main garde dans les premiers temps, lorſque le fœtus contenu dans le ſein de ſa mere a les poings fermés, & que la diverſité de ces lignes eſt l'effet des différens mouvemens que le fœtus a donné dans ce temps-là à ſa main, la ſerrant en pluſieurs façons, & la pliant plus ou moins, & en changeant ou continuant la ſituation plus ou moins de temps.

Il n'en eſt pas de même des pieds, quoique leur ſtructure approche de celle de la paume de la main, les doigts ſont trop courts, & la longueur du métatarſe met encore un autre obſtacle à leur mouvement; delà vient que ne pouvant pas ſe tourner ſi fort dans le fœtus, ils reçoivent par conſéquent beaucoup moins de traces ſur leur peau; ils ne ſont pas non plus propres aux ouvrages dans les adultes

On peut, ſuivant la remarque de *Lanciſi*, réduire ces lignes de la main à trois claſſes principales; les unes qui ſont profondes & bien marquées, & dont les plus longues ne paſſent pas, à ce qu'il prétend, le nombre de quatre; d'autres plus nombreuſes, plus courtes, moins profondes & diverſement entre-coupées; & enfin d'autres encore d'une troiſiéme eſpéce plus légeres que les précédentes, ou qui ne paroiſſent preſque point.

De ces différentes ſortes de lignes, cet Auteur tire des conſéquences fort ingénieuſes & fort naturelles en même-temps pour diſcerner le tempérament des perſonnes en qui elles ſe voyent: il commence par cette réflexion; qu'autant que la raiſon & la religion nous éloignent de la folle opinion

de ceux qui s'imaginent de pouvoir prédire ce qui doit arriver aux hommes par l'examen de ces lignes qui se rencontrent dans leurs mains, autant l'amour de la vérité doit nous
porter à ne pas négliger les connoiſſances utiles que nous fournit ce même examen pour diſcerner les divers tempéramens
dont la cauſe phyſique ſe doit prendre, tant de la diverſe
ſtructure des parties ſolides, que de la nature particuliére des
fluides de notre corps; ces lignes & ces traits pouvant nous
donner des lumiéres pour découvrir les diſpoſitions ſingulié-
res tant du corps que de l'ame, avec leſquelles elles ont un
rapport plus eſſentiel qu'on ne le croit ordinairement. Voici
comment.

Les lignes de la premiere eſpéce qui ſont les plus profondes
de toutes & les plus égales, ont été produites à l'occaſion
du ſommeil tranquille dont jouiſſoit l'enfant renfermé dans
la matrice, lequel ayant les mains aſſez fortement ſerrées, ne
les changeoit jamais de ſituation, ou s'il leur en donnoit quelquefois une autre, il ne les y laiſſoit que fort peu de temps,
& les remettoit bien-tôt après dans celle qu'elles avoient
d'abord.

A l'égard des lignes entre-coupées & plus légeres, qui ſont
celles de la deuxiéme eſpéce, elles viennent, ſelon le même
Auteur, de ce que le fœtus étant inquiet & agitant auſſi ſouvent ſon petit corps, a auſſi remué très-fortement ſes mains,
tantôt les ſerrant & les ouvrant, tantôt les tournant de divers côtés, & les ſerrant fortement, d'où il eſt arrivé qu'elles
n'ont pas repris aiſément la même ſituation, attendu les différens tours & les mouvemens divers qu'il leur a donné.

Enfin il y en a d'autres qui étant d'un caractere oppoſé à
celui-ci, ont rarement plié leurs mains dans le ſein de leur
mere, & les ont ſerrées d'une maniere plus foible & plus
languiſſante, ce qui fait qu'il n'y a preſque point de lignes
tracées deſſus.

En pourſuivant ce raiſonnement on reconnoît aiſément
d'où a pu dépendre cette différence de mouvemens dans les
fœtus; ſans doute ceux qui ont été dans un repos paiſible,
n'y ſont demeurés que pour les raiſons ſuivantes. Il a fallu premierement que leurs ſucs fuſſent d'une douce volatilité, &
aſſez temperés pour n'y cauſer aucune irritation. Deuxiéme-

ment, les parties ont dû avoir une fermeté en quoi confiste leur force, & la main a dû être d'une parfaite conformation. Enfin l'efprit de la mere aura été tranquille & exempt d'agitations & de paffions, l'enfant par conféquent n'a été éveillé & tiré du profond repos que très-rarement, la main a donc été plus conftamment & plus long-temps ferrée; ainfi ces lignes en font devenues plus profondes, plus longues & plus égales.

Ce font des caufes toutes contraires à celles-là qui ont obligé d'autres enfans à ouvrir dans ces premiers temps leurs mains très-fréquemment, & à les plier en beaucoup de fens différens, & l'on juge fans peine que leurs fucs étant trop âcres & deftitués de cette douceur balfamique qui produiroit la tranquillité des premiers, ils ont été forcés de fe mouvoir par les irritations que la mauvaife qualité de ces fucs leur caufoit à tous momens, & que ces mouvemens étoient plutôt l'effet d'une agitation convulfive, que du reffort & du jeu naturel des parties; ou bien l'on peut penfer qu'ils auront été tourmentés par la violence des paffions de leur mere; c'eft pourquoi la fituation de leur main ayant prodigieufement variée, il s'y eft formé beaucoup de lignes les unes fur les autres, le plus fouvent fort courtes, & prefque fuperficielles; à l'égard de ceux en qui la paume de la main n'ayant point été ferrée, n'a reçu aucunes traces, ou du moins que de très-rares & de très-légeres, il eft à croire que dans les fœtus de cette efpéce, les liqueurs n'avoient guere de vivacité, & que les parties folides avoient très-peu de reffort, ce qui a rendu ces fœtus très-pareffeux à ouvrir une de leurs mains, ou même toutes les deux.

On voit aifément par ce qui a été dit, comment on peut par ces lignes juger du tempérament & même des inclinations; ainfi ceux dont les mains n'ont point de traces, ou n'en ont qu'en très-petit nombre, feront cenfés avec raifon être peu propres aux travaux, & cela à caufe de la foibleffe des nerfs & de l'engourdiffement des mufcles.

Pour ceux en qui les principales lignes fe trouveront bien formées & le moins entre-coupées, la bonne qualité des fucs & la ftructure réguliere des parties qu'elles nous défignent, nous donnent lieu de juger que leurs inclinations doivent être par une suite naturelle plus louables & plus heureuses ; au contraire de ceux en qui les lignes entre-coupées & irrégulieres procédant d'une qualité toute oppofée dans les liqueurs, & d'une mauvaise conformation de parties, font croire qu'ils n'ont en partage que des penchans déréglés ; & si les animaux deviennent tous différens de ce qu'ils étoient lorsqu'ils font disciplinés, si la culture & la transpiration donne aux arbres une nature toute autre, comme on le voit tous les jours, à plus forte raison les hommes pourront-ils par art & par effort prendre des sentimens oppofés à ceux que la nature leur avoit infpirés d'abord.

Comme les enfans ferrent leurs mains en différentes manieres, on ne doit pas être surpris que les lignes de la main droite ne répondent presque jamais exactement à celles de la gauche, car il n'arrive presque point que dans le même fœtus l'une des deux mains foit pliée dans la même situation, avec le même dégré de compreffion, & auffi long-temps que l'autre, & malgré la parfaite reffemblance des sucs qui les arrofent toutes deux, il n'eft pas commode pour le fœtus de ferrer l'une & l'autre dans une situation femblable ; l'ouverture des femmes mortes enceintes a donné lieu d'obferver dans les fœtus cette différence de plis & de situation des deux mains.

Quelquefois la peau paroît inégale comme du chagrin, ce qu'on appelle communément peau d'oye ; il y a lieu de croire que cette difpofition dépend du gonflement de fes mamelons, dont les pointes foulevent l'épiderme ; ce gonflement eft caufé par l'interruption du cours des liqueurs qui les arrofent, qui vient très-fouvent du froid.

Quelquefois auffi c'eft un défaut naturel ; cette inégalité peut encore être caufée par le gonflement des glandes miliaires, comme cela fe voit dans les nez boutonnés.

Il faut toujours fe fouvenir que nous parlons ici d'une caufe purement naturelle, fans avoir égard à ce qui peut arriver par la fuite à l'occafion des agents qui dérangent l'ordre de la nature ; car les lignes de la main peuvent, par exemple, s'effacer tous les jours par le travail qui produit des cals, bande & durcit l'épiderme de maniere qu'il n'y peut plus avoir aucun fillon, ni aucun enfoncement ; il peut auffi dans les adultes fe former par beaucoup de caufes des rides & des traces nouvelles, quoique le fœtus en ait été dans les premiers temps dépourvu: c'eft pourquoi quelque vraifemblables que puiffent paroître ces conjectures, il ne faut pas en tirer des conféquences trop abfolues, mais s'en tenir à ce correctif fi fage & fi néceffaire.

Des Cheveux & des Poils.

Les cheveux font des efpeces de plantes qui croiffent uniquement à la tête de l'homme, & l'on nomme poils tout ce qui en a la figure dans les différentes parties du corps.

Les cheveux, de même que les poils, font des filets coniques fort fouples, car ils peuvent fe plier en tout fens, un peu tranfparens & capables de reffort.

Deuxiément, ils font compofés de deux parties comme les plantes, fçavoir, d'une racine & d'une tige plus ou moins longue.

Troifiémement, leur racine eft revêtue de plufieurs enveloppes qui forment une efpece de tumeur de figure ovale, quelquefois plate & mouffe en forme de bulbe ou de petit oignon, lequel eft caché dans la peau, & le plus fouvent implanté dans la graiffe.

Il arrive des changemens aux cheveux, ce qui fe voit par leurs différentes couleurs, par l'âge & même par les maladies, & ils font diftingués de ce qu'on appelle poils, en ce qu'ils croiffent extraordinairement dans quelques perfonnes; cependant la ftructure des uns & des autres eft la même, & ils ne different en rien pour ce qui regarde leur nourriture & leur accroiffement; les Anatomiftes ont confondu les poils des mouftaches de certains animaux, mais l'on fera voir la différence qu'il y a par rapport aux oignons où leurs racines prennent naiffance.

Pour examiner la ftructure des cheveux, il faut faire une incifion à la peau de la tête jufqu'au corps graiffeux; les unes pénétrent plus avant que les autres.

Ce que l'on nomme oignon ou bulbe aux cheveux, & qui en eft la vraie racine, comme il a été dit, n'eft autre chofe qu'une petite tête noire, molle, flexible, qui fe courbe quelquefois, reſſemblante à la petite éminence noire que l'on re-marque à l'extrêmité de chaque corne d'un limaçon. Au-deſſus de cette petite tête, la racine du cheveu eſt plus ou moins claire, tranſparente, ce qui dépend de la couleur, & paroît creuſe ; elle contient une liqueur qui lui eſt fournie par des vaiſſeaux, mais principalement par les arteres lymphatiques ; cependant il ſe voit dans quelques-uns que le vaiſſeau eſt ſan-guin par la couleur que l'on y obſerve avec la loupe.

L'épiderme & le corps réticulaire qui couvre le cuir che-velu ſont très-fins, & preſqu'auſſi déliés qu'à la face ; ces membranes ſont percées de trous très-ſenſibles pour la ſortie des cheveux qui ſont pour l'ordinaire au nombre de trois, quatre, & quelquefois davantage pour un ſeul trou. Ces faiſ-ſeaux de cheveux ſont arrangés différemment.

Si après un peu de macération l'on tire l'épiderme & le corps réticulaire, les cheveux ſortent des trous de la peau où ils ſont enfoncés en forme de gaîne dans leurs racines. Cette gaîne ne paſſe pas au-delà du tiſſu de la peau ; là ſe joint un & quelquefois deux canaux excréteurs faits de la réunion de pluſieurs glandes miliaires qui occupent le centre de la peau ; ils montent le long de cette même gaîne, & ſe terminent à la ſurface de l'épiderme collé au cheveu.

Si la macération n'a pas ſuffiſamment relâché le tiſſu de la peau pour faciliter la ſortie de la racine des cheveux & des glandes en les tirant, alors la racine ſe trouve dépourvue de ſa petite tête ; elle eſt longuette, tranſparente, & diviſée en filets.

On appelle poils tout ce qui ſe fait appercevoir dans le reſte du corps, comme aux ſourcils, les cils, la barbe, ceux des parties de la génération de l'un & de l'autre ſexe, &c. Ils ſont très-nombreux dans quelques perſonnes, ayant pour ainſi dire toute la peau velue, excepté le dedans des mains & le deſſous de la plante des pieds ; c'eſt plus ordinaire aux hommes qu'aux femmes.

Outre ces poils apparens, il s'en rencontre d'autres qui ſont ſi fins & ſi petits, que l'on ne peut les diſtinguer qu'a-vec la loupe, ſur-tout dans les blonds, & dans le ſexe où la peau eſt très-fine, délicate & blanche ; on les nomme poils follets.

Les fourcils, les cils, les poils de la barbe, & tous ceux dont toute la furface de la peau eft garnie, tant dans l'un que dans l'autre fexe, pareillement dans les animaux à poils, ne different par leurs racines de celles des cheveux, qu'en ce que le petit bulbe ou la petite tête noire eft plus tranfparente ; il y en a qui ont la racine allongée en forme d'olive ; d'autres où elle fe trouve divifée en filets, dont quelques-uns paffent au travers des glandes miliaires ; enfin il s'en trouve où les racines font multipliées.

De la ftructure des Poils qui compofent la Mouftache de certains Animaux, & de ceux qui ont leurs racines dans des oignons.

Les poils des mouftaches ne croiffent qu'à une certaine longueur, comme dans le chien, le chat, le liévre, le lapin, le cheval, le bœuf, &c. On excepte les poils de la criniere, & ceux qui garniffent les queues de plufieurs animaux qui croiffent beaucoup.

M. *Soraci*, Medecin ordinaire de Son Alteffe R. M. frere unique du Roi, Docteur de l'Univerfité de Montpellier, & agregé au Collége de Marfeille, qui a travaillé & démontré cette matiere dans ladite Univerfité l'an 1686, dit en parlant des poils des mouftaches, ce qui fuit.

Il faut exclure de cette régle tous les vieux poils de la mouftache des bœufs, chats, loups & autres bêtes femblables ; car il eft très-conftant que ces genres de poils ayant acquis une fois la longueur ordinaire que la nature leur a prefcrit, quand même on les rogneroit, ils ne croiffent jamais plus, ainfi que je l'ai obfervé plufieurs fois, & les fibres qui forment leur racine, s'endurciffent fi fort, qu'à la fin ils s'offifient : il eft vrai que ces mêmes poils étant jeunes, leur racine eft auffi molle & auffi fouple que celle des autres poils ordinaires, parce qu'en la tirant elle s'étend en des longs filets, & après elle fe congele de la même façon qu'il arrive aux boyaux des vers à foye lorfqu'on l'éfile.

Dans un autre endroit il parle des gros poils des mouftaches de certains animaux, où il fait voir qu'ils avoient une ftructure non-feulement bien différente des cheveux des hommes, mais auffi de tous les autres petits poils qui couvrent le cuir de ces mêmes bêtes.

La

La premiere différence qu'il y a entre l'une & l'autre ſtructure, conſiſte en ce que le vaiſſeau lymphatique qui fournit
la nourriture au poil de l'homme, ne s'étend pas tout le long
de ſa tige, vu qu'il le quitte en même-temps que le cheveu
commence à pouſſer hors de la peau.

Cependant ce poil qui eſt la ſeconde différence, ne laiſſe
pas d'être creux depuis la racine juſqu'à l'extrêmité de ſa
tige, tout de même que les ſoies de cochon, à la réſerve de
quelques-uns à qui on n'a jamais coupé le bout, comme il
arrive à ceux des narines, des paupieres & des ſourcils; mais
ſi une fois on leur coupe la pointe, en croiſſant ils viendront
tous creux comme les autres, quoiqu'ils ſemblent ſe terminer
en cône.

L'on ne remarque pas la même choſe dans les poils de la
mouſtache des chats, des bœufs, des chiens, &c; car ce
petit conduit lymphatique s'avance environ un ou deux pouces hors de la peau, & quelquefois davantage; le creux de
ſa tige ne ſuit que la longueur de ce vaiſſeau, & le reſte du
tronc de ce poil eſt tout plein, de même que la tige des
plumes des oiſeaux, de ſorte qu'en coupant un de ces gros
poils un doigt au-deſſus du cuir, on emporte auſſi avec lui
une portion du vaiſſeau lymphatique, ce qui n'arrive point
au poil de l'homme.

La variété de la longueur & de la terminaiſon de ce conduit lymphatique, qui fournit la nourriture au poil de l'homme & au poil de la mouſtache des bêtes, eſt cauſe que le
premier poil étant ſouvent coupé à fleur de peau, il rejette
toujours ſa tige; & celui de la mouſtache des bêtes que nous
avons nommée ci-devant étant une ſeule fois coupé un doigt
au-deſſus du cuir, ceſſe non-ſeulement de jamais plus croître, mais ce qui eſt encore plus ſurprenant, c'eſt que l'extrêmité de ce tronc qui eſt reſté hors de la peau, au lieu de
s'avancer, s'enfle quelque-temps après en forme de tête de
maſſue, le reſte de ſon tuyau lymphatique qui ſuit la tige
le long de ſon creux, ſe remplit tout de ſang, & le tuyau
cryſtallin véſiculeux qui devoit ſeulement enchâſſer en ſoi la
portion de la tige du poil caché dans la peau, croiſſant contre nature, ſort au-delà du cuir, & couvre une partie de ce
poil rogné qui eſt hors de la peau.

Tome I. Qq

L'autre grande différence que je trouve entre le cheveu de l'homme & les poils de la mouſtache des bêtes, c'eſt que les racines des premiers ſont enchâſſées dans des tuyaux criſtallins d'une ſubſtance qui eſt toute véſiculaire, & l'arrangement de ces tuyaux repréſente entierement la figure d'un curieux jeu d'orgues à pluſieurs regiſtres ; mais les racines des poils de la mouſtache des animaux, outre les tuyaux criſtallins véſiculeux, ont de ſurplus une eſpece de bulbe glanduleuſe, laquelle ſemble emboîter le tuyau criſtallin où la racine de ce gros poil eſt immédiatement enchâſſée, & l'arrangement de ces bulbes repréſente une véritable racine de petite chélidoine, qui fait voir tous les petites bulbes qui enchaſſent les poils de la mouſtache entiere d'un lapin.

L'Auteur renvoye à des figures, mais on ne les a pas trouvées dans cette premiere lettre qui a pour titre : *Réponſe à la Lettre écrite par M. Chatellain, Conſeiller du Roy, & célébre Profeſſeur en l'Univerſité de Médecine à Montpellier, &c.*

Pour ſuivre l'ordre de la ſtructure que l'on s'eſt propoſé, nous continuerons par les enveloppes.

La premiere des enveloppes eſt dure & fort épaiſſe : vers le fond de cet oignon il y a une touffe de vaiſſeaux qui en ſont comme la racine ; c'eſt un aſſemblage d'arteres, de veines & de nerfs, dont il y en a pluſieurs qui percent le fond de cette bulbe, les autres ſe diſtribuent ſur toute ſa ſuperficie.

La deuxiéme enveloppe eſt moins épaiſſe & d'une tiſſure plus tendre. Il y a un intervalle aſſez conſiderable entre ces deux enveloppes, lequel eſt rempli d'une ſubſtance ſpongieuſe parſemée d'un million de vaiſſeaux ſanguins diſpoſés d'eſpace en eſpace, de maniere qu'ils forment comme des cercles, d'où naiſſent mille rameaux qui ſe diſtribuent dans cette ſubſtance ſpongieuſe.

C'eſt à cauſe de ce nombre de vaiſſeaux que l'on trouve ordinairement cet intervalle tout rempli de ſang. Cette deuxiéme enveloppe eſt percée dans ſon fond dans l'endroit d'où naît le monticule ; par en haut elle s'unit à la premiere fort étroitement.

Il y a une troiſiéme enveloppe qui eſt très-fine, & qui embraſſe immédiatement toute la racine du poil ; elle touche immédiatement à la deuxiéme ſans aucun tiſſu ſpongieux ; à

ſa naiſſance elle eſt recourbée de même que la racine du poil,
& évaſée de même maniere.

Du fond de cette bulbe ou oignon, c'eſt-à-dire, du fond de
la premiere enveloppe s'éleve un monticule de figure conique,
qui ſert de baſe & de moule à la racine du poil, & qui ſe
termine en un filet qui a plus ou moins de longueur.

Ce monticule & le filet qui en eſt un prolongement, ſont
compoſés de petites cellules membraneuſes très-fines, diſpoſées
les unes ſur les autres en forme de ſoupapes, c'eſt-à-dire,
qu'elles permettent à la liqueur qui les remplit de monter,
mais non pas de deſcendre.

Par l'injection d'une couleur colorée pouſſée dans les arteres, toutes les cellules ſe rempliſſent, & l'on y découvre un
lacis de vaiſſeaux merveilleux.

La racine du poil eſt recourbée & évaſée pour s'enchâſſer
dans le monticule dont on vient de parler, & le filet qui eſt
un prolongement, ſe continue le long de la cavité qui eſt dans
le milieu de la tige ; le bas de cette racine ainſi figuré, eſt
tendre & ſouple.

La tige du poil perce la peau. Elle eſt compoſée de pluſieurs fibres qui s'étendent ſuivant la longueur, & qui font un
jet uni comme un jonc. Il eſt aiſé de faire voir que ces fibres
ont cette direction par la fourchure des cheveux, ſur-tout par
celles des ſoies de ſanglier dont la pointe eſt ordinairement
partagée en trois ou quatre filets, car ſi l'on tire un de ces filets, on le ſéparera d'un bout à l'autre ſelon toute ſa longueur,
à peu près comme un brin de baleine.

Cette tige va toujours en diminuant comme celle des plantes ; elle eſt creuſée comme celle des plumes , & remplie d'une
moëlle dont on a parlé. Il n'y a pas d'apparence que la cavité
de la tige s'étende juſqu'à la pointe. Chaque filet dont cette
tige eſt compoſée eſt creux, l'épiderme & le corps réticulaire ſe réfléchiſſent en dedans pour embraſſer la naiſſance
de la tige du poil, & il ſemble qu'ils s'uniſſent à la troiſiéme
enveloppe. Il ſeroit difficile de vérifier cette ſtructure dans
les cheveux de l'homme. On a vérifié que leur racine eſt implantée dans le corps graiſſeux. Les racines des poils du ſcrotum étant enlevées avec l'épiderme & le réſeau, ſont belles à
voir, & méritent d'être obſervées, en ce qu'il s'en trouve qui

Q q ij

font attachées aux glandes dont la peau du fcrotum eft parfemée, & cela indifféremment ; ces mêmes racines vues par-
dedans fur le réfeau, font un entrelaffement merveilleux.
Nombre de ces poils fortent feuls, & n'ont qu'une feule racine comme les cheveux.

La peau du fcrotum étant ridée par le mufcle dartos, la
peau eft inégale & forme des éminences très-fenfibles, & arrangées fur des lignes plus ou moins élevées les unes que les
autres, où l'on voit les embouchures des poils & des glandes.

Par la macération on peut tirer plufieurs poils enfemble
hors de la peau du fcrotum, où les grains glanduleux tiennent
avec leurs conduits. Il fe trouve des poils dont l'oignon eft
ovale ; la racine l'excede pour s'engager dans le tiffu cellulaire, & on en voit d'autres où la racine fe bifurque.

De la nourriture & de l'accroiffement des Cheveux.

On s'étoit imaginé que les cheveux étoient formés par une
matiere gluante, qui paffant par les pores de la peau comme
par une filiere, prenoit la figure de poil, & qu'ils croiffoient
à peu près comme les pierres par cette forte d'accroiffement
qu'on appelle juxtapofition, par lequel les parties nouvelles
ne font que s'unir fuperficiellement aux premieres, & non pas
par cet accroiffement qui fe fait par un liquide qui fe diftribue intérieurement aux parties dont un corps eft compofé ;
c'eft-à-dire, par intuffufception ; mais fi les poils reçoivent
leur figure de ces prétendues filieres de la peau, la belle ftructure qu'on vient d'obferver dans la compofition du poil feroit
inutile.

De plus, comme ces pores ou filieres de la peau changent à
tous momens de figure, ou par le froid, ou par le chaud, ou
par les différentes paffions, celle des poils changeroit auffi à
tous momens ; cependant on obferve que le poil a une figure réguliere & conftante, quelque changement que la peau
puiffe recevoir.

Il y a donc lieu de croire que le fang qui eft porté par les
arteres dans le tiffu fpongieux qui remplit l'intervalle qui eft
entre les deux premieres enveloppes, y eft préparé, & qu'en
s'y filtrant il y laiffe les fucs propres à la nourriture des che-

veux. Or les extrêmités des fibres qui en compofent la racine, font comme autant de petits tuyaux par lefquels les fucs préparés dans cette efpece d'oignon montent, tant par l'impulfion qui leur eft communiquée par le cœur & les autres forces mouvantes, que par leur mouvement inteftin, qui donne à ces fucs l'agitation qui eft néceffaire pour s'élever jufqu'à l'extrêmité des cheveux & des poils.

Les petites cellules membraneufes qui compofent le monticule & le filet qui en eft un prolongement, & qui font les principaux réfervoirs de ces fucs nourricers, étant difpofés en forme de foupapes qui permettent à la liqueur de monter, mais non pas de defcendre, favorifent beaucoup cette élévation de la féve nourriffiere.

L'air qui eft mêlé parmi ces fucs y contribue auffi ; quand on regarde le poil au travers du microfcope, on voit fouvent de ces bulles d'air.

Ufage de la cavité du Poil.

Elle ne fert pas feulement à les rendre plus fermes, mais encore à contenir une efpece de moëlle qui eft le principal réfervoir des fucs nourriffiers.

Quand on arrache le poil on emporte fa racine & fa troifiéme enveloppe, mais le monticule refte : or c'eft dans ce monticule qu'il y a des efpeces de germes actuellement exiftans pour tous les poils qui renaiffent, foit qu'ils foient arrachés ou qu'ils tombent d'eux-mêmes, car fi on emportoit le monticule avec la racine, le poil ne reviendroit plus.

Couleurs des Cheveux & des Poils.

Les couleurs ordinaires font le blond, le châtain, le noir, le roux, & enfin le blanc ; c'eft de la combinaifon de deux de ces couleurs que réfulte toute leur variété.

Prefque tous les enfans ont les cheveux blonds ou blancs en naiffant, mais à mefure qu'ils avancent en âge & qu'ils croiffent, ils deviennent châtains, & changent fouvent de couleur, ce qui dépend auffi du lieu que l'on habite.

Leur Figure.

Les uns font fouvent crêpés, frifés, & les autres droits & plats ; pour l'ordinaire ils font frifés dans les pays chauds, & droits dans les pays froids & marécageux ; le tempérament, le travail, enfin la maniere de vivre ne laiffe pas de contribuer à ces changemens & à ces variations.

Leurs Ufages.

Les cheveux fervent à échauffer les parties, c'eft pourquoi lorfqu'on devient chauve, on eft obligé de prendre la perruque ; il fervent auffi à l'ornement de la tête.

Les poils qui font placés fous les aiffelles, dans les aines & les parties voifines, fervent comme de couffinets à la peau, & empêchent que ces parties qui frottent l'une contre l'autre ne s'écorchent ; ceux des paupieres & des fourcils empêchent que les ordures qui voltigent dans l'air, & les gouttes de fueur n'entrent dans l'œil.

Ufage du Poil qu'on appelle Follet.

Il fort du dedans de chaque conduit excrétoire de chaque grain glanduleux un petit poil fin, le long duquel file une humeur huileufe, quelquefois plus coulante ; ce petit poil imbibé de cette effence, la répand & la diftribue fur les parties voifines pour les arrofer & les humecter ; cette rofée s'étend indifféremment fur la furface de la peau par le nombre de petits poils fur lefquels elle eft verfée ; le mouvement qu'ils reçoivent du tiffu de la peau où ils font implantés n'y contribue pas peu.

Chute des Poils.

Dans les fiévres malignes, dans les pulmoniques & autres maladies, comme ceux qui font attaqués de la vérole invétérée ; l'application des eaux fortes, l'eau chaude, l'onguent des baigneurs, l'orpiment, la chaux avec l'huile commune, caufent la chute des poils.

Le petit Traité qu'a donné M. *Chirac* en 1688 fur cette matiere, fut reçu avec plaifir de tous les Sçavans ; c'eft-là ce qui nous engage d'en donner un extrait. M. *Chirac* rapporte dans une lettre écrite à ce fujet, qu'ayant découvert fans la chercher, la racine d'un poil de mouftache fur le muffle du bœuf, il obferva que les filamens n'étoient que la production de quelques fibres tendineufes du tiffu même de la face interne de la peau, qui au lieu de s'entrelaffer avec les autres, s'alloient réunir en une efpece de petit oignon, dont la fubftance paroiffoit affez ferme, & la figure approchante d'un ovale fort allongé ; ce qui figuroit ce petit oignon, n'étoit qu'une membrane, ou plutôt une capfule cartilagineufe forméc par une partie de ces filamens tendineux, qui comme on l'a dit, fe réuniffent en un faiffeau vers le fond ; cette capfule étoit tapiffée en dedans d'une membrane glanduleufe, du moins fi l'on en doit juger par la reffemblance qu'elle a avec la fubftance corticale du cerveau. Il y avoit feulement vers le bas un intervalle affez confiderable rempli de fang, dont toute la racine du poil étoit entourréc.

Le poil étant arraché de fa capfule, il parut creux à la maniere des plumes, & on y obferva une rangée de petites véficules qui formoient une efpece de fœtus femblable à celui qu'on trouve dans les plumes ; ce fœtus s'étendoit dans le poil près d'un pouce hors de la peau, comme il parut en coupant d'efpace en efpace une petite partie du poil.

Ce même fœtus s'eft trouvé dans la mouftache du chat & du chien, & en preffant le poil avec le dos d'un inftrument de la pointe vers la racine, il débordoit affez fenfiblement hors de l'endroit coupé ; on y obferva auffi quelques petits points de fang, auxquels on pourroit attribuer la rougeur de ces poils ; ces points ne fe trouvant point dans le fœtus des poils blancs, ou de quelqu'autre couleur, qui font fort blancs, ou même tranfparens comme de la gelée.

M. *Chirac* remarque enfuite que ce fœtus ne paroît point dans beaucoup de fujets, étant rempli d'un fuc tranfparent un peu épaiffi ; à peu près femblable à celui qu'on trouve dans le canon des plumes des jeunes oifcaux ; c'eft de cette façon qu'on le trouve dans les cheveux, où il eft difficile d'obferver aucune cavité, jufqu'à ce qu'on ait exprimé de la racine cette efpece de fuc qui remplit les véficules du fœtus.

Il dit enfuite que dans les poils de la barbe & ceux qui viennent dans le nez, l'extrêmité de la racine fe trouve ordinairement prefque folide, comme dans la mouftache du chien, & que le canon ne commence qu'un peu au-delà, & que toujours le fœtus prend fon origine d'un petit corps glanduleux, mollaffe & tranfparent, qui femble fournir la nourriture à cette partie, & dont le relâchement fait qu'on le trouve quelquefois d'une humeur fanguinolente, ainfi qu'il l'a obfervé deux ou trois fois dans les bœufs, & fort fouvent dans le canon des plumes des oifeaux.

Il y a apparence qu'il entre par le bas de l'oignon des artéres extrêmement liées avec les filamens qui vont en former la tige ; qu'elles fe diftribuent dans cette efpece de corps glanduleux, dont le fœtus prend fon origine. La tunique glanduleufe du poil n'eft pas privée non plus de quelque petit rameau pour fe nourrir ; de plus on pourroit foupçonner que le fang, ou du moins la férofité du fang qui fe répand dans l'entre-deux de la capfule du poil, fert à fon entretien & à fa nourriture, fuppofé que ce fang féjourne fuffifamment autour de la racine du poil, pour que fa férofité ou fa partie lymphatique puiffe s'infinuer dans le corps de cette enveloppe glanduleufe, qu'une partie s'y attache & la nourrit, & que l'autre fe communique par des conduits imperceptibles aux fibres qui forment la racine du poil ; il y a lieu de croire que cette racine eft une continuation des filamens tendineux réunis au fond de l'oignon, tant parce que la réfiftance qu'on fent en voulant arracher le poil après avoir ouvert la capfule, vient, comme on le voit, d'un petit faiffeau de fibres qui l'arrêtent au fond, que parce qu'on voit les fibres affez diftinctement à l'extrêmité féparée. Ajoutez, fi vous voulez, la facilité qu'ont les cheveux à être divifés felon leur longueur, ce qui vient fans doute de ce qu'ils font compofés de fibres longitudinales ramaffées en un faiffeau, puifque les corps qui font compofés de plufieurs couches de fibres, fe divifent fort aifément fuivant la direction des filets qui les ont formés.

Ufages des parties de la Peau.

Il y a lieu de croire que le tiffu qui compofe la partie la
plus

plus interne de la peau, ſert comme de cuiraſſe qui garantit le corps des injures qu'il pourroit recevoir de la part des objets de dehors, c'eſt pour cela qu'il eſt plus ou moins épais & ſerré, à proportion que les parties qui ſont au-deſſous ont beſoin d'être plus ou moins garanties & défendues : c'eſt l'habit dont la nature a revêtu l'homme & les animaux.

Pour bien entendre quel eſt l'uſage des mamelons de la peau, il faut remarquer d'abord que nos ſens ſont comme diviſés en deux genres, dont il y en a un qui eſt répandu par-tout le corps, & pluſieurs autres particuliers & affectés à des parties ſingulierement deſtinées à des connoiſſances diſtinguées les unes des autres par pluſieurs objets différens ; on peut appeller ce ſens qui eſt répandu par-tout, le toucher univerſel, parce qu'il ſe rencontre non-ſeulement dans la peau, mais encore dans tous les viſceres.

Les objets de ce ſens ſont le chaud, le froid & toutes les émotions extraordinaires. Il ne demande pas une ſtructure & une configuration particuliere des parties, chaque petite particule d'une fibre, d'une membrane, d'un tendon, de quelque forme & figure qu'elle puiſſe être, étant capable de diſtinguer le chaud & le froid, & tous les ébranlemens violens, mais non pas de diſtinguer les autres particularités des objets du toucher ; par exemple, le mouvement d'une pierre dans la veſſie cauſe bien un ſentiment général de douleur, mais il ne fait point connoître diſtinctement les qualités factices de cette pierre, comme ſi elle eſt rabotteuſe, polie, molle, dure, &c ; on n'eſt point obligé de ſuppoſer dans cette ſenſation aucune modification particuliere, ni telle qu'elle ſe fait dans les autres ſens qui ont une perception diſtincte & préciſe des particularités des objets ; mais pour cette eſpece de toucher, il n'eſt beſoin que de la liaiſon naturelle que les petites parties des membranes ont les unes avec les autres dans l'ébranlement ou la ſéparation deſquelles conſiſte toute ſon eſſence ; & on ne peut en général regarder les membranes comme l'organe principal de ce toucher univerſel. A l'égard de la peau, outre ce toucher dont elle eſt pourvue auſſi-bien que toutes les autres parties, elle eſt encore capable de faire naître une idée claire & diſtincte des différens degrés d'âpreté & de poliſſure, de dureté, de molleſſe, de fluidité, de pe-

Tome I. R r

fanteur & de légereté, ce qui ne lui convient qu'en vertu de
la conformation particuliere de quelques-unes de fes parties;
car il faut concevoir que les véritables différences de tous les
fens, à la réferve du toucher univerfel, fe prennent de la di-
verfe difpofition qui fe rencontre dans les parties des différens
organes, qui les rend capables d'être facilement remués par
certains objets & par d'autres : ainfi la rétine dans l'œil, &
la lame fpirale dans l'oreille, ont une difpofition particuliere
pour recevoir les ébranlemens des objets de ces fens; & pour
rendre ce qu'on dit plus fenfible, voici des exemples de plufieurs fentimens qui n'appartiennent qu'au toucher univerfel,
& qui ne regardent tous que les cinq fens, telle eft la cuiffon
que les narines fouffrent par les odeurs fortes, & la chaleur
qui eft produite fur la rétine par une lumiere trop vive ; telle
eft la douleur brulante que caufent les fels âcres, piquans, à
la langue & à la peau.

On voit par-là que ce toucher univerfel fe rencontre dans
les cinq fens, & perfonne n'ignore qu'il ne foit auffi répandu
dans les chairs, les glandes & toutes les autres parties intérieures, puifqu'elles reffentent l'action des humeurs, des vents,
& même des corps folides qui s'engendrent ou qui s'introdui-
fent dans le corps de l'homme ; telles font les douleurs qu'on
reffent dans les tranchées, dans les coliques, dans les rhumatifmes, dans les mouvemens de la pierre renfermée dans le
rein, dans la veffie, ou enfin dans la véficule du fiel, même
dans un grand nombre de malades, &c. Il ne faut donc pas
douter qu'il n'y ait dans la peau quelque fubftance particuliere
qui la difpofe à recevoir diftinctement toutes les émotions
des objets du toucher, & il y a lieu de croire que c'eft celle
des mamelons dont nous avons parlé; c'eft ce que l'on peut
facilement fe perfuader par rapport à leur compofition & leur
figure.

Nous avons dit que les fibres nerveufes, après avoir traverfé le tiffu de la peau, fe développent à fa furface, & y
prennent la forme de petites pyramides, ce qui nous apprend
qu'il n'y a point de parties dans l'animal où les fibres nerveufes foient plus expofées aux impulfions des objets, puifqu'elles
fe préfentent comme à leur rencontre.

A l'égard de leur figure, chaque pyramide étant formée par

l'affemblage d'un nombre prodigieux de fibres nerveufes très-déliées, perpendiculaires au tiffu de la peau, & toujours tendues par l'influence des efprits ; toutes ces conditions les rendent très-propres à être facilement ébranlées par les émotions les plus foibles des objets.

D'ailleurs, dans tous les endroits de la peau où le toucher eft plus fin & plus délicat, il y a un plus grand nombre de ces éminences nerveufes ; cela fe remarque dans la peau du vifage & dans celle qui couvre le bout des doigts, qui fervent ordinairement à découvrir les différentes qualités des objets du toucher, &c.

En troifiéme lieu, toutes les fois que les mamelons font entierement réunis, ce qui refte de la peau n'a point d'autre fenfibilité que celle du toucher univerfel.

A l'égard de la membrane réticulaire & de l'épiderme, la premiere fert de gaîne aux mamelons, à les maintenir dans leur place, & à conferver leur figure ; & l'une & l'autre de ces membranes ou enveloppes contribue à la confervation des autres parties de la peau, mais fur-tout des mamelons.

Pour le bien concevoir il faut remarquer que les parties deftinées à la fenfation ont une tiffure tendre, délicate & pleine d'efprits, que le cerveau leur envoye continuellement par les nerfs ; c'eft pourquoi le contact & la dureté des objets du toucher rendroient bien-tôt ces éminences calleufes, & les qualités exceffives qui viennent de la part de l'air qui touche continuellement la peau ne manqueront pas de bleffer leur fubftance délicate, fi elles n'étoient couvertes de ces enveloppes, de maniere pourtant que les émotions les plus foibles des objets du toucher fe font fentir très-aifément au travers, & que les plus rudes & les plus violentes font fuffifamment arrêtées ; & il y a lieu de croire que l'épiderme & le corps réticulaire unis enfemble, ne fervent pas feulement à diminuer, mais encore à modifier les fenfations du toucher.

La délicateffe qui fe rencontre dans le fens du toucher, dépend en général de trois caufes ; premiérement, de la bonne conformation ; en deuxiéme lieu, de la tenfion des petits filets qui compofent les pyramides ; en troifiéme lieu, de la longue habitude.

Une peau toute parfemée de pyramides nerveufes très-déli-

R r ij

cates, & revêtue d'un corps réticulaire & d'un épiderme très-fin, rend la partie capable d'un toucher très-exquis; c'eft ce qui fe voit par exemple dans la peau du vifage, mais fur-tout dans celle qui couvre les parties naturelles.

En deuxiéme lieu, la tenfion les difpofe à être facilement ébranlées par les émotions les plus légeres des objets du toucher : cette tenfion dépend de l'abondance des efprits que le cerveau leur envoie par les nerfs ; car ce liquide fpiritueux gonflant les petits filets nerveux, comme l'humidité gonfle les cordes, il leur donne cette fermeté naturelle, d'où dépend leur élafticité & leur extrême facilité à être ébranlées.

En troifiéme lieu, la longue habitude & le long ufage ont le pouvoir de perfectionner cette bonne conformation ; on a vu des gens qui diftinguoient les différentes couleurs d'une étoffe & toutes fortes de monnoie, par le feul attouchement, & on obferve que les doigts des Chirurgiens ont acquis par l'ufage un tel difcernement, qu'ils ne manquent pas de fentir au travers de la peau & de la graiffe l'ondulation de la matiere d'un abfcès, que ceux qui ne font point exercés ne peuvent fentir, parce que le long ufage rend les parties de l'organe plus mobiles qu'elles ne font par leur conftitution naturelle, les efprits animaux par leurs cours continuel applaniffant les chemins, en ouvrant même de nouveaux, & donnant à ces petites fibres une telle mobilité, qu'elles peuvent être remuées par les émotions les plus foibles & les plus languiffantes, & qui ne fe font point fait fentir aux autres parties.

Si l'habitude eft capable de perfectionner le fens du toucher, elle peut auffi l'émouffer d'une maniere furprenante.

C'eft une chofe ordinaire aux cuifiniers de tirer avec la main une piece de chair d'une marmite bouillante, un œuf du milieu du bouillon dans lequel il cuit, & des poiffons du milieu de la friture.

On fait voir des chofes encore plus extraordinaires aux plombiers & aux forgerons.

Pour concevoir de quelle maniere l'habitude rend la peau capable de fouffrir des qualités fi exceffives, on peut en apporter deux caufes ; premiérement, le defféchement des pyramides nerveufes ; deuxiémement, l'épaiffiffement de l'épiderme & du corps réticulaire. Le defféchement des pyramides

nerveufes dépend de l'action des liqueurs chaudes & bouil-
lantes fur leurs pointes, qu'elles ruinent peu à peu en les cau-
térifant. L'épaiffiffement de l'épiderme & du corps réticulaire dépend de l'attouchement trop fréquent ou trop violent
des objets extérieurs ; par ces fréquentes preffions, il arrive
que l'épiderme eft tellement deffeché, qu'il n'a plus aucune
liaifon avec le refte de la peau ; cependant les pyramides nerveufes par ces fréquens ébranlemens, fourniffent une plus
grande quantité de lymphe qu'à l'ordinaire, qui en s'épaiffif-
fant fournit la matiere d'une nouvelle couche, laquelle à mefure qu'elle fe forme, pouffe l'ancien épiderme, & s'y applique ; le vif pouffe le mort, pour ainfi parler ; cette deuxiéme
venant auffi à fe deffécher, eft repouffée par la régénération
d'une troifiéme, ainfi des autres, ce qui fait que l'épiderme
augmente en épaiffeur à proportion du nombre des couches
qui s'y appliquent ; c'eft ce qu'on remarque dans la plante du
pied & dans la paume de la main de tous les hommes, principalement de ceux qui marchent les pieds nuds, & dans la
paume de la main des gens de travail ; dans ces occafions l'é-
piderme devient dur, épais & calleux, & les différentes couches qui le compofent, ne différent de la fubftance de la
corne que par le plus ou le moins de folidité ; ainfi comme
les pyramides fe trouvent recouvertes de ce grand nombre de
couches, elles ne peuvent que fentir, & foiblement même,
les émotions les plus violentes des objets ; c'eft comme une
main dans un gand, qui ne laiffe pas de fentir le froid, le
chaud, l'âpre & le poli de ce qu'elle touche, mais plus foiblement & moins diftinctement que quand elle eft nue.

On pourroit ajouter que le fens du toucher s'abolit encore
par les corps froids, parce qu'en refferrant les pores & en
comprimant les nerfs & les vaiffeaux fanguins, la tranfpiration & la circulation font interceptées, ce qui fait qu'une
main gelée devient engourdie, gonflée, & d'un rouge noirâtre & livide.

Ufages des Glandes de la Peau.

De tous ces ufages il n'y en a point qui mérite plus notre
attention que celui qu'elles ont, par rapport à une des plus

importantes fécrétions de tout le corps qui eſt la tranſpiration.

Pour bien entendre cet uſage, il faut d'abord remarquer
qu'il y a deux ſortes de tranſpiration, l'une particuliere à
la peau, qui eſt celle dont il s'agit ici, l'autre dont on trai-
tera en parlant de la reſpiration, & qui·ſe fait par toute
la ſurface intérieure des véſicules du poumon, des branches
de la trachée-artere, de la bouche & du nez.

Il faut encore diſtinguer la tranſpiration dont nous parlons, & à laquelle les glandes de la peau ſervent d'organes,
d'une autre eſpece de tranſpiration qui ſe fait par ſes pores,
& qui lui eſt commune avec tous les corps tant inanimés,
qu'animés, & que les Phyſiciens expriment par le terme d'é-
coulement ; ce ſont ces ſortes d'écoulemens qui cauſent peu
à peu la deſtruction de tous les corps, à la différence de
cette tranſpiration réguliere qui ſe fait.par des organes particuliers, & qui eſt deſtinée à la dépuration du ſang, & par
conſéquent à la conſervation de l'animal, ainſi qu'on va le
faire voir. La matiere de cette tranſpiration eſt une eſpece
de vapeur ou fumée formée d'une lymphe très-ſubtile, chargée de parties huileuſes & ſalines les plus affinées & les plus
exhalées ; cette lymphe portée par les arteres dans les glandes
de la peau, ſe dégage de la maſſe du ſang par une ſécrétion
ſemblable à celle qui ſe fait dans les autres couloirs, & s'inſinuant dans les petits conduits de ces glandes, elle eſt enfin
portée juſqu'à l'épiderme où ils aboutiſſent.

. On juge que la matiere de la tranſpiration contient beaucoup de parties huileuſes & ſulphureuſes, par la craſſe qui ſalit
le linge, & par la mauvaiſe odeur qui tranſpire de la peau de
pluſieurs perſonnes ; on ſçait auſſi que la ſueur eſt ſalée, & que
le ſel qu'on en tire eſt à peu près ſemblable à celui de l'urine ;
enfin ces principes de la ſueur ſont encore établis par l'ana-
lyſe qu'en a fait *Tachenius*, ou par l'analogie qu'elle a avec
l'urine ; c'eſt pourquoi auſſi-tôt que l'une de ces évacuations
eſt diminuée ou ſupprimée, l'autre devient plus fréquente &
plus abondante ; l'été par exemple, on urine peu, parce qu'on
ſue beaucoup, & l'hyver au contraire on urine ſouvent, parce
qu'on ſue peu ; c'eſt ſur ce principe qu'on explique pourquoi
l'on urine ſouvent dans le bain, pourquoi on eſt toujours

forcé d'uriner lorſqu'au ſortir du lit on endure du froid, &
pourquoi ceux dont on plonge la main dans l'eau froide pendant leur ſommeil, piſſent tout auſſi-tôt dans le lit ; & réciproquement la pratique de Médecine nous enſeigne que
quand il arrive quelque ſuppreſſion d'urine, elle tranſpire aſſez
ſouvent par la peau, & que la ſueur qu'on rend en cet état
eſt d'une odeur & d'une ſaveur toute ſemblable à celle de
l'urine qui auroit croupi dans un pot de chambre.

Je n'entrerai pas ici dans le détail de tout ce qui regarde
les ſueurs, parce que cette matiere concerne le traité de l'action
des remedes ſudorifiques ; je vais ſeulement en dire deux
mots en paſſant.

Pluſieurs choſes doivent concourir pour exciter la ſueur ;
premiérement, les humeurs doivent être diſpoſées à cette évacuation : deuxiémement, les glandes doivent auſſi être préparées ; la maniere dont les humeurs doivent être préparées,
eſt rendue ſenſible par ce qui ſe paſſe en nous quand on fatigue & qu'on s'agite un peu trop ; car pour lors on ne manque pas de ſuer dans un exercice un peu violent ; le gonflement des muſcles & l'action des parties qu'ils font mouvoir, preſſant en une infinité de manieres & d'endroits les
veines qui ſont répandues de tous côtés, forcent le ſang de
quitter ces endroits comprimés ; mais cela étant impoſſible,
s'il n'avance vers le cœur, à cauſe de la diſpoſition des ſoupapes des veines, il ſe trouve alors obligé, tant que ces
compreſſions durent, d'en approcher toujours de plus en plus,
& d'autant plus vîte, qu'elles ſont plus fréquentes & plus
violentes ; c'eſt ainſi que les mouvemens de notre corps contribuent à rendre le battement du cœur & des arteres plus
fort & plus fréquent, à fondre les humeurs les plus viſqueuſes, & à froiſſer & ſubtiliſer les parties les plus groſſieres ; la
ſéroſité étant diſſoute & raréfiée, & le ſang pouſſé en plus
grande abondance dans toute l'habitude du corps, elle ſe
ſépare facilement dans les glandes de la peau.

Le défaut de cette préparation eſt cauſe que les perſonnes
en qui la pituite & les humeurs viſqueuſes dominent, ſuent
fort peu, & il y a apparence que le froid empêche la ſueur,
plutôt en condenſant les ſéroſités, qu'en reſſerrant les pores
& même les fibres dont le corps de la peau eſt compoſé ; &

il arrive quelquefois tout au contraire qu'une trop grande raréfaction & atténuation fait que les humeurs se résolvent & transpirent en vapeurs, & non pas en sueurs ; c'est pourquoi on sue moins auprès du feu, ou quand on est exposé au soleil, que quand on est à l'abri.

En deuxiéme lieu, il faut que l'habitude du corps soit préparée par le tissu de la peau, ses glandes & leurs conduits ; les porosités de ces glandes doivent être ouvertes, leurs conduits bien dilatés pour laisser passer aisément les sérosités, & le tissu de la peau doit être souple, rare & spongieux, afin qu'il ne résiste que le moins qu'il est possible au passage des liqueurs que le cœur & les muscles poussent continuellement dans l'habitude du corps.

S'il arrive que les pores des glandes soient bouchés, & que les embouchures de leurs conduits soient fermées par l'ordure & la crasse qui s'amasse sur la peau, ou par le froid, on ne sue presque point ; c'est pour cela que quand on sue, plus on se frotte le visage, plus on augmente la sueur. Si le tissu de la peau est trop dense, il résiste à l'impulsion des humeurs ; la même chose arrive quand il est trop desseché, ou qu'il est trop resserré, soit par le froid ou par quelqu'autre cause, car pour lors le peu de liqueur qui se filtre n'est pas en état de s'évacuer, à cause du rétrecissement des conduits des glandes.

Pour être convaincu que cette préparation de l'habitude du corps est très-nécessaire, il n'y a qu'à faire réflexion qu'on ne sue presque point, même après avoir pris un sudorifique, à moins qu'on ne soit couvert dans le lit ; les draps & les couvertures retiennent les parties volatiles, & les matieres chaudes qui s'échappent incessamment de tout le corps, font comme une espece d'étuve dont la chaleur ouvre les pores & les conduits des glandes, relâche & ramollit la peau, dissout les humeurs visqueuses qui bouchoient les orifices des glandes, & entretient la lymphe filtrée très-coulante & fluide : l'air chaud que l'on respire dans le lit qui est bien fermé, contribue beaucoup à entretenir le sang dans la fermentation qui lui est nécessaire pour fondre & préparer les humeurs qui doivent être filtrées ; c'est pour la même raison qu'on est disposé à suer par la chaleur d'un poële, par la vapeur de l'esprit

de

de vin , par les bouteilles d'eau chaude, & par la température chaude de l'air.

Donc pour expliquer comment s'accomplit l'ouvrage de la tranſpiration, il faut faire attention premierement à la force merveilleuſe du cœur qui eſt ſemblable à celle d'un piſton des plus forts, & qui eſt aidée du mouvement des arteres, de celui des muſcles, de celui des fibres qui compoſent le corps de la peau, & enfin du reſſort de l'air pompé dans la reſpiration : ajoutez à cela que le ſang qui eſt pouſſé par toutes ces forces, eſt de nature à ſe laiſſer diviſer, & qu'il doit trouver autant de réſiſtance & de digues, que les vaiſſeaux lui oppoſeront de plis & de replis à ſurmonter. Il faut remarquer en troiſiéme lieu, qu'il y a dans le ſang une agitation inteſtine par laquelle les molécules qui le compoſent pirouettent les unes ſur les autres.

Cela étant, pour peu qu'on ſçache les loix du mouvement & ce qui réſulte du choc des corps, il ſera aiſé de comprendre que le ſang, contraint de traverſer continuellement des tuyaux fort étroits, ſe briſera & s'affinera, qu'il s'accommodera à leurs différens diametres, & qu'étant broyé ſans ceſſe, la pouſſiere la plus fine de cette matiere broyée deviendra enfin la matiere de l'inſenſible tranſpiration.

Lorſque le broyement des liqueurs ſe fait parfaitement, les écoulemens qui ſe font par la peau, ſortent comme une vapeur qu'on nomme communément l'inſenſible tranſpiration ; mais en pluſieurs occaſions ils deviennent plus abondans, & ſortent en forme de liqueur qui fait la ſueur.

La tranſpiration eſt la plus abondante de toutes les évacuations qui ſe font en nous, ce qu'il eſt aiſé de prouver par un grand nombre d'expériences ; premierement, ſi en été, par exemple, l'on préſente la main, quoique ſeche, contre une glace de miroir bien polie, l'on verra que dans un moment cette glace ſe couvrira d'un nuage fort épais ; ſi l'on pouvoit donc appercevoir ce qui s'échappe de toutes les autres parties, on verroit tout le corps environné d'un brouillard fort épais, de même qu'on l'apperçoit aux chevaux pendant le froid ; en ſecond lieu, ſi l'on tient en été un morceau de glace, on verra que la main jette une vapeur auſſi épaiſſe que celle qui ſort d'une eau bouillante, ce qui vient

Tome I.   S ſ

en partie de ce que le grand froid de la glace ramaffant &
condenfant la matiere de la tranfpiration infenfible qui fort
de la main, la rend vifible; en troifiéme lieu, fi l'on regarde l'ombre de la tête, principalement fi elle eft fur une
furface blanche, on verra qu'il en fort comme une fumée
qui fait paroître trembloter les rayons de lumiere qui paffent au travers.

On peut vraifemblablement juger qu'il s'échappe quelque
chofe de femblable du refte du corps; & ces expériences prouvent clairement qu'il y a une atmofphere de matiere fulphu-
reufe tout autour de nous, au travers de laquelle les rayons
de lumiere ne fçauroient paffer fans fe rompre.

L'on ne doit donc pas être furpris de ce que l'on vient de
dire, fi l'on fait attention à ce nombre prodigieux de glandes
des femées fous la peau peu après, fur-tout aux endroits
dont il a été parlé, & qui ont chacune leurs conduits excrétoires, on jugera aifément que toutes ces glandes prifes enfemble doivent faire un couloir d'une très-grande fuperficie;
ainfi la fécrétion qui s'y fait doit être prodigieufement abondante, c'eft ce qui fe prouve aifément par plufieurs expériences. Mais il n'y en a point qui foient fi dignes d'être rapportées, que celles que le célebre *Sanctorius* nous a données
dans fa Médecine ftatique, & qu'il a faites l'efpace de trente
années; elles nous ont appris que dans un temps déterminé
les évacuations du ventre font à celles qui fe font par la tranfpiration, comme quatre à quarante, & celle de la veffie comme feize, & qu'ordinairement l'évacuation qui fe fait par la
tranfpiration infenfible, en un feul jour, égale celle qui fe fait
en quinze jours par les felles.

On peut donc conclure que la portion la plus confidérable
des alimens que l'on prend tous les jours, s'évacue par la
tranfpiration infenfible, & qu'après que le fuc nourriffier a
réparé les pertes faites par les fonctions de la veille, qu'il a
répandu une douce rofée fur toutes les parties, qu'à force
d'être broyé il s'eft fort affiné, & qu'il eft devenu par-là inutile & mal-faifant, il s'échappe & s'enleve prefque tout par
cette voie; auffi le principal ufage de cette évacuation eft la
dépuration du fang.

Elle fert auffi à défemplir les vaiffeaux, de même que la

tranfpiration qui fe fait par tous les pores de la peau & par la voie de l'expiration : on ne peut pas nier que quelque portion du fuc nourriffier ne foit mêlée avec la matiere de cet écoulement ; la même chofe arrive dans prefque toutes les autres fecrétions.

Puifque ce qui fe diffipe tous les jours par la tranfpiration va à plufieurs livres, que d'inconvéniens & de maux à craindre fi elle vient à être diminuée, ou à plus forte raifon fupprimée ! auffi c'eft de cette caufe que viennent la plûpart des vices de la peau, comme les gales, les puftules, les dartres, les éréfipeles & plufieurs autres maladies, comme les cathares, les rhumatifmes & quelques efpeces de fiévres ; ce qui fait que les remedes plus propres pour les guérir, font ceux qui rappellent la tranfpiration.

Outre cet ufage qu'ont les glandes de la peau par rapport à la tranfpiration, elles fervent encore à féparer une humeur qui eft plus ou moins onctueufe, & d'une confiftance plus ou moins épaiffe dans certaines parties que dans d'autres ; telles font les glandes du cuir chevelu, celles de la peau des aiffelles, des aînes, du pubis, du prépuce, des bourfes, du périnée & de la marge de l'anus : il en a été parlé ailleurs. Ces glandes qui font plus grandes & en plus grand nombre dans certains endroits que dans le refte du corps, fourniffent une humeur onctueufe & mucilagineufe qui, outre fon ufage commun qui eft de fervir à la dépuration du fang, fert encore à huiler, pour ainfi parler, les poils, & à les rendre flexibles ; c'eft pour cela que la fortie de chaque poil touche immédiatement celle du conduit excrétoire commun de chaque glande, & la matiere qui en fort file, pour ainfi dire, le long du poil, l'enduit & fait comme une effence naturelle.

Comme parmi ces glandes les unes fourniffent une humeur plus ou moins onctueufe, comme celles du cuir chevelu, que les autres en donnent une blanche, & de la confiftance de fuif, c'eft ce qui a donné lieu à quelques Auteurs modernes d'appeler ces fortes de glandes Sébacées ; elles ne font pourtant différentes de ces fortes de glandes dont nous avons fait la divifion & la diftinction en efpeces, que par rapport à la liqueur qu'elles filtrent. Un autre ufage de la vapeur qui s'échappe par l'infenfible tranfpiration fournie par les

glandes de la peau, eſt d'en humecter les mamelons, & de
les entretenir dans la ſoupleſſe qui leur eſt néceſſaire pour
être facilement ébranlés, ſans cela ils deviendroient calleux,
tant par l'attouchement de l'air, que par les impreſſions des
objets; c'eſt pour ce ſujet que les conduits de ces glandes accompagnent toujours ces mamelons, & qu'ils ſe trouvent en
plus grand nombre dans les endroits où l'attouchement eſt le
plus exquis, comme au viſage & aux mains; cette humeur
ſert encore à empêcher que l'épiderme ne ſe deſſeche trop, &
qu'il ne ſe ſépare du corps réticulaire avec lequel il fait corps,
ainſi qu'il arrive à ceux dans qui l'inſenſible tranſpiration ou
la ſueur eſt retenue ou repouſſée en dedans, c'eſt pourquoi
pendant l'hyver la peau des mains & du viſage devient rude,
faute de l'onctuoſité que cette humeur fournit à ces parties.

Outre tous les avantages que nous venons d'attribuer à la
tranſpiration qui ſe fait par la peau, il y en a d'autres qui ne
ſont pas d'une utilité peu conſiderable, car de même que les
évacuations ſalutaires dont nous venons de parler, ſe font par
le moyen des arteres qui apportent du dedans au dehors, &
que les glandes de la peau ſéparent du ſang pour le purifier,
il n'eſt pas moins vrai que les veines portent auſſi du dehors
en dedans les bonnes ou mauvaiſes qualités que les choſes appliquées ſur la peau ſont capables de communiquer au ſang
qui retourne par leurs canaux, non-ſeulement en la touchant,
mais auſſi en faiſant paſſer au travers des parties ſubtiles qui
ſe mêlant au ſang, le temperent ou l'alterent, ſuivant qu'elles
ſont de nature différente, telles que la fraîcheur, la chaleur & l'humidité de l'air, de même que le linge blanc, la
fourrure, les bains d'eau, & toutes les matieres qu'on applique
au dehors.

Pour bien entendre comment ſe fait cette introduction &
le tranſport juſqu'au profond des entrailles, il n'y a qu'à ſe
reſſouvenir qu'outre les embouchures viſibles des conduits excrétoires des glandes miliaires de la peau, elle eſt encore percée par un nombre infini de petits pores qui ſont les embouchures des veines lymphatiques, & des lymphatiques
mêmes qui font l'office d'abſorbans: c'eſt ce qui la rend capable de recevoir les parties ſubtiles de tout ce qui la touche, &
de les faire paſſer juſqu'au profond des entrailles par la voie

de la circulation du fang, & de la lymphe dont elle eft arrofée ; & comme ces humeurs retournent par les veines & les
vaiffeaux lymphatiques jufqu'au cœur, c'eft ce vifcere qui les
diftribue enfuite dans tout le corps.

Il y a un grand nombre d'expériences qui ne permettent pas de
douter du fait ; car il eft certain que les plantes dans lefquelles
la tranfpiration fe fait comme dans les animaux, reçoivent
une partie de leur nourriture de l'air qui les environne, & de
la pluye qui mouille leurs feuilles & leurs écorces ; que des médicamens purgatifs lâchent le ventre, étant appliqués fur la
peau ; que plufieurs plantes étant mifes fous la plante des
pieds, font fuer, & provoquent les mois ; que les véficatoires
faits de cantharides, bleffent la veffie ; que les frictions de
mercure caufent la falivation ; que la thérébentine appliquée
fur la peau donne à l'urine une odeur de violette ; que les
bains relâchent & humectent les parties intérieures, & qu'ils
rendent la maffe du fang plus coulante, & que ceux qui fe
baignent dans l'eau de la mer dès le troifiéme bain, ont la
bouche mouillée d'une falive d'une faveur femblable à celle
de l'eau de la mer ; en un mot, c'eft à raifon de cette facilité
qu'ont les parties extérieures du corps à pénétrer la peau fur
laquelle on les applique, que les remedes topiques font fouvent
d'un fi grand fecours.

Du Chatouillement.

Quoique le chatouillement fe puiffe rencontrer dans le fens
de la vue, de l'ouïe, il eft pourtant vrai de dire qu'il réfide
principalement dans celui du toucher.

Pour exciter le chatouillement il faut frotter la peau, &
promener légerement le bout des doigts fur fa furface, ce qui
arrive principalement quand on touche de cette maniere la
peau qui couvre les côtés de la poitrine, de la plante des
pieds ou de la paume de la main. Il eft encore très-fufcep-
tible aux lévres, & même très-inquiétant ; il occafionne un
mouvement prefque univerfel dans toute l'habitude du corps :
ce qui arrive lorfqu'on paffe une plume, une paille, ou quelque
chofe d'équivalent le long des lévres d'une perfonne qui dort ;
à l'inftant elle fe réveille en furfaut, & paroît toute agitée.

Pour tâcher d'expliquer comment se fait ce sentiment, il faut remarquer que tous les endroits de la peau dont nous venons de parler, sont parsemés d'un nombre infini de petites pyramides nerveuses plus susceptibles d'être agitées les unes que les autres; ce qui provient de la finesse de l'épiderme & du corps réticulaire, & que tous les filets qui les composent ont un certain degré de tension : cela posé, on peut penser que quand on a promené le bout des doigts sur la surface de la peau, l'on froisse, l'on plie & l'on déplace une infinité de petites fibres nerveuses qui, par leur ressort & la bonté de leur tissure, se redressent tout aussi-tôt.

Cette prompte restitution produit deux bons effets à l'égard de l'ame ; premierement elle fait connoître la force du ressort & de la tissure des fibres des pyramides, qui dépend de la bonne constitution du reste de la machine, ce qui donne de la joye à l'ame, & cette joye est fortifiée par le grand épanchement d'esprits qui a été causé par le frétillement de toutes ces pyramides, dont les filets se plient & se redressent plusieurs fois presque en un instant; cela détermine le sang à couler en très-grande abondance, non-seulement dans les endroits accoutumés, mais encore dans les intervalles les plus serrés : or c'est par ce grand épanchement d'esprits que l'ame ressent de la joye, & qu'on est provoqué à rire ; car ces esprits sont les instrumens précieux dont la machine de notre corps se sert très-utilement dans toutes les fonctions de la vie qui est si chere à l'ame. Si le chatouillement est excité à un certain excès, il fait trouver mal ceux que l'on tourmente, & même ils tombent dans une foiblesse qui deviendroit fâcheuse si l'on persistoit à les tourmenter.

La rougeur & l'enflure prouvent qu'il y a un grand épanchement d'esprits ; il faut donc deux choses pour exciter le chatouillement, sçavoir, une compression non-seulement légere, pour ne pas rompre les parties, mais encore interrompue, pour leur donner le temps de se rétablir, & qui soit en quelque maniere conforme à la tension des filets nerveux.

OSTÉOLOGIE,

OU

TRAITÉ DES OS.

L'OSTÉOLOGIE est cette partie de l'Anatomie qui a pour objet la structure & les usages des os.

Pour en acquérir plus facilement la connoissance, on se sert du squélette. Le squélette est un assemblage de tous les os de l'homme ou d'un animal, arrangés & disposés dans le même ordre & la même situation qu'ils se trouvoient lorsqu'il étoit vivant, & liés ou par leurs propres ligamens, ou par un fil d'archal.

L'histoire des os est ou générale ou particuliere.

Dans l'histoire générale on traite, 1°. de leur formation, de leur nourriture, du différent progrès de leur augmentation & de leur endurcissement, de la structure de la moëlle, de la nature & de l'usage du suc qu'elle contient, du périoste.

2°. On examine quelles sont les parties qui les composent, c'est-à-dire, quelle est leur partie principale, & celle qui en fait comme le tronc, leurs épiphyses, leurs apophyses, leurs différentes cavités, & les enveloppes dont ils sont revêtus tant par dedans que par dehors.

3. On considere la structure & la diversité de leurs emboîtemens, dont les uns sont avec mouvement, & les autres fermes & immobiles, les cartilages dont ils sont revêtus, leurs ligamens, & la nature de l'humeur mucilagineuse qui mouille l'entre-deux des articles.

On doit avoir une parfaite connoissance de toutes ces différentes matieres, avant que d'entrer dans l'histoire particuliere d'aucune piece osseuse.

L'hiſtoire particuliere eſt compoſée de trois parties, qui ſont la tête, le tronc & les extrêmités.

La tête comprend le crâne & la face.

Le tronc; l'épine, la poitrine & les os des hanches.

Les extrêmités ſont ſupérieures & inférieures, & ſont comme les branches du tronc.

Les unes & les autres ſont doubles.

Les ſupérieures comprennent le bras & toutes les parties qui lui ſont attachées.

Les inférieures ſont la cuiſſe & les parties qui lui ſont jointes.

On renfermera en deux diviſions tout ce qui concerne l'hiſtoire tant générale que particuliere des os.

Après avoir fait l'hiſtoire de toutes les pieces qui compoſent chaque partie de cette machine, nous en ferons un dénombrement exact, & nous verrons à quoi il ſe peut monter, tant dans le fœtus que dans les adultes.

PREMIERE DIVISION.

De l'Hiſtoire générale des Os, de leur ſtructure, &c.

JE vais commencer par la formation & la nourriture des os.

Rien n'a tant exercé l'eſprit des Philoſophes, que de ſçavoir quelle eſt cette vertu qui d'une ſubſtance auſſi homogene qu'eſt la ſemence, forme tant de parties deſtinées à des uſages ſi différens.

Les Anciens s'étoient imaginés que la *Faculté formatrice* choiſiſſoit la partie la plus ſéche & la plus terreſtre de la ſemence pour la formation des os; mais il eſt aiſé de concevoir qu'on ne peut ſe faire aucune idée diſtincte de cette faculté, puiſqu'elle n'a aucune analogie avec ce qui ſe pratique dans les Arts; car premierement dans ceux-ci on ſuppoſe la matiere qu'on doit employer, comme le bois, les pierres, le ſable, &c, au lieu qu'il faut que cette faculté prétendue trouve dans la ſemence une matiere dure & oſſeuſe qu'on n'y apperçoit point. En ſecond lieu, les Arts ne donnent à

leurs

leurs ouvrages qu'un arrangement & une liaison très-simple, & fort aisée à comprendre, au lieu qu'il se rencontre dans le plus petit organe des animaux une structure très-composée, & un artifice si industrieux, qu'il est presque incompréhensible. En troisiéme lieu, ni la semence du mâle, ni celle de la femelle ne contribuent point, *comme cette matiere*, à la formation des parties, ainsi qu'on le prouvera dans la suite.

Quelques Modernes ont cru qu'on pourroit expliquer la formation des os & des autres parties, par les seules loix de la méchanique ; mais quoique cette opinon paroisse plus vraisemblable que l'autre, elle souffre néanmoins de grandes difficultés ; car on ne sçait ni la grosseur de chacune des parties qui doivent composer l'animal, ni leur figure, ni combien il y a de parties de chaque figure & de chaque grosseur : on ne connoît point aussi la force du mouvement de chacune de ces parties, ni les directions de ces divers mouvemens, ni les faces par lesquelles ces parties doivent se rencontrer : cependant sans un systême qui détermine tout cela en particulier, on n'y peut rien connoître qui contente un esprit exact ; & quelle apparence y a-t-il que toutes les petites parties de la semence jettées au hazard dans la cavité de la matrice, pussent se rencontrer si exactement & si à propos, qu'elles formassent toutes ensemble le squelette avec toute la symétrie & la proportion que nous y remarquons ?

STENON dans ses essais de Myologie, a cru que les fibres des os n'étoient qu'une continuation de celles des tendons, parce qu'on observe que leurs fibres sont étroitement attachées à celles des os, & comme incorporées dans leur tissu ; qu'une portion du tendon qui est à la base du cœur s'endurcit, & souvent devient osseuse à mesure que les animaux vieillissent, & qu'en plusieurs oiseaux la plûpart des tendons deviennent osseux ; mais cette opinion me paroît insoutenable.

En effet, j'ai observé que plusieurs parties qu'on ne peut pas soupçonner être des prolongemens des tendons, deviennent osseuses ; par exemple, j'ai trouvé plusieurs fois ce prolongement de la dure-mere, qu'on nomme la faux, ossifiée en divers endroits. J'ai observé encore que dans tous les vieux sujets les gros troncs des arteres deviennent cart lagineux, &

même offeux, & on voit auffi que les enveloppes de certaines tumeurs qu'on nomme chyftes, deviennent fouvent offeufes.

D'ailleurs, quoique les tendons foient implantés aux os, il ne s'enfuit pas pour cela que les os en foient une production, autrement on pourroit conclure qu'ils font auffi une production des ligamens & des chairs qu'on y voit immédiatement attachés.

Dans l'impoffibilité de concevoir la formation de quelque être vivant, tel qu'il puiffe être, tout Phyficien eft en droit de foupçonner qu'il ne fe fait rien de nouveau : ainfi pour nous mettre à couvert de toutes ces difficultés, nous fuivrons une hypothefe qui paroît plus fimple ; & fans nous arrêter à ce que prétendent quelques Philofophes, que les animaux font tout formés dans la femence des mâles, nous établirons pour principe, que les os, auffi-bien que toutes les autres parties de l'animal, font déja tracées & ébauchées dans l'œuf que fournit la femelle, & que leurs fibres y font comme en raccourci, enforte que leur premier développement fe fait par l'efprit prolifique de la femence du mâle ; leur nourriture & leur accroiffement vient des fucs que le fang de la mere leur fournit continuellement.

Il ne s'agit donc plus à préfent que de voir comment fe fait cette nourriture & cet accroiffement.

SECTION PREMIERE.

De la nourriture des Os.

Les os ne font pas nourris par la moëlle ni par le fuc nerveux ; c'eft la lymphe qui nourrit les os. Le périofte foutient les vaiffeaux qui s'y rendent. Ce que c'eft & fon ufage. Les vaiffeaux fe diftribuent de différentes façons dans les os pour y porter la nourriture & féparer la moëlle. Ce que c'eft que la moëlle & fes ufages. Sentiment de la moëlle, des os & du périofte. Maniere dont fe fait la nourriture des os.

Les Anciens ont cru avec *Hippocrate* & *Galien*, que la moëlle fervoit de nourriture aux os.

Quelques Anglois fe font perfuadés que les os, les cartilages, & toutes les autres parties dures & solides des animaux, se nourrissent du suc nerveux.

On va examiner sur quelles raisons les Auteurs de ces deux opinions se fondent.

Ceux qui suivent la premiere, disent que l'on ne voit point de vaisseaux sanguins se distribuer dans le corps de l'os, mais que les branches de ceux qu'on y découvre, se portent dans leurs cavités, où le sang qu'elles contiennent s'épanche, se cuit & se digere en se convertissant en moëlle, ce qui le rend propre à la nourriture des os.

On voit aussi, disent-ils, que plus les os sont longs & destinés à des mouvemens violens, plus leur cavité est ample, afin de contenir une plus grande quantité de ce suc moëlleux pour leur nourriture.

Mais il n'est pas difficile de réfuter cette opinion. On fera voir qu'il n'y a aucune raison de douter que les os se nourrissent, comme toutes les autres parties, puisqu'ils sont parsemés des mêmes vaisseaux, qui portent l'aliment à tout le corps. On fera voir aussi qu'il y a plusieurs os tout-à-fait solides, comme les dents ; le bois des cerfs & des daims, & les défenses des éléphans, qui sont dépourvus de moëlle, & qui cependant ne laissent pas de se nourrir ; qu'il y en a d'autres qui sont creux, & qui ne sont revêtus que d'une membrane glanduleuse, comme sont les cavités qu'on nomme sinus, qui se trouvent entre les deux tables de certains os du crâne, & qui cependant ne contiennent qu'une humeur mucilagineuse. Nous verrons encore que les cellules osseuses qui tiennent lieu de diploë dans le crâne de l'éléphant, sont sans moëlle, étant seulement tapissées d'une membrane parsemée de plusieurs vaisseaux, & que le creux des os dont les pattes des homars, des écrevisses & des insectes sont composées, est sans moëlle, & rempli seulement de plusieurs muscles qui servent à leurs mouvemens. Tous ces os néanmoins ne laissent pas de se bien nourrir.

Enfin il est à remarquer que ce n'est pas seulement pour enfermer & conserver la moëlle que les os sont creux, mais que c'est principalement afin qu'ils soient moins pesans, & néanmoins très-fermes ; c'est pour la même raison que la tige de plusieurs plantes, & les plumes des oiseaux sont creuses.

T t ij

Paſſons à l'examen de la ſeconde opinion ; ceux qui la ſoutiennent n'apportent point de raiſons, ce me ſemble, plus
ſolides que les premieres, pour établir l'exiſtence & la qualité
nourriſſiere du ſuc nerveux.

Ils nous font remarquer, par exemple, que les parties paralytiques ſe deſſechent & s'amaigriſſent ; d'où ils concluent que
le ſuc qui ſe trouve dans les nerfs, & qui eſt vicié dans la paralyſie, eſt nourriſſier ; que dans les bleſſures des nerfs, des
tendons & des parties oſſeuſes, on apperçoit couler un ſuc
blanc & viſqueux, qui ne peut pas être fourni par les arteres,
mais qui diſtille néceſſairement par les petits tuyaux qui ont
été bleſſés, & que dans cette maladie qu'on appelle *Rachitis*,
(c'eſt ainſi qu'on nomme l'indiſpoſition des enfans lorſqu'ils
ſont noués) toutes les parties qui reçoivent des nerfs de la
moëlle ſe deſſechent, tandis que celles qui reçoivent leurs
nerfs du cerveau, s'augmentent & s'accroiſſent extraordinairement par l'abondance des ſucs nourriſſiers qu'il leur fournit.
Or il n'y a pas lieu de croire que cette différence vienne d'aucun vice du ſang, puiſqu'en ce cas toutes les parties tombe-
roient dans la même indiſpoſition : elle dépend donc de la
ſeule obſtruction de la moëlle de l'épine, laquelle empêchant
la diſtribution des ſucs qui doivent couler par les nerfs qui
en tirent leur origine, cauſe aux parties auſquelles ils ſe diſtribuent, une extrême maigreur. Il eſt donc vrai, diſent ces Meſ-
ſieurs, qu'il ya un ſuc nourriſſier dans ces nerfs.

Mais quelque probable que paroiſſe cette opinion, j'y trouve
des difficultés conſiderables.

On convient que le ſuc nourriſſier des parties eſt blanc, &
que c'eſt une eſpece de lymphe, mais ce ſont les arteres, &
non point les nerfs qui le charient, ainſi qu'on le fera voir
dans la ſuite, & que l'expérience le démontre ; car les arteres
étant liées ou exactement bouchées, les parties où elles ſe diſtribuent, tant ſolides que molles, ſont privées ſur le champ
de leur nourriture.

Il n'eſt pas néceſſaire d'avoir recours à ce prétendu ſuc des
nerfs pour trouver la ſource de celui qui ſert à la réunion des
os & des tendons rompus, puiſque le ſuc que les arteres dont
ils ſont parſemés y apportent continuellement, ſert à leur
nourriture & en même-temps à leur réunion.

A l'égard des tumeurs qui furviennent quelquefois aux bleffures des tendons & des autres parties nerveufes, elles fe forment par l'interruption du cours du fang de la lymphe & de l'humeur mucilagineufe dont ces parties font arrofées.

La maigreur & la fécherefle des parties paralytiques ne prouvent pas qu'il y ait un fuc nourriflier dans les nerfs : elles font feulement connoître que le liquide qui y coule, confere quelque difpofition néceflaire à la nutrition, & l'on peut penfer que cette difpofition confifte en ce qu'il facilite la diftribution des fucs nourrifliers, ce qu'il fait en deux manieres; premierement, en entretenant les parties dans leur tenfion naturelle & dans leur élafticité, ce qui les rend plus mobiles & plus faciles à être pénétrées par les fucs nourrifliers; deuxiémement, en entretenant le mouvement des mufcles, qui broyant fans ceffe ces fucs, les entretiennent dans la ténuité, dans la molleffe & la ductilité qui leur eft néceflaire pour pénétrer dans les pores les plus intimes des parties les plus reculées.

Or tous ces mouvemens & toutes ces compreffions ceffent dans les paralyfies; & c'eft pour y fuppléer en quelque façon qu'on fait des frictions douces & réitérées fur les parties paralytiques, qui font le même effet, & qui en comprimant les vaifleaux, mettent les fucs nourrifliers en mouvement. Delà vient auffi que les parties qu'on exerce le plus, fe nourriffent mieux, & acquierent plus de force; le bras droit, par exemple, eft plus robufte que le gauche, parce qu'on s'en fert plus ordinairement. On voit par ce qu'on vient de dire, que l'interruption du liquide contenu dans les nerfs, fait que les parties ne fe nourriffent pas fi bien, mais elle ne fupprime pas entierement la nutrition, au lieu qu'elle ceffe incontinent dans une partie, quand elle eft entierement privée de fang arteriel.

J'ai répondu à la difficulté tirée du *Rachytis*, lorfque je traite de cette maladie *. Nous remarquerons fimplement ici que les parties du bas-ventre & le cerveau reçoivent pour lors un plus grand accroiffement, ce n'eft pas parce qu'elles tirent des nerfs une plus grande quantité de fucs nourrifliers, mais parce que ceux qui devoient être portés par les arteres dans

---

* Trait. des Malad. des Os. T. II. *p.* 284. *& fuiv.*

les parties affectées, ne pouvant plus y passer à cause des embarras qui s'y rencontrent, ou des compressions qu'elles souffrent, coulent en plus grande quantité dans les autres parties où ils ne trouvent aucun obstacle.

Enfin rien ne prouve mieux que le liquide contenu dans les tuyaux nerveux ne sert point à leur nourriture, que l'observation suivante.

J'ai ouvert en divers temps plusieurs fœtus qui n'avoient point de cerveau ; cependant après avoir examiné la distribution des nerfs qui tirent leur naissance de cette partie, c'est-à-dire, de ceux de la 1re, 2me, 3me, 4me & 5me paire, je les ai trouvés aussi gros & aussi-bien nourris que ceux d'un fœtus qui seroit dans un état naturel, parce qu'ils étoient parsemés, comme à l'ordinaire, d'un lacis de vaisseaux sanguins.

L'on ne peut donc plus douter que l'os, de même que toutes les autres parties, ne se nourrissent de sang ; mais comme le sang est composé de liqueurs de différente nature, on peut raisonnablement demander laquelle des deux en particulier sert à la nourriture de l'os.

Il y a deux sortes de liqueurs qui entrent dans la composition du sang, l'une blanche, & l'autre rouge. Je ne parlerai point ici de la formation, ni de la nature de la partie rouge, & je me contenterai d'examiner ce qui regarde la partie blanche, parce que c'est d'elle dont il s'agit ici.

La plus grande portion du chyle qui est portée dans le sang, se change en une liqueur de la consistance, de la couleur & de la saveur d'un blanc d'œuf ; & il n'y en a que très-peu qui se convertisse en cette liqueur vermeille qu'on appelle sang. *Boyle* a trouvé que la proportion qu'il y a de la partie blanche à la partie rouge, est la même que de trois à un, c'est-à-dire, le tiers.

Cela se prouve encore par ce grand nombre de liqueurs qui conservent leur couleur blanche, comme la salive, le suc des glandes, du ventricule, des intestins & du pancréas, & par cette prodigieuse quantité de vaisseaux lymphatiques qui arrosent toutes les parties de l'animal : or cette lymphe n'est que la partie la plus séreuse de cette partie blanche, & ce n'est peut-être que le résidu du suc nourrissier, lequel s'étant dépouillé de sa partie grasse, vient de nouveau se remêler avec le cœur & dans les poumons, pour s'y refaire, pour ainsi dire, & être distribuée dans toutes les parties.

Plusieurs choses nous peuvent faire croire que cette portion blanche du sang est la seule employée pour la nourriture des parties.

Premierement, parce que cette liqueur blanche s'épaissit & se durcit à la moindre chaleur, ce qui la rend très-propre pour la nourriture.

Secondement, parce que cette même liqueur qui paroît homogene, est néanmoins composée de différens principes, de même que le blanc d'œuf auquel elle ressemble, & qu'elle peut servir comme lui à l'accroissement de toutes les différentes parties de l'animal.

Troisiémement, parce que dans l'œuf de la femme, & des femelles des animaux à quatre pieds, & dans celui des oiseaux, l'embryon n'a point d'autre nourriture pendant les premiers jours de sa formation, que la lymphe; qu'étant enfin sorti du ventre de la mere, il n'est pareillement nourri que de lait, c'est-à-dire, de ce même suc qui pour lors se crible dans les mamelles.

Il faut d'ailleurs considerer que plus les animaux sont jeunes & gras, plus ce suc blanc & visqueux abonde dans la masse du sang; & qu'au contraire il se trouve comme épuisé dans les vieillards & dans ceux qui demeurent long-temps sans prendre aucune nourriture, ou qui sont morts de faim, quoique les vaisseaux paroissent pleins de la portion rouge & fibreuse du sang.

La génération de la graisse & de la moëlle peut aussi servir de preuve que cette partie blanche & onctueuse du sang est la seule employée pour la nourriture; l'une & l'autre sont comme le beurre naturel tiré des parties les plus grasses & les plus huileuses du chyle, qui n'a pu être converti en chair, en os, en semence ou autre substance, ni dissipé par aucune évacuation, ni même par les pores; c'est pour cette raison que les animaux qui n'ont que très-peu de mouvement, sont chargés de quantité de graisse & de moëlle: au contraire, ceux qui sont employés à des exercices violens & pénibles, sont secs & maigres, & ont peu de moëlle.

Ceux qui vivent dans des climats froids, sont pour l'ordinaire plus gras & plus replets, parce que le sang circulant lentement & étant peu battu, la partie nourrissiere du chyle n'est pas assez exactement divisée ni broyée pour se dissiper, ce qui fait qu'elle reste presque toute entiere dans le sang, même après une longue suite de circulations, ainsi qu'on le voit dans celui qu'on leur tire.

La même chose se remarque dans le sang des nourrisses, & à quelques personnes, long-temps même après le repas, les parties du chyle n'ayant point encore changé de nature, & n'étant point encore fondues ni incorporées, pour ainsi dire, avec la partie rouge du sang ; mais cela se voit encore mieux dans le sang d'une oie qu'on a engraissée, où cette liqueur blanche & laiteuse surnage en quantité.

Il est donc vrai que c'est la partie blanche du sang qui sert à la nourriture des parties de l'animal, & par conséquent on ne doit point douter qu'elle ne soit aussi employée à la nourriture des os & de toutes les parties solides ; c'est ce qu'on reconnoît par un grand nombre d'expériences.

Car si on la fait évaporer sur le feu, elle se durcit par la longueur du temps, & prend comme une nature cartilagineuse ; si on y mêle de l'esprit de vin, elle devient pareillement dure & solide ; enfin on tire tous les jours du bois des cerfs une gelée qui est fort semblable à cette partie blanche du sang.

Vous sçavez que cette gelée se fait en faisant bouillir ces os concassés & bien nets, dans une certaine quantité d'eau, qui dissout & enleve une portion de sucs nourrissiers renfermés dans le tissu de l'os.

Quand on fait cette gelée avec des os pleins de moëlle, outre cette matiere gelatineuse dont on vient de parler, on tire encore une liqueur huileuse qui nage dans le bouillon, & qui se fige quand il se refroidit.

Or je vous ai fait observer plusieurs fois que ces deux substances étoient d'une nature très-différente.

La premiere est mucilagineuse, & elle se durcit plus ou moins, à proportion que la chaleur fait une impression plus ou moins forte sur elle ; l'autre au contraire est fluide, & se fond à la moindre chaleur.

La premiere est un suc doux, mou & gluant, & par conséquent

quent très-propre à s'attacher aux parties folides & à s'y unir ;
caractere effentiel d'un fuc nourriffier.

L'autre eft très-fluide & fort graffe, & n'eft propre par
la molleffe de fes parties, qu'à imbiber les fibres des os, &
entretenir leur foupleffe ; la premiere fe tire généralement
de toutes fortes d'os ; l'autre au contraire ne fe tire que de
ceux qui ont de la moëlle. L'une & l'autre, à la vérité, font
répandues dans la fubftance de l'os, avec cette différence,
que la premiere forme les parties de l'os, & que l'autre ne fait
que les arrofer.

Le fuc nourriffier des os eft compofé de différentes parties.
On a analyfé au laboratoire de l'Académie des Sciences, des
os de jambes de bœufs concaffés, fort nets & forts fecs, &
l'on a remarqué que chaque livre a donné deux onces fix gros
de liqueur purement aqueufe, une once fix gros vingt-quatre
grains de fel volatil. Le refte des os calciné & tout fec pefoit
trois onces cinq gros & demi, & c'étoit de la terre prefque
toute pure.

On voit par cette analyfe que les parties terreufes dominent fur les aqueufes, pour donner de la confiftance au fuc
nourriffier des os, comme cela fe voit dans toutes les pâtes
qui font plus ou moins fermes, felon la proportion de ces
deux principes ; mais comme les parties de la terre font fort
irrégulieres, & qu'elles laiffent entr'elles de grands interftices, les particules d'eau s'en échapperoient aifément, & il ne
refteroit après cette évaporation qu'un corps fec, mais très-
friable ; il faut donc avoir recours aux parties falines volatiles, qui par leur figure peuvent facilement s'infinuer dans les
cellules les plus étroites de la terre & les remplir, & qui par les
pointes irrégulieres dont elles font armées, font auffi très-
propres à s'entrelaffer & à fe lier avec les parties terreufes &
aqueufes : ce mêlange fera, à la vérité, un corps fec & dur,
mais qui feroit encore trop caffant ; pour le rendre foupre &
pliant, il eft donc befoin d'une certaine quantité de parties
fulphureufes, parce qu'étant compofées de filamens frifés &
ondés, & qui s'entrelaffent facilement les uns dans les autres
par leurs poils & par leurs petites branches, elles rendront
ce compofé foupre & pliant.

Il eft fi vrai que les parties falines volatiles mêlées dans une

Tome I.   V u

certaine proportion avec les huileufes, font le véritable lien
des autres principes qui compofent la féve nourriffiere des os;
que l'expérience nous apprend qu'auffi-tôt qu'ils en font privés, ou par l'action du feu, ou par celle des diffolvans, ou
pour avoir été long-temps expofés à l'air, ils deviennent friables & fort caffans. Voyez ce que j'ai dit de la nature &
du mêlange de ces principes, en traitant de la formation
du cal *.

Examinons maintenant de quelle maniere cette lymphe
nourriffiere qui eft mêlée avec le fang, eft portée entre les
fibres des os.

Le fang fe diftribue donc entre les fibres offeufes; mais
comment s'y diftribue-t'il pour faire qu'elles fe nourriffent &
qu'elles croiffent en tout fens? Pour cet effet il faut premierement obferver que ce font les arteres qui diftribuent à toutes
les parties la matiere de leur nourriture; le cerveau, les nerfs,
les vaiffeaux lymphatiques, les cartilages, les parties mêmes
les plus tranfparentes, comme l'humeur vitrée & le criftallin
la reçoivent de la même fource, comme on l'a expliqué en
parlant de la fecrétion; ces parties étant parfemées d'un lacis
des vaiffeaux, ou fanguins ou lymphatiques, formé par les extrêmités capillaires des arteres & des veines, & les parties
qui ne font pas immédiatement arrofées par le fang arteriel,
ne laiffent pas de lui devoir leur accroiffement, comme les
cornes, les ongles, l'épiderme, &c; fecondement, que la
nutrition s'accomplit par une efpece de filtration, laquelle fe
fait au travers des parois tendres & fpongieux de l'extrêmité
des arteres dont on vient de parler, c'eft-à-dire, à l'endroit
où ces vaiffeaux commencent à devenir veines; en troifiéme
lieu, que c'eft l'impulfion du cœur & des arteres qui pouffent
le fuc nourriffier, & qui l'engage dans les pores les plus intimes des fibres; que la fyftole de ces vaiffeaux jointe à la
vertu élaftique des fibres, applique ce fuc, qu'elle le ferre &
le colle d'autant plus, qu'étant fouvent réitérée elle corroye
pour ainfi dire les parties & les unit.

De tous les vaiffeaux du corps, les uns portent le fang avec
beaucoup de vîteffe du centre à la circonférence, telles font
les arteres que l'on fent battre; les autres au contraire le

____

ª Traité des Maladies des Os. T. I. Ch. IX. *pag.* 421.

rapportent de la circonférence au centre , & ont un mouvement qui ne peut se voir ni se sentir ; ce sont les veines. Enfin
ceux qui charrient la lymphe ont des routes différentes , eu
égard aux différens endroits d'où ils prennent naissance ; en
effet , outre les vaisseaux lymphatiques distingués des arteres
& des veines , les extrêmités des arteres & des veines deviennent si petites dans leurs distributions, qu'elles ne laissent passer
que la lymphe ; & ce sont ces extrêmités qu'on nomme arteres
& veines lymphatiques.

Le cœur est l'unique réservoir où toutes ces liqueurs se portent pour être distribuées à toutes les parties ; aussi reçoit-il
le premier l'action ou l'impression de l'esprit séminal , comme
nous le prouverons ailleurs.

Ce sont donc les troncs des arteres & des veines des os qui
poussent les rameaux qui portent la matiere & les sucs propres à la nourriture & à l'accroissement des os , comme nous
l'avons fait voir ci-devant ; c'est ce que nous découvrent les
injections fluides colorées, qui insinuées dans ces rameaux,
nous instruisent de leur route , & nous font voir que quelques-
uns pénétrent les os dans le milieu , d'autres vers les extrêmités , & cela en s'insinuant dans les sillons qui s'observent
sur la surface des os. C'est donc dans le sang qu'est contenue
la matiere propre à la nourriture des os & à leur augmentation , & c'est de la préparation bonne ou mauvaise de cette
même matiere d'où dépend le bon ou le mauvais changement
qui leur arrive.

Quoique les vaisseaux sanguins soient en grande quantité
pour fournir les sucs salins sulphureux & terrestres destinés
à l'augmentation des os, il s'y rencontre encore des vaisseaux
lymphatiques qui, comme ces vaisseaux, se ramifient & parcourent toute la surface interne du périoste , pour ensuite
s'insinuer dans les différens sillons des os , & y déposer une
lymhe propre à se mêler, s'embarrasser & s'agglutiner avec les
matieres fournies par les vaisseaux sanguins. Ces vaisseaux
lymphatiques s'observent en détachant le périoste de dessus
la surface des os , où l'on voit que les tuyaux capillaires qui
s'en séparent , sont accompagnés des vaisseaux sanguins qui
les suivent dans leur distribution ; & comme la rupture de
ces tuyaux donne lieu à un épanchement plus lymphatique &

plus mucilagineux que fanguin, n'a-t'on pas lieu de regarder ces tuyaux comme lymphatiques.

On peut, pour s'affurer que les vaiffeaux pénétrent les os, prendre l'humerus ou le fémur d'un fœtus à terme, faire une incifion au périofte, & l'enlever avec foin de deffus l'os ; alors on apperçoit un nombre infini de petits vaiffeaux qui s'en féparent ; que ces vaiffeaux foutenus & accompagnés des appendices du périofte, s'engagent dans le corps de l'os, qu'ils paroiffent même former en grande partie, quoiqu'ils s'effacent dans la fuite.

Le concours & la diftribution des vaiffeaux dans les os font fi fenfibles, que fi l'on examine l'humerus ou le fémur, il paroît rougeâtre ; & fi on le caffe, il fort par les trous dont il eft parfemé des gouttelettes de fang. Il n'eft donc pas difficile de fe perfuader que les vaiffeaux qui fe détachent de toute la furface interne du périofte, ne foient capables de s'infinuer dans toute la fubftance des os, laquelle dans ces âges n'eft encore que porreufe, remplie de mailles plus ou moins écartées les unes des autres, propres à la formation du tiffu cellulaire ou tiffu fpongieux, qui occupe & fait les extrêmités des os ; c'eft dans ce tiffu que les vaiffeaux capillaires fe ramifient.

Ces vaiffeaux fe diftribuent avec aifance dans les os du fœtus ; les trous dont les os font parfemés, font en trèsgrand nombre, & leurs embouchures font d'un diametre à ne point gêner l'entrée des vaiffeaux.

Il n'en eft pas de même dans les adultes ; la furface de prefque tous les grands os eft d'une couleur blanche, les trous font en moindre quantité, les vaiffeaux font auffi moins nombreux, & c'eft-là d'où réfulte la blancheur des os.

Lorfque les os font parvenus à un parfait degré d'offification, une grande partie de ces vaiffeaux ne fait que parcourir leur furface extérieure ; d'autres pénétrent dans l'intérieure, en paffant par des trous que la nature a confervés dans l'affemblage des couches ou lames dont les os font alors formés ; enfin il y en a qui après avoir fait quelque trajet dans la fubftance des os, entrent dans l'intérieur pour fe diftribuer à la membrane de la moëlle, de même que dans le tiffu fpongieux des os.

La nature a pratiqué vers le milieu des os cylindriques un conduit, & quelquefois deux, pour l'entrée d'une artere, d'une veine & d'un nerf ; ces trois vaiſſeaux ſont enfermés dans une gaîne du périoſte qui les accompagne ; & comme le conduit fait quelques lignes de chemin en traverſant les lames oſſeuſes, pour s'ouvrir dans le canal oſſeux qui contient la moëlle, les vaiſſeaux qu'il contient ſe rendent au même endroit. La direction de ces conduits n'eſt pas la même dans tous les os ; ils paroiſſent s'élever ici vers la partie ſupérieure de l'os ; là ſe rendre directement dans l'os même ; dans un autre endroit ſe porter vers ſa partie inférieure : par exemple, dans les grands os articulés par genou comme dans les humerus & les fémur, les arteres à leur ſortie du tronc, ſoit de l'axillaire, ſoit de la crurale, ſe refléchiſſent & font un angle plus ou moins rétrograde, c'eſt-à-dire, qu'elles montent vers le conduit oſſeux pour ſe rendre à la partie ſupérieure de ces os ; au contraire, dans les os articulés par gymglime ou charniere, dans leſquels le conduit eſt tracé de haut en bas, comme on le voit dans le tibia & dans le péronné, ces vaiſſeaux ſuivent cette direction.

Tout le ſang fourni par ces vaiſſeaux, non-ſeulement ſert à l'entretien des os, mais il eſt encore la ſource de la moëlle qui ſe trouve tant dans leurs cavités intérieures, que dans leur tiſſu ſpongieux.

En effet, la moëlle ne paroît être autre choſe qu'un aſſemblage de pluſieurs petites cellules membraneuſes qui s'ouvrent les unes dans les autres, ſemblables à celles qui compoſent la ſubſtance du poumon, & toutes remplies d'un ſuc huileux.

Ces cellules ſont renfermées ſous une membrane très-déliée qui leur ſert d'enveloppe générale. Des parois de ces cellules il en ſort des conduits ſecrétoires qui dépoſent dans leur cavité l'huile fine & délicate qu'ils ont ſéparée, ainſi ces cellules ſervent de filtre & de réſervoir.

L'on ſçait que la moëlle ne fait ordinairement qu'une ſeule maſſe dans l'endroit où l'os eſt creuſé en canal, mais qu'elle eſt diviſée en pluſieurs petites molécules qui rempliſſent ſi exactement tous les vuides du tiſſu réticulaire cellulaire, & s'accommodent ſi bien à leurs différentes figures, qu'après avoir ſcié l'os, on a beaucoup de peine à découvrir ce tiſſu ſpongieux dans l'animal.

La couleur de la moëlle qui eſt en maſſe, c'eſt-à-dire, qui occupe la partie de l'os qui eſt en canal, eſt d'un blanc jaune tirant ſur le rouge ; cependant c'eſt la même moëlle, & cette différence ne vient que de leur différente épaiſſeur, car dans la moëlle qui eſt en maſſe, on ne diſtingue pas ſi aiſément les ramifications des vaiſſeaux ſanguins.

Dans l'animal vivant, cette huile eſt coulante & liquide ; elle eſt plus liquide en certains os & en certains animaux, qu'elle n'eſt en d'autres.

Comme le beurre eſt la crême du lait, ou ſa portion huileuſe épaiſſie par une petite quantité de l'acide du lait, on peut dire de même que la moëlle eſt comme la crême, ou ſa partie huileuſe la plus altérée, épaiſſie par une petite quantité d'acide fort volatil.

La génération artificielle de la moëlle fait bien connoître que ces deux principes ſont néceſſaires pour ſa compoſition.

On imite les concrétions ſébacées ou approchantes du ſuif, par le mêlange de l'eſprit de nitre avec l'huile d'olives digérée quelque-temps, & on imite les concrétions graiſſeuſes & de conſiſtance de moëlle pour le nutritium ou pommade qui ſe forme de l'huile d'olives battue avec de fort vinaigre.

La graiſſe n'eſt différente de la moëlle, qu'en ce que ſa partie huileuſe eſt congelée par des acides plus fixes.

Toutes les cellules membraneuſes dont la moëlle eſt compoſée, s'ouvrent les unes dans les autres, & paroiſſent environnées de fibres, qui par leurs entrelaſſemens font une eſpece de tiſſu réticulaire à peu près ſemblable à celui qu'on remarque dans les cellules du poumon.

On a fait obſerver qu'outre les trous dont chaque lame oſſeuſe eſt percée pour la diſtribution des vaiſſeaux ſanguins, elle eſt encore percée d'autres trous très-fins, qu'on ne peut découvrir que par le ſecours d'une loupe très-forte, & dont la route eſt fort irréguliere.

La partie la plus fine de l'huile qui eſt miſe en dépôt dans ces cellules, tranſpire & s'échappe continuellement, tant par la diaſtole des arteres, que par le reſſort des fibres dont elles ſont environnées ; & paſſant par les trous dont la lame intérieure eſt percée, elle s'inſinue entre la première & la ſeconde,

& l'arrofe dans toute fon étendue : elle paffe de la même maniere de la feconde à la troifiéme, & cela arrive d'autant plus
aifément, que la plûpart de ces pores ne fe répondent pas précifement les uns aux autres, jufqu'à ce qu'elle en trouve qui
puiffe lui donner paffage ; ce qui arrivant dans toutes les autres lames fucceffivement, le fucre huileux eft contraint de
les arrofer l'une après l'autre, & de pénétrer tout le corps
de l'os.

Havers, célébre Médecin d'*Angleterre*, prétend qu'outre
les pores qui paffent au travers des lames, il y en a d'autres
qui font pofés de maniere que l'huile médullaire qui a paffé
par les trous tranfverfes de la premiere lame, c'eft-à-dire, de
la plus interne, ne rencontrant point dans la lame fuivante
de pores ou trous de même genre qui leur répondent, la liqueur eft obligée de couler le long des pores longitudinaux
entre ces deux lames, & de continuer fon cours jufqu'à ce
qu'elle puiffe rencontrer quelques pores tranfverfes qui lui donnent entrée entre la feconde & la troifiéme ; la même diftribution fe fait entre la troifiéme & la quatriéme : mais on ne
découvre point ces fillons longitudinaux, & il paroît que ces
fillons ne font autre chofe que les traces ou les veftiges des
vaiffeaux qui fe diftribuent entre ces lames.

Il y a un très-grand nombre de faits qui font voir que la
partie la plus fubtile de l'huile médullaire tranfpire continuellement au travers du tiffu de l'os du dedans au dehors, & que
s'infinuant entre les lames qui la compofent, elle en imbibe
les fibres, elle les rend plus fouples, plus flexibles, & par conféquent moins caffantes.

Les ouvriers imitent tous les jours cette méchanique, en
faifant bouillir dans l'huile les bois qu'ils veulent rendre
moins caffans ; c'eft pour le même fujet qu'on y fait auffi
bouillir les pierres fur lefquelles on paffe les burins, & comme les os des homars & des écreviffes n'ont point de moëlle,
il ne faut pas s'étonner s'ils font fi caffans & fi friables, &
fi les vieillards dans lefquels la matiere de la moëlle eft prefque
épuifée & peu onctueufe, ont les os beaucoup plus fragiles
que ceux des jeunes gens.

Cette facilité qu'a le fuc huileux à tranfpirer, fe fait remarquer même après la mort de l'animal, & c'eft ce qui ap-

porte le plus grand obstacle à blanchir les os quand on veut préparer un squélette ; car si on n'a soin de les percer à l'une & l'autre de leurs extrêmités pour en faire sortir la moëlle, & pour y seringuer plusieurs fois des eaux propres à emporter cette matiere onctueuse, on voit au bout de quelque-temps qu'un os qui paroissoit assez blanc, devient extrêmement jaune, sur-tout aux extrêmités, par le suc huileux qui est comme emprisonné dans le tissu réticulaire dont elles sont remplies, & qui, à la moindre chaleur, suinte du dedans au dehors sur toute la surface extérieure de l'os : c'est pourquoi les ouvriers qui s'en servent pour faire certains ouvrages, ont la précaution de les scier en long pour en ôter toute la moëlle & le tissu spongieux, & de les faire tremper dans une eau de chaux pour bien dégraisser l'os, afin que dans la suite sa blancheur n'en soit point altérée.

On a vérifié sur plusieurs animaux, que les os ne sont pas plus remplis de moëlle dans la nouvelle lune que quand elle est pleine, & que l'inégale quantité qui s'y rencontre, dépend de l'abondance ou du manque de nourriture, du repos ou du travail ; ensorte qu'on en trouve beaucoup plus dans les animaux qui ont été bien nourris & long-temps en repos, que dans ceux qui prennent peu de nourriture & qui fatiguent beaucoup.

Les Anciens & les Modernes ont parlé avec tant d'incertitude du sentiment que peut avoir la moëlle, que je me suis cru obligé d'examiner par moi-même cette matiere avec beaucoup de soin ; c'est ce que j'ai fait de deux différentes manieres.

La premiere, en voyant panser dans les hôpitaux ceux qui ont eu, ou un bras ou une jambe coupée, & dans lesquels par conséquent on voit la moëlle à découvert ; car toutes les fois que je la faisois toucher un peu rudement, le malade donnoit aussi-tôt des marques d'une nouvelle douleur ; cependant comme cela ne me paroissoit pas encore assez convainquant, j'ai eu recours à une expérience qui ne m'a laissé aucun doute sur ce sujet. J'ai fait scier le milieu de l'os de la cuisse d'un animal vivant, d'où j'ai fait ôter toutes les chairs & les membranes pour laisser la moëlle à nu ; & comme tous ces ébranlemens & ces divisions causoient des douleurs très-cruelles à

l'animal,

l'animal, j'avois la précaution d'attendre que cette douleur fût paſſée; quelque-temps après plongeant un filet dans la moëlle, l'animal donnoit auſſi-tôt des marques d'une très-vive douleur, ce que je réitérois pluſieurs fois avec la même précaution & avec le même ſuccès : ajoutez à cela que les altérations & les maladies de la moëlle ſont encore une preuve qu'elle a un ſentiment très-exquis.

Ce n'eſt pas ſeulement ſur le ſentiment de la moëlle dont on a parlé avec beaucoup d'incertitude, il en a été de même à l'égard du ſentiment de l'os proprement dit.

Pour traiter cette matiere avec plus de clarté, il n'y a qu'à ſe mettre en mémoire les différens états où ſe trouvent les os depuis leur premiere formation, juſqu'au dernier degré de leur endurciſſement.

Dans les premiers temps les os ne ſont que membranes tendres & molles, où le cours des eſprits étant libre, elles ſont capables de ſentiment. Mais peu à peu ces membranes ſe changent en cartilage & en os, & alors leur ſenſibilité diminue, parce que les fibres de l'os venant à groſſir, ſerrent de plus en plus les filets des nerfs, le cours des eſprits y eſt intercepté.

L'on dira peut-être que le cours du ſang y devroit pareillement être comme ſupprimé; mais ſi l'on conſidere que la cavité des filets nerveux eſt infiniment plus étroite que celle des arteres, & que le liquide qui y coule eſt pouſſé très-foiblement en comparaiſon de celui qui coule dans les arteres, il ſera aiſé de comprendre que le cours du ſang peut ſe conſerver, tandis que celui des eſprits y peut être ſupprimé.

Il faut pourtant avouer qu'il y a un très-grand nombre de vaiſſeaux ſanguins qui ceſſent de faire leurs fonctions, & même qui diſparoiſſent dans les adultes, parce que les trous par où ils s'inſeroient dans le tiſſu de l'os, ſe rétreciſſant de jour en jour, à meſure que les fibres oſſeuſes s'enflent & groſſiſſent, ces vaiſſeaux ſont étranglés, & les trous par où ils paſſoient, preſque effacés.

Mais comme il eſt de l'intérêt & de la conſervation de la machine, que quand les fibres de l'os ſont menacées de quelque déſunion, l'ame en ſoit promptement avertie par un ſentiment fort vif, pour ſuppléer au peu de ſentiment qui reſte dans l'os après son entiere ossification, il est revêtu par dehors du périofte, & par dedans de la membrane de la moëlle, qui sont comme deux sentinelles qui veillent continuellement à sa conservation : tous les os sont ainsi revêtus, à la réserve des parties des os qui sont exposées à des frottemens continuels, ainsi qu'il a été dit, & en cela on ne sçauroit assez admirer la sagesse de l'Auteur de la nature.

Il est aisé d'éclaircir ce doute en faisant observer que toute fraction d'os qui est dépouillée de son périofte ou de sa membrane médullaire, est entierement privée de sentiment; c'est ce que l'expérience nous apprend.

Ce que je viens d'avancer est confirmé par l'expérience, qui fait voir qu'on peut limer, ruginer & couper un os dépouillé de son périofte, sans que le malade donne aucun sentiment de douleur; & quand les os du crâne, par exemple, en font sentir, ils n'y ont aucune part, puisqu'elle est causée par les érosions & les divisions des membranes qui en sont voisines, qui sont la dure & la pie-mere, ou le péricrâne; si les dents pareillement causent quelque douleur par l'attouchement des corps chauds ou froids, ou parce qu'elles sont cariées, cela ne vient que de ce que les gencives ou les membranes qui tapissent les alvéoles en reçoivent quelque altération, ou parce que leur émail ayant été ruiné, & leur partie intérieure rongée jusqu'à la cavité de leur racine, les parties salines des alimens, ou l'air froid s'y insinuent & picotent vivement les fibres de la membrane dont elle est revêtue.

On doit raisonner de la même maniere des maladies des autres os, qui ne font sentir de la douleur qu'autant que le périofte ou la membrane de la moëlle y sont intéressés. Cela est si vrai, que dans les caries qui n'attaquent que le milieu du tissu de l'os, l'ame n'est jamais avertie par aucun sentiment de douleur, que quand elle est parvenue jusqu'à la superficie extérieure ou intérieure de l'os, c'est-à-dire, jusqu'au périofte ou à la membrane de la moëlle.

Quand on connoît bien la structure du périofte, il est aisé d'expliquer d'où vient qu'il est d'un sentiment si exquis.

1°. Nous avons dit qu'il étoit composé de fibres tendues d'une extrêmité de l'os à l'autre, & étroitement appliquées à l'os dans toute leur longueur. Cette tenſion les rend capables d'être vivement ébranlées par les impreſſions même les plus foibles, & elles le ſont encore plus vivement, parce qu'elles reçoivent cette agitation tout à la fois au moindre mouvement : or c'eſt par cette pluralité d'ébranlemens & de ſoubreſauts que le périoſte ſouffre preſque en un inſtant, que nous devons raiſonner de la véhémence de ſes douleurs.

De plus, ſi on fait réflexion que le périoſte a une étroite connexion avec tous les tendons qui s'inſerent au corps de l'os, il ſera aiſé de penſer que cette étroite liaiſon peut beaucoup contribuer à la violence de ſes douleurs ; car l'expérience nous apprend que la ſolution de continuité qui ſurvient aux tendons, eſt très-douloureuſe.

Pour vous faire mieux comprendre ma penſée touchant la nourriture des os, permettez-moi d'avoir recours à l'Oſtéologie comparée, & de vous faire voir comment ſe fait la nourriture & l'accroiſſement du bois des cerfs ; voici la maniere.

Il y a deux apophyſes à l'os du front des cerfs, nommées couronnes ; on les appelle meules en terme de venerie, elles ſont de la hauteur d'environ deux pouces.

Dans le temps que leur bois renaît, leur couronne produit une humeur qui ſe congele aiſément, & qui dans la ſuite ſe change en bois : cette production paroît environ la mi-mars. La peau de la tête s'étend, & couvre cette matiere ; elle eſt garnie de pluſieurs groſſes branches de nerfs, d'arteres & de veines, leſquelles jettent mille ramifications dans toute la ſubſtance de ce jeune bois : c'eſt pourquoi ſi on le coupe quand il eſt tendre, le ſang en coule ſi abondamment, que l'animal en meurt très-ſouvent.

Ce bois ayant acquis le dernier degré de ſon accroiſſement & de ſon endurciſſement, ce qui arrive dans l'eſpace de trois mois, c'eſt-à-dire, vers la fin de juin, les vaiſſeaux & la peau commencent à ſe deſſecher ; pour lors le cerf frottant ſon bois contre les branches des arbres & des buiſſons, fait tomber cette peau : il eſt aiſé de voir ſur ce bois, après qu'il en eſt dépouillé, pluſieurs ſillons qui ont été formés par le battement des arteres dont cette peau étoit parſemée, comme on l'a remarqué.

Les cerfs naiffent fans bois, & leurs têtes ne commencent à pouffer qu'à la feconde année ; le premier bois eft droit & fans branches, c'eft pourquoi on l'appelle dague : les branches que les autres bois jettent, & qu'on appelle andouillers, varient felon l'âge de ces animaux, & felon la température des climats où ils vivent. Nous dirons en paffant que celui d'Amboife eft le plus grand qu'on ait vu.

On remarque une chofe à l'égard du bois des cerfs, qui fait voir des effets bien fenfibles de la femence fur la maffe du fang ; c'eft que fi un jeune cerf eft coupé avant qu'il ait pouffé fon bois, il ne lui en vient jamais : au contraire, fi on ne le coupe qu'après qu'il l'a pouffé, il ne le quitte plus, & le conferve toujours dans le même état qu'il étoit lorfqu'on l'a coupé.

Il ne fera pas hors de propos de faire ici quelques remarques fur cet accroiffement qu'on peut nommer végétation. On peut confiderer d'abord que la fermentation qui eft forte au printemps, agite le fang de telle maniere, que les parties volatiles dont ces animaux font remplis, étant portées abondamment vers la couronne qui fert de bafe au bois des cerfs, y caufe une démangeaifon qui les oblige de fe frotter & de faire tomber leurs bois.

Il y a lieu de croire que le bois des cerfs tombe facilement au printemps, parce que les petits tuyaux par où couloient les fucs nourriffiers, fe rétreciffent & fe deffechent peu à peu faute de fuc, & par l'attouchement de l'air.

De plus, les fucs qui viennent de nouveau & qui montent abondamment pour fervir de matiere au jeune bois, ne pouvant s'infinuer dans le vieux, le chaffent & le font tomber ; c'eft une efpece d'exfoliation.

On peut faire le même raifonnement à l'égard de la peau qui couvre le bois ; il y a lieu de croire qu'elle tombe, parce que le bois qu'elle environne, l'étend & la dilate, ce qui refferre tellement fes vaiffeaux, qu'ils ne font plus capables de recevoir de nourriture, & le paffage des liqueurs étant intercepté, il y caufe une irritation qui oblige les cerfs de fe frotter contre les branches des arbres, & de faire tomber cette peau.

Mais il n'eft pas facile de rendre raifon de ce que le bois

des cerfs pousse régulierement tous les ans un nouveau bois avec des nouveaux andouillers, à quoi les chasseurs croyent connoître leur âge.

Il me semble qu'on peut penser qu'à ces apophyses des os du front, nommées couronnes, il y a comme des especes de germes pour la nouvelle production des bois qui naissent succeffivement tous les ans, & quoique tous ces petits bois par leur extrême petitesse soient imperceptibles, ils font néanmoins capables de recevoir une nourriture & un accroissement convenable, après qu'ils y ont été insensiblement disposés par le temps, & si les uns germent plutôt que les autres, cela ne dépend que de leur tissure particuliere.

Le sang se distribue donc entre les fibres offeuses, mais comment s'y distribue-t-il pour faire qu'elles se nourriffent & qu'elles croiffent en tout sens?

Pour cet effet il faut premierement observer que ce font les arteres qui distribuent à toutes les parties la matiere de leur nourriture. La matiere de la nourriture est tirée immédiatement des arteres ou sanguines ou lymphatiques; le cerveau, les nerfs, les vaiffeaux lymphatiques, les cartilages, les parties mêmes les plus transparentes, comme l'humeur vitrée & le cryftallin, la reçoivent de la même fource, comme on l'a expliqué en parlant de la fécrétion. Ces parties étant parsemées d'un lacis de vaiffeaux, ou sanguins ou lymphatiques, formé par les extrêmités capillaires des arteres & des veines, & les parties qui ne font pas immédiatement arrofées par le sang arteriel, ne laiffent pas de lui devoir leur accroiffement, comme les cornes, les ongles, l'épiderme, &c.

Secondement, que la nutrition s'accomplit par une espece de filtration, laquelle se fait au travers des parois tendres & spongieufes de l'extrêmité des arteres dont on vient de parler.

En troisiéme lieu, que c'est l'impulsion du cœur & des arteres qui pousse le fuc nourriffier, & qui l'engage dans les pores les plus intimes des fibres; que la fyftole de ces vaiffeaux, jointe à la vertu élaftique des fibres, applique ce fuc, le ferre & le colle d'autant plus, qu'étant souvent réitérée, elle en corroye, pour ainfi dire, les parties, & les unit fi étroitement à celles qui les environnent, qu'elle ne fait plus qu'une même fubftance : on voit par là que le fue deftiné à la nourriture, doit être contenu dans des tuyaux revêtus de fibres élaftiques, lefquelles, comme autant de mains, puiffent preffer, contraindre & chaffer à travers leurs pores les liqueurs qui y coulent; car fi ces canaux étoient roides & inflexibles, le fuc nourriffier pourroit bien encrouter leurs parois; mais cette incruftation feroit bien-tôt entraînée & même détruite, tant par le courant du liquide, que par le frottement des parties voifines..

Outre les impulfions dont on vient de parler, celles qui font caufées par les exercices & par les fréquentes agitations du corps, fur-tout dans les jeunes animaux, contribuent beaucoup à la diftribution des fucs nourriffiers..

Il eft donc vrai que la nutrition fe fait par une efpece d'intrufion, & par une forte cohéfion des fucs nourriffiers dont les molécules étant mues de tous les fens, trouvent enfin des places où elles s'engagent & s'arrêtent, en s'appliquant les les unes contre les autres, felon quelque endroit de leur fuperficie, au moyen du frottement continuel, & pour lors elles y demeurent parfaitement unies, & ne font enfemble qu'un même corps.

Il eft vrai auffi que l'accroiffement ne fe fait que parce que ces fibres s'allongent & fe dilatent peu à peu en tout fens, par l'intrufion qui fe fait des fucs nourriffiers dans les vuides qu'elles laiffent entre les molécules dont ces fibres font compofées; mais ces fibres naiffantes rifqueroient à tout moment de fe rompre à force de s'étendre, fi d'autres molécules fouples & liantes ne venoient fe placer dans les vuides qui font comme autant de mailles de réfeau qui font place en s'entr'ouvrant, à de nouvelles molécules qui, comme autant de petits coins, les foutiennent & les rempliffent en même-temps qu'elles s'écartent; voilà comment fe fait l'allongement & l'accroiffement des parties, tant folides que molles.

Dans le fœtus ces parties font tendres & prêtent facilement; ce qui fait que le fang y coule abondamment & très-vîte, tant à caufe de la facilité qu'il trouve à paffer entre des fibres capables de céder, que par la liberté que les arteres ont de fe dilater.

Dans la jeuneffe, les parties folides font à la vérité moins tendres, mais auffi le fang eft pouffé avec plus de force &

d'impétuofité ; c'eft pourquoi leur accroiffement continue, & l'on ne doit pas s'imaginer que cette dureté foit un obftacle à leur accroiffement. Tout durs qu'ils nous paroiffent , leurs parties infenfibles font dans un mouvement actuel, ainfi il n'y a rien qui s'oppofe à leur déplacement, pourvu qu'on le fuppofe proportionné à la puiffance qui le caufe, & qu'on le conçoive auffi petit qu'il eft néceffaire ; & fi les bois les plus durs s'enflent par l'introduction de quelques particules d'eau entre leurs fibres, il ne paroîtra pas furprenant que les os qui font pénétrés d'un liquide chaud, d'une fineffe inconcevable, & pouffé par les puiffantes contractions du cœur & des arteres, puiffent s'étendre & croître jufqu'à un âge affez avancé.

Dans les adultes le tiffu de l'os devient plus ferré par la forte cohéfion des molécules du fuc nourriffier, & par l'étroite liaifon des fils dont fon tiffu eft compofé ; car rien n'eft fi propre à rendre un corps dur, qu'un affemblage de parties fines, menues, plates, & fermement entaffées ; c'eft-à-dire, qu'une toile eft d'autant plus ferrée, qu'elle a été compofée de fils plus fins & plus étroitement frappés.

D'ailleurs dans cet âge le fang a perdu de fon impétuofité, & les arteres font comme étranglées ; car il faut concevoir que les arteres capillaires qui s'inferent dans les petits trous de l'os, après avoir long-temps fourni des fucs pour fa nourriture, doivent être comprimées de jour en jour, parce que ces petits trous s'étreciffent peu à peu, à mefure que les fibres qui les environnent groffiffent, ainfi les vaiffeaux étant fort preffés & étranglés, plufieurs s'effacent entierement, ce qui fait qu'il paffe beaucoup moins de nourriture ; delà vient que ce qui fe diffipe dans les adultes, fe répare fimplement.

On appelle communément cet état l'âge de confiftance, non qu'il ne fe faffe dans les parties folides & dans les molles un perpétuel mouvement de parties, qu'il ne s'en échappe inceffamment par la tranfpiration, & que celles-là ne foient remplacées par la nourriture, mais c'eft qu'à nos yeux les chofes paroiffent demeurer en même état. Puifque dans les adultes les fibres ne peuvent plus prêter, & que la nutrition n'eft plus qu'un fimple remplacement des parties qui ont été détachées par le frottement des folides & le mouvement circulaire des liquides, on peut raifonnablement demander que devient alors le fuperflu des fucs nourriffiers ?

L'on peut croire qu'après avoir réparé les pertes faites par les fonctions de la veille, & répandu une douce rofée fur toutes les parties pour les tenir fouples, alors à force d'être broyé il s'affine fi fort, qu'il s'échappe & s'envole prefque tout par l'infenfible tranfpiration.

Enfin dans la vieilleffe, le mouvement, le reffort & le jeu des parties s'affoibliffant peu à peu, ce qui fait qu'elles s'affaiffent, fe rident & fe defféchent, le fang eft privé de fon baume nourriffier & de fa partie volatile fpiritueufe, & les parties folides n'ont prefque plus de communication avec les vaiffeaux fanguins : il ne faut donc pas s'étonner fi, bien loin de fe réparer, elles perdent peu à peu de leur volume.

Il y a un fait qui eft très-favorable à ce fyftême, c'eft que le périofte des enfans eft plus épais, plus intimement collé à l'os, & attaché par un plus grand nombre de vaiffeaux que celui des adultes & des vieillards. Voilà comment fe fait la nourriture des os ; voyons l'ordre que fuit la nature dans leur accroiffement.

SECTION II.

De l'accroiffement des Os.

Idée générale de cet accroiffement. Les os font compofés de lames. Sentiment de GAGLIARDI fur la jonction de ces lames, réfuté. Structure des lames offeufes. La force abfolue de chaque os eft par-tout la même. Raifon des différens progrès des os. Idée des changemens par lefquels les différens os paffent. Examen des changemens de chaque os dans des fœtus de différens âges.

Les os, dans les premiers temps de leur formation, font compofés de filets dirigés en divers fens, & joints par quelques filamens latéraux, ce qui forme un efpece de réfeau ; ces filets fe collent & fe cimentent enfemble par le moyen d'un fuc blanc & vifqueux qui fe répand dans leurs interftices, & alors ils ne font plus qu'une lame polie & blanche, dans laquelle on n'apperçoit plus qu'une très-légere trace de ce réfeau & de ces filamens.

Les lignes marquées par ces filamens, font voir de quelle maniere ils naiffent & s'allongent ; car comme il paroît dans

les

les os pariétaux du crâne d'un fœtus de quelques mois, ils semblent tous fortir de leur partie convexe & plus élevée, comme d'un centre qui leur eft commun. Dans les os plats, ces filamens qu'on peut diftinguer aifément avant qu'ils foient foudés & endurcis, repréfentent d'abord les rayons d'une roue, qui partent tous d'un même moyeu, & qui s'en éloi-gnant peu à peu, jettent de tous côtés d'autres rameaux qui s'entrelaffent avec eux, & font ainfi comme un réfeau dont les mailles font plus ou moins larges.

Ces filamens ainfi tendus en lignes droites, fe terminent vers la circonférence de l'os, pour y former enfin les futures.

Cet arrangement des filets offeux eft très-vifible dans les pieces du crâne d'un fœtus de trois ou quatre mois ; on le voit auffi dans tous les autres os plats. Par la longueur du temps il fe développe de nouvelles couches qui s'appliquent fur les premieres, de forte que l'os augmente en épaiffeur à propor-tion du nombre des couches qui furviennent, lefquelles font comme autant de différentes lames.

On peut s'affurer de l'exiftence de ces lames, en exami-nant les os qui ont refté long-temps expofés à l'air, ou qu'on fait calciner ; mais elles fe diftinguent beaucoup mieux dans les os qui ont été ramollis dans la machine de *Papin*, & dans toutes les exfoliations qui fe font à l'occafion des caries.

Dans les os longs comme ceux des bras & des jambes, les fibres dont ces lames font compofées, s'étendent fuivant la longueur de l'os, ainfi qu'on le voit par leur tiffure & par leurs fentes.

Dans la plûpart des os, ces lames font fi étroitement unies, & fi bien cimentées enfemble par le fuc offeux dont elles font arrofées, qu'elles ne font qu'un corps fi folide & fi con-tinu, qu'il eft prefque impoffible de les diftinguer.

Gagliardi prétend que les lames des os font unies & atta-chées enfemble par de petits os à la maniere de petits clous, & il en fait de quatre efpeces ; les uns percent les lames per-pendiculairement, les autres obliquement ; d'autres font com-me autant de petits clous, dont les uns font à tête, les au-tres fans tête, quelques-uns même font comme rivés : mais il y a lieu de croire qu'il s'eft trompé, & que ces prétendus clous ne font que des bouts prolongés de filamens dont les

lames font compofées, lefquels, fuivant les différentes manieres & les divers fens dont les lames fe développent, prennent différentes configurations, & s'engagent plus ou moins
entr'elles.

A préfent que nous connoiffons la ftructure des os, & que
nous fçavons que ceux qui font épais & longs, font compofés de plufieurs lames couchées les unes fur les autres, &
qu'elles font en plus grand nombre & plus ferrées vers le
milieu, que vers les épiphyfes, dont tout l'intérieur n'eft rempli que d'un tiffu fpongieux, il fera aifé d'expliquer pourquoi
l'exfoliation ne fe fait que par lames dans le corps de l'os,
au lieu que dans les épiphyfes & les autres os fpongieux &
réticulaires, elle ne fe fait que par tronçons ou par petits
filets.

Puifque le cal a toujours moins d'épaiffeur que la partie
de l'os qui s'eft exfolié, on voit que l'enfoncement qui paroît
à l'endroit de la cicatrice, doit toujours être plus confiderable
dans les épiphyfes, où il refte quelquefois des trous à y mettre un œuf, parce qu'il s'y fait une plus grande perte de fubftance, à caufe de leur tiffu fpongieux.

J'ai vu le rayon exfolié d'un Invalide, (il ne s'agit point
ici de parler de la caufe de la maladie) lequel avoit trois
trous qui pénétroient dans la cavité de la moëlle. Le fuc corrofif avoit rongé la fubftance de cet os de telle maniere, qu'il
en avoit féparé une d'environ fix pouces de long, qui com-
prenoit toute la circonférence interne de l'os, fçavoir, celle
où la moëlle étoit renfermée ; cette lame fe trouvoit enchâffée au dedans de la cavité de cette exoftofe, comme une
épée dans fon fourreau. Je dilatai un peu l'ouverture qui étoit
au bas du rayon, pour la dégager entierement & l'examiner
avec plus de facilité, & cette obfervation ne fit que me confirmer davantage dans l'idée que jai que la fubftance de l'os
eft compofée de plufieurs lames couchées les unes fur les autres, fuivant la longueur de fon axe, & qui laiffant un vuide
dans le milieu, forment le canal : ces lames font foudées fi intimement, qu'elles font un corps très-dur & très-compact.

Chacune de ces lames eft compofée de plufieurs filets qui
s'étendent fuivant fa longueur, & qui font étroitement ferrés & entrelaffés les uns dans les autres par une infinité d'autres filets qu'ils jettent dans leur route.

Cette tiſſure rend ces lames beaucoup plus fortes, de mê-me qu'une étoffe l'eſt d'autant plus, que les filets dont elle eſt compoſée, ſont entrelaſſés & plus étroitement frappés. A meſure que ces lames s'avancent vers chaque extrêmité, elles ſe ſéparent les unes des autres ; la plus intérieure comme la premiere, ainſi de ſuite & par degrés juſqu'à l'extérieure, qui enfin demeure ſeule ; c'eſt pourquoi l'épaiſſeur de l'os va tou-jours en diminuant de part & d'autre depuis le milieu juſqu'à ſes extrêmités.

Mais comme à l'endroit où la lame la plus intérieure ſe ſépare de celle qui la touche, elle ſe partage en pluſieurs filets, qui s'inclinant tous vers l'axe de l'os, s'entrelaſſent les uns dans les autres en tout ſens, & que les lames qui ſui-vent, ſe ramifient toutes de la même maniere aux endroits où elles ſe ſéparent, on découvre par là comment ſe forme le tiſſu réticulaire ſpongieux qui remplit la cavité de chaque extrêmité de l'os.

On voit par tout ce qui a été dit, que la force de l'os doit demeurer la même dans toute ſa longueur, quoique ſon épaiſ-ſeur diminue à meſure qu'elle approche de chaque extrêmité, par pluſieurs raiſons.

La premiere eſt que par l'augmentation de ſa cavité, il en réſulte un plus grand bras de levier à la force des lames qu'on tendroit à caſſer en ployant l'os.

La ſeconde eſt qu'entre les filets qui ſont ainſi entrelaſſés, il y en a une infinité qu'il faudroit rompre, en les tirant ſui-vant leur longueur, pour caſſer l'os en le pliant.

La troiſiéme, que les filets qui rempliſſent la concavité de chaque extrêmité de l'os, & qui la traverſent en tout ſens, ſont comme autant d'arc-boutans qui affermiſſent l'os contre tout ce qui pourroit tendre à le plier ou à le rompre en cet endroit là, en quelque ſens que ce puiſſe être.

On vient de faire obſerver que la force abſolue de l'os eſt par-tout la même, parce que la même quantité de lames ou de matiere oſſeuſe s'y trouve dans toute ſa longueur ; mais que ſa force relative contre tout ce qui peut tendre à le caſ-ſer, va toujours en s'augmentant depuis le milieu vers les ex-trêmités, par les raiſons qu'on vient de rapporter ; & l'on doit bien remarquer que cette force va en s'augmentant par

le feul épanouiffement des lames, fans qu'il entre plus de matiere en fa compofition, & par conféquent fans qu'il devienne
plus pefant ; ce n'eft donc pas feulement pour y enfermer la
moëlle, que les os font creux, mais c'eft principalement afin
qu'ils foient moins pefans, & néanmoins très-fermes.

Nous venons d'expliquer comment fe fait l'augmentation
des os ; voyons quel eft le progrès de leur endurciffement. On
voit dans le fœtus de quelques mois, que les parties qui doivent devenir offeufes, ne font que de fimples membranes réticulaires, qui font comme les canevas des lames dont les os
font compofés, & il eft à remarquer que les mailles de ces
réfeaux ne fe rempliffent pas toutes à la fois, que la circulation de la féve nouriffiere des os eft fixée à certaines loix,
c'eft-à-dire, qu'elle fe diftribue dans l'ordre le plus convenable, à proportion que les parties aufquelles les os fervent de
foutient ou de défenfe, l'exigent.

Cette offification commence, par exemple, dans chacun
des os pariétaux, par un point qui en eft comme le centre ;
c'eft-là que l'os paroît blanc, poli, dur & épais, & que les
mailles du réfeau font entierement effacées : peu à peu les
mêmes changemens s'obfervent dans toute la longueur des
fibres qui le compofent.

Dans les os qui font longs, l'offification commence par
leur milieu, & fe continue peu à peu jufqu'aux extrêmités.

Il n'eft pas aifé d'expliquer pourquoi l'offification commence
dans un certain ordre en chaque piece offeufe, il faut maintenant ajouter que le progrès du développement & de l'endurciffement des os eft auffi différent, fuivant les différens temps
de l'accroiffement du corps, & fuivant les diverfes parties
aufquelles ils doivent fervir d'appui ou de défenfe.

Il eft prouvé par les différences qui fe trouvent dans les pro-
portions du corps de l'enfant & de celui des adultes, que les
os du crâne font ceux qui fe développent le plus dans le fein
de la mere, & qu'après la naiffance, ceux de l'une & de l'autre mâchoire fe développent beaucoup plus que les autres os
de la tête.

L'on voit auffi qu'après la naiffance, la poitrine fe développe plus que les autres parties prifes enfemble, puifque dans
le fœtus qui eft à terme, la diftance d'une épaule à l'autre

n'eſt que de la cinquiéme partie de toute la hauteur de l'enfant ; au lieu que dans l'adulte cette même diſtance eſt équivalente au quart de toute la hauteur.

On peut dire la même choſe des hanches & du baſſin de l'hypogaſtre.

Dans le fœtus, toutes les pieces qui compoſent le crâne, ſont molles aux endroits de leur aſſemblage, ce qui fait qu'obéiſſant plus facilement aux impulſions du cerveau, elles facilitent ſon développement ; mais les parties qui contiennent les lobes, tant antérieurs que poſtérieurs du cerveau, ſont celles qui doivent le plus prêter, c'eſt pour cela que le coronal eſt de deux pieces, qui laiſſent entre elles un vuide conſidérable fermé par une ſimple membrane, ſur-tout à l'endroit de la fontanelle, & à l'endroit où ſe fait la rencontre de la future ſagittale avec la lambdoïde ; de plus, l'os occipital eſt compoſé de quatre à cinq pieces.

C'eſt pour la même raiſon que chaque vertebre dont l'épine eſt compoſée, eſt formée de trois pieces, car étant ainſi diſpoſée, elle obéit plus facilement aux impulſions de la moëlle de l'épine, & par conſéquent à ſon développement.

Après la naiſſance, les pieces qui compoſent la mâchoire ſupérieure ſe développent beaucoup, parce qu'elles ſont obligées de ſuivre l'épanouiſſement de celles qui compoſent le coronal & le ſphénoïde. La mâchoire inférieure eſt faite de deux pieces jointes au milieu du menton par un cartilage fort ſouple. Cette jonction fait une eſpece de charniere, ſans laquelle l'écartement des angles de cette mâchoire ſeroit impoſſible, ce qui dépend beaucoup de l'action des muſcles qui ſervent à ſon mouvement.

Toutes les pieces qui compoſent la partie antérieure de la voute de la poitrine ſont molles, la partie oſſeuſe de chaque côté eſt très-mince, & ſon articulation avec l'épine eſt ſouple : tout cela facilite les mouvemens de la reſpiration & le développement des parties qui ſont renfermées dans la poitrine.

Les pieces qui compoſent le baſſin de l'hypogaſtre, ſe dilatent beaucoup après la naiſſance, ce qui dépend de leur conformation particuliere ; enfin le développement des parties qui compoſent les extrêmités inférieures, eſt auſſi beaucoup plus confiderable après la naiffance, que dans le fein de la mere, puifque le milieu de la hauteur du corps d'un enfant eft environ à la région du nombril ; au lieu que dans les adultes il eft précifément à la jonction des os pubis. Outre les avantages dont on vient de parler, on a encore lieu de croire que ce différent progrès de l'endurciffement des os, eft d'une très-grande utilité pour faciliter la fortie de l'enfant ; car fi toutes les pieces offeufes avoient acquis leur dernier dégré d'endurciffement, l'accouchement feroit fans comparaifon plus laborieux.

Mais comme toutes celles qui compofent la tête, la voute de la poitrine & le baffin de l'hypogaftre, font fouples aux endroits de leur affemblage, il s'enfuit que lorfque la tête, par exemple, fe préfente au paffage, & qu'elle eft comprimée par les violens efforts de la matrice, toutes fes pieces coulent les unes fur les autres, ce qui diminue extrêmement de leur volume, & facilite la fortie de l'enfant.

Les pieces de la poitrine & des hanches font auffi en état de prêter & de s'allonger, & par conféquent de diminuer de leur capacité.

Nous avons dit que le progrès de l'endurciffement des os étoit auffi différent, felon le befoin des parties aufquelles ils fervent de défenfe, ou dont les fonctions font plus ou moins néceffaires ; par exemple, les pieces qui compofent l'orbite, commencent à s'offifier par fa circonférence, comme étant la plus expofée aux infultes des objets du dehors. Les offelets de l'oreille & les pieces offeufes qui compofent l'organe immédiat de l'ouie, ont prefque la même dureté que dans les adultes, afin d'être toute-prêtes à faire leurs fonctions après la naiffance de l'enfant le plutôt qu'il fera poffible. Toutes ces particularités dépendent de la conformation particuliere de ces os & de la différente nature de leur féve nourriffiere, qui eft plus faline & plus propre à s'endurcir & à s'offifier dans les uns que dans les autres.

D'ailleurs fi l'offification ne commençoit pas par le milieu de l'os, & que cet endroit ne demeurât pas encore mol quelquetemps après la naiffance, lorfque les mufcles commenceroient à faire leurs contractions, tous les os fe courberoient en divers fens, fuivant leurs différens befoins, comme ceux des riquets ; & si l'on vouloit tirer la cause de ce phénomene, de la conformation intérieure de l'os, on pourroit dire que la partie moyenne de l'os est parsemée d'un plus grand nombre de vaisseaux, que la matiere qui sert à son accroissement trouve plus de facilité à y circuler, que par les coups réitérés de la systole des vaisseaux qui la frottent continuellement, elle s'endurcit la premiere.

Il ne sera pas inutile de vous faire observer que les cartilages dont la substance paroît à nos yeux simple & homogene comme un morceau de cire blanche, ont pourtant la même structure que les os : ils sont composés d'une lame d'os, & garnis par dedans de cellules osseuses remplies de moëlle. Cette structure paroît à l'œil dans les cartilages du larynx & de la trachée-artere des personnes avancées en âge, dans ceux des côtes, dans ceux qui joignent les vertebres & les os des îles avec l'os sacrum.

On voit suinter l'huile renfermée dans les cellules de ces cartilages, & quand elles en sont bien dépouillées, on les distingue en regardant le cartilage au travers du jour. Cette ossification est plus ou moins prompte, suivant la différente situation des parties, & la diverse qualité des sucs nourrissiers, ce qu'on pourroit prouver par une infinité d'exemples.

On vient de faire voir que l'ossification se fait plus lentement, ou plutôt selon que les membranes sont placées sur des parties qui abondent plus ou moins en humidités, ce que je pourrois prouver par une infinité d'exemples ; je n'en rapporterai qu'un seul nécessaire pour l'endurcissement des os : ainsi l'usage ordinaire des alimens mucilagineux & huileux rend les fibres plus souples, & fait que même dans la vieillesse l'ossification des cartilages & l'endurcissement des tendons se fait plus lentement, parce que les vaisseaux où passe ce sang huileux, ne se ferment pas si aisément, & sont plus long-temps en état par leur mollesse de donner passage au sang ; l'on voit au contraire que dans les vieillards d'un tempérament sec, les cartilages des côtes, ceux qui joignent les hanches avec l'os sacrum, ceux des os des îles & ceux des vertebres, deviennent osseux, & que les cartilages même du larynx s'ossifient entierement, ce qui n'arrive point aux vieillards d'un tempérament humide, ni aux femmes.

On vient de faire voir que le fuc offeux fe diftribue dans un certain ordre dans chaque piece offeufe. Voyons préfentement quels font les changemens différens par lefquels les os paffent. On apperçoit avec la loupe, quelque-temps après la conception, que ce qui doit devenir os, paroît glaireux ou comme de la gelée contenue & renfermée dans la gaîne du périofte qui moule cette matiere fuivant la figure que l'os doit avoir.

Le fecond changement eft plus fenfible ; en effet, à mefure que le fœtus croît, cette gelée fe trouve divifée, écartée & comme entrelaffée dans les productions & les détachemens que fournit la furface interne du périofte ; ces parties acquierent une confiftance plus que membraneufe, elles deviennent dures & plus roides dans leurs entrelaffemens, que la partie du refte du périofte, ce qui conduit ce canevas au premier point d'offification par les différentes filieres qui en réfultent.

Le troifiéme changement eft très-fenfible, puifque l'on découvre que dans certains endroits le réfeau commence à prendre la confiftance offeufe, & cela tantôt dans un endroit, & tantôt dans un autre, comme nous le dirons dans la fuite.

La Nature a prefcrit des bornes pour contenir les os, les affujétir, & en un mot donner lieu aux parties falines, fulfureufes & terreftres qui les compofent, de fe lier les unes aux autres ; ces bornes font auffi différentes que les os le font entr'eux.

Les os plats, tels que font les os du crâne, confiderés dans un fœtus de trois mois ou environ, font renfermés entre deux membranes ; l'intérieure eft la dure-mere, l'extérieure eft le péricrâne : ces deux enveloppes tiennent lieu, fçavoir, la dure-mere, de périofte intérieur ; & le péricrâne, de périofte extérieur. Ces membranes alors, & le fuc qu'elles renferment entr'elles, font d'une confiftance molle & peu ferrée ; on peut cependant y diftinguer le péricrâne & la couleur de la dure-mere dans des fœtus un peu plus avancés en âge. Entre ces deux membranes on découvre avec la loupe un affemblage de petites particules unies & fi bien appliquées les unes aux autres, qu'elles forment un grand nombre de filets offeux différemment difpofés, fuivant la configuration

particuliere

particuliere de chaque os & de fes différentes parties. Ces filets, comme l'a très-bien obfervé l'ingénieux *Malpighi*, forment par leur réunion une efpece de réfeau offeux, épars, inégal, plus ferré vers le centre qui en fait la bafe, que dans le refte de la circonférence, où ces filets s'écartent en forme de rayons inégaux & liés les uns aux autres par d'autres petits filets offeux qui les traverfent.

Le commencement de ce réfeau ne paroît d'abord avoir qu'une direction irréguliere vers les petits filets offeux conti-nus aux filets membraneux qui femblent fe détacher de la furface extérieure de la dure-mere, & de la furface intérieure du péricrâne; de forte qu'il y auroit lieu de croire que ce font les filets de ces membranes qui deviennent offeux; que, conféquemment la dure-mere & le péricrâne fe régénérent à mefure qu'ils changent de nature, & que cela a lieu jufqu'à ce que les os foient parfaits, & ayent acquis leur étendue natu-relle. Il peut arriver qu'un fœtus reçoive plus de nourriture qu'un autre de même âge, & alors il n'eft pas étonnant que le réfeau offeux ne s'y trouve plus diftinct & plus fenfible. Voilà donc l'étendue des os du crâne & leur forme, fixées par les deux membranes entre lefquelles ils s'offifient; nous pourrions dire la même chofe des os de la face, des omoplates & des os des ifles. La nature varie cependant dans le principe de leur offification : par exemple, les pariétaux & l'occipital commencent à s'offifier dans le centre, le coronal, les os des tempes, &c, ont différens points d'offification; mais la matiere qu'elle emploie eft toujours la même, & elle la contient dans tous par le même moyen.

Dans les os cylindriques des extrêmités, tant fupérieures qu'inférieures d'un fœtus de trois mois, le périofte fait une gaîne qui ceint étroitement les os vers le milieu; c'eft précifément là où commence le réfeau qui en fait le centre; l'os eft plus ferré en cet endroit & plus évafé à fes extrêmités, & fon réfeau eft compofé de filets offeux irréguliérement arrangés, quoiqu'il y en ait qui confervent une direction droite, mais entrecoupée par des filets offeux qui les traverfent; dans d'autres ce font des petites lames longuettes, unies les unes aux autres, toujours fillonnées.

Les côtes & les clavicules font offeufes dans prefque toute

leur étendue , excepté vers l'une & vers l'autre de leurs extrêmités qui doivent prendre de l'accroiſſement. Elles ſont
terminées par un cartilage : les côtes par leurs racines ſe joignent par ce même cartilage à un petit point oſſeux qui eſt la
naiſſance de l'apophyſe tranſverſe ; l'extrêmitée oppoſé eſt
creuſée pour recevoir le cartilage qui les ſoutient ; les clavicules ſont à peu près de la même ſtructure ; le réſeau qui
paroît à leur ſurface extérieure, eſt très-irrégulier , & les filets
deviennent comme tors , au lieu que dans la face interne il
ſe trouve des endroits ou iſles qui ſont preſque polies. Il y a
tout lieu de penſer que le réſeau qui couvroit celui-ci, n'avoit
pas encore acquis ſon degré de ſolidité , & que la macération
le détruit, lorſque les os ont trempé quelque-temps dans
l'eau.

Les os ſpongieux, comme les vertebres , le ſternum , les
os du carpe , les os du tarſe , les os iſchion , les os pubis , les
rotules , enfin les épiphyſes & nombre d'apophyſes , ne ſont
encore compoſés que d'une maſſe cartilagineuſe plus ou moins
ſenſible ; on doit en excepter la colonne de l'épine , laquelle
ſe trouve garnie dans preſque toute ſon étendue , de trois rangées de points oſſeux un peu ſaillans , chacun de la groſſeur
de la tête d'une épingle moyenne , & dont quelques-uns ont
plus de volume que les autres : de ces trois rangées deux ſont
ſur les côtés , & la troiſiéme occupe le milieu ; les latérales
font le commencement des apophyſes tranſverſes & obliques,
& ſervent dans le dos de point d'appui à la racine des côtes ;
la troiſiéme rangée occupe le milieu , & c'eſt-là le premier
point d'oſſification du corps des vertebres. Tous ces petits
grains ou points oſſeux ſont enchâſſés dans autant de cellules
cartilagineuſes , comme un gland dans ſon calice , diſtans les
uns des autres ; ils ſont attachés par un cordon en partie cartilagineux & en partie ligamenteux , & leur poſition en ligne
directe les fait reſſembler à des perles enfilées & ſemblables à
un chapelet.

Nous venons de voir comment les filets des membranes
qui environnent les os, s'oſſifient peu à peu au moyen du ſuc
oſſeux qui s'écoule le long de ces filets , & que cette oſſification ſe fait ſans que les parties prennent avant la forme de
cartilage ; ainſi il n'eſt donc pas vrai de dire que tous les os

ayent été d'abord cartilages. Il faut néanmoins convenir que de toutes les parties folides il n'en eft aucune dont la tiffure approche plus de celle de l'os que le cartilage ; en effet, lorf-que les cartilages font offifiés, leur tiffu fpongieux reffem-ble parfaitement bien à celui des extrêmités des os. On n'ob-ferve point un femblable tiffu dans toutes les autres parties folides qui s'offifient comme les membranes, les arteres, les tendons, &c, & on voit manifeftement entre les filets dont ces parties font tiffues, le fuc offeux qui s'y eft épanché, au lieu que dans les cartilages ce fuc s'eft fi bien incorporé avec leurs filets, que ces filets ne différent en rien de ceux des os, & entrecoupent de même des efpaces cellulaires. Concluons donc que fans admettre deux efpeces d'offification, la nature toujours uniforme, fuit la même route dans l'offification des cartilages, que dans la génération des os ; mais que comme elle les deftine à devenir os, elle en difpofe le tiffu de ma-niere qu'elle peut, au moyen du fuc offeux, leur faire pren-dre cette forme. Entrons dans un plus grand détail fur les dif-férentes matieres de l'offification, afin d'y découvrir les mar-ques que la nature emploie pour conduire peu à peu les os à leur dernier degré de perfection.

Le réfeau des os du crâne du premier âge eft troué de part en part, comme nous l'avons dit ci-devant : il forme des mailles plus grandes les unes que les autres pour le paffage des vaiffeaux ; les fibres offeufes de ce réfeau, confidérées à la louppe, paroiffent comme de petites filieres plus ou moins échancrées & entrecoupées. Il y a tout lieu de fe perfuader que les vaiffeaux, en parcourant ces endroits, dépofent la li-queur gélatineufe dont nous avons parlé, & que par fon fé-jour, cette liqueur donne lieu aux fucs falins fulphureux & terreftres de fe dépofer pour prendre la confiftance d'os, en s'arrangeant fuivant la direction du premier canevas qui leur fert de moule ; delà il s'enfuit appofition fur appofition : c'eft ce que prouve l'obfervation fuivante. Si l'on fait une incifion fur un des os du crâne, où le réfeau eft dans fon entier, à mefure que l'on détache cette membrane de fa furface, l'on voit for-tir une quantité de petites productions du péricrâne, qui font engagées dans les mailles, dans les filieres, & dans tous les petits efpaces irréguliers qui s'y rencontrent.

Z z ij

Ce réseau commençant tire donc son origine du péri-crâne, de la dure-mere & de la matiere qui y est portée par les vaisseaux ; ainsi ce sont des filets de ces membranes qui prennent la consistance osseuse en différens sens, par la pres-sion qu'ils reçoivent d'une nouvelle production de mamelons & du battement des arteres, lesquelles se trouvent peu à peu comprimées, & en augmentent le tissu de l'os par la coagu-lation du *gluten* séparé des vaisseaux.

Des Os Cylindriques.

Ces os ont le réseau très-serré dans le milieu qui est le centre de l'ossification ; on y découvre un canal destiné à renfermer la moëlle ; leurs extrêmités sont plus lâches & par-semées de trous plus ou moins grands pour le passage des vaisseaux qui s'y rendent, & un tissu spongieux dont elles sont garnies : de ces vaisseaux les uns se distribuent à la moëlle & au périoste intérieur qui revêt le canal ; ces mêmes vaisseaux sont enfermés dans une gaîne du périoste extérieur qui entre dans la composition de celui qui tapisse le canal. Il y a de plus une grande quantité de petits pores pour l'entrée des vaisseaux capillaires. Ce que l'on a dit de la structure du ré-seau des os de la tête, différe seulement par la direction de ses fibres, de celui des os cylindriques ; en effet, l'augmen-tation & l'accroissement des os cylindriques se fait de même par les productions du périoste & de ses vaisseaux, ce qui rend la surface de ces os d'une couleur rougeâtre jusqu'à un cer-tain âge.

Des Os Spongieux.

Les os spongieux ne sont faits que d'un tissu de cellules di-versement arrangées ; ces cellules communiquent ensemble ; elles sont plus sensibles dans certains os que dans d'autres, suivant le volume & la figure de chacun de ces os ; l'on dé-couvre dans toute leur circonférence des trous de toutes espe-ces ; pour l'entrée & la sortie des vaisseaux qui les percent de part en part, & pour d'autres qui s'y glissent obliquement. Donc pour s'assurer comment l'accroissement se fait, com-ment les fibres ou lames osseuses se multiplient, & des différens arrangemens qu'elles reçoivent, nous examinerons ce qui se passe dans les os d'un fœtus de l'âge de cinq mois ou environ, jusqu'à sept mois, terme où, toutes les choses d'ailleurs égales, le fœtus a toutes les parties bien formées.

Des Os de la Tête.

Les os de la tête d'un fœtus depuis cinq jusqu'à sept mois, ont déja acquis beaucoup de consistance par le surcroît des couches qui s'y sont formées.

Les pariétaux sont durs dans leur centre qui est plus élevé & plus convexe ; leur réseau le plus extérieur est serré en cet endroit ; les mailles ou filets osseux sont si irrégulierement disposés, qu'ils font de petites lames plates, interrompues entr'elles & en zigzag ; les trous sont nombreux ; les filets du reste du réseau, qui paroissoient toujours crénelés, n'ont pas tous la même longueur, ils se couvrent dans leur route, & se confondent ensemble : le réseau est moins irrégulier dans la partie interne de ces os ; les filets gardent une direction plus égale, ils communiquent ensemble, ils sont très-sensibles à la circonférence, où ils s'unissent par intervalles en trousseaux, pour commencer à préparer les éminences des sutures.

Le coronal est toujours composé de deux pieces ; il est plus solide & plus compact que les pariétaux ; la partie qui forme le rebord supérieur de l'orbite, de même que la portion qui rentre en dedans, pour faire la voute supérieure de la fosse orbitaire, sont entierement osseuses. La derniere couche que l'on voit est différente ; dans les uns c'est un tissu réticulaire ; dans d'autres ce sont des petites lames interrompues entre elles : enfin il y en a où une partie de la surface se trouve sillonnée, & le reste poli ; chaque portion du coronal, confiderée au-dessus du rebord de l'orbite, est lisse, polie, percée de pétits trous pour le passage des vaisseaux. Les côtés sont rayonnés par les filets osseux : quelquefois ce sont de petites lames ondoyantes. Enfin le reste de l'étendue du coronal varie suivant l'âge que nous avons prescrit, se trouvant entremêlé des trois parties susdites ; sa circonférence ne différe en rien de celle des pariétaux. Le trou sourcillier, ou l'échancrure s'y diftinguent ; les vaiffeaux qui y paffent tracent dans cet os un fillon qui interrompt la direction des fibres offeufes ; l'intérieur de cet os imite celui des pariétaux, à peu de chofe près.

L'occipital confideré en particulier, eft fait de l'affemblage de quatre pieces, dont la plus confiderable termine le derriere de la tête ; les trois autres font placées inférieurement, deux fur les côtés, & la troifiéme antérieurement : leur formation & leur accroiffement fe fait lentement, & elles reftent long-temps cartilagineufes ; au contraire, la principale piece fuit les mêmes nuances que les os dont nous venons de parler ; cette portion d'os eft très-convexe extérieurement, & armée dans fon milieu, qui eft fa partie la plus épaiffe, d'une éminence plus ou moins élevée, ce qui varie fuivant le tempérament : c'eft ce point faillant qui paroît former le centre de l'offification, & duquel partent toutes les fibres rayonnées qui fe portent à la circonférence. En examinant cet os avec la loupe dans les fœtus de l'âge de cinq à fept mois, l'on trouvera les mêmes changemens que dans le coronal & dans les pariétaux. La partie intérieure eft enfoncée vers le milieu, où l'on diftingue dans les fœtus qui font moins avancés en âge, un & quelquefois deux enfoncemens en forme de trous ; le refte n'a rien de particulier.

Les os des tempes font dans leur principe compofés de trois pieces chacun. Dans un fœtus de trois mois ou environ, le cercle offeux, ou l'os appellé l'orbiculaire, eft en partie offifié ; il eft mince & très-délié : la membrane du tambour eft attachée dans fa circonférence.

La partie écailleufe & l'apophyfe zygomatique font un réfeau offeux, dont il paroît que celui de l'apophyfe zygomatique fait corps & fert de bafe aux rayons offeux de la partie écailleufe ; ils ont peu d'étendue.

L'apophyfe pierreufe eft tout-à-fait molle & comme cartilagineufe. On peut avec la loupe y voir des points par intervalles, qui tendent à l'offification ; elle eft étroitement recouverte de la dure-mere. Dans les fœtus de cinq à fept mois, l'orbiculaire eft entierement offifié, excepté fa partie fupérieure : il eft plus dur & a plus de confiftance ; fa rainure eft très-vifible, la membrane du tambour très-tendue. Les offe-

lets qui occupent la caiſſe ſont bien formés, excepté la longue branche du marteau, laquelle ſe trouve encore cartilagineuſe à ſon extrêmité.

La partie écailleuſe & l'apophyſe zygomatique ont acquis
de l'augmentation ; le réſeau eſt plus ſerré, & les fibres qui
ſont à la ſuperficie tiennent une direction irréguliere ; la racine de l'apophyſe zygomatique eſt polie ; la face interne approche de celle des autres os ; la portion de l'échancrure pour
le paſſage du ſinus latéral y eſt bien marquée ; enfin les filets
oſſeux ſont liés les uns aux autres par des filets de même
nature.

L'apophyſe pierreuſe eſt la troiſiéme partie de l'os des tempes ; elle doit être regardée comme. la partie la plus eſſentielle
de l'organe immédiat de l'ouïe ; l'on y découvre le labyrinthe,
les canaux demi-circulaires, entre-deux le veſtibule, la fenêtre ronde, la fenêtre ovale, le trou auditif, le conduit par où
entre la portion dure qui fait peu de chemin, pluſieurs trous
qui du fond de l'auditif s'ouvrent dans le veſtibule pour le paſſage de la portion molle & des vaiſſeaux : l'oſſification de toutes ces pieces ne differe en rien de celle des os ſpongieux,
puiſqu'ils ſont friables comme eux. Dans le fœtus de plus de
ſept mois, toute l'étendue de l'apophyſe pierreuſe eſt formée
& a plus de ſolidité ; la caiſſe eſt fermée de l'orbiculaire qui
y eſt adhérent ; les ouvertures ſont plus ſolides ; le labyrinthe,
le veſtibule, les canaux demi-circulaires ſont entourrés d'un
tiſſu ſpongieux très-léger & très-facile à détruire ; on trouve
le canal demi-circulaire ſupérieur dans toute ſon étendue, &
une portion de l'inférieur ; il ſe voit dans le milieu un enfoncement rempli d'une production de la dure-mere, reſſemblante à un mamelon ; le trou auditif eſt bien formé ; le conduit par où paſſe la portion-dure, eſt preſque entierement
oſſifié.

Les os qui compoſent tant la mâchoire ſupérieure que l'inférieure, ſubiſſent les mêmes changemens que les os du crâne.
L'on obſerve que le vomer, après ſon oſſification, a une rainure une fois plus large que dans l'adulte, dans laquelle eſt
reçu le cartilage qui eſt attaché à la lame de l'éthémoïde ;
cette rainure ſe rétrecit avec l'âge. La mâchoire inférieure eſt
faite de deux pieces ; le cartilage qui les unit eſt très-lâche.

Des Os Cylindriques.

Les os des extrêmités, tant supérieures qu'inférieures', dans l'âge de cinq à sept mois, sont bien formés ; le milieu a beaucoup de consistance, & les extrêmités en sont à proportion très-évasées; la figure de chacun les fait distinguer & reconnoître ; les éminences y sont bien marquées ; enfin les courbures, les faces, les épines, les échancrures & les principaux trous qui servent à l'entrée des vaisseaux pour la moëlle, sont très-apparens ; leurs surfaces extérieures sont recouvertes d'un réseau approchant de celui qui se remarque dans les os des fœtus qui vont du quatre au cinquiéme mois : il y a cependant quelque chose de plus, c'est qu'il est très-sensible ; il paroît inégal & très-irrégulier dans quelques parties du corps des os ; approchant des extrêmités, il est fait de filets osseux en partie sillonnés & garnis de trous : il se rencontre des os où il paroît être fait en petites lames ondoyantes.

La circonférence des extrêmités est entourée d'une petite lame osseuse très-fine, en forme de cercle, qui semble être faite pour borner les cartilages qui occupent les surfaces de ces os, qui dans ces âges ne sont destinés qu'à l'augmentation, à l'ossification & à l'accroissement.

Dans la partie interne se trouve le canal où est renfermé le premier principe de la moëlle ; ce canal est d'un diametre très-petit, enforte qu'une épingle ordinaire en occupe l'espace; sa surface est inégale & criblée de petits trous pour le passage des vaisseaux.

Des Os Spongieux.

Depuis cinq jusqu'à sept mois, les vertebres ont leurs corps différens les uns des autres ; premierement on remarque que ce qui tient lieu de premiere vertebre, n'a qu'un point d'ossification ; que celui de la seconde est de la grosseur d'un petit poil, & qu'à mesure qu'ils descendent, ils augmentent en volume jusqu'à la premiere de l'os sacrum ; le corps des autres vertebres de cet os diminue, & il est bien marqué : le coccix est encore cartilagineux. Chaque corps approche de la figure d'un ovale ; ils sont liés & unis entre eux par un cartilage

tilage mitoyen ; la partie antérieure & la poſtérieure du milieu de leurs corps laiſſent un intervalle échancré, percé d'un
grand nombre de trous ; cet intervalle eſt rempli par des portions de cartilages, & recouvert de fibres ligamenteuſes ; il
y paſſe des vaiſſeaux : les apophyſes tranſverſes, obliques, &
la plus grande partie des épineuſes y ſont bien diſtinguées,
mais elles ſe ſéparent en deux parties, n'étant par leurs extrêmités que cartilagineuſes : les apophyſes tranſverſes de l'os
ſacrum, c'eſt-à-dire, les deux ou trois premieres, ne ſont que
de la groſſeur d'un grain de chenevi.

Les os des iſles ſont bien figurés, & l'on apperçoit l'oſſification des iſchyons & des pubis bien diſtinctement. Quant
aux côtes & aux clavicules, elle ne different en rien des os
ſpongieux, & elles ſont très-diſtinctes. Il n'en eſt pas de même
des os du tarſe, du métatarſe, du ſternum, des épiphyſes de
la crête des os des iſles, de la tubéroſité de l'iſchyon, de l'a-
pophyſe coracoïde, de l'acromion, de la circonférence de l'o-
moplate, & de pluſieurs autres qui ſont tous cartilagineux,
afin que les os augmentent inſenſiblement & par ſucceſſion
de temps.

Quoique l'on ait dit que le ſternum eſt entierement cartilagineux, il arrive cependant que dans ces cartilages on apperçoit des petits points qui tendent à l'oſſification, ſurtout où
commence le premier os ; tâchons de dire deux mots de celui
qui ſe fait pour la formation du canal qui renferme la moëlle
dans les os cylindriques. Il eſt d'un diametre aſſez conſiderable dans les adultes, mais de ſçavoir comment il peut
ſe former, ſe conſerver & augmenter dans le fœtus, cela
paroît difficile à expliquer. L'on ſçait que les ſucs qui font la
ſubſtance de l'os, ſe trouvent diſtribués par dedans & par
dehors par le grand nombre des vaiſſeaux dont le périoſte eſt
parſemé. Lorſqu'un os cylindrique d'un fœtus de quatre
mois ou environ eſt ouvert, que l'on examine ſon canal, il
ne paroît au plus capable que de donner entrée à une ſoie de
cochon ; il eſt rempli d'un tiſſu qui l'interrompt dans l'étendue qu'il doit avoir, & ſouvent la ſoie que l'on y introduit,
paſſe du dedans au dehors par les trous qui s'y rencontrent.
Les premieres couches qui ont été le canevas ou le premier
réſeau oſſeux, s'y conſervent, & c'eſt d'elles que ſe déta-

chent les filets offeux qui fe portent dans le canal.

Il paroît par ce que nous venons de dire de la ftructure d'un os d'un âge fi peu avancé, qu'à mefure qu'il croît, la préfence des fucs nourriffiers doit remplir entierement le petit canal où la moëlle eft contenue, ce qui paroît vraifemblable ; mais comme l'expérience nous fait voir le contraire dans les os des adultes, tâchons de chercher les moyens que la Nature emploie pour y parvenir. Cette matiere eft épineufe & même difficile, mais il y a lieu de préfumer qu'en fuivant pas à pas le progrés & l'augmentation qui fe fait continuellement dans ces os, l'on pourra approcher du but. Je crois, pour y réuffir, qu'il ne faut recourir à d'autres principes qu'à celui de la moëlle. Nous avons fait voir que le premier réfeau offeux n'eft fait que par les fucs que le périofte fournit, & par fes appendices ; la même chofe fe préfente ici : la moëlle fe trouve en abregé dans une membrane en forme de gaîne, que l'on peut nommer production du périofte intérieur, par la fenfibilité que l'on y reconnoît, & qu'elle fait reffentir dans les adultes lorfqu'elle fe trouve lézée ; comme la moëlle n'eft pas encore exiftante & apparente, il faut que les parties qui la doivent contenir foient développées, & qu'elles-mêmes la filtrent & la féparent de la maffe du fang ; il s'agit de fçavoir comment fe fait cette féparation : cette fécrétion fe fait dans un amas de véficules, lefquelles font encore en abregé & affaiffées les unes fur les autres ; la diftribution des vaiffeaux qui font deftinés à cet ufage, ne manqueront pas de laiffer échapper de leurs extrêmités la partie la plus fulfureufe du fang ; cette liqueur ainfi portée dans les véficules, s'y féparera, les dilatera, les remplira ; par conféquent la moëlle acquerra de la confiftance & du volume, ce qui donnera lieu à fa membrane ou enveloppe intérieure de s'écarter, afin d'entrer dans fa compofition, pendant que les vaiffeaux donneront lieu à la régénération d'une autre, ainfi de fuite, &c, pour que la moëlle qui doit faire corps ait la liberté de s'augmenter par le grand nombre des cellules qui s'y trouveront étant les unes fur les autres, pour occuper le canal de l'os.

Si les réfeaux qui doivent faire par la fuite le corps de l'os, fe multiplient par dedans & par dehors en forme de

lames ou de couches, il doit réfulter que celles qui feront
intérieures occuperont plus d'efpace, & qu'en diminuant le
diametre du canal, elles comprimeront fans contredit le corps
de la moëlle, ce qui la détruiroit; car on fçait par expérience qu'un corps dur agiffant peu à peu & infenfiblement,
fur un autre corps qui ne peut lui réfifter, il faut de toûte
néceffité qu'il céde, qu'il s'affaiffe, & par conféquent qu'il
ceffe d'être; cependant l'on remarque le contraire dans l'augmentation de ces os, où l'on voit que la moëlle fe trouve en
grande quantité; l'on ne peut pas dire qu'elle foit capable de
preffer les fibres offeufes pour donner un diametre tel qu'il fe
trouve dans les os des adultes, mais ce que l'on peut avancer
de vraifemblable touchant la moëlle, c'eft qu'elle fe moule à
la forme & à la figure du canal où elle fe trouve renfermée,
par conféquent elle en occupe tout le diametre, & empêche
qu'il ne devienne totalement folide.

Ce canal eft peu fenfible dans les fœtus du premier âge,
ainfi qu'il a été dit, n'y pouvant introduire qu'une foie de
cochon. Il ne paroit pas aifé de fçavoir, de conclure & enfin
de décider fi la moëlle eft le moule du canal, ou fi c'eft le
canal qui la moule & la figure; mais il y a tout lieu de croire
que fans elle il ne fe formeroit pas, & que l'os deviendroit
totalement compact; de plus c'eft elle qui nous donne lieu
de croire que fa chaleur naturelle rend les os moins caffans.

Pour fuivre donc ce que l'on s'eft propofé de dire concer-
nant le diametre que le canal acquiert dans le temps de l'augmentation du corps de l'os, je vais propofer ce que je penfe
à ce fujet.

Premierement, il faut de toute néceffité, que par quelque
caufe que ce foit, les fucs falins, fulfureux & terreftres
qui ont donné origine aux premiers réfeaux offeux, changent peu à peu & infenfiblement de nature, que ces principes défunis & rendus fluides, foient repris par des conduits
particuliers qui les charrient dans la maffe du fang, fans quoi
le canal perdroit fa forme, fa figure, & fe boucheroit entierement par le féjour du fuc offeux.

Deuxiémement, il n'y a pas lieu de douter que la moëlle n'y
contribue, puifque l'on obferve qu'elle s'infinue & pénétre
le tiffu de l'os le plus compact, même après la mort.

A a a ij

Cela se faisant ainsi, on peut lui attribuer l'usage de servir de véhicule ou de dissolvant doux pour consommer, ramollir, enfin faire devenir par sa chaleur douce & pénétrante, ces premiers réseaux osseux liquides, dont une grande partie des filets n'ont pas entierement acquis une parfaite solidité.

Troisiémement, les os augmentent en réseaux, couches ou lames, plus extérieurement qu'intérieurement; par conséquent il sera donc vrai de dire que le gluten se trouvant en plus petite quantité au dedans de l'os, les mailles du réseau ou de la premiere lame qui revêt le dedans du canal, seront plus aisément pénétrées de la partie huileuse de la moëlle, & ne pourront acquerir une parfaite consistance. Il n'en est pas de même de la partie extérieure de l'os, elle est recouverte de son périoste qui est plus épais; il lui fournit des sucs en abondance, il entre lui-même dans la composition des couches, il s'y confond par des lames qui se détachent de la surface intérieure, lesquelles pénétrent les mailles avec les vaisseaux, il se régénere, & ainsi de suite jusqu'au parfait accroissement.

Quatriémement, si l'on examine un os cylindrique scié à l'endroit d'une fracture qui aura été guérie, de quelque âge que ce soit, l'on trouvera que le cal qui en aura fait la réunion, entoure toute la circonférence de los, qu'il remplit la portion du canal divisé, & qu'il se trouve privé de moëlle; donc pour lors l'os ne fait qu'un corps compact, solide & sans direction de fibres osseuses; ce qui est causé par le déchirement ou la rupture du périoste qui fournit la matiere du cal uniformément.

La moëlle se trouvant détruite par le cal qui a fermé entierement le canal à l'endroit de la fracture, & ne pouvant agir sur cette partie, les fibres osseuses en seront plus dures, plus roides & plus intimement unies ensembles, ce qui empêche que ces fibres osseuses ne soient jamais exposées à changer de principe.

Si la nature peut ainsi agir simplement par l'action de la partie huileuse de la moëlle dans l'état de santé, pour donner & former à chaque os cylindrique un canal, pour lui donner de la résistance, de la fermeté, & le rendre moins cassant, il n'arrive aussi que trop souvent que ce même suc huileux se trouvant altéré, dégénére dans des principes de corrofion, ce qui conduit à une infinité de maladies dont il ne fera pas hors de propos de donner quelques obfervations pour faire connoître que le tiffu de l'os eft réduit dans fon premier principe, qu'il eft repris & porté dans la maffe du fang.

Ceux qui font attaqués de la vérole, ne font-ils pas expofés à ce malheureux fort ? n'obferve-t'on pas que l'intérieur de l'os fe fond, fe détruit infenfiblement, & qu'il fe caffe au moindre mouvement ? Dans d'autres, la moëlle ne donne-t'elle pas lieu à la molleffe, en pénétrant les différentes couches d'un ou de plufieurs os, ce qui ne peut fe faire fans une confommation de la plus grande partie de ces couches, & ce qui rend les os maniables & flexibles comme de la cire molle.

Les exoftofes produifent quelquefois une fonte intérieure pendant que l'os augmente en couches par dehors ; cela arrive à un tel point, que j'ai vu un fémur qui avoit plus d'une demi-aune de circonférence, & dont l'intérieur étoit occupé par des matieres glaireufes ; cet os n'avoit d'épaiffeur qu'environ une ligne. Il eft auffi rare de trouver l'intérieur du canal de l'os auffinet & polique fa partie extérieure ; on voit donc par-là que la chofe fe fait comme nous la propofons ; & fi l'on obferve des productions de filets offeux en réfeau & entrelaffés, pénétrans le corps de la moëlle, ce ne font que des reftes de lames internes qui fe trouvent embaraffés & enveloppés dans les cellules de la moëlle.

Chaque os étant parvenu à fon dernier accroiffement, il ne demande & n'exige que d'être feulement entretenu dans cet état, de même que la moëlle ; mais comme par la fuite les vaiffeaux deftinés à leur confervation dégénérent, les fucs ne font plus fi abondans, d'où il s'enfuit que l'os fe defféche, la moëlle devient prefque féreufe, ce qui le rend caffant au moindre effort, furtout dans la vieilleffe.

S E C T I O N III.

Des parties des Os.

On a fait connoître de quelle maniere les os font formés, le commencement de leur ftructure, leur accroiffement, & comment ils fe nourriffent ; il s'agit préfentement de les examiner dans l'âge parfait.

Les os confiderés depuis dix-huit jufqu'à vingt-cinq ans, plus ou moins, fans fe mettre dans des bornes qui pourroient devenir équivoques, paroiffoient avoir acquis leurs dimenfions & leur grandeur naturelle ; c'eft ce qui donne lieu de bien s'affurer de leur parfaite ftructure, & des différentes parties qui les joignent enfembles.

L'os parvenu à ce degré de perfection, n'a befoin d'être entretenu que par moins de fucs nourriffiers, auffi eft-il regardé en ce temps comme la partie la plus dure, la plus ferme, la plus folide & la plus ferrée de tout le corps. Pour lors fa compofition n'eft qu'un affemblage de plufieurs couches offeufes appliquées les unes fur les autres, & intimement unies entre elles. Elles ne peuvent être apperçues & diftinguées que par quelques altérations capables de défunir en partie ou totalement leurs principes, comme cela fe voit aux os qui ont été long-temps expofés aux injures de l'air, ou par une forte ébullition dans la machine de *Papin*, ou enfin par les efpeces de carie.

Ces lames offeufes font différentes, ce qui dépend de la figure des os, de leur épaiffeur & de leur folidité ; dans les grands os les lames font très-fenfibles, principalement dans ceux qui font cylindriques ; au lieu que dans les os plats, comme ceux de la tête & autres, elles ne peuvent fe détacher qu'en forme d'écailles : ce qui s'obferve dans les caries & dans les différentes maladies où il arrive des exfoliations, dont les unes fe font en partie ou totalement, & à d'autres elles ne fe font qu'infenfiblement. Il eft cependant néceffaire pour la pratique de fe rappeller ce que nous avons dit touchant l'entrelaffement que les fibres offeufes font entre elles, fe trouvant entrecoupées par des fibres de différente nature, ce qui donne lieu de penfer que les exfoliations font plus promptes à certains os qu'à d'autres ; l'âge, la bonne ou mauvaife conftitution du malade y contribuent auffi.

Les os confiderés en général, ont quatre parties effentielles à obferver, fçavoir, la principale, les épiphyfes, les apophyfes & les cavités. On donne le nom de partie principale à toute l'étendue d'un os placé entre deux épiphyfes, comme cela fe remarque aux os qui compofent les extrêmités fupérieures & inférieures. La partie de chacun eft couverte du périofte, lequel fe termine à la naiffance des épiphyfes ; c'eft lui qui foutient tous les vaiffeaux propres à la nourriture des os, comme il a été fait mention ailleurs ; la furface extérieure de la partie principale eft parfemée de fillons plus fenfibles dans des os que dans d'autres ; ils font formés par le battement des arteres, au bout defquelles fe voit un petit trou pour le paffage des vaiffeaux qui fervent à entretenir leur nourriture.

La différence que l'on remarque à la furface extérieure dans l'adulte, c'eft qu'elle tire fur le blanc, les vaiffeaux fe trouvant plus déliés, au lieu que dans les jeunes fujets elle fe trouve pour l'ordinaire rougeâtre par le grand nombre de capillaires dont elle eft parfemée.

La partie principale eft plus ferrée & plus compacte dans fon milieu que vers les extrêmités ; outre les fillons dont toute la partie extérieure eft parfemée, on y obferve deux fortes de trous ; les premiers font fitués à la circonférence de l'épiphyfe & à l'extrêmité de la partie principale ; les vaiffeaux qui s'y engagent font fournis par ceux qui portent aux cartilages, aux ligamens & aux tendons qui attachent & foutiennent les os ; les trous de la deuxiéme efpece font pour l'ordinaire un, & quelquefois deux, ils font trajet dans le corps de l'os en forme de canal ; placés vers le milieu de l'os, plus ou moins, ils donnent paffage à une artere, une veine & un nerf renfermés dans un prolongement du périofte, pour fe diftribuer dans l'intérieur de l'os & à la moëlle ; ce qui a été dit dans un autre article.

Il eft pourtant à propos de fe rappeller que les vaiffeaux qui fe diftribuent dans les cellules des extrêmités de la partie principale, laquelle eſt ſpongieuſe, fourniſſent des rameaux qui viennent s'anaſtomoſer avec ceux qui partent des arteres qui entrent par les trous particuliers. L'intérieur de la partie principale eſt creuſé environ de deux tiers de ſon étendue pour contenir la moëlle en maſſe, laquelle reçoit ſa membrane du périoſte intérieur. On remarque de diſtance en diſtance dans ce canal, des petits trouſſeaux de filets oſſeux qui ſont très-fins & ſi déliés, qu'ils diſparoiſſoient lorſqu'on ôte la moëlle ; & dans les os ſecs où ils ſe ſont conſervés, ils font par leurs entrelaſſemens un réſeau ; ces petits filets oſſeux ſont ſi friables, que pour peu qu'on les touche, ils ſe rompent. Nous avons dit en parlant de l'accroiſſement des os, que les lames ou couches de l'intérieur de l'os ſont étroitement unies les unes aux autres, mais à meſure qu'elles s'éloignent du centre, pour ſe porter à l'une ou à l'autre de ſes extrêmités, elles ſe ſéparent pour donner naiſſance au tiſſu ſpongieux, ce qui rend les extrêmités de la partie principale très-larges & propres à ſoutenir les efforts des parties qui portent deſſus ; le tiſſu ſpongieux, par l'entrelaſſement des fibres oſſeuſes, forme des cellules plus ou moins étendues, où la moëlle ſe trouve diſperſée, ce qui entretient la ſoupleſſe de ces filets.

Les extrêmités des ſurfaces de la partie principale ſont parſemées d'éminences & de cavités, pour être reçues mutuellement avec celles dont les épiphyſes ſont garnies, entre leſquelles eſt un cartilage mitoyen qui ſera décrit ; ce cartilage fournit des prolongemens qui entourent ces éminences.

Des Epiphyſes.

Les épiphyſes terminent les extrêmités des os ; ce ſont des parties ſéparées de la partie principale, elles y ſont ajoutées, ce qui eſt très-ſenſible dans les jeunes ſujets où il ſe trouve entre-deux un cartilage qui augmente l'union de leur jonction, & lequel empêche que par tels efforts qui leur arrive, elles ne puiſſent ſe ſéparer de la partie principale, outre la réſiſtance que fait le cartilage qui eſt entre-deux. Les éminences de la ſurface de la partie principale & celle de l'épiphyſe, ſe reçoivent réciproquement, & font une eſpece de future, ce qui fait bien connoître que ceux qui ont prétendu

que

que l'épiphyſe ſe ſéparoit de l'os, & qu'ils ont appellé décolement, ſe ſont trompés; l'exemple qu'ils ont donné de la ſéparation de l'épiphyſe de la tête du fémur d'avec ſon col, n'a pas lieu, puiſque l'on a reconnu que ce prétendu décolement n'eſt pas, & que ce n'eſt que la fracture du col même.

Il eſt cependant vrai qu'il s'eſt trouvé des cas où l'on a vu l'épiphyſe ſéparée, mais cela n'arrive qu'à des enfans d'un certain âge, attaqués de la vérole ou du ſcorbut, où le virus de l'une ou de l'autre maladie a ſéparé le périoſte de l'os, & a pareillement rongé le cartilage qui eſt entre l'épiphyſe de l'os, ce que j'ai vérifié nombre de fois par l'ouverture des enfans attaqués de ces maladies, j'entends de celles où le virus eſt parvenu au degré de corroſion, & où les remedes n'ont point été adminiſtrés, & jamais dans les adultes; que s'il arrive diviſion, ſoit par coup ou par chute, ce ſera toujours au col, comme je l'ai vu deux ou trois fois, & ce ſera alors une vraie fracture. Le cartilage qui fait l'union de l'épiphyſe avec l'os, s'oſſifie au plus tard vers l'âge de vingt à vingt-deux ans, enſorte qu'en examinant un os ſcié perpendiculairement, l'on voit qu'aux uns il conſerve ſa qualité de cartilage, & aux autres il en réſulte une lame oſſeuſe très-fine, laquelle par ſa figure reſſemble dans certains os à un croiſſant, qui dans l'adulte s'efface entierement; cependant il y a des os où il ſe conſerve des veſtiges de la ſéparation. La ſurface par laquelle l'épiphyſe s'unit avec la partie principale de l'os, eſt armée d'éminences & de cavités pour ſe recevoir réciproquement entre elles par le moyen du cartilage mitoyen.

Toutes les épiphyſes ſont ſpongieuſes, & leurs parties extérieures ſont recouvertes d'une lame d'os très-mince incruſtée d'un cartilage très-poli : il s'obſerve dans certaines épiphyſes, des prolongemens en forme d'éminences, auxquels on a donné le nom d'apophyſes; tel eſt celui qui ſe trouve placé à la partie ſupérieure & antérieure du tibia pour l'attache du ligament de la rotule, de même qu'aux épiphyſes inférieures, tant du tibia que du péronné, leſquels prolongemens retiennent les noms de maléoles. Toutes les épiphyſes ne ſont pas ſemblables; elles différent entr'elles en ce que les unes ſe terminent en tête, comme celles des fémurs & des

Tome I.   B b b

humerus, & d'autres ne font ni rondes ni plates, appellées condyles, enfin celles qui font creufes fe nomment cavités.

Des condyles, les uns font grands comme ceux des fémurs, d'autres petits comme ceux de l'occipital, & ceux des phalanges des doigts & des orteils, lefquels le font davantage. Les cavités que l'on admet dans le rang des épiphyfes, font celles des tibia, des humerus, des rayons & autres ; leur figure & leur diametre différent, ce qui dépend des têtes proportionnées à leur grandeur. Le volume des épiphyfes n'eft pas égal ; par exemple, celles des fémurs font plus confiderables que celles du tibias, & les tibia les ont plus groffes que celles des phalanges ; l'on obferve même qu'il y a des os qui n'en ont point, comme la mâchoire inférieure & les cavités glenoïdes des os des tempes. L'ufage des épiphyfes eft de fervir aux articulations, c'eft-à-dire, à tous les mouvemens auxquels les parties mobiles fe trouvent deftinées.

Des Apophyfes.

Les apophyfes font des éminences ou élévations dans l'os. On peut en faire de deux fortes ; les premieres font comme entées ou ajoutées deffus une partie de l'os, comme les grands & petits trocanters, les extrêmités des olécrânes, les crêtes des os des ifles, & la partie la plus fupérieure du calcaneum, ce qui fe conferve jufqu'à un certain âge ; les fecondes font regardées comme des productions des fibres offeufes du corps des os, telles font les apophyfes coronoïdes de la mâchoire inférieure, les apophyfes maftoïdes, ainfi de plufieurs autres. La ftructure des apophyfes eft femblable à celle des épiphyfes ; elles font toutes fpongieufes & recouvertes d'une lame d'os très-mince, inégale & raboteufe.

Les apophyfes différent entre elles en figure, en fituation & par leurs ufages ; leur figure, par rapport à la reffemblance qu'elles ont à quelques parties, prennent différens noms, comme de maftoïdes, lefquelles reffemblent à un mamelon ; ftiloïdes, parce qu'elles imitent un ftylet ; coracoïdes, en ce qu'elles approchent de la figure d'un corbeau, ainfi des autres ; par leurs fituations elles font nommées tranfverfes, obliques, comme cela fe voit aux vertebres. Les apophyfes

confiderées par rapport à leurs ufages, font très-différentes
des épiphyfes, quoique la ftructure intérieure foit la même,
& que dans de certaines il y ait un cartilage interpofé entre elles & le corps de l'os; comme aux trocanters. La différence effentielle que l'on doit faire de l'épiphyfe d'avec l'a-
pophyfe, eft que l'épiphyfe eft incruftée d'un cartilage poli,
continuellement humecté d'une liqueur mucilagineufe, dite
finoviale, pour faciliter les mouvemens auxquels elle eft deftinée.

Les apophyfes font inégales, raboteufes extérieurement;
par conféquent leur ufage eft bien oppofé à celui des épiphyfes : premierement, elles donnent origine & infertion aux
mufcles, elles donnent attache aux ligamens propres qui entourent les articles ; fecondement, elles bornent l'action &
fervent d'arrêt à quelques articulations, comme l'olécrâne
dans l'extenfion de l'avant-bras & les maléoles, lefquelles
empêchent que le pied ne fe porte à droit ou à gauche,
principalement dans des chutes ou efforts, d'où il arrive fouvent des entorfes ou des détorfes, &c ; troifiémement, les
apophyfes clinoïdes de la felle du fphénoïde font regardées
comme quatre piliers propres à foutenir la dure-mere, en
forme de tente, pour mettre à couvert la glande pituitaire
de la pefanteur du cerveau, & les petits finus qui l'entourrent. Les apophyfes & les épiphyfes, eu égard aux différens
âges, ont été regardées, fçavoir, les apophyfes dans les jeunes fujets comme des épiphyfes, & dans les adultes les épiphyfes ont été mifes au nombre des apophyfes ; cette defcription ne laiffe pas que d'embrouiller les commençans. Il eft
donc néceffaire de connoître la différence que l'on en doit
faire, & quoique la ftructure intérieure des unes & des autres foit femblable, les furfaces extérieures différent par les
ufages effentiels qui leur font attribués : les épiphyfes, comme il a été dit, font recouvertes d'un cartilage, elles font uniquement deftinées pour les articulations ; les apophyfes au
contraire ont des ufages très-différens, tant par leur ftructure, que par ce qu'il en a été dit.

Les os dont les extrêmités font occupées par leur partie fupérieure d'une tête, tels que font les fémurs, font foutenus
par un prolongement de la partie principale, auquel on donne

B b b ij

le nom de col ; la direction en eft oblique pour faciliter l'entrée de la tête dans la cavité cotiloïde ; les humerus, les omoplates & les deux rayons, font auffi armés de cols : l'on diftingue le col dans l'épiphyfe, en ce que le col eft apophyfe & un prolongement des fibres du corps de l'os, & l'épiphyfe n'eft qu'une partie ajoutée : par cette légere defcription on peut fe mettre en état de bien diftinguer & différencier l'épiphyfe d'avec l'apophyfe, & leurs ufages.

Des Cavités.

L'on ne peut, à proprement parler, confiderer que de deux fortes de cavités pour l'articulation des os qui doivent être mus ; ces premieres retiennent le nom de glenoïdes, les fecondes celui de cotiloïdes. Les cavités glenoïdes font plus ou moins fuperficielles, telles font celles des omoplates, des os des tempes, des vertebres dites obliques, des tibias, fupérieurement des rayons par leurs deux extrêmités, des fcaphoïdes & des phalanges ; quelques-unes font l'office de poulie, comme à la partie inférieure des humerus, à la partie fupérieure des os du coude, & aux articulations des tibias avec les aftragals ; les unes ont plus d'étendue que les autres, ce qui dépend du volume des têtes qu'elles doivent recevoir chacune en leur particulier.

Les cavités cotiloïdes font profondes ; il ne s'en rencontre dans tout le corps que deux de cette nature : elles font formées de l'union des os des ifles, ifchions & pubis, une de chaque côté ; dans l'adulte les traces font entierement effacées, leur ufage eft de recevoir les têtes des fémurs.

On appelle auffi cavités les efpaces ou vuides où font renfermés les vifceres, comme la cavité de la tête, la cavité de la poitrine, & la cavité de l'abdomen, mais nous ne les regardons ici par rapport à leurs ufages effentiels, que comme n'étant d'aucune utilité.

L'on a mis dans le nombre des cavités, les trous, les conduits, les finus, les foffes, les fciffures, les finuofités, &c.

Premierement, on appelle trou l'endroit où un os eft percé dans toute fa partie folide, fans faire beaucoup de trajet, comme le trou occipital & ceux qui fe voient à la bafe du crâne.

Secondement, le conduit est un trou prolongé en forme de canal, dont la direction est pour l'ordinaire oblique, ou quelquefois en long, qui a une entrée & une sortie : tels sont les conduits osseux des oreilles, ceux des carotides internes pratiqués dans l'apophyse pierreuse ; si l'entrée du conduit est en long, il fait canal, & donne passage à des vaisseaux, tels sont ceux qui sont pratiqués dans les os fémurs & les tibias ; si le conduit n'a point de sortie, on le nomme borgne ; celui qui est au-devant du cristagalli, est ainsi nommé, parce qu'on croît qu'il n'a pas d'issue ; cependant l'on peut continuer l'extrêmité de la faux, quoique très-fine & très-déliée, jusqu'à la racine du nez.

Troisiémement, on entend par sinus, un vuide ou espace fait par l'écartement des lames d'un os ou de plusieurs, dont l'entrée est étroite & le fond large, tapissé d'une membrane propre à filtrer une liqueur épaisse, tenace & gluante, nommée la morve ; ce que l'on voit aux sinus frontaux, maxillaires & sphénoïdaux : on pourroit mettre au nombre des sinus, l'intérieur des cellules des apophyses mastoïdes.

Quatriémement, on entend par fosse, un espace plus ou moins étendu, enfoncé & profond, fait de la rencontre de plusieurs pieces osseuses, comme les fosses orbitaires, celles du nez, des jugulaires, les pthérigoïdes.

Cinquiémement, on appelle scissure une dépression qui regne le long d'un os, pour le passage & le soutien d'une artere, d'une veine & d'un nerf, comme cela s'observe le long de la partie interne des côtes : l'échancrure n'est aussi qu'une dépression faite à un os ; elle a le même usage que la scissure, il s'en trouve une à la côte supérieure de l'omoplate.

Il y a cependant des échancrures qui servent à loger des muscles ; celles que la Nature a pratiqué à la partie postérieure & à l'antérieure des os des isles, servent aux deux usages.

Sixiémement, la sinuosité differe de l'échancrure & de la scissure ; en ce qu'elle fait gouttiere, & a la dépression plus grande ; de plus elle est incrustée d'un cartilage poli, qui est de la même structure des têtes, & les cavités sont couvertes : l'usage de la sinuosité est de loger un tendon, comme une poulie de recevoir une corde ; l'exemple de la sinuosité

eſt très-ſenſible par celle qui eſt à la partie ſupérieure & antérieure de l'humerus, dans laquelle paſſe un des tendons du
biceps ; pareillement celle qui eſt à la partie poſtérieure du
cuboïde, pour le paſſage du tendon du long péronier, ce
qui en change la direction ; la même choſe s'obſerve à. celle
qui eſt entre l'épine & la tubéroſité de l'iſchion, où ſe trouve
logé le tendon de l'obturateur interne, &c.

SECTION IV.

Des articulations des Os.

*La grandeur & la figure naturelle que doivent avoir ordinaire-
ment les os, ſont des moyens propres & convenables à ſoutenir
les parties molles, ſans cependant les empêcher de faire les fonctions auſquelles elles ſont deſtinées.*

Quoique les os ſoient durs & compactes, il y en a un grand
nombre dont les extrêmités ſont garnies d'éminences & de
cavités ; elles ſont revêtues de cartilages, & cela pour ſe joindre, enfin s'articuler entre elles ; dans l'entre-deux de ces
pieces, outre le cartilage qui les incruſte, la nature y en a
placé d'intermédiaires, ce qui ne ſe rencontre pas dans tous,
& leur véritable uſage eſt d'en augmenter l'eſpace & d'en
faciliter les mouvemens.

Il ſe trouve d'autres os qui ſont tellement unis enſemble,
qu'ils ſont quelquefois très-difficiles à ſéparer : tels ſont les os
du crâne.

Cette courte deſcription donne lieu de conſiderer en général
de deux ſortes d'articulations ; la premiere eſt celle où les os ſe
meuvent, la ſeconde eſt celle où ils ne peuvent ſe mouvoir.

Ceux qui s'articulent enſemble, & qui ſont mus par l'action des muſcles, retiennent le nom de l'articulation que l'on
nomme diarthroſe ; & lorſque cette union eſt intime & que
les pieces ne peuvent être mues, c'eſt ce que l'on appelle
ſinarthroſe. La diarthroſe eſt de trois ſortes, ſçavoir, l'arthrodie, l'énarthroſe & le ginglyme.

Ces trois eſpeces d'articulations ſe réduiſent à deux, ſçavoir, à l'arthrodie ou genou, & à la charniere ou ginglyme.

L'arthrodie ou le genou eſt une articulation dans laquelle le mouvement ſe fait en tout ſens ; elle a lieu lorſqu'une tête eſt reçue dans une cavité proportionnée à ſon volume ; & comme les têtes & les cavités différent entre elles, on admet de deux ſortes de genoux ; le premier eſt dit grand genou, le ſecond petit genou.

Le grand genou eſt une articulation dans laquelle une groſſe tête eſt reçue dans une grande cavité, comme cela ſe voit dans les principaux articles ; telles ſont l'articulation de l'humerus dans la cavité de l'omoplate, l'articulation de la tête du fémur dans la cavité coſtiloïde : on appelle auſſi énarthroſe l'articulation de la premiere rangée des os du poignet, avec le rayon & l'os du coude ; l'articulation du pouce avec la ſeconde rangée du poignet ; l'articulation de la clavicule avec le premier os du ſternum, où ſe trouve un cartilage mitoyen : on pourroit y ajouter l'articulation de la mâchoire inférieure avec les cavités des os des tempes, eu égard au cartilage qui eſt entre-deux, lequel eſt particulier à ces deux dernieres articulations & aux mouvemens qu'elles font.

L'articulation des extrêmités des os du métacarpe avec la partie ſupérieure des premieres phalanges, également des os du métatarſe avec les premieres phalanges des orteils ; l'articulation du rayon par ſa cavité glenoïde avec l'éminence ronde que l'on voit à l'extrêmité du condyle externe de l'humerus ; l'articulation de l'aſtragal, par ſon extrêmité antérieure dans la cavité du ſcaphoïde ou naviculaire, ſont autant de petits genoux.

Le ginglyme ou la charniere eſt une articulation dont les mouvemens ſont bornés, les uns à la flexion, & les autres à un mouvement demi-circulaire, ce qui dépend de la ſtructure des parties ; le ginglyme ou la charniere peut ſe réduire à trois eſpeces différentes, & cela pour être plus intelligibles & moins confus ; la premiere eſpece & la plus compoſée ſe trouve placée aux endroits où les parties doivent réſiſter le plus, & où l'action des corps extérieurs fait effort ; alors à l'extrêmité inférieure d'un os, il y a deux éminences ſéparées par une dépreſſion plus ou moins ſenſible, en forme de poulie, & à l'extrêmité ſupérieure de l'autre os qui doit s'y joindre, il ſe trouve ſur les côtés deux cavités ſéparées par une éminence plus ou moins élevée ou faillante ; ces parties fe recevant & étant reçues réciproquement, compoferont le ginglyme de la premiere efpece ; c'eft ce qui fe remarque à l'articulation de l'humerus avec l'os du coude, à l'articulation du tibia & du péroné avec l'aftragal, à l'articulation des côtes par leurs racines avec les vertebres, à l'articulation des deuxiémes & troifiémes phalanges des doigts & des orteils, à l'articulation de la rotule avec la partie inférieure & antérieure du fémur. La deuxiéme efpéce de ginglyme eft moins compofée que la premiere ; cette articulation demande qu'à l'extrêmité d'un os, il y ait deux éminences à peu près oblongues, & qu'à celle de l'os oppofé il fe trouve deux cavités propres à recevoir ces éminences ; c'eft ce qu'on voit dans l'articulation du fémur par fa partie inférieure avec la fupérieure du tibia, dans l'articulation de la tête par le moyen des condyles de l'occipital avec la premiere vertebre, dans l'articulation de toutes les vertebres entre elles par leurs apophyfes obliques : on pourroit peut-être contefter cette articulation, attendu que les furfaces par lefquelles les apophyfes obliques fe reçoivent, font différentes en plufieurs endroits de l'épine, & que leurs vrais ufages n'eft que de s'entr'ouvrir, ou glifler les unes fur les autres ; de plus, outre le mouvement de flexion ou d'extenfion qu'elles permettent, il y a encore celui d'inflexion fur les côtés. La troifiéme efpece de charniere ou de ginglyme a lieu dans deux os articulés enfemble, de façon qu'il en réfulte un mouvement demi-circulaire, lorfque l'un a une petite tête ou furface arrondie, & l'autre une cavité propre à la recevoir ; c'eft ainfi, par exemple, que fe trouve l'articulation du rayon par fes deux extrêmités avec l'os du coude, au moyen de laquelle fe fait le mouvement de pronation & de fupination ; l'articulation de l'apophyfe odontoïde de la feconde vertebre, par fa face antérieure dans la petite cavité de la premiere vertebre, laquelle eft placée à l'endroit où devroit être fon corps : cette articulation permet de tourner la tête de droit à gauche, & de gauche à droit.

Ces différentes efpeces d'articulations avec mouvement, fe trouvent expofées à fe frotter continuellement ; les furfaces par lefquelles les os fe touchent, font donc revêtues d'un

cartilage

cartilage liſſe & poli ; la nature a placé vers les articles, des pelotons de graiſſe dont les véſicules ſont très-fines, pour humecter & donner de la ſoupleſſe aux capſules & aux ligamens ; outre cela l'on trouve au dedans des articles, à la circonférence des capſules ou des ligamens qui lient les parties articulées, des petits amas de glandes effrangées, que l'on appelle mucilagineuſes ou ſinoviales, d'où ſe ſépare cette liqueur d'une conſiſtance glaireuſe, qui ſert à humecter continuellement les cartilages & les capſules, & qui empêche qu'ils ne ſe deſſechent ; cette liqueur eſt en grande quantité dans les animaux qui ont beaucoup marché ; (ce que l'on peut voir dans les bœufs après la mort), ſi l'animal reſte quelques jours en repos, elle diminue, c'eſt-à-dire, qu'elle eſt repriſe & repompée pour circuler de nouveau dans la maſſe du ſang. Quoique toutes les articulations ſoient entourées & incruſtées de cartilages, cela n'empêche pas qu'il n'y en ait d'autres intermédiaires pour en faciliter le mouvement, ce qui s'obſerve à l'articulation de la mâchoire inférieure, des clavicules avec le ſternum, de la jambe avec la cuiſſe ; ces cartilages intermédiaires ſervent auſſi à empêcher que les os ne ſe dérangent. Les Anciens ont parlé d'une autre eſpece d'articulation, qu'ils ont nommée amphiartroſe, parce qu'ils ont cru qu'elle tenoit de celle qui a du mouvement & de celle qui n'en a point : la jonction des os du carpe & de ceux du tarſe a été donnée pour exemple ; mais comme une partie de tous ces os ont des faces, dont les unes ſont taillées en cavités, & d'autres en têtes, on peut les ranger au nombre des parties articulées par genou & par charniere, ſuivant les têtes & les cavités qui s'y voient.

La ſinarthroſe eſt une articulation immobile, parce que les pieces oſſeuſes ſont articulées de façon qu'elles ne peuvent faire aucun mouvement, c'eſt ce que l'on voit à l'articulation des os de la tête en général ; ils ſont joints entre eux par des éminences & des cavités taillées & figurées irrégulierement, de ſorte qu'ils ne peuvent ſe mouvoir en aucune maniere. Il y a trois ſortes de ſinarthroſe, la ſuture, la gomphoſe & l'harmonie ; la ſuture eſt lorſque deux os ſont découpés dans toute leur circonférence, par pluſieurs éminences & cavités, ou tenons & mortaiſes, terme dont ſe ſervent les

Tome I. C c c

menuifiers, lefquelles fe reçoivent réciproquement les unes dans les autres. Les futures font vraies & fauffes ; les vraies en général font au nombre de trois, fçavoir la coronale, la fagitale & la lambdoïde ; il y a auffi trois futures fauffes, l'éthémoïdale, la fphénoïdale & la tranfverfale. Les futures des os des tempes font nommées écailleufes ou fquameufes, parce que l'on a cru que ces pieces n'étoient appliquées fur les parties latérales & inférieures des pariétaux, que comme les écailles de poiffons qui fe couvrent les unes & les autres ; mais fi l'on examine les faces par lefquelles ces pieces fe joignent, l'on y verra des éminences & des cavités, ce qui les a fait nommer futures à joints recouverts, pour les diftinguer des autres appellées futures apparentes. La gomphofe eft l'entrée ou la réception de la racine d'une dent dans une des alvéoles de l'une & ou de l'autre mâchoire ; cette réception fe fait auffi par plufieurs racines aux dents mollaires. L'harmonie a été regardée comme une feule union en forme de ligne, ce que l'on a cru trouver aux os de la face, mais lorfqu'ils font féparés, ils ont des éminences & des cavités qui fe reçoivent mutuellement de part & d'autre ; ainfi c'eft une véritable future, & non pas une future d'harmonie.

Outre ces fortes d'articulations dont nous venons de parler, il y en a encore une autre efpece faite par l'union des deux os entre lefquels fe trouve placé un cartilage ; cette union fe nomme fimphife : la fimphife eft de deux fortes, la fimphife fans moyen, & la fimphife avec moyen ; on donne pour exemple de la fimphife fans moyen, la jonction de l'épiphyfe avec le corps de l'os : cependant il y a lieu de penfer le contraire, puifque l'on voit que les furfaces de ces os font garnies de plufieurs éminences & cavités, & qu'entre-deux fe trouve placé un cartilage qui les lie étroitement, par conféquent la fimphife fans moyen doit être mife au nombre des futures : la fimphife avec moyen eft de trois fortes, fuivant les Anciens, telles font la fincondrofe, la finevrofe & la fifarcofe ; la premiere efpece eft lorfque deux pieces font étroitement unies enfemble par un cartilage fouple, flexible, capable de prêter à différens mouvemens ; les vertebres par leurs corps font capables de ceder & de prêter aux différentes attitudes aufquelles le tronc fe trouve expofé, ce qui s'accomplit par le cartilage qui eſt placé entre les ſurfaces plates de leurs corps ; ces cartilages ſont d'une ſtructure différente de ceux qui ſe voient en différentes parties, comme il ſera démontré dans la ſuite : la ſimphiſe avec moyen peut donc ſe rapporter à la jonction de toutes les vertebres par leurs corps, à celle des os innominés par leurs parties poſtérieures & latérales avec l'os ſacrum, l'union des os pubis entre eux, celle des cartilages qui joignent les côtes avec les os du ſternum ; cette eſpece de ſimphiſe eſt fortifiée par des ligamens, elle ſe conſerve pour l'ordinaire juſques dans un âge trèsavancé ; & ſi les cartilages deviennent oſſeux, cela ne peut arriver que par accident à certaines perſonnes, & à d'autres par le grand âge où les ſucs nourriſſiers ſont dépourvus de la matiere néceſſaire à entretenir cette ſoupleſſe ; le manque d'exercice y contribue beaucoup.

Dans le fœtus, l'aſſemblage des os des iſles, de l'iſchion & du pubis, ſe fait entre eux par des cartilages, leſquels s'oſſifient vers l'âge de dix à douze ans ; la mâchoire inférieure dans le fœtus eſt compoſée de deux pieces jointes enſemble par le moyen d'un cartilage, lequel s'oſſifie quelque-temps après la naiſſance.

La ſimphiſe ſinevroſiale ne ſçauroit être admiſe ; l'exemple que l'on a donné pour la prouver, eſt l'union du coronal avec les pariétaux dans les enfans du premier âge, où ces os ne ſont encore que filamenteux, c'eſt ce que l'on nomme fontanelle ; mais inſenſiblement cette partie s'oſſifie. La ſiſarcoſe, ou l'union des os par le moyen des chairs ou des muſcles, eſt auſſi rejettée, quoique cependant quelques-uns l'admettent.

Voilà une idée générale de toutes les articulations ; examinons-les préſentement ſur les os frais, & les moyens dont la nature s'eſt ſervi pour les rendre ſtables.

Les extrêmités par leſquelles les os ſont articulés, ſont recouvertes de cartilages ; ces cartilages augmentent le volume des têtes, des cavités & des ſurfaces deſtinées à ces articulations ; il ſe trouve outre cela des os entre la jonction deſquels la nature a placé des cartilages pour en faciliter l'action, & donner plus d'étendue, ſoit à la partie éminente qui eſt reçue, ſoit à celle qui reçoit. Il ſe voit auſſi des cartilages poſés entre deux os, dont le centre eſt mou, lâche & capable

de compreſſion, dont la circonférence flexible prête dans différens mouvemens ; c'eſt ce que l'on obſerve dans la colonne
de l'épine, entre les différentes pieces dont elle eſt compoſée : outre ces cartilages, il y a des ligamens, des capſules &
des glandes mucilagineuſes, dont les articles ſont pourvus.

Les glandes mucilagineuſes ſont des pelotons ou tas de véſicules graiſſeuſes, d'où ſuinte, en les exprimant, cette liqueur qui enduit les articles ; elles ſont quelquefois d'une couleur dorée, & leurs véſicules ne peuvent être apperçues qu'a-
vec la loupe. Dans certaines articulations ces grains ſont répandus ſur des appendices ligamenteuſes, gauderonnées &
effrangées : ces appendices ſont flottantes dans l'article.

On a lieu deſperer qu'une exacte recherche de ces parties
procurera aux commençans des avantages pour les conduire
à la connoiſſance des maladies auſquelles les articles ſont ſi
ſouvent expoſés.

De l'articulation du Bras.

Le bras ſe meut en tout ſens, & ſon articulation eſt un
grand genou. Les tendons des muſcles ſus-épineux, ſous-épineux, petit rond, & ſous-capulaire, occupent toute la circonférence de la tête de l'humerus, & ſe terminent autour de
ſon col ; la partie poſtérieure & inférieure de la tête eſt bornée
par la naiſſance du muſcle long extenſeur.

Ces tendons forment une aponevroſe qui les unit les uns
aux autres ; elle communique avec la capſule ligamenteuſe qui
retient la tête de l'humerus dans ſa cavité.

La capſule ligamenteuſe eſt attachée par ſa partie ſupérieure
à toute la circonférence du col de la cavité glenoïde, & ſa
partie inférieure ſe termine autour du cartilage qui revêt la
tête vers ſon col ; elle eſt étroitement unie aux tendons des
muſcles ; elle eſt double ; ſa ſurface intérieure eſt liſſe & polie ;
on y obſerve de deux ſortes de plans de fibres, des longitudinales qui s'implantent dans la circonférence du cartilage ;
d'autres circulaires, qui ſervent à unir les longitudinales. De
la partie ſupérieure de cette capſule, ſe détache un plan de
fibres ligamenteuſes, aſſez fort à l'endroit où la cavité eſt la
plus étroite, fortement unie au ſourcil cartilagineux qui borde

cette même cavité ; il vient se terminer au cartilage qui est
au côté intérieur de l'éminence qui aide à former la sinuosité
où un des tendons du biceps est logé ; au côté extérieur de
ce plan se rencontre la naissance du tendon du biceps, qui
prend son origine de la partie supérieure de cette cavité : il
est aussi continu avec le sourcil cartilagineux qui est très-sail-
lant en cet endroit.

Le cartilage dont la tête de l'humerus est incrustée, est plus
épais dans les jeunes sujets que dans les adultes ; il finit à la
circonférence de la tête, il est intimement attaché où commence le cartilage qui est interposé entre le col & l'extrêmité
de la partie principale, le périoste s'y termine aussi, & y est
plus épais ; il paroît que le périoste est recouvert de la circonférence du cartilage. La sinuosité qui est à la partie antérieure de l'humerus est recouverte d'un prolongement de
ce cartilage ; cette continuité de ce cartilage paroît confondue avec les tendons des muscles qui bordent ses parois. Le
cartilage de la cavité glenoïde est plus épais dans sa circonférence, que dans son centre ; il fait un rebord tout autour,
& qui est très-sensible à la partie supérieure.

Les glandes mucilagineuses sont très-apparentes à la partie
supérieure & à l'inférieure de cette cavité, & sont attachées à
la capsule.

De l'articulation de la Cuisse.

L'articulation de la tête du fémur est la plus considerable
de toutes celles du corps, la tête est grosse, presque sphéri-
que en devant, reçue dans une grande & profonde cavité ;
toute la circonférence est environnée de muscles & de tendons très-forts : par cette structure il n'est pas étonnant que
la capsule qui retient la tête du fémur dans la cavité cotiloïde, ne soit plus forte & plus ferme qu'ailleurs. Elle s'attache à toute la circonférence extérieure de cette cavité, très-
épaisse environ les deux tiers de son étendue, sur-tout en
dehors ; la portion qui est en dedans l'est moins : cependant
il y a un ligament qui part de la partie inférieure du pubis,
proche la simphise, qui descend un peu obliquement ; il la
fortifie, & se porte au-devant du petit trochanter : la capsule
coupée vers son milieu & renversée, sa partie inférieure s'at-

tache par ſes fibres longitudinales & inférieures, au cartilage qui entoure le deſſous de la tête du fémur. Le cartilage dont la cavité eſt revêtue, eſt moins épais dans le centre que partout ailleurs ; il fait un rebord très-fort à la partie ſupérieure où ſe confond une portion de la naiſſance du tendon du muſcle droit grêle ; ce ſourcil ou rebord eſt très-ſaillant & très-épais ; le cartilage de l'intérieur de la cavité ſe trouve interrompu par la naiſſance d'un ligament plat qui y eſt attaché ; il entre dans la compoſition de cette cavité ; ſon autre extrêmité eſt implantée dans un petit enfoncement ſitué à la partie anté-rieure de la tête du fémur, à l'endroit où elle eſt moins con-vexe ; on lui a donné le nom de ligament à reſſort. La partie inférieure & antérieure de la cavité cotiloïde n'a point de rebord oſſeux, c'eſt une échancrure.

Pour l'entrée & la ſortie des vaiſſeaux, elle eſt fermée par une portion du cartilage en forme de ligament.

Les glandes mucilagineuſes ſe voient en grande quantité à la naiſſance du ligament à reſſort.

A la circonférence inférieure & antérieure de la tête du fémur, eſt un peloton de glandes très-conſiderables, pareille-ment à la partie poſtérieure.

Le cartilage de la tête du fémur eſt très-liſſe dans toute ſon étendue, il eſt auſſi interrompu par l'attache du ligament à reſſort.

De l'articulation du Poignet.

Le poignet ſe meut avec beaucoup de facilité dans la ca-vité du rayon ; il eſt mis au rang du grand genou : pour con-noître la vraie ſtructure de cette articulation, il faut détruire les tendons qui l'entourent ; elle eſt différente de nombre d'autres, en ce qu'elle n'eſt ni ronde ni oblongue, mais ap-prochant de la figure tranſverſale, plus ſaillante en dehors qu'en dedans ; elle eſt embraſſée d'une capſule lâche, capable de preſſer en tout ſens. Ses mouvemens de flexion & d'ex-tenſion ſont très-libres, mais bornés à un certain point ſur les côtés, ce qui n'empêche cependant pas celui de rotation : de l'extrêmité de l'apophyſe ſtiloïde de l'os du coude, part un ligament qui vient s'attacher à l'os de la premiere rangée qui ſoutient l'oſſelet qui eſt hors de rang ; il communique des filets à ce petit os. Du côté oppofé, l'éminence du rayon donne un femblable ligament qui fe termine à l'os qui foutient le pouce ; la capfule recouvre ces ligamens, elle embraffe toute la circonférence intérieure de l'os du coude & du rayon ; elle paroît fe perdre en partie dans le périofte, par fon autre extrêmité ; elle s'attache étroitement aux os du carpe ; fa partie interne s'implante dans les os de la premiere rangée par des filets très-diftinéts.

Les os de la premiere rangée du poignet font au nombre de trois, difpofés par leurs unions en croiffant ; leur convexité fe meut dans la cavité du rayon, principalement le fcaphoïde & l'os lunaire ; quant au cunéiforme, il n'y contribue prefque en rien ; ces trois os font diftingués les uns des autres par leurs cartilages. Le cartilage qui revêt la cavité du rayon, eft féparé en deux par un rebord de la même nature ; le cartilage de la cavité du rayon fe prolonge pour recouvrir la petite tête de l'os du coude, qui eft convexe & incruftée de fon cartilage propre ; par conféquent ce prolongement fert à cet os comme un cartilage mitoyen, continu à la cavité femilunaire qui eft au côté intérieur du rayon, pour recevoir l'extrêmité intérieure de l'os du coude, qui eft un peu ronde & convexe.

De l'articulation du Pouce.

La fituation du pouce eft naturellement difpofée à fe porter plutôt en dedans qu'en dehors ; fon articulation néanmoins lui permet de s'écarter & de faire différens mouvemens, ce qui le met au nombre des parties qui fe meuvent en tout fens.

Il s'articule par la partie fupérieure de fa premiere phalange avec le premier os de la feconde rangée du carpe, nommé trapeze ; la circonférence de cette articulation eft liée par des filets ligamenteux : outre ces filets il y a un ligament qui vient de la partie fupérieure de l'os du métacarpe du doigt indice, s'attacher extérieurement ; une petite capfule revêt l'intérieur de cette jonéction.

Les faces par lefquelles ces deux os fe reçoivent mutuellement, font recouvertes chacune de leurs cartilages ; la face de la premiere phalange eft un peu convexe dans fon milieu ;

les bords qui terminent de haut en bas cette face, le pouce
en situation & en dedans, sont relevés, & ceux des côtés
taillés en biseau, l'un en dedans & l'autre en dehors. La face
de l'os du carpe est cave dans son centre, ses rebords supérieurs & inférieurs sont inclinés, & les deux autres sont relevés ; ces os ainsi taillés, se reçoivent l'un & l'autre, mais
comme l'os du carpe, nommé trapeze, est presque immobile,
tous les mouvemens du pouce se font sur cet os.

De l'articulation de la Clavicule.

La clavicule est un arc-boutant à l'extrêmité supérieure ;
elle s'articule par ses deux extrêmités. Sa situation est horizontale, se portant de devant en arriere ; l'extrêmité la plus
éloignée a une face plate un peu convexe, qui s'unit avec une
semblable située à l'extrêmité de l'acromion, un peu cave &
moins grande que celle de la clavicule ; la jonction de ces
deux faces se fait par la rencontre de leurs cartilages qui sont
très-polis ; elles peuvent se frotter l'une contre l'autre par différens mouvemens ; elles ont assez de liberté pour que, lorfque le bras se meut en rond, la clavicule roule sur la petite
face de l'acromion : cette articulation est unie par un ligament qui entoure toute la circonférence extérieure, dont
les fibres sont lâches, apparentes & très-fortes ; elles ont plus
ou moins d'étendue, ce qui dépend de l'âge & de la force
du sujet ; outre ce fort ligament il y en a deux autres qui
maintiennent la clavicule en situation, le premier vient de
la partie interne de la racine de l'apophyse coracoïde, proche
l'échancrure de la côte supérieure de l'omoplate ; il s'attache
à la partie externe & convexe de la clavicule ; à un pouce de
distance de son articulation ; le deuxiéme est placé au côté
extérieur du précédent ; il part de la partie convexe de la
naissance de l'apophyse coracoïde, où il communique avec le
petit ligament qui ferme l'échancrure de la côte supérieure ;
il est placé sous la partie cave de la clavicule, & se termine
proche son articulation.

De la partie extérieure de la clavicule, prend origine un
fort ligament très-large, qui par son autre extrêmité plus
étroite, s'attache à l'extrêmité interne de l'acromion, au-dessus de sa petite cavité.

Les

Les glandes mucilagineuſes ſe trouvent attachées à la capſule, principalement à ſa partie inférieure.

La partie antérieure de la clavicule eſt garnie d'une éminence en forme de tête, très-irréguliere ; ſa partie inférieure
eſt reçue dans une cavité du ſternum ; dans le frais elle eſt incruſtée d'un cartilage qui la rend polie ; la diſpoſition de cette
articulation eſt particuliere, en ce que la plus grande partie de
ſa tête fait ſaillie en dehors ; il n'y a que ſon extrêmité inférieure
qui ſoit reçue dans la cavité du ſternum, comme il a été dit ;
elle eſt ſoutenue par le cartilage de la premiere côte, ce qui
fait que dans nombre de perſonnes, ſurtout dans celles qui
ſont maigres, l'on voit de chaque côté une éminence produite
par les parties ſupérieures des clavicules ; cet endroit ſe trouve
garni d'un ligament qui vient s'attacher au ſternum, il fait
une continuité avec celui du côté oppoſé ; des portions de ce
ligament s'attachent au cartilage de la premiere côte.

La partie inférieure qui regarde le dedans du ſternum, eſt
embraſſée de filets ligamenteux, mais moins forts ; ces filets
enlevés, on voit une capſule très-mince, & au dedans du centre de l'articulation un cartilage mitoyen qui eſt intimement
attaché à la circonférence de la cavité du ſternum, & de la
portion de l'extrêmité de la côte qui la termine du côté extérieur ; ce cartilage rend le mouvement de cette articulation
plus libre & plus aiſé.

Les glandes ſinioviales ſe trouvent à ſa circonférence.

De l'articulation de la Mâchoire inférieure.

L'on a cru devoir mettre cette articulation au nombre du
grand genou, puiſque la mâchoire fait plus de mouvemens
que les parties articulées par gimglime. Le muſcle maſſeter totalement enlevé & détaché, le tendon du crotaphite coupé
ainſi que les pthérigoïdiens, l'articulation ſe trouve à découvert.
Elle eſt double & éloignée l'une de l'autre, ce qui la fait dif-
férer des autres ; le condyle dont la ſituaſion eſt tranſverſale,
revêtu de ſon cartilage, eſt reçu dans la cavité glenoïde de
l'os des tempes, où il eſt retenu par un ligament qui l'environne ; le dedans eſt tapiſſé d'une capſule ; le condyle du côté
oppoſé eſt de même ; outre le cartilage propre au condyle &

à la cavité, la Nature a placé entre-deux un cartilage mitoyen commun à l'une & à l'autre partie articulée : fi l'on fépare la mâchoire fans y faire attention, on le coupe en partie ; mais fi l'on détache le ligament circulaire ou la capfule avec foin, tirant un peu à foi la mâchoire & en enbas, la cavité glenoïde paroît, & le cartilage mitoyen refte attaché au condyle ; ce cartilage en fituation a la figure de la furface du condyle, convexe du côté qui regarde la cavité, & cave vers la convexité du condyle où il eft appliqué dans toute fa furface : il eft plus épais dans fon centre que dans fa circonférence ; étant renverfé, on y voit de petites glandes à fes bords.

Des Os qui font articulés par petit genou.

Les os du métacarpe & ceux du métatarfe font munis par leurs extrêmités inférieures, de petites têtes rondes, qui font reçues dans les cavités des premieres phalanges des doigts à la main, & des orteils au pied.

Les têtes & les cavités font incruftées, chacune en particulier d'un cartilage, pour faciliter leurs mouvemens ; elles font retenues par une capfule qui environne chaque partie articulée ; il y a fur les côtés un petit ligament en forme de bande, qui fert à les tenir en fituation ; la capfule les couvre ; ces os ainfi articulés, font mis au nombre du petit genou.

A la partie antérieure de l'articulation du pouce & du petit doigt, font placés des os féfamoïdes ; quelquefois il s'en rencontre aux deux autres.

De l'articulation du Rayon avec le Bras.

A l'extrêmité du condyle externe, eft une éminence ronde, laquelle eft reçue dans la cavité fupérieure du rayon ; cette articulation permet au rayon de tourner en dedans & en dehors, ce qui eft commun aux mouvemens de pronation & de fupination ; les ligamens font décrits en parlant de l'avantbras ; c'eft un petit genou.

De l'articulation de l'Aftragal avec le Scaphoïde.

La tête dont l'extrêmité antérieure de l'aftragal eft pourvue, eſt incruſtée d'un cartilage, & elle eſt très-convexe dans ſon centre ; la cavité du ſcaphoïde où elle eſt reçue, eſt très-profonde dans le même endroit, & très-relevée à ſa circonférence.

L'articulation de ces deux os examinée en ſituation, c'eſt-à-dire, le pied poſé deſſus un plan égal, l'on voit qu'il n'y a que la partie poſtérieure du calcaneum qui porte deſſus, & qu'antérieurement les os du métatarſe & les orteils portent tous deſſus le même plan ; par cette poſition l'aſtragal & le ſcaphoïde ſe trouvent en liberté, & nullement gênés, étant pour ainſi dire en l'air ; c'eſt ce qui donne la facilité à la tête de l'aſtragal de ſe mouvoir dans la cavité du ſcaphoïde, mais eſſentiellement la cavité ſur l'éminence de l'aſtragal ; cela ſe fait par la différente poſition où ſe trouve le pied : quand on marche, ce mouvement approche de celui de demi-rotation, & donne lieu de regarder cette articulation comme une eſpece de petit genou.

Les extenſions forcées qui y arrivent, ſont très-fâcheuſes ; ſouvent on attribue la maladie à l'articulation du pied avec la jambe.

Des Os articulés par ginglyme ou par charniere de la premiere eſpece.

L'articulation de l'humerus, par ſa partie inférieure avec l'os du coude, eſt celle qui paroît réſiſter le plus aux efforts ; c'eſt ce qu'éprouvent ceux qui levent des fardeaux ; la réception de ces deux os ſe trouvant réciproque, ils ne permettent à l'action des muſcles dans l'état naturel, que le mouvement de flexion & d'extenſion : tous les muſcles qui entourent cette articulation, dégagés & enlevés, la capſule qui l'environne de toutes parts, ſe trouve plus épaiſſe en dedans qu'en dehors ; elle eſt auſſi commune au rayon.

Cette articulation arrêtée par pluſieurs ligamens, il en part un du condyle externe ; il ſe termine à la partie ſupérieure externe de l'os du coude, à côté de la cavité du rayon ; ſa direction eſt un peu oblique : du même condyle externe s'en détache un autre qui vient à l'extrêmité extérieure du col du rayon, il ſe continue en partie à l'os du coude ; le condyle interne en fournit un très-fort, qui ſe porte à la partie ſupérieure de l'os du coude, au côté extérieur de l'apophyse coronoïde ; ces ligamens, de même que la capsule, font extrêmement fortifiés par le grand nombre de muscles qui enveloppent cette articulation.

Le rayon dont on a parlé, outre la capsule & le ligament décrit, en a un particulier en forme d'anneau qui embraffe fon col ; il s'attache par dedans à l'os du coude, vers l'apophyse coronoïde ; par dehors au même os, proche le ligament qui vient du condyle interne : quant à la fituation des glandes mucilagineufes, il s'en voit un tas à la partie fupérieure de la cavité poftérieure de l'humerus ; dans la cavité antérieure il y en a auffi de placées entre l'éminence qui eft audeffous du condyle interne & la cavité de l'os du coude : d'autres petits pelotons font à la circonférence intérieure de la capfule du côté du rayon.

De l'articulation de la Jambe avec le Pied.

Le pied, outre fes mouvemens de flexion & d'extenfion, a la liberté de fe porter en dedans & en dehors, ce qui s'exécute par la facilité que les pieces articulées ont entre elles, de celle des ligamens, & des cartilages qui les incruftent ; les différentes faces de l'aftragal y contribuent beaucoup, les ligamens particuliers qui fervent à donner paffage aux tendons, la graiffe qui fe trouve à la circonférence de l'article emportée ; il fe préfente une capfule qui ceint toute l'articulation avec des ligamens fitués fur les côtés ; la maléole interne fournit un ligament large très-fort, dont une portion vient à la partie latérale interne de l'aftragal s'étendre deffus le fcaphoïde ; l'autre portion plus courte, fe porte à l'aftragal, proche fon articulation avec le calcaneum : de l'extrêmité de la maléole externe, fe détachent deux ligamens oppofés par leur fituation ; l'un fe porte en dedans, & fe termine à la partie latérale & antérieure de l'aftragal obliquement ; l'autre finit à la partie extérieure du calcaneum : ces ligamens d'une maléole à l'autre font couverts, tant antérieurement que poftérieurement, par la capfule qui eft garnie de beaucoup de graiffe ; elle s'attache au-devant de l'aftragal, & s'épanouit deſſus les os voiſins.; tout le dedans eſt garni de glandes.

La partie poſtérieure de la capſule a également beaucoup de glandes ; ces endroits ſont les moins expoſés : de plus la capſule a de l'étendue ; elle prête & céde aux différens mouvemens.

De l'extrêmité interne de la maléole externe, naît un ligament qui s'attache au rebord du cartilage de l'aſtragal , poſtérieurement à l'endroit où il s'articule avec la partie ſupérieure antérieure du calcaneum.

Au dedans de la capſule, à la jonction du tibia avec la maléole externe, ſont placés des petits corps glanduleux. L'articulation miſe à découvert, & les ligamens coupés, l'on voit que le cartilage dont l'aſtragal eſt incruſté , rend ſa ſurface liſſe & polie, plus relevée du côté qui répond à la maléole externe , que du côté de l'interne ; ſes bords antérieurs & poſtérieurs ſont taillés en biſeau.

Le côté extérieur de l'aſtragal qui reçoit la maléole externe, a plus de ſurface du cartilage , que celle où eſt appliquée la maléole interne ; la cavité du tibia eſt enfoncée du côté du péroné & du côté de la maléole interne ; elle eſt un peu ſaillante antérieurement , & un peu déprimée poſtérieurement. Si l'on fait attention à la réception de l'aſtragal dans la cavité du tibia , l'on verra qu'elle ſe fait par cet os de derriere en devant , ce qui dépend de ſa figure ; & ſi l'on conſidere la figure de la cavité du tibia, elle eſt poſée tranſverſalement deſſus l'aſtragal.

De l'articulation des Côtes.

Le mouvement des côtes eſt borné à deux ; le premier, de s'élever en enhaut dans l'inſpiration ; le deuxiéme, de s'abaiſſer dans l'expiration ; leurs articulations avec les vertebres du dos & les extrémités intérieures des apophyſes tranſverſes des mêmes vertebres, ſont miſes au nombre du ginglyme de la premiere eſpece.

La premiere côte s'articule avec la partie latérale du corps de la premiere vertebre du dos ; elle a deux ligamens aſſez forts ; le premier eſt le plus large, prend naiſſance du même corps, s'étend deſſus la ſeptiéme vertebre du cou , & couvre la partie supérieure de la tête de cette côte ; le deuxiéme vient du corps de la deuxiéme vertebre, & se termine à côté du premier ; la premiere côte n'a qu'une éminence reçue dans une petite cavité gravée à la partie latérale du corps de la premiere vertebre du dos, où elle est retenue par une petite capsule. A peu de distance de cette articulation, postérieurement est une petite tête à la racine de la côte, reçue dans la cavité de l'apophyse transverse de la premiere vertebre du dos ; une capsule en fait l'union ; il se détache de l'extrêmité de l'apophyse transverse, un ligament qui couvre toute la partie postérieure de cette articulation. De la partie inférieure de l'apophyse transverse de la derniere vertebre du cou, part un ligament dont l'autre extrêmité s'attache à la premiere côte, proche l'apophyse transverse supérieurement ; de là partie interne de la même inférieurement, se voit un pareil ligament qui va à la seconde côte, proche son articulation, avec l'apophyse transverse.

Ce que l'on vient de dire de la premiere côte, par rapport aux ligamens, s'observe dans toutes, & même à mesure que l'on descend, ils paroissent plus sensibles.

On fera observer que l'articulation des autres côtes avec les parties latérales du corps des vertebres, est différente de celle de la premiere, en ce qu'elles ont une éminence dans le milieu & deux cavités sur les côtés ; que sur la partie latérale de l'union du corps de deux vertebres, il y a à chacun une petite éminence pour recevoir les deux cavités ; quant à l'éminence qui sépare les deux cavités de la côte, elle est reçue dans l'espace qui est entre les deux éminences des vertebres : ceci est plus sensible dans le frais que dans le sec où l'on peut se tromper, les impressions étant détruites par la perte des cartilages.

Il est bon de faire aussi remarquer que les deux dernieres des fausses côtes n'ont chacune qu'une cavité pour s'articuler avec les dernieres vertebres, & que les ligamens y sont lâches.

De l'articulation des Phalanges des Doigts.

Les doigts, également les orteils, ont leurs deuxiéme & troisiéme phalanges articulées par charniere de la premiere espece.

La capfule qui fe trouve à chacune eft mince, & les côtés font pourvus chacun d'un petit ligament ; les éminences & les cavités qui fe reçoivent réciproquement, ont plus de furface que dans le fec, par le moyen des cartilages, &c.

De la Rotule.

Elle eft fituée à la partie antérieure du genou ; c'eft elle qui fait faillie en cet endroit ; un fort ligament l'attache par fa partie inférieure à l'éminence qui eft à la partie fupérieure & antérieure du tibia.

Les extenfeurs de la jambe s'implantent à fa partie fupérieure ; elle eft recouverte extérieurement de la continuité de l'aponevrofe de ces mufcles.

Sa partie interne a deux faces féparées l'une de l'autre par une ligne plus fenfible dans le frais que dans le fec ; elle eft perpendiculaire.

La rotule obéit aux différens mouvemens de la jambe ; elle gliffe un peu fur les côtés, ce qui dépend de la poliffure du cartilage qui la revêt ; par rapport à la ftructure des cavités & de fon éminence, fon articulation eft une charniere de la premiere efpece : on va dire plufieurs chofes qui lui appartiennent, en parlant de l'articulation de la jambe.

De l'articulation de la Cuiffe avec la Jambe.

Cette articulation n'eft pas des moindres à connoître, tant par les parties qui l'environnent, que par celles qui entrent dans fa compofition.

Ce font des mufcles, des tendons & des aponevrofes, qui ont une étroite connexion avec fa capfule.

La partie antérieure eft occupée par la rotule, ce qui fait une articulation particuliere & différente en ftructure ; la cuiffe avec la jambe eft une charniere ou ginglyme de la deuxiéme efpece, la rotule au contraire eft de la premiere efpece.

Quoique ces deux articulations foient diftinguées, cependant la capfule qui les embraffe eft commune à l'une & à l'autre ; elle s'attache par fa partie fupérieure plus d'un pouce au-deffus de la face intérieure des condyles, où elle fe confond avec des pelotons de graiffe & au périofte ; elle eft auffi étroitement unie à la partie interne des extenfeurs de la jambe au-deffus de la rotule, ce qui fait un vuide très-confidérable.

La capfule ouverte, fon intérieur eft liffe, poli & humecté de la liqueur finoviale ; plufieurs pelotons de graiffe & de glandes s'y trouvent ; la rotule en eft garnie dans fa circonférence, entre autre d'un corps graiffeux placé à la furface interne de fon ligament, duquel fe détache une appendice qui s'attache au cartilage du fémur entre les deux condyles intérieurement ; elle ne fe rencontre pas dans tous les fujets ; à chaque côté des condyles s'apperçoit un repli de la capfule en forme de croiffant, ils fe perdent dans le cartilage dont ils font incruftés quelquefois ; ils vont jufqu'au ligament croifés.

Les condyles ont beaucoup de diametre, le cartilage qui les revêt fe prolonge à leur partie antérieure ; cette continuité eft propre à l'articulation de la rotule ; la face antérieure du condyle externe eft plus faillante que celle du condyle interne ; la capfule s'unit à la circonférence extérieure des cartilages femi-lunaires. La partie poftérieure de cette articulation à moins d'étendue, elle eft garnie de plufieurs plans de fibres ligamenteufes ; la plus grande partie viennent du condyle externe, ils fe terminent à la partie poftérieure du tibia, fe portant en dedans collées à la capfule ; cet endroit eft rempli de graiffe.

Ces parties féparées, il fe préfente un ligament qui vient du dedans du condyle interne ; il eft continu avec le cartilage femi-lunaire qui couvre la cavité extérieure du tibia.

Les côtes font foutenues par des ligamens, la capfule leur fert de gaîne.

De la partie fupérieure & latérale du condyle interne, prend origine un ligament en forme de bande affez large ; fa fituation eft plus en arriere qu'en devant, fon extrêmité s'attache à la partie fupérieure & interne du tibia ; il fe confond avec une portion de l'aponevrofe des extenfeurs, il pénétre dans le corps de l'os même ; il eft intimement uni au cartilage femi-lunaire.

Le condyle externe latéralement fournit un pareil ligament,

mais

mais moins large ; fa fituation eft parallèle au premier ; il s'implante à la partie fupérieure & externe du péroné, il couvre le tendon fupérieur du mufcle poplité ; & il continue avec le cartilage femi-lunaire externe.

Le centre de cette articulation eft occupé par deux forts ligamens que l'on nomme croifés, un antérieur & un poftérieur.

Le poftérieur, par fon extrêmité fupérieure, eft fortement attaché à l'intérieur du condyle interne ; fon extrêmité inférieure fe termine derriere l'éminence qui eft dans le centre du tibia, poftérieurement.

Le ligament croifé antérieur a fa naiffance à l'entrée du condyle externe, poftérieurement ; placé au-devant du premier, il s'attache à la même éminence antérieurement. Ces ligamens fervent à borner l'extenfion de la jambe, fans fouffrir une forte tenfion ; ils permettent avec facilité la flexion.

Les ligamens latéraux & les ligamens croifés féparés & détachés, la circonférence des cavités du tibia fe trouve occupée par des cartilages femi-lunaires, épais & élevés dans leurs bords extérieurs, minces & comme taillés en bifeau vers leurs bords intérieurs : ils laiffent chacun un efpace ou vuide dans leur centre, pour que l'extrêmité la plus convexe des condyles porte deffus les cavités. Le cartilage femi-lunaire qui borde la cavité du tibia du côté interne, a plus d'étendue & plus d'efpace que celui du côté externe, pour recevoir le condyle interne qui a plus de volume. Ces cartilages par derriere s'attachent à la partie poftérieure de l'éminence du tibia, & s'uniffent avec les ligamens croifés, & par devant à la même éminence & au ligament antérieur.

De l'articulation du Peroné avec le Tibia.

A la partie fupérieure & extérieure du tibia, fe trouve une petite face plate revêtue d'un cartilage ; la partie fupérieure & interne du péroné en a une auffi : ces deux parties font unies l'une contre l'autre par une petite capfule entourée de fibres ligamenteufes, qui les lie étroitement entre elles.

A la partie inférieure & extérieure du tibia, eft pratiquée une cavité femi-lunaire incruftée d'un cartilage ; pareillement la furface interne de la partie inférieure du péroné qui y eft engagée & retenue par des trouffeaux ligamenteux ; des côtés du tibia , proche la cavité femi-lunaire , part un ligament qui fe termine à chaque côté de la maléole.

La maléole fert à l'articulation du pied ; elle prête & céde dans les mouvemens du pied , elle fert auffi à borner l'articulation. Nous mettrons cette articulation au nombre de celles du métacarpe & du métatarfe , par l'étroite jonction que cet os a par fes deux extrêmités avec le tibia , par conféquent ce fera une amphiartrofe.

De la jonction de la tête avec la premiere vertebre par fes apophyfes obliques , & de toutes celles des vertebres.

Les condyles de l'occipital bornent les parties latérales & prefque antérieures du trou ovale ; ils font pofés de derriere en devant , très convexes dans leur centre , ce qui fait paroître deux faces très-apparentes & convexes , liffes & polies par le cartilage qui les couvre ; ces deux corps font reçus dans les cavités des apophyfes obliques fupérieures de la premiere vertebre qui leur font paralléles. En fituation , ces apophyfes font très-enfoncées dans le milieu , & très-élevées par leurs extrêmités ; la réception réciproque de ces parties fait un ginglyme de la deuxiéme efpece , très-étroit , qui ne permet à la tête qu'une flexion & une extenfion très-médiocre ; cette articulation eft entourée d'une capfule , de quelques petits ligamens latéraux , & de plufieurs mufcles.

Outre ces réfiftances , il fe rencontre au voifinage des fecours auxiliaires capables de les contenir , tels font les ligamens communs à la premiere & à la feconde vertebre.

Pour en connoître la fituation , il faut emporter la mâchoire inférieure , le larynx , le pharynx & les mufcles grands & petits droits antérieurs ; cela fait , fe trouve un ligament très-fort qui vient de l'avance de l'occipital , précifement vers fon centre ; il s'attache à l'apophyfe folide qui lui tient lieu de corps à la premiere vertebre , d'où il en part un autre avec lequel il s'unit pour s'étendre au-deffous du corps de la deuxiéme & troifiéme vertebre.

Les ligamens renfermés dans le canal de l'épine , ne peu-

vent fe démontrer qu'au préalable l'on n'ait fcié la tête à l'ordinaire, & fait enfuite une coupe perpendiculaire à l'occipital,
qui réponde au centre du canal formé par les apophyfes des
vertebres qu'il faut fcier.

Les apophyfes épineufes & une partie des tranfverfes enlevées de même que la moëlle, l'on fépare la dure-mere de
deffus l'avance de l'occipital, fous laquelle eft un ligament
qui en tire fon origine; il defcend le long du corps des vertebres fupérieures du cou, il couvre l'apophyfe odontoïde,
& s'attache par des portions à chaque vertebre; ce ligament
détaché à fa naiffance, donne lieu d'en appercevoir un autre
qui part de la partie inférieure de cette même avance, qui
finit à la partie fupérieure de l'apophyfe odontoïde.

L'articulation de l'apophyfe odontoïde avec la premiere
vertebre, n'auroit pu réfifter fi la nature ne l'eût fixée & arrêtée par des ligamens particuliers & les communs dont on a
parlé, car la compreffion à laquelle la moëlle fe feroit trouvé
expofée, y auroit caufé des accidens fâcheux. Ces ligamens
particuliers font au nombre de trois, deux fupérieurs & un in-
ferieur; les premiers ont chacun une de leur principale attache dans un enfoncement qui eft à la partie interne & antérieure de chaque condyle, pour venir tranfverfalement s'implanter à chaque côté de la partie fupérieure de l'apophyfe
odontoïde; ils ont des fibres continues entre eux; vu par
dedans, le ligament inférieur eft large dans fon milieu; il
ne fert qu'à contenir l'apophyfe dans la cavité de la premiere
vertebre, il empêche qu'elle ne fe déjette au dedans du canal de fes extrêmités : une de fes extrêmités eft attachée à
une petite éminence inégale qui eft à la partie interne &
prefque moyenne de l'apophyfe oblique fupérieure de la premiere vertebre, l'autre extrêmité fe porte au côté oppofé à
l'apophyfe oblique où elle s'attache. Il feroit inutile de décrire la continuité de la jonction de toutes les apophyfes obliques des vertebres, il fuffit d'annoncer que les capfules qui
les uniffent, font plus ou moins fortes; ce qui dépend de
leur plus ou moins de mobilité, comme aux lombes, &c.

Des Ligamens qui occupent l'espace des Apophyses épineuses transverses & obliques.

Pour connoître ces ligamens, il est nécessaire de faire une coupe verticale tout le long du canal de l'épine, telle que nous l'avons proposée pour ceux de la premiere & deuxiéme vertebre ; celui qui unit l'occipital avec la circonférence postérieure de la premiere vertebre, est lâche, & pour ainsi dire membraneux.

Quant à la structure de ceux qui font entre les intervalles des autres vertebres, ils font d'une couleur jaunâtre, ils servent à unir les apophyses les unes aux autres, &c ; ils empêchent dans les fortes flexions l'écartement de ces mêmes pieces. Ces ligamens considerés par dedans, chacun fait un triangle aigu ; un côté du triangle est attaché intérieurement à la racine de l'apophyse transverse, & couvre la face latérale interne des apophyses obliques de deux vertebres articulées ; il se continue vers l'apophyse épineuse ; celui du côté opposé fait le même trajet & a les mêmes attaches ; ils s'unissent au centre de l'apophyse épineuse d'où est formé l'angle aigu, où l'on apperçoit un petit enfoncement qui en fait la réunion ; cet enfoncement est très-sensible dans les vertebres du dos, & plus aux lombes où il est épais d'environ une ligne.

Ils laissent aux vertebres du cou de l'espace de même qu'aux lombes, ce qui dépend de l'écartement que leurs apophyses épineuses ont entre elles, & ne s'observe pas au dos où elles font posées les unes sur les autres. La partie interne du corps de cette colonne est garnie de différens plans ligamenteux qui en parcourent toute l'étendue ; outre qu'ils paroissent être continus, ils y en a qui font étroitement attachés aux cartilages qui font entre chaque corps des vertebres. Au-dessous de ces deux plans il s'en trouve d'autres de la même structure, qui vont du corps d'une vertebre à l'autre ; ils font très-sensibles aux lombes.

La partie antérieure du corps des vertebres est garnie de femblables ligamens ; ils ont la même continuité, font plus apparens & distingués au dos & aux lombes, qu'au cou.

La macération nous découvre que ces ligamens placés,

tant par dedans que par dehors, fourniffent des appendices qui entrent dans les trous du corps des vertebres, avec des vaiffeaux qui fervent à leur accroiffement & à leur augmentation.

Les cartilages qui font interpofés entre le corps des vertebres, font lâches, mous, capables d'extenfion, & enfin de compreffion ; ils participent en partie de la ftructure des ligamens, ce que l'on obferve lorfqu'on les coupe totalement & tranfverfalement dans le milieu ; cette fection fait appercevoir nombre de plans en forme de cercles, dont les plus extérieurs font tout le tour du cartilage ; les intérieurs fe portent dans le centre du cartilage, où ils paroiffent s'entrelaffer entre eux pour former un globule de matiere glutineufe : aux lombes ces fegmens de cercles font revêtus extérieurement de plans ligamenteux qui fe croifent en X, ou croix de S. André ; ils fe développent aifément par la macération.

Pour terminer les ginglymes ou charnieres de la troifiéme efpece, voyez l'articulation du rayon, tant par fa partie fupérieure que par l'inférieure, avec l'os du coude, qui fait que le rayon fe mouvant fur les deux extrêmités de cet os, la main tourne & fuit les mouvemens de pronation & de fupination de l'avant-bras. L'articulation de la partie antérieure de l'apophyfe odontoïde dans la petite cavité de la premiere vertebre, eft de la même efpece : cette articulation facilite à la tête & à la premiere vertebre, de fe tourner de droite à gauche, & de gauche à droite autour de l'apophyfe odontoïde ; les ligamens qui leur appartiennent ont été décrits.

De l'Amphiartrofe.

L'étroite union que certains os contractent naturellement fait entre eux par des ligamens & des furfaces cartilagineufes, qu'ils font fi bien liés les uns aux autres, qu'ils ont paru n'être capables que de mouvemens obfcurs ; les Auteurs ont mis les os du carpe & du tarfe de ce nombre, & ils ont nommés leurs jonctions amphiartrofe, croyant que ces os ainfi joints, tenoient de l'articulation mobile & immobile ; mais en les examinant avec attention, l'on a reconnu que les principaux font propres à être mus par leurs articulations, fe trouvant les uns munis de tête, & les autres de cavités, car si le poignet avoit été fait d'une seule piece, auroit-il pu prêter & céder aux efforts qui se font sur lui ? d'où il s'ensuit que le reste de la main n'auroit jamais fait ses fonctions avec liberté.

Ce que l'on vient de dire du carpe, peut être appliqué à l'assemblage des os du tarse, dont les os sont unis & liés avec artifice entre eux ; néanmoins plusieurs sont disposés par leurs articulations, à prêter & à céder dans nombre de positions où l'assiette de la plante du pied se trouve à tout instant exposée.

Leur situation & leur connexion sont essentiellement nécessaires à ces usages.

Il sembleroit par ce que nous venons dire de l'assemblage de ces os, que l'amphiartrose n'auroit pas lieu ; cependant nous allons conclure & dénommer les pieces osseuses de son genre ; la seconde rangée du poignet jointe & unie avec la partie supérieure des os du métacarpe, & la position des mêmes os du métacarpe entre eux posés de champ, attachés par des ligamens particuliers qui les lient ensemble, font les exemples que l'on peut en donner. La réception des os de la seconde rangée, par leurs parties opposées, se fait avec la partie cave de ceux de la premiere rangée opposée à l'articulation qu'elle a avec le rayon. Le grand os & l'os crochu de la seconde rangée font entre eux deux une tête dont la principale partie appartient au grand os ; elle se porte dans la cavité formée par le scaphoïde, le lunaire & le cunéiforme ; ces réceptions de têtes & de cavités prouvent le mouvement qu'ils peuvent avoir pour donner & faciliter la figure de voute que ces os prennent en nombre d'occasions ; aussi doit-on regarder cette tête comme la clef de la voute, laquelle sert de base & de soutien à ceux de la circonférence.

Les ligamens qui joignent tous ces os, font en nombre, & même multipliés par des productions tendineuses, dont l'arrangement & la direction auroit peine à être décrite. L'on n'oubliera pas de se rappeller le ligament transversal qui se trouve au dedans de la main ; il est fort, une de ses extrémités est attachée à la partie interne de l'os trapeze qui soutient la premiere phalange du pouce ; quelques filets de ce ligament viennent à l'extrêmité du scaphoïde. Sa partie oppofée s'implante principalement à l'apophyfe que donne l'os crochu ; des filets s'étendent les uns à l'articulation de l'os du métacarpe qui foutient le petit doigt, d'autres à l'offelet qui eft hors de rang.

Ce ligament tranfverfal, outre l'ufage qu'il a de contenir les tendons des mufcles fléchiffeurs des doigts, a auffi celui de retenir les os du poignet dans leur fituation, faifant à leur égard l'office de chaîne ; il eft bon de faire obferver que fa fituation eft éloignée des os articulés par têtes & cavités, & que fans lui, au moindre mouvement violent, la figure du poignet pourroit fe déranger. A l'égard des parties offeufes du tarfe, l'on ne doit pas douter que les cinq os du métatarfe unis avec le cuboïde & les trois os cunéiformes, ne foient une amphiartrofe, étant plus étroitement attachés entre eux par des trouffeaux ligamenteux ; il a fallu que cette union fût intime pour les différentes pofitions où fe trouve expofé le pied, furtout lorfque l'on monte un efcalier, une montagne, enfin que l'on marche fur la pointe du pied ; fi la jonction de ces os s'étoit faite par des furfaces capables de gliffer les unes contre les autres, comment auroient-elles pu réfifter à un effort fi confiderable, de foutenir tout le corps ? elles fe feroient défunies malgré les ligamens & les cordages qui les enchaînent.

L'on peut les comparer à un parquet, ce font de petits morceaux de bois figurés de façon que leurs furfaces font tellement jointes enfemble par une rainure & une arête, qu'à peine quand ils font bien placés, peut-on en appercevoir la jonction ; mais lorfqu'on marche deffus, on fent cependant que les pieces prêtent & cédent entre elles. Quoique la comparaifon ne paroiffe pas jufte, cependant on verra quelque chofe d'approchant. Les os du métatarfe & les os cunéiformes font larges par en haut, ce qui fert d'arête ; ils font menus par en bas ; c'eft ce qui tient lieu de rainure : donc ces os ne peuvent qu'obéir aux mouvemens & à la fituation où le pied fe trouve pofé. La convexité des os du tarfe fait que nombre de ces os ne portent pas à plomb fur terre ; la fituation des os du métatarfe avec les cunéiformes & le cuboïde n'étant pas fur une ligne tranfverfale, mais très-oblique, ils rendent le deffous du pied très-cave, ce qui détermine le

poids du corps à tomber fur le métatarfe & fur fes ad-
joints.

Quant à l'articulation des trois autres os du tarfe, tels que
font l'aftragal, le calcaneum, le fcaphoïde & une des faces
du cuboïde, elle eft à peu près la même que celle des os de
la premiere rangée du carpe. Nous avons parlé ailleurs de l'articulation de l'aftragal avec le pied, du fcaphoïde avec l'aftragal, nous allons fuivre celle des autres os pour ne rien laiffer
à defirer.

De l'articulation d'une des faces du Cuboïde avec celle de l'extrêmité antérieure du Calcaneum.

Cette articulation eft attachée par des ligamens affez forts;
il y en a un qui vient de la partie poftérieure du calcaneum;
il s'épanouit & donne un trouffeau de filets au cuboïde à
côté de la finuofité; d'autres couvrent en fe prolongeant, le
tendon du long peronier, & fe terminent proche la naiffance des os du métatarfe; les mufcles interoffeux y prennent attache, le refte du ligament tient à la partie poftérieure
du cuboïde; outre ce fort ligament, il y en a un autre qui
part de l'extrêmité latérale du calcaneum, & fe termine proche la petite face du cuboïde fur laquelle paffe le tendon du
long peronier. Après avoir détaché tous ces ligamens, l'on
voit les furfaces des os; la face antérieure du calcaneum eft
légerement convexe dans le refte de fon étendue, ce qui dépend en partie du cartilage.

La face du cuboïde eft large par fa partie fupérieure, &
étroite inférieurement; elle fe porte de dehors en dedans, &
de haut en bas, elle eft cave dans fa partie la plus évafée, &
relevée inférieurement.

De la partie convexe du Scaphoïde avec les trois Os Cunéiformes.

La convexité du fcaphoïde a trois faces très-fenfibles, féparées par deux lignes éminentes, lefquelles ont plus d'efpace
par en haut que par en bas. Elles s'engagent fuperficiellement
dans les deux intervalles faits de l'union de l'os cunéiforme
mitoyen

mitoyen avec les deux autres, entre lesquels ces lignes sont engagées. De l'extrêmité inférieure du scaphoïde part un ligament qui s'attache à la partie extérieure de l'os cunéiforme, qui soutient le gros orteil.

Quant à l'union de ces trois os entre eux, elle est très-serrée, mais il y a toujours un cartilage à l'endroit des surfaces par lesquelles ils se joignent, ce qui étoit nécessaire pour donner une base ferme à l'extrêmité du pied.

De l'articulation du gros Orteil avec le premier Os cunéiforme.

Elle est différente de celle du pouce de la main, qui se meut en tout sens ; au contraire, celle-ci est ferme & stable pour soutenir les efforts qui se font dessus son articulation dans le temps du masseter.

La différence que l'on fait encore de cette articulation presque immobile, est que tout le poids du corps se touve poussé dessus dans le temps que le pied est tendu ; les ligamens qui unissent ces deux os sont faits de plans de fibres très-fortes, principalement à la partie postérieure, proche l'insertion du tendon du jambier antérieur ; les ligamens coupés dans toute la circonférence, les surfaces de ces deux os sont revêtues de cartilage ; la face du cunéiforme fait une espece de croissant qui répond à celle de l'os du gros orteil qui est à peu près semblable, la partie inférieure du cunéiforme qui termine le croissant, a une petite surface plate reçue dans une petite cavité qui est à l'extrêmité de celui du gros orteil.

De l'articulation de l'Astragal par sa partie inférieure avec le Calcaneum.

A la partie postérieure de l'astragal, est située une cavité garnie d'un cartilage poli ; la direction de la cavité est transversale, le centre est cave & un peu oblique, le reste est légerement convexe ; la cavité qui est à la partie supérieure du calcaneum qui la reçoit, est élevée postérieurement, & fait par son cartilage un biseau terminé par un ligament très-fort, garni de glandes & de graisse, qui sépare l'une & l'autre cavité, de deux superficielles qui sont placées à l'extrêmité du

Tome I.   F f f

calcaneum, une supérieurement, & une inférieurement, situées à la naissance de l'éminence de l'astragal qui s'articule avec le scaphoïde.

Des deux cavités superficielles, la plus intérieure est reçue ou reçoit celle qui est sous l'astragal ; l'autre qui lui est opposée, est sur le côté extérieur : elle donne la facilité à une petite face de l'astragal placée inférieurement, de se mouvoir dessus ; elles sont couvertes de leurs cartilages.

De l'union de la partie antérieure des Os Cunéiformes & du Cuboïde avec les Os du Métatarse.

Les faces des os cunéiformes sont lisses, celle du cuboïde pareillement, excepté qu'elle est partagée par une ligne en deux.

Le cunéiforme mitoyen est le plus petit, il n'est pas parallèle aux autres ; il laisse un vuide occupé par l'os du métatarse qui soutient le doigt indice, où il se trouve enclavé & retenu par les deux autres cunéiformes qui s'avancent en devant.

L'extêmité inférieure de l'os du métatarse du gros orteil porte une tête convexe ; elle est reçue dans la cavité de la premiere phalange dont le centre est très-cave.

La partie inférieure ou le dessous de la tête de l'os du métatarse est partagé par une ligne saillante qui la divise en deux faces, lesquelles sont occupées chacune d'un os sésamoïde ; ces os laissent un espace où l'éminence est engagée.

L'extrêmité inférieure de la premiere phalange s'articule avec la partie supérieure de la derniere par ginglyme de la premiere espece ; à la partie supérieure de cette articulation, se trouve un osselet particulier qui occupe l'espace qui est entre les deux éminences de la premiere phalange ; c'est une espece d'os sésamoïde.

Outre les principaux ligamens qui ont été décrits, il s'en trouve d'autres, tant sur la surface extérieure du tarse, que dans sa partie cave ; ils sont en nombre en cet endroit, leur direction y est aussi différente par l'entrelassement & le croisement de plusieurs portions de tendons qui s'y mêlent.

De la Simphyse.

Les cartilages qui sont situés entre deux os, doivent être

fortement attachés à leurs furfaces ou aux inégalités dont ils
font garnis, pour les contenir ; c'eft cette étroite union qui
fait que les uns ne paroiffent avoir entre eux que peu de mouvement, pendant qu'il y en a où il eft apparent & très-fenfible. L'épaiffeur du cartilage en eft la principale caufe ; c'eft ce
que l'on nomme fimphyfe vraie.

Les vertebres fe meuvent aifément entre elles par les cartilages qui font interpofés entre leurs corps ; celui qui fait la
jonction des os pubis, nommée la fimphyfe de ces os, prête
& céde furtout vers la fin de la groffeffe, & pendant quelques
jours après l'accouchement, comme je l'ai vu plufieurs fois ;
il eft dans ce temps très-lâche, plus épais par fa partie d'en-
bas que par en haut ; ce cartilage a cela de particulier de
nombre d'autres, c'eft qu'il ne s'offifie jamais, ce que j'ai
examiné dans plufieurs baffins de perfonnes de plus de quatre-
vingts-ans ; au contraire, celui qui fe trouve interpofé entre
la partie poftérieure des os des ifles & l'os facrum, s'offifie
entierement ; ceux des vertebres y font expofés ; ceux des articles dans les exoftofes, les anchilofes & autres maladies, pareillement : tout ce qui tient lieu de cartilages, ligamens,
tendons, s'offifient ; les principales arteres n'en font pas
exemptes, non plus que la dure-mere, même les parties charnues.

L'on ne s'eft attaché dans ce chapitre qu'à donner la defcription des principaux ligamens, cartilages, & ce que l'on a
cru y avoir de plus effentiel pour connoître les articulations ;
l'on fçait qu'il y auroit bien des chofes à dire fur cette matiere, mais crainte d'être trop long, on s'eft fixé à ce qui eft
de plus convenable & de plus utile à la pratique.

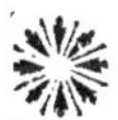

SECONDE DIVISION.

Description de chaque Os en particulier.

SECTION PREMIERE.

Des Os de la Téte.

Le crâne eft un affemblage de plufieurs pieces offeufes, dont
la figure la plus naturelle approche de celle de l'ovale. Il a
plus ou moins de volume, ce qui dépend de l'âge & du tempérament. Il forme deux éminences faillantes, l'une en devant, l'autre en derriere ; celle de devant eft faite par le coronal, celle qui eft derriere eft faite par l'occipital. Les côtés
du crâne font plats, ce font les parties écailleufes des os des
tempes, & les apophyfes temporales du fphénoïde qui les compofent ; ils fe portent un peu en dedans : ces os font au nombre
de huit, fix propres & deux communs : les propres font le
coronal qui eft antérieur, l'occipital poftérieur, les deux pariétaux qui font le fommet de la tête, les deux temporaux
qui font placés fur les côtés inférieurement entre l'apophyfe
temporale du fphénoïde, & l'occipital avec lefquels ils font
joints ; le premier des communs eft l'éthmoïde, logé dans
l'échancrure du coronal antérieurement ; le deuxiéme eft le
fphénoïde qui occupe la partie moyenne de la bafe du crâne :
tous ces os, tant propres que communs, font prefque en général découpés dans toute leur circonférence, de plufieurs
éminences & cavités que l'on nomme tenons & mortaifes.

C'eft de cette jonction que réfultent les futures que l'on
divife en propres & en communes ; les propres font au nombre de cinq ; fçavoir, la coronale, la fagittale, la lambdoïde
& les deux temporales, quoique quelques-uns ne les admettent pas ; les futures communes font trois, l'éthmoïdale,
la fphénoïdale & la tranfverfale ; la premiere des futures propres, nommée la coronale s'étend d'une tempe à l'autre ; elle
joint le coronal avec les pariétaux : la deuxiéme eft la fagit-

tale, qui unit les deux pariétaux par leurs parties supérieures ;
elle commence vers le milieu de la coronale jusqu'à la lambdoïde : la troisiéme est la lambdoïde ; elle commence à une apophyse mastoïde, & se termine à l'opposée. Dans les sutures des
os des tempes, ces os par leur partie écailleuse, se joignent avec
les parties latérales & inférieures des pariétaux ; les Anciens ont
nommées ces sutures squammeuses ou écailleuses, mais les
Modernes les ont mises au nombre des propres, & ils les ont
divisées en sutures apparentes, comme la coronale, &c, & en
sutures à joints recouverts, comme celles des os des tempes.
Les sutures communes sont au nombre de trois ; la premiere est
l'éthmoïdale, elle tire son nom de l'éthmoïde, & fait toute la
circonférence de l'échancrure du coronal, excepté sa partie
postérieure qui s'engage avec le sphénoïde ; la deuxiéme est la
sphénoïdale, elle entoure le sphénoïde dans toutes ses dimensions ; c'est de lui dont elle tire en partie sa naissance, elle
se joint par-devant avec l'éthmoïde & le coronal, par sa partie postérieure avec l'avance de l'occipital par le moyen d'un
cartilage qui se conserve jusqu'à l'âge de vingt ans ou environ, passé lequel temps il s'ossifie ; sur les côtés avec la partie
inférieure & antérieure du coronal & du pariétal, & par ses
apophyses pthérigoïdes il a connexion avec les os du palais :
la troisiéme suture commune est la transversale, ainsi nommée parce qu'elle traverse les deux fosses orbitaires, en s'étendant d'un petit angle à l'autre ; il y a des Auteurs qui la regardent comme une continuation de la coronale, cependant
elle est toujours au nombre des communes, parce qu'elle ne
sert pas seulement à joindre le coronal aux autres os, mais
même presque tous ceux qui composent la mâchoire supérieure.
Il se rencontre dans les sutures propres des os qui sont découpés dans toute leur circonférence, que l'on nomme clefs,
quoique pour l'ordinaire elles soient placées dans la suture
lambdoïde, & que le nombre en soit si grand que quelquefois
la suture en est toute garnie ; elles sont de différentes grandeurs & de diverses figures ; cela n'empêche pas qu'il ne s'en
trouve dans la sagittale & dans la coronale ; que ceci soit bien
observé quand on examine une plaie du crâne, pour ne pas
prendre ces petits os pour des morceaux d'une fracture. Il y
a d'autres petits os qui sont étroits à leur naissance, qui s'é-

panouiſſent à leur extrêmité; ce ſont des prolongemens des tenons que l'on appelle queue d'aronde. Il y a tout lieu de croire qu'ils ſervent à rendre les ſutures fermes pour réſiſter à l'écartement qui pourroit y arriver, ſoit par des coups ou par des chutes. Quoique les os du crâne ſe reçoivent réciproquement entre eux par ſuture, cependant il ſe trouve des ſujets de tout âge où il ſe voit des variations qui demandent de l'attention de la part du Chirurgien dans les plaies de tête; premierement, j'ai trouvé dans des perſonnes de dix-huit à vingt ans ou environ, la ſuture ſagittale double, de même que la lambdoïde; dans des enfans de neuf à dix ans les pariétaux ne formoient qu'un ſeul os; dans d'autres un pariétal étoit entierement uni & oſſifié avec la partie écailleuſe de l'os des tempes. Pour ce qui concerne les ſutures dans les perſonnes âgées, pour l'ordinaire elles s'oſſifient dans pluſieurs, & ne laiſſent aucuns veſtiges de leur union, d'où l'on doit inférer que les fractures doivent être très-fâcheuſes dans ces âges.

Du Coronal.

Le coronal occupe la partie antérieure de la tête; ſa figure eſt preſque demi-circulaire, convexe par dehors, & cave par dedans, parſemée de ſillons pour le paſſage des vaiſſeaux qui ſervent à ſa nourriture; il eſt découpé dans toute ſa circonférence, d'éminences & de cavités pour ſon articulation; par ſa partie ſupérieure il eſt reçu & reçoit la partie antérieure des pariétaux, ce qui fait la ſuture coronale qui s'étend d'une tempe à l'autre; ſes côtés ſe joignent avec les apophyſes temporales du ſphénoïde & l'os de la pommette; par ſa partie inférieure & antérieure il ſe joint avec les os du nez, les avances des os maxillaires, les os unguins, les os planum, & les extrêmités des productions des os du palais, leſquelles ſont au fond des foſſes orbitaires; il reçoit auſſi l'éthmoïde.

La table extérieure eſt couverte du péricrâne, & l'intérieure de la dure-mere; entre les deux tables il y a un tiſſu ſpongieux appellé diploë, qui eſt plus ou moins épais, ſuivant les ſujets : il ſert à amortir la violence des coups. A ſa partie inférieure & antérieure ſe voient deux enfoncemens en forme de croiſſant, ſéparés l'un de l'autre par une grande échancrure où est reçu l'éthmoïde ; ces enfoncemens font la partie supérieure des orbites, au-dessus desquels est un rebord plus ou moins élevé ; ce font les éminences fourcillieres.

A la partie supérieure de son échancrure se voit une apophyse que l'on nomme nazale, parce qu'elle soutient les os du nez ; elle est plus grande dans certains sujets que dans d'autres ; à chaque côté, une petite éminence nommée apophyses angulaires ou orbitaires ; sur le côté extérieur, une autre apophyse qui termine avec l'os de la pommette le petit angle ; le dedans fait une petite fosse occupée par la glande lacrymale ; proche du grand angle, se trouve une échancrure, & souvent à la place un trou nommé fourcillier, pour le passage d'une artere, d'une veine & d'un gros nerf appellé optique ; il y a deux sinus faits par l'écartement de ses deux tables au-dessus des orbites, séparés l'une de l'autre par une petite cloison osseuse ; ils ont plus ou moins d'étendue suivant l'âge, quelquefois point du tout, principalement dans les enfans ; ces sinus s'ouvrent dans la partie supérieure du nez.

La partie interne du coronal est fort creusée, d'où il résulte deux fosses pour loger les lobes antérieurs du cerveau ; on y remarque de deux sortes de sillons, les premiers pour les vaisseaux qui servent à sa nourriture & à celle du diploë, les seconds répondent aux circonvolutions du cerveau ; ils font très-sensibles dans la portion d'os qui aide à former le dessus de l'orbite ; le milieu a une épine à la naissance de laquelle est un trou appellé conduit aveugle ou borgne, où le sinus longitudinal supérieur prend naissance ; mais ce conduit sort vers la racine du nez ; quelquefois cette épine est pratiquée en gouttiere, & le conduit n'y est qu'à moitié ; cette gouttiere est étroite à sa naissance, & finit presque vers le milieu de cet os.

Dans le fœtus le coronal se trouve membraneux à l'endroit où il se rejoint avec les pariétaux, & ils font par leur union un triangle, dit la fontanelle ; le coronal se conserve quelquefois toute la vie séparé en deux par une suture, ce qui peut en imposer, lorsqu'il arrive plaie en cet endroit.

De l'Occipital.

L'occipital est le deuxiéme des os propres au crâne ; sa

fituation eft oppofée à celle du coronal, il occupe la partie poftérieure ; fa figure approche d'un lofange, convexe extérieurement, plus par fa partie fupérieure que par l'inférieure, cave par dedans : toute fa circonférence eft découpée d'éminences & de cavités pour fon emboîtement, par en haut avec les deux pariétaux, par les côtés avec les apophyfes maftoïdes, pour former la future lambdoïde, par en bas il fe joint avec les apophyfes pierreufes, & par fon avance avec la partie poftérieure du fphénoïde, par le moyen d'un cartilage qui ne s'offifie que vers l'âge de vingt ans ou environ ; cette avance termine le trou ovale. Sa partie fupérieure eft fort épaiffe, liffe, polie & très-convexe ; elle n'eft recouverte que du péricrâne, des mufcles occipitaux & des tégumens ; fa partie inférieure eft très-mince & rabotteufe dans nombre de fujets ; fes inégalités très-marquées donnent attache à tous les mufcles extenfeurs de la tête ; cette partie inégale eft quelquefois pourvue d'une épine longitudinale, d'une tranfverfale, & de plufieurs dépreffions ; à fa partie la plus déclive il y a deux éminences oblongues, un peu plates & un peu rondes, qui ont comme deux faces jointes enfemble par un cartilage mitoyen dans les enfans, qui ne s'offifie que vers l'âge de neuf à dix ans : on donne le nom de condyles à ces éminences ; elles fe portent de derriere en devant, & font partie du trou occipital ; elles font recouvertes d'un cartilage luifant & poli ; elles s'articulent avec les apophyfes obliques fupérieures de la premiere vertebre par gimglyme de la feconde efpece pour les mouvemens de flexion & d'extenfion de la tête : derriere les condyles on trouve pour l'ordinaire un trou de chaque côté pour la fortie des veines vertebrales ; il fe trouve quelquefois fermé d'un côté & fouvent des deux : à côté de ces mêmes avances, un peu en arriere, eft une échancrure qui aide à former la foffe jugulaire, avec une femblable qui eft à l'apophyfe pierreufe ; le furplus de la foffe jugulaire fe prolonge jufqu'à l'extrêmité de la pointe de l'apophyfe pierreufe ; c'eft ce que l'on nomme le trou déchiré, qui eft féparé par une petite appendice offeufe, ou par un replis de la duremere ; par cette divifion la partie la plus large donne fortie à un des finus latéraux, & la plus étroite à la huitiéme paire & au nerf fpinal : environ le milieu du condyle, partie fupérieure,

ricure, eſt un trou qui donne ſortie hors du crâne à la neuviéme paire ; il eſt ſéparé en deux , ſoit par une petite ligne
oſſeuſe , ou par un petit replis de la dure-mere ; on lui donne
le nom de guſtatif ; au devant de chaque condyle eſt un petit
enfoncement où viennent s'inſerer les grands droits fléchiſſeurs
de la tête.

Dans la partie interne de l'occipital on voit une épine perpendiculaire , qui vers le milieu ſe termine en deux ſciſſures
plus ou moins larges , occupées par les ſinus latéraux ; pour l'ordinaire l'une commence un peu plus haut que l'autre ; cette
même épine ſe continue juſqu'à la partie poſtérieure du trou
occipital ; comme elle eſt aigue , il s'y attache un repli de
la dure-mere , qui fait la ſéparation du cervelet en deux
lobes.

Par le moyen de la diviſion que fait cette épine avec les
grandes ſciſſures , l'occipital a quatre foſſes , deux ſupérieures
pour loger les extrêmités des lobes poſtérieures du cerveau,
& les deux inférieures plus enfoncées renferment le cervelet
& la moëlle allongée : ces foſſes ſont ſéparées les unes des
autres par le repli de la dure-mere , appellé le plancher ; à la
partie inférieure de l'occipital eſt le grand trou ovale pour la
ſortie de la moëlle , &c. La partie inférieure de l'occipital eſt
preſque entierement dépourvue de diploé ; il eſt parſemé de
ſillons & de petits trous comme le coronal , pour loger les
vaiſſeaux deſtinés à ſa nourriture.

Des Pariétaux.

Le troiſiéme & le quatriéme des os propres au crâne , ſont
les pariétaux ; ils ſont la partie la plus élevée du crâne , que
l'on nomme le ſommet de la tête ; ils occupent l'eſpace qui
ſe trouve entre la partie ſupérieure du coronal , & celle de
l'occipital où ils ſont enclavés , faiſant l'office de voute ; auſſi
eſt-ce ſur leurs parties convexes que ſe portent tous les fardeaux. Les pariétaux par leurs parties latérales ſont un peu
applatis à l'endroit des os des tempes , & rentrent en dedans,
où ils ſont recouverts des parties écailleuſes de ces os , & par
les extrêmités des apophyſes temporales du ſphénoïde , ce qui
leur ſert de point d'appui , comme un éperon à un gros mur.

Tome I.   G g g

La figure des pariétaux approche de celle d'un quarré irrégulier ; ils font emboîtés dans toute leur circonférence, fçavoir, pardevant avec le coronal d'où eft formée la future coronale ; par leur côté, partie inférieure, avec les apophyfes temporales du fphénoïde, & avec toute la circonférence des parties écailleufes des os des tempes, & par leurs parties poftérieures ils s'articulent avec une grande partie de l'occipital, ce qui compofe la future lambdoïde ; par leurs parties fupérieures ils fe reçoivent entre eux, & font la future fagittale. Chaque pariétal fait un angle plus ou moins aigu en devant & inférieurement ; les angles poftérieurs font prefque mouffes ; à la partie poftérieure proche la future fagittale, ils ont quelquefois chacun un trou pour l'entrée d'une petite artere & d'une veine ; ils manquent fouvent d'un côté, & des deux dans certains fujets ; leurs parties latérales à l'endroit de leur jonction avec les parties écailleufes, font découpées en bifeau ou en talus.

Ces deux os vus par leur partie interne, compofent deux grandes foffes, féparées l'une de l'autre par la faulx ; elles renferment une grande partie du cerveau ; leurs tables internes font empreintes de fillons, dont les uns fe ramifient en diftribution de vaiffeaux, & font faits par l'impreffion du battement des arteres dans la jeuneffe ; dans certains os, ces impreffions pénétrent jufqu'au diploé ; les autres fillons font des dépreffions qui imitent les circonvolutions du cerveau ; il fe trouve affez fouvent des enfoncemens femés çà & là dans ces os, lefquels vont jufqu'à la furface interne de la table extérieure.

L'entrée d'une petite artere de la carotide externe fe fait par le cinquiéme trou du fphenoïde, c'eft elle qui creufe les ramifications en fillons ; fouvent il fe trouve un petit canal au commencement de l'angle antérieur du pariétal, ce que le Chirurgien doit fe rappeller lorfqu'il eft dans l'obligation de trépaner en cét endroit, faute dequoi il divife l'artere, d'où il s'enfuit une hémorragie qui fait mourir le malade, comme l'expérience l'a démontré.

Des Temporaux.

Les os des tempes font les deux derniers des os propres du

crâne, un à droite & un à gauche ; ils occupent chacun un côté de la partie moyenne & latérale du crâne, inférieurement situés entre l'occipital & l'apophyse temporale du sphénoïde ; par leur partie supérieure ils se joignent aux pariétaux, & forment entre eux les sutures à joints recouverts, nommées par les anciens, squammeuses ; leur portion antérieure entre dans la composition de la surface sphénoïdale, & la postérieure par une portion de l'apophyse mastoïde, termine la future lambdoïde.

L'os des tempes pris séparément, & considéré hors de situation, est d'une figure assez bisare ; il se divise en partie supérieure & en inférieure ; la supérieure est l'écailleuse, elle est mince & polie extérieurement ; l'inférieure comprend l'apophyse pierreuse, où il s'observe des inégalités, &c. Dans le fœtus l'os des tempes se sépare en deux parties, la premiere est l'écailleuse, elle soutient par en bas l'os appellé l'orbiculaire ; la deuxiéme est l'apophyse pierreuse : ces deux pieces, passé un an ou environ, sont unies ensemble, & n'en font qu'une ; à la partie inférieure & extérieure de la partie écailleuse dans l'adulte, se voient pour l'ordinaire quatre apophyses ; la premiere est la plus grosse, sa base est large, inégale & raboteuse ; elle finit en pointe ; par sa ressemblance on l'appelle mastoïde ; son intérieur est tout cellulaire.

La deuxiéme est un peu en devant, on la nomme apophyse stiloïde ; elle est plus ou moins longue, suivant l'âge ; dans quelques sujets sa naissance est mobile, ce qui fait qu'elle a été regardée mal-à-propos comme épiphyse ; elle est quelquefois si longue qu'elle se joint à l'os hyoïde.

La troisiéme se porte de derriere en devant, elle se joint à l'angle postérieur de l'os de la pommette ; cette jonction fait une arcade qui laisse un grand espace pour loger ou laisser passer le tendon du crotaphite & l'apophyse coronoïde de la mâchoire inférieure ; cette apophyse se nomme zygomatique.

La quatriéme est à la naissance de la zygomatique ; elle est dite transversale ; elle fait le bord antérieur de la cavité glenoïde qu'elle termine.

On peut en ajouter une cinquiéme située à la partie extérieure de la naissance de la stiloïde ; elle lui sert d'appui, & s'ossifie assez souvent avec elle.

G gg ij

Les conduits qui font pratiqués dans ces os, font au nombre de quatre ; le premier eft le conduit offeux de l'oreille ; fon entrée eft de derriere en devant ; il eft un peu oblong & inégal à fa circonférence, excepté à fa partie fupérieure où il eft liffe ; il eft plat & poli à côté de la cavité glénoïde, pour fervir d'appui au condyle de la mâchoire ; dans les jeunes fujets cette partie eft interrompue par un ou deux trous qui fe ferment avec l'âge ; le deuxiéme eft placé entre l'apophyfe maftoïde & la ftiloïde ; il donne fortie à la portion dure du nerf auditif ; fon étendue l'a fait appeller acqueduc. Le troifiéme conduit eft fitué au-devant de la foffe jugulaire ; il occupe une partie de l'apophyfe pierreufe, il donne paffage à l'artere carotide interne, il fe porte de derriere en devant, il retient le même nom que l'artere. Le quatriéme conduit fe voit à l'endroit de la jonction de l'extrêmité poftérieure du fphénoïde avec l'apophyfe pierreufe ; fon embouchure eft inégale pour donner attache à un conduit partie membraneux, partie cartilagineux, qui en eft le commencement, nommé la trompe d'*Euflache* ; ce conduit fe termine dans la caiffe ; il a été auffi regardé comme un aqueduc, nom qui répond à une partie de fon ufage par l'iffue de la matiere que filtrent les glandes qui tapiffent les cellules de l'apophyfe maftoïde & celle de la caiffe, lefquelles matieres font tranfmifes dans le fond du palais : à la racine de l'apophyfe zygomatique eft placée tranfverfalement la cavité glénoïde.

La partie interne de l'os des tempes, par fa partie écailleufe & fupérieure, eft taillée en bifeau par des éminences & des cavités, pour fon articulation avec le pariétal : on voit dans fon milieu des dépreffions qui répondent aux circonvolutions du cerveau ; cette partie eft cave, elle entre dans la compofition de la foffe latérale où fe trouve logé le commencement du lobe poftérieur du cerveau.

L'apophyfe pierreufe eft la partie la plus confiderable de l'os des tempes ; elle eft dure, compacte & irréguliere, groffe à fa naiffance, & fe termine pour ainfi dire en pointe, regardant la partie poftérieure & latérale du fphénoïde, où eft la fortie du conduit de la carotide interne ; fa fituation a deux faces, une antérieure un peu applatie, où il y a un petit trou pour le paffage du petit nerf qui s'anaftomofe avec la portion dure dans la route qu'elle fait dans fon canal ; la face poftérieure eft un peu enfoncée ; vers le milieu eft le trou auditif par où entre la feptiéme paire de nerfs qui porte le même nom ; au-deffous eft une échancrure , laquelle fe joint avec celle de l'occipital ; leur union forme le trou déchiré ; la partie fupérieure de l'apophyfe pierreufe eft empreinte d'une fciffure , où eft logé le finus fupérieur de la bafe du crâne. A la partie inférieure de cette apophyfe eft un enfoncement figuré en demi-croiffant , pour aider à loger le finus lateral dans lequel eft un trou nommé maftoïdien ; il donne entrée à une artere & à une veine ; la veine s'ouvre dans le finus latéral ; cette portion inférieure de l'os des tempes entre dans la compofition de la foffe inférieure de l'occipital ; l'extrêmité antérieure & inférieure de l'apophyfe pierreufe avec la partie latérale & poftérieure , tant du fphénoïde que de l'avance de l'occipital, laiffent un vuide pour loger le finus inférieur de la bafe du crâne. Dans l'intérieur de l'apophyfe pierreufe eft renfermé l'organe immédiat de l'ouie qui confifte dans le veftibule, les trois canaux demi-circulaires, & le labyrinthe ou le limaçon. A l'extrêmité du conduit offeux eft la caiffe fermée par une membrane nommée la membrane du tambour ; cette caiffe renferme trois offelets, fçavoir, le marteau, l'enclume & l'étrier ; ce que l'on prend pour le lenticulaire qui s'obferve à une des extrémités d'une des branches de l'enclume, & qui s'articule avec l'étrier, ne doit être regardé que comme fon épiphyfe.

Dans la caiffe paffe le nerf dit la corde du tambour ; on y voit l'embouchure des deux conduits, dont l'un vient des cellules de l'apophyfe maftoïde, & l'autre de la trompe d'*Euftache.*

Des Os communs du Crâne.

Il y en a deux, un petit & un grand ; le petit eft fitué à la partie antérieure de la bafe du crâne, nommé éthmoïde ou cribleux ; le fecond occupe le centre de la bafe du crâne, c'eft-à-dire, le milieu, & s'étend aux parties latérales ; on l'appelle fphénoïde.

De l'Ethmoïde.

Il eſt le plus petit des os qui entrent dans la compoſition du crâne ; ſon étendue ne peut être déterminée, puiſque cela dépend de l'âge, du tempérament, ou de la bonne ou mauvaiſe conformation des ſujets. Pour s'aſſurer du lieu qu'il occupe, il ne faut que jetter les yeux dans les foſſes naſales, l'on voit qu'il eſt placé à leur partie ſupérieure & perpendiculairement.

Cette ſituation qui eſt naturelle, donne lieu d'obſerver une lame oſſeuſe qui le ſépare en partie droite & en partie gauche ; cette lame s'engage dans la rainure du vomer, pour former la cloiſon mitoyenne des foſſes naſales : elle eſt dans certains ſujets verticale, & dans d'autres elle ſe trouve déjetée à droite ou à gauche.

L'extrêmité inférieure de chaque partie de l'éthmoïde porte une lame oſſeuſe recourbée de dedans en dehors en forme de cornet ; elle eſt très-friable ; les Anatomiſtes lui donnent le nom de lame ſpongieuſe ſupérieure, pour la diſtinguer d'une placée à l'embouchure du ſinus maxillaire, dite lame ſpongieuſe inférieure ; leur figure les a fait appeller les cornets du nez.

L'éthmoïde ou l'os cribleux vu par dedans le crâne ſcié, & la tête en ſituation, ſe trouve renfermé & engagé dans une échancrure qui appartient au coronal, ſéparé en partie droite & en partie gauche par une continuation de la lame perpendiculaire décrite : cette production eſt large à ſa naiſſance, & ſolide par ſon extrêmité ; on lui donne le nom de cryſtagalli ; cette apophyſe donne attache au commencement de la faulx ; elle a une échancrure, laquelle ſe joint avec une qui eſt à la racine du coronal ; cette union forme une embouchure oſſeuſe où s'engage le commencement de la faulx ; on lui donne le nom de trou borgne. La ſurface de l'éthmoïde du côté du crâne eſt faite d'une lame percée d'un grand nombre de trous diverſement arrangés pour donner ſortie aux filets de nerfs olfactifs, & à des rameaux d'arteres & de veines. L'éthmoïde, outre qu'il eſt reçu dans l'échancrure du coronal, s'articule intérieurement par la partie poſtérieure avec la partie antérieure de la felle du fphénoïde, par le moyen d'une petite avance triangulaire : il y a des fujets où ces deux os s'offifient enfemble. La partie antérieure de l'éthmoïde eft re-couverte par les os du nez, les avances maxillaires & les os unguis ; fa partie poftérieure l'eft par une production des os du palais.

Les côtés de l'éthmoïde font des furfaces plates, lefquelles occupent chacune une portion des foffes orbitaires du côté du grand angle, où elles s'articulent avec les os maxillaires : toute la circonférence articulaire de cet os eft appellée fu-ture éthmoïdale. L'os examiné en fituation, (il eft bon de le voir féparé de toutes fes connexions) eft d'une figure qui re-préfente un quarré à fix faces, étroit par fa partie antérieure, & évafé par la poftérieure ; la face fupérieure eft percée d'une infinité de trous d'une direction un peu oblique ; elle eft fé-parée en deux par le cryftagalli ; la face inférieure eft égale-ment féparée par la lame perpendiculaire, laquelle fe joint au vomer ; cette face foutient les deux cornets fupérieurs con-vexes d'un côté, & caves de l'autre, en forme de gouttiere : la face antérieure eft étroite & inégale ; elle eft fermée par les os du nez & les avances maxillaires : la face poftérieure eft inégale, en partie fermée par la partie antérieure du fphé-noïde & les productions des os du palais ; la cinquiéme & fixiéme face appartenantes à l'éthmoïde, font des deux côtés faite chacune d'une furface liffe & polie, que les Auteurs ont appellés les os planum ; ces os entrent dans la compofition des foffes orbitaires : à la partie fupérieure & moyenne de cet os, fe voit un, & quelquefois deux trous orbitaires internes.

Outre ce que l'on vient d'obferver dans l'éthmoïde, il a tout fon intérieur compofé de cellules plus ou moins éten-dues, lefquelles communiquent entre elles, & font tapiffées de la membrane interne du nez ; elles s'ouvrent du côté de la par-tie cave de la lame fpongieufe fupérieure, où quelquefois on trouve une petite lame qui en fait la féparation ; lorfque l'os unguis eft emporté, les premieres cellules de cet os font à découverts, & quand l'avance de l'os du palais eft ôtée, les cellules paroiffent de même ; l'éthmoïde eft deftiné pour l'or-gane de l'odorat.

Du Sphénoïde.

Le dernier des os communs eft le fphénoïde ou l'os bafilai-
re ; fa figure eft affez irréguliere , quelques-uns le font ref-
fembler à une chauve-fouris , par l'étendue de fes apophyfes
latérales ; fa fituation eft au milieu de la bafe du crâne , fe
portant un peu plus en devant ; il eft découpé dans toute fa
circonférence pour fon articulation , par devant avec le coronal & la partie poftérieure de l'éthmoïde , par derriere avec
l'avance de l'occipital , par le moyen d'un cartilage qui s'offifie
vers l'âge de vingt ans ou environ ; par fes apophyfes temporales , dont l'une eft à droite & l'autre à gauche , il fe joint
avec la partie latérale & inférieure du coronal , & l'os de la
pommette en devant , & avec une portion de la partie écailleufe en arriere ; l'extrêmité fupérieure de chaque apophyfe
temporale du fphénoïde recouvre l'angle inférieur du pariétal , où fouvent il fe rencontre un petit os plat en forme de
clef ; par ces différentes jonctions que le fphénoïde a dans
toute fa circonférence , il fait la future commune , appellée
fphénoïdale ; elle tient en partie de la future à joints recouverts : outre ces unions , il fe joint avec la partie poftérieure
de l'os maxillaire & l'os du palais par fes apophyfes ptérygoïdes : il reçoit auffi dans fon milieu la racine du vomer.

Pour examiner ce qu'il y a de particulier au fphénoïde , il
faut le confiderer par dedans , par dehors & en fituation.
Par dedans on voit fon corps que l'on nomme la felle du
fphénoïde , & fes côtés appellés les apophyfes temporales du
fphénoïde ; dans le milieu de la felle il y a une petite foffe où
eft logée la glande pituitaire , & un petit trou dans le centre
pour le paffage d'une petite artere ; les apophyfes temporales
font creufes , elles entrent dans la compofition des foffes
moyennes ; à la partie antérieure de la felle il y a une apophyfe de chaque côté ; à fa partie poftérieure également : ces
quatre apophyfes font nommées clinoïdes. A chaque côté de
la felle poftérieurement eft une échancrure qui termine la
fortie du conduit de la carotide interne ; fous chaque apophyfe
clinoïde antérieure font pratiquées les fentes irrégulieres ; par
ces fentes fort une production de la dure-mere pour tapiffer

la

la foſſe orbitaire, la troiſiéme, quatriéme & ſixiéme paire de
nerfs, & la premiere branche de la cinquiéme paire ; il y
entre de dehors en dedans par ces mêmes fentes une groſſe
veine qui rapporte de l'œil, que l'on appelle le ſinus ophtalmique.

On remarque de plus au ſphénoïde huit trous, quatre de
chaque côté ; le premier eſt au-devant de l'apophyſe clinoïde
antérieure, par où ſort la deuxiéme paire de nerfs nommés
optiques, & une petite artere ; il retient le nom du nerf qui
y paſſe : le deuxiéme eſt à la partie inférieure de la fente irréguliere à côté de la ſelle ; il donne ſortie à la deuxiéme
branche de la cinquiéme paire ; on le nomme trou rond ou
maxillaire ſupérieur ; le troiſiéme eſt en arriere, ſa figure eſt
ovale, il donne ſortie à la troiſiéme branche de la cinquiéme
paire ; il eſt auſſi dit trou maxillaire inférieur : le quatriéme
trou eſt ſitué à la partie poſtérieure du précédent ; il eſt d'une
figure ronde, & donne entrée à une branche de la carotide
externe, appellée l'artere de la dure-mere ; il ſe nomme de
même.

Le ſphénoïde en ſituation, la tête renverſée, l'on y apperçoit les quatre apophyſes ptérygoïdes, deux de chaque
côté ; elles ſont dites, l'une aîle externe, & l'autre aîle interne, à l'extrêmité de laquelle il y a un petit crochet qui
change la direction du tendon du périſtaphilin externe. L'eſpace qui eſt entre chaque apophyſe ſe nomme foſſe ptérygoïde. A chaque extrêmité du ſphénoïde, vers les apophyſes
pierreuſes, eſt une petite éminence pointue, appellée apophyſe
épineuſe du ſphénoïde. Les trous ovales ou maxillaires inférieurs, & les petits trous de l'artere de la dure-mere, ſe
voient aiſément dans cette ſituation, de même que le vomer
qui eſt poſé ſur le milieu de la partie extérieure de la ſelle ;
ſur les côtés, à la racine externe & extérieurement eſt la
fente maxillaire faite par la réunion de ces deux os.

Le ſphénoïde hors de ſa ſituation & vu renverſé, on y voit
le corps de la ſelle ſphénoïdale, dont le milieu a une éminence ſaillante à peu près ſemblable au cryſtagalli, où eſt
engagée la partie la plus large du vomer ; ſur les côtés les
ſinus ſphénoïdaux, dont les embouchures de leurs conduits
s'ouvrent à la partie poſtérieure de l'éthmoïde ; dans les jeunes

<table><tr><td>Tome I.</td><td>H h h</td></tr></table>

fujets ces finus ne font couverts extérieurement que par un petit cornet offeux qui fe fépare aifément.

L'on voit fur les côtés antérieurs les productions faites par les apophyfes clinoïdes antérieures inégales, la fortie du trou optique, les deux fentes irrégulieres.

On voit auffi à chaque apophyfe temporale du fphénoïde, deux faces féparées par une ligne découpée d'éminences & de cavités ; la face antérieure fait portion de la foffe orbitaire, la face extérieure fait la partie antérieure de la tempe.

Les quatre apophyfes ptérygoïdes en cette fituation font convexes ; l'on y apperçoit l'échancrure qui eft à leur extrê-mité, laquelle eft occupée par une production de l'os du palais ; à la naiffance de l'aîle externe eft la fortie du trou rond ou maxillaire fupérieur ; à la naiffance de l'aîle interne, eft l'entrée d'un trou qui donne paffage à des vaiffeaux qui vont dans le nez ; le trou inférieur & le petit trou de la dure-mère fe remarquent auffi.

II. *Des trous du Crâne en général.*

Nous avons parcouru les trous du crâne en démontrant les os en particulier ; il ne fera pas hors de propos de les exami-ner en général : les uns percent de part en part, & fe nom-ment internes ; ils font au nombre de vingt-trois, onze de chaque côté, & un impair.

Le premier comprend tous ceux de la lame cribleufe d'un côté, pour la fortie du nerf olfactif.

Le deuxiéme eft l'optique par où paffe la feconde paire de nerfs, il porte le même nom ; il donne auffi paffage à une artere qui part de la carotide interne ; il eft placé au côté in-térieur de l'apophyfe clinoïde antérieure.

Le troifiéme eft le trou rond ou maxillaire fupérieur par où fort la deuxiéme branche de la cinquiéme paire ou maxil-laire fupérieure ; fon embouchure eft à côté de la felle fphé-noïdale, à l'extrêmité de la fente irrégulicre.

Le quatriéme eft le trou ovale & maxillaire inférieur, qui donne paffage à la troifiéme branche de la cinquiéme paire ou maxillaire inférieur ; il eft un peu éloigné du précédent, & un peu plus grand.

Le cinquiéme eſt un petit trou rond peu diſtant du trou ovale; il retient le nom du trou de l'artere de la dure-mere; la carotide externe la fournit; ſon entrée dans le crâne eſt petite.

Le ſixiéme eſt l'auditif placé à la partie moyenne de la face poſtérieure de l'apophyſe pierreuſe, où entre la ſeptiéme paire de nerfs nommés auditifs, & une petite artere qui l'accompagne: quoique ce trou ne perce pas comme les autres, on l'a mis au nombre par le contour que fait la portion dure pour ſortir entre l'apophyſe maſtoïde & ſtiloïde; ſon entrée dans l'apophyſe ſe trouve de devant en arriere.

Le ſeptiéme eſt le trou déchiré, formé par la rencontre de la partie inférieure de l'apophyſe pierreuſe, & la partie latérale de l'avance de l'occipital: dans le ſquelette ce trou eſt partagé par une petite portion oſſeuſe; quelquefois elle manque, & au défaut, dans le frais la dure-mere en fait la ſéparation; par ſa partie antérieure qui eſt la plus étroite, ſort la huitiéme paire & le nerf ſpinal, par la poſtérieure dont l'entrée eſt très-large, ſort le ſinus latéral; c'eſt où la jugulaire interne prend naiſſance.

Le huitiéme eſt placé ſur le côté latéral & antérieur du trou occipital; il eſt pour l'ordinaire partagé en deux par une petite lame oſſeuſe; par ce trou ſort la neuviéme paire de nerfs; vu par dehors, ſa ſortie eſt au-deſſus du condyle; on lui donne le nom de condiloïdien antérieur.

Le neuviéme eſt appellé condiloïdien poſtérieur; ce trou manque aſſez ſouvent d'un côté, & quelquefois des deux; lorſqu'il ſe rencontre, ſon entrée eſt petite, & ſe trouve ſur le côté inférieur de la grande ſciſſure par où le ſinus latéral vient ſe dégorger dans la foſſe jugulaire; ſa ſortie eſt à la partie poſtérieure du condyle où il eſt plus ſenſible que par dedans; c'eſt où la veine vertébrale prend naiſſance.

Le dixiéme eſt ſitué pour l'ordinaire dans la grande ſciſſure du ſinus latéral; ſa ſortie eſt derriere l'apophyſe maſtoïde dans la ſuture lambdoïde; il donne entrée à une petite artere qui ſe diſtribue deſſus la tente du cervelet; un gros tronc de veine y paſſe auſſi.

Le onziéme ſe voit à la partie poſtérieure & ſupérieure du pariétal, à côté de la ſuture ſagittale; il s'efface quelquefois

H h h ij

d'un côté, & fouvent des deux, & lorfqu'ils fe rencontrent, il y paffe une petite artere qui fe diftribue deffus la partie extérieure du finus longitudinal fupérieur ; il y entre auffi une petite veine.

L'impair eft le trou ovale, dit occipital ; il donne fortie à la dure & à la pie-mere, aux finus vertébraux & à la moëlle épiniere, & donne entrée fur les côtés aux arteres cervicales, ou vertebrales internes, & aux nerfs fpinaux : tous ces trous donnent auffi paffage à des productions de la dure-mere.

Des Trous extérieurs.

Le nombre eft de vingt, dix de chaque côté.

Le premier eft le fourcillier, placé à la partie fupérieure & extérieure de l'entrée de l'orbite, approchant du grand angle ; il varie en ce que fouvent ce n'eft qu'une échancrure fermée par un petit ligament ; il donne fortie à une artere, à une veine, & à la premiere branche de la cinquiéme paire nommée opthalmique.

Le deuxiéme eft un petit trou qui fe rencontre à la partie moyenne des os du nez ; les petits vaiffeaux qui y paffent communiquent dans l'intérieur.

Le troifiéme eft fitué à la partie inférieure & extérieure de l'orbite ; il donne fortie à la deuxiéme branche de la cinquiéme paire ou maxillaire fupérieure, nommée orbitaire externe ; il n'eft que la continuation du canal du maxillaire fupérieur.

Le quatriéme eft l'orbitaire interne, fouvent il eft double, fitué dans l'orbite du grand angle formé par la rencontre du coronal & de l'os planum pour l'entrée d'une artere, d'une veine & d'un nerf qui tous fe portent dans le crâne pour revenir dans le nez.

Le cinquiéme eft à l'os de la pommette ; il communique en fe portant obliquement dans l'orbite pour le paffage d'un filet de nerfs ; il fe trouve double, & quelquefois triple.

Le fixiéme eft pratiqué à la partie poftérieure & latérale du palais, nommé palatin ; il fort par ce trou une artere, une veine & une petite branche de nerfs pour fe diftribuer au palais.

Le feptiéme eft le palatin fphénoïdal, fitué tout proche du précédent, creufé dans les apophyfes ptérygoïdes; il s'en rencontre fouvent deux; il y paffe des vaiffeaux & des filets de nerfs.

Le huitiéme eft à la racine de l'aîle interne de l'apophyfe ptérygoïde; il eft pour ainfi dire caché, & ne peut être bien apperçu que dans le fphénoïde féparé cependant pour le voir dans un crâne entier; l'extrêmité extérieure de l'apophyfe pierreufe regarde fon embouchure.

Le neuviéme eft entre l'apophyfe maftoïde & la ftiloïde; il eft mis au nombre des trous extérieurs, quoiqu'il foit la fortie de l'aqueduc de la portion dure.

Le dixiéme eft à la mâchoire inférieure, à quelque diftance de la fimphyfe, on l'appelle trou mentonnier; il eft auffi la fortie d'un conduit placé intérieurement au-deffous de l'union du condyle & de l'apophyfe coronoïde.

Des Conduits intérieurs.

L'on a admis pour conduit borgne dans l'intérieur du crâne, l'entrée d'un trou qui eft au-devant du cryftagalli; cependant il communique dans le nez par un prolongement de la dure-mere.

Des Conduits extérieurs.

On appelle conduit un canal qui fait quelque chemin dans l'os, par lequel entre ou fort quelque chofe; ils font au nombre de feize, huit de chaque côté.

Le premier eft le conduit du finus frontal; il s'ouvre à la partie fupérieure de la foffe nafale, à la furface interne & fupérieure de l'os unguis.

Le deuxiéme eft le conduit du finus fphénoïdal; fon embouchure eft à la partie poftérieure & fupéricure de la foffe nafale, au-deffus des lames fpongieufes fupérieures.

Le troifiéme eft le maxillaire; fon ouverture eft quelquefois double; elle fe trouve dans le milieu de la foffe nafale, dans l'efpace qui eft entre la lame fpongieufe fupérieure & l'inférieure.

Il faut observer que les embouchures de ces trois conduits ont peu d'étendue, mais leur usage qui est de donner issue à la morve, les a fait ainsi appeller.

Le quatriéme conduit commence à l'entrée du grand angle; il vient s'ouvrir sous la lame spongieuse inférieure, partie antérieure de la fosse nasale, & retient le nom de conduit nasal.

Le cinquiéme est l'incisif, situé à la partie antérieure de la fosse nasale, à côté du vomer; il s'ouvre dans le palais derriere les dents incisives.

Le sixiéme est le conduit osseux de l'oreille externe, dont l'entrée approche de l'ovale; il se termine à la membrane du tambour.

Le huitiéme conduit est celui de la carotide interne; son entrée est ovale & comme perpendiculaire, il parcourt une partie de l'apophyse pierreuse; extérieurement il laisse une espace, fermé par une membrane très-forte, & se porte au-dedans du crâne à une échancrure qui est à la partie latérale & postérieure de la selle du sphénoïde; ce conduit est aussi interrompu par sa partie supérieure, mais fermé par la dure-mere; il donne entrée par dehors à la carotide interne, & a sa sortie dans le crâne; le nerf intercostal y passe aussi.

Outre tous ces conduits, à la partie interne de la mâchoire inférieure supérieurement au-dessous de ses apophyses, est l'entrée d'un conduit par où passe une artere, une veine & un nerf pour les dents; ces vaisseaux sortent par le trou mentonnier qui est recouvert d'un ligament.

Des Sinus.

Les sinus sont des espaces faits par l'écartement de deux lames d'un os comme les frontaux; les autres ont plusieurs pieces qui aident à les former, comme on le peut voir dans les sinus sphénoïdaux & maxillaires: on en compte pour l'ordinaire six, trois de chaque côté.

Le premier est le sourciller ou le frontal, placé à la partie inférieure du coronal au-dessous de l'orbite; quelquefois il n'y en a qu'un.

Le deuxiéme est appellé sphénoïdal, il occupe la partie postérieure de la selle du sphénoïde.

Ces finus ne communiquent pas entre eux, étant féparés par une cloifon mitoyenne ; il eft arrivé que dans certains fujets on les a trouvés compofés de cellules, ne faifant qu'une continuité.

Le troifiéme finus eft le maxillaire ; c'eft un grand vuide qui fe trouve dans le centre de l'os maxillaire ; il eft fermé par dedans en partie par une portion de la production de l'os du palais, & par la lame fpongieufe inférieure.

Des Foffes.

Les foffes ne font autre chofe que des enfoncemens plus ou moins étendus, & comme creufés dans un ou dans plufieurs os ; il s'en rencontre neuf à la bafe du crâne intérieurement ; deux antérieures au coronal pour loger les lobes antérieures du cerveau ; trois moyennes, deux latérales pour loger le commencement des lobes poftérieures du cerveau ; celle du milieu occupe le centre de la felle du fphénoïde pour contenir la glande pituitaire.

Les quatre poftérieures fe remarquent dans l'occipital, deux fupérieures pour loger les extrêmités poftérieures du cerveau, deux inférieures occupées par le cervelet.

A la partie extérieure du crâne, les foffes peuvent fe réduire à vingt, fix de chaque côté & une commune ; la premiere eft la foffe orbitaire, la deuxiéme la nafale, la troifiéme la maxillaire, la quatriéme la zygomatique, la cinquiéme la ptérygoïde, la fixiéme la foffe jugulaire, la commune eft la foffe palatine.

Des Fentes.

Les fentes font des ouvertures pratiquées dans un feul os, ou bien formées par la rencontre de deux. Il s'en trouve dans le crâne quatre principales, deux de chaque côté ; la premiere eft dite fente irréguliere, fituée au-deffous de l'apophyfe clinoïde antérieure ; la deuxiéme eft à la partie poftérieure & fupérieure de l'os maxillaire, nommé fente maxillaire ; elle eft faite par cet os & par la partie antérieure de l'apophyfe temporale du fphénoïde.

III. *Des Os de la Face.*

La face comprend toute l'étendue offeufe de la partie antérieure de la tête, c'eft-à-dire, qu'elle commence vers les fourcils, le front étant dépendant de la tête ; elle eft compofée de plufieurs os, fa divifion eft en mâchoire fupérieure & inférieure. La mâchoire fupérieure eft faite de l'affemblage de neuf os, quatre de chaque côté, & un impair.

Le premier eft l'os du nez ; il fait la partie la plus élevée, avec fon voifin, de la partie extérieure de la voute nafale.

Le fecond eft l'os de la pommette ; placé fur le côté extérieur, il aide à la formation de la foffe orbitaire ; il eft convexe & faillant en dehors : c'eft lui qui fait la partie la plus éminente de la joue.

Le troifiéme eft le plus grand de tous, étant joint avec fon femblable ; ils ont une figure approchante d'un demi-cercle ; cet os eft nommé maxillaire.

Le quatriéme eft à la partie poftérieure du précédent, il termine la voute du palais dont il porte le nom.

Le neuviéme eft impair, on le nomme vomer, & il eft placé dans l'intérieur du nez ; il fait la féparation des foffes nafales en droite & en gauche. Prefque tous les Anatomiftes mettent au rang des os de la mâchoire fupérieure, l'os unguis & la lame fpongieufe inférieure, &c.

La mâchoire inférieure finit & termine la face ; elle eft d'une figure demi-circulaire par devant ; dans le fœtus elle eft faite de deux pieces ; paffé un an ou environ, elle n'en fait qu'une.

De l'examen de ces Os en particulier.

L'os du nez eft le premier ; il eft d'une figure pyramidale, large par fon extrêmité inférieure, & étroit par la fupérieure, convexe extérieurement & cave dans fon milieu ; il y a un petit trou pour le paffage d'un rameau d'artere & d'une veine qui entrent dans l'intérieur.

Par fa partie fupérieure il s'emboîte avec le coronal par la future tranfverfale : il eft auffi appuyé deffus l'apophyfe

nafale

nafale que l'on voit au coronal ; par le côté extérieur il fe
rejoint par une petite futore avec l'avance de l'os maxillaire
qui le foutient : il eft aufli joint avec fon voifin par une future qui leur eft particuliere.

Ces deux os unis enfemble , font la partie fupérieure de la
voute du nez ; fa partie inférieure eft découpée de petites éminences inégales & interrompues , pour fervir d'attache au premier cartilage qui commence la narine ; l'os du nez défarti-
culé & hors de fituation , vu par dedans eft concave , fa partie fupérieure eft folide , raboteufe pour fon articulation avec
le coronal ; uni avec celui de l'autre côté, ils portent deffus
l'apophyfe du coronal , & fur la lame perpendiculaire de l'éthmoïde ; on y voit une petite fciffure où s'engage un petit filet
de nerf qui vient du rameau qui paffe par le trou orbitaire
interne ; il fe voit des fujets où ces os font plus ou moins
longs , & d'une figure quarrée dans d'autres.

De l'Os de la Pommette.

Le fecond des os de la face eft l'os de la pommette ; fitué
fur le côté extérieur , il fait la partie la plus élevée de la
joue ; fa figure eft prefque triangulaire , convexe extérieurement & liffe ; il a un trou pour l'ordinaire, quelquefois deux,
il s'en eft vu jufqu'à trois : ces trous percent dans l'orbite
obliquement vis-à-vis la fente maxillaire, leur ufage eft de
donner paffage à des filets de nerfs.

L'os de la pommette, par fa pofition & fa fituation, s'articule avec l'os maxillaire par fon angle inférieur & antérieur
qui eft le plus long & le plus obtus ; par l'angle poftérieur il
reçoit l'apophyfe zygomatique, & par l'angle fupérieur il s'emboîte avec l'apophyfe inférieure & extérieure du coronal.

Depuis l'angle fupérieur jufqu'à l'inférieur & antérieur,
il forme un croiffant pour la parois de la partie extérieure de
la foffe orbitaire ; fa jonction avec le coronal retient le nom
de petit angle. L'angle poftérieur avec l'apophyfe zygomatique, par leur rencontre, font une arcade dont l'efpace eft
occupé par l'extrêmité de l'apophyfe coronoïde de la mâchoire inférieure & par le mufcle crotophite.

L'os de la pommette féparé, eft cave par dedans ; on lui

donne le nom de foſſe zygomatique ; il y a une avance en forme de lame le long de la partie interne du croiſſant, laquelle s'articule avec la partie antérieure de l'apophyſe temporale du ſphénoïde ; cet os eſt découpé dans toute ſa circonférence, d'éminences & de cavités pour ſon emboîtement ; il tient de la ſurface à joints recouverts ; au-deſſus de l'angle poſtérieur il y a une échancrure.

De l'Os Maxillaire.

L'os maxillaire eſt le troiſiéme des os de la face ; il eſt le plus grand de tous : ſa jonction avec celui du côté oppoſé, fait pour ainſi dire la baſe de la mâchoire ſupérieure ; ils ont preſque la figure d'un fer à cheval en ſituation. L'os maxillaire, par ſa partie ſupérieure, entre dans la compoſition de la foſſe orbitaire, par une ſurface plate traverſée d'un conduit oſſeux par lequel paſſe un rameau de la deuxiéme branche de la cinquiéme paire ou maxillaire ſupérieure ; l'ouverture de ce conduit eſt au-deſſous du rebord inférieur & extérieur de l'orbite, & on appelle cette ouverture, trou orbitaire externe.

Un peu plus bas eſt un enfoncement ou dépreſſion, que l'on nomme foſſe maxillaire.

Au côté extérieur il s'éléve une apophyſe, laquelle s'articule avec l'angle inférieur & antérieur de l'os de la pommette.

Au côté intérieur s'éléve une grande apophyſe ſolide, qui s'articule avec le coronal ; on lui a donné le nom d'apophyſe principale de l'os maxillaire, & par la ſuite celui de naſale ; en dehors elle ſoutient l'os du nez ; en dedans eſt une échancrure dont l'union avec l'os unguis compoſe un canal pour loger le ſac lacrymal.

A l'extérieur de la foſſe naſale, chaque os maxillaire a une apophyſe ou épine, qui par ſa rencontre avec celle du côté oppoſé, n'en fait qu'une où s'attache l'extrémité du cartilage mitoyen du nez ; lorſqu'elles ſont conſiderables, elles jettent le cartilage en dehors, ce qui rend le nez relevé.

La tête renverſée, on voit que ces deux os ſont en partie la foſſe palatine ; elle eſt bornée poſtérieurement par les os du palais ; antérieurement derriere les dents incisives sont situés les conduits appellés incisifs, leurs embouchures dans le nez est à côté de l'épine ou apophyse qui soutient le cartilage de la cloison, un à droite & l'autre à gauche. Toute la partie inférieure des deux os maxillaires est garnie de petits enfoncemens situés sur une même ligne, séparés les uns des autres par des cloisons osseuses, on les nomme alvéoles ; elles servent à recevoir les racines des dents. Dans l'adulte le nombre en est de huit à chaque os maxillaire, deux incisives, une canine, & cinq molaires. Je n'entrerai pas ici dans le détail des dents ; je me contente seulement de prévenir ceux qui se mêlent de les arracher, de prendre garde que dans certaines personnes la racine de la canine se porte jusques dans le sinus maxillaire, & que la premiere molaire peut avoir le même sort, ce qui fait qu'en arrachant une de ces dents, la portion de l'alvéole qui est mince de ce côté, peut être détruite, le sinus alors se trouve ouvert, la morve en sort, & si l'on n'y remédie promptement, il en reste une fistule, ce qui rend ces personnes punaises. Si l'on examine l'os hors de situation, il paroît d'une figure si irréguliere, qu'il est impossible à ceux qui commencent d'en pouvoir faire un examen exact.

Dans le centre de cet os est un grand espace en forme de fosse, nommé le sinus maxillaire, tapissé dans toute son étendue d'une membrane pour la séparation de la morve. L'entrée de ce sinus dans le squelette est grande, mais dans le naturel il ne s'y rencontre qu'une petite embouchure qui en fait son conduit ; elle est quelquefois double : la lame spongieuse inférieure, de même que les os du palais, en forment une partie.

L'entrée de la fosse nasale dans ces os est élevée, & l'épine fait saillie ; à côté d'elle se voit le trou incisif, qui souvent dans le reste de la continuité est fait de l'assemblage d'une échancrure pratiquée à chaque os maxillaire, à l'endroit de la suture qui leur est commune, pour s'ouvrir derriere les dents incisives, comme il a été dit.

L'os maxillaire est inégal, raboteux, armé d'éminences & de cavités pour s'articuler avec différens os ; par sa partie supérieure, avec le coronal, l'os du nez, l'os unguis &

l'éthmoïde; fur le côté extérieur avec l'os de la pommette; par fa partie poſtérieure avec les os du palais & les apophyſes ptérygoïdes, il ſe joint avec ſon oppoſé par une future qui lui eſt commune: la jonction de ces deux os donne lieu à pluſieurs futures que les Anciens nommoient harmonie, mais elles ſe font à joints recouverts, & ſont de vraies futures.

De l'Os du Palais.

L'os du palais fait la partie poſtérieure de la voute dont il porte le nom, avec ſon voiſin, & l'extrêmité des foſſes naſales.

Cet os en ſituation a l'air d'un quarré irrégulier; ſa partie antérieure eſt articulée avec la poſtérieure du maxillaire; il ſe joint avec ſon ſemblable par une petite future: ils ont chacun une petite avance en forme d'apophyſe pour l'attache de la naiſſance d'un petit muſcle de la luette; il eſt étroitement engagé dans l'échancrure qui eſt à la partie poſtérieure des apophyſes ptérygoïdes; il y a un trou à ſa partie poſtérieure, que l'on nomme guſtatif, qui donne ſortie à des vaiſſeaux & à un rameau de nerfs de la troiſiéme branche de la cinquiéme qui ſe diſtribue à la membrane qui couvre la voute du palais.

A l'union de l'os du palais avec les apophyſes ptérygoïdes, ſe voit un petit trou nommé palatin ſphénoïdal, par où paſſent des vaiſſeaux; quelquefois il manque.

L'os du palais ſéparé & conſideré dans ſon étendue, paroît ſi biſarre, que ceux qui poſſedent l'Oſtéologie pourroient s'y tromper; pour y obvier & s'en donner une juſte connoiſſance, il faut y conſiderer trois parties eſſentielles.

La premiere eſt la quarrée dont on a fait la deſcription; elle termine en deſſus les foſſes naſales avec ſon ſemblable, & en deſſous la palatine.

La deuxiéme partie eſt une éminence inégale, très-irréguliere, qui ſe porte en arriere pour s'engager dans l'eſpace qui eſt entre l'extrêmité poſtérieure des deux aîles ou apophyſes ptérygoïdes, par conſéquent elle finit l'extrêmité de la foſſe ptérygoïde.

La troiſiéme partie eſt une lame montante dont la baſe

ferme la partie inférieure de l'entrée du sinus maxillaire ; elle fait la parois postérieure de la fosse nasale ; dans son milieu se trouve un rebord transversal qui soutient l'extrêmité postérieure de la lame spongieuse inférieure ; son extrêmité se partage en deux portions : la postérieure est appliquée le long du rebord intérieur de l'apophyse ptérygoïde ; elle aide à la formation du sinus sphénoïdal, qui dans les jeunes sujets est fait par un petit os en forme de coqueluchon.

L'antérieure est plus élevée ; elle ferme la partie postérieure de l'éthmoïde ; elle porte une cellule qui dans les enfans termine la partie antérieure du sinus sphénoïdal ; son extrêmité est plate, & finit la partie la plus enfoncée de la fosse orbitaire.

La division de ces deux portions osseuffes, à leur naissance forme un trou qui répond à la partie postérieure de l'éthmoïde, pour le passage d'une artere & autres vaisseaux, ce qui est nécessaire à sçavoir pour l'extirpation du polype qui occupe la partie postérieure d'une ou des deux narines.

Du Vomer.

Le neuviéme des os de la face, eu égard au nombre que l'on a prescrit, est le vomer ; il est impair, sa structure est faite d'une lame osseuse assez solide, placé dans le milieu du nez, il fait la séparation des fosses nasales, en partie droite & en partie gauche.

A sa naissance il est étroit, épais & creux ; l'on peut regarder cet espace comme une petite fosse semblable à celle des apophyses ptérygoïdes ; dans quelques sujets elle est échancrée postérieurement. Cette fosse reçoit une apophyse saillante ressemblante à peu près au cryftagalli, situé à la partie extérieure du corps de la selle du sphénoïde ; cet engagement peut être aussi regardé comme une gomphose.

Le vomer en situation peut être consideré en deux manieres.

Premierement, s'il est regardé par l'entrée antérieure du nez, l'on voit qu'il se porte de derriere en devant, de haut en bas ; que de large qu'il est, il se termine pour ainsi dire en pointe. Il a deux faces, une à droite & l'autre à gauche ; une partie supérieure & une inférieure.

La partie supérieure est séparée en deux petites lames, comme le plomb qui reçoit un carreau de verre ; cette division s'étend au-delà de la moitié de son épaisseur. Dans cette feuillure s'engage l'extrêmité de la lame perpendiculaire de l'éthmoïde ; je l'ai trouvée en partie fermée dans certains sujets à son commencement , & conservée l'espace ordinaire au-dessous.

Sa partie supérieure est inégale ; elle pose dessus une espece d'arête faite par la jonction des os maxillaires & de ceux du palais ; l'union de ces os avec la lame perpendiculaire laissent un espace assez considerable antérieurement qui est occupé par un cartilage qui acheve la séparation des narines ; cette cloison mitoyenne se déjette quelquefois d'un côté ou de l'autre.

Le vomer vu par la partie postérieure du nez , est épais à sa naissance, comme il a été dit ; il a une portion de sa lame inférieure qui ne porte sur rien ; elle est tranchante.

De l'Os Unguis.

L'os unguis est un petit os situé à la partie interne de l'orbite, vers le grand angle qu'il aide à former ; il est mince & transparent : il est ainsi nommé par la ressemblance qu'il a à un ongle : il a une échancrure , laquelle se joint à celle de l'avance de l'os principal de la mâchoire , d'où il en résulte un canal où est logé le sac lacrymal ; sa partie interne est armée de quelques inégalités qui dépendent des appendices des premieres cellules de l'éthmoïde qu'il recouvre ; sa partie supérieure est étroite, l'inférieure est un peu arrondie : il est articulé avec le coronal par en haut, par le moyen de la suture transversale , par le côté intérieur avec l'os planum, par l'extérieur avec l'apophyse nasale ou l'avance de l'os maxillaire ; par en bas sa partie inférieure est ronde, & porte dessus l'extrêmité de la surface de l'os maxillaire ; cet os est percé de trous si fins, qu'il en est criblé ; il n'est pas mis au nombre des os de la face , attendu que son usage est de fermer la partie antérieure de l'éthmoïde, & d'aider à loger en partie le sac lacrymal. Il seroit inutile de décrire l'os planum, puisqu'il n'est pas un os particulier.

De la Lame spongieuse inférieure.

La lame spongieuse inférieure est située dans la fosse nasale, partie inférieure, & du côté du sinus maxillaire ; elle occupe une partie de la fosse ; elle est convexe du côté qui regarde la cloison, inégale, raboteuse & cave du côté de l'entrée du sinus maxillaire ; elle a deux extrêmités & un milieu ; l'antérieure est large, appliquée dessus la surface interne de l'apophyse nasale de l'os maxillaire, & forme par une nouvelle production la parois postérieure du conduit où est logé le sac lacrymal. L'extrêmité postérieure est appliquée contre l'os du palais, posée dessus la ligne transversale de cet os qui a été décrite ; elle se termine en pointe suivant l'âge. La lame spongieuse peut être vue en place, tant par la partie antérieure de la fosse nasale, que par la postérieure.

La lame spongieuse détachée & hors de situation dans un sujet adulte, considerée par sa partie convexe, présente deux petites avances supérieurement, une en devant appliquée sur l'apophyse nasale, l'autre en arriere ; elle ferme une partie du sinus maxillaire ; entre les deux est une échancrure.

La lame vue par dedans est creusée en gouttiere ; de l'intérieur de l'échancrure part une petite lame en crochet, laquelle s'engage dans la partie la plus déclive du sinus maxillaire, & en bouche une grande partie.

La partie inférieure de la lame se contourne dans toute son étendue en dedans, plus ou moins ; on lui a donné le nom de cornet par la figure qu'elle représente. Dans certains animaux il se trouve qu'elle fait un cornet entier, & dans d'autres ils sont multipliés & engagés les uns dans les autres : elle est destinée pour l'odorat ; la même chose s'observe à celle du côté opposé.

Sous la partie antérieure de la lame est l'embouchure du conduit nasal faite par le rétrecissement & le prolongement du sac lacrymal. Dans nombre de sujets on la trouve ossifiée avec les parties voisines.

De la Mâchoire inférieure.

La derniere partie de la face est la mâchoire inférieure ;

elle peut s'ouvrir, se fermer, se porter en devant, en arriere
& sur les côtés. Ces différens mouvemens dépendent de son
articulation dans les cavités glénoïdes des os des tempes.

La mâchoire en situation, les dents molaires de la supérieure portent à plomb dessus les inférieures, & les incisives
glissent dessus celles d'en bas. La partie inférieure & antérieure de la mâchoire se porte un peu plus en devant que
celle de la supérieure ; dans les vieillards qui n'ont point de
dents, elle passe par-dessus la supérieure, & touche presque
au nez : au milieu du corps antérieurement au-dessous des
dents incisives, est une ligne un peu éminente & perpendiculaire qui sépare la mâchoire en partie droite & en partie
gauche ; c'est le lieu de la symphyse dans le fœtus ; elle est
cartilagineuse. La circonférence inférieure de la mâchoire se
nomme la base par son épaisseur, elle se divise en deux levres, une externe & une interne ; à peu de distance de la symphyse est un trou de chaque côté, appellé mentonnier ; chaque extrêmité de la base postérieure fait un angle obtu.

La figure de la mâchoire inférieure fait un demi-cercle par
devant ; elle est évasée par les branches postérieures, convexe par dehors, cave par dedans ; de l'extrêmité supérieure
de chaque branche s'élevent deux éminences saillantes faites
du prolongement de son corps, l'antérieure est large à sa base,
& se termine en pointe ; c'est l'apophyse coronoïde.

L'éminence postérieure est faite d'une petite tête posée
transversalement, légerement creusée en dedans pour l'insertion du ptérygoïdien externe, convexe & arrondie en dehors ;
elle est incrustée d'un cartilage ; on la nomme apophyse con-
dyloïde, mais par son usage elle doit être mise au nombre des
épiphyses ; entre les éminences coronoïdes & condyloïdes, est
une échancrure.

La mâchoire vue par dedans, est légerement cave ; sa partie antérieure est étroite ; l'endroit de la simphyse est armé
d'inégalités pour l'attache de plusieurs muscles ; ses branches
s'écartent l'une de l'autre pour loger le larynx & le pharynx.
Vers les alvéoles des dernieres dents molaires est une ligne
plus ou moins élevée pour l'origine du milohoyïdien ; à la naissance de ces éminences est un conduit dont l'entrée est de
derriere en devant & de haut en bas, pour donner entrée à

une

une artere, une veine & un nerf de la troiſiéme branche de la cinquiéme paire ; l'angle par ſon extrêmité eſt inégal & rabotteux pour l'inſertion du ptérygoïdien interne.

Par ces deux condyles la mâchoire s'articule dans les cavités glénoïdes des os des tempes ; ces cavités ſont garnies d'un cartilage qui s'étend ſur une ligne tranſverſale que fait le rebord antérieur de l'entrée de chaque cavité : ce même cartilage s'étend un peu deſſus la ſurface poſtérieure d'une petite portion du conduit oſſeux ; entre le condyle & cette cavité, eſt un cartilage mitoyen attaché dans toute ſa circonférence au condyle qu'il embraſſe ; cette double articulation de la mâchoire participe du genou.

Toute la partie ſupérieure de la mâchoire eſt garnie de petites foſſes ou alvéoles pour recevoir les dents, comme il a été dit en parlant de la mâchoire ſupérieure.

SECTION SECONDE.

I. *Des Os du Tronc.*

Le tronc eſt la partie principale du ſquelette ; il en fait la plus grande étendue ; les pieces qui entrent dans ſa compoſition ſont oſſeuſes & cartilagineuſes.

Cet aſſemblage ſe diviſe en trois parties ; la premiere qui en fait la baſe & le ſoutien, eſt l'épine ; la deuxiéme comprend la poitrine ; enfin la troiſiéme, le baſſin.

De l'Epine.

Les pieces oſſeuſes qui compoſent cette partie, ſont les vertebres poſées les unes ſur les autres ; cet arrangement donne lieu à une colonne de figure pyramidale, large par ſa baſe & étroite à ſon extrêmité : ces pieces ſont unies & liées entre elles par des cartilages mitoyens, dont la flexibilité dans l'état naturel permet à l'épine de ſe plier en dedans & en dehors ; cette facilité de mouvemens fait que leurs contiguités étant ſouples, elles imitent une double S romaine ; cette combinaiſon d'aſſemblage permet auſſi de s'incliner ſur les côtés. Au col les vertebres ſe portent en devant pour ſoutenir la

Tome I.   K k k

trachée-artere, l'œfophage, les carotides, les jugulaires internes, les nerfs des huitiémes paires & les intercoftales. Les
vertebres du dos font oppofées à celles du col ; elles font des
convexités en dehors pour rendre la poitrine plus fpacicufe,
& renfermer le cœur, les poumons, une partie du canal thorachique & de l'œfophage, &c.

Les vertebres des lombes s'inclinent en dedans pour foutenir l'aorte, la veine cave & la naiffance du canal thorachique. L'os facrum eft vouté en dehors pour donner plus d'efpace au baffin dans lequel eft renfermé la veffie, le rectum,
& principalement la matrice dans le temps de la groffeffe ;
elle en occupe prefque toute la partie fupérieure.

Le coccix eft à l'extrêmité de l'os facrum ; il eft difpofé
par la jonction qu'il a avec cet os à fe courber en devant pour
foutenir l'extrêmité du rectum, & ne point incommoder lorfque l'on s'affit.

L'on divife l'épine en cinq parties ; le col eft fait de fept
vertebres ; le dos de douze ; les lombes de cinq ; l'os facrum
de cinq, & quelquefois de fix ; enfin le coccix n'eft compofé
que de trois à quatre petits offelets.

Le nombre des vertebres eft de trente-trois ; fi l'os facrum
en a fix, le nombre eft de trente-quatre. De toutes ces pieces
offeufes il y en a vingt-quatre qui ont du mouvement ; telles
font celles du col, du dos & des lombes ; les autres font immobiles ; les vertebres ne font pas femblables entre elles, car
l'on obferve que celles du col font petites ; celles du dos
augmentent par conféquent ; celles des lombes davantage ;
cette pyramide offeufe, pour être mue en différens fens, eft
liée & attachée par des cartilages & des ligamens de différente nature. En examinant l'union du corps des vertebres,
l'on voit qu'ils font joints entre eux par des cartilages interpofés, & cela dans toute fon étendue : ces cartilages font épais
au cou, plus aux lombes, & moins aux vertebres du dos,
dont le mouvement eft gêné par l'articulation qu'elles ont
avec les côtes ; à la partie antérieure du corps des vertebres
il y a des fibres ligamenteufes qui les couvrent ; elles font plus
ou moins épaiffes.

Dans les lombes, outre ces trouffeaux de fibres, il s'en
trouve qui fe croifent en **X**, ou en croix de Saint André ;

cette jonction ou articulation eft appellée fincondrofe, fymphyfe vraie.

La partie poftérieure des vertebres, depuis la naiffance
d'une apophyfe oblique jufqu'à l'autre, y comprenant l'apophyfe épineufe, fe trouve fermée par un ligament à reffort
d'une couleur jaunâtre, qui eft plus fort, pour ainfi dire,
qu'un mufcle en pareille quantité de matiere : ces ligamens
font dans toute la longueur de la colonne de l'épine ; au cou
ils font lâches & flexibles, par la diftance que les apophyfes
épineufes ont entre elles, & plus ferrés au dos, par l'étroite pofition que les apophyfes épineufes ont les unes fur les autres ;
aux lombes ils font plus épais & plus étendus pour réfifter &
contrebalancer les différens mouvemens qui fe font fur elles ;
outre l'union & la fermeté que les vertebres reçoivent des
cartilages & des ligamens, elles font articulées dans toute
leur longueur avec les parties voifines.

La premiere vertebre du cou eft articulée par fes apophyfes obliques fupérieures, lefquelles font creufes, avec les condyles de l'occipital qu'elles reçoivent par ginglyme ou par
charniere de la feconde efpece, d'où dépend le mouvement
de flexion & d'extenfion de la tête fur cette pyramide.

Les apophyfes obliques inférieures de la premiere vertebre
font auffi caves, mais légerement ; elles reçoivent les apophyfes obliques fupérieures de la feconde vertebre, lefquelles
font convexes ; les apophyfes obliques fupérieures de la premiere vertebre fe portent de devant en arriere latéralement ;
les inférieures font un peu plus en devant. Les apophyfes
obliques fupérieures de la feconde vertebre font fur les parties latérales de fon corps, féparées l'une de l'autre par l'a-
pophyfe odontoïde ; fes apophyfes obliques inférieures font
caves, & fe portent de devant en arriere : les fupérieures
de la troifiéme font de même, plus relevés en devant & taillées en bifeau. Cette jonction s'obferve dans toutes les vertebres du dos, jufqu'aux apophyfes fupérieures de la douziéme qui a fes apophyfes obliques inférieures différentes des
fupérieures ; vues dans la pofition naturelle fur la premiere des
lombes, ces apophyfes font tournées fur le côté de dedans
en dehors, & relevées dans le milieu, ce qui fait paroître
deux faces convexes, reçues dans les apophyfes obliques fu-

périeures de la premiere vertebre des lombes, lesquelles sont caves plus dans le centre que dans la circonférence, pour faciliter leur réception ; ces apophyses regardent de dehors en dedans, par conséquent les vertebres des lombes en situation ont leurs articulations très-libres pour les mouvemens inclinés de droite à gauche, & de gauche à droite. Les apophyses obliques inférieures de la derniere vertebre des lombes, ont plus de surface que les précédentes, & se portent en dedans pour être reçues dans les deux apophyses obliques supérieures qui sont à la premiere vertebre de l'os sacrum : ces apophyses obliques de l'os sacrum, ne different de celles du cou & du dos, que parce qu'elles sont plus larges.

Les vertebres du dos sont articulées par les parties latérales de leurs corps avec les côtes, par ginglyme de la premiere espece ou charniere.

L'os sacrum qui est le soutien de l'épine, se joint par les parties latérales avec les os des isles par symphyse.

De la structure des Vertebres.

Les vertebres sont composées de quatre parties, de leur corps, de leurs apophyses, de leurs cavités & de leurs épiphyses.

Le corps des vertebres est tout spongieux intérieurement ; l'extérieur est revêtu d'une lame d'os très-mince, excepté la premiere du cou qui n'a point de corps ; il se voit dans la circonférence de cette lame des trous plus ou moins grands pour l'entrée des vaisseaux qui servent à leur nourriture ; le corps des vertebres n'est pas égal, au cou il est un peu raboteux, au dos & aux lombes il est rond.

Les apophyses sont au nombre de sept ; elles different en ce que les unes sont dites transversales par leur situation, épineuses par leur figure, & obliques par leur direction.

Les transverses sont deux, une à droite & l'autre à gauche ; il y en a quatre obliques, deux supérieures, deux inférieures, & une épineuse. Dans le fœtus on peut séparer le corps de la vertebre d'avec les apophyses. On appelle cavités dans les vertebres, le trou qui est entre le corps & les apophyses ; la position de toutes ces pieces les unes sur les autres, forme un canal qui parcourt toute l'épine, pour contenir la moëlle & fes enveloppes.

Les épiphyfes que l'on obferve dans les vertebres, font placées fur chaque furface plate de leur corps ; elles ne fe féparent que dans une tendre jeuneffe ; à l'égard des autres épiphyfes que l'on admet, fçavoir, deux aux apophyfes, & une à l'extrêmité de l'apophyfe épineufe, ce ne font que des cartilages & des ligamens qui terminent les extrêmités de ces apophyfes. Il eft vrai qu'il y auroit plus lieu de dire que les cavités des apophyfes tranfverfes du dos, & les apophyfes obliques de toutes en général, pourroient retenir le nom d'épiphyfes, puifqu'elles font deftinées pour l'articulation ; de plus les furfaces par lefquelles elles font articulées, font incruftées d'un cartilage poli.

Chaque vertebre a quatre échancrures, deux à droite & deux à gauche, placées fur les parties latérales de leurs corps.

Les vertebres pofées les unes fur les autres, ces échancrures par leur rencontre, font des trous pour la fortie des nerfs qui partent de la moëlle de l'épine : ces trous ne font pas femblables partout ; car aux lombes la plus grande échancrure eft à la partie inférieure de la vertebre fupérieure ; au dos elles ne font pas toutes égales, & au cou elles font chacune la moitié de l'échancrure. Le général de toutes les vertebres détaillé, il faut paffer au particulier, & commencer par l'examen des fept vertebres du cou.

Des Vertebres du Cou.

Ces vertebres en fituation, terminent l'extrêmité de la pyramide ; leurs apophyfes tranfverfes ont chacune un trou ; leur affemblage donne lieu à un canal de chaque côté pour le paffage de l'artere & de la veine vertebrale interne.

Les apophyfes tranfverfes de la premiere & deuxiéme, font longuettes & mouffes à leur extrêmité ; les cinq fuivantes font fourchues & taillées en gouttiere, pour loger les gros cordons de nerfs qui compofent les brachiaux ; le côté oppofé eft convexe depuis la deuxiéme vertebre jufqu'à la fixiéme ; leurs apophyfes épineufes font fourchues ; la feptiéme eft femblable à celle du dos.

La premiere vertebre a été nommée atlas, elle a beaucoup de particularités; premierement son trou est plus grand
que celui des autres vertebres pour recevoir l'apophyse odontoïde, & faciliter l'entrée de la moëlle; deuxiémement,
elle n'a point de corps, & à la place se trouve une petite apophyse solide, où s'attache un des tendons des fléchisseurs du
cou; troisiémement, au-dedans de cette apophyse se voit une
petite cavité ovale plus ou moins grande & cave, pour recevoir la partie antérieure de l'apophyse odontoïde; quatriémement, au bas des apophyses obliques supérieures, un peu sur
le devant, est un petit enfoncement inégal de chaque côté
où s'attache un ligament qui dans son milieu est large, pour
assujettir l'apophyse odontoïde, & empêcher que la moëlle de
l'épine ne soit comprimée; cinquiémement, ces quatre apophyses obliques sont creuses, mais plus les supérieures que les
inférieures; sixiémement, sur chaque côté, postérieurement,
des apophyses obliques supérieures, il y a une échancrure qui
est quelquefois un trou pour le passage de l'artere & de la veine
vertebrale interne; c'est-là où l'artere fait son contour avant
que d'entrer dans le crâne par le trou occipital; septiémement, elle n'a point d'apophyse épineuse pour la facilité de
jetter la tête en arriere; huitiémement, les mouvemens obliques ne se font pas sur elle, mais par son articulation avec
l'apophyse odontoïde de la deuxiéme vertebre, laquelle tourne
en forme de pivot dans sa cavité. L'articulation qu'elle a avec
la tête, ne permet qu'une fluxion & une legere extension de
cette sphere; il arrive quelquefois que cette articulation s'en-
chilose; pour lors la flexion se fait sur le corps des autres
vertebres, de même que l'extension. Il est bon de faire observer que tels efforts que l'on fasse, jamais la premiere vertebre
ne peut se séparer des condyles de l'occipital.

La seconde vertebre a son corps plus gros que celui des autres vertebres du cou; sa partie inférieure avance un peu en
devant; il est creux en dessous, & un peu échancré sur les
côtés, pour s'articuler avec la partie supérieure du corps de la
troisiéme, qui est échancré par devant, & relevé sur les côtés;
ce qui s'observe dans les autres vertebres du cou.

De la partie supérieure du corps de la deuxiéme vertebre,
s'éléve l'apophyse odontoïde; c'est une partie entée dans les

jeunes fujets, ce qui la met au nombre des épiphyfes ; fa partie antérieure eft ronde , convexe & revêtue d'un cartilage pour fon articulation avec la premiere vertebre ; il y a un ligament de chaque côté qui vient des condyles de l'occipital , & qui s'attache à la partie latérale & fupérieure de cette apophyfe ; outre ces ligamens qui lui font propres, il y en a un troifiéme qui prend naiffance de l'intérieur de l'avance de l'occipital qui couvre les autres en forme de bande , & qui fe perd le long du corps des autres vertebres ; ces ligamens font ainfi placés pour contenir l'apophyfe & empêcher que par fes différens mouvemens la moëlle de l'épine ne foit gênée ni comprimée ; fes apophyfes obliques fupérieures font larges, convexes & placées en devant ; elles reçoivent les inférieures de la premiere vertebre qui font creufes ; les inférieures font légerement caves , moins étendues & rejettées en arriere ; fon apophyfe épineufe eft très-longue, & plus groffe que celle des autres ; fa partie fupérieure eft armée d'une efpece d'arête, avec une dépreffion à chaque côte, occupée par des mufcles ; elle eft fourchée par fon extrêmité , & creufée par deffous ; les trous qui font aux apophyfes tranfverfes, ont leur entrée peu oblique ; mais avant leur fortie , ces mêmes trous font un coude fous l'apophyfe ; c'eft autour de la partie antérieure de l'apophyfe odontoïde, que la tête & la premiere vertebre tournent dans les mouvemens qu'elles font de droite à gauche , & de gauche à droite. Ces deux vertebres ne font nullement fujettes à la luxation, comme les Auteurs l'ont cru ; & lorfqu'il arrive féparation aux vertebres du cou, c'eft toujours la troifiéme ou la quatrieme qui fe féparent. Il arrive cependant que, par maladie ou par mauvaife conformation, la premiere vertebre peut fe déjetter , foit en devant , foit en arriere, comme je l'ai démontré dans mes exercices publics au Jardin du Roi, & comme je l'ai vérifié dans nombre de pendus. A l'égard des autres vertebres , il n'y a rien de particulier que ce qui en a été dit dans le général ; il eft feulement néceffaire de fe rappeller que la derniere a fon apophyfe épineufe comme celle du dos.

Des Vertebres du Dos.

Le nombre eft de douze ; elles font la continuité de la

pyramide; elles foutiennent les vertebres du cou, & font foutenues par celles des lombes.

Les vertebres du dos terminent la partie poftérieure de la poitrine, & donnent attache aux côtes; la premiere reçoit la derniere du cou, & la douziéme s'articule avec la premiere lombaire.

La premiere a fon corps un peu plus gros que les inférieures du cou; il eft plus rond & plus épais pardevant; fes côtés poftérieurs font un peu relevés pour recevoir les parties latérales du corps de la derniere vertebre du cou; à la partie extérieure & latérale du corps de cette vertebre, eft une cavité qui reçoit feule la racine de la premiere côte: au contraire, à fa partie inférieure il y en a une petite en demi-croiffant, qui répond à une de même figure qui eft à la feconde; de l'union de ces deux vertebres il en réfulte une cavité féparée dans le centre par le cartilage qui les revêt: c'eft dans cette cavité que la racine de la feconde côte eft reçue; ce qui continue jufqu'à la dixiéme; la onziéme & douziéme vertebre n'ont chacune qu'une cavité pour recevoir les deux dernieres des fauffes côtes.

Les apophyfes tranfverfes font étroites à leur naiffance, mouffes à leurs extrêmités, arrondies & déjettées de dedans en dehors; leurs extrêmités font creufes pour recevoir les apophyfes dont les côtes font armées, à la diftance d'un travers de doigt de leurs racines.

Les apophyfes tranfverfes de la onziéme & de la douziéme en font exemptes, & varient par leur grandeur, ce qui dépend de l'âge, &c.

Les apophyfes épineufes des vertebres du dos font longues, plus ou moins courbées les unes fur les autres; elles font aigues & comme tranchantes en deffus, & en deffous un peu échancrées. La onziéme & douziéme prennent la figure de celles des lombaires; le corps des vertebres augmente de haut en bas; ils font ronds & couverts de ligamens.

Des Vertebres des Lombes.

Elles font au nombre de cinq; leur corps excéde en volume à mefure qu'elles approchent de l'os facrum, & il eft rond antérieurement,

Les

Les apophyfes tranfverfes font longuettes, plates, diftan-
tes les unes des autres, & arrondies à leurs extrêmités ; elles
fe portent un peu en arriere. Les premieres fervent de dé-
fences aux reins ; il s'en trouve de plus longues les unes que
les autres, leurs apophyfes épineufes font larges & plates ;
elles font mouffes par leur extrêmité, & éloignées entre elles.

Ces apophyfes à leur naiffance font échancrées pour donner attache aux ligamens à refforts ; les apophyfes obliques
fupérieures font creufes, & les inférieures convexes ; elles ont
deux faces ; la pofition de ces apophyfes eft différente de
celles du cou & du dos, en ce que leurs apophyfes obliques
fupérieures pofent de haut en bas fur les inférieures. Par cette
réception les vertebres du cou & du dos gliffent dans la flexion, & s'entr'ouvrent dans l'extenfion ; les inférieures montent en gliffant le long de la furface des inférieures ; il faut en
excepter les apophyfes obliques de la premiere vertebre du
cou : il n'en eft pas de même de la fituation des apophyfes
obliques des lombes, leurs articulations font perpendiculaires, & placées les unes à côté des autres, ce qui facilite,
outre les mouvemens de flexion & d'extenfion, ceux qui fe
font fur les côtés par ces mêmes vertebres. Il eft à obferver que l'articulation de la derniere vertebre des lombes, par
fes apophyfes obliques inférieures avec l'os facrum, fe fait
comme au cou & au dos ; la partie inférieure du corps de
cette même vertebre a fa furface un peu taillée en bifeau de
devant en arriere, pour s'accommoder avec le corps de la
premiere vertebre de l'os facrum ; l'on n'a point fait mention
des échancrures des trous ni des cavités dans l'examen particulier, on en a parlé dans le général.

De l'Os Sacrum.

Cet os eft fitué à l'extrêmité de la derniere vertebre des
lombes, laquelle il reçoit en deux manieres ; la premiere par
fa furface plate plus élevée en devant qu'en arriere ; la feconde par fes apophyfes obliques fupérieures. L'os facrum a
fes parties latérales inégales & raboteufes ; elles font reçues
& reçoivent les parties latérales & poftérieures des os des
ifles, où il eft étroitement lié par des cartilages & des liga-

mens. L'os sacrum vu en situation, est convexe extérieurement, & cave intérieurement, large par sa partie supérieure; il diminue à mesure qu'il approche du coccix; son usage est de servir de base & de soutien à toute la colonne osseuse des vertebres; il est immobile : & comme la derniere vertebre des lombes est placée dessus lui à plomb antérieurement, il arrive que lorsqu'on est de bout, l'épine doit être droite & jettée en arriere; la figure de l'os sacrum approche d'un triangle composé de cinq, & quelquefois de six vertebres, que l'on peut séparer aisément dans les jeunes sujets; la premiere est la plus considerable, son corps supérieurement est à peu près semblable à celui des autres vertebres; il porte en arriere deux apophyses obliques, caves en dedans & convexes en dehors; ses apophyses transverses sont larges & évasées; il a une échancrure de chaque côté au-dessus de ses apophyses obliques, il en résulte un trou par son union avec la derniere vertebre des lombes; la partie inférieure du corps de cette vertebre s'ossifie avec la seconde, ainsi des autres. L'os sacrum par sa partie cave est lisse; la jonction ou l'union de ses vertebres ossifiées, se fait appercevoir par une ligne osseuse : sur chaque côté du corps de ces vertebres sont quatre trous, plus grands par dedans que par dehors, ce qui fait le nombre de huit, pour la sortie des nerfs sacrés; deux unions forment le nerf sciatique; par dehors ces trous sont très-petits, ils ne donnent passages qu'à des filets de nerfs & de vaisseaux qui se distribuent à la partie extérieure & aux fessiers, & sont en partie fermés par des ligamens; les apophyses épineuses des trois premieres vertebres de cet os sont pour l'ordinaire saillie; celle des autres sont ouvertes, & laissent une échancrure fermée par un très-fort ligament, & terminée par deux petites cornes qui se joignent avec celles du coccix par un ligament de chaque côté; le canal qui est entre la partie postérieure du corps & les apophyses épineuses est large à son entrée, & diminue à mesure qu'il approche de l'extrêmité inférieure; il se trouve échancré, comme il a été dit; dans ce canal sont renfermés les nerfs sacrés, la continuation de la dure & de la piemere, & beaucoup de graisse; le corps de la derniere vertebre de l'os sacrum se joint avec la premiere du coccix par symphyse.

Du Coccix.

Le coccix eſt placé à l'extrêmité inférieure de l'os ſacrum ; il eſt plus large à ſon commencement qu'à ſa fin, & ſe termine en pointe : on peut juſqu'à un âge aſſez avancé le ſéparer en trois à quatre petits oſſelets, leſquels s'oſſifient par la ſuite des temps, excepté ſon union avec l'extrêmité de l'os ſacrum qui ſe conſerve ; ſa figure fait un petit triangle large par ſa baſe & étroit par ſa pointe ; par dehors il eſt convexe & cave pas dedans : ſon extrêmité ſoutient le rectum, pour ne point incommoder lorſqu'on s'aſſied ; il prête & céde de devant en arriere lorſqu'on va à la ſelle, & principalement dans les accouchemens ; à ſa partie ſupérieure on remarque latéra-lement deux petites cornes qui ſe joignent avec celles de l'ex-trêmité de l'os ſacrum par le moyen de quelques petits liga-mens ; il porte auſſi deux petites échancrures ſur les côtés.

La facilité de ſon articulation avec l'os ſacrum, fait que dans des accouchemens laborieux il eſt rejetté tellement en dehors, qu'on l'a cru luxé ; la même choſe arrive dans des chutes conſi-derables, où il eſt pouſſé en dedans ; on ne peut regarder ces deux changemens que comme cauſés par les extenſions forcées des ligamens, ce qui demande deux opérations ; dans la pre-miere, c'eſt de repouſſer de dehors en dedans ; dans la ſe-conde, de faire l'oppoſé en inſinuant un ou deux doigts dans le rectum.

I I. Des Os de la Poitrine.

La poitrine eſt une cavité faite de l'aſſemblage de pluſieurs pieces oſſeuſes, cartilagineuſes & ligamenteuſes ; leurs unions & leurs articulations permettent différens mouvemens aux-quels elles ſont deſtinées, ſuivant les organes qui les font agir.

Cette cavité conſiderée & priſe dans ſon étendue, eu égard à l'âge, ne peut être bien déterminée ; la conſtitution parti-culiere y entre auſſi, car il ſe trouve ſouvent que les os ſont plus grands dans certaines perſonnes que dans d'autres ; par con-ſéquent la figure qu'on lui donne n'eſt pas toujours ſembla-ble. La partie ſupérieure de cette cavité eſt étroite à ſon entrée ; fa partie inférieure eft large, évafée & féparée de la cavité du ventre par une cloifon mitoyenne, en partie muf-culeufe & en partie tendineufe, nommée le diaphragme.

Elle eft bornée & fermée poftérieurement par les douze vertebres du dos & du commencement des racines des côtes ; ce font ces pieces offeufes qui en font la parois poftérieure.

La parois antérieure eft compofée de deux os dans l'adulte, que l'on appelle les os du fternum ; à l'extrêmité du dernier eft une appendice, laquelle par fa figure prend le nom de cartilage xyphoïde ; les cartilages qui uniffent les os du fter-num avec les côtes, leur font communs & y contribuent beaucoup.

Les parois latérales font formées par toutes les côtes dont les fupérieures retiennent le nom de vraies, & les inférieures celui de fauffes ; le nombre eft de vingt-quatre, douze de chaque côté ; par la pofition & la fituation de ces parties of-feufes, cartilagineufes, ligamenteufes & membraneufes, la poitrine fait une cavité voutée dans toute fa circonférence, & ouverte de toutes parts dans le fquelette.

Si on examine la partie poftérieure, la voute eft convexe en dehors, par l'union que les vertebres ont entre elles. Par-devant les os du fternum font faillie en dehors ; ces os font foutenus par les cartilages dont le plus grand nombre font un angle avec les côtes. La convexité des côtes commence à l'endroit où elles fe courbent en forme d'angles, & fe con-tinue jufqu'au milieu de chaque côte, pour donner plus d'ef-pace à cette grande voute ; les racines des côtes rentrent en dedans, pour être foutenues par les vertebres ; leurs extrêmités antérieures reçoivent les cartilages ; comme les vertebres fe jettent en dedans par l'avance de leurs corps qui font ronds, cette cavité fe trouve partagée en deux demi-voutes, une à droite, & l'autre à gauche, le corps des vertebres faifant l'of-fice d'un cordon qui en fait la féparation ; cependant la fi-gure de la poitrine approche d'un ovale régulier, ferré par fa partie fupérieure, & large par l'inférieure ; il eft bon d'ob-ferver que les dernieres fauffes côtes ne fervent que de fou-tien aux parties molles.

A la partie poftérieure & fupérieure de cette voute font placées deffus fa convexité les omoplates, & à la partie antérieûre de chaque côté font situées horizontalement les deux clavicules inclinées de devant en arriere.

Les vertebres du dos font au nombre de douze, comme il a été dit ; pour ne point faire de répétitions, nous dirons seulement que leur corps eft rond & qu'il augmente en defcendant ; que les cartilages qui joignent ces mêmes corps, font moins épais qu'aux autres vertebres ; que leurs apophyfes tranfverfes fe portent en dehors ; qu'elles font caves intérieurement, convexes extérieurement, & arrondies ; que les parties latérales de leurs corps ont des échancrures, lefquelles forment par leur union des trous pour la fortie des nerfs intercoftaux ou dorfaux.

Des Côtes.

La plus grande partie de la poitrine eft, pour ainfi dire, faite par les côtes ; il s'en rencontre vingt-quatre, douze de chaque côté, fept vraies & cinq fauffes ; ce font des fegmens de cercles peu courbés, ce qui les rend convexes extérieurement & caves intérieurement, offeux dans leurs étendues : à l'extrêmité antérieure ces fegmens ont chacun un petit enfoncement, que quelques-uns nomment finus, lequel reçoit un cartilage.

La partie oppofée du cartilage eft reçue fur la partie latérale du fternum ; elles ont deux tables, une externe & une interne, & le dedans eft tout fpongieux ; quatre levres, deux fupérieures & deux inférieures, une externe & une interne pour l'origine & l'infertion des mufcles intercoftaux. Les côtes en fituation fe portent de derriere en devant, de haut en bas & obliquement ; il faut en excepter les trois premieres.

On peut les divifer en fupérieures, moyennes & inférieures ; les fupérieures font petites, les moyennes très-grandes, & les inférieures varient en ce qu'il y a des fujets où elles font trèscourtes, furtout les dernieres.

Les côtes font compactes à leur naiffance, & un peu arrondies jufqu'à l'angle ; leur continuité devient plate & s'élargit ; elles s'articulent par leurs deux extrémités : on appelle le corps de la côte ou fon centre, ce qui eft entre les deux extrêmités.

La premiere articulation se fait en général par ginglyme de la premiere espece avec les vertebres. L'on trouve sur le côté de leurs corps deux faces, une supérieure & une inférieure ; ces faces dans l'état naturel sont revêtues d'un cartilage qui les rend plus ou moins convexes, & le milieu un peu creux : à la racine des côtes sont aussi deux faces séparées par une petite ligne, ce qui fait que les vertebres & les côtes se reçoivent mutuellement, il faut en excepter les deux premieres côtes & les quatre dernieres des fausses, qui n'ont chacune qu'une petite tête & un peu arrondie ; par cette articulation une partie des côtes ne peut que se hausser dans l'inspiration, & s'abaisser dans l'expiration ; les côtes ne sont point levées directement de bas en haut, il faut qu'elles s'écartent un peu de dedans en dehors ; ce sont les angles des cartilages qui les portent dans cette direction.

La seconde articulation des côtes est une sincondrose ; chacune a un enfoncement où est reçu le cartilage par une de ses extrêmités ; le sternum a des faces pour recevoir l'autre extrêmité par une espece de ginglyme de la premiere espece. Les deux premieres côtes & les deux dernieres des fausses n'ont chacune qu'une petite tête arrondie pour leur articulation avec les vertebres ; à la partie extérieure de la racine de chaque côte, il y a une apophyse que l'on nomme tubérosité, qui est reçue dans la cavité pratiquée à la face interne de l'apophyse transverse des vertebres du dos, excepté les deux dernieres où il ne s'en trouve pas. A quelque distance de cette tubérosité la côte paroît très-convexe & inégale ; c'est cette partie que l'on nomme l'angle de la côte ; à la partie inférieure & interne de chaque côte, est creusée une scissure où est logée l'artere, la veine & le nerf intercostal ou dorsal ; comme la premiere côte est plate tant en dessus qu'en dessous, elle n'a point de scissure : il est bon de remarquer que la scissure des côtes varie en ce qu'elle a plus d'étendue dans certains sujets que dans d'autres, eu égard à leur longueur.

Pour avoir la connoissance des cartilages qui joignent les côtes au sternum, il faut les examiner dans leur état naturel, & dépourvues des muscles qui en occupent les espaces ; par ce moyen on verra que ceux des premieres côtes sont très-courts, qu'ils font reçus dans deux enfoncemens du fternum, un de chaque côté, qui font au-deffous des cavités où font articulées les clavicules. Cette jonction eft très-forte, & doit être regardée comme une vraie fymphyfe, enforte qu'il paroît que ces côtes ne peuvent fe mouvoir que foiblement, & feulement prêter dans certains cas ; ces cartilages s'offifient les premiers dans un âge un peu avancé. Les cartilages des côtes fuivantes font un peu plus longs, ainfi des autres, & fe joignent avec les deux os du fternum ; depuis la premiere côte jufqu'à la quatriéme, elles laiffent beaucoup d'efpace entre elles. Les trois dernieres vraies ont leurs cartilages plus longs, & finiffent auffi aux parties latérales du fternum ; mais ils font proche les uns des autres vers l'union qu'ils ont avec ces os : ces cartilages font des angles très-fenfibles proche leur naiffance, & c'eft dans le temps de l'infpiration qu'ils s'élevent & pouffent le corps de la côte de dedans en dehors.

Les cartilages des fauffes côtes ne fe portent point au fternum ; celui de la premiere s'unit au cartilage de la derniere des vraies, & les autres fe joignent entre eux, à l'exception des deux dernieres des fauffes qui donnent attache à des plans mufculeux. Toutes les côtes, à leurs articulations avec les vertebres, ont des ligamens capfulaires, & d'autres en forme de petites bandes, à l'articulation qu'elles ont avec les apophyfes tranfverfes ; il faut en diftinguer les deux dernieres fauffes côtes qui ont des ligamens longs & plats qui leur permettent de prêter & de céder à l'action des mufcles ; la derniere des fauffes a un ligament qui part de l'apophyfe tranfverfe de la premiere vertebre des lombes.

Du Sternum.

La partie antérieure de la poitrine eft fermée par le fternum ; fon étendue en fituation fait face au corps des vertebres du dos ; il eft légerement concave intérieurement, & convexe par dehors ; fa ftructure eft femblable à celle des os fpongieux, c'eft-à-dire qu'il eft tout cellulaire en dedans, & recouvert d'une lame d'os très-mince par fes parties latérales ; fupérieurement il reçoit les clavicules & les deux premieres côtes qui font très-courtes, ce qui engage cet os d'être peu éloigné du corps des vertebres du cou, aussi l'entrée de la poitrine est-elle étroite. Cet os, à mesure qu'il s'éloigne en descendant, se jette en dehors, ce qui rend la cavité de la poitrine plus vaste & plus étendue. A l'extrêmité du sternum est le cartilage xyphoïde, lequel est cartilagineux jusqu'à un certain âge ; il s'ossifie dans un âge avancé ; les parties latérales du sternum sont empreintes de petits enfoncemens pour recevoir les extrêmités des cartilages des vraies côtes qui lui servent de soutien & d'arc-boutant : ce qui vient d'être décrit s'observe en général, les os étant en situation.

Dans les jeunes sujets le sternum est différent ; il est composé de quatre à cinq pieces, au lieu que dans l'adulte il n'est fait que de deux os posés l'un sur l'autre, & unis par un cartilage, ce qui fait une symphyse ; dans les vieillards on les trouve assez souvent ossifiés, de même que le cartilage xyphoïde.

Le sternum consideré dans l'adulte & hors de situation, se sépare en deux principaux os, dont le premier vu totalement détaché & hors de place, est d'une figure approchante d'un triangle obtus ; il est le plus petit des deux os, extérieurement un peu élevé dans son milieu, & légerement cave sur les côtés ; sa partie interne est un peu creusée ; il est épais dans toute son étendue, large par en haut & étroit par en bas : à la partie supérieure, de chaque côté il y a une cavité oblongue revêtue d'un cartilage pour recevoir les clavicules ; outre cette incrustration il se trouve un cartilage mitoyen, qui est libre dans son centre.

Le vuide qui est entre ses deux cavités du côté inférieur, est une échancrure ; au-dessous de ces mêmes cavités sont deux enfoncemens, un à droite, & l'autre à gauche, où sont engagés les cartilages des deux premieres côtes ; ils contribuent à l'articulation des clavicules : cette jonction est une symphyse ; à l'endroit de son union avec le second os, l'on voit une demi-échancrure de chaque côté.

Le second os du sternum est beaucoup plus long que le premier ; il est étroit par en haut, & à mesure qu'il approche du cartilage xyphoïde, il s'élargit ; sa partie extérieure est peu convexe, & l'interne cave ; les dépressions qui sont sur ses parties latérales, sont au nombre de cinq bien marquées de

chaque

chaque côté, & une demi-échancrure, laquelle jointe avec celle du premier os, reçoivent les cartilages des deux fecondes côtes; les autres enfoncemens reçoivent également les cartilages des cinq côtes inférieures vraies. Il eft à propos d'obferver que chaque enfoncement eft cave dans le milieu, & que les bords font relevés; le cartilage eft taillé à deux faces, & il eft éminent à fon extrêmité; cette réception permet aux cartilages des côtes de fe mouvoir de bas en haut & de dedans en dehors dans l'infpiration.

Le cartilage xyphoïde eft fitué à l'extrêmité du fecond os du fternum avec lequel il eft continu; le plus fouvent il fe trouve cartilagineux, quoique cependant il s'offifie dans un âge très-avancé; fa figure eft en pointe dans certains fujets, & dans d'autres il fe bifurque; il fe dejette plus en dehors qu'en dedans: ce feroit un obftacle à l'eftomac dans fa dilatation. Le fecond os du fternum eft quelquefois percé d'un trou affez confiderable vers fa partie inférieure & dans fon centre; il y paffe un tronc de veine.

Du Baffin.

La troifiéme partie du tronc comprend l'affemblage des trois grands os que l'on appelle en général le baffin; l'os facrum en fait la partie poftérieure; les os innominés font placés un à droite & l'autre à gauche; la grande étendue de ces deux pieces en font les parties latérales en devant. Le baffin confideré en fituation dans le fquelette, fait une cavité plus grande dans certains fujets que dans d'autres, ce qui dépend de l'âge, du tempérament & du fexe.

L'os facrum par fa partie fupérieure eft articulé avec la derniere vertebre des lombes par fes apophyfes obliques & par fon corps avec celui de la même vertebre. Les os innominés ont extérieurement deux cavités, une de chaque côté, pour recevoir & foutenir les deux extrêmités inférieures; elles font nommées cotyloïdes. L'entrée du baffin eft large & très-évafée, relevée par la circonférence que font les extrêmités des os des ifles, furtout dans le fquelette de la femme où ces os fe portent en dehors. Il fe trouve des baffins d'hommes qui peuvent en impofer par la grande étendue que l'on y obferve;

Tome I.   M m m

fa partie antérieure eft baffe , l'entrée eft prefque dans un plan égal & horizontal , commençant à l'endroit où fe terminent de chaque côté les os des ifles avec les os pubis, où l'on voit une efpece de cercle formé par la continuité & la rencontre des épines de ces os ; ce qui rend cette partie moins élevée : d'où il s'enfuit que les Anatomiftes ont divifé le baffin en deux cavités, une fupérieure très-vafte, & l'inférieure plus étroite ; la partie poftérieure eft plus faillante & élevée que l'antérieure, par l'excédent de la partie fupérieure de l'os facrum ; la jonction de l'os facrum, par fes parties latérales avec chaque os des ifles, fait deux échancrures très-grande, une de chaque côté.

Les os pubis par leurs parties inférieures avec les os ifchyons, forment les trous ovalaires ; à la partie inférieure de l'ilion à l'endroit où il s'unit avec l'os pubis, eft pratiquée une finuofité bornée par l'épine inférieure & antérieure, pour le paffage des tendons du pfoas & de l'iliaque ; de la partie fupérieure du pubis s'éleve une épine en forme d'arête, laquelle depuis la fymphyfe fe continue jufqu'à l'os facrum, traverfant l'os des ifles, qui concourt à fa formation ; on en voit autant du côté oppofé, c'eft ce qui a donné lieu de divifer l'étendue du baffin en cavité fupérieure & en cavité inférieure, comme il a été dit ci-deffus. L'éminence qui eft proche de la fymphyfe du pubis fe nomme tubérofité pour l'attache du mufcle droit & pyramidal ; la defcription du baffin en général fait connoître qu'il eft en partie cave & convexe extérieurement. Le baffin toujours vu en fituation, on obferve que l'os facrum par fes parties latérales eft embraffé par les extrêmités poftérieures des os des ifles, & qu'elles excédent de plus d'un bon pouce chacune. Quelle force n'eft-ce pas pour affujettir l'os facrum qui eft le foutien de toute la colonne de l'épine ? ce font deux arcs-boutans qui le tiennent ferme & ftable.

La circonférence fupérieure de chaque os des ifles dans les perfonnes qui n'ont environ que vingt ans, eft une apophyfe incruftée, laquelle peut fe féparer ; la même chofe fe voit également à chaque tubérofité des os ifchyons. Dans les vieillards les os des ifles avec l'os facrum s'offifient affez fouvent, & jamais les os pubis entre eux par la fymphyfe qui leur eft propre.

Le baſſin des femmes ſe reconnoît en ce qu'il eſt plus évaſé par ſa partie ſupérieure, les os pour l'ordinaire ſont plus minces que dans l'homme; l'eſpace qui eſt entre les os pubis a plus d'étendue; les branches de cet os qui aident à former le trou ovalaire, ſont plus déliés & ſe portent en arriere.

Comme le baſſin n'eſt compoſé que de trois principales pieces dans l'adulte, cependant dans les jeunes enfans il eſt fait par l'os ſacrum de cinq, & quelquefois de ſix, qui peuvent ſe ſéparer; pareillement chaque os innominé ſe diviſe en trois, ſçavoir l'ilion, l'iſchyon, & le pubis. L'union de ces trois os ſe fait par ſymphyſe; elle ſe conſerve juſqu'à l'âge de près de dix ans ou environ, enſuite les trois pieces n'en font qu'une. Après avoir examiné les os en ſituation, il eſt à propos de les parcourir hors de place & ſéparément.

De l'Os des Iſles.

L'os des iſles le plus grand & le plus élevé des trois, eſt épais dans toute ſa circonférence, & ſi mince dans ſon milieu, qu'il ne paroît être fait que d'une ſimple lame tranſparente; ſouvent même elle ſe caſſe, ſoit dans la macération ou par l'ébullition, lorſqu'il s'agit de faire un ſquelette. Cet os cave intérieurement & extérieurement, eſt convexe en devant, & du côté qu'il approche de l'os ſacrum, il eſt creux; ſa partie poſtérieure par dedans eſt garnie d'éminences & de cavités pour s'articuler avec la partie latérale de l'os ſacrum; la portion extérieure eſt ſaillante, la circonférence de cet os fait un demi-cercle inégal & raboteux; le milieu de cette étendue retient le nom de crête ou de côte, la partie extérieure, celui de levre externe, & la partie interne, celui de levre interne; la crête ou la côte, avec ce que l'on nomme les levres, n'étant qu'une ſeule piece, peut ſe ſéparer dans les jeunes ſujets, comme une épiphyſe d'un autre os; auſſi a-t-elle été miſe dans le nombre, quoique l'uſage en ſoit différent.

De plus il eſt néceſſaire d'obſerver que ſe trouvant une partie entée, elle n'eſt recouverte que de fibres tendineuſes des muſcles du bas-ventre & de ligamens, dont elle ne doit être regardée que comme une apophyſe; à la partie antérieure

de cet os il y a deux éminences qui retiennent le nom
d'épines; la premiere eft l'épine fupérieure & antérieure où
le mufcle couturier prend origine; l'épine inférieure & antérieure la donne au droit grêle; l'efpace qui eft entre ces
deux épines forme une échancrure; à la furface interne de
l'épine inférieure, & près de l'union du pubis avec cet os,
au-deffus de la cavité cotyloïde, eft la finuofité dont il a été
parlé, laquelle dans le frais eft recouverte d'un cartilage
pour le paffage des tendons pfoas & iliaque. Il y a auffi une
échancrure à fa partie poftérieure, occupée en partie par le
mufcle pyramidal, de la fortie du nerf fciatique, dont elle
porte le nom, & pour le paffage de plufieurs vaiffeaux.

La partie inférieure de l'os des ifles eft plus épaiffe que le
refte de l'os, elle fait environ un tiers de la cavité cotyloïde
dont le bord extérieur eft très-relevé.

De l'Ifchyon.

Cet os occupe la partie inférieure, poftérieure & latérale
du baffin; fa partie fupérieure eft à peu près du même volume
que l'inférieure de l'os des ifles, avec laquelle elle fe joint
pour aider à la formation de la cavité de plus d'un tiers, ce
qui eft très-fenfible dans les jeunes fujets.

Le cercle offeux, dont cet os termine la portion de la
cavité inférieurement, a une échancrure dont l'entrée eft affez
large, & fermée d'un ligament; dans l'animal vivant les
vaiffeaux y entrent pour fe diftribuer au ligament à reffort,
& aux glandes mucilagineufes.

La partie poftérieure de la portion de l'ifchyon, qui entre
dans la compofition de la cavité, s'éleve en pointe; elle retient le nom d'épine; au-deffous eft une groffe tubérofité,
qui fait la partie inférieure de l'ifchyon; l'efpace qui eft
entre l'épine & la tubérofité, fe nomme finuofité; dans cette
finuofité paffe le tendon de l'obturateur interne; fa furface
eft incruftée d'un cartilage au-devant de la finuofité: proche le rebord de la cavité cotyloïde, eft auffi une finuofité
pour loger le tendon de l'obturateur externe; toute la partie
extérieure de la tubérofité eft inégale & revêtue d'un tiffu
ligamenteux & tendineux, d'où plufieurs mufcles prennent

leur origine. Dans un âge peu avancé, l'on peut détacher
toute la surface extérieure de la tubérofité de l'ifchyon ; la
tubérofité fe prolonge de derriere en devant, par une pareille
appartenance à l'os pubis, d'où il réfulte un trou qui par fa
figure eft nommé ovalaire ; l'ifchyon aide auffi à former l'é-
chancrure poftérieure.

De l'Os Pubis.

Le dernier ou le troifiéme des os innominés, eft l'os pubis ;
il forme avec fon voifin la partie antérieure du baffin ; il eft
le plus petit des trois & moins élevé ; fa partie extérieure eft
légerement convexe dans fon étendue, & un peu déprimée
en dedans par fa partie fupérieure & interne ; il entre auffi
dans la formation de la cavité cotyloïde, où l'on remarque
que le rebord de la cavité n'eft pas élevé, & cela pour permettre à la cuiffe de fe porter plus aifément en dedans ; mais
en récompenfe la cuiffe eft fujette à la luxation. A la partie
fupérieure de cet os eft une épine en forme d'arête, laquelle
commence à l'éminence qui eft proche la fymphyfe dite tubérofité ; elle fe porte obliquement jufqu'à l'os des ifles, où elle
s'unit avec une femblable qui appartient à cet os, mais moins
aigue ; la furface des côtes à l'endroit de la fymphyfe, eft
garnie d'éminences & de cavités pour donner attache au cartilage qui les unit enfemble ; ce cartilage eft capable de fe
gonfler, de fe relâcher & de prêter à un tel point, que dans
certaines femmes récemment accouchées, elles fe fentent les
os pubis comme féparés. J'en ai ouvert peu de temps après
être accouchées, & je les ai trouvé écartés par le relâchement
de ce cartilage ; je faifois mouvoir ces os avec facilité, & le
même cartilage avoit l'épaiffeur de près d'un travers de doigt ;
ce que j'ai vérifié dans cinq cadavres de femmes. La partie
inférieure de cet os fe prolonge de haut en bas, de devant
en arriere, pour fe joindre à l'avance de l'ifchyon, pour faire
le trou ovalaire où la fymphyfe finit. Ces deux os laiffent un
grand vuide ou efpace pour loger & donner attache aux parties extérieures de la génération, tant de l'un que de l'autre
fexe ; ce même efpace eft plus évafé dans la femme, & cela
pour faciliter la fortie de l'enfant dans le temps de l'accou-

chement. A la partie supérieure & interne du pubis est une échancrure qui se porte de dedans en dehors par le trou ovalaire ; elle donne passage à une artere, une veine & un nerf ; j'ai observé dans une femme, que dans chaque échancrure il y avoit passé une portion de l'intestin, ce qui faisoit deux hernies ovalaires. La cavité cotyloïde est formée par les trois os dont nous venons de parler, ce qui est très-sensible dans les jeunes squelettes ; mais dans celui de l'adulte elle est lisse & polie, plus profonde par en haut que par en bas, & surtout en devant, dont l'entrée est échancrée ; dans le fond de cette cavité est un petit enfoncement plus sensible dans certains sujets que dans d'autres, quelques-uns le nomment sinus, où est attaché le ligament à ressort & un paquet de glandes mucilagineuses : tous ces os sont spongieux, & ne sont recouverts que d'une lame d'os très-mince, excepté l'ilion, qui dans son centre n'a point de tissu spongieux ; ils sont aussi percés de trous pour l'entrée des vaisseaux qui servent à leur nourriture.

SECTION III.

Des Os de l'extrêmité supérieure.

Le tronc est la partie principale de l'animal ; il se soutient sur ses parties latérales, tant supérieures qu'inférieures, les bras & les jambes, parties ausquelles l'on donne le nom d'extrêmités supérieures & inférieures, dont leurs attaches sont par contiguité ; les supérieures sont destinées à différens usages, & les inférieures en général pour la progression. L'extrêmité supérieure d'un côté se divise en quatre parties, la premiere est l'épaule proprement dite, composée de deux os ; le premier qui est le plus considerable, est posé dessus la convexité postérieure des côtes, nommé l'omoplate ; le deuxiéme est situé à la partie antérieure & supérieure du tronc, couché horizontalement, se portant de devant en derriere ; il est appellé la clavicule.

La deuxiéme partie de l'extrêmité supérieure est le bras, qui n'est fait que d'un seul os dit l'humerus.

La troisiéme partie est l'avant-bras, composé de deux os placés l'un à côté de l'autre ; celui qui regarde le pouce se

nomme rayon , & celui qui eſt du côté du petit doigt , l'os
du coude.

La main eſt la derniere partie ; elle eſt faite de l'aſſemblage
de différens os : on la diviſe en trois parties , ſçavoir , en
carpe ou poignet , en métacarpe ou la paume de la main ,
enfin en doigts ou les phalanges.

De l'Omoplate.

C'eſt un os large par ſa partie ſupérieure ; il diminue de
haut en bas , ſe terminant preſque en pointe ; ſa poſition deſſus les côtes eſt un peu oblique ; ſa partie ſupérieure & antérieure s'écarte des vertebres , ſe portant de derriere en devant ; au contraire ſa pointe s'incline vers la racine des côtes ;
ſon étendue eſt pour l'ordinaire depuis la premiere côte juſqu'à la ſeptiéme , plus ou moins , ſuivant l'âge ; ſa figure approche d'un triangle , elle eſt fort épaiſſe dans toute ſa partie
antérieure , & mince dans une partie de ſa circonférence , de
même que dans ſon centre ; ſa partie extérieure eſt convexe &
partagée à quelque diſtance de ſa partie ſupérieure par une
production de piece oſſeuſe qu'on nomme l'épine ; elle eſt
étroite à ſon commencement , & à meſure qu'elle ſe porte de
derriere en devant , elle s'éleve & s'épanouit par une ſurface
large , laquelle finit un peu en pointe par ſa reſſemblance ,
elle s'appelle acromion ; elle eſt cave en deſſous , & convexe
en deſſus ; il y a ſur le côté intérieur une face plate pour
l'union de la clavicule ; l'étendue de l'épine a deux bords &
inégalités pour l'attache de quelques muſcles.

Par la ſéparation que l'épine fait , le vuide qui eſt au-deſſus
eſt appellé cavité ſus-épineuſe , & le vuide qui eſt deſſous ,
cavité ſous-épineuſe ; à la partie ſupérieure & antérieure de
l'omoplate eſt la cavité glénoïde , plus étroite par ſa partie
ſupérieure que par l'inférieure ; ſa figure approche de l'ovale ;
cette cavité eſt ſoutenue par un col , & revêtue d'un cartilage
très-épais dans ſes bords ; de la partie ſupérieure de cette
même cavité prend naiſſance une apophyſe qui ſe ſépare dans
les jeunes ſujets ; elle s'oſſific avec l'âge ; on lui donne le
nom d'apophyſe coracoïde ; elle eſt convexe extérieurement ,
& légerement cave intérieurement ; ſon extrêmité eſt mouſſe ;

l'acromion & l'apophyfe coracoïde font faillie; elles fe portent de dedans en dehors; ce font deux arcs-boutans pour empêcher la luxation de l'humerus en haut; les ligamens qui vont d'une apophyfe à l'autre n'y contribuent pas peu; entre le col de la cavité glénoïde & la naiſſance de l'acromion, eſt pratiquée une échancrure, dans laquelle paſſent des vaiſ-ſeaux; à la partie inférieure de cette cavité au deſſous du col, eſt une éminence inégale où le muſcle long prend origine; c'eſt-là l'endroit où commence la côte inférieure, dont l'é-paiſſeur la fait diviſer en levre externe & en levre interne; ſa partie fait & termine un côté de l'angle inférieur : à la partie poſtérieure de la naiſſance de l'apophyfe coracoïde, ſe voit une échancrure fermée dans le frais par un ligament; je l'ai vu oſſifié, faiſant un trou pour le paſſage de quelques vaiſ-ſeaux; c'eſt où commence la côte ſupérieure, laquelle par ſon extrêmité aide à former l'angle ſupérieur; toute la lon-gueur poſtérieure de l'omoplate, lorſqu'elle eſt en ſituation & regardant les vertebres, ſe nomme ſa baſe; l'extrêmité ſu-périeure retient le nom d'angle ſupérieur, & l'inférieure celui d'angle inférieur; les angles & la baſe juſqu'à un cer-tain âge ſont incruſtés d'un cartilage qui s'oſſifie dans l'adulte; l'omoplate vue par dedans eſt cave, interrompue par des li-gnes dont la direction eſt oblique, écartés les unes des au-tres; le nombre pour l'ordinaire eſt de trois à quatre. L'omo-plate n'eſt attachée dans toute ſa circonférence avec les par-ties voiſines, que par des muſcles; elle ſert de ſoutien à l'os du bras.

De la Clavicule.

La clavicule eſt un os long, grêle, plus ou moins élevé & ſaillant en dehors, ce qui dépend de l'âge, du ſexe, du peu ou du bon tempérament; ſa figure imite à peu près une S romaine poſée tranſverſalement ∽. Sa ſituation eſt à la partie ſupérieure de la poitrine; elle eſt horizontale de devant en arriere, & un peu obliquement. Elle eſt attachée par ſes deux extrêmités; la premiere qui eſt la plus groſſe, eſt en forme de tête; elle a une ſurface irréguliere, revêtue d'un cartilage; la partie inférieure de cette ſurface ſe termine en pointe; c'eſt par cette extrêmité qu'elle s'articule avec la partie ſupé-

rieure

rieure & latérale du sternum : cette articulation est disposée de telle façon, que le plus gros de la tête de la clavicule est hors de la cavité ; il n'y a, à proprement parler, que la portion supérieure qui y soit engagée ; la jonction du cartilage de la premiere côte avec le sternum y contribue beaucoup. Il est à propos de remarquer que quoique les surfaces qui se voient à la clavicule & au sternum, soient incrustées chacune d'un cartilage, la nature en a placé entre deux un mitoyen qui donne plus d'étendue à l'articulation, en facilite le mouvement, & peut aussi en rendre la luxation plus difficile, quoique, à proprement parler, je la croye très-rare ; & si elle arrive, ce ne peut être que dans des chutes considerables, comme je l'ai observé dans des personnes qui ont péri sur le champ ou peu de temps après. La tête de la clavicule se portant presque jusqu'au larynx, les ligamens qui entourent cette jonction sont très-forts & courts ; de plus il y en a un fait d'un trousseau de filets qui, du centre du sternum, va d'une clavicule à l'autre. L'extrêmité opposée de la clavicule est plate & un peu évasée ; elle a une petite surface pour s'unir avec l'acromion ; de plus il y a deux ligamens qui l'attachent à l'apophyse coracoïde.

La clavicule ainsi attachée par ses deux extrêmités, a des liens qui permettent le mouvement qui lui est nécessaire ; son corps n'est appuyé sur rien, ce qui en rend la fracture commune. Dans cette position on considere deux faces à la clavicule, une supérieure un peu arrondie, une inférieure légerement creusée, où est logé le muscle sou-clavier, & armée d'une épine sur son bord extérieur ; par la même position de la clavicule & en situation, sa partie extérieure est convexe, & sa partie interne cave du côté du sternum ; au contraire, vers l'acromion elle est cave en dehors & convexe en dedans ; la structure de la clavicule est toute spongieuse intérieurement, & recouverte d'une lame d'os très-mince.

Du Bras.

Le bras fait le commencement de l'extrêmité supérieure ; il est composé d'un seul os nommé l'humerus ; il est plus ou moins long & gros, ce qui dépend de l'âge, &c.

Tome I.   N n n

Pour bien connoître ce qu'il a de particulier, il faut confiderer fon corps & fes extrêmités ; il en a deux, une fupérieure qui s'articule dans la cavité de l'omoplate par arthrodie ou grand genou , & l'inférieure avec les deux os de l'avantbras ; fçavoir, avec le rayon par petit genou , & avec l'os du coude par ginglyme de la premiere efpece ou charniere.

Le corps de l'humerus eft cylindrique, creux intérieurement pour contenir la moëlle ; fa furface extérieure a plufieurs faces féparées les unes des autres par des lignes offeufes plus ou moins fenfibles ; il s'en trouve d'inégales pour l'origine ou l'infertion des mufcles ; vers fa partie moyenne & poftérieure commence une dépreffion oblique pour la route d'un gros cordon de nerf ; elle fe porte du côté du condyle externe ; environ au milieu de l'os eft une ouverture oblongue qui eft l'entrée d'un canal offeux pour le paffage des vaiffeaux & d'une gaîne du périofte qui fe diftribue à la moëlle ; cette embouchure eft de haut en bas. A la partie fupérieure & antérieure eft moulée une finuofité revêtue de la continuation du cartilage de la tête, pour loger un des tendons du biceps, enveloppé d'une capfule : cette finuofité eft bornée par deux éminences, une externe & une interne qui eft faillante & plus élevée ; leur ufage eft de donner attache à des mufcles ; l'endroit où fe termine, pour ainfi dire, la finuofité, eft éminent, inégal & raboteux ; c'eft où s'implantent plufieurs tendons. L'extrêmité poftérieure de la partie principale qui reçoit la tête, eft plus élevée que l'antérieure, ce qui fait que la tête de cet os a une direction oblique de derriere en devant, pour faciliter fon entrée dans la cavité glénoïde ; par cette ftructure de l'humerus fa tête ne peut être que demifphérique ; le col qui la foutient eft étroit & conforme à fa circonférence ; la partie inférieure du corps de l'humerus eft un peu éminente dans fon milieu , ce qui fait paroître deux faces, une interne & une externe, terminées chacune par une ligne aigue qui aboutit à chaque condyle pour l'origine des mufcles.

La ligne externe répond au condyle externe qui finit en tête pour recevoir la cavité glénoïde du rayon ; la ligne interne fe termine au condyle interne qui eft inégal, uniquement deftiné à l'attache des ligamens & des mufcles. La portion de l'épiphyse qui est entre les deux condyles, porte deux éminences séparées d'une cavité en forme de poulie ; à côté de la plus petite est la tête ronde du condyle externe ; le tout est garni d'un cartilage pour l'articulation des os de l'avant-bras : au-dessus de ces éminences antérieurement est une cavité pour recevoir dans le temps de la flexion l'extrêmité antérieure de l'os du coude, qui se termine en pointe dite apophyse coronoïde ; postérieurement est une autre cavité, laquelle a plus de diametre ; elle reçoit dans l'extension de l'avant-bras, l'olécrâne qui en borne le mouvement.

De l'avant-Bras.

L'avant-bras est la troisiéme partie de l'extrêmité supérieure ; deux os entrent dans sa composition, le premier est l'os du coude, le deuxiéme est le rayon ; ils sont placés l'un à côté de l'autre, & joints ensemble, tant par leurs extrémités supérieures & inférieures, par des ligamens : par cette union ils laissent dans leur longueur un grand espace occupé par un ligament interosseux. Cet espace fait deux surfaces, une interne & l'autre externe, pour loger commodément les muscles & les tendons propres aux mouvemens de différentes parties qui composent la main ; le vuide que laissent ces mêmes os dans leur étendue, vu en situation, les fait paroître convexe en dehors, & légerement caves en dedans, eu égard à la situation de ces deux os, les Anatomistes considerent le rayon placé extérieurement, & l'os du coude intérieurement ; cependant c'est une position contraire, car l'os du coude est postérieur & le rayon antérieur ; cela se voit dans presque toutes les attitudes les plus naturelles ; il est vrai que si l'on met l'avant-bras & la main dans une parfaite supination, le rayon se trouvera extérieur & l'os du coude intérieur ; mais c'est une attitude gênée où l'on ne peut rester long-temps. Pour prouver ce que j'avance, l'on peut en faire l'expérience sur soi-même en marchant les bras pendans, l'os du coude se trouve postérieur, & le rayon antérieur ; le pouce & le doigt indice de la main se trouvent également en devant, pendant que les autres doigts sont posés de champ & en arriere, si on leve l'avant-bras en haut ; il arrive pareille chose si l'on écrit, ou ſi l'on s'appuie deſſus l'os du coude ; les perſonnes d'un bon embonpoint , lorſqu'elles marchent les bras branlans , ont pour l'ordinaire les mains dans une parfaite pronation ; pour lors le rayon ſe trouve dans une ſituation contraire, c'eſt-à-dire qu'il eſt en dedans, & l'os du coude en dehors, ce qui n'eſt pas ordinaire, ainſi de pluſieurs autres attitudes. Par l'expoſé que l'on vient de faire, ſuivant la vraie ſtructure, il eſt donc prouvé que l'os du coude, par ſa ſituation la plus naturelle, eſt poſtérieur au rayon ; cette petite digreſſion eſt avantageuſe pour la réduction des luxations, fractures, entorſes, diſtorſions, &c, maladies auſquelles l'avant-bras eſt toujours expoſé.

Ces deux os s'articulent, tant par leur partie ſupérieure, qu'inférieure entre eux ; cette réception réciproque qu'ils ont enſemble, permet au rayon de tourner autour de l'os du coude de dedans en dehors, & de dehors en dedans ; ce mouvement alternatif ſe nomme ſupination quand la paume de la main regarde le ciel, & quand elle regarde la terre, il s'appelle pronation. L'os du coude & le rayon s'articulent avec l'humerus & l'os du coude par ginglyme de la premiere eſpece, & le rayon par petit genou ; par leurs parties inférieures ils s'articulent avec le poignet ou premiere rangée du carpe par arthrodie ou grand genou.

Ces deux os, quoique joints l'un à l'autre, l'on voit que l'os du coude eſt plus long par ſa partie ſupérieure, que le rayon de tout l'olécrâne, & que par leur partie inférieure ils ſont égaux, à la différence que le rayon eſt plus gros par en bas que par en haut, & le coude l'eſt plus par ſa partie ſupérieure.

De l'Os du Coude en particulier.

Cet os conſidéré hors de ſituation, ſe diviſe en ſon corps & en ſes deux extrêmités ; le corps eſt preſque triangulaire, excepté que par ſa partie ſupérieure il eſt rond ; il a trois faces, une externe, une interne & une poſtérieure, ſéparées par trois lignes, dont celle qui eſt interne eſt très-aigue, & donne attache au ligament interoſſeux. A la partie poſtérieure & ſupérieure de l'os du coude, ſe voit une groſſe apophyſe qui peut ſe ſéparer dans les jeunes ſujets : elle eſt inégale &

raboteufe en dehors; elle a plufieurs faces, entre autres une poftérieure pour loger le mufcle anconeus; en dedans elle fe courbe par fon extrêmité; cette apophyfe eft l'olécrâne: il eft reçu dans l'extenfion dans la cavité poftérieure & inférieure de l'humerus.

La partie fupérieure & antérieure de l'os du coude a deux cavités, dont celle qui reçoit l'éminence qui eft au côté intérieur du condyle interne, eft la plus grande; elles font féparées l'une de l'autre par une ligne offeufe, terminée par l'apophyfe coronoïde, laquelle eft reçue dans la flexion dans la cavité antérieure qui eft à l'humerus, entre lefquelles eft une légere dépreffion, où eft logée la ligne offeufe qui fait la féparation des deux cavités; au-deffous de l'apophyfe coronoïde, la partie fupérieure de l'os du coude eft garnie d'une efpece de tubérofité où s'infere le brachial interne; au côté intérieur fe trouve une cavité demi-circulaire, garnie d'un cartilage; elle reçoit une petite face de la partie fupérieure du rayon; la partie inférieure de l'os du coude devient menue, & fe termine en une efpece de tête dont la furface n'eft ni cave ni plate, recouverte de la continuation du cartilage du rayon dans le frais, pour aider à l'articulation de l'avant-bras; en dedans il eft arrondi pour être reçu dans la cavité demi-circulaire du rayon: au côté oppofé il porte une apophyfe dite ftyloïde, pour l'attache d'un ligament; il y a une finuofité bornée par cette même apophyfe pour le paffage d'un tendon.

Du Rayon.

La defcription que nous venons de faire de l'os du coude, nous fait voir que dans la fituation la plus naturelle, le rayon eft placé antérieurement.

Le rayon eft articulé fupérieurement par fa cavité glénoïde, avec la petite tête qui eft à l'extrêmité du condyle externe de l'humerus, par petit genou; par le côté intérieur avec l'os du coude, & par fa partie inférieure avec le même os, d'où dépend, comme il a été dit, le mouvement de pronation & de fupination. Dans le mouvement de pronation, il ne croife pas deffus l'os du coude, comme on l'a prétendu; il ne fait feulement que fe porter en dedans; fa partie inférieure s'articule avec la premiere rangée du poignet par grand genou.

Le rayon eſt conſideré de même que l'os du coude en ſon corps & en ſes extrêmités ; le corps du rayon a trois faces comme ſon voiſin : les lignes qui le ſéparent ſont au nombre de trois, dont l'interne eſt ſaillante & très-aiguë, elle répond à celle de l'os du coude, pour donner attache au ligament interoſſeux.

Le corps du rayon eſt petit par ſa partie ſupérieure, & augmente de volume vers l'inférieure ; le contraire ſe voit à l'os du coude ; à ſa partie ſupérieure il y a une cavité glénoïde articulée avec une tête de l'humerus, ce qui donne lieu dans des chutes ou des extenſions à une luxation particuliere de cet os, dont les Auteurs n'ont pas fait mention. Pour la connoître, la main reſte dans une parfaite pronation, & ſi l'on veut porter l'avant-bras en ſupination, le malade reſſent de la douleur. Cette cavité eſt ſoutenue par un col étroit ; une portion de la cavité eſt arrondie & revêtue d'un cartilage, pour être reçue dans la cavité ſémilunaire ou ſigmoïde de l'os du coude ; au-deſſous du col eſt antérieurement une groſſe tubéroſité inégale pour l'inſertion du muſcle biceps ; la partie interne & inférieure du rayon porte une cavité ſémilunaire, laquelle reçoit l'éminence de l'os du coude ; la partie oppoſée a une apophyſe pour l'attache d'un ligament, & une ſinuoſité conſidérable pour le paſſage des tendons du brachial externe ; enfin le rayon a une grande cavité pour recevoir la convexité de la premiere rangée du carpe par grand genou.

De la Main.

La main eſt le principal organe de l'extrêmité ſupérieure, tant par ſa ſtructure que par ſes uſages ; elle eſt faite de l'aſſemblage de pluſieurs os de différente figure & groſſeur ; on la diviſe en trois parties ; la premiere eſt le poignet ou le carpe ; la deuxiéme eſt la paume de la main ou le métacarpe ; & la troiſiéme comprend les phalanges ou les doigts. Le poignet ou le carpe eſt fait de la réunion de huit os, dont il y en a ſept arrangés & placés les uns à côté des autres ; le huitiéme eft hors de rang. Les trois premiers par leur jonction font une furface convexe en croiffant, recouverte d'un cartilage, pour s'articuler dans la cavité du rayon par grand genou ; l'os du coude y a peu de part. La partie oppofée à ces trois os eft cave, principalement dans le centre pour recevoir & être reçue avec la feconde rangée compofée de quatre autres os, lefquels font également placés les uns à côté des autres. Ils font articulés d'un côté avec les os de la premiere rangée, & de l'autre avec les os du métacarpe & la premiere phalange du pouce ; le huitiéme, qui eft hors de rang, eft un petit offelet à peu près de la figure d'un os féfamoïde ; il a une furface plate, laquelle fe joint à l'os de la premiere rangée, qui eft le plus proche de l'os du coude.

Les os du poignet vus extérieurement font une face convexe, & par dedans ils font caves ; il y en a deux qui font faillie pour l'attache du ligament tranfverfal ; ces os, quoique irréguliers & d'un volume affez médiocre, ont été diftingués par des noms particuliers ; cela paroît ingrat aux commençans ; cependant je les exhorte à les connoître. Le premier eft reçu par fa partie fupérieure & convexe dans la cavité du rayon du côté de fon apophyfe ftyloïde ; par l'inférieure il fe joint avec celui qui foutient le pouce & le doigt indice ; fa partie cave reçoit la tête du grand os qui foutient le doigt du milieu ; il eft auffi joint avec l'os lunaire ; ce premier os eft nommé le fcaphoïde.

Le deuxiéme eft le lunaire, placé au côté intérieur du premier ; fa partie convexe eft reçue dans la cavité du rayon ; par fa partie cave il reçoit l'extrêmité du grand os, & par fes côtés il a connexion avec le fcaphoïde & le cunéiforme.

Le troifiéme retient le nom de cunéiforme, parce qu'il a trois faces ; fa partie convexe porte dans l'extrêmité de l'os du coude, où il eft attaché par un ligament à fon apophyfe ftyloïde ; fa partie cave reçoit l'os qui foutient l'os du métacarpe du petit doigt, & en partie celui de l'annulaire ; par devant eft pofé fur lui l'offelet qui eft hors de rang.

La feconde rangée des os du carpe eft faite par la rencontre de quatre os étroitement liés les uns aux autres ; le premier que l'on nomme trapeze, eft placé du côté du pouce où il eft cave & un peu relevé fur fes bords fupérieurs ; il reçoit la partie supérieure de la premiere phalange de ce doigt ; cette articulation permet au pouce de se mouvoir en tous sens ; du côté opposé il porte dessus l'extrêmité du scaphoïde ; par le côté intérieur il s'unit avec celui qui soutient le doigt indice.

Le deuxiéme est appellé trapezoïde ou pyramidal ; il soutient l'os du métacarpe du doigt indice, & du côté opposé il porte dessus l'extrêmité du scaphoïde ; il touche par le côté au troisiéme ou grand os.

Le troisiéme est dit le grand os ; il sert d'appui au doigt du milieu ; son extrêmité opposée forme une tête, laquelle est reçue dans la cavité faite par la rencontre du scaphoïde & du lunaire ; il est placé entre le deuxiéme & le quatriéme.

Le dernier & quatriéme os de la seconde rangée est connu sous le nom de crochu ; il sert de soutien en partie à l'os du métacarpe du doigt annulaire, & à celui du petit doigt ; il est reçu par une face convexe dans la cavité du cunéiforme, & par une face légerement cave, il s'unit étroitement au grand os ; par dedans cet os porte une apophyse.

Le huitiéme des os du carpe qui a été dit hors de rang, est le plus petit de tous, il a été pisiforme ; par sa surface lisse & polie, il est appliqué dessus la partie antérieure du cunéiforme ; il est inégal dans le reste de sa circonférence, éminent & parallele à l'éminence de l'os crochu ; il donne attache à un côté du ligament transversal.

Tous ces os sont liés & attachés entre eux par des ligamens plus ou moins grands ; il seroit inutile d'en faire la description.

Du Métacarpe, ou de la Paume de la Main.

Le métacarpe est fait de quatre petits os longuets, larges par leur partie supérieure ; ils sont armés chacun d'une face incrustée d'un cartilage pour s'articuler très-étroitement avec l'extrêmité de la deuxiéme rangée du carpe ; leur partie inférieure est terminée par des petites têtes rondes, polies, pour être reçues dans les cavités des premieres phalanges ; cette articulation est un petit genou ; ces extrêmités sont épiphyses,

épiphyfes, & font pofées les unes à côté des autres , & étroitement unies par leurs parties fupérieures, comme il a été dit,
au lieu que par leurs extrêmités inférieures, ces os font un peu
diftans & attachés par des ligamens qui les traverfent ; l'efpace
qui eft entre leurs corps eft occupé par les mufcles interoffeux ;
la difpofition & la fituation de ces os les rend convexes extérieurement, & caves intérieurement ; ils différent en longueur : celui qui foutient la premiere phalange du doigt indice
eft le plus grand ; les autres diminuent. On peut les regarder
comme compofés de trois parties chacun, d'un corps & de
deux extrêmités ; le corps eft plat & convexe extérieurement;
à fa partie interne le milieu du corps a une petite ligne offeufe
plus ou moins fenfible qui le partage en deux faces liffes &
polies ; il eft creux en dedans pour loger la moëlle : des deux
extrêmités l'une s'articule, comme il a été fait mention , avec
la feconde rangée du carpe , & elle eft inégale à fa circonférence ; l'autre porte une tête pour recevoir la premiere phalange ; elle eft auffi inégale & applatie fur les côtés.

Des Doigts ou Phalanges.

Après le métacarpe fuivent les doigts, dont quatre s'articulent avec les os qui le compofent ; à l'égard du cinquiéme
qui eft le pouce , fon articulation fe fait avec un des os de la
feconde rangée du carpe.

Le pouce doit être regardé comme le chef de tous les doigts
de la main ; c'eft lui qui les met en fureté : il les foutient &
leur donne de la fermeté dans l'action ; il eft pour leur confervation : car une perfonne dont la main eft privée du pouce,
n'a plus les mêmes avantages dont elle jouiffoit auparavant ;
il eft vrai que le pouce eft le plus court des doigts, mais en
récompenfe il eft le plus gros & capable de fe mouvoir en
tous fens, fans la participation de fes voifins, & prefque aucun des quatre autres doigts ne peuvent agir fans que les autres y contribuent un peu ; l'on en excepte le doigt indice &
le petit doigt , qui ont des mufcles particuliers ; il eft encore
vrai de dire qu'il y a des perfonnes qui les font mouvoir féparément par une longue habitude contractée par l'ufage de
jouer des inftrumens. Le pouce eft compofé de trois phalan-

ges; la premiere a fon corps convexe extérieurement : il eft plat dans fon étendue ; intérieurement il eft légerement cave, & ne différe pas beaucoup des os du métacarpe ; il s'agit feulement d'obferver que la cavité deftinée à fon articulation avec l'os de la feconde rangée du carpe, a deux petites faces dont les bords font plus ou moins relevés & creux dans le milieu, pendant que la cavité de l'os du carpe eft prefque fuperficielle & taillée en triangle, ce qui donne la facilité au pouce de fe mouvoir en tous fens. Cette articulation eft au nombre du grand genou ; fon articulation avec la deuxiéme phalange fe fait par une tête ronde qui eft reçue dans la cavité de la feconde phalange par petit genou.

La deuxiéme phalange a une cavité pour recevoir la premiere, & à fon extrêmité oppofée deux petites éminences féparées par une légere dépreffion ; la troifiéme phalange eft large par fa bafe ; elle a deux cavités féparées par une éminence ; fon articulation avec la deuxiéme eft une ginglyme de la premiere efpece ; la feconde & troifiéme phalange font légerement creufées en dedans & convexes en dehors ; l'extrêmité de la troifiéme eft inégale & raboteufe.

Les quatre derniers doigts ont trois phalanges ainfi que le pouce ; les premieres font articulées avec les os du métacarpe par petit genou ; leurs extrêmités inférieures ont deux éminences féparées par une dépreffion ; les fecondes & troifiémes ne différent en rien de la derniere du pouce ; leurs emboîtemens font des ginglymes de la premiere efpece ; en général les phalanges font convexes & arrondies en dehors, & en dedans légerement caves pour loger les tendons du fublime & du profond ; les premieres & deuxiémes intérieurement font garnies vers le milieu de leurs corps fur chaque côté, de petites afpérités pour donner attache à des demi-anneaux cartilagineux, pour renfermer & contenir les tendons ; les extrêmités des dernieres phalanges font très-inégales. Pour ce qui regarde la grandeur des phalanges, les premieres font plus longues que les fecondes ; elles vont ainfi en diminuant.

À l'articulation du pouce de la premiere & deuxiéme phalange, fe trouve pour l'ordinaire dans les adultes deux petits os nommés féfamoïdes ; il y a des fujets où on n'en voit qu'un ; le petit doigt en eft fouvent pourvu, ainfi que le doigt indice : ils font rares dans les autres doigts : cependant j'en ai trouvé dans nombre de fujets : ils fervent à faciliter le mouvement des tendons qui gliffent deffus leurs cartilages, & à les éloigner du centre du mouvement.

SECTION QUATRIÉME.

Des Os de l'extrêmité inférieure.

Si les refforts qui compofent les extrêmités fupérieures donnent l'avantage aux mains de prendre, donner, recevoir & fervir à une infinité de mouvemens néceffaires, utiles & curieux pour les méchaniques, les inférieures ne font pas moins bien partagées par les ufages auxquels la nature a deftinés les pieds ; ils fervent à la confervation de l'homme, de même qu'à celle des animaux ; ils font faits pour le marcher : c'eft ce mouvement de progreffion communiqué à toute l'étendue des autres parties, qui les fauve d'une infinité d'accidens auxquels ils ne fe trouvent que trop fouvent expofés ; ils les tranfportent d'un lieu à un autre, pour éviter le danger ; enfin la fociété civile & les différens exercices que les hommes entreprennent, ne pourroient s'accomplir, s'ils fe trouvoient privés de ce mouvement progreffif.

L'extrêmité inférieure fe divife comme la fupérieure, en quatre parties ; la cuiffe eft la premiere & la principale partie ; un feul os entre dans fa compofition ; il en fait la bafe, puifqu'il eft le plus grand & le plus confidérable de tous les os qui compofent le fquélette ; c'eft le fémur.

Le genou eft cette partie éminente formée par l'articulation de la partie inférieure du fémur avec la partie fupérieure du tibia ; la partie antérieure eft occupée par la rotule, os capable de différens mouvemens ; c'eft la deuxiéme partie de l'extrêmité.

La troifiéme partie de l'extrêmité inférieure eft la jambe faite de deux os ; le plus gros eft à la partie interne, nommé le tibia ; le fecond eft au côté extérieur, il eft grêle dans fa longueur, on le nomme le péroné.

Le pied eft la quatriéme partie de l'extrêmité inférieure ; on le divife comme la main en quatre parties ; fçavoir, le coudepied ou le tarfe, le deffus du pied ou le métatarfe, les orteils ou les phalanges.

Du Femur.

Cet os eft long, folide & compact par le nombre des couches qui entrent dans fa compofition; fon intérieur eft creufé en canal pour renfermer la moëlle; fa partie principale ou fon corps peut être féparé de fes extrêmités, que l'on nomme épiphyfes, jufqu'environ l'âge de vingt ans, paffé lequel temps toutes ces piéces n'en font qu'une : on peut auffi dire la même chofe des trochanters qui font appellés apophyfes.

Le fémur s'articule par fes deux extrêmités; par la fupérieure, fa tête eft reçue dans la cavité cotyloïde par grand genou; on nomme auffi cette articulation énarthrofe; par fa partie inférieure il s'articule par fes condyles avec le tibia, par ginglyme de la feconde efpece; & par fa partie antérieure il reçoit la rotule par ginglyme de la premiere efpece : toute la partie antérieure du corps du fémur eft convexe & unic; fa partie poftérieure eft légerement cave, ou pour mieux dire cambrée : on y obferve une ligne raboteufe très-faillante, furtout dans le fémur de perfonnes robuftes, pour l'attache de différens mufcles; cette même ligne par fa partie fupérieure répond au grand trochanter, où elle eft raboteufe, & au petit trochanter par une qui l'eft moins. A peu de diftance de la partie inférieure cette ligne fe partage en deux, l'une répond au condyle interne, & l'autre au condyle externe; l'efpace qui eft entre-deux, forme une furface affez étendue, où font placés les vaiffeaux cruraux, auxquels on donne le nom de poplités, entourés de beaucoup de graiffe; vers le milieu de l'os, proche l'épine, eft un conduit pour l'entrée d'une artere, d'une veine & d'un nerf, enveloppés d'une gaîne du périofte, pour fe diftribuer dans la moëlle; il y a des fujets où il s'en trouve deux; l'ouverture eft toujours de bas en haut. La partie fupérieure de cet os fe rétreciffant, fe courbe de derriere en devant, fe portant un peu obliquement; c'eft ce que l'on nomme le col du fémur qui foutient la tête, qui eft prefque fphérique; elle eft recouverte d'un cartilage liffe & poli; c'eft cette direction oblique qui en facilite l'entrée dans la cavité cotyloïde. A sa partie antérieure & presque inférieure, est un petit enfoncement qui donne attache à une extrêmité du ligament à ressort, on lui a donné mal-à-propos le nom de cavité ; à la partie postérieure & supérieure du fémur, est une grosse apophyse inégale & raboteuse, dite le grand trochanter, qui se termine en pointe & un peu courbé en dedans : au-devant est un enfoncement plus ou moins creux, où s'insérent les tendons des muscles qui portent la cuisse en dehors ; à la partie interne est une autre éminence moins grosse, nommée le petit trochanter, pour l'insertion du psoas & de l'iliaque.

Ces deux apophyses peuvent se séparer du corps du fémur jusqu'à un certain âge ; la partie inférieure du fémur est plus grosse que la supérieure ; elle est terminée par deux grosses éminences oblongues, qui se portent de devant en arriere, inégalement applaties sur les côtés, séparées postérieurement l'une de l'autre par un assez grand espace destiné à loger les ligamens croisés.

Ces deux éminences sont les condyles du fémur, dont l'un est externe, & l'autre est interne, lequel a beaucoup plus de volume que l'externe ; ils sont incrustés d'un cartilage : la partie antérieure des condyles porte deux faces séparées par une dépression en forme de poulie ; la face du condyle externe est plus élevée, & excéde celle de l'interne par son volume ; elles reçoivent la rotule par ginglyme de la premiere espece.

Du Genou.

On appelle proprement le genou, l'éminence qui est à la jonction de la jambe avec la cuisse, faite par la rotule, laquelle fait saillie, & se meut en glissant dessus les faces antérieures des condyles. Dans la flexion de la jambe la rotule descend, & dans son extension elle monte ; sa situation est bornée principalement à ces deux mouvemens, se trouvant attachée par son extrêmité inférieure à un ligament très-fort, implanté dans la tubérosité du tibia ; la partie supérieure de la rotule donne insertion au tendon commun des extenseurs de la jambe, duquel se détache une aponévrose qui la couvre ; il y a des appendices tendineuses sur les côtés, qui la contiennent dans fes bornes : il paroît par ce que l'on vient de dire des attaches de la rotule avec les parties voifines, eu égard à fon peu de volume, qu'elle ne pourroit être fujette à aucuns accidens ; cependant la pratique & l'expérience donnent des preuves contraires ; car la rotule eft expofée à la fracture, à la luxation fur les côtés, à la rupture de fon ligament, au déchirement des fibres tant mufculaires que tendineufes des extenfeurs qui viennent s'y implanter.

La ftructure de la rotule eft fpongieufe dans fon intérieur, recouverte d'une lame d'os très-mince, inégale en dehors, & revêtue d'un cartilage en dedans ; fa figure approche de celle d'un cœur de carte, large & mouffe par en haut, fe terminant en pointe par en bas ; il eft bon d'obferver que par dedans elle eft polie, partagée en deux faces par une ligne offeufe, & que celle qui pofe la partie antérieure du condyle externe, a plus d'étendue que celle qui eft du côté du condyle interne ; elle fe porte auffi dans certaines attitudes fur un côté ou fur l'autre.

De la Jambe.

La troifiéme partie de l'extrêmité inférieure eft la jambe, compofée de deux os fitués l'un à côté de l'autre ; le tibia eft le plus gros, placé en dedans, & le péroné en dehors.

De tous les os du corps humain, après le fémur c'eft le tibia qui eft le plus gros ; cet os peut être dépourvu de fes épiphyfes par la macération ou l'ébullition, comme le fémur jufqu'à l'âge de vingt ans ; fa partie principale ou fon corps eft d'une figure triangulaire ; il a trois faces, une qui regarde le péroné, plus ou moins creufée, principalement depuis fa partie fupérieure jufqu'à la moyenne ; le refte de la face eft convexe ; la face interne eft pour l'ordinaire plate dans fa longueur ; ces deux faces font féparées par une ligne offeufe antérieurement ; c'eft la partie la plus éminente du tibia que l'on nomme fa crête ; elle n'eft recouverte que du périofte & des tégumens, d'où il arrive que les coups donnés à cette partie font très-fenfibles.

La troifiéme face eft poftérieure, bornée fur les côtés par

deux lignes offeufes; l'interne donne attache au ligament interoffeux, & l'externe à une aponévrofe; à la partie poftérieure & prefque fupérieure du tibia eft l'embouchure d'un canal, précédé d'une échancrure pour le paffage des vaiffeaux & d'une gaîne du périofte; l'entrée de ce canal eft de haut en bas; l'intérieur du tibia eft creux pour contenir la moëlle; l'extrêmité fupérieure du corps du tibia eft large en dedans & toute fpongieufe; l'épiphyfe qui eft placée deffus cette extrêmité, eft évafée; dans l'adulte ce n'eft qu'une continuité : on y voit deux cavités féparées par une éminence inégale, plus ou moins élevée fuivant le volume de l'os; ces cavités reçoivent les condyles du fémur.

La cavité interne a plus de furface, ce qui eft fenfible. L'ufage de l'éminence ou apophyfe placée entre deux, eft de donner attache aux ligamens croifés; elle ne fert en aucune maniere, non plus que l'efpace qui eft entre les deux condyles, à l'articulation. A la partie fupérieure & antérieure du tibia, eft une tubérofité qui dépend de l'épiphyfe; elle donne attache à une extrêmité du ligament de la rotule; à fa partie fupérieure & externe eft une face plate, où eft reçu le péroné. Le tibia, par fon extrêmité inférieure, eft moins large que par la fupérieure, de même que fon épiphyfe; en dedans il a une groffe apophyfe nommée malléole interne; elle fert à l'attache de quelques ligamens, à borner l'articulation, & à empêcher que le pied ne fe déboîte en dedans; fur fon côté poftérieur eft une finuofité; au côté extérieur eft pratiquée une cavité en demi-croiffant, dans laquelle eft reçue l'extrêmité inférieure du péroné; il y a une grande cavité qui eft féparée en deux par une petite ligne offeufe revêtue d'un cartilage pour recevoir l'aftragal.

Du Péroné.

Cet os eft placé au côté extérieur du tibia, avec lequel il fe joint par fes deux extrêmités; cette jonction fe fait par des furfaces plates; elle eft, pour ainfi dire, auffi ferme qu'une fymphyfe, par l'union des ligamens qui les entourent.

Le tibia & le péroné laiffent entre leurs corps un vuide confidérable, occupé par une membrane ligamenteufe; cet

efpace fert auffi à donner plus de furface tant en devant qu'en
arriere, pour loger plus commodément les mufcles.

Le péroné eft grêle dans toute la longueur de fon corps,
cependant il eft creux pour loger la moëlle; il a un petit canal vers fon milieu pour l'entrée des vaiffeaux; fon entrée
eft de haut en bas; on y voit trois faces, plus ou moins ré-
gulieres, féparées les unes des autres par trois lignes offeufes;
celle qui eft interne regarde le tibia; elle donne attache au
ligament interoffeux.

L'extrêmité fupérieure du péroné fe termine en une efpece
de tête inégale dans fa circonférence, & dont la partie extérieure finit par une apophyfe, où s'infére le tendon du biceps; il a une petite cavité, où eft reçue la petite face qui
eft au côté fupérieur & extérieur du tibïa.

La partie inférieure du péroné porte une éminence qui a
affez de volume; fa face interne a une furface plate, recouverte d'un cartilage, pour être reçue dans la cavité demi-
lunaire du tibia; fa face extérieure eft inégale, elle fe déjette
en dehors; poftérieurement eft une finuofité, laquelle donne
paffage aux tendons des deux peroniers.

Cette éminence retient le nom de malléole externe; elle
a les mêmes ufages que l'interne, qui font de foutenir l'articulation du tibia avec l'aftragal, d'en borner le mouvement
par dehors, enfin de s'oppofer à la luxation du pied.

Du Pied.

Le pied eft de toute l'extrêmité inférieure la partie la plus
néceffaire à la progreffion; c'eft lui qui en eft la bafe, c'eft
auffi lui qui fait l'affiette & l'appui dans les différentes pofitions où il fe porte pour diriger tout le corps, ce qui fe
fait alternativement de l'un à l'autre; il fe divife en trois
parties; la premiere eft le tarfe, la feconde le métatarfe, &
la troifiéme les orteils ou les phalanges.

Ce que l'on nomme vulgairement le coudepied, eft le
tarfe; fept os en font l'affemblage, les uns plus gros que les
autres; tels font le calcaneum, l'aftragal, le fcaphoïde, les
trois cunéiformes, & le cuboïde. Le premier eft l'os du talon ou le calcaneum, il eft le plus gros; le deuxiéme eft pofé

deffus

deſſus ſa partie antérieure, articulé avec la jambe, dit l'aſtragal;
le troiſiéme eſt ſitué à ſon extrêmité antérieure ; on le nomme le ſcaphoïde ; le quatriéme, cinquiéme & ſixiéme ſont
de figure irréguliere ; ils s'articulent avec le ſcaphoïde d'un
côté, & par leurs parties oppoſées avec les os du métatarſe
qui ſoutiennent les trois premiers orteils ; celui qui eſt du
côté du gros orteil, eſt le gros ; celui qui ſoutient le doigt
du milieu, l'eſt moins, & celui qui eſt entre-deux, ſoutient
le doigt indice, & il eſt le plus petit ; on appelle ces os cunéiformes. Le ſeptiéme des os du tarſe, par ſa figure, retient le
nom de cuboïde ; placé ſur le côté extérieur, il ſe joint aux
os du métatarſe des deux derniers doigts, au calcaneum, &
au troiſiéme os cunéiforme. Tous ces os ſont liés & attachés
les uns aux autres par des ligamens qui ne leur permettent,
pour ainſi dire, que de gliſſer les uns contre les autres ; c'eſt-
à-dire, de prêter & de céder aux différentes poſitions auſquelles le pied peut ſe trouver expoſé ; la ſurface extérieure
du tarſe eſt convexe & inégale ; la ſurface interne eſt cave
& irréguliere. Voyons préſentement ce qu'il y a de particulier à chacun de ces os.

Du Calcaneum.

Cet os a deux extrêmités, la plus groſſe ſe porte en arriere,
& excede de plus d'un grand pouce l'articulation de la jambe
avec l'aſtragal : on la nomme l'apophyſe de l'os du talon ; elle
ſe ſépare en partie dans les jeunes ſujets ; elle donne inſertion
au tendon d'achille ; l'extrêmité antérieure eſt plus petite, elle
porte une cavité dont les bords ſupérieurs & inférieurs ſont
un peu relevés, pour recevoir la partie ſupérieure du cuboïde ;
au-deſſus il a une grande ſurface liſſe & polie, un peu relevée dans ſon milieu, & une petite à ſon côté intérieur ; la
grande reçoit la cavité inférieure de l'aſtragal, & la petite
une légere face qui eſt au-devant du même os ; les côtés du
calcaneum ſont au nombre de deux, un extérieur qui eſt
en partie inégal, un inférieur creuſé dans toute ſon étendue,
que l'on nomme la ſinuoſité du calcaneum pour le paſſage des
tendons du fléchiſſeur du pouce & celui du profond : on y

trouve auffi une groffe artere, une veine & un nerf ; elle eft occupée par des parties charnues ; fon extrêmité fupérieure & antérieure a une échancrure qui, avec une femblable de l'aftragal, fait une foffe où fe trouve un peloton de graiffe ; l'intérieur de cet os eft tout fpongieux, & recouvert d'une lame d'os très-mince.

De l'Aftragal.

L'aftragal eft pofé deffus la partie fupérieure & antérieure du calcaneum qui lui fert de bafe ; il eft d'une figure irrégu-liere : toute l'étendue de fa partie fupérieure fait une fur-face recouverte d'un cartilage ; elle eft un peu relevée fur les bords ; fon milieu fait faillie, & cette furface, tant en devant qu'en arriere, eft taillée en bifeau, & cela pour fa-ciliter le mouvement du tibia avec lequel il s'articule par gin-glyme de la premiere efpece ; cette articulation eft très-mo-bile, d'où dépend l'agilité du marcher dans nombre de per-fonnes ; fa partie inférieure porte une cavité femi-lunaire, placée tranfverfalement, & affez creufée dans fon centre ; elle reçoit la grande face du calcaneum ; les côtés de l'aftragal font très-polis, & incruftés de la continuation du cartilage de fa partie fupérieure, légerement cave du côté extérieur où eft reçue la face interne de la malléole externe ; le côté inté-rieur reçoit celle de la malléole interne ; la partie antérieure de cet os fe termine en une tête, laquelle eft reçue dans la cavité du fcaphoïde ; cette articulation eft la plus mobile de tous les os du tarfe, ce qui fe fait appercevoir lorfqu'on fait un faux pas, par la douleur vive que l'on reffent en cet en-droit, & par la tenfion qui y furvient, caufée par la grande extenfion que les ligamens ont fouffert ; à fa partie poftérieure & interne eft gravée une finuofité ; l'efpace qui eft entre le corps de l'aftragal & fa tête du côté extérieur, forme une grande échancrure qui, jointe avec celle du calcaneum, il en réfulte une foffe, comme il a été dit.

Du Scaphoïde.

Le troifiéme des os eft fitué fur le côté intérieur du tarfe,

par fa reſſemblance on lui donne auſſi le nom de naviculaire ;
il eſt placé entre l'extrêmité de la tête de l'aſtragal qu'il reçoit, & les trois cunéiformes qu'il ſoutient ; il eſt convexe
en deſſus, & un peu cave en deſſous ; à ſa partie antérieure
eſt une cavité glénoïde, laquelle occupe toute cette ſurface
pour s'articuler avec la tête de l'aſtragal par petit genou ; à ſa
partie poſtérieure s'élevent trois faces polies, ſéparées par deux
lignes oſſeuſes, dont chacune reçoit un os cunéiforme ; il s'y
voit une petite face, laquelle s'unit avec une du cuboïde ; ſa
partie intérieure & inférieure porte une tubéroſité, où s'inſére
le tendon du jambier poſtérieur ; l'impreſſion du tendon y fait
une légere ſinuoſité.

Des Os Cunéiformes.

Ils ſont trois, placés les uns à côté des autres ; le premier
eſt le plus gros, le deuxiéme eſt petit, & le troiſiéme a un
peu plus de volume que le deuxiéme ; ils s'articulent avec le
ſcaphoïde, & ſervent d'appui aux trois premiers os du métatarſe ; ce que l'on remarque de particulier à ces os, eſt que le
premier a une éminence inférieurement, laquelle eſt paralléle à celle du ſcaphoïde, & à l'os du métatarſe du pouce
qui eſt éminent, ce qui ſert à la poſition de la plante du pied,
ſoit dans le marcher, ſoit dans la courſe. Sa partie ſupérieure
eſt menue, & pour ainſi dire aigue ; elle ſe joint à la face
interne du deuxiéme, & ſert auſſi d'arc-boutant à l'os du métatarſe du ſecond orteil.

Le deuxiéme os cunéiforme eſt placé entre le premier & le
troiſiéme, & le troiſiéme entre le deuxiéme & le cuboïde ;
leurs parties ſupérieures ſont plates, & les inférieures tranchantes, ce qui a donné lieu de les regarder comme des
coins ; le troiſiéme a une face extérieure pour ſe joindre avec
le cuboïde.

Du Cuboïde.

Sa ſituation eſt extérieure ; il occupe l'eſpace qui eſt entre
l'extrêmité antérieure du calcaneum & les deux os du métatarſe du quatriéme & cinquiéme orteil ; ſa partie de deſſus
eſt plate, celle de deſſous porte une ſinuoſité, dont l'entrée

est bornée par l'extrêmité de l'os du métatarse qui soutient le petit doigt ; on lui remarque six faces, la premiere s'unit avec l'extrêmité antérieure du calcaneum ; par la partie opposée il en a deux séparées l'une de l'autre par une ligne osseuse pour s'articuler avec les deux derniers os du métatarse ; la quatriéme face est interne ; elle se joint avec le troisiéme os cunéiforme ; la cinquiéme est petite ; elle reçoit la partie latérale externe du scaphoïde ; enfin la sixiéme est sa partie extérieure.

Tous les os qui composent le tarse, sont spongieux, recouverts d'une lame d'os très-mince ; les ligamens qui les lient les uns aux autres sont très-forts & très-courts.

Du Métatarse.

Le dessus du pied, ou le métatarse est fait de cinq os situés les uns à côté des autres, gros & raboteux par leurs parties supérieures, où l'on observe que leur union avec les os cunéiformes & cuboïde n'est pas en droite ligne, ce qui dépend de la longueur des uns & du raccourcissement des autres ; l'extrêmité inférieure de ces os est grêle, & chacun d'eux se termine en tête pour s'articuler avec les premieres phalanges par petit genou ; ces mêmes os en situation sont convexes en dessus, & caves en dessous ; il sont disposés par leur situation à s'incliner & à se porter plus en dedans qu'en dehors, c'est-à-dire, que les quatre derniers se portent du côté du pouce, ou gros orteil, qui en est, pour ainsi dire, la base ; ces os laissent des espaces pour loger les muscles interosseux ; ils ont des faces séparées par des lignes osseuses ; l'os du métatarse, qui soutient le pouce, est le plus court de tous, mais en récompense il a plus de volume.

Sa partie supérieure a une base large pour son articulation avec le premier os cunéiforme ; elle se trouve paralléle avec l'éminence du cunéiforme ; l'extrêmité opposée de cet os a une tête proportionnée à son volume ; elle reçoit la premiere phalange, qui est la plus grosse de toutes celles des autres orteils ; elle a deux faces en dedans séparées d'une ligne osseuse, où sont appliqués deux petits os nommés sésamoïdes, lesquels ont chacun une surface plate & convexe en dehors ; ils y sont

attachés par des ligamens ; à leur union ils laiſſent un vuide
pour le paſſage du tendon du fléchiſſeur du pouce ; leur uſage
eſt d'éloigner le tendon du centre du mouvement , ainſi que
dans les autres orteils , lorſqu'il s'y en trouve ; on peut donner le nom de ſinuoſité au paſſage de ce tendon ; l'os du métatarſe du ſecond eſt le plus long ; les autres vont en diminuant ; celui qui ſoutient le petit doigt a une éminence ou
apophyſe , où s'inſére le tendon du péronier antérieur : elle
borne & dirige le tendon du péronier poſtérieur dans la ſinuoſité du cuboïde : il ne faut pas omettre qu'à leur jonction
les os du métatarſe ont des faces à leurs parties ſupérieures pour
s'articuler étroitement avec les os cunéiformes & le cuboïde ,
& des inégalités à leur circonférence ; leurs extrêmités inférieures ont des têtes , & ſont un peu applaties ſur les côtés ,
& inégales pour l'attache des ligamens.

Des Orteils ou des Phalanges.

Leur nombre eſt de quatorze au pied , & de quinze à la
main ; le pouce ou le gros orteil en a deux , & les autres
doigts trois ; la premiere du pouce eſt large par ſa baſe , elle
a une cavité proportionnée à la tête de l'os du métatarſe pour
ſon articulation ; elle finit en pointe inégale dans ſa circonférence ; elle eſt convexe extérieurement , & un peu cave intérieurement ; les premieres phalanges des autres orteils ſont
grêles , & ne différent en rien des premieres des doigts de la
main.

Les deuxiéme & troiſiéme phalanges de ces mêmes orteils
ſont très-petites ; elles varient ſuivant la force & le tempérament des ſujets , cependant leurs articulations ſe font par
ginglyme de la premiere eſpece ; elles s'offiſient quelquefois
entre elles , ſurtout à ceux qui ſont gênés dans leurs ſouliers ;
il ſe trouve des os ſéſamoïdes à l'articulation du pouce avec
la premiere phalange , comme aux doigts de la main ; ils
ſont plus gros , & ſont liés par des ligamens très-forts ; il
s'en rencontre quelquefois dans les autres orteils.

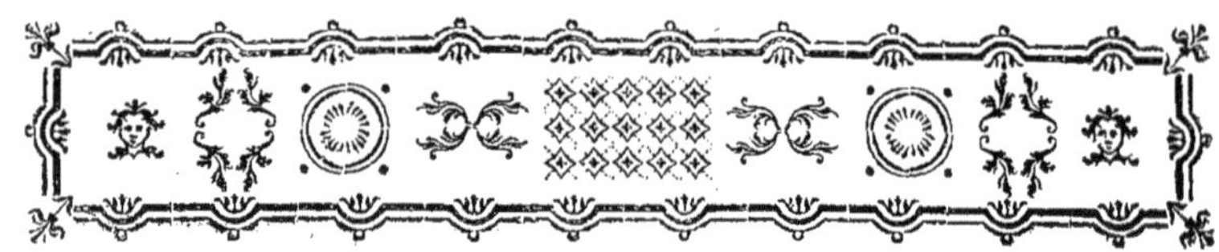

TRAITÉ
DE MYOLOGIE.

LA Myologie eſt la partie de l'Anatomie qui apprend à connoître la ſtructure, les fonctions & les attaches des muſcles. Pour avoir une parfaite connoiſſance des muſcles, il faut les conſiderer en général & en particulier.

PREMIERE PARTIE.
Des Muſcles en général.

EN général on conſidere aux muſcles pluſieurs choſes, ſçavoir, leur étymologie, leur différence, leur compoſition, l'ordonnance des parties qui les compoſent, leur action & la cauſe de leur action.

Par rapport à l'étymologie, elle vient du mot Latin *Mus,* qui ſignifie une ſouris ; on l'appelle auſſi *Lacertus,* qui ſignifie un lézard, parce que les muſcles reſſemblent à ces ſortes d'animaux lorſqu'ils ſont écorchés.

Le muſcle eſt défini, ou à raiſon de ſon action, ou à raiſon de ſa compoſition ; à raiſon de ſon action, c'eſt l'organe de tous les mouvemens qui ſe font, tant volontaires qu'involontaires : à raiſon de ſa compoſition, c'eſt une partie diſſimilaire & organique, compoſée de chair, de nerfs, de fibres, de ligamens, de veines & d'arteres ramaſſés en un ſeul corps, & enveloppés d'une membrane propre ; la chair eſt pour remplir les eſpaces qui ſont entre les nerfs, fibres, veines & arteres ; les nerfs, pour lui porter les eſprits ſenſitifs & moteurs ; l'artere, pour lui donner du ſang pour ſa nourriture ; la veine, pour rapporter le réfidu de ce fang qui lui a été diftribué à la fortie ; le tendon pour fortifier fon action ; & enfin la membrane pour envelopper toutes les parties & les tenir liées enfemble. Les différences des mufcles font effentielles & accidentelles ; les différences effentielles fe tirent de trois chofes, de leur ftructure, de leur fonction & de leur compofition ; à raifon de leur ftructure, les uns font fimples, & les autres font compofés ; le mufcle fimple eft celui dont les fibres charnues compofent des plans diverfement difpofés : les différences effentielles du mufcle, par rapport à fes fonctions, font que les uns fervent à mouvoir des corps liquides, & les autres des corps folides ; les premiers compofent des cavités fpatieufes capables de contenir une certaine quantité de fuc ou de liqueur, comme le cœur, l'eftomac & les inteftins ; les feconds font des maffes pleines & fans cavités particulieres, tels font les mufcles deftinés pour le mouvement des os. Les différences effentielles des mufcles, par rapport à leur compofition, font que les uns font compofés de plus de fibres charnues que de fibres tendineufes ; tels font les feffiers : les autres au contraire font compofés de plus de fibres tendineufes que de fibres charnues, comme le fafcia lata.

Les différences accidentelles des mufcles fe tirent de leur quantité ; les uns font longs comme le couturier, les autres courts comme les verniculaires ; les uns larges comme le très-large, les autres forts étroits comme les interoffeux ; les autres fort épais comme le grand feffier, les autres très-minces comme le peauffier.

A raifon de leur figure, les uns font quarrés, les autres triangulaires.

A raifon de leur fituation, les uns font internes, les autres font externes.

A raifon de leur attache, les uns font attachés aux os, les autres à des parties molles.

A raifon de leur fonction, comparés à d'autres mufcles, les uns font congenaires, les autres antagoniftes ; les congenaires font ceux qui font deftinés pour une même fonction, comme le fublime & le profond des doigts ; les antagoniftes font ceux qui font deftinés pour les fonctions contraires, comme les fléchiffeurs & les extenfeurs des doigts.

Les parties qui compofent un mufcle, font diftinguées en fimilaires & diffimilaires ; les parties diffimilaires d'un mufcle font au nombre de trois, fçavoir, fon milieu & fes deux extrêmités ; ces trois parties ont une difpofitiòn différente, felon les fonctions différentes des mufcles ; car le milieu des mufcles qui fert à mouvoir les corps liquides, eft ce qui compofe les parois de fa capacité ; les extrémités font au nombre de deux, dont l'une permet l'entrée à la liqueur, & l'autre en permet la fortie.

Le milieu des mufcles qui fert à mouvoir des corps folides, eft nommé ventre du mufcle ; à l'égard des extrêmités, l'une eft attachée à un os qui, pendant l'action du mufcle, eft immobile, & c'eft ce qu'on appelle improprement origine ou tête, & l'autre eft attachée à un os qui pendant l'action eft mobile, & c'eft ce qu'on appelle infertion ou queue, laquelle eft nommée tendon quand elle eft ronde, & aponévrofe quand elle eft large & étendue.

Les parties fimilaires d'un mufcle font les fibres & les vaiffeaux ; les fibres font charnues, tendineufes & membraneufes ; les fibres charnues des mufcles différent des tendineufes, en fituation, en couleur & en fonction ; en fituation, en ce que les fibres charnues occupent ordinairement le milieu des mufcles, & les tendineufes en compofent les extrêmités ; en couleur, en ce que les fibres charnues font rouges, & les tendineufes font blanchâtres : cette différence de couleur dépend de ce que les fibres charnues font traverfées de la partie rouge du fang, au lieu que les fibres tendineufes font traverfées de la partie blanche & cryftalline du fang ; en fonction, en ce que les fibres charnues font capables de contraction, lorfqu'elles font enflées par le concours du fang & des efprits ; de relâchement, par la fuite du fang & des efprits, au lieu que les fibres tendineufes ne font capables que de reffort.

Les fibres membraneufes fervent à lier toutes les autres fibres qui compofent le mufcle.

Les vaiffeaux d'un mufcle font au nombre de quatre, comme ceux des autres parties. L'ordonnance de toutes les parties qui compofent un mufcle, renferme trois circonftances particulieres ; la premiere eft comme nous avons déja dit : tous

ces fibres & ces vaiſſeaux ſont entrelaſſés les uns avec les autres, de maniere néanmoins que les fibres ſont moins ſerrées
dans le milieu des muſcles, que dans les extrêmités ; la ſeconde, que les nerfs entrent dans les muſcles quelquefois par
les extrêmités, mais le plus ſouvent par le milieu & par l'endroit où les fibres ſont moins ſerrées, pour s'y diſtribuer de
maniere que chaque fibrile reçoit un capillaire de nerf ; la
troiſiéme eſt que les fibres charnues ne ſont pas toujours or-
données de la même maniere dans tous les muſcles ; il y en
a dont toutes les fibres charnues paroiſſent droites avec des
ſurfaces aſſez approchantes de la rhomboïde, comme le muſcle trapeze ; d'autres qui ſont dirigées en ſpirale, comme
celle du cœur, ou circulairement comme celle du ſphincter,
ou obliquement ou longitudinalement.

L'action du muſcle eſt propre ou impropre ; l'action propre du muſcle eſt la contraction, l'impropre eſt le relâchement.

La contraction eſt un mouvement actif d'un muſcle, cauſé
par l'influence du ſang & des eſprits qui coulent en abondance
dans les fibres charnues & dans le nerf, au moyen dequoi le
ventre d'un muſcle devient plus court, plus gros, plus rouge
& plus dur, ce qui occaſionne pluſieurs effets différens, ſelon
la nature des corps qui doivent être mis en mouvement ; car
ſi le muſcle eſt deſtiné pour le mouvement d'un corps ſolide,
il eſt de néceſſité que ce corps ſoit entraîné & approché du
côté du muſcle raccourci ; ſi le muſcle eſt deſtiné pour réunir
un corps liquide, il eſt d'une néceſſité évidente que la liqueur contenue dans le creux du muſcle, ſoit preſſée juſqu'au point d'en ſortir & de couler par l'extrêmité du muſcle
qui ouvre un paſſage à la ſortie. Quant un muſcle eſt en état
de contraction, ſon milieu devient plus court & plus gros,
parce que la longueur de ſes fibres charnues a dégénéré en
largeur ; il devient plus rouge & plus dur, parce que les fibres charnues ſont traverſées d'une grande quantité de ſang,
ce qui les rend non ſeulement plus rouges, mais encore plus
dures, parce qu'elles en ſont plus preſſées.

Le relâchement eſt un mouvement paſſif du muſcle, cauſé
ou par la contraction plus forte du muſcle antagoniſte, ou
par le défaut de ſang & des eſprits qui ceſſent de couler en

auſſi grande abondance qu'ils faiſoient pendant la contraction , ou enfin par la peſanteur , au moyen de quoi le ventre
du muſcle devient plus long , plus large, moins rouge &
moins dur, ce qui occaſionne différens effets, ſelon la nature
des corps qui doivent être mis en mouvement ; car ſi le muſcle eſt deſtiné pour les mouvemens du corps ſolide , il eſt
néceſſaire que ce corps ſoit éloigné du muſcle relâché ; ſi ce
muſcle eſt creux, & par conſéquent deſtiné pour remuer un
corps liquide, il eſt néceſſaire que la cavité du muſcle ſoit
agrandie pour recevoir une nouvelle quantité de ſuc ou de
liqueur par l'extrêmité du muſcle qui en favoriſe l'entrée.

Il y a deux ſortes de contractions, l'une naturelle & l'autre contre nature ; la naturelle eſt de deux ſortes, volontaire
& involontaire ; la volontaire eſt celle qui dépend du conſentement & de la volonté ; elle eſt occaſionnée par les nerfs du
cerveau. L'involontaire eſt celle qui eſt indépendante de la
volonté, elle eſt occaſionnée par les nerfs du cervelet. La contraction contre nature eſt nommée convulſion , de même que
le relâchement contre nature eſt nommé paralyſie. Outre ces
deux actions, les Anciens en ont reconnu deux autres, ſçavoir, le mouvement tonique & celui de départ ; le mouvement tonique conſiſte dans la contraction qui ſe fait en
même-temps de tous les muſcles antagoniſtes deſtinés pour
un autre partie , enſorte que la partie eſt obligée de ſuivre
ſon poids & ſa peſanteur.

La cauſe de la contraction des muſcles ſe conſidere en
deux manieres, ou du côté de l'ame, ou du côté de l'organe ;
l'ame agit en deux manieres pour la contraction des muſcles,
ſçavoir, ſans réflexion ou avec réflexion ; ſans réflexion, c'eſt-
à-dire , par un conſentement particulier de l'ame, ordinaire
& commun à certaines fonctions qui ſont indépendantes de
la volonté : tels ſont les mouvemens du cœur, de l'eſtomac
& des inteſtins ; avec réflexion, c'eſt-à-dire, par un mouvement particulier de l'ame qui eſt excité ou par les ſenſations
internes, c'eſt-à-dire, par le retour des eſprits animaux dans
les traces du cerveau , ou par des ſenſations externes, par
l'ébranlement de la corde nerveuſe, ſoit par l'ondulation des
eſprits animaux depuis l'extrêmité des nerfs juſqu'au cerveau.
La cauſe de la contraction , par rapport au muſcle qui en eſt

l'organe, eft confiderée en deux manieres, ou par rapport aux canaux qui compofent les mufcles, ou par rapport au fang & aux efprits qui traverfent ces canaux. A l'égard des fibres charnues, on remarque qu'elles ont trois propriétés effentielles, qui rendent capables de contraction; premierement, elles font capables de reffort; fecondement, elles font très-nombreufes; troifiémement, elles font torfes & approchént de la fpirale. Le reffort d'une fibre dépend de ce que les portions d'une fibre allongée la rendent plus étroite & plus ferrée; la matiere fubtile qui ne paffe plus avec la même facilité, fait effort pour les ouvrir; ce qu'elle ne peut faire fans les rendre plus larges, fans rendre la fibre plus courte & plus groffe, & cela fans que les efprits animaux y ayent aucune part.

Le nombre des fibres charnues eft comparé aux filets nombreux qui compofent une petite corde, de maniere que ces filets font comparés à d'autres fibres qui les compofent, qui font beaucoup plus fines, & qui laiffent entre elles des intervalles très-petits, mais très-nombreux.

La contorfion des fibres & des fibrilles ne fe fait pas du même fens, mais par autant de manieres différentes qu'il y a de fibrilles, à la différence d'une corde dont les fibres font tournées du même côté; auffi les cordes attachées à l'extrêmité d'une corde ainfi difpofée, tournent & pirouettent du même fens, ce qui n'eft pas à craindre de la part des mufcles, à caufe de la contorfion différente de leurs fibres.

La contraction des mufcles confidérée de la part du fang & des efprits qui traverfent ces canaux, eft raportée uniquement & néceffairement aux efprits animaux & au fang qui coule dans les arteres, puifque la ligature du nerf ou de l'artere d'un mufcle rend l'organe incapable de fa fonction; mais la difficulté eft de comprendre comment les efprits animaux & le fang fervent à raccourcir les mufcles. *Stenon* attribue le raccourciffement des mufcles au feul changement de figure des angles des fibres, fans le fecours d'aucune nouvelle matiere. Cette hypothefe eft incompatible avec une loi de la nature, fçavoir qu'un corps qui eft en repos, ne peut recevoir du changement par lui-même, & qu'il fera toujours privé de mouvement, s'il ne reçoit du changement par quelque chofe qui foit hors de lui, qui le mette en mouvement.

Q q q ij

Majow eftime que le fang artériel & les efprits animaux ont part au raccourciffement des mufcles, & il fuppofe que les efprits animaux fervent avec le nitre de l'air qu'ils rencontrent dans le fang ; que cette fermentation n'eft pas fuivie du gonflement de la fibre, mais feulement d'une chaleur qui oblige la fibre à fe raccourcir, en le faifant de la même maniere qu'une corde à boyau fe raccourcit en l'approchant du feu. Il eft impoffible par cette hypothefe de rendre raifon & d'expliquer comment les poiffons fe meuvent avec tant de vîteffe, puifqu'il n'y a pas de chaleur pour faire raccourcir les mufcles de ces animaux, & s'il y en a, elle eft très-foible & très-petite en comparaifon de celle des animaux qui refpirent. *Willis* confidere les fibres tendineufes comme autant de réfervoirs pour contenir les efprits animaux qui coulent du cerveau par les nerfs, & quand il s'agit du raccourciffement d'un mufcle, ces efprits fortent du réfervoir pour paffer dans les fibres charnues, & pour fermenter avec le nitre de l'air qui y eft charié avec le fang ; cette fermentation eft fuivie d'un mouvement d'explofion femblable à celui de la poudre à canon qui s'enflamme ; en faifant effort pour fortir, elle enfle & dilate facilement les fibres charnues, à caufe de leur molleffe & de leur multiplicité, ce qui les rend par conféquent plus groffes & plus courtes ; enfin cette fermentation n'eft pas plutôt ceffée, que ces efprits fe retirent dans les fibres tendineufes, leur réfervoir ordinaire, & pour lors les fibres charnues reprennent leur premiere longueur & la contraction.

Cette opinion n'eft pas fans difficulté, & on ne peut dire comment une fermentation peut commencer & ceffer fi promptement & fi fouvent dans les mufcles des doigts, ou d'une partie organifée, fans faire aucune atteinte fâcheufe à la partie ; d'ailleurs fi le mêlange des efprits animaux dans le fang étoit fitôt fuivi d'un mouvement d'explofion, il feroit néceffaire pour faire finir la contraction du mufcle, ou que tout le nitre aérien que l'on fuppofe dans le fang, fût confommé ou évaporé, ou s'il ne s'évaporoit pas, qu'il fût changé en un corps de différente figure & nature, qui empêcheroit la fermentation, fans quoi elle dureroit quelquefois plus long-temps qu'il ne plairoit à la volonté. Enfin il y en a qui eftiment que le fang & les efprits contribuent au raccourciffe-

ment, mais fans mêlange & fans fermentation, & feulement par le reffort des efprits & par le concours du fang
dans les fibres & dans leurs intervalles fréquens & prochains;
que ce reffort doit fon réglement à la preffion que les efprits
reçoivent, tant de la part du fang par fon mouvement local
& celui de liquide, que de la part des fibres charnues par
leur reffort, par leur multiplicité, & par leur figure torfe &
prefque fpirale.

La connoiffance des mufcles en particulier confifte à fçavoir leurs noms, leur nombre, leur attache, & les mouvemens qui réfultent de leur action. Nous avons jufqu'ici
traité des mufcles deftinés à remuer les corps liquides, il ne
refte plus qu'à examiner ceux qui fervent à remuer les corps
folides, & dans ce cas on a ordinairement coutume de commencer par l'ordre de dignité.

SECONDE PARTIE.

DES MUSCLES EN PARTICULIER.

I. *Des Mufcles de la Peau du Crâne.*

LE cuir chevelu eft tiré en devant & en arriere; la peau du
front eft levée & baiffée par quatre mufcles, deux de chaque
côté; l'un fitué antérieurement, eft appellé frontal, & l'autre
fitué poftérieurement, eft appellé occipital; on ne voit pas
préparer le mufcle large ou capuchon, ni les occipitaux, ni
ceux des oreilles, & tous ces mufcles comme ceux du front,
font plus imaginaires que véritables, car ce n'eft que le pannicule charnu que les Anatomiftes coupent en plufieurs parties
pour en faire plufieurs mufcles.

II. *Des Mufcles des Paupieres.*

Les mufcles des paupieres font au nombre de trois; le premier s'appelle releveur de la paupiere; il naît du fond de
l'orbite au deffus du fuperbe, & va s'inférer proche le tarfe

de la paupiere fupérieure. Quand ce mufcle agit vers fon principe, il leve la paupiere ; fi ce mufcle eft coupé, ou qu'il lui
arrive paralyfie, il eft impoffible de lever la paupiere.

Le deuxiéme & troifiéme repréfente la figure d'un fphincter ; quelques-uns n'en font qu'un feul de ces deux, mais la
coutume ordinaire eft d'en faire deux, dont le premier, qui
eft à la partie fupérieure, naît de la partie fupérieure du grand
angle de l'œil ; il eft large de deux doigts, & s'infére au petit
angle.

Le fecond prend fon origine de la partie inférieure du
grand angle ; il eft étroitement attaché à la peau de la paupiere inférieure, & va s'inférer au petit angle. L'ufage de ce
mufcle eft d'approcher les paupieres l'une de l'autre, & de les
fermer comme un fphincter.

III. *Des Mufcles des Yeux.*

Les yeux font deux fortes de mouvemens, fçavoir, un
mouvement droit, & l'autre oblique ; ces mouvemens s'ac-
compliffent par l'aide de fix mufcles ; ceux qui font les mouvemens droits font au nombre de quatre, dont le premier
leve l'œil en haut ; on l'appelle fuperbe ou releveur de l'œil ;
il prend fon origine de l'orbite, partie fupérieure, étant
couché fur le globe ; il paffe fon tendon aponévrotique fous la
conjonctive, & va s'inferer à la cornée joignant le cercle.

Le deuxiéme s'appelle abaiffeur ou humble ; il prend fon
origine du fond de l'orbite, partie inférieure, & paffant de la
même façon que le fuperbe fon tendon aponévrotique fous
la conjonctive, il s'infére à la cornée joignant le cercle.

Le troifiéme eft l'abducteur, lifeur ou buveur ; il prend
fon origine du fond de l'orbite, partie latérale & interne,
& paffant fon tendon aponévrotique fous la conjonctive, il
s'infére à la cornée joignant le cercle.

Le quatriéme eft l'abducteur ou le dédaigneux ; il prend
fon origine du fond de l'orbite, partie latérale & externe ; paffant fon tendon aponévrotique fous la conjonctive, il va s'inférer à la cornée joignant le cercle. Ceux qui font les mouvemens obliques font au nombre de deux, le grand & le
petit oblique, & comme ils donnent quelque fignal à l'amour,
on les appelle grand & petit amoureux.

Le grand oblique prend son origine du fond de l'orbite, entre l'abducteur & le superbe, passant par une petite poulie qui se remarque à la partie supérieure de l'orbite, joignant le grand angle ; cette poulie est un petit corps cartilagineux percé pour donner passage à ce muscle, qui va s'inférer à la partie supérieure du globe vers le petit angle, & s'attache à la cornée proche le cercle ; quand ce muscle agit, il fait tourner l'œil en rond & en dedans.

Le petit oblique prend son origine de la partie extérieure de l'orbite, & couché obliquement sous la partie inférieure du globe, il s'insére vers le petit angle proche le cercle de la cornée ; ce muscle agissant vers son principe, fait tourner l'œil en rond de bas en haut.

Tous ces muscles dans leur terminaison, font une membrane qui est entre la conjonctive & la cornée.

IV. *Des Muscles du Nez.*

Les narines se haussent, se baissent, s'ouvrent & se ferment par le moyen de sept muscles propres & communs. Deux haussent le nez, un de chaque côté ; ils prennent leur origine de la partie supérieure du nez, proche sa jonction avec le coronal, & couchés sur les côtés du nez, ils vont s'inférer latéralement à la partie extérieure & supérieure de la narine ; & agissant vers leur principe, ils levent les narines en haut. Deux ouvrent les narines, un de chaque côté ; ils prennent origine de la circonférence extérieure de chaque narine ; & se terminent tous deux au même cercle, & agissant vers leur principe, ils les ouvrent. Deux muscles ferment les narines ; ils prennent leur origine de la circonférence interne des mêmes narines ; ils sont recouverts de la membrane qui se remarque au dedans, & font comme une maniere de sphincter ; agissant vers leur principe, ils ferment les narines.

Le septiéme est commun au nez, & propre aux levres ; les Auteurs disent qu'il est fait de la substance de la levre supérieure ; cependant on peut croire que cette action dépend des fibres intérieures de l'orbiculaire des levres, lorsque nous fermons la bouche & que nous remuons la levre supérieure en dedans, & lorsque nous abaissons le nez par accident.

IV. *Des muscles des Levres.*

Les levres font hauffées, abaiffées, fermées & menées vers les côtés par le miniftere de treize mufcles propres & communs.

Les propres font au nombre de huit, quatre de chaque côté ; le premier leve la levre fupérieure ; il prend fon origine des parties fupérieures de l'os malum, joignant la circonférence extérieure de l'orbite ; il touche le côté du nez, & va s'inférer à la levre fupérieure ; on l'appelle incifif à caufe de fa fituation qui eft fur les dents incifives ; agiffant vers fon principe, il tire la levre fupérieure en haut.

Le deuxiéme l'abaiffe ; il eft triangulaire ; il prend fon origine de la levre extérieure de la bafe de la mâchoire inférieure, & paffant par le coin des deux levres, il s'inféré à la fupérieure ; ce mufcle agiffant vers fon principe, tire la levre fupérieure en bas.

Le troifiéme eft le releveur de la levre inférieure, appellé canin, parce qu'il eft fitué au deffus des dents canines ; il prend fon origine de la pommette, & paffant par le coin des deux levres, il s'inféré à la levre inférieure ; agiffant vers fon principe, il leve la levre inférieure en haut.

Le quatriéme eft appellé quarré ; il prend fon origine de la partie extérieure du menton joignant la fymphyfe, & il s'inféré à la partie fupérieure de la levre inférieure ; agiffant vers fon principe, il abaiffe cette levre inférieure.

Les mufcles communs font au nombre de cinq, deux de chaque côté, & un impair.

Le premier qui eft le zygomatique, prend fon origine du zygoma, & s'inféré à la commiffure des deux levres ; agiffant vers fon principe, il tire les deux levres de côté.

Le fecond qui eft le buccinateur, prend fon origine des deux mâchoires proche des dernieres dents molaires, & qui fe termine aux deux levres ; il fert dans la maftication à pouffer les alimens aux deux côtés de la bouche, en applatiffant les joues, & rend auffi dans fon action l'ouverture de la bouche plus grande.

Le cinquiéme ou impair eft l'orbiculaire ou fphincter des
levres,

levres, qui prend son origine de la circonférence des deux levres.
Il a deux sortes de fibres internes & externes ; par les internes les levres se ferment & plient en dedans, & en dehors
par les externes ; ce muscle ferme exactement la bouche,
c'est pourquoi il peut fort bien servir aux joueurs d'instrumens
à vent.

VI. Des muscles de la Mâchoire inférieure.

La mâchoire inférieure a quatre sortes de mouvemens, en
haut, en bas, en devant & à côté, lesquels se font par le
moyen de douze muscles, six de chaque côté ; ceux qui la
haussent sont au nombre de deux, sçavoir le crotaphyte &
le ptérygoïdien intérieur.

Le crotaphyte ou temporal prend son origine par un principe charnu, de toute la cavité des tempes ; il est fortement
attaché à l'os, & recouvert du péricrâne, & passant par dessous le zygoma, il se termine à l'apophyse coronoïde de la mâchoire inférieure, par un tendon fort & robuste, dont le sentiment est fort exquis ; les fibres de ce muscle sont très-considerables ; elles naissent de la circonférence d'icelui, & se
terminent en leur tendon qui est leur centre.

Le ptérygoïdien intérieur prend son origine de la cavité
de l'apophyse ptérygoïde, & va s'insérer inférieurement à
l'angle de la mâchoire inférieure ; ceux qui l'abaissent sont le
digastrique & le peaussier.

Le digastrique ainsi dit, parce qu'il a deux ventres, prend
son origine de l'apophyse stiloïde & mastoïde ; passant par
le trou stylocératohyoïdien, il va intérieurement s'insérer à la
symphyse du menton.

Le peaussier prend son origine de la partie supérieure du
sternum & de la moitié de la clavicule, & s'insére à toute la
levre extérieure de la base de la mâchoire inférieure ; agissant
vers son principe, il tire avec le digastrique la mâchoire inférieure en bas : on peut l'appeller sternoclynomastoïdien.

La mâchoire est poussée en devant par le ptérygoïdien extérieur qui prend son origine de la partie extérieure de l'apophyse
ptérygoïde, & s'insére entre le coroné & le condyle de la
mâchoire inférieure & intérieure ; lorsqu'il enfle, il pousse par
son action la mâchoire inférieure en devant.

Tome I.   R r r

Elle eſt avancée au côté par le maſſeter qui a deux origines & deux inſertions différentes ; il repréſente la figure d'une croix de Bourgogne ; il eſt extrêmement fort, & quelques Anatomiſtes ont cru qu'il ſe conduiſoit à l'action du cratophiſte, & qu'il fermoit la mâchoire inférieure par l'origine qu'il a de la pommette, & l'inſertion qu'il a à l'angle de cette mâchoire inférieure, & que l'autre partie de ce muſcle qui vient du zygoma, & s'avance plus ſur la baſe extérieure de la mâchoire inférieure, ſervoit à l'attirer à côté, ſi bien que l'on croira facilement que c'eſt un double muſcle, ſi on ſuit le ſentiment de ces Auteurs, & en ſe donnant la peine de le diſſéquer exactement.

VII. *Des muſcles de l'Os Hyoïde.*

L'os hyoïde ſert de baſe à la langue ; il n'a pas été privé de mouvement, & pour cette cauſe la nature lui a donné pluſieurs muſcles qui le levent, le baiſſent, le tirent à côté, & latéralement en haut & en bas.

Ces muſcles ſont au nombre de dix, cinq de chaque côté.

Le premier le tire en en bas ; c'eſt le ſternohyoïdien ; il prend ſon origine de la partie ſupérieure & intérieure du ſternum ; étant couché ſur les branches, il va s'inſérer à la partie inférieure de la baſe de l'os hyoïde, pour l'abaiſſer lorſqu'il agit vers ſon principe.

Le ſecond qui eſt ſon antagoniſte le tire en haut, & s'appelle géniohyoïdien ; il prend ſon origine de la partie intérieure du menton, au deſſous du digaſtrique, & va s'inſérer à la partie ſupérieure de la baſe de l'os hyoïde ; agiſſant vers ſon principe, il le tire en haut.

Le troiſiéme le tire directement à côté, c'eſt le ſtylocératohyoïdien ; il prend ſon origine de l'apophyſe ſtyloïde, va s'inſérer à la corne de l'os hyoïde, & le tire directement à côté.

Le quatriéme eſt le mylohyoïdien, qui prend ſon origine de la face intérieure de la baſe de la mâchoire inférieure, joignant les dents molaires, & va s'inſérer à la partie ſupérieure & latérale de l'os hyoïde.

Le cinquiéme eſt le coracohyoïdien ou pleurohyoïdien,

d'autant que quelques-uns ont cru qu'il prenoit son origine
de la pleure ; il vient de l'apophyse coracoïde, passe par dessus
le sternomastoïdien, & s'insére à la partie inférieure & latérale
de l'os hyoïde ; en agissant vers son principe, il l'abaisse obliquement. Il n'y a rien de particulier à ces muscles, si ce n'est
au stylocératohyoïdien qui est percé pour laisser passer le digastrique.

VIII. *Des muscles de la Langue.*

La langue est levée ou tirée en dehors, abaissée ou tirée
en dedans, menée à côté & en rond par le moyen de six muscles, trois de chaque côté.

Le premier est le génioglosse, qui prend son origine de la
partie intérieure de la symphyse du menton au dessous du
génihyoïdien, & va s'inférer à la racine de la langue ; ce
muscle agissant vers son principe, tire la langue en haut, ce
qui la fait sortir hors de la bouche.

Le deuxiéme est le basioglosse ou cératoglosse, qui prend
son origine de la partie supérieure de la base de l'os hyoïde, &
s'insére à la racine de la langue auprès de son antagoniste ;
agissant vers son principe, il abaisse la langue & la tire en
dedans.

Le troisiéme est le styloglosse, qui prend son origine de
l'apophyse styloïde, & s'insére latéralement à la racine de la
langue pour la tirer de côté.

Quand ces muscles agissent successivement tant d'un côté
que de l'autre, ils tournent la langue en rond.

IX. *Des muscles de la Luette.*

La luette s'avance & se recule par l'aide de quatre muscles,
deux de chaque côté.

Le premier appellé péristaphilin extérieur, naît de la mâchoire supérieure, au-dessous de la derniere dent molaire ; il
s'insére par un tendon grêle ; & retournant delà comme de
dessus une poulie, il s'insére aux côtés de la luette.

Le deuxiéme appellé péristaphilin intérieur, naît du bas de
l'aîle intérieure de l'apophyse ptérygoïde, où il y a un petit
cartilage mobile destiné pour son mouvement ; il monte le

le long de l'aîle intérieure de l'apophyse ptérygoïde, & s'infére à la luette.

X. *Des muscles du Larynx.*

L'extrêmité supérieure de la trachée-artere est appellée
larynx, lequel est composé de muscles & de cartilages ; il y en
a un qui est inférieur aux autres, appellé cricoïde, parce qu'il
ressemble à l'anneau dont les Turcs se servent pour tirer les
fléches.

Le second cartilage est nommé thyreoïde ; il est double, &
ainsi appellé parce qu'il ressemble à un écusson ; il est moyen
en situation.

Le troisiéme est nommé arythénoïde ; il ressemble à un bec
d'aiguiere ; il est situé au-dessus des deux précédents.

Le cricoïde compose un ovale entier, & n'a aucun mouvement de soi-même ; il sert comme de base aux autres,
pour l'exécution de leur mouvement propre.

Le thyreoïde paroît composé de deux cartilages qui ne
composent que les deux tiers antérieurs & latéraux du larynx ; ces deux cartilages sont capables d'être alternativement levés & baissés par leurs extrêmités supérieure & inférieure, de même qu'une bassecule.

L'arithénoïde paroît aussi composé de deux cartilages plus
petits que ceux du cricoïde ; ils composent seulement le tiers
postérieur du larynx ; ces deux cartilages sont capables d'être
éloignés & approchés l'un de l'autre par leur extrêmité supérieure.

Les mouvemens du larynx sont communs & propres ; les
mouvemens communs sont ceux par lesquels les cartilages du
larynx sont en même-temps levés & baissés pendant ou après
la déglutition.

Les mouvemens propres du larynx sont ceux qui sont exécutés en particulier par le tyroïde & par l'arithénoïde, pendant que
le cricoïde est immobile & sert de base au mouvement des
autres cartilages. Tous les mouvemens du larynx sont exécutés par quatorze muscles ; quatre font les mouvemens communs, & dix font les mouvemens propres.

Le premier commun est l'hyothyroïdien ; il prend son origine de la partie inférieure de l'os hyoïde, & s'infére à la

partie supérieure & latérale de l'aîle du thyreoïde ; agissant vers son principe, il leve le larynx en haut dans la déglutition , fermant le thyreoïde par en haut , & l'ouvant par en bas.

Le deuxiéme commun est le bronchique, qu'on peut appeller sterno-clino-broncho-crico-thyreoïdien, à cause de son insertion & des parties où il passe ; il prend son origine de la partie supérieure & inférieure du sternum , & de la moitié de la clavicule ; il est situé sur les cartilages des bronches , passe par dessus le cricoïde, auquel il est fort adherent, & s'inſére à la partie latérale de l'aîle du thyreoïde ; agissant vers son principe , il tire le larynx en bas après la déglutition , comme son antagoniste le leve en haut dans sa déglutition , fermant le thyreoïde en bas , & le dilatant en haut.

Les mouvemens propres du larynx se font du thyreoïde & de l'arithenoïde sur le cricoïde.

Le thyreoïde se dilate & se resserre, aussi-bien que l'arithénoïde, mais plus ou moins, car la fermeture de l'arithénoïde est plus exacte que celle du thyreoïde : tous ces mouvemens se font par dix muscles, cinq de chaque côté.

Le premier est le cricothyreoïdien intérieur ou postérieur qui ferme le thyreoïde ; il prend son origine de la partie postérieure, inférieure & latérale du cricoïde, & s'inſére intérieurement & latéralement à la partie supérieure thyreoïde ; agissant vers son principe , il ferme le thyreoïde.

Le second est le cricothyreoïdien extérieur qui ouvre le thyreoïde ; il prend son origine de la partie supérieure & antérieure du cartilage cricoïde, & s'infere à la partie inférieure & latérale du thyreoïde pour le dilater.

Le troisiéme est le cricoarithénoïdien qui ouvre l'arithénoïde ; il prend son origine de la partie inférieure & postérieure du cricoïde, & s'inſére à la partie supérieure & latérale de l'arithénoïde.

Le quatriéme est le thyroarithénoïdien ; il prend son origine de la partie antérieure & inférieure du thyreoïde, & s'inſére au côté supérieur de l'arithénoïde.

Le cinquiéme est l'arithénoïdien ; il prend son origine de l'endroit où l'annulaire s'unit avec l'arithénoïde, & s'inſére à sa partie supérieure & latérale.

XI. *Des muscles du Pharynx.*

L'entrée de l'œsophage est nommée pharynx ; elle compose une ouverture semblable à celle dont les bords sont étendus & resserrés par sept muscles, trois de chaque côté, & un impair ; il est tiré en haut par un muscle appellé sphlénopharingien, qui prend son origine d'une petite éminence crochue qui est à la racine de l'aîle du sphénoïde, joignant l'apophyse styloïde, & qui va s'inserer à côté de la partie supérieure du pharynx, pour le tirer en haut & le dilater.

Le deuxiéme le resserre ; on l'appelle céphalopharingien ; il prend son origine de l'articulation de la tête avec la premiere vertebre, & va se répandre partout le pharynx pour le resserrer ; il semble même en composer la tunique, dit le docte *Riolan.*

Le troisiéme est le stylopharingien, qui prend son origine de l'apophyse styloïde, & s'insere au côté du pharynx pour le dilater.

Le septiéme est l'œsophagien ; il prend son origine de l'une des aîles du thyreoïde, & embrassant tout le pharynx comme un sphincter, il s'insere à l'autre aîle du même thyreoïde, lequel agissant vers son principe, ferme exactement le pharynx.

XII. *Des muscles de la Tête.*

Les mouvemens de la tête sont droits, obliques & latéraux ; les mouvemens droits de la tête sont flexion & extension ; les mouvemens obliques portent la tête en ligne demi-circulaire & horizontale ; les mouvemens latéraux la penchent à droite & à gauche sur les épaules. Tous ces mouvemens sont propres à la tête, ou communs au col & à la tête.

Les mouvemens propres à la tête sont très-petits, au lieu que les communs sont fort apparens ; car dans la flexion commune au col & à la tête, le menton touche au sternum dans l'extension commune, le derriere de la tête approche de fort près la partie supérieure du col, & dans les mouvemens sur les côtés de la tête, elle est appuyée sur l'une & sur l'autre épaule.

Les mouvemens propres de la tête sont exécutés par quatorze mufcles, fept de chaque côté ; fçavoir un fléchiffeur, quatre extenfeurs & deux obliques : & à l'égard des mouvemens latéraux, ils font exécutés par la contraction des mufcles antagoniftes du même côté.

Le fléchiffeur appellé maftoïdien, prend fon origine de la partie fupérieure du fternum & de la moitié de la clavicule, pour s'inférer à l'apophyfe maftoïde ; lorfqu'il agit vers fon principe, il fléchit la tête ; on le rencontre quelquefois double.

Le premier des extenfeurs eft appellé fplenius, parce qu'il reffemble à une ratte ; il prend fon origine des épines fupérieures du dos ; il eft attaché à toutes celles du col, & va s'inférer à la partie inférieure de l'occipital.

Le deuxiéme appellé complexus, prend fon origine des apophyfes tranfverfes & fupérieures des vertebres du dos, s'attache fortement à toutes celles du col, & va s'inférer obliquement à la partie inférieure de l'occipital ; ces deux mufcles fe croifent en forme de croix de Bourgogne, pour rendre leur action plus forte.

Le troifiéme eft le grand droit, qui prend fon origine de l'épine de la deuxiéme vertebre fupérieure du col, & va s'inférer à l'occipital, un peu au deffus de fon compagnon.

Ces quatre mufcles agiffant vers leur principe, font l'extenfion de la tête.

Les mouvemens circulaires fe font par le grand & le petit oblique ; le premier prend fon origine de l'épine de la deuxiéme vertebre du col, & s'infére à l'apophyfe tranfverfe de la premiere ; l'origine & l'infertion de ce mufcle font voir que le mouvement demi-circulaire de la tête ne fe fait pas feulement de la tête fur la premiere vertebre, mais de la premiere vertebre fur la deuxiéme.

Le petit oblique prend fon origine de l'apophyfe tranfverfe de la premiere vertebre fupérieure du col, & va s'inférer à la partie inférieure & latérale de l'occiput ; ces mufcles agiffant vers leur principe, tournent la tête obliquement.

Le mouvement latéral fe fait lorfqu'un congénére & un antagonifte agiffent d'un même côté ; ils portent la tête fur l'une ou fur l'autre épaule.

XIII. *Des muscles du Col.*

Le col a ses mouvemens de flexion & d'extension ; la flexion est faite par quatre muscles, deux de chaque côté.

Le premier est nommé scalene, à cause qu'il a la figure d'un triangle qui a deux côtés inégaux ; il prend son origine de la partie intérieure de la premiere côte supérieure du sternum ; il est fortement attaché à toutes les apophyses transverses du col, & va s'inférer à la premiere & supérieure : ce muscle est percé pour donner passage aux nerfs des conjuguaisons du col, qui se distribuent aux bras & aux autres parties du tronc, tant supérieures qu'inférieures.

Le deuxiéme qui est le long, prend son origine du corps des trois vertebres supérieures du dos, parties latérales ; & couché sur toutes celles du col, il va s'inférer à la premiere : ces muscles agissant vers leur principe, fléchissent le col.

L'extension du col est faite par quatre muscles, deux de chaque côté.

Le premier qui est l'épineux, prend son origine des épines des sept vertebres supérieures du dos ; il est fortement attaché à toutes celles du col, & va se terminer à la partie postérieure de la premiere.

Le deuxiéme qui est le transversal, prend son origine des douze apophyses transverses des mêmes vertebres du dos ; il est fortement attaché à celles du col, & se termine à l'apophyse transverse de la premiere : ces muscles agissant vers leur principe, étendent le col.

XIV. *Des muscles de l'Omoplate.*

L'omoplate a ses mouvemens en haut, en bas, en devant & en arriere, par des muscles propres & communs.

Le premier des propres qui éleve l'omoplate, se nomme releveur propre ; il prend son origine des apophyses transverses des premieres vertebres supérieures du col, & s'infére à l'angle supérieure de l'omoplate.

Le deuxiéme qui est le trapeze, prend son origine de la partie postérieure & inférieure de l'occipital, des épines supé-

rieures

rieures du dos & des inférieures du col, par différentes attaches ; il fait différens mouvemens ; la partie qui vient de l'occipital agiffant vers fon principe, tire l'omoplate en haut ;
celle qui vient des deux fupérieures du dos & de l'inférieur
du col, la tire directement à côté ; celle qui vient des épines
fupérieures du dos & de l'inférieure du col, la tire directement à côté, & celle qui vient des épines du dos l'abaiffe ;
ce mufcle après avoir paffé par deffus la bafe de l'omoplate,
va s'attacher à toute fon épine jufqu'à l'acromion ; les fibres
font obliques & tranfverfales.

Le troifiéme eft le petit dentelé antérieur ; il prend fon
origine de la conjonction des trois vraies côtes du fternum,
& va s'inférer à l'apophyfe coracoïde ; & agiffant vers fon
principe, il mene l'omoplate en devant.

Le quatriéme eft le romboïde ; il la tire en arriere, outre
la portion du trapeze des deux ou trois épines fupérieures du
dos & des inférieures du col, & il va s'inférer à la levre extérieure de la bafe de l'omoplate.

Les mufcles communs font au nombre de deux, le pectoral & le très-large, defquels il fera parlé avec ceux du bras.

L'omoplate n'a pas eu deux mufcles particuliers pour l'abaiffer, parce que fa pefanteur eft fuffifante pour ce mouvement.

XV. *Des mufcles du Bras.*

Le bras fait cinq fortes de mouvemens, en haut, en bas,
en devant, en arriere & en rond.

Il eft levé par le deltoïde & le fus-épineux.

Le deltoïde prend fon origine de la moitié de la clavicule,
de l'acromion & de l'épine de l'omoplate ; couvrant toute la
tête de l'os du bras, il va s'inférer à la partie fupérieure & extérieure de l'humerus, trois ou quatre doigts au-deffous du
condyle ; aidé du fus-épineux, il tire le bras.

Le fus-épineux prend fon origine de la cavité fus-épineufe
de l'omoplate, & paffant par deffus l'acromion, il va s'inférer
au col de l'os du bras ; agiffant avec le deltoïde, il le leve en
haut ; il eft baiffé par le grand dorfal & le grand rond.

Le grand dorfal prend fon origine de l'épine de l'os facrum
& des lombes ; montant de bas en haut, il couvre toutes les

fauſſes côtes & une partie des vraies, en paſſant il s'attache à l'angle inférieure de l'omoplate, & confondant ſon tendon avec le grand rond, il va s'inférer à la partie ſupérieure & interne de l'humerus.

Le grand rond prend origine de l'angle inférieur de l'omoplate & de la ſinuoſité qui ſe remarque en la côte inférieure; joignant le tendon du grand dorſal, & des deux n'en faiſant qu'un, il fait une même terminaiſon que ſon compagnon, & agiſſant vers ſon principe, il abaiſſe le bras.

Notez que le grand dorſal, à cauſe de ſon attache à l'angle de l'omoplate, en abaiſſant le bras abaiſſe auſſi l'omoplate.

Le bras eſt attiré en devant par le pectoral & le coracoïdien.

Le pectoral prend ſon origine de la conjonction des ſept vraies côtes avec le ſternum, de la moitié de la clavicule, & il s'infere par un tendon fort & robuſte, à la partie antérieure & ſupérieure de l'os du bras; agiſſant vers ſon principe, il tire le bras en devant, & par accident l'omoplate.

Le coracoïdien prend ſon origine de l'apophyſe coracoïde, & va intérieurement s'inférer à la partie moyenne de l'humerus; agiſſant vers ſon principe, il tire le bras en devant : c'eſt lui qui fait jetter le manteau ſur le nez; il eſt tiré en arriere par trois muſcles, qui ſont le ſous-épineux, le petit rond & le ſous-capulaire ou porte-feuille.

Le ſous-épineux couvre toute la partie convexe & intérieure de deſſous l'épine de l'omoplate; & paſſant entre l'épine & le petit rond, il embraſſe le col de l'os du bras & s'y attache.

Le petit rond vient de la cavité inférieure de l'omoplate, & s'attache au col du bras.

Le ſous-capulaire prend ſon origine du bord intérieur de la baſe de l'omoplate, étant fort charnu, il remplit toute la cavité intérieure d'icelle, & ſe termine au col de l'os du bras. Il tire le bras contre le côté.

Le mouvement en rond ſe fait quand tous ces muſcles agiſſent ſucceſſivement.

XVI. *Des muscles de l'Avant-Bras.*

L'avant-bras est composé de deux os du coude & du rayon.

Le coude fait deux sortes de mouvemens, flexion & extension ; le rayon fait la pronation & la supination.

La flexion du coude est accomplie par deux muscles, sçavoir, le biceps & le brachial interne. Le biceps est ainsi appellé, parce qu'il a deux têtes, l'une desquelles prend origine de l'apophyse coracoïde, & l'autre du bord de la cavité glénoïde de l'omoplate ; ces deux têtes étant parvenues à la partie inférieure du bras, s'unissent & se terminent par un tendon fort robuste. Il y a une petite tubérosité qui se remarque à la partie supérieure & intérieure du rayon ; ce muscle agissant vers son principe, fléchit le coude.

Le brachial interne prend origine de la partie moyenne & intérieure de l'humerus, & s'insére à la partie supérieure & intérieure des deux os cubitus & radius.

L'extension est faite par quatre muscles, qui sont le long, le court, le brachial interne & l'anconé.

Le long prend origine de la côte inférieure de l'omoplate joignant son col, & s'insére à la production de derriere à l'extrêmité du haut du coude.

Le court prend origine de la partie supérieure & postérieure de l'humerus, & ne faisant qu'un tendon avec le long, il s'insére au même endroit.

Le brachial externe prend origine de la partie extérieure & moyenne de l'humerus, & se termine par une large aponévrose qui enveloppe l'olécrâne ; il s'insére à la partie supérieure & postérieure du cubitus.

L'anconé prend origine du condyle extérieur de l'os du bras, & couché entre le cubitus & le radius, il va s'insérer extérieurement à la partie supérieure du cubitus, environ deux travers de doigts au-dessous de l'olécrâne.

Les mouvemens du rayon sont la pronation & la supination.

La pronation est lorsque la main se tourne en dedans, & la supination, lorsque la main se tourne en dehors.

Ces mouvemens se font par le moyen de quatre muscles,

ſçavoir, deux pour la pronation & deux pour la ſupination.

Le premier qui fait la pronation, eſt appellé le rond; il prend ſon origine du condyle extérieur de l'os du bras, & s'inſére à la partie intérieur & moyenne du radius.

Le ſecond eſt le quarré, qui prend origine de la partie inférieure & intérieure du cubitus, va s'inſérer à la partie ſupérieure & intérieure du radius, & embraſſe les deux os comme un ligament.

Le premier qui fait la ſupination eſt le long, qui prend origine de la partie inférieure & extérieure de l'humerus, & s'inſére intérieurement à la partie inférieure du radius.

Le court prend ſon origine du condyle extérieur de l'os du bras, & s'inſére à la partie ſupérieure & intérieure du radius.

Des muſcles du Carpe.

Le carpe fait quatre ſortes de mouvemens, à raiſon de ſon articulation à laquelle il eſt attaché; ſçavoir, flexion, extenſion, adduction & abduction.

La flexion eſt faite par le cubital interne & le radial externe.

Le cubital interne prend origine du condyle interne de l'os du bras, & paſſant par deſſous le ligament annulaire, il va s'attacher à l'os du métacarpe, qui ſoutient le doigt annulaire.

Le radial interne prend ſon origine du condyle extérieur de l'os du bras; & paſſant ſous le ligament annulaire, il ſe termine à l'os du métacarpe qui ſoutient le doigt indice.

L'extenſion ſe fait par deux muſcles, dont le premier eſt le cubital externe, autrement dit bicornis, qui prend ſon origine de la production extérieure de l'os du bras; & paſſant ſon tendon ſous le ligament annulaire, il s'inſére dans le quatriéme os du métacarpe qui ſoutient le petit doigt; il étend le poignet avec le ſuivant.

Le ſecond eſt le radial externe, qui naît de la partie extérieure de la production externe de l'os du bras; & s'étendant extérieurement le long du rayon, il paſſe ſon tendon fourchu ſous le ligament annulaire, pour en inſérer un à l'os du métacarpe qui ſoutient l'index, & l'autre à l'os qui ſoutient le doigt du milieu.

L'adduction & l'abduction se font lorsqu'un congénére & un antagoniste agissent du même côté.

Des muscles des Doigts.

Les doigts ont leurs mouvemens d'extension, de flexion, d'adduction & d'abduction ; & quoique les doigts fassent partie de la main, leurs muscles ne laissent pas d'être différens, car les uns sont propres & les autres communs.

Pour la flexion il y a trois muscles, sçavoir le palmaire, le sublime & le profond.

Le premier prend son origine par un principe charnu du condyle intérieur de l'os du bras, & se termine par un tendon grêle & long, qui passe sur le ligament annulaire pour s'inférer à toute la paume de la main ; ce muscle sert de partie seconde au thénar & à l'hypothénar, pour former le globe des doigts ou des soldats de Gédéon.

Le deuxiéme est le sublime, qui prend son origine du condyle intérieur de l'os du bras, & qui passant sous le ligament annulaire, se fend en quatre tendons troués pour le passage du profond, qui vont s'inférer à la deuxiéme rangée des os des doigts.

Le troisiéme qui est le profond, prend origine de la partie intérieure & supérieure des deux os cubitus & radius, & passant sous le ligament annulaire, il se fend en quatre tendons qui passent par les troncs du sublime, & vont s'inférer à la derniere rangée des os des doigts pour les fermer exactement, c'est-à-dire en chapon rôti, ce qui ne pouvoit être fait par le sublime, qui ferme bien les doigts, mais non pas en les raccourcissant comme le profond.

L'extension des quatre doigts est faite par trois muscles, dont un est commun & les deux autres propres ; le premier est l'extenseur commun, qui prend origine du condyle extérieur de l'os du bras, & passant sous le ligament annulaire, se fend en quatre tendons qui se vont inférer à la derniere rangée des os des doigts.

Le premier des propres est l'indicateur, qui prend origine de la partie moyenne & extérieure du cubitus ; en passant sous le ligament annulaire, il va s'inférer à la derniere rangée des os de l'indicateur.

Le deuxiéme qui eſt l'extenſeur du petit doigt, prend origine de la partie extérieure & ſupérieure du radius, & paſſant ſous le ligament annulaire, il va s'inférer à la derniere phalange des os qui compoſent le petit doigt.

Le pouce a ſes mouvemens de flexion, d'extenſion, d'adduction & d'abduction.

La flexion eſt faite par un muſcle qui prend origine de la partie intérieure & ſupérieure du rayon, & paſſant ſous le ligament annulaire, termine ſon tendon aſſez robuſte à la derniere rangée des os du pouce.

L'extenſion ſe fait par le long & le court.

Le long prend origine de la partie ſupérieure & extérieure du coude, & paſſant ſous le ligament annulaire, il termine ſon tendon à la derniere rangée des os du pouce.

Le court prend origine un peu au deſſous du long, & paſſant ſous le ligament annulaire, il va s'inférer à la derniere phalange des os du pouce.

Ses mouvemens d'adduction & d'abduction ſe font par deux muſcles, le thénar & l'antithénar.

Le thénar prend origine intérieurement des premiers os du carpe, & va s'inférer latéralement à la partie intérieure des os du pouce.

L'antithénar prend origine entre les os du métacarpe qui ſoutient le pouce & l'index, & va s'inférer intérieurement à côté des os du pouce.

Quand ces trois muſcles, y compris l'hypothénar, s'approchent les uns des autres avec le palmaire, ils forment le creu de la main.

Outre les mouvemens de flexion & d'extenſion qui ſe remarquent aux doigts, ils font l'adduction & l'abduction. L'adduction eſt lorſqu'ils s'approchent du corps, & l'abduction lorſqu'ils s'en éloignent.

L'abduction des quatre doigts eſt faite par les muſcles appellés lombricaux ou verniculaires, excepté le doigt auriculaire qui a ſon abducteur particulier.

Ces muſcles qui ſont au nombre de quatre, prennent origine des aponévroſes ou membranes des fléchiſſeurs des doigts, & ils vont s'inſerer latéralement du dehors au dedans aux rangées des os des doigts.

L'abduction se fait par les interosseux, qui sont au nombre de dix; les uns sont externes & les autres internes. Ces muscles prennent origine des espaces qui se trouvent entre les os du métacarpe, & s'insèrent à côté des rangées des os des doigts : on ne peut guere discerner leurs tendons d'avec ceux des lombricaux ; quand ces muscles agissent, ils serrent les doigts les uns contre les autres, en les approchant du corps.

Le petit doigt a son abducteur particulier, appellé hypothénar ; il prend son origine extérieurement des rangées des os du carpe & du métatarse, & s'insére extérieurement à côté des os du petit doigt.

Le doigt indicateur a son adducteur, qui prend origine entre les os du métacarpe, & qui soutient le pouce & le doigt indice, pour s'insérer intérieurement à côté des os qui le composent.

Des muscles du Thorax, & premierement de la Respiration.

La respiration étant absolument nécessaire à la vie, ne pouvoit se faire sans le mouvement de la poitrine, qui est une action de certains muscles qui ont le pouvoir d'agrandir ou de diminuer la capacité d'icelle, pour occasionner l'entrée d'une quantité d'air dans les cellules du poumon, d'où il sort quelque-temps après, & entre alternativement & sans interruption, tant que l'animal est vivant.

Ce mouvement est distingué en celui de dilatation & en celui de contraction, parce que la respiration a deux parties, sçavoir, l'inspiration & l'expiration ; pendant l'inspiration l'arc composé par les côtes & par le sternum, est élevé & étendu.

Le diaphragme est tendu du côté du bas-ventre, & ainsi la capacité de la poitrine est agrandie selon la longueur, par la tension du diaphragme, en largeur par l'agrandissement de l'arc des côtes, & en profondeur par l'élévation du sternum ; en cet état toutes les colonnes d'air qui touchent la superficie du corps, sont fortement pressées & comprimées ; mais parce que tout est plein dans la nature, & que la pénétration des corps est impossible, ces colonnes ainsi poussées, compriment à leur tour ces colonnes d'air qui environnent les narines & la bouche, & les obligent à entrer, tant par leur pefanteur, que par leur reffort, par les narines & par la bouche, dans les cellules du poumon, pour y occuper un efpace plus libre & y être moins contraintes.

Pendant la refpiration l'arc des côtes & du fternum eft relâché & abaiffé ; le diaphragme reprend fa figure convexe du côté de la poitrine ; & en cet état la cavité fe trouve diminuée en toute dimenfion, & l'air contenu dans le poumon fe trouve comprimé jufqu'au point de fortir par les narines & par la bouche, pour laiffer occuper à la circonférence du corps un efpace plus libre & moins contraint.

On confidere deux fortes de refpiration, l'une médiocre & naturelle, & l'autre violente.

La refpiration a deux ufages, fçavoir la perfection du fang & la fenfation de l'odorat.

Pendant l'infpiration, l'air qui entre dans le poumon en étend les cellules & les vaiffeaux qui étoient comme repliés pendant l'expiration, ce qui facilite le mouvement du fang. D'ailleurs les parties les plus fines de l'air tranfpirent à travers les tuniques du poumon, & fe mêlent avec le fang, ce qui n'eft pas moins poffible que la tranfpiration que nous éprouvons tous les jours à l'occafion du mercure qui paffe facilement par les pores de la peau.

Pendant l'infpiration l'air qui paffe par les narines, y charie des corps odorans bons ou mauvais, dont il eft chargé, & qui ébranlent immédiatement la membrane de l'odorat ; c'eft pourquoi quand on veut juger de la qualité des odeurs, on eft obligé d'infpirer.

Pendant l'expiration l'air fort des poumons, éléve les fuliginofités du fang dont il eft chargé, & en paffant par les narines, il entretient par fa chaleur douce & fon humidité médiocre la membrane du nez dans un état de foupleffe propre à la fenfation de l'odorat ; c'eft pourquoi quand on flaire long-tems le même corps odorant, on eft obligé d'infpirer & d'expirer également, au lieu que fi l'on partage l'infpiration en plufieurs fois, & qu'elle ne foit point interrompue par des expirations, on eft moins capable de fentir dans les dernieres infpirations que dans les premieres.

Les mouvemens de la refpiration font accomplis par deux
fortes

fortes de mufcles, dont les uns font communs à la poitrine & au bas-ventre, qui font les mufcles de l'épigaftre, & les autres particuliers à la poitrine, qui font au nombre de dix-fept, huit de chaque côté, & un impair qui eft le diaphragme.

Le diaphragme prend fon origine par deux têtes, que les Auteurs appellent queue de rayé à caufe de la reffemblance qu'il a avec cet animal ; ces deux têtes font fituées aux côtés du corps des trois vertebres fupérieures des lombes, & venant à s'élargir, s'attachent à toute la circonférence intérieure de l'extrêmité des fauffes côtes & du cartilage xyphoïde, qui eft fort charnu dans cet endroit, & fe terminent dans un centre nerveux qui eft au milieu de leur corps. Ce mufcle eft percé pour donner paffage à l'œfophage, à la veine-cave afcendante, à la groffe artere defcendante, & aux nerfs qui fe diftribuent dans le bas-ventre.

La dilatation de la poitrine fe fait par quatre mufcles de chaque côté.

Le premier eft appellé grand dentelé ; il prend fon origine de la levre intérieure de la bafe de l'omoplate, & s'attache aux fept vraies côtes ; en agiffant vers fon principe, il dilate puiffamment la poitrine.

Le fecond, qui eft le fou-clavier, naît de la partie moyenne & intérieure de la clavicule, & s'infére obliquement à la premiere côte joignant le fternum, pour dilater & hauffer la poitrine.

Le troifiéme eft le dentelé poftérieur & fupérieur, qui naît des épines fupérieures des vertebres du dos & des inférieures du col, & s'infére poftérieurement aux trois côtes fupérieures du thorax, & fert à dilater la poitrine.

Le quatriéme eft l'intercoftal extérieur, duquel on fait onze mufcles, à raifon des onze intérieurs des côtes ; cependant il n'eft compté que pour un : il prend fon origine de la levre extérieure & inférieure de la côte fupérieure, & fe termine à la levre extérieure & fupérieure de la côte inférieure ; les fibres de ce mufcle vont de derriere en devant, & de haut en bas.

La contraction de la poitrine fe fait auffi par quatre mufcles de chaque côté.

Le premier eft le facro-lombaire, qui prend origine de l'os

ſacrum , & s'attache par un double tendon , à toutes les racines des côtes, & agiſſant vers ſon principe, reſſerre & abaiſſe
la poitrine.

Le deuxiéme eſt le triangulaire, qui naît du côté intérieur
du ſternum, & s'attache à la partie intérieure des vraies côtes,
proche l'endroit où elles ſe terminent en cartilage ; ce muſcle
agiſſant vers ſon principe, reſſerre la poitrine.

Le troiſiéme eſt le dentelé poſtérieur & inférieur ; il prend
ſon origine des trois vertebres inférieures du dos, & s'inſére
aux trois ou quatre côtes inférieures.

Le quatriéme eſt l'intercoſtal intérieur, qui peut ſe diviſer
de même que l'extérieur en onze, qui prennent origine de la
levre intérieure & ſupérieure de la côte inférieure, & s'inſére
à la levre intérieure & inférieure de la côte ſupérieure ; ces
fibres vont de devant en arriere & de bas en haut.

Les muſcles communs ſont comme le ſcalene, ceux qui
levent l'omoplate, & ceux de l'épigaſtre.

Des muſcles des Lombes.

L'épine fait trois ſortes de mouvemens, celui de flexion ,
d'extenſion & le demi-circulaire ; tous ces mouvemens ſe
font ſous la douziéme vertebre du dos.

La flexion eſt faite par deux muſcles, un de chaque côté,
appellé triangulaire ; il prend ſon origine de la levre extérieure de l'os ilium, des parties latérales & ſupérieures du
ſacrum , & s'attache à toutes les apophyſes tranſverſes des
vertebres des lombes, & ſe termine à la derniere des fauſſes
côtes.

L'extenſion eſt faite par quatre muſcles, deux de chaque
côté, ſçavoir, l'épineux & le ſacré.

L'épineux naît des épines de l'os ſacrum & des lombes ,
& s'attache à toutes les apophyſes tranſverſes des vertebres du
dos & du col, & va ſe terminer à la premiere vertebre de la
nuque.

Le ſacré prend ſon origine par un principe charnu du derriere de l'os ſacrum, & va ſe terminer à toutes les apophyſes
tranſverſes des vertebres , des lombes, du dos & du col; ces
muſcles agiſſant vers leur principe, font l'extenſion de l'é-
pine. Notez que ces muſcles ſont tellement confus, qu'il eſt
impoſſible de les ſéparer ſans les couper.

Le mouvement demi-circulaire de l'épine, se fait quand les deux antagonistes d'un même côté agissent : on n'y remarque point de muscles particuliers.

Des muscles de l'Epigastre.

Ces muscles sont au nombre de huit, quelquefois dix, cinq de chaque côté.

Le premier est le grand oblique externe ou descendant ; il naît de quatre ou cinq digitations qu'il a avec le grand dentelé ; il est attaché par en haut depuis la troisiéme des vraies côtes inférieures, couvre toutes les fausses supérieures par en bas, s'insére à la levre externe de la crête de l'os pubis, & va se terminer par une large aponévrose, à la ligne blanche ; il est percé dans sa partie inférieure pour laisser passer les vaisseaux spermatiques aux hommes, & les ligamens ronds de la matrice aux femmes ; son anneau est extrêmement fort, c'est celui que l'on coupe dans l'opération du bubonocele ; ses fibres vont de haut en bas, de derriere en devant.

Le deuxiéme est le petit oblique interne & ascendant ; il prend son origine de la partie extérieure des trois fausses côtes inférieures, s'attache aux apophyses transverses des vertebres des lombes, à la crête de l'os ilium & à la partie supérieure du pubis, & par une double aponévrose, il embrasse le muscle droit, & se termine à la ligne blanche ; ces fibres vont de bas en haut & de devant en arriere ; il est percé en bas comme le premier : ces deux muscles croisent leurs fibres en sautoir.

Le troisiéme est le transversal, ainsi appellé à raison de son origine & de ses fibres ; il naît des apophyses transverses de la deuxiéme & la troisiéme vertebre inférieure des lombes, & est attaché à toute la circonférence intérieure de la deuxiéme & de la troisiéme des fausses côtes jusqu'au côté intérieur du xiphoïde, & par en bas à la levre intérieure de l'ilium, & étant étroitement attaché au péritoine, il se termine par une aponévrose à la ligne blanche.

La quatriéme est le muscle droit qui est attaché par en haut à côté du cartilage xiphoïde, & par en bas à la partie inférieure du pubis ; on remarque dans ce muscle des vaisseaux & des interséctions qui fortifient son action.

Le cinquiéme est le pyramidal qui naît de la partie supérieure de l'os pubis à côté de la symphyse, & est attaché à la partie interne du muscle.

Des muscles des Testicules.

Ces muscles sont au nombre de trois, un commun & deux propres.

Le commun n'est autre chose que le pannicule charnu, qui enveloppe les autres membranes du testicule.

Les propres sont au nombre de deux, un de chaque côté, appellé crémaster; ils naissent par un principe charnu de l'épine supérieure du pubis, près de la jonction avec l'ilium, & descendant par dessus le pubis, ils s'élargissent & enveloppent les testicules, faisant la premiere membrane propre nommée érythroïde ou membrane rouge; on les appelle aussi suspenseurs des testicules.

Des muscles de la Vessie.

On remarque un muscle à la vessie, qui est au commencement de son col, qu'on appelle sphincter, d'autant qu'il l'environne entiérement : on le sépare difficilement, vu que les fibres charnues sont si étroitement mêlés avec celles du col de la vessie, qu'on ne peut pas les distinguer; les fibres de ce muscle sont circulaires, ses principales fonctions sont pour fermer la vessie & empêcher l'urine de sortir involontairement; quelques Anatomistes ont cru qu'il servoit à hâter l'expulsion de l'urine, secondé des accélérateurs, & on croît même que cette substance charnue, qui se remarque dans l'uretre, est produite par des allongemens de ce muscle.

Des muscles de la Verge.

Quoique cette partie n'ait pas de mouvemens volontaires, on y remarque néanmoins quatre muscles, deux de chaque côté, qui sont distingués en érecteurs & en accélérateurs.

Le premier qui est l'érecteur, vient de la tubérosité de l'ischyon; il va se terminer à la racine de la verge, pour la soutenir dans son action.

Le deuxiéme est l'accélérateur, qui naît du sphincter de l'anus, & s'avance jusqu'à la partie moyenne de la verge, couché immédiatement sur l'uretre. Quand ces muscles agisfent, ils preſſent l'uretre, & favoriſent la ſortie de l'urine & de la ſemence dans l'éjaculation ; ce ſont ceux qui font ſortir avec tant de vîteſſe les dernieres gouttes d'urine.

Des muſcles du Clitoris.

Ces muſcles ſont les mêmes que dans l'homme pour l'origine des érecteurs.

Les érecteurs prennent auſſi leur origine du ſphincter de l'anus, & couchés ſur les côtés extérieurs des grandes levres ; ils vont ſe terminer au clitoris.

Des muſcles de l'Anus.

Deux muſcles relevent l'anus, un de chaque côté ; ils ſont nommés releveurs, prennent origine de la tubéroſité de l'iſchyon, & vont ſe terminer au côté de l'anus.

Il eſt fermé par un ſphincter qui naît de toute la circonférence extérieure de l'extrêmité du boyau culier, lequel eſt fortement charnu ; ſes fibres ſont circulaires, c'eſt pourquoi lorſqu'il agit, il ferme exactement l'anus.

L'anus a outre ces muſcles, un ligament qui prend origine de l'os ſacrum vers ſon extrêmité, s'attache poſtérieuremens à l'anus, & l'affermit dans ſa ſituation naturelle.

Des muſcles de la Cuiſſe.

La cuiſſe fait cinq ſortes de mouvemens, flexion, extenſion, adduction, abduction & en rond.

La flexion eſt faite par trois muſcles, ſçavoir le pſoas, l'iliaque & le pectinéus.

Le pſoas ou lombaire prend ſon origine du côté du corps de la premiere vertebre du dos, & s'inſére au petit trochanter.

L'iliaque prend origine de toute la face intérieure de l'os ilium, & va s'inſérer, comme le pſoas, au petit trochanter.

Le pectinéus ou riolaniſte naît de la partie ſupérieure de l'os pubis joignant la ſymphyſe, & s'inſére au petit trochanter.

L'extenſion eſt faite auſſi par trois muſcles appellés feſſiers.

Le premier eſt le grand feſſier qui naît de toute la levre extérieure de l'os ilium & des épines de l'os ſacrum, & va s'inſérer par un tendon fort & robuſte à deux bons travers de doigts au deſſous du grand trochanter.

Le deuxiéme eft le moyen feffier, qui prend origine de la face extérieure de l'os ilium, & s'infére au grand trochanter.

Le troifiéme eft le petit feffier, qui naît de la même face, partie inférieure, & s'infére à la cavité du grand trochanter.

L'adduction fe fait par un mufcle appellé triceps ou garde-pucelage ; ce mufcle a trois têtes & trois origines différentes : la premiere naît de la partie fupérieure du pubis joignant la fymphyfe, la deuxiéme de la partie moyenne, & la troifiéme de l'inférieure du même pubis ; il va s'inférer à la ligne qui fe remarque à la partie intérieure de l'os de la cuiffe.

L'abduction fe fait par quatre mufcles appellés quadrige-meaux.

Le premier eft le pyramidal ou pyriforme, qui vient de la partie latérale & inférieure de l'os facrum, & va s'inférer à la cavité du grand trochanter.

Le deuxiéme & troifiéme font les gemeaux, qui ont une origine différente.

Le premier prend origine de l'épine de l'ifchium, & s'in-fére à la cavité du grand trochanter.

Le deuxiéme naît de la tubérofité de l'ifchium, & il s'in-fére à la cavité du grand trochanter : ces deux mufcles ca-chent l'obturateur intérieur qui eft entre eux deux.

Le quatriéme eft le quarré, qui prend origine de la tu-bérofité de l'ifchium, & s'infére à la cavité du grand tro-chanter : ces mufcles agiffant vers leur principe, font faire l'abduction.

Le mouvement en rond fe fait en dedans & en dehors ; le mouvement en rond en dedans fe fait par l'obturateur ex-térieur, qui prend fon origine de la circonférence extérieure du trou ovalaire de l'os pubis, & il s'infére à la cavité du grand trochanter ; ce mufcle paffe fous le quarré, & agiffant vers fon principe, il tourne la cuiffe en rond & en dedans.

Le mouvement en rond en dehors fe fait par l'obturateur intérieur, qui prend origine de la circonférence intérieure du même trou ovalaire ; & paffant par une petite finuofité qui fe remarque entre la tubérofité & l'ifchium, il va s'inférer à la cavité du grand trochanter ; agiffant, il tourne la cuiffe en rond en dehors.

Des muscles de la Jambe.

Les mouvemens de la jambe sont la flexion, l'extension, l'adduction & l'abduction.

La flexion est faite par quatre muscles qui sont le demi-nerveux, le demi-membraneux, le grêle postérieur & le biceps.

Le demi-nerveux naît de la tubérosité de l'ischium, & il s'insére à la partie intérieure & supérieure du tibia.

Le demi-membraneux naît du même endroit par un principe membraneux, & il s'insére à la partie postérieure & supérieure du tibia.

Le biceps est ainsi nommé, parce qu'il a deux têtes ; l'une naît de la tubérosité de l'ischium, & l'autre de la partie moyenne & postérieure de l'os de la cuisse ; ces deux têtes s'assemblent, puis se terminent en un tendon qui s'insére à la partie supérieure & postérieure du péroné.

Le grêle postérieur naît de la partie inférieure de l'os pubis, & il s'insére à la partie postérieure & supérieure du tibia.

L'extension est faite par quatre muscles, le premier est le droit grêle, qui naît de l'épine antérieure & inférieure de l'ilium.

Les deux vastes, dont l'externe naît du grand trochanter, & l'interne du petit trochanter.

Le quatriéme est le crural qui est attaché antérieurement à l'os de la cuisse ; ces quatre muscles se terminent par une seule & large aponévrose qui couvre la rotule, & s'attache à la partie antérieure & supérieure du tibia.

L'adduction se fait lorsque la jambe est menée en dedans, par un muscle nommé le long ou couturier, qui prend origine de l'épine supérieure & antérieure du tubia, & agissant vers son principe, il croise une jambe sur l'autre.

L'abduction se fait par deux muscles, le poplité & le membraneux.

Le poplité intérieur prend origine du condyle extérieur de la cuisse, & couché obliquement sur les deux os à la cavité du jarret, il s'insére à la partie postérieure de l'os de la jambe.

Le membraneux, fascia-lata ou bande large, prend origine par un principe charnu de l'épine supérieure & antérieure de l'os ilium, & descend obliquement; ce muscle membraneux couvre tous les muscles de la cuisse & de la jambe; il s'insére à la partie supérieure & extérieure du péroné, & quelquefois s'étend jusqu'à l'extrêmité du pied.

Des muscles du Pied.

Le pied fait deux sortes de mouvemens, de flexion & d'extension.

Les muscles qui le fléchissent, font au nombre de deux, le jambier antérieur & le péronier antérieur.

Le jambier antérieur prend origine de la partie supérieure & extérieure du tibia, & passant sous le ligament annulaire, il s'insére à la partie supérieure & extérieure de l'os naviculaire.

Le péronier antérieur naît de la partie moyenne & extérieure du péroné, & passant sous le ligament annulaire & à la scissure de la malléole extérieure, il va s'insérer à la partie latérale & extérieure du cuboïde.

L'extension se fait par quatre muscles.

Le premier est le triceps, lequel est fait de ceux que l'on appelle gemeaux & du solaire qui font trois têtes; pour les deux têtes que l'on appelle gemeaux, l'une naît du condyle intérieur, & l'autre du condyle extérieur de la cuisse, & la troisiéme appellée solaire, naît de la partie supérieure & intérieure du péroné: ces trois têtes se terminent par un tendon fort & robuste, qui se nomme tendon d'achile; ce tendon s'insére à la partie postérieure & supérieure du calcaneum.

Le deuxiéme & le troisiéme font le jambier & le péronier postérieur.

Le jambier postérieur naît de la partie supérieure & intérieure du tibia; & passant par la scissure de la malléole intérieure, il va s'insérer à la partie latérale & intérieure de l'os masticulaire ou scaphoïde.

Le péronier postérieur naît de la partie supérieure & extérieure du péroné; passant sous le ligament annulaire & à la scissure de la malléole extérieure, il va s'insérer à la partie latérale & extérieure du cuboïde.

Le quatriéme est le plantaire, qui fait au pied ce que le palmaire fait à la main; on le pourroit séquestrer du nombre

des

des extenfeurs du pied ; de forte que de fix mufcles que les
Auteurs ont mis pour l'extenfion, il n'en faut compter que
trois, puifqu'il eft évident que le plantaire ne confond point
fon tendon avec le triceps, & fe termine, comme le palmaire, à la main.

Des mufcles des Orteils.

Les doigts du pied comme ceux de la main, ont leurs
mouvemens de flexion, d'extenfion, d'adduction & d'abduction.

Les mufcles qui fervent à ces actions font propres & communs.

Le premier des communs eft appellé l'extenfeur commun ;
il naît de la partie fupérieure & intérieure du péroné, &
s'appelle autrement le long ; il paffe fous le ligament annulaire, & fe fend en quatre tendons qui fe vont inférer à la
derniere rangée des phalanges des orteils.

Le deuxiéme extenfeur commun s'appelle le court ; il naît
de la partie extérieure du calcaneum & de la malléole externe ; il paffe fous les tendons du long , & fe fend en quatre
autres tendons qui fe vont inférer à la derniere rangée des
os des doigts ; en tirant vers leur principe, ils font faire
l'extenfion.

La flexion eft faite par deux mufcles, fçavoir le fublime
& le profond.

Le fublime naît de la partie poftérieure du calcaneum, &
fe fend en quatre tendons, lefquels font troués pour donner
paffage à ceux du profond, & vont s'inférer à la deuxiéme
phalange des orteils.

Le profond naît de la partie fupérieure & poftérieure du
tibia , & paffant fous le ligament annulaire & dans la fciffure
de la malléole interne, il fe fend en quatre tendons, qui
paffent par les trous du fublime pour s'inférer à la derniere
rangée des os des orteils.

Le plantaire naît du condyle extérieur de l'os de la cuiffe,
& par un principe charnu envoie fon tendon au cuir de la
plante du pied.

Le pouce a fes mufcles également comme celui de la main.

Tome I.   V u u

Un mufcle fait l'extenfion ; on le nomme extenfeur ; il naît de la partie moyenne & antérieure du tibia, & paffant fous le ligament annulaire, il va s'inférer à la deuxiéme rangée des os du pouce.

La flexion eft faite par un autre mufcle nommé fléchiffeur du pouce; il naît de la partie fupérieure du péroné, & paffant par la finuofité du calcaneum, il va s'inférer au dernier os du pouce.

Outre ces mouvemens les doigts en ont encore deux ; fçavoir celui d'adduction, & l'autre d'abduction.

L'adduction des quatre doigts eft faite par les interoffeux qui naiffent des efpaces qui font entre les os du métatarfe ; & comme il y a quatre efpaces, il y a huit mufcles, quatre extérieurs & quatre intérieurs, lefquels vont s'inférer aux côtés de chaque orteil, & font l'adduction ferrant les orteils les uns contre les autres ; on ne remarque point d'extenfeur du petit doigt, ni de l'indice, comme à la main.

L'adduction eft faite par quatre lombricaux, ainfi que nous l'avons dit en parlant de la main.

Le pouce, outre les mouvemens de flexion & d'extenfion, a des mufcles particuliers qui lui font faire les mouvemens d'adduction & d'abduction.

L'adduction eft faite par un mufcle appellé thénar, qui naît de la partie latérale & intérieure du calcaneum, & va s'inférer à côté du pouce intérieurement ; & agiffant vers fon principe, il fait l'adduction.

L'abduction eft faite par l'antithénar qui naît des os du métatarfe, dans la plante du pied, il va s'inférer intérieurement aux rangées des os du pouce ; & agiffant vers fon principe, il approche le pouce vers les autres doigts, & fait l'abduction.

L'hypothénar fait l'abduction du petit doigt ; il naît de la partie latérale & extérieure du calcaneum, & va s'inférer au côté extérieur des phalanges du petit doigt.

A la plante du pied on remarque une certaine maffe de chair qui eft entre le fublime & l'antithénar ; elle eft fortement attachée au profond fléchiffeur des doigts.

ADÉNOGRAPHIE,

OU

DESCRIPTION DES GLANDES.

Les glandes avoient paffé jufqu'à ce fiecle pour des parties viles & abjeées, dont le feul ufage étoit d'appuyer les divifions des vaiffeaux & de s'imbiber des humidités fuperflues du corps ; mais enfin le temps eft venu où leur ufage a été découvert, & par conféquent leur dignité reconnue ; l'on peut dire même avec raifon que les conglobées doivent cette dignité à *Bartholin* & aux autres inventeurs des lymphatiques, de même que les conglomerées font redevables de la leur à *Wirfungus*, *Warthon*, *Stenon*, &c.

On pourroit définir les glandes, des parenchimes dont la fubftance eft quelquefois continue, égale & entourée d'une feule membrane, & quelquefois divifée en plufieurs petits corps par le moyen des membranes qu'on remarque entredeux.

Les glandes, généralement parlant, ont quatre fortes de vaiffeaux, fçavoir, artere, veine, nerf & lymphe, ou bien canal propre & excrétoire.

Les Auteurs anciens & modernes ont fait plufieurs divifions des glandes. Je ne m'arrêterai pas à celle qui regarde les glandes, (à caufe de leur fituation) comme les émonétoirs du cerveau, du cœur & du foie, puifque tout cela fe détruit de lui-même, comme on le verra dans la fuite ; mais j'ai réfolu d'examiner toutes celles que la curiofité de notre fiecle a mis en avant.

Warthon dans fon Adénographie, divife généralement toutes les glandes en celles qui fe trouvent toujours, & celles qui furviennent, foit qu'elles foient morbifiques ou non ; cette divifion ne me plaît point du tout, puifqu'il n'eft pas

V u u ij

vraifemblable que les glandes foient formées au hazard, &
en plus grand nombre dans un homme que dans l'autre ; je
demeure d'accord qu'il s'en trouve plus dans certaines gens,
furtout dans ceux qui font fujettes aux écrouelles ; mais que
peut-on inférer delà, finon que les glandes qui étoient prefque
infenfibles dans les perfonnes faines, fe gonflent dans celles-
là par les obftructions & les tumeurs, &c ?

Nous avons encore une divifion célébre des glandes propo-
fée par *Gliffon* & *Warthon*, qui prétendent qu'il y a trois efpeces de glandes, dont les unes fervent à l'excrétion, comme
le pancréas; les autres à la fécrétion d'une liqueur qui revient
dans la maffe du fang, comme font les glandes axillaires tri-
guinales, &c; & les autres enfin qui font celles du méfentere
& les glandes lombaires, fervent à la nourriture, en tant qu'ils
ont prétendu que les nerfs s'imbiboient dans ces parties-là, de
la portion du chyle la plus fpiritueufe, pour fervir de matiere
au fuc nerveux ; mais cette divifion n'eft fondée que fur des
chimeres & fur des fuppofitions qui ne doivent pas nous arrêter.

Je divife donc les glandes en conglomerées & en conglobées ;
cette divifion eft extrêmement jufte, & on peut la prouver par
la ftructure & par l'ufage de ces glandes ; je dis par la ftructure, puifque les conglobées font toutes égales & rondes, &
ont une efpece de fente, de laquelle fortent les racines des
lymphatiques, ce qui ne fe voit point dans les conglomerées
qui font inégales, & dans lefquelles on peut voir une belle
ramification de leur vaiffeau excrétoire ; enfin leur ufage &
leurs vaiffeaux font différens, puifque les glandes conglobées
font faites pour féparer la lymphe qu'elles renvoient dans le
fang par les lymphatiques ; au lieu que les conglomerées fervent à la fécrétion de certaines liqueurs qui font portées dans
des cavités particulieres, comme la falive, le fuc pancréati-
que, &c ; cette divifion étant préfuppofée, j'entre dans le détail des glandes, dont je ferai l'énumération pour en faire exprès une defcription exacte.

Il y a des glandes conglobées dans le ventre & dans fes
extrêmités, & premierement dans le bas-ventre ; je compte
celles de l'épiploon, du méfentere, les lombaires, les rénales,
appellées autrement capfules atrabilaires, & les glandes va-

gues. Dans la poitrine je trouve les glandes éfophagiennes &
celles qui font à la bafe du cœur. Autour du col je vois les glandes thyroïdiennes, les jugulaires, les parotides conglobées, &
les maxillaires inférieures. Enfin dans les extrêmités je remarque les glandes qui font fous les aiffelles, & dans l'endroit où
le coude fe fléchit, les glandes qui font aux aînes, tant fupérieures qu'inférieures, & celles qui font dans le milieu de
la cuiffe & fous le genou.

Les conglomerées font ou pour l'efpece, ou pour l'individu;
celles qui regardent l'efpece font dans l'homme les proftates,
l'extrêmité glanduleufe des déférens & les véficules féminales;
dans les femmes, les mamelles, la tunique interne de la matrice & du vagin, parfemée d'une infinité de glandes, & le
placenta.

Celles qui regardent l'individu, font les glandes miliaires de
la peau, le pancréas, le foie, les reins, la tunique intérieure
de l'eftomac & des inteftins, avec les glandes de M. *Peyer*;
dans la poitrine je trouve le thimus, la tunique glanduleufe
de la trachée artere & celle du péricarde. Dans le col & dans
le palais je vois les parotides conglomerées, les maxillaires intérieures, les amygdales, les fublinguales, les buccales & les
palatines. Dans la tête enfin font les glandes lacrymales externes & internes, les glandes de la chaffie, les glandes du
trou auditif, la glande pituitaire, celles qui font dans le lacis
choroïde, & la fubftance corticale du cerveau & du cervelet.

Des Glandes conglobées du Ventre inférieur.

Je ne doute point qu'il n'y ait beaucoup de glandes dans
l'épiploon, mais comme mon deffein eft de vous faire voir
les glandes fenfibles de notre corps, plutôt que de vous parler de celles qui ne deviennent apparentes que lorfque leur
conftitution eft changée, je ne vous en démontrerai, après
Warthon, que deux dans cette partie; la plus grande eft fort
voifine du pilore, & l'autre eft du côté de la rate; leurs vaiffeaux font arteres, veines, nerfs & lymphatiques; leurs vaiffeaux fanguins viennent des arteres & des veines épiploïques &
gaftrépiploïques; les nerfs du plexus lunaire & les lymphatiques fe rendent dans le réfervoir: elles font toutes femblables

aux glandes du méfentere ; & *Warthon* a prétendu qu'elles recevoient les lactées qui fortoient de l'eftomac. Il eft pourtant faux qu'il en vienne delà, mais il fe peut qu'elles reçoivent les premieres lactées qui fortent du duodenum avant qu'il s'attache au méfentere ; du moins eft-il vrai qu'elles envoient de la lymphe dans le réfervoir, par le moyen de leurs vaiffeaux lymphatiques.

Après les glandes de l'épiploon, fuivent les glandes du méfentere, qui font blanches, molles, friables, dont la couleur eft plus foncée dans les vieux fujets, que dans les jeunes ; elles font entre les deux tuniques du méfentere, & l'on en voit un grand nombre dans le centre du méfentere, lefquelles *Afellius* a appellées mal à propos pancréas.

Leurs arteres viennent des méfentériques ; leurs veines fe dégorgent dans la veine-porte, leurs nerfs viennent du grand plexus méfentérique qui eft au deffous d'elles, & les vaiffeaux lactés fe diftribuent dans leur fubftance, comme on verra ci-après.

Ces glandes font fort groffes & en très-grand nombre dans les animaux, mais affez petites dans l'homme, à la place defquelles on trouve les glandes lombaires qui ne font point dans les animaux.

L'ufage des glandes du méfentere eft le même que celui de toutes les glandes conglobées, avec cette différence, que le chyle après la digeftion, paffe dans ces glandes, ce qui n'arrive point aux autres qui ne font que cribler la lymphe. Pour mieux entendre ceci, il faut fçavoir que les lymphatiques qui viennent d'une partie, fe jettent dans la premiere glande conglobée voifine, dans laquelle ils fe perdent par une infinité de petits rameaux ; cependant dans la partie oppofée on voit renaître un vaiffeau lymphatique par de nouvelles racines ; la même chofe arrive dans les glandes du méfentere, où l'on voit clairement la diftribution des vaiffeaux lactés qui prennent le chyle des inteftins, & l'origine de ceux qui le portent dans les glandes de l'homme, ou dans le réfervoir des brutes.

Cette diftribution des lactées dans les glandes du méfentere a donné lieu à la chimérique opinion de *Gliffon* & des autres ; mais il eft facile de comprendre que la lymphe fervant à délayer le chyle, (qui eft une liqueur groffiere) il falloit qu'elle fe mêlât intimement avec lui, ce qui ne fe pouvoit faire qu'en faifant diftribuer les lactés dans les glandes.

L'ufage des glandes du méfentere eft donc de féparer la lymphe, qui fe mêle intimement avec le chyle dans le temps de la digeftion, & qui après le paffage du chyle s'en va par les mêmes vaiffeaux dans le réfervoir; puifqu'il eft certain que les vaiffeaux lactés font auffi lymphatiques, & que dans le temps de la digeftion ils portent une lymphe pure & limpide comme les autres.

Je viens à préfent aux glandes lombaires, dont nous avons l'obligation à *Bartholin*; elles font fituées fur les vertebres des lombes, entre les mufcles pfoas, au deffous de l'artere céliaque & des émulgentes, à peu près entre les reins & les glandes rénales. Il y en a trois, & la fupérieure eft du côté droit fur l'origine des appendices du diaphragme; les autres font à peu près dans le même endroit que le réfervoir des brutes; leurs vaiffeaux fanguins viennent des adipeufes, & les vaiffeaux lactés & lymphatiques fe diftribuent dans leur fubftance.

Ces glandes font l'office de réfervoirs du chyle, car tous les lactés & les lymphatiques des jambes fe ramifiant, il fe fait un mêlange encore plus intime de la lymphe qui vient des glandes inférieures, & de celles qui fe criblent dans leur fubftance avec le chyle qui vient du méfentere; & les trois lymphatiques qui naiffent dans la partie oppofée, s'uniffant enfemble, font le canal thorachique, fans qu'on puiffe obferver de réfervoir comme on le voit dans les brutes; il étoit même néceffaire que le chyle fût plus fluide dans l'homme à caufe de fa fituation, & c'eft ce que font ces glandes en mêlant intimement le chyle avec la lymphe, &c.

Les glandes rénales fuivent après. Je ne m'arrêtrai pas à éclaircir les noms que les Auteurs leur ont donnés; il me fuffit de dire que je les trouve fort mal nommées capfules atrabilaires, parce que je fuis perfuadé qu'elles n'ont aucun commerce avec cet atrabile dont on nous parle tant, & dont l'exiftence n'eft pourtant pas démontrée.

Elles font fituées fous la membrane adipeufe au deffus des reins, à côté de la veine cave, à laquelle la droite eft ordinairement attachée; & quoique leur fituation foit affez différente dans les animaux, elles sont cependant toujours couchées sur les plexus liénaires & hépatiques de l'intercostal. Leur grandeur change aussi beaucoup ; car tantôt l'une est plus grande que l'autre ; mais la variété est surprenante dans leur figure, car elles sont rondes, quarrées, triangulaires , &c.

On remarque une cavité dans ces glandes, & on y voit assez souvent une liqueur limpide de couleur tannée ; ce qui a donné lieu à la dénomination de *Bartholin*.

Leurs vaisseaux sanguins viennent tantôt des arteres & des veines adipeuses , & tantôt des émulgentes ; les nerfs des plexus qu'elles couvrent, & leurs lymphatiques se jettent dans le réservoir. On voit par-là qu'elles sont conglobées , & ainsi il n'est pas besoin de s'arrêter sur leur usage.

Il nous reste encore à parler des glandes vagues, qu'on auroit pu commodément réduire à celles du mésentere, car elles sont de même substance, & reçoivent quelquefois les lactés du premier genre ; il y en a une très-considérable dans la cavité du foie , laquelle reçoit les lymphatiques du foie & de la vésicule du fiel, lesquels sortant par la partie opposée , se jettent dans le réservoir.

Après la description des glandes conglobées de l'abdomen, je viens à celles de la poitrine, qui sont les œsophagiennes & les glandes qui sont à la base du cœur.

Les glandes œsophagiennes sont ordinairement au nombre de deux , & lorsqu'il y en a davantage, elles sont situées au dessous de l'œsophage , vis-à-vis la cinquiéme vertebre du dos dans l'endroit où l'œsophage se tourne à droite pour faire place à la grande artere ; leur figure est assez semblable à un phaséole. Leurs vaisseaux sanguins viennent des rameaux coronaires de l'estomac ; leurs nerfs de la huitiéme paire & leurs lymphatiques jettent leur liqueur dans le canal thorachique.

J'ai souvent observé qu'il y avoit dans ces glandes un long peloton de veines , mais fort grêle, & du côté où les glandes sont attachées à l'œsophage , il y avoit une ouverture par où les veines pouvoient y entrer.

Nous avons déja dit qu'il y avoit des glandes à la base du cœur ; elles y sont adhérentes & cachées dans la graisse qui se trouve en quantité dans cette partie ; leurs vaisseaux sanguins viennent des coronaires du cœur.

M. Lower

M. *Lower* a prétendu que la liqueur du péricarde venoit de ces glandes, mais les observations de M. *Rudbec* nous apprennent que les lymphatiques de ces glandes se terminent dans le canal thorachique, & dans son lieu nous démontrerons les sources de la liqueur du péricarde.

Des Glandes conglobées du Col.

Au dessous du larynx il y a deux glandes appellées thyroïdiennes ; elles sont fortement attachées à la trachée-artere, & elles en occupent chacune la partie latérale ; leur figure est longue, un peu concave du côté de la premiere artere, & convexe de l'autre ; leur substance est pleine & plus solide que celle de toutes les autres glandes, jusques-là qu'elle paroît charnue & peut imposer pour un muscle.

Les arteres viennent des carotides, les veines des jugulaires, les nerfs des récurrens, & enfin les lymphatiques se jettent dans le concours de la jugulaire & de l'axillaire. Quelques-uns ont cru que leur lymphatique s'ouvre dans la cavité de l'âpre-artere pour l'humecter, mais cela est faux, & nous parlerons des sources de cette liqueur dans la description des glandes conglomerées.

Après les thyroïdiennes viennent les jugulaires, appellées ainsi à cause qu'elles sont voisines des veines de ce nom ; elles sont en assez grand nombre, & font par leur assemblage une espece de raisin : il y en a de grandes & de petites; les unes sont supérieures, les autres inférieures ; les unes au devant, les autres au dessous ; les supérieures vont presque jusqu'à l'apophyse styloïde, & les inférieures descendent jusqu'aux clavicules ; la couleur de celles-ci est plus foncée que la couleur de celles d'en haut.

Leurs vaisseaux viennent des carotides, des jugulaires & des nerfs de la huitiéme paire, & elles reçoivent les lymphatiques des glandes supérieures conglobées, lesquels sortent par la partie opposée pour se jetter dans la veine axillaire. Je ne doute nullement que ce que *Stenon* appelle la glande commune dans sa figure, qu'il dit avoir tirée des veaux & des chiens, ne réponde aux glandes jugulaires de l'homme.

Je viens à la parotide conglobée dont *Stenon* a parlé le

Tome I.   X x x

premier ; elle eſt ſituée joignant la parotide conglomerée qui la couvre en partie , & elle occupe la partie antérieure de la foſſe de l'oreille , joignant l'angle de la mâchoire inférieure.

Les arteres viennent des carotides externes, les veines des jugulaires ; les nerfs viennent de la portion dure , du nerf auditif , & les lymphatiques entrent dans une glande appellée commune par *Stenon* , & que nous avons dit répondre aux jugulaires de l'homme.

Stenon avoit dit que quelques racines du canal jugulaire externe ſe rendoient dans la parotide conglobée ; mais il a été lui-même le premier à changer de ſentiment , & la ſeule ſtructure différente de ces glandes nous doit convaincre que nonobſtant leur voiſinage , elles ſont deſtinées à des différens uſages.

Il me reſte encore à parler de la maxillaire conglobée , appellée par *Warthon* maxillaire externe ; cette glande eſt fort petite , & elle eſt ſituée au dehors à peu près vers le milieu de la longueur de la mâchoire inférieure.

Les arteres ſont des rameaux de la carotide externe ; ſes veines ſe déchargent dans la jugulaire externe ; ſes nerfs viennent de la cinquiéme paire , & ſon lymphatique entre comme celui de la parotide conglobée , dans la glande appellée commune par *Stenon* , pour delà s'inſérer dans l'axillaire.

Outre cela , *Stenon* dans ſes obſervations ſur les glandes de la bouche , décrit une glande conglobée ſituée au deſſus du palais , à l'extrêmité des narines , tout près des amygdales , dont le lymphatique ſe jette dans la glande commune avec les deux autres. *Warthon* ne parle point de cette glande , & *Stenon* n'ayant fait cette deſcription que ſur les brutes , il faut voir ſi elle eſt dans les ſujets humains.

Des Glandes conglobées des Extrêmités.

Pour achever ma diviſion , il ne me reſte qu'à parler des glandes des extrêmités ; j'ai dit qu'il y en avoit ſous les aiſſelles dans l'endroit où le coude ſe fléchit , dans l'aîne , dans le milieu du fémur , & ſous le genou.

Je commence par celles des aiſſelles , appellées à cauſe de

cela axillaires ; il y en a ordinairement trois fort attachées aux tégumens, & couvertes de quantité de graisse dans les sujets qui en sont pourvus ; leurs vaisseaux viennent des axillaires, leurs nerfs des brachiaux, & leurs lymphatiques se jettent dans le concours de l'axillaire & de la jugulaire.

Après les axillaires viennent celles du coude qui sont en assez petit nombre & très-petites ; elles sont situées dans l'endroit où le coude se fléchit, joignant le tendon du muscle biceps ; leurs vaisseaux viennent de l'artere du bras & de la veine médiane, leurs nerfs des brachiaux, & leurs lymphatiques entrent dans les glandes axillaires pour en sortir par le côté opposé.

Il y a un bon nombre de glandes dans l'aîne, dont la tumeur est appellée bubon ; elles sont divisées en deux pelotons, dont l'un est un bon pouce au dessous de l'autre ; il y en a ordinairement huit ou dix, dont les unes sont rondes & les autres ovales ; ces glandes sont toutes couvertes de graisse.

Leurs vaisseaux viennent des épigastriques, leurs nerfs des lombaires, & leurs lymphatiques rampent sur les vaisseaux iliaques ; & s'unissant avec ceux des testicules & entre eux, font un tronc très-considérable qui se dégorge dans le réservoir du chyle.

Il se trouve encore une ou deux glandes dans la cuisse, qui sont à peu près dans le milieu de la longueur du muscle long appellé couturier. Ces glandes sont petites, & leurs vaisseaux viennent des cruraux, leurs nerfs des lombaires, & leurs lymphatiques entrent dans les glandes inguinales.

Enfin il y a encore quelques petites glandes au dessous du genou, dont les vaisseaux viennent des poplités, les nerfs de ce gros tronc de nerfs de l'os sacrum qui passe dans le creux du genou, & les lymphatiques montent pour se jetter dans le réservoir, après s'être ramifiés dans les autres glandes de la cuisse.

Après avoir donné une description très-exacte de toutes les glandes conglobées du corps humain, il faut absolument parler des vaisseaux lymphatiques & de la lymphe, puisqu'il est certain que tous les lymphatiques de notre corps ont quelque commerce avec les glandes, ainsi que *Stenon* l'a observé le premier.

X x x ij

L'invention de ces vaiſſeaux a cauſé de grandes conteſta-tions entre les Auteurs ; il eſt certain que *Bartholin* en a imprimé le premier ; mais d'un autre côté les obſervations de *Rudbek* ſont ſi juſtes, & ſes figures ſi exactes, qu'il eſt facile de juger qu'il connoiſſoit les lymphatiques depuis fort long temps ; & l'on pourroit prouver encore qu'un Anglois nom-mé *Holivius* les avoit trouvés avant *Bartholin* ; quoiqu'il en ſoit, la découverte eſt fort belle, & on en a tiré de grandes lumieres pour la médecine. Les lymphatiques ſont des vaiſ-ſeaux caves, délicats, tranſparens, qui portent la lymphe de la circonférence au centre.

Leur origine eſt encore aſſez incertaine, car nous ne ſça-vons pas s'ils viennent des parties intérieures des viſceres ou des muſcles par exemple, ou s'ils viennent ſeulement de la membrane qui les environne. Tout ce que nous pouvons dire, c'eſt qu'il n'y a preſque point de partie de notre corps de laquelle ne ſorte quelque lymphatique, ainſi qu'on le peut facilement démontrer par les ligatures.

Ils ont un nombre infini de valvules ſigmoïdes qui permet-tent le mouvement de la lymphe vers le réſervoir & les veines, mais qui s'oppoſent au retour de la liqueur vers les extrêmités ; ces valvules ont été très-bien décrites par M. *Ruiſch.*

On ne ſçauroit aſſigner à ces vaiſſeaux une ſituation déter-minée ; mais on voit d'ordinaire qu'ils s'attachent & ram-pent autour des veines comme le lierre autour des arbres.

On en voit ſortir un grand nombre du foie, de la véſicule du fiel, des teſticules, des reins, de la rate, des poumons, & en un mot de preſque toutes les parties qui s'inſérent, ou immédiatement dans le réſervoir, dans le canal thorachique, ou dans les veines, ou médiatement, c'eſt-à-dire, après s'être ramifiés dans les glandes conglobées de leur voiſinage. Le mouvement de la lymphe, & l'inſertion de tous les lympha-tiques ſont ſi connus à préſent, que je ne m'y arrête pas.

Après la deſcription des vaiſſeaux lymphatiques, je viens à la nature de la liqueur qu'ils portent, ſur laquelle je vois que les Auteurs ſont fort partagés.

Bartholin & quelques autres ont cru au commencement de cette découverte, que la lymphe étoit une eau ſimple qui étoit le réſidu de la nourriture des parties ; mais pourquoi cette eau reviendroit-t-elle dans la maffe du fang , fi elle n'étoit pas d'une plus grande conféquence ? & d'ailleurs nous fçavons que l'eau fimple expofée au feu , ne fe caille pas & ne fait pas une gelée comme la lymphe.

Gliffon & les autres Anglois de fon parti , ont dit que la lymphe étoit un compofé des vapeurs du fang, qui s'épaiffif-foient en eau par la denfité & la froideur des membranes & du véhicule du fuc nerveux ; mais ces vapeurs ne fe congele-roient pas comme la lymphe, & enfin ce fuc nerveux & fon véhicule font purement imaginaires.

Bils & fes fectateurs ont prétendu que la lymphe étoit l'ali-ment des parties fpermatiques , mais comme toute leur opinion étoit fondée fur le mouvement de la lymphe vers les extrêmités , ce qui répugne évidemment à l'expérience & à la difpofition des valvules ; je ne m'arrêterai pas davantage à la détruire.

Silvius a voulu que la lymphe fût compofée d'une liqueur acide féparée dans les glandes conglobées , & des efprits ani-maux qui retournoient par-là dans le fang ; cette acidité de la lymphe eft l'ame de fon fyftême, puifqu'il prétend que la lymphe étant mêlée avec le fang qui defcend par la veine cave fupérieure , faifoit une effervefcence confidérable dans le ventricule droit, avec le fang imprégné de bile qui montoit par la veine cave inférieure ; mais cette acidité devroit être démontrée, & non pas fuppofée, & je fuis furpris qu'il ad-mette que la plus grande partie de la lymphe vienne des nerfs, lui qui combat tant le fuc nerveux, & qui ne veut pas que les nerfs foient capables d'obftruction.

Je dis donc que la lymphe eft une liqueur féparée du fang dans les parties & dans les glandes conglobées ; cette liqueur n'eft pas une pure férofité du fang, mais elle eft imprégnée d'une bonne quantité de fel volatil, & de quelques efprits animaux qui fervent à la fubtilifer.

Je reconnois dans la lymphe deux ufages, l'un qui me paroît très-confidérable , eft de délayer la maffe groffiere du chyle ; cet ufage eft très-évident , puifque tous les lympha-tiques inférieurs fe jettent dans le réfervoir ou dans le canal, au lieu de fe jetter dans les veines qui font dans les extrê-mités ou dans l'abdomen.

L'autre ufage eſt de ramener dans le ſang quelques eſprits animaux & quelques parties nourriſſieres qu'elle contient, en quoi elle différe de la féroſité ſimple qui ne contient rien de tel, au lieu que la lymphe ſe coagule étant expoſée au feu, comme nous l'avons déja dit.

Je paſſe maintenant aux teſticules, où l'on remarque les même phénomenes ; ils ſont contenus dans la tunique vaginale comme dans une eſpece de bourſe ou de fourreau, parce qu'elle n'adhere que fort lâchement au teſticule ; on remarque même entre les deux, c'eſt-à-dire, entre la membrane propre des teſticules & la vaginale, un peu d'humidité qui ſuinte de cette tunique de la même maniere que l'eau du péricarde ; car ſi on vient à la preſſer, on en voit tranſpirer une infinité de petites gouttes plus ou moins groſſes, ſelon que les trous ou les orifices ſont plus ou moins grands. Cette tunique a des fibres charnues qu'on voit fort bien dans le cheval ; ces fibres ſont entre-tiſſues avec d'autres qui les traverſent, & forment par-là une eſpece de toile fort lâche, dans laquelle on trouve quantité de petits intervalles dans leſquels ſe trouvent placés ces petits orifices qui déchargent ces gouttes qu'on voit ſuinter à chaque preſſement de cette tunique ; il s'y diſtribue des rameaux des nerfs, & des vaiſſeaux du ſang, mais on n'y a point encore pu rencontrer de vaiſſeaux lymphatiques.

On ne peut point faire d'expériences ſur cette humeur qui eſt ſéparée par la tunique vaginale, à cauſe qu'elle eſt en trop petite quantité ; mais ſi cette tunique vient à ſouffrir quelque altération, & qu'en ſéparant quantité de cette humeur, elle faſſe une hidrocele, on peut alors faire quelques expériences. J'ai remarqué que cette féroſité ſe figeoit à la chaleur du feu, comme de la gelée, & qu'elle reſſembloit fort à la féroſité du ſang coagulé ainſi par la chaleur du feu. J'ai obſervé encore que l'eſprit de vitriol jetté par deſſus, le coaguloit en gelée, comme il fait de la féroſité du ſang.

J'ajouterai encore quelques obſervations que j'ai faites ſur la membrane du péritoine & de la pleure ; ces membranes ſont extrêmement tiſſues & polies du côté qu'elles regardent les viſceres, de ſorte qu'elles ſemblent être d'une tiſſure toute particuliere ; toutes les fois qu'on vient à preſſer ces membranes, on en voit ſuinter par de certains petits trous une eau

claire & falée : ce qui pourroit faire croire qu'elles font la véritable fource des hidropifies de la poitrine & du bas-ventre,
& ce qui me le perfuade davantage, c'eft ce que M. *Bonfi-
gliolo* a obfervé fur un cheval qui mourut pour avoir été expofé à un air extrêmement froid, après avoir bien couru ;
il trouva fa pleure toute bourfouflée par des petites véficules
qui étoient remplies d'une eau tranfparente & falée.

J'ai parlé jufqu'ici des membranes qui méritent le nom de
glandes ou de corps glanduleux, à caufe de leur tiffure & de
leur ufage. Je vais préfentement donner la defcription de
quelques autres dont la tiffure n'eft pas fi fimple, & de peur
que mon opinion ne foit regardée comme un paradoxe, je
prie qu'on me permette d'ajouter quelque chofe fur la tunique nerveufe du ventricule, à ce que le fçavant & le célébre *Willis* en a dit. Cette tunique eft placée immédiatement
fous la tunique charnue, & forme toute la cavité du ventricule ; elle a plufieurs plis & plufieurs rides ; fa couleur eft
différente en différens endroits ; du côté de l'orifice fupérieur elle eft blanchâtre de même qu'à fa partie fupérieure & horizontale ; elle eft partout ailleurs d'une couleur
rouge, fi ce n'eft vers le pilore, où elle eft teinte par la bile ;
cette tunique eft couverte d'une mucofité fort vifqueufe qu'on
ne détache qu'avec peine ; il s'en éléve perpendiculairement
vers la cavité du ventricule de certains petits tuyaux qui
étant d'une longueur égale & s'uniffant fortement par leurs
extrêmités, forment comme une autre tunique ; & quelques-
uns ont même cru que c'en étoit une effectivement, quoiqu'on ne puiffe pas la féparer de quelque maniere qu'on s'y
prenne, à moins que de déchirer quelque chofe. Tout cet amas
de tuyaux eft foutenu par un réfeau nerveux & membraneux,
dont les fibres paroiffent très-bien, lorfqu'on verfe de l'encre
pardeffus. Cela fe voit encore mieux dans le ventricule d'un
chien marin ; car on voit qu'une partie de l'œfophage a fes
parois intérieurs revêtues d'une tunique fort blanche, compofée de faiffeaux de fibres nerveufes qui tendent perpendiculairement vers la cavité du ventricule, où étant arrivées
elles fe féparent d'un côté & de l'autre en forme de rayons, &
vont former une efpece de réfeau dont les rhombes deviennent infenfiblement plus petits, jufqu'à ce qu'ayant atteint

les petits tuyaux dont nous avons parlé ci-deſſus, ils le ſoutiennent & les embraſſent, en ſorte que chaque tuyau ſe
trouve dans un des rhombes qui forment ce réſeau de fibres
nerveuſes; ainſi la membrane nerveuſe de l'eſtomac ſemble
être compoſée de deux parties, dont la plus groſſiere & la
plus épaiſſe ſert de baſe & de crible aux tuyaux ci-deſſus,
& la plus mince & la plus déliée s'étendant en réſeau, ſert
pour fortifier & pour appuyer les mêmes tuyaux. Cet amas
de fibres nerveuſes n'eſt pas partout également épais, car il
l'eſt beaucoup plus vers le pilore, & les tuyaux y ſont bien
plus longs & plus ſenſibles qu'à l'orifice ſupérieur, où on
ne peut les remarquer qu'avec peine. Ces tuyaux paroiſſent
très-bien dans le poiſſon & dans quelques autres, & l'on y
remarque même des petites valvules qui ſervent à contenir
un ſuc fort groſſier & viſqueux. Sur l'extérieur de cette tunique nerveuſe il s'y diſtribue des rameaux de nerfs & quantité de vaiſſeaux du ſang; on ne rencontre point de glandes
entre cette tunique nerveuſe & ces petits tuyaux, & celles
qu'on rencontre vers l'orifice ſupérieur, ſont placées ſous la
tunique nerveuſe, & dégorgent un ſuc particulier par leurs
canaux excrétoires: on voit très-bien ces glandes & en très-
grande quantité dans le ventricule des aigles.

La tiſſure du ventricule de l'âne a quelque choſe d'admirable; il reſſemble en figure à celui de l'homme; il eſt
compoſé de trois tuniques, ſçavoir, l'extérieure, la charnue
ou muſculeuſe, & la nerveuſe; celle-ci n'a pas partout la
même couleur, mais depuis l'orifice ſupérieur juſqu'au milieu
de la cavité du ventricule elle eſt blanche, fort polie, à cauſe
que les tuyaux y ſont très-courts; le reſte de cette membrane eſt d'une couleur rouge; elle eſt beaucoup plus épaiſſe
dans cet endroit, & l'on y remarque des tuyaux qui s'en élévent perpendiculairement, & ſoutenus par une eſpece de réſeau qui les unit tous enſemble. Quoique cette tunique nerveuſe ſoit blanche dans un endroit & rouge dans un autre,
ce n'eſt cependant que la même tunique; cependant à l'u-
nion de ces deux parties il s'en éleve tout autour comme une
petite ceinture très-épaiſſe & comme cartilagineuſe; ſur la
portion blanche de cette tunique on y remarque ſouvent des
vers qui reſſemblent en figure & en groſſeur à la nymphe

dorée

dorée du ver à foie : ces vers s'y attachent fi fortement par les ongles crochus qu'ils ont à l'extrêmité de leur corps, qu'on a beaucoup de peine à les en arracher. La ftructure intérieure de ces vers eft admirable ; car on leur remarque des rameaux de la trachée qui s'étendent prefque tout le long du corps, & aboutiffent enfin chacun à un lobe du poumon qui eft fitué dans l'endroit où leur corps eft plus large : on les voit s'élever en dehors ; ils font compofés d'une infinité de véficules : dans le refte de leur ventre on remarque de certains petits corps glanduleux de figure ronde qui font attachés aux trachées, & parmi lefquels les boyaux & les vaiffeaux biliaires font placés.

Dans le chien la tunique nerveufe du ventricule eft toute couverte d'une mucofité, laquelle étant ôtée avec un couteau, on remarque le réfeau de fibres nerveufes qui foutient & appuie tous les tuyaux que forme la tunique nerveufe.

Enfin j'ai rencontré la même tiffure dans le ventricule de l'homme ; car la tunique nerveufe y forme auffi tous ces petits tuyaux perpendiculaires qui font foutenus par un réfeau, comme dans les autres.

Dans les ruminans le quatrieme ventricule, qu'on appelle *Abomafus*, a fa membrane nerveufe compofée de la même maniere.

Dans les poules le ventricule eft environné d'un gros mufcle, fous lequel eft placée la membrane nerveufe qui envoie des perpendiculaires vers la cavité, & qui font foutenus par un réfeau prefque cartilagineux & d'une couleur jaune.

Les oifeaux qui ont leur ventricule membraneux, comme l'aigle, la chouette & l'épervier, ont leur partie fupérieure toute couverte d'une infinité de petites glandes ovales, & le refte eft couvert de tuyaux fort courts.

Perfonne ne doutera que ces filets ou ces fibres perpendiculaires ne foient de véritables tuyaux, fi l'on fait réflexion à la tiffure des glandes que nous avons dit ci-deffus être placées fur le ventricule charnu des poules ; car chacune de ces glandes a fes tuyaux & fa membrane, & fépare une mucofité qui s'amaffe & s'arrête fur les parois internes du ventricule ; de forte qu'on peut dire que chacune de ces glandes

Tome I.   Y y y

eft comme un autre ventricule plié en peloton , & parce que cette mucofité s'amaffe non feulement fur ces glandes , mais encore fur ces fibres & ces filets perpendiculaires , il faut que ce foient de véritables tuyaux deftinés à féparer un fuc particulier, propre à la coction des alimens , & par conféquent le ventricule n'eft qu'une glande fort ample & fort étendue. On remarque encore cette tiffure glanduleufe & des tuyaux dans les inteftins , qui ne font qu'une continuation du ventricule , avec cette différence pourtant que ces tuyaux n'y font pas foutenus & unis par un réfeau , mais ils flottent de côtés & d'autres ; on voit cela admirablement bien dans le pourceau , dans les tuyaux duquel , outre quantité de glandes , on rencontre encore quantité de tuyaux fort cylindriques , beaucoup plus longs dans les boyaux grêles que dans les gros; dans les bœufs ces tuyaux font de figure conique ; les oifeaux les ont d'une figure cylindrique dans tous les boyaux , excepté dans le rectum , où ils font d'une figure conique.

Les cotyledons même font glanduleux , & comme je l'ai décrit ailleurs fort au long , chacun d'eux n'eft qu'une véritable glande compofée de deux parties. Donc la fubftance de la matrice qui eft percée comme un fourreau , & les cotyledons qui ne font formés que d'une membrane nerveufe , femblable à la tunique du ventricule & des boyaux , ne compofent qu'une véritable glande , qui fert à féparer un fuc femblable à de la tifanne , qui après avoir été féparé dans la fubftance de la matrice , eft diftribué dans celles des cotyledons pour s'y épurer encore mieux , & pour delà paffer dans les vaiffeaux.

De tout ce que je viens de dire , on peut conclure , fi je ne me trompe , qu'une glande n'eft autre chofe qu'une véficule membraneufe , à laquelle quelquefois eft attaché un petit canal excrétoire , & que cette glande eft tantôt ronde ou conglobée , & tantôt étendue en membrane à mefure que la membrane véficuleufe eft ou étendue ou repliée ; delà vient que les véficules font d'une figure différente , tantôt rondes , tantôt lenticulaires , ovales , longues , comme le boyau cœcum ; & enfin on y remarque même des veffies confidérables & des cavités , fans que pourtant aucune de ces différences déroge ni à la nature ni à l'ufage de la glande.

De la structure des Membranes.

On ne peut mieux expliquer la structure des membranes, qu'en se rappellant l'idée de tous les entrelacemens que les tisserands & les vanniers font dans la tissure de leurs ouvrages, ne faisant en cela qu'imiter la nature dans la formation des membranes. La plûpart des fibres qui entrent dans la composition des membranes, sont nerveuses; en général ces fibres sont plus ou moins élastiques à proportion de leur figure & de l'abondance des esprits dont elles sont imbibées; tout cela les rend capables d'un trémoussement plus ou moins prompt : c'est pour cette raison que celles des personnes maigres, ou qui sont d'un tempérament délicat, sont plus sujettes à être vivement touchées par les émotions des objets extérieurs & par celles des passions, parce qu'étant plus seches & plus tendues, & leurs esprits plus mobiles & plus élastiques, elles sont par conséquent plus capables d'être rudement ébranlées par les impressions même les plus foibles : enfin s'il arrive que la membrane qui est fortement tendue, soit de plus étroitement unie avec les os voisins dans toute sa longueur, comme on le voit au périoste, elle sera beaucoup plus rudement ébranlée, parce que tous ses filets reçoivent cette agitation également, & tous à la fois, au moindre mouvement; & si cette membrane est produite par le développement de quelques tendons, cela augmente encore de beaucoup la violence de la douleur.

On a dit que les membranes sont le principal organe du toucher universel, & cela ne se prouve pas seulement par leur structure qu'on vient d'expliquer, mais encore par la pratique de la Médecine, qui nous apprend que la substance de plusieurs visceres, comme du foie, des reins & des poumons, a beau être altérée & rongée, elle ne cause presqu'aucun sentiment de douleur, qu'autant que les membranes qui les environnent, y sont intéressées.

Il ne sera pas hors de propos de remarquer qu'il y a certaines membranes du corps, qui, outre cette perception commune du toucher universel, ont encore un sentiment particulier; ainsi la tunique nerveuse de l'œsophage est destinée à la sensation de la soif, & celle de l'estomac, est le siege de la faim.

* Y yy ij

On pourroit demander pourquoi les éminences qui servent d'organe immédiat au toucher, sont pour l'ordinaire figurées en pointe ou en pyramide.

Il faut avouer qu'on ne connoît guere la conformation de ces mamelons, non plus que la différente disposition qui se rencontre dans les organes des autres sens, qui les rend capables d'être remués par certains objets, & non par d'autres.

La principale raison pour laquelle elle est ordinairement conique ou pyramidale, c'est pour renfermer dans un petit espace un très-grand nombre de filets; d'où il arrive que, quoiqu'un objet ne touche qu'un point très-petit de l'extrémité d'une pyramide, il ne laisse pas d'ébranler tout à la fois une infinité de petites fibres; ce qui rend l'impression beaucoup plus forte, & la sensation plus vive; & c'est peut-être ce qui nous met en état de distinguer si exactement les moindres particularités des objets du toucher. Ainsi quand on regarde ce sens comme très-grossier, ce n'est que par rapport aux autres, puisque, considéré en lui-même, il est capable d'une très-grande délicatesse : on a vu, par exemple, des gens qui distinguoient toutes sortes de monnoies & de couleurs par le seul attouchement, & des aveugles qui sçavoient distinguer non-seulement le marbre blanc d'avec le noir, mais encore toutes sortes de cartes.

Voici une autre raison de cette conformation. Chacun éprouve qu'on ne ressent les différences des surfaces qu'en frottant le bout des doigts contre celles des corps qu'on touche; de même que pour goûter le vin, on le roule sur la pointe de la langue; peut-être que cela se fait, parce que toutes les pointes de ces pyramides forment un plan fort inégal, & par conséquent très-propre à s'accrocher aux inégalités des surfaces qui sont appliquées contre notre main : ainsi selon le plus ou le moins de difficulté qu'il y a de les dégager par ce frottement, on juge de combien les corps sont plus ou moins raboteux, de sorte que si on n'en ressent aucune, on juge de même qu'ils sont parfaitement polis.

La sueur des scorbutiques contient une espece de sédiment épais qui fait une crasse sur la peau, semblable à   croute saline qu'on trouve dans le fond du pot de chambre, où l'urine a séjourné. On en a même vu quelquefois de graveleuses.

Il arrive quelquefois que la fueur retient l'odeur & la couleur des alimens ou des médicamens. On a vu des gens dont
la fueur, après une débauche outrée de biere ou de vin, avoir
la même odeur, & on a vu des fueurs jaunes, occafionnées
par le long ufage de la rhubarbe.

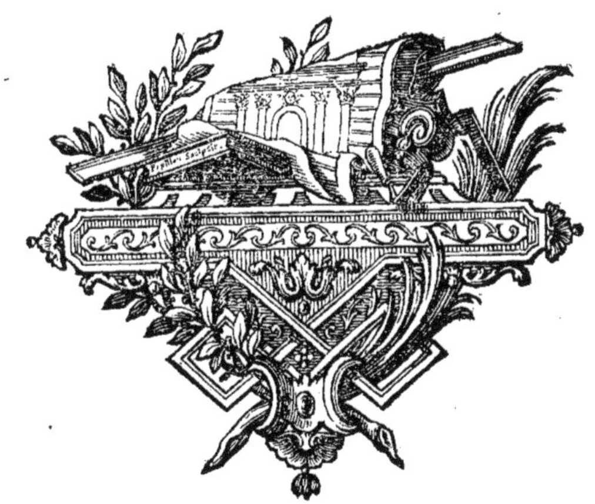

ANGEIOGRAPHIE,

OU DESCRIPTION DES VAISSEAUX.

I. *Description de l'Aorte.*

Après que l'aorte eſt ſortie du ventricule gauche du cœur, & qu'elle a fourni les deux coronaires du cœur, qui, formant une couronne autour de la baſe du cœur, ſe diſtribuent dans toute ſa ſubſtance; elle fournit les bronchiques qui ſe diſtribuent dans toute la ſubſtance des poumons, & perçant enſuite le péricarde, elle forme un demi-arc qui finit vers la troiſieme vertebre du dos; & c'eſt ce qu'on appelle l'aorte aſcendante, dont nous parlerons ci-après.

Aorte deſcendante.

Lorſque l'aorte eſt parvenue à la région de la troiſieme vertebre du dos, elle prend le nom d'aorte deſcendante, laquelle deſcendant au côté gauche du corps des vertebres du dos, fournit les intercoſtales inférieures, & donne auſſi quelques rameaux qui vont ſe diſtribuer dans la ſubſtance des poumons, & dans le trajet qu'elle fait dans la poitrine, elle en donne auſſi à l'œſophage.

L'aorte étant ſortie de la cavité de la poitrine, perce les deux appendices du diaphragme, & entrant dans le bas-ventre, fournit les deux arteres diaphragmatiques, qui quelquefois viennent immédiatement de la céliaque, & ſe diſtribuent par pluſieurs ramifications dans tout le diaphragme : enſuite de la partie intérieure de l'aorte ſort un gros tronc qu'on nomme la céliaque, laquelle ſe diviſe ordinairement en trois groſſes branches, dont la gauche ſe nomme la ſplénique, laquelle dans le trajet qu'elle fait juſqu'à la diviſion pour entrer dans la rate, donne pluſieurs rameaux au pancréas, & elle forme après la gaſtrépiploïque gauche qui va à l'épiploon & à la partie poſtérieure du ventricule, & l'épiploïque gauche qui va ſe diſtribuer à l'épiploon.

Des rameaux fupérieurs de la fplénique , avant que d'entrer dans la rate , fortent les vaiffeaux courts qui vont fe diftribuer au fond de l'eftomac.

La branche du côté droit de la céliaque fe nomme hépatique : après avoir donné un rameau qui avec la coronaire ftomachique , aïde à former les ramifications en forme de couronne qui fe diftribuent entre les deux orifices de l'eftomac , elle jette la grande gaftrique ou gaftrépiploïque droite , qui va à la partie droite & inférieure du ventricule & à l'épiploon ; elle jette auffi la duodénale qui va au duodénum & au pylore , & ayant fourni les deux arteres cyftiques qui vont fe diftribuer à la véficule du fiel , elle fe divife en plufieurs rameaux pour fe diftribuer dans la fubftance du foie.

Le troifieme rameau que jette la céliaque , eft la coronaire ftomachique qui vient ordinairement de la céliaque , & d'autrefois immédiatement de l'aorte , au côté de la céliaque : elle fe diftribue entre les deux orifices de l'eftomac , faifant la couronne avec les rameaux de l'hépatique.

De la partie antérieure de l'aorte , un peu au deffous de la céliaque , fort la méfentérique fupérieure , laquelle dans le milieu du méfentere fe divife en plufieurs groffes branches qui forment plufieurs arcades de la partie fupérieure defquelles fortent plufieurs rameaux qui fe diftribuent au duodénum , au jejunum , à l'ilion & à une partie du colon.

Des côtés de l'aorte , auprès de la méfentérique fupérieure, fortent les émulgentes qui vont fe diftribuer dans la fubftance des reins ; elles donnent aux glandes rénales , lefquelles reçoivent auffi de la céliaque.

Environ un pouce au deffous des émulgentes de la partie antérieure de l'aorte , fortent les fpermatiques , dont la diftribution a été décrite.

Environ un pouce au deffous des arteres fpermatiques l'aorte fournit la méfentérique inférieure , laquelle fe diftribue à tout le colon , & quelquefois à une partie de l'ilion , & c'eft-là l'endroit où fe fait la communication des deux arteres méfentériques , fupérieure & inférieure ; enfuite la même artere fe diftribue à tout le rectum , & forme les hémorroïdales internes.

De la partie poftérieure de l'aorte, dans le trajet qu'elle fait depuis la fortie du diaphragme jufqu'à la tête de l'os facrum, fortent les arteres lombaires, dont la diftribution eft la même que celle des intercoftales, comme il a été dit dans la defcription des vaiffeaux de la moëlle de l'épine.

A la tête de l'os facrum l'aorte fe divife à droite & à gauche en deux rameaux qu'on appelle iliaques.

Du milieu de cette diverfion fort une artere appellée facrée, qui, paffant fur les corps des vertebres de l'os facrum, fe divife pour aller fe diftribuer à la moëlle renfermée dans cet os.

L'iliaque fe divife en externe & en interne. De l'iliaque interne fort l'hypogaftrique, qui après avoir donné l'artere ombilicale, jette des rameaux qui vont à la veffie, aux véficules féminales & aux proftates dans les hommes, & dans les femmes elles vont au col de la veffie & au vagin.

L'hypogaftrique donne un rameau qui, paffant par le trou ovalaire, va fe diftribuer au triceps avec le cordon formé par les branches de la troifieme & quatrieme paire des lombes.

Enfuite elle fe divife en d'autres branches qui, paffant par le trou qui donne paffage au nerf fciatique, vont fe diftribuer aux mufcles feffiers, & forment les hémorroïdales externes, qui fe diftribuent à la partie externe de l'anus, & une de ces branches jette un gros rameau qui, paffant fous l'os pubis, va fe diftribuer fur le corps de la verge dans l'homme, & dans les femmes ce même rameau va fe diftribuer au clitoris.

De l'iliaque interne fortent des rameaux qui vont auffi aux mufcles feffiers, & fe diftribuent dans toute la face externe des os des ifles, & il y en a d'autres qui vont aux mufcles pfoas & iliaque.

L'iliaque externe, avant qu'elle forte de la cavité de l'hypogaftre, jette l'hypogaftrique qui, montant le long du mufcle droit, jette quelques rameaux qui communiquent avec les mammaires.

A l'endroit où l'iliaque externe jette l'hypogaftrique, elle fournit un autre rameau qui, donnant des rameaux au mufcle iliaque, va fe diftribuer dans les mufcles tranfverfes & obliques.

Cette

Cette artere fortant du bas-ventre avec le cordon antérieur de la cuiffe, prend le nom de crurale, & lorfqu'elle en eft fortie, elle jette un rameau qu'on appelle *honteux*, parce qu'il va fe diftribuer au *fcrotum* & à la verge dans l'homme; & dans les femmes ce même rameau va au mont de Venus, & à la peau qui ferme les nimphes & les grandes levres.

Enfuite cette même artere continuant fon chemin le long de la partie externe de la cuiffe, jette à droite & à gauche plufieurs rameaux, dont les uns vont au droit grêle, aux deux vaftes, au crural & au fafcialata; les autres au pectineus, au triceps & au biceps, & à tous les fléchiffeurs de la jambe; enfuite continuant fon chemin fous le jarret, elle donne plufieurs rameaux qui vont au mufcle poplitée, & fe diftribuent fur les condiles tant extérieures qu'intérieures des os de la cuiffe & de la jambe : après avoir donné des rameaux aux mufcles jumeaux, au folaire & au plantaire, la même artere fe divife en deux groffes branches, l'une interne appellée *tibiale*, & l'autre externe appellée *péronée*.

La péronée paffant entre le tibia & le péroné, en defcendant couchée fur le ligament qui eft entre ces deux os, donne des rameaux aux extenfeurs du pied & des doigts, & s'avançant fur le pied, elle va paffer entre le doigt indice & le gros orteil; elle communique avec l'artere tibiale, & donne des rameaux qui vont à la partie latérale interne du doigt indice & aux parties latérales externes & internes des gros orteils.

L'artere tibiale donne des rameaux à tous les mufcles qui font dans le gras de la jambe; & paffant par la fciffure de l'os du talon, elle lui fournit des rameaux dans la plante du pied, & forme une arcade d'où fortent les rameaux qui vont aux parties latérales externes & internes des orteils.

Aorte afcendante.

De la partie fupérieure de l'arc que fait l'aorte à la fortie du cœur, fortent trois groffes branches, une à droite & deux à gauche; la branche qui eft à droite fe nomme *la fouclaviere*; elle fournit la carotide droite, en paffant fous la clavicule. Les deux autres branches de l'aorte afcendante font la carotide gauche, & la fouclaviere du même côté.

La carotide droite monte tout le long du col fans fournir

aucune branche remarquable; elle fe divife en carotide externe & en interne.

La carotide interne entrant dans le crâne par le canal creufé
dans l'os pierreux, va fe rendre à la bafe du cerveau, & fe diftribuer dans toute la fubftance du cerveau, comme il a été dit.

La carotide externe, à l'endroit où elle fe fépare de l'interne, jette deux rameaux qui vont au larynx, & un peu au
deffous de l'angle de la mâchoire inférieure, elle fe divife en
quatre branches, dont la premiere va à la langue; la feconde,
montant fur la face externe de la mâchoire, jette deux rameaux, dont le premier va fe diftribuer à la levre inférieure,
le fecond à la levre fupérieure & à la narine : enfuite cette
même branche paffant fur les releveurs des levres, monte
tout le long du nez pour aller entrer dans l'œil, & fe diftribuer dans le front : cette branche donne auffi un rameau qui
fe diftribue fur le dos du nez jufqu'aux cartilages qui compofent les narines.

La troifieme branche de la carotide externe fe fous-divife
en trois autres rameaux, dont le premier entre dans le conduit offeux de la mâchoire inférieure pour la nourriture des
dents de cette mâchoire; le fecond montant au devant de
l'oreille, fait l'artere temporale qui fe diftribue aux tempes &
à tout le front.

Le troifieme rameau monte derriere l'oreille, & fe diftribue à
fa partie poftérieure, & il donne une petite branche qui, traverfant la langue, va fe diftribuer à la partie interne de l'oreille.

La quatrieme branche de la carotide externe, montant par
la partie poftérieure de la tête, fe diftribue à tout l'occiput.

L'artere fouclaviere, avant que de fortir de la cavité de la
poitrine, produit l'artere mammaire qui, coulant tout le long
du fternum, fort par des trous formés par la jonction de cet
os avec les cartilages des côtes, pour aller fe diftribuer aux
mamelles & à la partie fupérieure du mufcle droit, où elle
jette des rameaux, dont quelques-uns fe joignent par anaftomofe avec les hypogaftriques.

Cette artere produit auffi les intercoftales fupérieures, qui
vont fe diftribuer aux mufcles intercoftaux placés entre les
trois côtes fupérieures.

Cette même artere produit dans le même endroit quatre
autres arteres, l'une appellée vertébrale, qui, entrant dans

les

les trous des apophyfes tranfverfes des vertebres du col, va paffer par le trou occipital pour aller fe diftribuer dans la fubftance du cerveau & du cervelet, comme il a été dit; les trois autres vont fe diftribuer aux mufcles du col; & l'une principalement faifant le même chemin que le nerf récurrant, va fe diftribuer au larynx; enfuite, paffant fous les aiffelles, elle s'appelle axillaire, & dans cet endroit elle fournit plufieurs rameaux, dont il y en a deux appellés thorachiques, qui vont fe diftribuer aux mufcles couchés fur les côtés de la poitrine, & aux glandes des aiffelles; elle produit l'artere fufcapulaire qui va paffer par la fciffure qui eft dans la côte fupérieure de l'omoplate, & fe diftribuer aux mufcles couchés fur l'omoplate : elle fournit auffi la foufcapulaire qui fe diftribue aux mufcles qui font mouvoir l'omoplate; enfuite continuant fon chemin avec les nerfs brachiaux par la partie interne du bras, fournit à droite & à gauche plufieurs rameaux qui vont au deltoïde, au coracoïdien, & à tous les fléchiffeurs & aux extenfeurs du coude.

Lorfqu'elle eft parvenue au plis du coude, elle fe divife en deux groffes branches, l'une appellée radiale & l'autre cubitale.

La radiale defcendant tout le long du rayon, fournit aux mufcles qui font les mouvemens du rayon, & fous le ligament annulaire donne des rameaux à la partie convexe de la main, & paffant enfuite entre le pouce & le doigt indice, elle communique avec un rameau de la cubitale, & fournit à la partie latérale interne du doigt indice & aux deux latérales du pouce.

La cubitale defcendant le long du coude, fournit plufieurs branches qui fe diftribuent aux mufcles fléchiffeurs des doigts & du poignet; enfuite paffant fous le ligament annulaire, & entrant dans la paume de la main, fournit des rameaux aux parties latérales tant internes qu'externes des doigts.

II. *Defcription des Vaiffeaux Lymphatiques.*

Ces vaiffeaux ont un fi grand commerce avec les glandes conglobées, que plufieurs Anatomiftes ont cru qu'ils en tiroient leur premiere origine. *Sténon*, par exemple, a été de

Z z z ij

ce fentiment, & *Malpighi* l'avoit auffi d'abord adopté.

A l'égard de leur découverte, il eft certain que *Bartholin* en a parlé le premier ; mais d'un autre côté les obfervations de *Rudbeck* font fi juftes, qu'on peut dire qu'il connoiffoit ces vaiffeaux depuis long-temps.

Un Anglois, nommé *Jolivius*, prétend les avoir vus avant *Bartholin*.

Le nom de lymphatiques vient de *Lympha* ; ils font auffi appellés *Aquofa*, *Cryftallina*, à caufe de la tranfparence de la liqueur.

Leur enveloppe eft pour l'ordinaire fimple ; mais à mefure qu'ils groffiffent, elle devient plus forte.

Le nombre de ces vaiffeaux eft prodigieux.

Ils font garnis de valvules difpofées deux à deux, & font fort voifines.

Il n'y a point de membranes dans l'animal qui ne foient parfemées de vaiffeaux lymphatiques ; par exemple, celles qui enveloppent les mufcles, le foie, la rate, & toutes les glandes conglomérées ; en un mot il n'y a point de parties dont on ne voie fortir des vaiffeaux lymphatiques.

Comme ils font trop déliés, & que ceux du bas-ventre, par exemple, doivent faire un long trajet avant de fe rendre dans le réfervoir du chyle, ils ferpentent toujours autour des veines, comme le lierre autour des arbres, ce qui fert à les fortifier ; & parce qu'ils vont d'une glande conglobée à l'autre, & que ces glandes font ordinairement fort voifines, ils font moins en danger de fe rompre.

Leur premiere origine eft encore fort obfcure ; voici quelques obfervations qui peuvent fervir à la découvrir.

Quand on a blanchi la rate, fi on pouffe du vent par fon artere, toutes les racines de ces vaiffeaux lymphatiques fe gonflent, & on voit à la naiffance de chacune une petite véficule, d'où ces racines femblent tirer immédiatement leur origine.

La même chofe arrive quand on fouffle par les poumons, les reins & les tefticules.

Si on y pouffe du mercure, tous ces vaiffeaux fe rempliffent de même.

Ces expériences font bien voir que les premieres racines

des vaiſſeaux lymphatiques ont un trop grand commerce avec les rameaux capillaires des arteres, mais on ne connoît pas encore aſſez clairement s'il y a une glande entre deux.

Le réſervoir du chyle eſt formé par la rencontre de trois gros vaiſſeaux lymphatiques; l'un que j'appelle iliaque, l'autre méſentérique, & l'autre hépatique.

L'iliaque ramaſſe la lymphe qui revient des jambes & des cuiſſes, & de toutes les parties renfermées dans le baſſin; le méſentérique celle qui eſt préparée dans les inteſtins & les glandes du méſentere; & l'hépatique celle de la rate, du ventricule & du pancréas.

Tous les vaiſſeaux lymphatiques des poumons & des autres parties de la poitrine ſe vont décharger dans le canal thorachique.

Tous ceux de la tête & du col viennent ſe rendre de chaque côté dans un gros vaiſſeau qui accompagne la carotide, & ſe décharge dans la ſouclaviere; celui du côté gauche a ſon inſertion au voiſinage du canal thorachique, & quelquefois ſous la même valvule. Les vaiſſeaux lymphatiques des bras & des glandes des aiſſelles viennent ſe décharger dans les ſouclavieres.

Comme ces vaiſſeaux ont un commerce particulier avec les glandes conglobées, pour en avoir une idée juſte, il faut décrire la ſtructure de ces glandes: elles ont une ſubſtance plus égale & plus uniforme que les conglomérées, & ſont compoſées de pluſieurs petites cellules qui s'ouvrent les unes dans les autres, & qui ſont parſemées d'un très-grand nombre d'arteres, de veines & de nerfs; & outre ces vaiſſeaux elles reçoivent d'un côté les lymphatiques qui viennent des parties voiſines, & la lymphe, après s'être arrêtée quelque-temps dans leurs cellules, ſort au côté oppoſé par d'autres vaiſſeaux lymphatiques qui en renaiſſent, & qui communiquent avec les premiers par l'entremiſe des cellules. Toute la glande eſt recouverte d'une membrane aſſez épaiſſe, ſous laquelle ſe rencontre une autre enveloppe charnue, dont les fibres entourent les petites cellules en formant divers plans horizontaux.

Toute cette ſtructure paroît très-aiſément dans les maladies où ces glandes ſont fort dilatées, principalement quand elles ſont ſchirreuſes, ce qui leur arrive très-ſouvent.

Les glandes conglobées font comme autant de réfervoirs placés d'efpace en efpace, qui fervent non feulement à faciliter la diftribution de la lymphe, mais encore à l'affiner & à la fubtilifer, tant par le féjour qu'elle y fait, que par fon mêlange avec les efprits.

La lymphe n'eft que la partie la plus féreufe & la plus délayée du chyle qui contient encore quelques parties nourriffieres, & qui ne s'eft féparée pour un temps de la partie graffe, que pour fe remêler de nouveau avec le fang dans le cœur & dans les poumons pour les ufages dont nous allons parler, & être diftribuée de nouveau dans toutes les parties.

La lymphe renferme quantité de parties graffes; cela eft prouvé par fon évaporation : car elle laiffe pour lors une gelée fort épaiffe & fort abondante. Que cette gelée foit nourriffiere, cela eft pareillement prouvé par ces fortes d'hydropifies qui font caufées par la rupture de quelque gros tronc lymphatique, qui font que tout le corps tombe dans une maigreur extraordinaire en très-peu de jours.

Cette lymphe a deux ufages principaux; l'un par rapport au chyle, & l'autre par rapport au fang. Je vous ai déjà parlé du premier en expliquant la route du chyle.

Pour bien entendre l'autre, il faut fçavoir que toute la lymphe qui revient de toutes les parties du corps, fe mêle avec le fang qui defcend par les fouclavieres dans la veine cave fupérieure, & qui va couler par le ventricule droit pour circuler dans le poumon : or comment concevoir que la lymphe revienne des endroits les plus éloignés du corps pour fe mêler avec le fang qui tombe dans le ventricule droit, fi elle n'étoit pas abfolument néceffaire à ce même fang qui doit circuler par le poumon.

On peut donc concevoir que cette lymphe le rend plus fluide & plus coulant, & par conféquent capable de traverfer ce prodigieux nombre de lacis tortueux que font les vaiffeaux fanguins autour des véficules du poumon.

De plus le fang ainfi détrempé obéit beaucoup mieux à l'action & au reffort des particules d'air qui gonflent le poumon : il en eft mieux broyé & mieux diffous, & par conféquent plus difpofé à fe filtrer aifément dans tous les couloirs de l'animal.

Si on confidere que la lymphe n'eft pas une eau fimple, mais qu'elle eft chargée de plufieurs parties nourriffieres qui n'ont pu être employées dans les premieres circulations, on verra qu'elle ne fe remêle avec le fang dans le poumon, que pour donner lieu à ces mêmes parties de s'incorporer de nouveau avec fa partie rouge & vermeille, & être de nouveau atténuées, fondues & diftribuées par tout le corps.

ME'MOIRE SUR LES DENTS.

Pour donner une connoiffance des dents auffi exacte qu'il eft poffible, il eft à propos de commencer par leur premiere génération.

On voit dans les mâchoires du fœtus, où les dents ne font pas entiérement formées, qu'il y a dans chaque alvéole un amas de matiere molle, vifqueufe, figurée de même qu'une dent, & qui en fait comme le noyau.

Ce noyau eft environné d'une membrane parfemée d'une infinité d'arteres, de veines & de nerfs, laquelle lui fournit un très-grand nombre de vaiffeaux.

Comme cette membrane enveloppe le noyau, ainfi que le chorion enveloppe le fœtus, je l'appellerai déformais choroïde.

Si on examine, par exemple, une dent molaire, on verra que l'endroit fur lequel elle fe forme, eft garni d'éminences & de cavités toutes femblables à celles qu'on voit dans la dent. Dans les incifives cette partie du noyau eft tranchante & taillée en bifeau. Il en eft de même des canines.

On voit qu'il s'amaffe fur l'endroit du noyau, où fe forme la dent, un fuc blanc & vifqueux qui s'y endurcit, de maniere toutefois qu'il devient offeux, premierement dans les angles, & enfuite dans fon milieu; ce qui forme enfin une feuille très-mince, qui a un petit rebord mol & très-délié dans toute fa circonférence, par lequel elle embraffe cet endroit du noyau. C'eft ainfi que fe forme la premiere couche de la dent.

Un nouveau fuc fe joint à cette premiere couche, & augmente fon épaiffeur. Sur cette feconde il s'en forme infenfiblement plufieurs autres, & cet amas de couches eft tel que les extérieures font tendres & fe peuvent facilement emporter, au lieu que les intérieures font beaucoup plus dures.

Il y a lieu de croire que la matiere de ces couches découle du noyau même ; car c'eft lui feul qui, demeurant toujours dans les creux des racines des dents, après qu'elles font formées, leur fournit tous les fucs qui fervent à les entretenir.

On voit que prefque tout le corps de la dent eft déja formé au dedans de l'alvéole, quoique fes racines ne foient encore qu'ébauchées. On voit auffi que tant que les dents demeurent dans leurs alvéoles, elles font toujours environnées de la membrane choroïde, qui par une extrêmité tient fortement à la bafe du noyau, & par l'autre à la portion de la gencive qui ferme l'alvéole. Voilà ce qui fe paffe dans chaque alvéole avant que les dents foient percées. Voyons préfentement dans quel ordre elles fortent.

La premiere dent qui paroît, eft une des premieres incifives de la mâchoire d'en bas, & elle précéde celle de l'autre côté d'environ quinze jours ou trois femaines.

Quelque temps après les premieres incifives de la mâchoire d'en haut fortent auffi dans le même ordre.

Les deux autres incifives de la mâchoire d'en bas percent enfuite au bout de quelques mois ; ce qui arrive pareillement à la mâchoire d'en haut. Ainfi voilà quatre incifives en haut & autant en bas.

Enfuite les dents qu'on nomme canines, fortent toujours dans le même ordre, ce qui fait le nombre de douze.

Il fe paffe plufieurs mois pendant la fortie de toutes ces dents, & cela fe fait en plus ou moins de temps, fuivant la force & la vigueur du tempérament des enfans ; car on voit qu'elles percent très-lentement dans ceux qui font valétudinaires.

La précaution de la nature eft ici admirable, en ce que fi les dents perçoient toutes à la fois, les enfans ne pourroient jamais réfifter à la violence de la douleur que cette fortie leur cauferoit, ainfi que cela fe voit dans ceux à qui il en perce deux ou trois en même-temps.

Enfin lorfque les enfans viennent à l'âge de vingt mois ou de deux ans, il leur en perce encore huit, fçavoir quatre en

bas

bas & autant en haut, lefquelles fe fuivent ordinairement
d'affez près, & ce font les premieres molaires qui achevent
le nombre de vingt, qui eft le nombre fixé pour les enfans
de cet âge, ce qui fait dire communément qu'ils ont toutes
leurs dents. Voilà dans quel ordre les dents percent : voyons
à préfent comment chacune en particulier fort de fon alvéole.

Il faut auparavant remarquer que dans le fœtus tous les alvéoles des dents ne font pas encore formés, & qu'il n'y en
a que douze dans chaque mâchoire ; qu'ils ont très-peu de
profondeur ; que les cloifons qui les féparent, font très-
minces, celles même des alvéoles des dents molaires étant
encore membraneufes ; que le corps de la mâchoire eft fi
mince, qu'il paroît au dehors autant de boffes qu'il y a d'alvéoles ; que l'ouverture ou l'entrée de chaque alvéole eft fermée par la gencive, & qu'il demeure en cet état jufqu'à
l'âge d'environ fix ou fept mois, ce qui eft d'un grand ufage
pour que l'enfant ne bleffe point le teton de fa nourrice, outre
que dans ces premiers temps les dents feroient tout-à-fait
inutiles, les organes & les fucs qui fervent à la digeftion étant
encore trop foibles pour travailler & pour pénétrer les alimens folides ; enfin que tous les germes de ces douze dents
font renfermés dans ces alvéoles de la maniere qu'on l'a
expliqué.

Il faut de plus fe reffouvenir que prefque tout le corps de
la dent eft déja formé avant qu'elle forte, qu'il remplit toute
la capacité de fon alvéole, & que les racines ne font encore
qu'ébauchées, c'eft-à-dire que celles d'une molaire, par exemple, font encore molles, membraneufes, fort minces, &
n'ont pas les deux tiers de leur longueur naturelle.

Cela pofé, il eft aifé de concevoir que le corps de la dent
ayant acquis un trop gros volume pour pouvoir être contenu
plus long-temps dans fon alvéole, cherche à s'échapper, &
que les fibres de l'alvéole fe trouvant par-là trop écartées,
font continuellement effort contre le corps de la dent, &
contribuent ainfi à la faire fortir. Or elle ne trouve point
d'endroit qui lui faffe moins de réfiftance que le côté qui
regarde la gencive, ce qui fait que par des efforts & des impulfions réitérées elle l'étend & la dilate de telle maniere,
qu'elle en écarte & déchire les fibres. Ainfi elle commence,

à paroître, & pouffe peu à peu, jufqu'à ce qu'elle foit entiérement fortie.

Pour faciliter encore plus cette fortie des dents, les incifives font un peu dentelées, les canines font figurées comme
le bout d'une alêne, & les molaires font auffi garnies d'éminences pointues, ce qui les rend très-propres à percer la
gencive.

A mefure que la dent fort, elle fe dépouille de la membrane choroïde, dont elle étoit environnée, & alors cette
membrane ne fert plus qu'à tapiffer le dedans de l'alvéole
auquel elle fert de périofte.

Après avoir conduit les dents jufqu'à leur fortie, il faut
voir à préfent comment elles fe renouvellent.

Ces premieres dents, dont on vient de parler, fe nomment dents de lait, & elles demeurent enchâffées jufqu'à
l'âge de fept ou huit ans, quelquefois jufqu'à neuf ou dix ;
pour lors elles tombent dans le même ordre qu'elles font
venues, & fe renouvellent enfuite.

Plufieurs Auteurs célebres, & particuliérement *Diemerbroek*, ont cru que les dents ne pouvoient fe reproduire que
par le moyen de leurs racines, & que s'il arrivoit qu'en arrachant une dent, on eût entiérement emporté la racine,
elle ne revenoit jamais ; cependant l'expérience nous fait voir
tous les jours le contraire.

Les autres ont prétendu que la dent étant tombée, la
membrane qui revêt l'alvéole, fourniffoit un fuc mucilagineux, qui prenoit la forme & la figure d'une autre dent.

Ces différens fentimens ne s'accordent pas affez bien avec
les loix de la nature : car enfin, quoiqu'elle foit très-féconde,
elle ne laiffe pas de garder toujours un ordre égal dans la
production des animaux & des végétaux ; du moins con-
ferve-t'elle entr'eux beaucoup d'analogie.

Dans les animaux parfaits elle tire tous les traits & tous
les linéamens de l'œuf, & par une végétation & une nutrition fucceffive elle conduit l'animal à fa jufte grandeur :
& quoiqu'elle entaffe matiere fur matiere pour parvenir à fa
fin, cependant elle ne change jamais fa premiere forme, &
ne lui ajoute rien de nouveau, excepté les dents, les ongles,
les cornes, &c.

Mais il ne faut pas prétendre que ces parties qui paroissent comme nouvelles & ajoutées à l'animal, soient quelque chose de distinct & de séparé de l'ouvrage & du premier dessein de la Nature, puisqu'elles étoient esquissées, pour ainsi dire, & ébauchées dans l'œuf.

A l'égard des ongles & des cornes, on voit qu'elles sont pareillement ébauchées dans la peau même.

Pour les dents, l'expérience nous convainc qu'il y a un germe non seulement pour les premieres, mais encore pour les secondes.

Il n'y a jamais que vingt dents qui se renouvellent ; sça-voir, dix à chaque mâchoire, qui sont les quatre incisives, les deux canines, & les quatre premieres molaires. (On peut reconnoître en les voyant, si elles doivent se renouveller ou non.)

Outre ces dents il reste encore trois molaires à sortir de chaque côté, qui percent en divers temps, & dont les deux dernieres ne sortent que depuis l'âge de vingt ans jusqu'à vingt-cinq ou trente ; c'est pourquoi on les nomme *dents de sagesse*. Le tour de la mâchoire étant plus étendu, elle se garnit de dents jusqu'au nombre de trente-deux, & quelquefois de vingt-huit seulement ; mais ce temps n'est pas si déterminé que ces dernieres dents ne percent à tout âge, & l'on sçait qu'à plusieurs personnes elles sont sorties avec beaucoup de douleur à l'âge de cinquante ans, aux autres à soixante, & même à quelques-uns à soixante-dix.

Les alvéoles qui renferment les dents qui doivent se re-nouveller, ne sont pas ordinairement situés sous les autres, mais ils sont derriere & plus en dedans de la mâchoire ; leur ouverture qui est très-petite dans les premiers temps, se con-tinue jusqu'au bord des mâchoires.

On ne peut pas douter que les premieres dents ne tombent, parce qu'elles sont ébranlées & poussées à diverses reprises par celles qui doivent sortir ; car à mesure que celle qui doit se renouveller grossit, & qu'elle dilate son alvéole, elle presse & resserre l'alvéole de la premiere, & la pousse & la chasse : c'est peut-être pour ce sujet que quand les alvéoles sont trop en dedans ou en dehors, les dents glissent devant ou der-riere les premieres, & tortent sorties, parce que leur sortie est forcée, tant par la réſiſtance que les premieres leur font, que par leur mauvaiſe ſituation.

Quand cela arrive, quelquefois la premiere dent ſe ſoutient dans ſon alvéole, & toutes les deux s'entretiennent & ſe nourriſſent pendant quelque-temps, juſqu'à ce que l'alvéole de la premiere étant tout à fait reſſerré par l'accroiſſement de la ſeconde, elle eſt forcée de tomber. Néanmoins cela n'arrivera pas toujours, à moins qu'on n'ait le ſoin de tirer la dent de lait ; & l'on voit des gens à qui ces ſortes de dents ſubſiſtent pendant pluſieurs années.

Il n'y a ordinairement que les dents inciſives ou les canines qui ſortent tortues. Il n'en eſt pas de même des molaires, parce qu'étant plus larges & ayant plus d'aſſiette que les autres, celles qui viennent à les pouſſer les chaſſent par le milieu, ce qui fait qu'elles ſortent droites.

Il arrive pourtant quelquefois que le tour de la mâchoire ſe trouvant trop court & les dents extrêmement ſerrées, celles qu'on nomme dents de ſageſſe percent l'os ou la gencive en dedans ou en dehors à côté de la derniere dent.

Quand les dents molaires, ainſi mal placées, ſont arrachées, elles ne reviennent jamais ; mais lorſque c'eſt une des dents renouvellées & qui doit toujours demeurer, c'eſt celle qui eſt droite qu'il faut arracher ; c'eſt à quoi on doit extrêmement prendre garde, de peur qu'en ôtant cette dent tortue pour laiſſer celle qui eſt droite, l'enfant ne ſoit privé de celle qu'il doit avoir.

A l'occaſion de ce renouvellement des dents, il ne ſera pas inutile d'examiner ce qui a donné lieu à *Diemerbroek* d'avancer que les dents qui, en tombant, laiſſent une partie de leur racine, ſont les ſeules qui ſe renouvellent, ainſi que nous l'avons déja obſervé.

Il eſt bien vrai qu'il y a des dents qui tombent d'elles-mêmes, ſans aucune racine, ce qui arrive aux enfans qui ne peuvent point ſouffrir qu'on les leur tire, & principalement à ceux qui ſont valétudinaires ; car comme les racines des dents de lait ſont toujours fort tendres, la dent qui ſe renouvelle pouſſant à diverſes repriſes contre ces mêmes racines, les ruine & les uſe inſenſiblement : mais il faut remarquer qu'il y en a qui, en tombant, laiſſent quelques reſtes de racines.

comme les molaires, & d'autres à qui il n'en demeure point du tout, comme les incifives : cependant il eft très-difficile de fçavoir ce que deviennent ces ruines de la dent ; car l'alvéole, où elles devroient être, fe trouve exactement fermé au moment qu'elles tombent. Il y a lieu de croire que ces racines fe réduifent peu à peu dans une efpece de poufliere imperceptible qui fe diffipe par l'infenfible tranfpiration.

À l'égard du fentiment de *Diemerbroek*, il eft aifé d'en reconnoître l'erreur, puifqu'on voit tous les jours des dents qui tombent avec leurs racines, & qui fe renouvellent.

Voilà tout ce qui concerne la premiere formation des dents, leur fortie & leur renouvellement.

Il refte à fçavoir comment elles fe nourriffent, & le progrès de leur accroiffement. Pour cet effet il faut commencer par examiner la route des vaiffeaux qui fourniffent la nourriture aux dents, & dans quel endroit de la dent ils viennent fe terminer.

Il y a au dedans de la bafe de la mâchoire inférieure un canal dont l'entrée eft à la partie interne de fon angle, & qui regne le long du fond des alvéoles jufqu'au milieu du menton.

On voit au dehors de la mâchoire une ouverture à côté du menton qui communique avec ce canal, lequel renferme un paquet de vaiffeaux compofé d'une artere, d'une veine & d'un nerf. L'artere eft une branche de la maxillaire interne, la veine fe décharge dans la jugulaire interne, & le nerf vient de la troifieme branche de la cinquieme paire.

Ces trois vaiffeaux font renfermés dans une capfule commune qui eft un prolongement du périofte.

L'on voit qu'il fe détache de ces trois vaiffeaux au droit du fond de chaque alvéole un très-grand nombre de rameaux qui vont tapiffer le noyau qui remplit le creux des racines, & par leurs entrelaffemens y font plufieurs lacis.

Il eft à remarquer qu'une portion des vaiffeaux renfermés dans ce canal, fort par l'ouverture qui eft à côté du menton, & qu'elle va fe diftribuer aux mufcles & aux tégumens qui le couvrent.

Les vaiffeaux qui portent la nourriture aux dents de la mâchoire fupérieure, ne font pas fi aifés à découvrir : cependant il est constant que la branche de la carotide externe qui remonte derriere l'orbite, se partage en deux autres branches, dont l'une va s'engager dans le canal qui est dans la portion du second os de la mâchoire qui fait la partie inférieure de l'orbite, & l'autre dans un canal particulier, dont l'entrée est derriere la derniere dent molaire, & qui se continue le long du fond des alvéoles des autres dents molaires. C'est cette branche qui fournit des rameaux qui passent par les trous dont le fond de ces alvéoles est percé.

De la branche qui coule par le canal de l'os principal de la mâchoire, il part, près du trou nommé orbitaire externe, un rameau qui descend le long du fond de l'alvéole de la dent canine & des deux incisives, & leur fournit tous les vaisseaux destinés pour leur nourriture.

Les nerfs qui accompagnent ces arteres, viennent de la seconde branche de la cinquieme paire.

Il est constant que tous les vaisseaux sanguins qui servent à la nourriture des dents, viennent se distribuer & se perdre dans une substance mucilagineuse qui remplit la cavité de la dent ; je ne parle ici que des dents qui se font renouvellées.

Cela posé, considérons maintenant le tissu de la partie de la dent qui paroît au dehors, comme un assemblage de plusieurs tuyaux qui communiquent avec les autres, & qui s'étendent irréguliérement du fond de la racine jusqu'à la base de la dent, couchés les uns sur les autres, & presque perpendiculaires sur cette base. Ces vaisseaux s'ouvrent tous dans la cavité de la racine : considérons encore que cette substance mucilagineuse & caverneuse sert de filtre & de magasin aux sucs nourrissiers de la dent. Il est donc aisé de concevoir que ces sucs peuvent passer par toutes les embouchures de ces petits tuyaux, & qu'ils peuvent les enfiler en tout sens, & les faire croître selon leurs dimensions.

C'est de cette maniere que se fait la nourriture des défenses des éléphans, des sangliers ; & la nourriture des plumes & des cheveux a beaucoup de rapport à celle des dents.

Pour bien entendre le progrès de la nourriture des dents, il ne faut qu'examiner les changemens qui arrivent aux creux de leurs racines.

Dans les premiers temps le canal de la racine est très-

large ; il contient par conféquent une très-grande portion
de cette fubftance mucilagineufe qui eft toute pleine de vaiffeaux. Il ne faut donc pas s'étonner fi elle fournit une fi
grande quantité de fucs nourriffiers ; c'eft pourquoi la dent
croît, felon toutes fes dimenfions, en prenant beaucoup plus
de nourriture qu'il ne s'en échappe. C'eft-là, pour ainfi dire,
la jeuneffe de la dent, qui dure depuis fon renouvellement
jufqu'à l'âge de vingt ans, à l'exception des dernieres des
molaires. Mais comme à mefure que la dent a cru, que fa
racine s'eft alongée, & que fes parois font devenus plus épais,
le diametre de fon canal a auffi diminué ; ainfi la fubftance
mucilagineufe qui y étoit renfermée, fe trouvant comprimée,
diminue de fon volume, & fes vaiffeaux font comme étranglés : c'eft pourquoi la dent ne reçoit de nourriture qu'autant qu'il s'en diffipe ; & c'eft-là, pour ainfi dire, l'âge de
confiftance de la dent, qui dure depuis vingt ans jufqu'à
trente-cinq.

Enfin la cavité de la racine diminue fi fort, & les vaiffeaux
font fi preffés, qu'ils difparoiffent prefque tous ; c'eft alors
qu'il fe diffipe plus de parties par le frottement, qu'il n'en
vient par la nourriture ; & c'eft ce qu'on peut appeller l'âge
de la décadence des dents ; & pour lors elles s'ufent beaucoup, & elles deviennent plus courtes, ainfi qu'on le remarque dans celles des vieillards qui fe font confervées.

Il y a trois efpeces de dents, fçavoir, celles de devant appellées incifives, parce qu'elles font tranchantes pour couper ;
celles de derriere appellées molaires, qui font plates & inégales pour broyer ; & celles du milieu appellées canines,
parce qu'elles font pointues pour retenir la proie.

Il y a quatre incifives à chaque mâchoire, deux canines &
dix molaires, qui font en tout le nombre de trente-deux.
Quelquefois il n'y a que huit molaires de chaque côté, &
cela fait en tout vingt-huit.

Cette ftructure des dents de l'homme fait connoître qu'il
peut vivre de toutes fortes d'alimens.

Les incifives font taillées en bifeau, & font tranchantes
comme celles des animaux carnaffiers, pour déchirer & couper les viandes.

Les dents canines font rondes, plus épaiffes & plus folides que les incifives, & leur extrêmité eft taillée en pointe. On nomme communément les canines de la mâchoire d'en haut *Œilleres*, parce qu'on croit qu'elles ont plus de communication avec l'œil que les autres ; & c'eft pour cela qu'on craint extrêmement de les faire arracher : mais fi l'œil fouffre plus en cette rencontre, ce n'eft pas qu'il ait une liaifon plus étroite avec ces dents ; cela vient feulement de la difpofition de leurs racines, qui étant plus longues, font enchâffées plus avant, & d'une maniere plus ferme ; ce qui fait qu'on ne peut les arracher fans caufer des ébranlemens & des fecouffes violentes qui font les feules caufes des inflammations & des fluxions qui furviennent à l'œil & aux autres parties de la face.

La figure des dents canines les rend très-propres à ronger & à percer les corps durs ; c'eft pour cela qu'on porte naturellement fous ces dents les os qu'on veut ronger, ou les corps qu'on veut percer ; & en cela l'homme tient encore des animaux carnaffiers.

Les dents molaires de l'homme font plates & quarrées ; leurs bafes font garnies de petites pointes & de cavités qui font reçues les unes dans les autres quand les mâchoires font fermées. La mâchoire ayant fes appuis formés de têtes plates, enchâffées dans des cavités prefque rondes & fort larges, a la liberté d'aller & de venir de droite à gauche, & en cela l'homme reffemble aux animaux qui vivent de grains & d'herbes. Cette articulation permet auffi aux dents incifives de fe rencontrer, tantôt à la maniere des tenailles, & tantôt à la maniere des cifeaux ; les dents d'en bas pouvant aifément couler fous celles d'en haut, & pouvant auffi paffer un peu par deffus ; & en cela l'homme reffemble aux animaux qui rongent les fruits & les racines.

Les dents molaires font ordinairement les plus groffes, les plus folides & les plus dures, parce qu'elles agiffent & fouffrent le plus ; la raifon de cela eft qu'on pouffe ordinairement dans le fond de la bouche les corps durs que l'on veut brifer, afin qu'étant plus proches de l'articulation de la mâchoire qui eft l'endroit qui leur fert d'appui, ils foient plus facilement brifés.

On voit par-là que les dents peuvent être employées à
brifer

brifer toutes fortes d'alimens, & elles fervent encore à bien articuler les mots, & à la décoration de la bouche.

En effet ceux qui font édentés, avalent les morceaux à demi-mâchés, & les rendent à demi-digérés. Ils ont d'ailleurs beaucoup de peine à articuler & à prononcer de certains mots ; & enfin c'eft quelque chofe de fort défagréable qu'une bouche ou qui a perdu une partie de fes dents, furtout celles de devant, ou qui les a gâtées.

Il y a deux fortes de parties à examiner dans la dent, fçavoir, celle qui eft emboîtée, c'eft-à-dire fa racine, & celle qui paroît au dehors, c'eft-à-dire le corps de la dent. Commençons par fon emboîtement.

Les dents font enchâffées dans les creux des os des mâchoires d'une maniere qui, toute fimple qu'elle eft, ne laiffe pas de renfermer beaucoup d'artifice ; & pour en donner une idée, il y faut confidérer cinq chofes ; 1° la figure de l'alvéole ou de la boîte dans laquelle la racine de la dent eft enchâffée ; 2° la propriété qu'il a de fe rétrecir ; 3° la figure des racines des dents ; 4° la longueur de ces mêmes racines ; 5° l'application de la gencive à la racine de la dent.

Les alvéoles font des canaux en forme de mortaifes creufés dans les mâchoires, & féparés les uns des autres par des cloifons ; leur figure eft différente fuivant les différens âges.

Dans le fœtus les alvéoles ne font encore qu'ébauchés, n'ayant prefque pas de profondeur. Il n'y en a que douze dans chaque mâchoire ; les parois dont ils font formés & les cloifons qui les féparent, font très-minces ; il paroît au dehors de la mâchoire autant de boffes qu'il y a d'alvéoles : l'entrée des alvéoles eft fermée par la gencive, & ils demeurent en cet état jufqu'à l'âge de fix ou fept mois, ce qui eft d'un grand ufage pour que l'enfant ne bleffe pas le tetton de fa nourrice ; outre que dans les premiers temps les dents feroient tout à fait inutiles, les levains de la nourriture étant trop foibles pour digérer les alimens. Enfin tous les germes des dents font renfermés dans ces alvéoles naiffants.

De même que les dents croiffent, les racines s'alongent & groffiffent auffi, & par conféquent les canaux ou alvéoles qui les renferment ; ce qui y produit des changemens très-confidérables. 1° Leur nombre s'augmente, car il y en a feize

<table>
<tr><td>Tome I.</td><td>B b b b</td></tr>
</table>

à chaque mâchoire ; 2° ils ont beaucoup plus de profondeur ; 3° leurs parois font plus dures & plus épaiffes. Le calibre du canal eft proportionné au volume de la racine de la dent, & les alvéoles des molaires font garnis d'une matiere fpongieufe en forme de diploé qui fépare les crocs de leur racine.

Il ne fera pas inutile de faire obferver ici que dans la plûpart des vieillards de foixante-dix ou quatre-vingt ans, pour l'ordinaire les alvéoles font fi exactement fermés & fi diminués, qu'il n'en paroît plus aucune trace.

Pour expliquer de quelle maniere fe fait ce changement, il faut confidérer que dans les jeunes gens, lorfqu'on leur arrache une dent, l'alvéole qui la contient, ne fe ferme que parce que les dents qui font fort ferrées & qui anticipent les unes fur les autres, trouvent par-là le moyen de fe mettre peu à peu en liberté, enforte qu'elles fe trouvent placées précifément les unes à côté des autres en rempliffant l'alvéole de la dent arrachée, dont les parois ne leur réfiftent point à caufe de la molleffe des fibres où eft encore l'os de la mâchoire. Mais lorfqu'on arrache des dents, ou qu'elles tombent aux adultes, l'efpace de la dent arrachée fubfifte toujours, parce que l'os de la mâchoire étant devenu fort dur, les parois de fes alvéoles ne prêtent plus : cependant les deux bords de l'alvéole fe rapprochent, & fon entrée fe ferme ; ce qui arrive par l'effort de la gencive qui les preffe à fon ordinaire, & qui ne rencontrant plus la dent qui les tenoit écartés, les rapproche peu à peu, à quoi contribue encore le propre reffort des fibres de l'alvéole, lefquelles ceffent pareillement d'être tendues par le corps de la dent.

Dans ceux qui font fort vieux, & à qui toutes les dents font tombées, les alvéoles ainfi fermés, font entiérement effacés & revêtus d'une gencive très-dure & très-calleufe ; ce qui fait que la bafe de la mâchoire inférieure n'a prefque pas de volume, & que la fupérieure fe trouve ufée, pour ainfi dire, jufqu'auprès des narines ; d'où il arrive que le menton fait une avance au delà de la levre d'en haut, & que le bout de la mâchoire inférieure ne peut plus rencontrer, en fe fermant, la partie de la mâchoire fupérieure qui lui répond. Ces gens-là ne peuvent donc plus mâcher les alimens qu'en les broyant dans le fond des mâchoires, & en les remuant

à droite & à gauche. Or ce changement des alvéoles dépend
non feulement du reffort de la gencive, & de celui de l'alvéole même, mais encore du frottement des mâchoires l'une
contre l'autre ; car les parois de l'alvéole étant preffées par
ce moyen de haut en bas ou de bas en haut, & même latéralement, elles s'approchent peu à peu les unes contre les
autres, elles s'enfoncent, pour ainfi dire, au dedans de l'alvéole, & font comme écrafées ; ce qui diminue néceffairement de la hauteur de l'alvéole, & le fait peu à peu difpa-
roître.

Dans quelques-uns de ces vieillards les deux bords des alvéoles ainfi fermés font une furface plate, & dans les autres
ils forment par leur union comme une crête tranchante,
très-propre à couper les alimens ; & ce font ces vieillards
qui rongent avec autant de plaifir & de facilité une croûte
que des jeunes gens.

La propriété qu'a cette boîte ou alvéole, de fe rétrecir,
confifte en ce que les fibres dont fes parois font compofées,
s'enflant & fe groffiffant par la bonne nourriture qu'elles reçoivent, diminuent par ce moyen du calibre de fon canal,
ce qui fait qu'elle embraffe d'autant plus étroitement la racine de la dent ; c'eft par-là qu'on expliquera comment ayant
été chancelantes pendant plufieurs jours, dans certaines
maladies, elles fe raffermiffent à mefure qu'on reprend des
forces. Voici un fait qui prouve cette propriété de l'alvéole.

Une dent fraîchement tirée & remife promptement dans
l'alvéole de celle qui eft nouvellement arrachée, peut demeurer long-temps en cet état, principalement fi elle eft bien
proportionnée au calibre de l'alvéole ; ce qui fait bien voir
qu'il a une vertu de reffort qui le difpofe à embraffer étroitement la racine de cette dent ; car il n'y a pas d'autre
moyen par où elle puiffe s'y renfermer, puifqu'elle ne peut
y prendre une nouvelle vie, & qu'elle n'a aucun commerce
avec les vaiffeaux.

Pour ce qui eft de la figure des racines des dents, il faut
remarquer que celles des dents incifives & des canines font
plates par les côtés, & pofées les unes contre les autres par
cette furface, de maniere que le côté le plus étroit, qui eft
auffi le plus épais, regarde le dehors de la mâchoire ; ce qui

B b b b ij

leur donne fous un affez petit volume une fermeté fort confidérable, par la même raifon qu'un ais pofé de champ eft
plus difficile à rompre, que s'il étoit pofé de plat. Il eft vrai
que cette fituation eft avantageufe pour réfifter aux efforts
que font les dents, lorfqu'en déchirant, elles font tirées en
dehors ; elle eft défavantageufe, lorfqu'elles font des efforts
en fecouant & en arrachant de côté : mais la nature y a
pourvu, en tenant les dents tellement ferrées les unes contre
les autres, qu'elles fe foutiennent mutuellement & fe maintiennent dans leurs alvéoles.

Pour ce qui eft des dents molaires, les deux premieres de
l'une & de l'autre mâchoire n'ont qu'une fimple racine ; les
dernieres de la mâchoire d'en haut ont ordinairement trois
crocs, dont il y en a deux en dehors qui font pofés de champ,
& celles de la mâchoire d'en bas en ont deux feulement.

Quelquefois deux de ces crocs fe rencontrent & s'uniffent
par la pointe, ce qui fait qu'on a beaucoup de peine à tirer
cette dent fans rompre le diploé de la mâchoire qu'ils embraffent.

Ces crocs font ordinairement difpofés de telle maniere,
qu'ils vont en s'écartant les uns des autres pour former une
bafe plus large. Ils font emboîtés chacun dans un creux de
l'alvéole, & féparés par une cloifon faite d'une matiere fpongieufe en forme de diploé, fur laquelle la dent porte.

Il eft à propos de vous faire remarquer que les deux premieres molaires de la mâchoire d'en bas qui doivent fe re-
nouveller, ont deux racines, & que celles qui font renouvellées, n'en ont qu'une ; que celles de la mâchoire d'en haut
en ont trois, & que les renouvellées n'en ont qu'une.

Les crocs de ces racines étant obliques, ils forment une
bafe plus large, qui par conféquent trouve plus de matiere
qui s'oppofe à leur enfoncement ; d'où il arrive que le fond
de l'alvéole, où la dent eft enchâffée, recevant l'effort en
plus d'endroits, en eft moins violemment offenfé, puifque
le même effort fe fait fentir dans une plus grande étendue qu'il
ne feroit, fi la bafe de ces crocs étoit plus étroite.

La matiere fpongieufe qui fe trouve entre les crocs de la racine de la dent, fert à les tenir enchâffées d'une maniere plus
ferme, à empêcher qu'elles ne fe rompent, & que la mem-

brane sensible dont l'alvéole est revêtu, ne soit trop ébranlée; car cette matiere spongieuse cédant aux coups que les dents reçoivent en certaines rencontres, & particuliérement lorsque quelques petites pierres se trouvent mêlées avec les alimens que l'on mâche, elle en amortit la violence, & diminue la douleur causée par le coup.

Enfin si l'on fait attention que les dents incisives, quand elles se rencontrent, frappent à plomb & perpendiculairement les unes contre les autres, on verra pourquoi la nature a planté leurs racines perpendiculairement dans leurs alvéoles, c'est-à-dire justement suivant la ligne de leur pression, ce qui contribue à les affermir dans leurs alvéoles. Cela est si vrai que, lorsqu'une dent de la mâchoire inférieure, par exemple, est arrachée, celle d'en haut qui lui répond, descend dans l'ouverture de celle qui a été tirée; car l'alvéole qui l'embrasse, la repousse peu à peu & la fait descendre: pour s'en assurer, il n'y a qu'à examiner l'endroit de la dent qui est recouvert de la gencive, on verra qu'elle en est dépouillée à proportion de ce qu'elle est descendue; & si on déchausse la racine de la dent, on reconnoîtra qu'elle est moins enfoncée dans son alvéole qu'elle ne doit être; ce qui se reconnoît encore mieux après la mort de ces gens-là.

Quand les molaires agissent, elles se pressent non seulement perpendiculairement, mais le plus souvent horizontalement; c'est pour cela que leurs racines ont plusieurs crocs qui s'écartent de tous côtés; ce qui fait qu'elles peuvent résister en tout sens.

A l'égard de la longueur de la racine de la dent, elle est environ deux fois plus longue que sa partie extérieure.

L'alvéole serre la racine de la dent dans toute sa longueur, mais principalement par en haut, c'est-à-dire à l'entrée de l'alvéole, qu'on peut regarder comme l'appui de la dent dans les efforts qu'elle fait, lorsque les animaux s'en servent pour déchirer; car ces efforts se font à l'extrêmité extérieure de la dent, qui est comme l'extrêmité du petit bras d'un levier, & l'autre extrêmité qui est le bout de la racine, est comme le long bras de ce levier, qui n'a pas besoin d'être arrêté par une si grande puissance pour résister aux efforts qui se font à l'extrêmité du petit bras.

Ce qu'on vient de dire des dents incifives & canines, fe peut appliquer aux molaires, quand elles font remuées à droite & à gauche dans le broyement des alimens, & qu'elles fe frottent les unes contre les autres ; car pour lors on peut auffi les regarder comme des leviers dont le grand bras eft enchâffé.

Pour confirmer l'ufage qu'on vient d'attribuer à la longueur des racines des dents, il n'y a qu'à jetter les yeux fur celles des animaux qui vivent d'écorces d'arbres, de fruits & de noyaux. Ils doivent avoir des dents d'une grande force, & en effet dans le porc-épic la racine des dents incifives eft longue de trois pouces, & le corps de la dent n'a que cinq lignes de long, & cette racine eft courbée fuivant la courbure de la mâchoire, & s'étend dans toute fa longueur.

Pour bien entendre la raifon de cette configuration, il faut remarquer que ces animaux coupent avec leurs dents, non pas en les ferrant doucement les unes contre les autres, mais en frappant par plufieurs petits coups réitérés & fort fréquens. Comme la force du levier eft fort diminuée vers l'extrêmité de la mâchoire, & que l'effort qui s'y feroit pour ferrer, feroit très-petit, ces animaux, pour augmenter le mouvement qui eft néceffaire pour l'incifion, y ajoutent la force de la percuffion. Ils frappent donc à petits coups de dents les corps qu'ils veulent brifer. Mais comme ces coups agiroient autant contre leurs mâchoires que contre les corps qu'ils ont à couper & à brifer, la nature a fait la racine de leurs dents fix fois plus longue que la dent même, & a courbé cette longueur, afin que l'effort que la dent foutient, fe partageant dans toute cette longue courbure, chaque partie en fouffrît moins, & que par conféquent la membrane intérieure s'en trouvât moins ébranlée. Cette courbure fait auffi qu'une plus grande longueur eft enchâffée dans les mâchoires, quoique très-courtes, afin que les alvéoles les embraffent & les affermiffent dans un plus grand nombre de parties.

Examinons comment l'emboîtement des dents eft affermi par les gencives.

L'on fçait que la gencive eft faite par un prolongement de la tunique intérieure de la bouche, dont elle n'eft différente que parce qu'elle eft plus épaiffe, & d'une couleur plus vermeille.

Au bord de l'alvéole elle s'unit si étroitement au périofte, qu'il eft impoffible de l'en féparer fans entamer fon tiffu ; pour la bien connoître il faut la confidérer, ou par rapport à la partie extérieure de la dent, ou par rapport à fa racine.

Par rapport à la dent, on remarque qu'elle fe joint à fa naiffance, & qu'elle l'embraffe circulairement, en s'engageant dans tous les intervalles que les dents laiffent entr'elles, & pour cet effet elle eft découpée en dehors & en dedans en autant d'appendices angulaires qu'il y a d'intervalles.

Cette adhérence de la gencive à la dent ne fe continue pas jufqu'a la naiffance de l'émail, mais elle finit un peu au deffus, & là elle fait une petite bordure d'un rouge très-vermeil, & d'un tiffu particulier, qui, diminuant infenfiblement de fon épaiffeur, fe termine à la naiffance de l'émail, & cette petite bordure eft fimplement collée fur la dent.

Les gencives tiennent fi fortement aux dents, que lorfqu'on veut en arracher quelqu'une, il faut la déchauffer, c'eftà-dire, féparer la gencive qui y eft attachée, de peur de la déchirer, & d'en emporter une partie avec la dent.

Quand on examine avec attention l'adhérence de la gencive avec la dent, on voit qu'elle y eft attachée par une infinité de filets, de même que les tendons font attachés aux autres os, & c'eft pour cela que cette partie de la dent eft un peu raboteufe pour rendre cette infertion plus ferme.

Quoique cette adhérence de la gencive avec la dent foit principalement deftinée pour la fermeté de fon affemblage, il y a pourtant lieu de croire qu'elle peut auffi rendre quelqu'autre office à la dent : car l'expérience nous apprend que la dent paroît fe bien porter, tant que la gencive eft en bon état, & qu'elle dépérit, quand elle eft malade ; qu'une gencive engorgée de mauvais fang, n'eft prefque pas adhérente à la dent, mais fitôt qu'il eft évacué, elle fe racroche comme auparavant ; que cette partie de dent, quand elle eft nouvellement arrachée, eft imbibée d'une efpece de rofée.

Je n'en dirai pas davantage, ces réflexions me meneroient trop loin.

Je paffe à l'adhérence de la gencive avec l'alvéole. Pour la bien connoître, il faut, 1° confidérer que le dedans des alvéoles eft fort raboteux, mais il l'eft furtout à leur naiffance.

2°. Que la gencive s'unit étroitement au périoste au bord de chaque alvéole.

3°. Que le périoste en se redoublant au bord de l'alvéole, s'engage dans sa cavité, en se collant très-étroitement à la racine de la dent & à l'alvéole.

Quand on sépare la racine de la dent de l'alvéole, on rompt plusieurs cordages tendineux qui vont de la racine de la dent à l'alvéole, & on voit toute la racine de la dent comme hérissée de plusieurs éminences en forme de mamelons qui se sont séparés des creux de l'alvéole où elles étoient implantées.

Comme la gencive a une consistance molle & spongieuse, elle défend l'extrêmité de l'alvéole qui est fort tendre, du frottement des parties dures des alimens, outre qu'elle épargne aux dents la plûpart des coups & des ébranlemens qu'elles recevroient, lorsqu'elles arrachent ou qu'elles brisent les corps durs. C'est pourquoi, quand la gencive perd sa mollesse, & qu'elle est fortement tendue par quelqu'inflammation, le moindre ébranlement de la dent se fait sentir à cette membrane, & devient très-douloureux.

Les fibres des gencives ont une vertu de ressort ; ainsi elles sont toujours tendues contre leur inclination naturelle par la dilatation que fait à l'alvéole le corps de la dent ; c'est pourquoi elles font continuellement effort pour l'embrasser.

Enfin cette exacte application de la gencive est aussi très-utile pour empêcher l'entrée de l'air & des parties les plus subtiles des sels des alimens, qui ne manqueroient pas d'agir sur la membrane sensible dont l'alvéole est revêtu, & d'user peu à peu la partie de la dent qui est déchaussée & sa racine, & même l'alvéole.

Pour ce qui regarde la partie de la dent qui paroît en dehors, elle est composée de deux substances. L'extérieure est si dure & si compacte, qu'à peine le burin y peut mordre ; elle est fort blanche & fort polie, & c'est ce qu'on appelle l'émail de la dent, qui fait une couche qui a plus ou moins d'épaisseur, selon l'âge & le volume de la dent.

La substance intérieure de la dent, qui fait sa principale partie, est beaucoup plus tendre, d'une couleur jaunâtre & semblable à celle de la racine.

L'émail de la dent est formé avant sa sortie, mais il s'augmente

mente & fe fortifie jufqu'à l'âge de vingt ans qui eft le terme de fa perfection, après lequel il commence à s'ufer par le frottement.

Cet émail eft fi artiftement appliqué à la dent, qu'il eft plus épais aux endroits qui fouffrent le plus; par exemple, comme les petites pointes dont la tablette des dents molaires eft garnie, font expofées à un grand frottement, l'émail y eft auffi plus épais, & l'on voit qu'il diminue à mefure qu'on approche de la naiffance des dents.

Quoique l'émail foit déja formé dans l'alvéole, il eft vrai de dire que l'attouchement de l'air & le frottement des alimens contribue beaucoup à fa dureté.

Quand quelque portion d'une dent eft dépouillée de fon émail, elle eft très-aifément pénétrée par les liqueurs chaudes ou froides, ou par les parties falines des alimens, qui par conféquent font impreffion fur le nerf de la dent, ce qui la rend très-douloureufe. Voilà quelle eft la nature des deux fubftances qui compofent la dent.

On dit qu'il en eft des dents comme des ongles, c'eft-à-dire que comme elles s'ufent continuellement, elles fe réparent de même, & croiffent pendant toute la vie de l'animal; ce qui fe reconnoît quand on a perdu une dent, car celle qui lui répond, n'étant point ufée par aucun frottement, elle croît de telle maniere qu'elle s'engage dans le trou de celle qui eft tombée; mais fi on avoit bien examiné ce fait, on auroit vu que la dent ne defcend pas dans l'ouverture de celle qui a été arrachée, parce qu'elle croît & s'augmente, mais feulement parce qu'elle fort peu à peu de fon alvéole; car elle n'eft plus frappée & foutenue par celle qui lui répondoit, outre que l'alvéole, par fa vertu de reffort, la repouffe hors de fon canal, & la fait defcendre.

OBSERVATIONS

Sur la Végétation des Cornes.

LES Anciens s'étoient imaginés, après *Ariftote*, que la matiere des cornes étoit la même que celle des dents, & que c'étoit pour ce sujet que les animaux qui ruminent & qui n'ont point de dents au devant de la mâchoire supérieure, avoient tous des cornes ; mais *Pline* les réfute solidement, quand il remarque que les biches qui n'ont point de dents à la mâchoire supérieure, n'ont pas aussi de cornes. Deuxiemement, quelle apparence que si peu de matiere qui est employée pour les dents qui manquent à ces animaux, pût donner formation à ces parties solides, & les faire croître, comme on le voit dans différens animaux qui en sont pourvus.

Les cornes sont ordinairement attachées à l'os du front ; le Rhinocéros en a une sur le museau ; le poisson appellé xiphias, & l'espece de raye appellée *Sabula* & quelques autres, les tortues, en ont une au bout de la queue.

Leur figure est très-différente ; dans les bœufs elles sont pour l'ordinaire rondes & diversement contournées, c'est-à-dire tantôt en dehors & tantôt en dedans.

Dans les moutons & dans les chevres elles sont à angles & à pans, excepté dans la gazelle.

Dans les premiers temps de la formation, les os du crâne sont encore cartilagineux à l'endroit où les cornes viennent, & insensiblement ils deviennent osseux.

Deuxiemement, vers les derniers mois, la table extérieure commence à s'enfler, & à s'élever à chaque côté de la partie supérieure de l'os coronal, d'où vient qu'il s'y forme une petite tumeur ou apophise d'une figure conique, couverte du péricrâne & de la peau qui est dépouillée de poil.

Troisiemement, quelque temps après la naissance, cette apophyse grossit encore davantage, & insensiblement sa base devient creuse, & se garnit de plusieurs fibres osseuses qui s'entrelassent les unes dans les autres, le reste de l'apophyse est tout spongieux.

Quatriemement enfin, l'apophyse grossit & croît de plus en plus, & dans les suites où elle n'est point toute spongieuse, elle devient creuse, & sa cavité est entre-coupée par plusieurs lames osseuses qui, s'entrelaçant les unes dans les autres, forment des cellules de différente figure ; toute cette cavité avec ces cellules est revêtue d'une membrane parsemée d'une infinité de vaisseaux qui se distribuent dans toute la substance de l'os, lequel se nourrit aussi par le dehors par le moyen des vaisseaux qu'il reçoit de la peau dont il est recouvert. Le bout de l'apophyse demeure toujours spongieux, & est toujours fort tendre & fort rouge, à raison d'un très-grand nombre de vaisseaux dont il est parsemé.

Voici quel est le progrès de la nature dans la production des cornes; premierement, la peau s'étend & couvre cette apophyse, de même que le péricrâne qui s'insinue entre la peau & l'apophyse; un mois après (ou environ) la naissance du veau, les mamelons de la peau, le corps réticulaire & l'épiderme qui les renferme, s'alongent & s'inclinent de plus en plus à mesure qu'ils s'éloignent de leur origine, & en s'unissant étroitement ils forment la premiere couche de la corne qui a la figure d'un cône, dont la surface est polie & de couleur noire.

Deuxiemement, la peau continue à s'étendre & à s'alonger par le moyen de l'apophyse qui la pousse, & qui croît de jour en jour; & l'on observe qu'il sort de cette peau, qui est fort épaisse vers la base du cône, divers étages de mamelons, qui dès leur origine se couchent & s'inclinent en s'alongeant vers la pointe de la corne, & qui s'unissant étroitement au corps réticulaire qui les renfeme, par une sérosité saline qui découle de ces mamelons, font, pour ainsi dire, comme autant de cornes concaves enchâssées les unes dans les autres, qui par leur assemblage & par leur union composent le corps solide de la corne; & l'on remarque que ces différens étages de mamelons se couvrent les uns les autres, comme plusieurs cornets de papier de différente hauteur, dont les plus petits seroient enchâssés par ordre dans les plus grands.

Tout cela se voit clairement dans une corne qu'on a fendue selon sa longueur.

Premierement, on voit le dedans de l'os.

En deuxieme lieu, si l'on détache la corne de l'os qu'elle couvre, on voit sur la surface extérieure de la peau qui est entre la corne & l'os, les racines d'une infinité de mamelons arrangés par différens étages; ce sont ces mamelons & les enveloppes qui les recouvrent, qui par leur éloignement & par leur endurcissement se sont changés dans une nature cornée; on peut les suivre selon la longueur de la corne.

Réciproquement si on regarde la surface intérieure de la corne, on la voit percée par autant d'étages de petites cavités qui répondent à ceux des mamelons.

En troisieme lieu, on voit le nombre des différentes couches qui composent l'extrêmité de la corne, & qui la rend si épaisse.

Les mamelons qui sortent vers la base, sont tendres & se déchirent facilement ; ceux qui sont vers la pointe, sont tellement liés & soudés au corps réticulaire, qu'ils se changent en un corps très-solide, d'une couleur noire & luisante.

Quatriémement, l'apophyse poussant la peau de plus en plus, les premiers étages des mamelons qui sont vers la base se détachent & se séparent, ce qui fait paroître cet endroit de la corne plein de rugosités.

Il est aisé de remarquer ces différens plans qui se font ainsi détachés. Enfin les cornes ayant acquis leur dernier degré d'accroissement, leur couleur est très-différente, leur substance est très-solide & diaphane, & se polit par l'usage & le frottement continuel ; les origines des mamelons sont fort sensibles, si ce n'est vers la pointe, les petits trous qui leur donnoient passage, étant presque fermés ; enfin toutes ces parties sont liées & soudées ensemble par la colle qui distille de la substance même de la peau.

Elles ont été données aux animaux qui n'ont ni griffes, ni dents qui soient propres à les armer, il y en a pourtant dont les cornes ne paroissent point être pour cet usage ; celles des chevres, du daim des Anciens, & même de celui des Modernes, du chamois, du cerf, du bubale, sont de cette espece, parce qu'elles sont mal propres à frapper. Le bubale les a toutes en rond l'une vers l'autre ; le daim des Anciens les a crochues en devant, & le chamois en arriere ; ainsi il semble que ce sont des armes inutiles, & que leur grandeur & leur poids semblent être plutôt une charge incommode. L'on tient que le chamois s'en sert pour s'accrocher aux rochers lorsqu'il y bronche, & qu'il est en danger d'être précipité de haut en bas.

Il n'est pas aisé d'expliquer la formation des cornes qui surviennent quelquefois à différentes parties de l'homme & des animaux ; on pourroit s'en former quelque idée en faisant les remarques suivantes.

Premierement, il faut obferver que les petites gaînes qui couvrent les mamelons de la peau de l'éléphant, font autant de petites cornes, tant par leur figure que par leur dureté, & dans certains animaux ce tiffu réticulaire joint à l'épiderme, s'alongeant plus qu'à l'ordinaire & s'endurciffant, forme de petites cornes ; cela fe voit dans la peau qui couvre la langue des chats, des bœufs, &c.

Plufieurs hiftoires rapportées dans *Cabrol, Bartholin, Fab. Hildanus* & dans les Journaux, nous donnent à connoître que la génération de ces cornes a toujours été précédée par quelque tumeur attachée aux os voifins & aux parties d'alentour. De ces remarques on peut conclure que pour la production de ces cornes, il faut principalement deux chofes ; premierement, la compreffion de la peau faite par quelque caufe extérieure ou intérieure ; deuxiémement, l'abondance des fucs mucilagineux & falins, fournis par les mamelons, laquelle furvient par les ébranlemens & les fecouffes que la peau reçoit à l'occafion de la tumeur qui la pouffe.

OBSERVATIONS

SUR LE RETS ADMIRABLE DES ANIMAUX,

& de la différence qu'il y a entre leur Crâne & celui de l'homme.

I. *Du Rets admirable du Veau.*

Dans l'homme l'os fpénoïde a de chaque côté cinq trous, & dans le veau cet os n'en a que trois.

Dans l'homme la felle du fphénoïde, de même que le refte de la table intérieure du crâne eft percée d'un très grand nombre de petits trous, par où paffent les vaiffeaux deftinés à fa nourriture, & à celle du diploé ; mais dans cet animal, outre ces trous, il y en a pour l'ordinaire deux d'un diametre affez confidérable, qui percent dans une cavité longue & étroite, qui s'étendant à droite & à gauche jufqu'à la naiffance de l'apophyfe nommée pthérigoïde, forme comme deux conduits revêtus d'une portion de la dure-mere qui tapiſſe la ſelle , & qui ſe dégorgent dans une des branches de la jugulaire externe.

Preſque toutes les veines qui rapportent le ſang de la partie interne de la ſelle , s'ouvrent dans ces conduits.

Il eſt aiſé de rendre raiſon de la différente conformation de ces os , pour peu qu'on faſſe attention à la différence de la maſſe du cerveau de l'homme & de ces animaux , & à la différente ſituation de leur tête.

Je paſſe à la deſcription des vaiſſeaux , & je commence par ceux du veau , dont je ne décrirai qu'un des côtés , parce que , comme on ſçait , l'autre eſt ſemblable ; ainſi je dirai qu'il y a cinq arteres qui entrent dans la compoſition de chacune des parties du rets admirable , ſçavoir deux branches de la carotide externe , deux de la carotide interne , & l'artere vertebrale ; il y a une branche de la carotide externe , qui , entrant dans l'orbite , jette vis-à-vis du ſecond trou du ſphénoïde pluſieurs gros rameaux qui pénétrent dans le crâne par ce même trou , & ſe partagent en pluſieurs autres, qui contribuent à former le rets admirable.

De cette même branche il en ſort une autre qui ſe porte en arriere , & qui entrant dans le crâne par le troiſieme trou du ſphénoïde, ſe partage en pluſieurs rameaux qui aident auſſi à former ce rets.

La carotide interne étant arrivé à la baſe du crâne, s'engage dans un conduit creuſé dans un cartilage qui joint l'os pierreux à l'occipital & au ſphénoïde ; dans ce trajet elle décrit un contour demi-circulaire , & après avoir encore fait deux coudes oppoſés l'un à l'autre , elle entre dans le rets admirable , dont elle fait auſſi partie. Ordinairement cette artere coule de telle maniere au travers du rets, qu'elle ne donne & ne reçoit qu'un petit nombre de rameaux ; c'eſt pourquoi l'on peut la ſuivre facilement juſqu'au tronc qui perce la dure mere pour s'attacher à la baſe du cerveau.

De cette branche de la carotide il en part une autre qui entre dans le crâne par le trou qui donne paſſage au nerf de la neuvieme paire ; dès ſon entrée elle ſe partage en deux autres branches principales , dont l'une ſe porte en devant , & l'autre en arriere.

Cette derniere vient s'aboucher avec l'artere vertebrale près de fon entrée dans le crâne, & l'autre communique avec les rameaux de cette même artere, qui ferpentent à la bafe du crâne. Comme les rameaux que ces branches donnent aux parties voifines, n'apartiennent pas au rets admirable, on s'eft contenté de les répréfenter dans les deffeins.

L'artere vertebrale fortant du trou de l'apophyfe tranfverfe de la troifieme vertebre, entre dans le canal de l'épine, & montant au côté de ce canal, elle communique avec celle du côté oppofé par deux groffes branches placées fur le corps de chacune des vertebres qu'elle parcourt, elle entre dans le crâne par le trou occipital, & en cet endroit elle communique encore avec celle du côté oppofé.

L'une & l'autre en s'avançant vers la felle du fphénoïde, jettent plufieurs rameaux en ferpentant & en s'abouchant les uns avec les autres en divers endroits, & ces rameaux étant parvenus vers l'apophyfe de la felle du fphénoïde, fe féparent, & vont les uns à droite, & les autres à gauche, pour aider encore à former le rets dont il s'agit.

Toutes ces branches étant arrivées au côté de la felle du fphénoïde, fe fubdivifent encore en plufieurs rameaux très-déliés qui communiquent entr'eux, & qui faifant plufieurs plis & contours couchés les uns fur les autres, s'entrelaffent de telle maniere qu'il eft impoffible de les developper, & forment un lacis d'arteres, qui avec celui du côté oppofé eft ce que *Galien* appelle le rets admirable.

Dans un veau à terme chaque lacis eft d'environ neuf à dix lignes de longueur fur cinq de largeur. & fur quatre dans fa plus grande épaiffeur; du milieu de la partie latérale interne de chaque lacis & vers fa furface commence de naître un tronc formé par la réunion de plufieurs des rameaux qui compofent ce lacis; & comme il eft fait de l'affemblage des carotides & de la vertebrale, je l'appellerai carotide vertebrale.

Le rets du côté droit communique avec celui du côté gauche par un grand nombre de rameaux tant devant que derriere; ces derniers font en plus grand nombre.

Entre les deux parties de ce rets on voit la cavité dans laquelle eft placée la glande pituitaire.

De toute la circonférence de chacune des deux portions

du lacis fortent plufieurs rameaux, qui fe diftribuent aux parties tant molles que dures des environs, mais beaucoup plus des côtés que du deffus & du deffous, car ceux du côté extérieur vont en très-grand nombre fe diftribuer aux nerfs voifins, & de ceux du côté intérieur, les uns vont à la glande pituitaire, & les autres tapiffent toute la felle du fphénoïde, dont quelques uns après y avoir rampé, paffent par les trous qui font vers le milieu de cette felle pour aller fe diftribuer dans fon tiffu fpongieux, nommé diploé; d'autres enfin vont d'un côté à l'autre de ce rets, ainfi qu'il a été dit.

Il faut encore obferver que le rets du côté droit communique avec celui du côté gauche par des rameaux qui vont d'un orbite à l'autre par les trous qui donnent paffage aux nerfs optiques, & ces rameaux fe détachent de ceux que la premiere branche de la carotide, deftinée à former ce lacis, jette au dedans de l'orbite.

Chaque lacis eft enfermé dans une cavité que la dure mere forme à chaque côté de la felle du fphénoïde, & c'eft ce qu'on appelle le réfervoir fphénoïdal; les parois fupérieures de ce réfervoir font fort épaiffes, & d'un tiffu beaucoup plus compact que le refte; cette cavité n'eft attachée au lacis que par un petit nombre de vaiffeaux qui s'y diftribuent; l'inférieure y eft encore moins attachée, enforte que le fang rapporté par les veines, paffe non feulement à travers toutes les mailles de ce lacis, mais encore par les intervalles qui réfultent de l'infertion de ces vaiffeaux, mais beaucoup plus aifément, & en plus grande quantité par deffous que par deffus.

Le nerf de la fixieme paire étant entré dans ce refervoir, paffe à travers le lacis, & va dans l'orbite.

Ce nerf ne donne en paffant aucun rameau ni au rets admirable, ni à la glande pituitaire, & ceux qui en partent, fe portant en arriere, vont fe joindre aux rameaux qui viennent de la branche antérieure de la cinquieme paire des nerfs pour aider à former le plexus, d'où le nerf intercoftal tire fon origine.

On voit par cette defcription que le rets admirable n'eft qu'un lacis d'arteres, & qu'il n'y a aucuns rameaux de nerfs qui entrent dans fa compofition, ni aucuns rameaux de veines; car tout le fang qui fort des arteres de ce lacis, au lieu de prendre ſa route vers le cœur , la continue vers le cerveau par le tronc carotique vertébral dont on a parlé , à la réſerve d'une très-petite quantité qui ſert à la nourriture des parties voiſines.

Ce rets trempe tout entier dans le ſang dont le réſervoir ſphénoïdal eſt toujours plein , & qui eſt apporté par les vaiſſeaux dont on parlera après avoir décrit le rets admirable de l'œil ; les contours que les arteres vertébrales font à la baſe du crâne , baignent auſſi dans le ſang qui eſt dans les ſinus de cette baſe.

Il y a une ſi étroite liaiſon entre le rets admirable deſtiné pour le cerveau & celui de l'œil, qu'on ne peut donner une idée juſte de l'un ſans décrire l'autre.

La branche de la carotide externe qui entre dans l'orbite, ſe partage en quatre ; l'on vient de faire voir qu'il y en a deux qui entrent dans la compoſition du rets admirable.

La troiſieme eſt au deſſus du globe , & après avoir fait cinq ou ſix lignes de chemin , elle jette d'un côté, ſeulement , pluſieurs rameaux , qui par leur entrelaſſement font un lacis tout ſemblable au rets admirable du cerveau ; c'eſt pourquoi on peut l'appeller le rets admirable de l'œil.

Ce rets eſt placé ſur le ſeptieme muſcle de l'œil , à peu de diſtance du fond de l'orbite , & il eſt recouvert du muſcle qui ſert à relever l'œil , & du rameau de la branche de la cinquieme paire , nommé ophtalmique , qui coule le long de la partie latérale interne de l'orbite , & du muſcle nommé grand oblique. Ce rets eſt à peu près d'une forme triangulaire ; ſa baſe n'a guere qu'environ quatre ou cinq lignes.

Pluſieurs de ces rameaux ſe réuniſſent vers la pointe du triangle , & ne forment plus qu'un tronc qui , après avoir fait environ trois ou quatre lignes de chemin couché ſur le ſeptieme muſcle , va ſe joindre au nerf optique. Nous décrirons quelle eſt ſa diſtribution , en parlant des vaiſſeaux de l'œil.

Cette troiſieme branche , dont on marque ici la diſtribution , ne jette des rameaux pour former ce lacis , que d'un côté ſeulement ; enſuite elle continue ſa route vers la partie antérieure du globe , & après avoir donné un gros rameau qui paſſe par le trou orbitaire interne , elle ſort de l'orbite par le trou ſourcillier : cette même branche donne en paſſant

Tome I.   D d d d quelques rameaux au mufcle releveur de l'œil, qui en reçoit auffi du rets même de l'œil.

L'on voit encore un rameau qui fe détache de ce rets, & qui defcend pour s'aller joindre à ceux qui vont former le rets admirable deftiné pour le cerveau.

On ne parle point de la diftribution de la quatrieme branche de la carotide externe, parce qu'elle ne regarde pas le fujet dont il s'agit ici.

Voilà quelle eft la formation du rets admirable, tant du cerveau que de l'œil.

Examinons à préfent comment le tronc carotique vertébral fe diftribue à la bafe du cerveau, & comme le tronc deftiné pour le globe de l'œil fe diftribue dans les parties qui y font renfermées.

Chaque tronc carotique vertébral ayant fait environ deux lignes de chemin fous la dure mere, la perce obliquement, & s'applique à la bafe de la moëlle alongée aux côtés de l'entonnoir, où il fe partage en deux groffes branches, l'une antérieure, & l'autre poftérieure.

Quant aux branches antérieures, on n'en dira rien, parce que leur diftribution eft à peu près femblable à celle qui fe fait dans les parties du cerveau de l'homme ; mais les poftérieures fe diftribuent tout autrement, parce qu'après avoir fait une inflexion aux côtés de l'entonnoir, elles s'uniffent au devant de l'éminence nommée annulaire, & ne forment plus qu'un tronc qui, paffant par le milieu du deffous de la moëlle alongée, jette dans fa route de chaque côté un très-grand nombre de rameaux, dont les uns fe diftribuent dans les parties du cerveau qui font dans le voifinage, & les autres dans le cervelet & dans la moëlle alongée ; & à fon entrée dans le canal de l'épine, il forme l'artere fpinale, tant antérieure que poftérieure, & fait une route dont il ne s'agit point ici.

On voit par cette defcription que la diftribution des vaiffeaux dont on vient de parler, eft fort différente dans cet animal & dans l'homme, où les arteres vertébrales fe diftribuent à tout le cervelet, & à prefque toute la moëlle alongée.

Par la defcription qui vient d'être faite des arteres qui font à la bafe du cerveau, on voit que dans les figures que

Willis en a données, il s'eſt trompé en ce qu'il a pris les deux rameaux qui ſont au deſſus de l'artere ſpinale antérieure, pour les deux troncs des arteres vertébrales, ſans faire attention qu'étant exactement cachées ſous la dure mere dans tout le trajet qu'elles font au dedans du crâne, elles ne peuvent rien fournir au cerveau.

Comme notre objet, en examinant les faits dont nous avons parlé, a été uniquement de découvrir s'il y a véritablement dans les hommes, comme dans quelques animaux, une partie que l'on puiſſe nommer rets admirable, nous dirons qu'il ne nous paroît pas qu'il y en ait aucune à laquelle on puiſſe donner ce nom, comme nous l'avons prouvé par la deſcription des mêmes vaiſſeaux dans l'homme, que nous avons donné. Quant au lacis, on peut croire que ſon uſage eſt de diviſer les parties du ſang ; & cette diviſion dépend, premiérement, de la courbure de ces tuyaux, parce que le ſang qui coule le long de la parois intérieure convexe, acheve ſa révolution plus vîte que celui qui coule le long de ſa parois intérieure concave ; & cette diviſion eſt d'autant plus grande que les tuyaux ſont de différente courbure ; deuxiémement, de la fréquente communication des tuyaux oppoſés les uns aux autres, qui déterminent le ſang à faire des eſpeces de tourbillons, qui tendent néceſſairement à dégager les parties du ſang, & à augmenter leur chaleur, en les faiſant pirouetter les unes ſur les autres : troiſiémement, la petiteſſe des tuyaux y contribue auſſi, eu égard au frottement que la liqueur ſouffre le long de leurs parois intérieures : quatriémement, le ſang forcé d'entrer dans des tuyaux qui forment ſans ceſſe de nouvelles diviſions, eſt obligé de s'accommoder à leurs différens diametres ; ce qui cauſe auſſi l'atténuation de ſes parties : cinquiémement, comme il y a lieu de ſuppoſer que la ſomme des capacités de ces petits tuyaux eſt moindre que celle du tronc, ce ſurplus de vîteſſe le fera heurter encore plus rudement contre les parois, & ce ſera une autre cauſe de diviſion.

Quelques Anatomiſtes ont cru que le rets admirable ne ſe trouvoit que dans les animaux qui ruminent, & dont l'herbe eſt la nourriture ordinaire ; ce qui rendoit leur ſang plus épais & plus viſqueux que celui des autres animaux, & par conſéquent moins propre à la formation des eſprits animaux ; d'où ils ont inféré que ce surcroît d'atténuation qu'il recevoit dans le rets admirable, achevoit de lui donner les qualités nécessaires pour servir aux usages auxquels il étoit destiné lorsqu'il passoit dans le cerveau : cette pensée est contraire aux observations qu'on va rapporter : car on va voir ce même rets dans un animal carnassier, & dans un autre qui ne vit que de légumes, de fruits, &c.

Les deux parties du rets admirable trempent entiérement dans le sang contenu dans le réservoir sphénoïdal, ce qui sert à conserver la chaleur du sang artériel, & à entretenir les parois des arteres dans leur souplesse naturelle ; & réciproquement ces vaisseaux par leurs battemens agitent & chassent le sang contenu dans ce réservoir, ce qui facilite son retour dans les sinus & vers le cœur. L'on peut penser aussi que le sang qui passe à travers les mailles de chaque partie du rets admirable, en soutient les vaisseaux, & les soutient dans leur situation naturelle.

On a dit que la glande pituitaire étoit enfermée entre ces deux lacis d'arteres ; il y a donc lieu de croire que la chaleur du sang contenu dans ces lacis peut facilement se communiquer à la glande, entretenir la fluidité de la lymphe, & en faciliter la sortie.

II. *Description du Rets admirable du Chat.*

Une branche de la carotide externe passant sous le condyle de la mâchoire, entre dans l'orbite ; dès qu'elle est entrée, elle jette une branche qui va se rendre dans le crâne par le troisieme trou du sphénoïde, & se joint à la troisieme branche de la cinquieme paire de nerfs, à laquelle elle donne quelques rameaux : elle en fournit aussi à la dure mere ; ensuite elle s'unit à la portion du rets admirable dont on parlera.

Cette branche jette ensuite à droite & à gauche un très-grand nombre de rameaux très-déliés qui communiquent entre eux, & qui après avoir fait plusieurs plis & contours, s'entrelassent & font un rets admirable beaucoup plus considérable à proportion que celui du veau, lequel est caché dans l'orbite, qui, vis-à-vis le deuxieme trou du sphénoïde, s'en détache, & entrant dans le crâne par le trou du sphénoïde, rampe le long de la felle du fphénoïde. Les arteres dont elle eft compofée, fe réuniffent pour l'ordinaire en un feul tronc, qui s'abouche avec celui de la carotide interne, peu de temps après qu'elle eft entrée dans le crâne : par cette réunion il fe fait un nouveau tronc qui, après avoir fait environ deux lignes de chemin de derriere en devant, perce la dure mere pour s'attacher à la bafe du cerveau.

De l'endroit où fe fait cette communication, il en part une branche qui fe diftribue à la dure mere derriere la felle. On voit de chaque côté une petite artere qui va au rets ; elle vient de celle qui arrofe la bafe du crâne : le rets du côté droit communique avec celui du côté gauche ; il fournit à la glande pituitaire & aux parties voifines.

L'on a dit que le rets étoit bien plus confidérable dans cet animal que dans ceux où je l'ai obfervé, parce qu'il fournit non feulement plufieurs rameaux pour le rets deftiné au cerveau, mais encore au crotaphite à tous les mufcles de l'œil & à toutes les parties qui l'environnent : les arteres qui compofent ce lacis, s'uniffent & s'entrelaffent de telle maniere, qu'elles couvrent entiérement le tronc d'où elles fortent ; ce rets eft comme partagé en deux parties par la deuxieme branche de la cinquieme paire des nerfs qui paffe au travers.

L'on voit au milieu de ce rets une branche qui remonte en ferpentant, & qui après avoir paffé fur le releveur de l'œil, vient fe joindre au nerf optique pour faire la diftribution dont on parlera.

Si l'on a foin de bien dégager cette branche du lacis où elle eft enfermée, l'on verra qu'elle naît immédiatement de la branche principale de la carotide externe.

La même branche continue fa route par la partie inférieure de l'orbite, & accompagnant la branche de la cinquieme paire, fort avec elle par le trou orbitaire externe : dans fa route elle jette des rameaux, dont les uns fe diftribuent dans le nez & dans le palais : cette branche d'arteres vient fe diftribuer fur le criftagalli & fur l'os cribleux, & par conféquent fur les nerfs olfactifs : de cette branche il en part une autre qui fe porte de devant en derriere, cachée dans la duplicature de la dure mere, laquelle étant arrivée dans le milieu de l'efpace qui eft entre les deux trous qui donnent paffage aux nerfs optiques, se partage en deux rameaux qui entrent dans l'orbite par ces mêmes trous, en se cachant sous le nerf optique, & après avoir fait quelque chemin avec ce nerf, auquel il donne quelques vaisseaux, il l'abandonne, & se détourne en se contournant un peu, & descend pour aller s'unir à la portion voisine du rets : à l'endroit où il quitte le nerf optique, il jette des rameaux qui vont se joindre avec ceux qui vont au globe ; ce même rameau en fournit aussi aux muscles voisins.

On voit que par le moyen de cette branche il y a une communication, premièrement, du cerveau avec chaque rets ; deuxièmement, d'un rets à l'autre ; troisièmement, qu'il y a aussi une communication de cette branche avec les arteres qui vont au globe par des rameaux particuliers.

Voilà quelle est la formation du rets admirable dans le chat, quelle est sa distribution & sa communication avec les arteres du cerveau.

Suivons maintenant la distribution de la branche destinée pour le globe de l'œil.

Nous avons dit que cette branche se joint & se contourne autour du nerf optique : c'est en cet endroit qu'elle se partage en deux autres branches, dont l'une rampe sur le côté droit & l'autre sur le gauche, en faisant environ trois à quatre lignes de chemin, pendant lequel elle jette plusieurs rameaux qui font une espece de lacis sur ce nerf, & dont les uns percent le globe tout autour de l'insertion du nerf optique & vont à la rétine : quelques-uns entrent dans le nerf même, & vont à la même membrane ; d'autres s'avancent un peu sur la sclérotique, comme autant de rayons, & après l'avoir percée, se jettent sur la choroïde.

Les deux branches dont on vient de parler, s'avancent sur la sclérotique, sous les muscles latéraux du globe, & en parcourent environ les deux tiers ; elles sont très-superficielles, & percent enfin la sclérotique pour s'aller distribuer à la membrane iris, & fermer l'artere circulaire dont on parlera.

Il paroît que cette distribution est à peu près semblable à celle du chien.

Il est à observer que toutes les arteres destinées pour le globe ne viennent pas seulement de la branche dont on vient de parler ; car celles qui arrofent les mufcles, en fourniffent auffi, & elles fe détachent près de leur infertion, où elles percent la fclérotique.

On voit encore dans l'endroit où la fclérotique fe joint à la cornée, une artere circulaire formée par plufieurs rameaux qui viennent de ceux qui tapiffent la conjonctive.

III. *Du Rets admirable du Pourceau.*

Dans le pourceau la carotide interne paffe le long de l'apophyfe maftoïde, & entre dans le crâne.

Avant d'y entrer elle commence à fe divifer en plufieurs rameaux, & cette divifion augmente à mefure qu'elle s'avance au dedans du crâne, de telle forte qu'elle forme un rets admirable, dont une portion eft cachée dans la jonction de l'apophyfe pierreufe avec l'os fphénoïde, & l'autre eft couchée à la partie latérale de la felle du fphénoïde.

De la furface de chaque portion de ce rets il en fort un gros tronc qui, perçant la dure mere vers la partie antérieure de la felle, s'attache à la bafe du cerveau.

Derriere l'apophyfe de la felle, on voit de chaque côté une petite artere qui vient fe jetter dans ce rets, & qui eft un rameau de celles qui tapiffent la bafe du crâne : il ne paroît pas que la carotide externe donne aucun rameau pour la formation de ce rets.

Au devant de l'apophyfe de la felle, il y a un très-grand nombre de rameaux qui font la communication des deux portions de ce rets ; il y en a auffi un grand nombre derriere cette apophyfe.

A l'égard des vaiffeaux de l'œil, il faut obferver que c'eft une branche de la carotide externe, qui entre à l'ordinaire dans l'orbite par fa partie inférieure, & qui fournit à toutes les parties qui environnent le globe, & qu'il y a une branche deftinée pour le globe, qui fe divife & fe diftribue comme dans le veau.

IV. *Différences qui fe rencontrent entre le Rets admirable du Chat & celui du Veau.*

Premierement, la carotide, dès fon entrée dans l'orbite, fe

divife en rameaux, dont une portion fert à former le rets admirable du cerveau ; au lieu que dans le veau, le rets admirable ne fe forme qu'après que les branches font entrées dans le crâne.

Deuxiémement, dans le veau le rets admirable de l'œil tire fa naiffance de la branche de la carotide qui va fortir par le trou fourcillier ; au lieu que dans le chat la branche deftinée pour le globe de l'œil ne vient point du lacis d'arteres, mais elle fort du tronc qui a fervi à former le rets admirable.

La communication qui eft entre les deux rets admirables du chat, fe fait par un rameau qui vient des branches qui arrofent les lobes antérieurs du cerveau, & dont on a décrit la route ; dans le veau elle fe fait par des rameaux qui font des prolongemens de ceux qui vont former la partie antérieure du rets, c'eft-à-dire qui font des productions de la premiere branche de la carotide.

V. *Du Rets admirable du Mouton.*

Dans le mouton la formation du rets admirable eft différente de celle du veau, car, à proprement parler, il n'y a que les deux branches de la carotide externe qui contribuent à le former, furtout la premiere.

La carotide interne, qui eft unique dans cet animal, étant fi déliée qu'elle n'y contribue que très-peu, l'artere vertébrale n'y contribue en rien, car étant entrée dans le crâne, elle en fort par le trou de la neuvieme paire, & defcendant entre les nerfs de la huitieme & neuvieme paires, auxquels elle fournit quelques rameaux & aux parties voifines, elle va s'inférer dans le tronc de la carotide externe.

OBSERVATIONS

I. *Sur la Paupiere interne des Animaux à quatre pieds.*

L'ON a dit que le dedans de la paupiere fupérieure étoit le plus moite, & que c'étoit elle qui avoit le plus de mouvement.

Dans

Dans les animaux & dans les oiseaux, c'est très-différent ; ils sont pourvus d'une troisieme paupiere qui en fait la fonction : elle est d'une structure singuliere, tant dans les uns que dans les autres ; son usage est de telle importance, que les animaux à quatre pieds n'ayant pas le moyen de se frotter les yeux comme l'homme, qui a des mains pour cela, la nature leur a donné une troisieme paupiere, qu'elle a mis vers le grand angle sous les deux autres.

Cette paupiere est dure & comme cartilagineuse, & elle a assez de fermeté pour se soutenir à une certaine hauteur, & pour couvrir une moitié du globe.

Le dedans de cette paupiere est percé par deux tuyaux qui naissent d'une glande cachée au-dedans du grand angle, & qui ne se trouve point dans l'homme, ainsi elle est mouillée continuellement par la liqueur que filtre cette glande. Elle est de la même structure que la glande lacrymale, entourée de beaucoup de graisse, & attachée à cette paupiere. Cela étant, il est aisé de comprendre que l'œil qui roule en divers sens contre cette paupiere, se nettoye lui-même, & il faut concevoir qu'il n'y a qu'une moitié du globe, sçavoir l'inférieure, qui ait cette facilité, tandis que l'autre est lavée & nettoyée par le fréquent mouvement de la paupiere supérieure.

Dans les oiseaux, cette paupiere sert aussi à nettoyer l'œil, étant continuellement mouillé par l'humeur que lui fournit la glande lacrymale inférieure. Son mouvement se fait par des organes dont la méchanique est fort industrieuse ; cette paupiere est fort déliée, d'une figure demi-circulaire ; c'est une espece de rideau qui peut se hausser & s'abaisser ; quand il est levé, il couvre l'œil ; quand il est baissé, il se retire & se cache au-dedans du grand angle, en se plissant. Une de ses extrêmités, qui regarde le dessus du globe, est immobile ; celle qui est à l'opposite, est libre, & tient à une corde qui appartient à un des muscles dont nous allons parler.

Il y a deux muscles qui sont placés sur la partie postérieure du globe, l'un en-dessus, & l'autre en-dessous : celui de dessous est le plus foible. Etant arrivé vers le nerf optique, il produit un tendon rond & délié, qui rencontre près de ce nerf une poulie, qui appartient à un autre muscle qui est placé au-dessus du globe, lequel s'étant avancé jusqu'au nerf optique, produit un tendon qui eſt percé pour recevoir la petite corde à laquelle il ſert de poulie. Cette corde retournant vers le coin mobile du rideau, fait un angle ſur le nerf optique.

Pour bien expliquer comment ce rideau s'éleve, il faut obſerver, premierement, que ce rideau doit faire un grand chemin pour couvrir l'œil; deuxiemement, que plus un muſcle eſt long, plus il eſt capable d'un grand raccourciſſement, ce qui fait que la partie à laquelle il eſt attaché, peut parcourir un plus grand eſpace; cependant le muſcle qui doit tirer le rideau, a peu de longueur, & il ne pouvoit en avoir davantage par rapport au lieu qu'il occupe.

Voici le moyen que la nature employe pour y ſuppléer; elle a fait paſſer la corde de ce muſcle par une poulie qui eſt mobile, ce qui produit deux bons effets; le premier eſt que dans le temps que la petite corde eſt tirée par ſon muſcle, la poulie ſe releve & ſe retire dans le même inſtant. Or cette élévation fait que la petite corde tire par un eſpace qui eſt double de celui que la poulie parcout; en effet ſuppoſant que la poulie s'éleve d'une ligne, il ſe fera un développement de la corde qui ſera double de l'eſpace qu'elle parcourt, à quoi ſi l'on ajoute que le muſcle qui tient à la corde ſe raccourcit d'une ligne, elle fera trois lignes de chemin.

Ce rideau ſe tire enſuite dans le coin de l'œil par le mouvement naturel de ſes fibres.

Outre l'uſage qu'on attribue à cette membrane, elle eſt encore d'une grande utilité aux oiſeaux : car étant déliée & même tranſparente, lorſqu'elle eſt relevée, ils peuvent regarder fixement des objets très-éclairés, ſans en être bleſſés, & ſans fermer les paupieres; & lorſqu'ils ſont ſur un arbre, ſur lequel ils volent de branche en branche, elle empêche que les feuilles & les petites branches ne frottent contre l'œil.

II. *De l'Œil des Chats.*

L'ouverture de la membrane iris eſt fort particuliere dans les chats & dans les animaux qui cherchent leur nourriture dans l'obſcurité de la nuit, car dans les lieux fort éclairés, cette ouverture ne forme qu'une fente de haut en bas, & dans les lieux fombres & peu éclairés elle fait un fi grand cercle & une fi grande ouverture, qu'elle découvre tout le devant de l'œil.

Ces fortes d'yeux ont donc un grand avantage, car ils peuvent appercevoir les objets diftinctement dans l'obfcurité à caufe de la grande quantité de rayons qui entrent dans l'œil, & ils ne font pas bleffés par une grande lumiere, puifqu'ils peuvent facilement & fubitement fermer l'ouverture de la prunellé, & faire enforte qu'il n'entre que peu de rayons de l'objet qui peut toucher la rétine.

Dans ces animaux l'iris a la couleur & l'éclat de l'or, ce qui fait que leurs yeux brillent dans l'obfcurité, & qu'on a cru qu'ils voyoient par une lumiere qui fortoit de leurs yeux.

Fin du Tome premier.

EXPLICATION

Des Planches & des Figures anatomiques, relatives au Cours d'Anatomie, & autres Traités contenus dans ce volume.

Explication des Figures de la Planche premiere.

ON a représenté ici une tête coupée perpendiculairement par la moitié de devant en arriere : voici l'explication de ses différentes parties.

a, *a*. Les tégumens.

b, *b*. Les os qui font la partie supérieure du crâne.

c. Un des sinus frontaux ouvert : on voit la cloison membraneuse qui le sépare du sinus opposé.

d, *d*. Le sinus longitudinal supérieur de la dure-mere ouvert, pour laisser voir les orifices des veines qui viennent s'y décharger : on y distingue aussi les brides placées irréguliérement d'espace en espace.

e, *e*. La cloison qui sépare les deux hémispheres du cerveau, & qu'on nomme la faulx.

f. Le sinus longitudinal inférieur de la dure-mere.

g. Le pressoir d'*Hérophile*.

h. La grande veine de *Galien*, qui ramasse le sang du plexus chorroïde, & le porte dans le sinus que nous venons de désigner sous le nom de *pressoir d'Hérophile*.

i. Le cervelet coupé par la moitié.

k. La faulx du cervelet.

l. Le sinus occipital.

m. Les anfractuosités du cerveau.

n. Le corps calleux.

o. Le *septum lucidum*.

p. La voûte à trois piliers.

q. Les couches des nerfs optiques.

r. La commissure antérieure du cerveau.

f. Les éminences appellées *natès* & *testès* par les Anciens, sur lesquelles est placée la glande pinéale.

t. Le troisieme ventricule du cerveau.

u. La partie antérieure du troisieme ventricule appellée l'*entonnoir*, qui va jusqu'à la selle du Turc, par le prolongement marqué *y*.

y. La tige ou racine pituitaire.

z. Les nerfs optiques coupés dans leur union.

1. L'aqueduc de *Silvius*, qui communique du troisieme ventricule à la cavité marquée 2, placée derriere la moëlle alongée.
2. Le quatrieme ventricule.
3. La glande pituitaire placée dans la selle sphénoïdale.
4. L'un des sinus sphénoïdaux.
5. L'apophyse basilaire de l'os occipital.
6. La protubérance annulaire de la moëlle alongée, ou le pont de *Va- role*.
7. La moëlle alongée.
8. La cloison du nez recouverte de la membrane pituitaire.
9. L'ouverture du pavillon de la trompe d'*Euflache*.
10. La luette.
11. Le voile du palais, où l'on voit la glande palatine.

Explication des Figures de la seconde Planche.

Cette planche repréfente le cerveau coupé horizontalement au niveau du corps calleux.

a. L'occiput.
b. Les os du crâne sciés horizontalement.
c. La dure-mere coupée.
d. La portion poftérieure de la faulx.
e. Le finus longitudinal fupérieur coupé dans fa partie poftérieure.
f. La partie antérieure de la faulx.
g. L'extrêmité antérieure du finus longitudinal fupérieur.
　　　L'ouverture de ce finus eft ici repréfentée beaucoup plus grande qu'elle ne l'eft en effet.
h. Les anfranctuofités du cerveau.
i. Le centre médullaire.
k, k. Le corps calleux.
l, l. Les deux bandes médullaires qui, du bord antérieur du corps cal- leux, s'avancent au milieu de cette partie jufqu'à fon extrêmité pof- térieure.

Explication des Figures de la troifieme Planche.

Cette planche offre le développement de quelques parties du cerveau: la figure premiere repréfente les deux ventricules fupérieurs ouverts.

a, a. L'enceinte médullaire des deux ventricules.
b, b. Les deux corps cannelés.
c, c. Une partie des cornes d'Ammon.
d, d. Les vaiffeaux qui vont au plexus chorroïde.
e, e. Plufieurs rameaux coupés qui vont aux parties voifines du plexus.
f, f. Le plexus chorroïde.
　　　Tous les vaiffeaux marqués dans cette planche font foutenus par la pie-mere.

La Figure seconde repréfente le plexus chorroïde groffi à la loupe, avec les vaiffeaux qui vont s'y rendre.

Les Figures 3 & 4 repréfentent les petits grains du plexus chorroïde, qui font comme de petits feuillets, quand on les examine à la loupe : ils font ici repréfentés bien plus gros qu'ils ne font, & tels qu'ils paroiffoient à la loupe.

La Figure cinquieme repréfente la moëlle alongée.

a. Le bas de la moëlle alongée.

b. L'intérieur de la moëlle alongée, qui eft d'une couleur grife.

c, *c*. Croifement des lames de l'un à l'autre côté.

d, *d*. Eminences antérieures.

e, *e*. Eminences latérales.

f, *f*. Les bords arrondis de chaque portion de la moëlle.

g. La protubérance annulaire.

h, *h*. Les productions médullaires qui concourent à la formation de la protubérance.

i, *k*. Les péduncules du cerveau, & l'efpace compris entr'eux.

Explication des Figures de la quatrieme Planche.

Cette planche repréfente la face interne & inférieure du crâne, où l'on voit la plus grande partie des finus inférieurs de la dure-mere.

a, *a*. Le crâne fcié horizontalement.

b. Le trou aveugle.

c, *c*. La parois inférieure des foffes antérieures du crâne, laquelle eft faite par une partie du frontal, & les petites aîles du fphénoïde.

d, *d*. Les foffes moyennes de la bafe du crâne, dont ce qu'on voit ici eft formé par les os temporaux & le fphénoïde.

e, *e*. Les foffes poftérieures & intérieures de la bafe du crâne, qui font faites par l'os occipital, & les temporaux.

f, *f*. Les finus latéraux de la dure-mere.

g, *g*. Veines qui vont fe décharger dans les finus latéraux.

h. Le lieu où fe rencontrent, pour l'ordinaire, le finus appellé *preffoir d'Hérophile*, & le finus longitudinal fupérieur, & où les deux finus latéraux fe partagent.

i, *i*. Les finus occipitaux.

k, *k*. L'extrêmité des finus latéraux, qui va fe rendre à la foffe jugulaire.

l. Le finus fupérieur du Rocher.

m. Petits finus qui font placés dans le bas de la foffe moyenne de la bafe du crâne, & qui vont porter le fang dans le finus fupérieur du Rocher.

n. Une branche du finus ophthalmique qui va au finus fupérieur du Rocher.

o. Le finus inférieur du Rocher.

p. Veines qui vont fe rendre à ce finus.

q, *q*. Vaiffeaux qui paffent par les trous orbitaires internes.

r, *r*. Les nerfs olfactoires, ou nerfs de la premiere paire.
s. La partie antérieure de la selle du Turc.
t, *t*. Les nerfs optiques.
u. Le sinus pituitaire ou transversal antérieur.
v, *v*. Les arteres carotides.
y. L'ouverture qui mene à la glande pituitaire.
x. Les apophyses clinoïdes supérieures.
a. Les nerfs de la troisieme paire, ou moteurs de l'œil.
b. Les nerfs pathériques ou nerfs de la quatrieme paire.
c. Les nerfs de la sixieme paire.
d. Les nerfs auditifs, ou nerfs de la septieme paire.
f. Les nerfs de la neuvieme paire.
g. Le grand trou occipital.

Explication des Figures de la cinquieme Planche.

La Figure premiere représente l'oreille extérieure en situation.

A, B, C, D. L'oreille extérieure.
A, B, C. Les différens plis de l'oreille externe.
D. Le lobule ou tendron de l'oreille.
E. La conche ou conque, proche de laquelle on voit l'ouverture du conduit de l'ouïe.
F. La place du timpan ou tambour de l'oreille.
Les deux lignes ponctuées désignent la longueur du *meat* ou conduit auditif externe.
G, G. La portion écailleuse de l'os des tempes, vue à découvert.
H. Le premier muscle de l'oreille externe, c'est le supérieur ou releveur.
I. L'apophyse zigomatique de l'os des tempes.
K. L'apophyse stiloïde.
La Figure seconde représente l'oreille externe renversée en-devant pour laisser voir le muscle postérieur, & ses enveloppes.
A. L'oreille externe renversée.
B. Le muscle postérieur de l'oreille externe, dont les fibres ont été dégagées de leurs membranes pour mieux faire distinguer leur origine & leur insertion.
C. Insertion du muscle postérieur dénué de la peau à l'oreille externe.
D. La premiere peau de l'oreille externe, sous laquelle on voit un peu de tissu graisseux.
E. La membrane nerveuse.
F. La portion écailleuse de l'os des tempes.
G. L'apophyse mastoïde.
La Figure troisieme représente les arteres qui vont à la partie antérieure de l'oreille externe.
A. La carotide externe coupée au-dessus de l'angle de la mâchoire inférieure.

B. Rameau ou branche qui paſſe derriere l'oreille.

C. Branche qui paſſe devant l'oreille externe.

D. Rameau de cette branche qui ſe diſtribue à l'oreillette, ou artere auriculaire antérieure.

E. Branche du rameau poſtérieur qui perce le cartilage de derriere en devant, & ſe diſtribue à la conque.

La quatrieme Figure repréſente l'oreille externe renverſée en-devant pour faire voir les arteres qui ſe diſtribuent à ſa partie poſtérieure.

A. Le tronc de la carotide externe coupé comme dans la Figure précédente.

B, D. L'artere auriculaire poſtérieure, & les rameaux qu'elle jette derriere l'oreille externe.

C. L'artere maſtoïdienne : c'eſt une branche de la précédente, qui ſe rend aux cavités ſinueuſes de l'apophyſe mamillaire de l'os des tempes.

E. Le rameau qui perce le cartilage de l'oreille externe pour s'aller diſtribuer à la conque.

Explication des Figures de la Planche ſixieme.

La Figure premiere repréſente le cartilage de l'oreille externe, & le conduit cartilagineux, l'un & l'autre dépouillés de leurs tégumens.

A. Le cartilage de l'oreille, & ſes enfoncemens.

B. Le conduit cartilagineux un peu applati.

C. La portion du cartilage qui fait l'entrée du conduit, & qui forme une languette au-devant de la conque.

1, 2, 3. Les trois interruptions du conduit cartilagineux.

La Figure ſeconde repréſente les glandes cérumineuſes ou la peau glanduleuſe dont le conduit cartilagineux eſt revêtu. On les a gravées trois fois plus grandes que nature, afin de les mieux faire appercevoir.

A. La peau, vue à l'extérieur, chargée de glandes.

B. Le conduit ouvert, dans lequel on voit de petits poils, & les orifices des tuyaux excréteurs des glandes cérumineuſes.

La troiſieme Figure repréſente une portion du canal, vue dans ſon épaiſſeur : on y voit comment les glandes ſont à demi enchâſſées dans l'épaiſſeur de la peau. Quelques-unes de ces glandes ſont tirées de leurs chatons, pour mieux faire remarquer les enfoncemens où elles ſont enchâſſées.

La Figure quatrieme repréſente l'oreille externe renverſée en-devant avec le conduit cartilagineux, vu pardeſſus, & le ligament qui attache la conque à l'os des temples.

A, A. L'oreille renverſée en-devant.

B, B. La conque vue par ſa face poſtérieure, & dépouillée de ſes tégumens.

C, C. Les extrêmités du cartilage qui forme le conduit auditif.

D. La portion ſupérieure du conduit auditif, qui n'eſt formée que par la peau glanduleuſe.

E. Le

E. Le ligament de l'oreille renverſé.

La Figure cinquieme repréſente l'os des tempes à nud.

A. La portion écailleuſe de cet os.

B. L'apophyſe zigomatique.

C. Petit enfoncement où s'attache le ligament de l'oreille.

D. Le méat auditif externe, ou l'entrée du conduit oſſeux de l'oreille.

E. Les inégalités qui ſont au bas de cette ouverture.

F. La membrane du timpan dans ſa ſituation.

G. L'apophyſe maſtoïde.

H. L'apophyſe ſtiloïde.

I. Le conduit carotidien, ou tuyau qui renferme la carotide interne.

K. La fente articulaire : c'eſt une ſinuoſité qui ſe trouve entre le conduit oſſeux, & la partie écailleuſe de l'os des temples, par laquelle le muſcle externe du marteau pénétre dans la caiſſe.

L. Ouverture de la trompe d'Euſtache, ou l'extrêmité du canal oſſeux, faiſant partie du conduit qui va de l'oreille au palais.

M. La foſſe articulaire, ou la cavité dans laquelle s'articule le condyle de la mâchoire inférieure.

La Figure ſixieme repréſente le *meat* ou conduit oſſeux de l'os des temples, ſéparé du reſte de l'os.

Explication des Figures de la Planche ſeptieme.

La figure premiere repréſente l'os des tempes, ou temples, deux fois grand comme le naturel, dont la portion écailleuſe a été coupée, & le bas du conduit auditif emporté juſqu'à la membrano du tambour.

A. La membrane du timpan ou tambour, dans ſa ſituation, & vue de front.

B. Le manche du marteau qui eſt appliqué par-derriere à cette membrane.

C. La longue branche de l'enclume que l'on diſtingue à travers la membrane du timpan, quoiqu'elle en ſoit un peu éloignée.

D. La tête du marteau.

E. La baſe ou la partie maſſive de l'enclume avec ſa courte branche.

F. La petite branche de l'enclume.

G. Le haut du canal oſſeux, ou *meat* auditif externe, à moitié uſé.

H. L'apophyſe maſtoïde.

I. L'apophyſe ſtiloïde.

K. Le muſcle externe du marteau, dans ſa ſituation naturelle.

L. Ligne ponctuée qui indique la longue apophyſe grêle du marteau, à laquelle ſe termine le muſcle K ci-deſſus marqué.

La Figure ſeconde repréſente la membrane du tambour, vue de côté, afin de faire obſerver la maniere dont elle eſt inclinée.

La Figure troiſieme repréſente la même membrane du timpan, placée au bout du conduit oſſeux de l'os des temples.

Tome I.   F f f f

EXPLICATION

A, A. La paroi du conduit osseux qui regarde la face.

La Figure quatrieme repréfente l'enclume & l'étrier, vus de côté, dans leur fituation naturelle.

A. Le corps de l'enclume.

B. La courte apophyfe ou branche de l'enclume.

C. La longue branche de l'enclume qui s'unit à la tête de l'étrier par l'in-termede de l'os orbiculaire.

D. La tête de l'étrier qui fe joint avec la longue branche par le moyen d'un quatrieme offelet.

La Figure cinquieme repréfente l'os orbiculaire, la tête de l'étrier, & la longue apophyfe de l'enclume. Toutes ces parties font ici repré-fentées quatre fois plus grandes que dans l'état narurel.

A. Le bec ou l'extrêmité de la longue apophyfe de l'enclume.

B. L'os orbiculaire, ou quatrieme offelet.

C. La tête de l'étrier avec fa cavité.

La fixieme Figure repréfente l'étrier bien plus gros que nature.

A. La tête de l'étrier.

B. Le col du même os.

C. Les branches de l'étrier creufées en maniere de fillon.

D. La bafe de l'étrier.

E. La membrane de l'étrier.

La feptieme Figure repréfente la bafe de l'étrier, vue dans le même fens : on y a gravé le fillon qui s'y rencontre.

La huitieme Figure repréfente l'étrier avec fon mufcle, l'un & l'au-tre dans leur fituation naturelle, & deux fois grands comme nature.

A. L'étrier.

B. Le mufcle de l'étrier.

La neuvieme Figure repréfente les offelets de l'ouïe dans leur fitua-tion naturelle.

A. Le corps de l'enclume.

B. I a courte apophyfe de l'enclume, vue de front.

C. La longue apophyfe du même os.

D. Le manche du marteau, vu par-derriere.

E. L'étrier, vu pardeffus.

La dixieme Figure repréfente les mêmes offelets confidérés fous un autre point de vue.

A. La tête du marteau, qui cache la partie maffive de l'enclume.

B. Le manche du marteau.

C. La longue branche de l'enclume.

D. L'étrier, vu de côté.

La onzieme Figure repréfente les offelets dans leur fituation, & le dedans de la caiffe avec les parties qu'elle contient, le tout vu du dou-ble plus gros que nature.

A. La tête du marteau.

B. La bafe de l'enclume.

C. L'étrier dont la bafe bouche la fenêtre ovale.

D. Le manche du marteau qui se détache sur le fond de la caisse du tambour formé par la surface de l'os pierreux.

E. La fenêtre ronde, ou ovale.

F, G. Le demi-canal qui loge le muscle interne du marteau.

F. La partie du demi-canal qui est hors de la caisse.

G. La partie de ce canal qui est au-dedans de la caisse.

H, I. La portion osseuse de l'aqueduc ou conduit appellé *Trompe d'Eustache*, qui va de l'oreille au palais.

i. L'extrêmité du tuyau qui renferme le muscle de l'étrier.

La Figure douzieme représente l'enclume, vue par la face qui s'articule avec le marteau.

A. La base de l'enclume.

B. La courte branche du même os, qui se voit presque de front.

C. Sa longue apophyse ou longue branche.

1, 2, 3. Les inégalités de la face articulaire de l'enclume ; sçavoir, 1. la premiere cavité ; 2. la seconde cavité ; 3. l'éminence qui regne entre ces deux cavités.

La Figure treizieme représente le marteau vu de façon qu'on y puisse observer la face articulaire par laquelle il se joint à l'enclume.

A. La tête du marteau.

B. Son manche.

C. Sa grande apophyse.

1, 2, 3. Les différens enfoncemens de la face articulaire du marteau, expliqués dans la Figure précédente.

La quatorzieme Figure représente le marteau avec ses deux muscles.

A, B. La tête du marteau.

C. Le muscle externe.

D. Le muscle interne.

La quinzieme Figure représente la circonférence du tympan avec le marteau & ses muscles en situation.

A. La tête du marteau.

B. Le manche.

C. Le muscle externe du marteau.

D. L'insertion de ce muscle.

E. Le muscle interne.

F. Le lieu où ce muscle se réfléchit avant que de s'insérer au manche du marteau.

G, H. Une partie de la circonférence du tympan.

1. La grande apophyse du marteau, vue de front.

2. L'apophyse grêle du même os, à laquelle s'insere le muscle externe.

3, 4. L'enveloppe nerveuse, ou la gaîne du muscle interne suffisamment ouverte pour laisser voir le muscle.

Cette Figure sert à faire connoître de quelle maniere les deux muscles du marteau agissent pour faire la tension & le relâchement de la peau du tambour ; car leurs insertions font concevoir aisément que lorsque le muscle externe CD agit tout seul, l'extrêmité du manche marquée B, est tirée en-dehors, parce que la tête du marteau est appuyée contre la caisse à l'endroit G.

Mais lorsque les deux muscles agissent ensemble, l'extrêmité du marteau tirée en dedans par le muscle interne EF, fait la tension de la peau du tambour, parce que le muscle externe CD tire, ou du moins affermit, la tête du marteau, qui n'est pas appuyée contre la caisse vers H de la même façon qu'elle l'est vers G.

Explication des Figures de la huitieme Planche.

La Figure premiere représente l'os des temples, vu par sa face postérieure, une partie de la base du rocher est enlevée pour laisser voir la membrane du tympan, le marteau & l'enclume en situation, &c.

A. La portion écailleuse de l'os des temples, vue par-derriere.

B. La portion postérieure, de laquelle part en-dehors l'apophyse mastoïde.

C, C. Portion de l'os pierreux, enlevée pour faire voir ce qui suir.

D. La membrane du tympan.

E. Le marteau.

F. L'enclume, dont la branche courte est placée dans l'ouverture qui mene aux cellules mastoïdes.

G. Le trou du nerf auditif.

1. Le bout du tendon du muscle externe du marteau.

2, 3. La corde du tambour.

La Figure seconde représente l'os des temples, vu par sa partie postérieure, & scié de haut en bas par le milieu de l'apophyse mastoïde ; le tout pour faire voir les cellules mastoïdiennes, &c.

A, A. Le sillon où s'insere le bord de la membrane du tympan.

a, a. L'endroit où le sillon manque.

B. Paroi du conduit auditif.

C. Le marteau.

D. La petite corde du tambour.

2, 3. La sinuosité qui est creusée dans l'os au-dessus de la rainure, & qui sert comme de poulie au muscle.

E. Le muscle externe du marteau.

F. Portion osseuse de la trompe d'Eustache.

G. Conduit qui mene aux sinuosités mastoïdiennes.

H. Cellules ou sinuosités mastoïdiennes.

La troisieme Figure représente l'os des temples, dessiné deux fois grand comme nature, dont la portion écailleuse a été séparée, aussi-bien que la paroi supérieure du conduit auditif, pour faire voir la cavité du tympan.

A. Le conduit auditif, dont la paroi supérieure a été emportée.

B. Le tubercule moyen, qui couvre la lame spirale.

c. La fenêtre ovale.

d. La fenêtre ronde.

ε. Le canal offeux qui renferme le mufcle de l'étrier, d'où l'on voit fortir
fon tendon qui va s'inférer à la tête de l'étrier.

ƒ. Le canal qui renferme la portion dure du nerf auditif.

H I. Le demi-canal qui renferme le mufcle interne du marteau ; H fait
voir la partie de ce demi-canal qui eft hors de la caiffe, I la partie
qui eft au-dedans.

K. La portion offeufe de la trompe d'Euftache, qui va de l'oreille au
palais.

    Toutes ces Figures font deffinées plus grandes que nature.

    La quatrieme Figure repréfente l'os des temples, vu à-peu-près de
la même maniere que dans la Figure précédente, &c. Il eft de grandeur
naturelle.

A. L'étrier dans fa fituation.

B. Portion offeufe de la trompe d'Euftache.

D. La partie cartilagineufe du même conduit, qui s'épaiffit & s'élargit à
fon extrêmité.

E. Sa portion membraneufe renverfée.

Explication des Figures de la neuvieme Planche.

    La premiere Figure repréfente l'os des temples, deux fois grand com-
me nature, dont la portion écailleufe eft emportée, & l'os fcié perpendiculairement à quelque diftance du fillon, auquel s'attache la membrane
du tambour, afin de faire voir & la cavité du tympan, & les vaiffeaux
qui arrofent la membrane dont elle eft tapiffée.

A. Une artere confidérable qui eft une des branches de celle qui fe diftribue à la dure-mere.

B. Veine qui fe trouve dans le bas de la cavité du tympan, & qui va fe
rendre à la jugulaire interne.

C. Les vaiffeaux qui fortent des finuofités de l'apophyfe maftoïde, pour
fe diftribuer dans la caiffe.

    La Figure feconde repréfente la cavité des narines, afin qu'à fa par-
tie poftérieure on puiffe appercevoir l'orifice de la trompe d'Euftache,
qui va de l'oreille au palais.

A, A. La foffe nazale avec fes lames.

B. L'arriere bouche, ou le fond du palais.

C. L'ouverture de la trompe d'Euftache, ou canal qui va de l'oreille au
palais.

1. Côté cartilagineux de ce canal qui fait un rebord de la figure d'un
croiffant.

D. La luette coupée par la moitié.

    La Figure troifieme répréfente l'os des temples, deux fois grand
comme le naturel, duquel on a emporté tout ce qui couvroit & empêchoit de voir le limaçon & les canaux demi-circulaires.

A. La voûte du veftibule.

B. La fenêtre ovale, marquée par la ligne ponctuée.

C. La fenêtre ronde ouverte.

D. La lame spirale, ou le noyau du limaçon, dépouillée du canal spiral qui la couvre, & de la membrane qui l'attache à la surface de ce canal. Cette lame est ici désignée par la ligne ponctuée.

1, 2, 3. Les trois canaux demi-circulaires dans leur situation naturelle, sçavoir :

1. Le canal demi-circulaire supérieur.

2. Le canal demi-circulaire, moyen ou mitoyen.

3. L'inférieur. Ces deux derniers sont ouverts pour faire appercevoir leur cavité.

La quatrieme Figure représente le couvercle du limaçon séparé du reste, & vu par sa face intérieure, afin qu'on apperçoive le canal spiral demi-ovalaire.

La cinquieme Figure représente le limaçon bien plus grand que nature, coupé perpendiculairement.

A. La partie inférieure du vestibule qu'on a laissé ici, afin de faire voir comment la lame spirale en sort & passe devant la fenêtre ronde.

B. La fenêtre ronde fermée par une membrane très-fine.

1, 2, 3. Les deux tours & demi de la lame spirale autour du noyau.

4, 5, 6. Les deux tours & demi du canal spiral.

La sixieme Figure représente la lame spirale en l'air, beaucoup plus grande que nature, & séparée du noyau du limaçon : on y a laissé la membrane qui l'attache à la superficie interne du canal.

1, 2, 3. La lame spirale.

4, 5, 6. La membrane qui l'attache au canal, & qui en paroît distinguée par la ligne qui est entre deux.

La septieme Figure représente le noyau du limaçon beaucoup plus grand que nature : on y distingue les traces du canal spiral, & des pas de la lame spirale.

1, 2, 3. Traces des pas de la lame spirale : les petits trous qu'on y voit servent pour le passage d'un grand nombre de filets de la portion molle du nerf auditif.

4, 5, 6. Les vestiges des bords du canal spiral.

La huitieme Figure représente le limaçon droit, & scié perpendiculairement, à-peu-près comme dans la cinquieme Figure : celle-ci n'a été ajoutée que pour éclaircir la précédente. Il faut observer qu'ici la membrane de la lame spirale est enlevée.

La neuvieme Figure représente le vestibule & les trois canaux demi-circulaires ouverts, pour faire voir la distribution des vaisseaux qui s'y trouvent.

a. Rameau d'artere, qui va au vestibule.

b. Rameau de la même artere, qui va au canal supérieur & inférieur.

c. Rameau du même tronc, qui tapisse le canal mitoyen.

La Figure dixieme représente les arteres du vestibule, du limaçon, & des trois canaux demi-circulaires.

A. La fenêtre ronde.

B. L'ouverture du conduit qui donne paffage aux vaiffeaux, fituée à l'entrée de la rampe inférieure du limaçon : on voit dans cette Figure la maniere dont une partie de ces vaiffeaux fe diftribue dans tout le limaçon, & l'autre dans le veftibule & les trois canaux demi-circulaires : les vaiffeaux de ces derniers font repréfentés en l'air, pour les diftinguer plus facilement.

La Figure onzieme repréfente le fond du veftibule, & les trois canaux demi-circulaires en l'air, afin de faire voir leurs orifices, & la fituation qu'ils ont naturellement.

A. La portion inférieure du veftibule.

B. Le canal fupérieur.

C. Le canal inférieur.

D. Le canal moyen ou mitoyen.

1. L'orifice du canal demi-circulaire fupérieur.

2. Le premier orifice du canal demi-circulaire mitoyen.

3. L'ouverture du canal inférieur.

4. Le fecond orifice du conduit mitoyen.

5. L'orifice commun aux conduits fupérieur & inférieur.

6. Premiere ouverture qui donne paffage à un rameau de la portion molle du nerf auditif.

7. Seconde ouverture pour le paffage d'un autre rameau de la portion molle du même nerf.

La douzieme Figure repréfente le veftibule, vu comme dans la Figure précédente, & les nerfs des canaux demi-circulaires en l'air.

a. Nerf qui entre dans le veftibule. & fe diftribue en trois rameaux, dont le premier s'infinue par l'orifice du canal fupérieur ; le fecond, par celui du canal moyen ; & le troifieme, qui eft le plus petit, paffe par l'orifice commun.

b. Second rameau, qui fe divife en deux branches, dont l'une pénetre par l'orifice du canal inférieur, & la feconde paffe par l'orifice du conduit commun, & communique avec la troifieme branche du nerf précédent.

Toutes ces chofes font repréfentées plus grandes que nature.

Explication des Figures de la dixieme Planche.

La Figure premiere repréfente l'os des temples, grand comme nature, un peu renverfé, & vu par deffous, avec le nerf maxillaire inférieur, afin de faire voir fa communication avec la corde du tambour, &c.

A. La partie écailleufe de l'os des temples.

B. L'apophyfe maftoïde.

C. L'apophyfe ftiloïde.

D. L'apophyfe zigomatique.

E. La portion offeufe de la trompe d'Euftache, ou du conduit qui va de l'oreille au palais.

F. Le nerf maxillaire inférieur.

1, 2, 3, 4. Quatre petites branches que le nerf maxillaire inférieur jette immédiatement en fortant du crâne, & qui fe diftribuent comme il fuit :

1. Rameau qui fe rend au mufcle temporal.

2. Rameau qui fe perd dans le *maffeter* externe.

3. Rameau qui va au mufcle buccinnateur, &c.

4. Rameau pour le pterigoïdien interne.

G. Autre branche qui part du maxillaire inférieur prefqu'à fa fortie du crâne.

H. Branche de ce nerf, qui communique avec la portion dure du nerf auditif.

I. Autre branche du rameau G, qui va fe diftribuer à l'oreille externe.

K. Le nerf maxillaire coupé dans l'endroit où il s'engage dans le conduit de la mâchoire inférieure.

L, L. Le rameau qui va à la langue.

M, M. Le nerf appellé *corde du tambour*, qui, après être forti du tympan, fe joint au rameau lingual.

N. Le mufcle externe du marteau en fituation.

La Figure feconde repréfente la diftribution du nerf auriculaire poftérieur.

A. L'apophyfe maftoïde.

B. L'oreille renverfée, & vue par fa face poftérieure.

C. Le tronc de la feconde paire vertébrale.

D. Le nerf auriculaire poftérieur.

E. Branche qui va au lobule de l'oreille, & qui fe perd dans le *meat* auditif, ou conduit cartilagineux.

1, 2, 3, 4, 5, 6, 7. Plufieurs branches coupées que le nerf de la feconde paire cervicale envoie aux mufcles voifins, & aux nerfs vertébraux.

La Figure troifieme repréfente l'oreille d'un enfant d'un an.

A. L'oreille renverfée, & vue en-deffous.

B. Le *meat* ou conduit cartilagineux.

C. Portion membraneufe du *meat* auditif, laquelle s'offifie avec le tems.

D. L'anneau offeux, qui foutient la membrane du tympan.

E. L'apophyfe zigomatique.

La Figure quatrieme repréfente l'os temporal d'un *fœtus* vu à l'extérieur.

A. La portion écailleufe offifiée, & dont les fibres paroiffent diftinctement.

2, 3. Les bords de cette portion qui font encore cartilagineux.

B. L'apophyfe zigomatique.

C. La membrane du tympan.

D. L'anneau offeux auquel cette membrane s'infere.

E. L'apophyfe ftiloïde, encore cartilagineufe.

F. L'apophyfe maftoïde, qui eft fort petite.

4. Le trou ftilomaftoïdien, par où fort la portion dure.

G. L'endroit où, dans l'enfant, la portion écailleufe paroît féparée du rocher ou os pierreux, par un cartilage : ces deux pieces offeufes s'uniffent exactement dans les adultes.

H. Le conduit carotidien, ou canal qui renferme la carotide interne.

I. Le trou auquel s'adapte la trompe d'Euftache.

La Figure cinquieme repréfente l'os temporal d'un *fœtus*, vu par derriere, ou par fa face interne.

A. La portion écailleufe.

B, B. Le lieu où cette portion eft féparée du rocher ou os pierreux.

C. Le canal demi-circulaire fupérieur, qui paroît fans aucune préparation.

D. Le canal demi-circulaire inférieur.

E. Le lieu où les deux canaux commnniquent.

F. Foffe confidérable qui fe rencontre fous le canal fupérieur, & qui s'efface & fe remplit à mefure qu'on avance en âge.

H. Le *meat* auditif interne.

La Figure fixieme repréfente :

A. L'anneau offeux un peu incliné pour faire voir fon fillon.

La Figure feptieme repréfente le même anneau, vu d'une autre façon.

La Figure huitieme repréfente la membrane du tympan, féparée en partie de la membrane qui la couvre, & deux fois grande comme le naturel.

A. La membrane du tympan.

B. Pellicule faite par une matiere mucilagineufe qui, dans le *fœtus*, couvre la membrane du tambour.

Explication des Figures de la Planche onzieme.

La Figure premiere repréfente la bafe du cerveau, vu par fa face inférieure, & dépouillé de fes enveloppes, afin de mieux faire diftinguer les origines des dix paires de nerfs. Les lobes poftérieurs font coupés dans la même intention.

A, A. Les lobes antérieurs du cerveau, renverfés.

B, B. Le cervelet.

C, C. Le lieu où les lobes poftérieurs ont été coupés. Cette coupe n'eft marquée que d'un côté, mais il en faut imaginer autant de l'autre.

D, D. Les corps cannelés vus par leur face inférieure.

E, E. Les couches des nerfs optiques.

F. La moëlle alongée, dont les deux branches s'uniffent en cet endroit.

G. La protubérance annulaire.

H, H. Les nerfs de la premiere paire, appellés *olfactifs*, qui tirent leur origine de la bafe des corps cannelés, par une fibre moëlleufe marquée *h h*.

h, h. L'origine des nerfs olfactifs dont on vient de parler.

Tome I.   Gggg

I, I. Les nerfs optiques, ou la feconde paire de nerfs.

K, K. Les nerfs de la troifieme paire, ou grands moteurs de l'œil.

L, L. Les nerfs de la quatrieme paire, ou les pathétiques.

M, M. Les nerfs de la cinquieme paire.

N, N. Les nerfs de la fixieme paire.

O, O. Les nerfs de la feptieme paire, ou les auditifs, qui font divifés dès leur origine en deux branches, dont la plus groffe, qui eft celle de deffus, eft la portion molle.

P, P. Les nerfs de la huitieme paire, qui fortent de la moëlle.

y, y. Les éminences au-deffous defquelles fortent les nerfs de la huitieme paire.

Q, Q. Les nerfs de la neuvieme paire, qui n'ont été marqués que d'un côté, pour ne point trop charger la Figure.

R, R. Les nerfs de la dixieme paire, qui fortent de la moëlle alongée.

S. La moëlle alongée, coupée à fon entrée dans le canal vertébral.

T, T. Les deux nerfs acceffoires de la huitieme paire, qui fortent de la moëlle de l'épine, au-dedans de la cavité des vertebres du col, & qui remontent dans le crâne pour s'unir aux nerfs de la huitieme paire.

u. L'entonnoir.

x, x. Les deux éminences mamillaires.

y, y. Les deux éminences olivaires.

z, z. Deux petits filets de nerfs, qui fortent de la moëlle pour s'unir aux nerfs T, T. expliqués ci-deffus.

La feconde Figure repréfente l'os temporal ou pierreux, bien plus grand que nature, & duquel on a emporté ce qui couvroit les canaux demi circulaires, & le fond du *meat* auditif interne.

A. Le *meat* auditif interne, ou conduit du nerf auditif, dont le fond eft découvert.

B. Les canaux demi-circulaires.

C. La bafe du noyau du limaçon, que l'on voit percée d'un grand nombre de petits trous, lefquels livrent paffage aux filets de la portion molle du nerf auditif: ces filets vont fe perdre dans le limaçon.

D. L'entrée du conduit qui renferme la portion dure.

e. Le trou qui laiffe paffer le rameau marqué e dans la Figure troifieme.

f. Autre trou par lequel s'infinue le nerf marqué f dans la Figure fuivante, qui eft un troifieme rameau de la portion molle.

La Figure troifieme repréfente le nerf auditif beaucoup plus grand que nature: il paroît comme arraché de l'os pierreux, pour mieux faire voir la maniere dont il fe partage au fond du conduit.

A. Le nerf auditif partagé en deux portions.

B, B. La portion molle.

C, C. La portion dure, qui entre par le trou marqué D, Figure précédente.

D. Le plus gros des rameaux de la portion molle, qui fe partage en plufieurs filets, lefquels pénétrant la bafe du noyau du limaçon, vont fe diftribuer à tous les pas de la lame fpirale.

e, Le rameau de la portion molle, qui paſſe par le trou marqué *e,* Figure précédente.

f. Le troiſieme rameau de la portion molle, qui paſſe par le trou marqué *f,* Figure précédente. On peut voir la diſtribution de ces deux dernieres branches ou rameaux de la portion molle, dans la Figure douzieme de la Planche précédente : la branche *e* y eſt déſignée par la lettre *a,* & la branche *f* par la lettre *b.*

La Figure quatrieme repréſente l'os pierreux, préparé de façon à faire voir l'aqueduc de Fallope, ou le canal oſſeux par lequel paſſe la portion dure du nerf auditif, & celui qui laiſſe paſſer la corde du tambour.

A. L'apophyſe maſtoïde.

B, C. La portion du canal oſſeux, qui paſſe dans la caiſſe ou tympan.

C, D. Le reſte du même conduit, qui eſt hors de la caiſſe, & qui ſe termine au trou ſtilomaſtoïdien.

E. Petit canal de l'os pierreux, par lequel paſſe le nerf appellé *la corde du tambour.*

La Figure cinquieme repréſente l'oreille renverſée en-devant, pour faire voir le nerf qui s'y diſtribue, & qui vient de la portion dure.

A. L'oreille renverſée en-devant.

B. L'apophyſe maſtoïde.

C. Le tronc de la portion dure, ſortant de l'os pierreux par le trou ſtilomaſtoïdien.

D, D. Le premier rameau de ce nerf, qui ſort de la portion dure, & qui remonte derriere l'oreille externe.

E. Diviſion de la portion dure en deux branches : ſçavoir,

F. La branche ſupérieure.

G. La branche inférieure.

La Figure ſixieme repréſente la portion dure du nerf auditif, à nud, & tirée hors de ſon canal appellé *l'aqueduc de Fallope,* avec la corde du tambour.

A, B. La partie renfermée dans la portion du canal qui paſſe dans la cavité du tympan.

B, C. Le reſte du même nerf juſqu'au trou ſtilomaſtoïdien.

D, E. La portion de la corde qui traverſe le tambour.

E, F. Autre partie de cette même corde, qui eſt renfermée dans le canal marqué E ſur la Figure quatrieme, & qui va ſe joindre à la portion dure.

F. L'endroit où ce nerf s'unit à la portion dure.

Explication des Figures de la Planche douzieme.

La premiere Figure repréſente l'oreille externe & ſes muſcles.

a. L'anthelix.

b. L'hélix.

c. L'extrêmité de l'hélix qui s'avance dans la conque, & la partage en deux.

d. Le lobule.

e. La fin de l'hélix.

f. La conque.

i, i. Partie de la région temporale.

l. Le muscle supérieur de l'oreille externe.

m. Le muscle antérieur.

n. L'apophyse zigomatique.

o. Le tragus.

p. Le muscle postérieur de l'oreille externe, qui souvent est double.

q. L'apophyse mastoïde.

La seconde Figure représente l'os temporal d'un enfant, avec les vaisseaux qui s'y distribuent.

La Figure troisieme représente la pellicule qui revêt le *meat* auditif en-dedans, & qui fait comme un *doitier* quand elle est tirée dehors.

La Figure quatrieme représente une partie de l'os temporal, & de la mâchoire inférieure.

a. L'échancrure sigmoïde de la mâchoire inférieure.

b. La mâchoire sciée vers le milieu d'un de ses côtés.

c. Le condile de la mâchoire inférieure.

d. L'apophyse coronoïde.

e. Portion de l'arcade zigomatique.

f. L'angle de la mâchoire.

g. Sillon qui s'observe à la face interne de la branche de la mâchoire inférieure.

h. Partie inférieure & postérieure du rocher.

i. Les cellules mastoïdiennes ouvertes.

l. L'apophyse mastoïde.

m. L'apophyse stiloïde.

n. La cavité du tympan.

o. La cavité glénoïde.

p. L'endroit où la base du rocher a été sciée.

q, r. Le ligament qui, de l'os des temples, va s'inférer à la branche de la mâchoire.

La Figure cinquieme représente l'os des temples, scié à-peu-près comme dans la Figure précédente.

a, a. Le rocher scié à sa base.

b. L'aqueduc de Fallope.

c. L'apophyse stiloïde.

d. La longue branche du marteau, vulgairement appellée *le manche*, dans son adhérence à la membrane du tympan.

e. Le contour de la cavité du tympan.

f. L'enclume.

g. Les cellules mastoïdiennes.

h. Le muscle intérieur du marteau.

La Figure sixieme représente le marteau & l'enclume couverts de leur périoste, avec leurs vaisseaux.

a, *a*. Le marteau.
b. Son apophyse grêle.
c, *c*. Les vaisseaux qui rampent sur le marteau.
e, *e*. L'enclume.
d. Sa face articulaire.

Explication de la Figure de la Planche treizieme, qui représente la distribution de la portion dure du nerf auditif.

A. Le tronc de la portion dure sortant du crâne par le trou qui est entre les apophyses, mastoïde & stiloïde.
B, B. La branche que la portion dure envoie derriere l'oreille externe.
C, C. Le rameau inférieur qui se distribue au menton, & sous la mâchoire, & aux tégumens du bas de la joue.
D. Le rameau supérieur qui se divise d'abord en maniere de patte d'oie.
1, 2, 3, 4, 5. Cinq rameaux de cette division, qui vont aux temples, aux muscles du front & des paupieres.
6. Autre rameau de cette même division, qui va au milieu de la joue, & qui devient plus gros par son union au rameau du nerf de la cinquieme paire, marqué 7.
8. Le dernier rameau qui va au buccinateur & aux muscles des levres.
9, 9. Deux petites branches qui paroissent coupées parce qu'elles pénétrent dans l'orbite par les petits trous de l'os de la pommette.

Explication des Figures de la quatorzieme Planche.

La Figure premiere représente une portion du crâne & de la face, sciée perpendiculairement, de façon qu'on peut voir les parties suivantes.

a. La cloison des narines.
b. Une soie passée dans le trou incisif antérieur.
c. L'apophyse appellée *crista galli*.
d. La cloison des sinus sphénoïdaux.
e. La base des apophyses clinoïdes postérieures.
f. La selle du Turc.
g. La cloison qui sépare les sinus frontaux.
h. Le bout du nez.
i. Le palais.
k. Le voile du palais, au bout duquel pend la luette.
l. L'ouverture de la trompe d'Eustache.
  Les Figures deuxieme & troisieme représentent les vaisseaux qui se répandent sur la cloison du nez.
  La Figure quatrieme représente l'autre portion du crâne & de la face, après la section supposée dans la Figure premiere. On y voit:
a. Le cornet intérieur du nez.
b. Le cornet supérieur.

c. La pointe du cornet supérieur, au-dessus duquel sont deux rigoles.
d. Deux gouttieres formées par les lames de l'os ethmoïde.
e. Le pavillon de la trompe d'Eustache.
f. Le sinus sphénoïdal.
g. La selle du Turc.
i. Le sinus frontal.
h. Le bord postérieur du voile du palais.

Les Figures cinquieme & sixieme représentent les vaisseaux qui se distribuent à la membrane pituitaire dans les endroits marqués dans la Figure précédente.

Explication des Figures de la quinzieme Planche.

La Figure premiere représente les mamelons coniques de la peau d'un éléphant, lesquels, au nombre de trois ou quatre, s'emboîtent les uns dans les autres. On en voit trois séparés & placés les uns au-dessus des autres, dans le même ordre qu'ils s'emboîtent mutuellement.

La Figure seconde représente la peau du nez, dont on distingue les pores, qui y sont un peu plus sensibles que par-tout ailleurs.

La Figure troisieme représente une portion d'épiderme vu par sa face extérieure, & fort grossi, pour faire appercevoir les petites écailles dont il semble formé : dans la séparation de l'épiderme d'avec la peau, les poils ont suivi l'épiderme, & s'y voient encore attachés.

La Figure quatrieme représente les mamelons nerveux du bout des doigts disposés en spirale : on voit entr'eux les orifices des tuyaux excréteurs de la peau.

La Figure cinquieme représente les levres de façon à faire voir les mamelons pointus & déliés, qui s'y rencontrent en fort grand nombre.

La Figure sixieme représente les loges de la surface interne de la peau, dans lesquelles s'insinue un peu de tissu graisseux.

La Figure septieme représente les papilles pyramidales de la peau.

La Figure huitieme fait voir les mamelons de l'extrêmité des doigts, où le sentiment du toucher est très-vif, & qui sont réguliérement disposés sur un double rang.

La Figure neuvieme représente une portion d'épiderme séparé de la peau de la plante du pied, & vu par sa face interne, pour y faire voir le tissu réticulaire.

La Figure dixieme représente les différens entrelacemens des fibres dont la peau est formée.

La Figure onzieme représente les plis de la peau & les glandes dont elle est parsemée.

La Figure douzieme représente la surface de la peau avec ses papiles & le corps réticulaire.

La Figure treizieme représente quelques poils partant des tuyaux excréteurs des glandes de la peau.

Explication des Figures de la seizieme Planche.

La Figure premiere fait voir l'épanouissement des mamelons applatis.

La Figure deuxieme & troisieme représente la racine des poils de la moustache de certains animaux.

La Figure quatrieme représente la peau du bout d'un doigt dont on a tiré l'ongle.

La Figure cinquieme représente l'ongle arrachée du doigt.

La Figure sixieme représente le passage des poils entre & à travers les glandes de la peau.

La Figure septieme fait voir comme trois, quatre ou cinq cheveux sortent de la peau par la même ouverture.

La Figure huitieme représente les petites glandes de la peau.

La Figure neuvieme fait voir l'arrangement de certains poils follets.

La Figure dixieme représente la monticule de laquelle sort le poil, vue de deux manieres.

La Figure onzieme représente le concours des fibres tendineuses qui forment la membrane extérieure du bulbe du poil.

Les Figures douzieme, treizieme & quatorzieme, représentent le bulbe d'un poil ouvert, pour faire distinguer la substance glanduleuse qui s'y rencontre, & la monticule de laquelle vient immédiatement le poil.

Explication des Figures de la dix-septieme Planche.

La Figure premiere représente les glandes sébacées du nez extérieur : on les voit sur le nez à-peu-près dans leur grandeur naturelle, & sur le côté sont représentées les mêmes glandes, mais bien plus grosses que dans leur état naturel.

La Figure seconde représente le revers de la peau du nez.

La Figure troisieme représente le bulbe d'un poil ouvert à-peu-près comme dans les dernieres Figures de la Planche précédente, pour faire voir la monticule, le tissu pulpeux, &c.

Les autres Figures ont rapport au même objet, & l'on renvoie, pour ce qui les regarde, à ce que M. *Duverney* a écrit dans ce premier volume sur la peau & ses dépendances, *page* 281 *& suivantes.*

Explication des Figures de la dix-huitieme Planche.

La Figure premiere représente le fond de la bouche.

a. L'isthme du gosier.
b. La langue tirée en-devant hors la bouche.
c. Le voile du palais.

d, d. Les deux piliers antérieurs du voile du palais, faits par les muscles glosso-staphilins.

e. La luette.

f, f. Les glandes amigdales.

g, g. Les piliers postérieurs du voile du palais.

h, h. La base de la langue.

La seconde Figure représente la langue vue par sa face supérieure.

a, a. Les extrèmités des cornes de l'os hioïde.

b. L'épiglotte.

c, c. Les follicules de l'épiglotte.

d, d. Les côtés de la langue, où l'on apperçoit les papilles dont sa superficie est chargée.

La Figure troisieme représente le même objet, à très-peu de différence près.

La Figure quatrieme représente la base de la langue, où l'on voit les parties suivantes.

a. L'épiglotte.

b, b. Les papilles à tête de champignon.

c. Le trou borgne de la langue.

La Figure cinquieme représente à-peu-près les mêmes objets.

La Figure sixieme représente la langue, où l'on distingue les objets suivans :

a, a. Les bords du trou borgne.

b. Le trou borgne.

d. Les papilles à tête de champignon.

c, c. Les papilles boutonnées.

La Figure septieme représente le plan de fibres longitudinales, qui se trouve à la face supérieure de la langue.

La Figure huitieme représente la langue, dont la pointe a été coupée, & dans laquelle on distingue ce qui suit :

a. Le plan des fibres longitudinales.

b. Les fibres perpendiculaires.

c, c. Les fibres transversales.

Explication des Figures de la Planche dix-neuvieme.

Toutes ces Figures représentent des langues d'animaux, pour y faire mieux appercevoir & distinguer la différente structure des papilles, que l'on regarde comme le principal organe du goût.

Fin de l'Explication des Planches du Tome premier.

TABLE ALPHABÉTIQUE

Vûe du cerveau coupé horiſontalement au niveau du corps calleux.

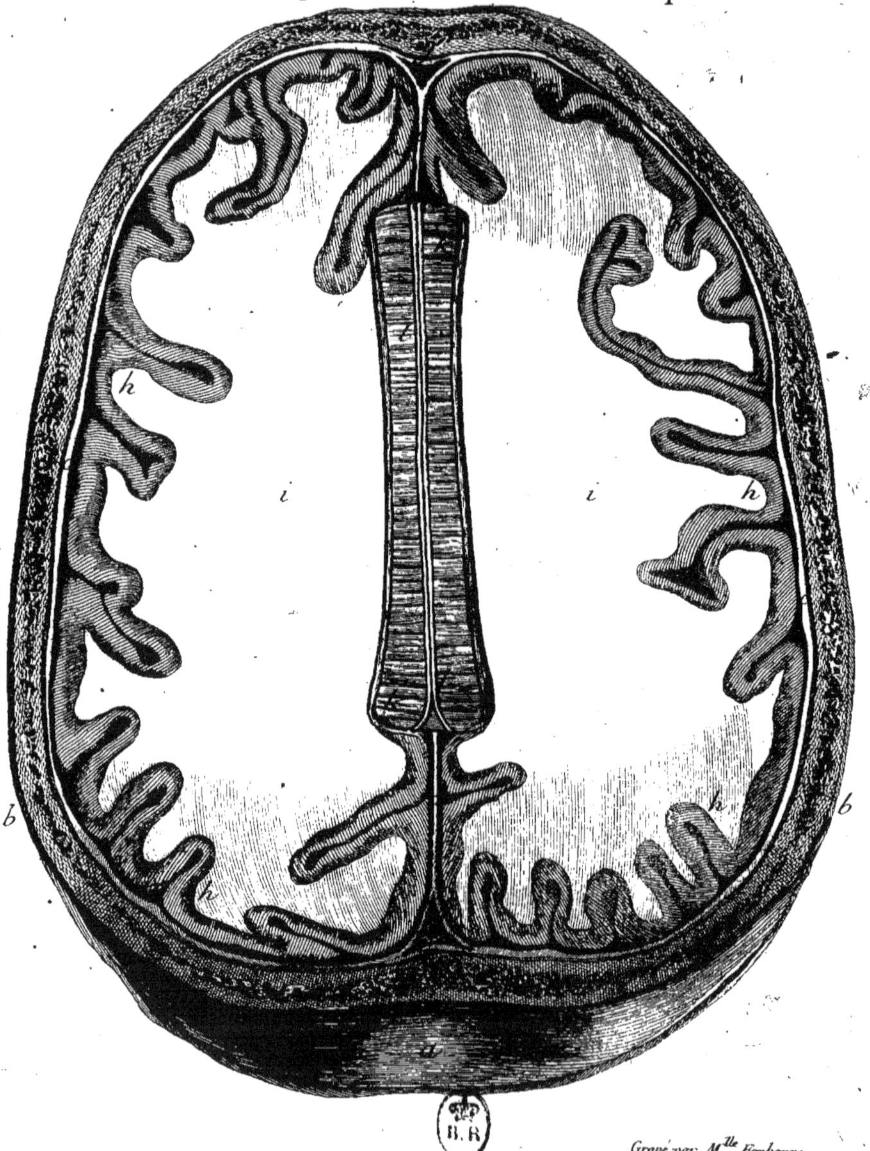

Gravé par M.lle Fonbonne

2

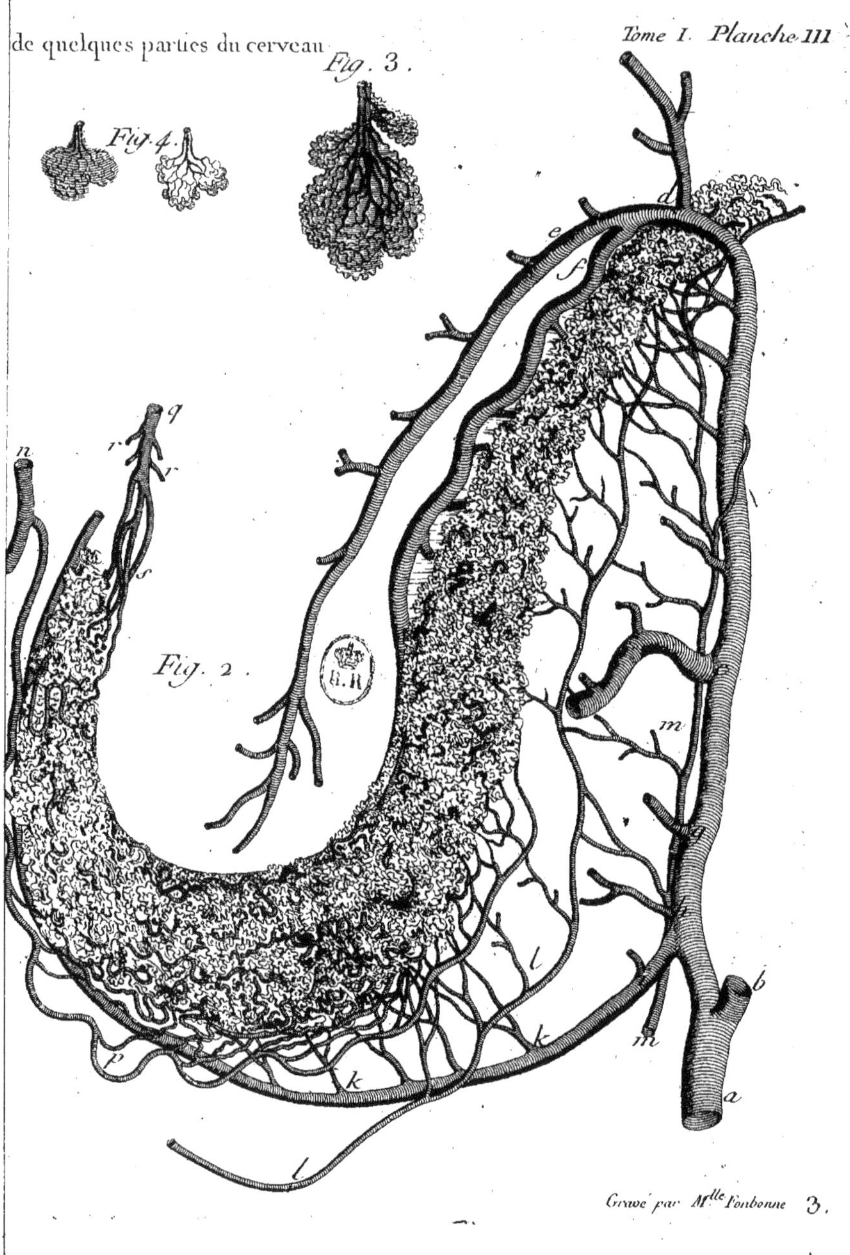
Tome I. Planche III.
Fig. 3.
Fig. 4.
Fig. 2.
B. R.
n
q
r
r
s
s
e
d
f
l
m
m
a
b
i
k
k
l
l
p
Gravé par M.lle Ponbonne
3.

Tome I. Planche IV.

ent de la face interne et inferieure du Crane.

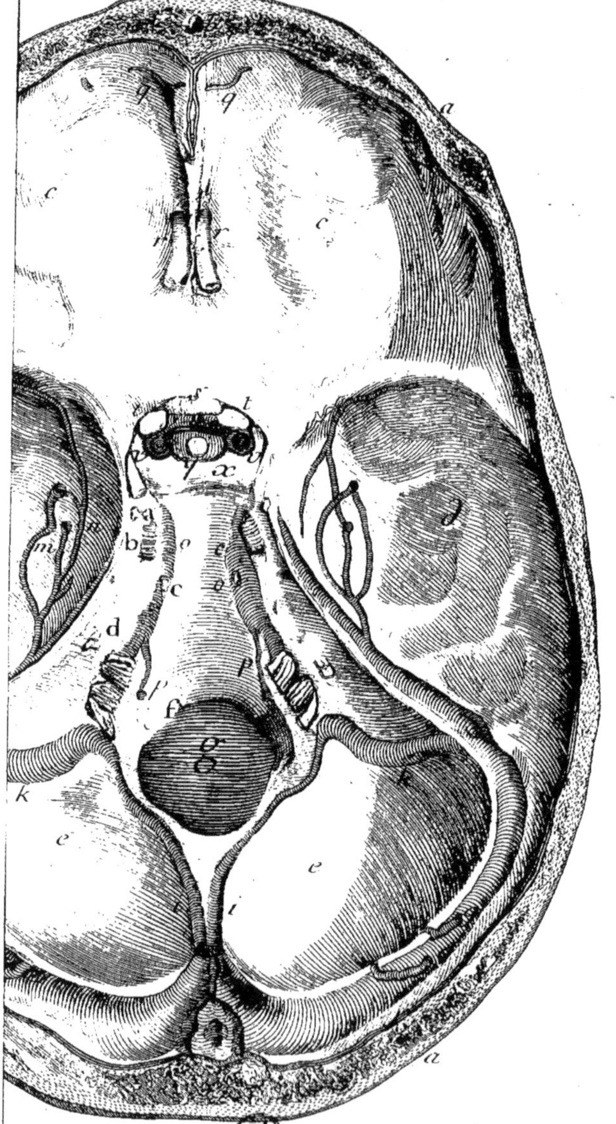

Gravé par M.lle Fonbonne

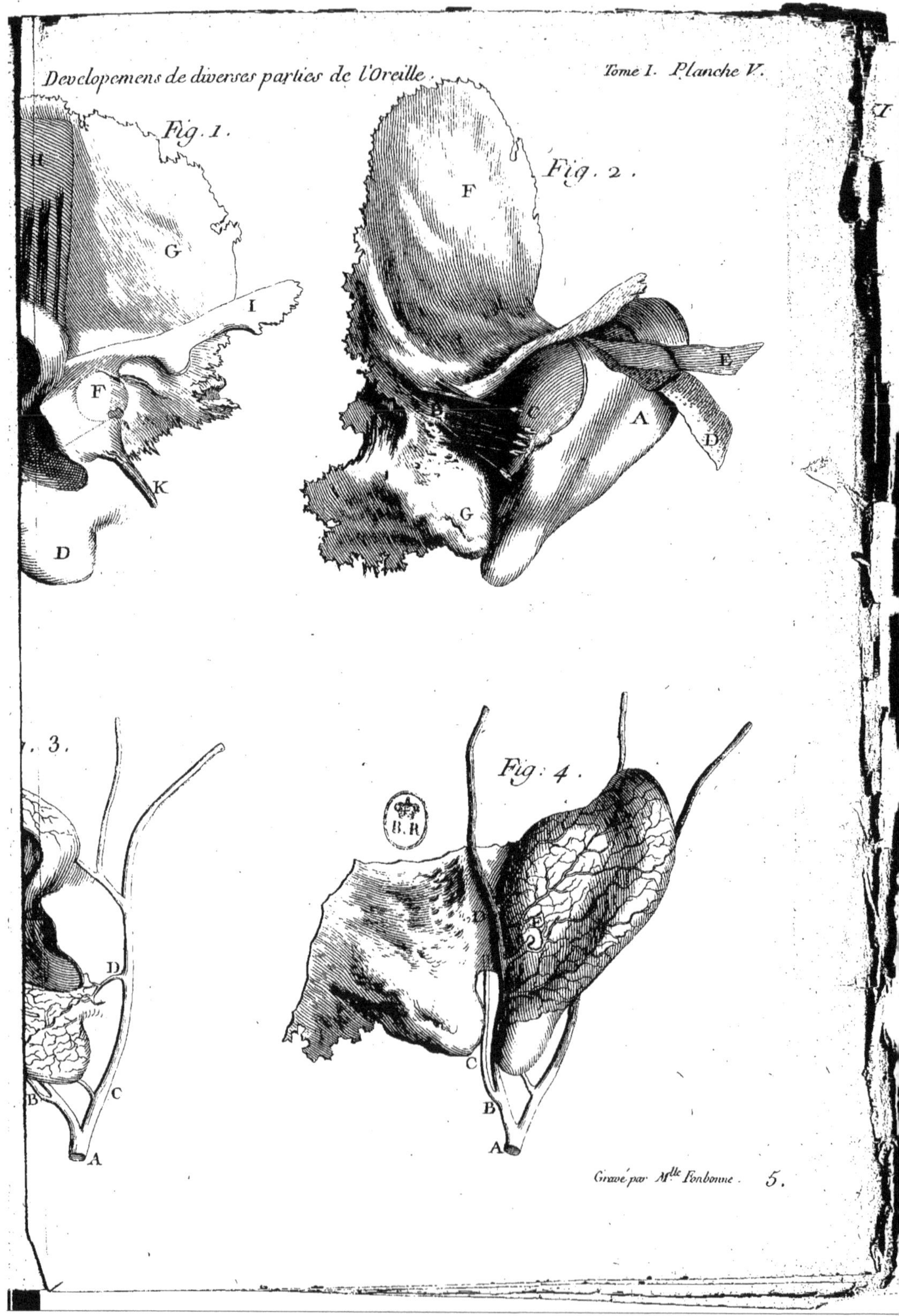

Developemens de diverses parties de l'Oreille.
Tome I. Planche V.
Fig. 1.
Fig. 2.
Fig: 3.
Fig: 4.
Gravé par M.lle Fonbonne.
5.

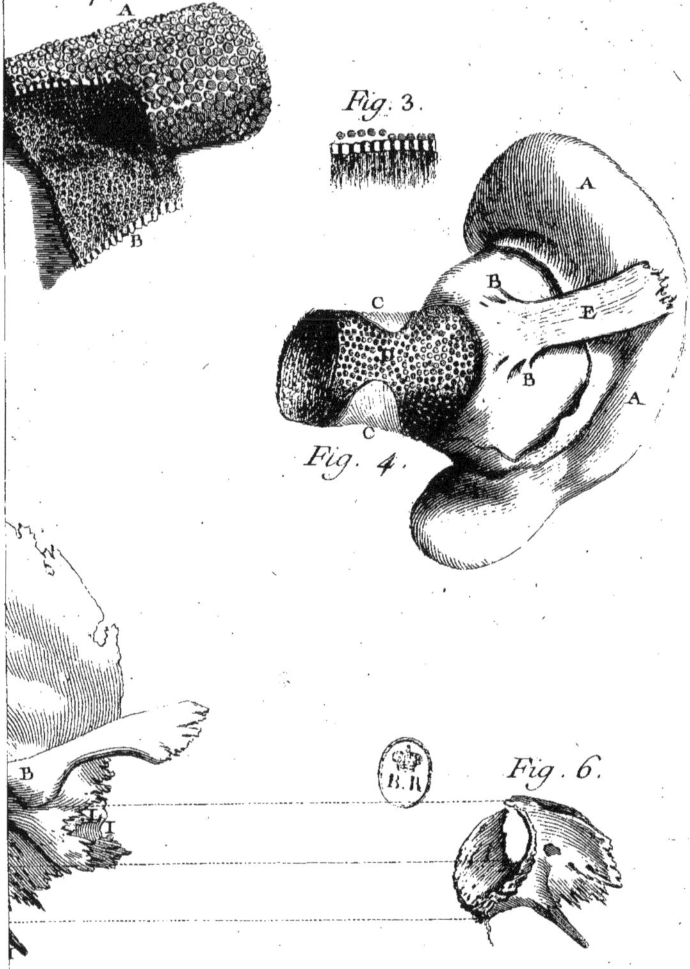

Gravé par Mlle Fonbonne .   6 .

Suite des developemens de l'oreille. 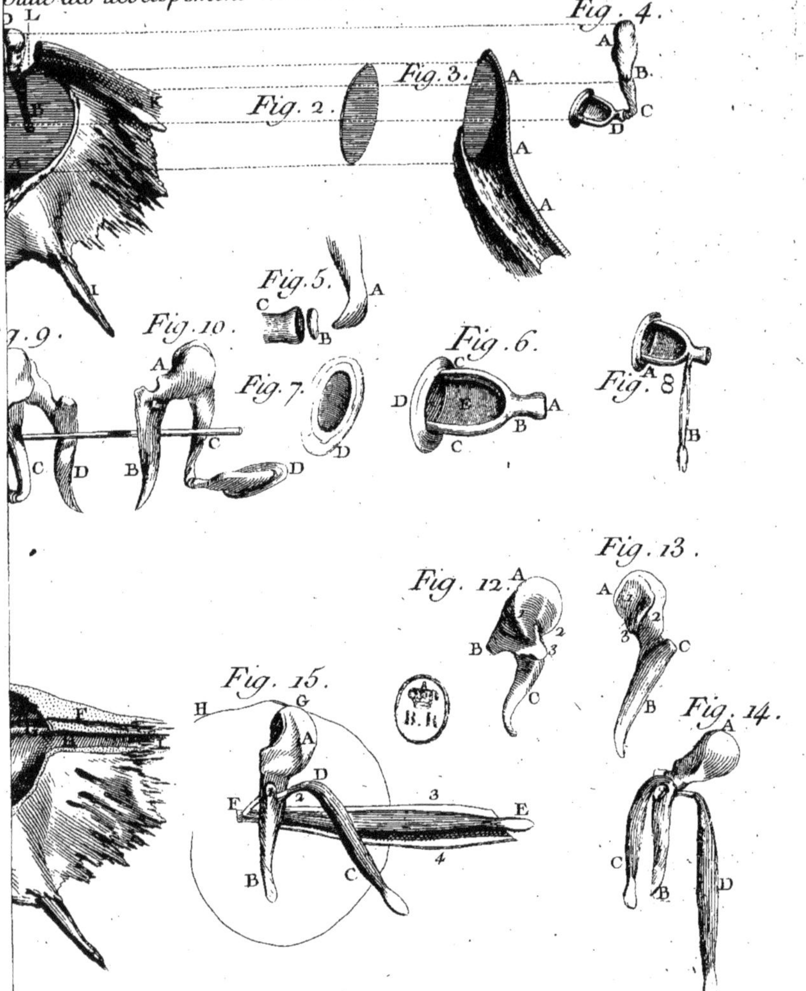
Tome I. Planche VII.
Fig. 4.
Fig. 3.
Fig. 2.
Fig. 5.
Fig. 6.
Fig. 7.
Fig. 8.
Fig. 9.
Fig. 10.
Fig. 12.
Fig. 13.
Fig. 14.
Fig. 15.
B. R.
Gravé par Mlle Fonbonne
7.

...emens de l'os des tempes vû en diverses situations.

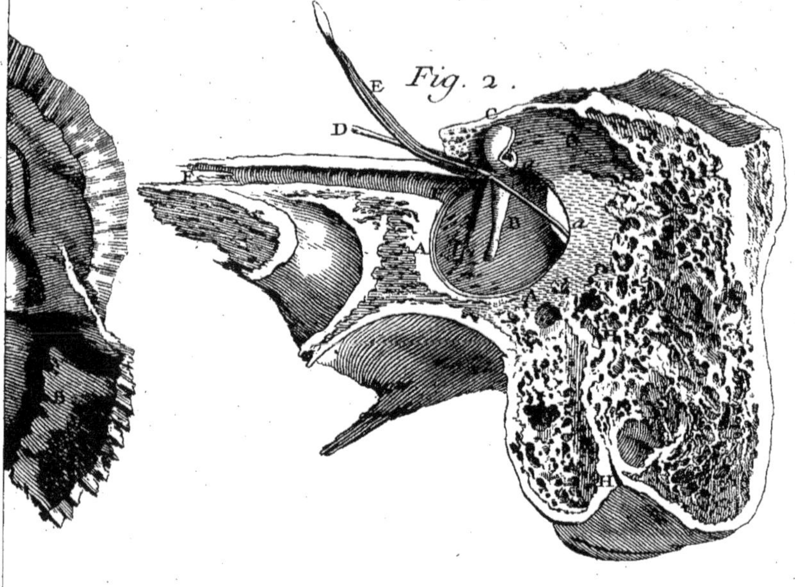

3.

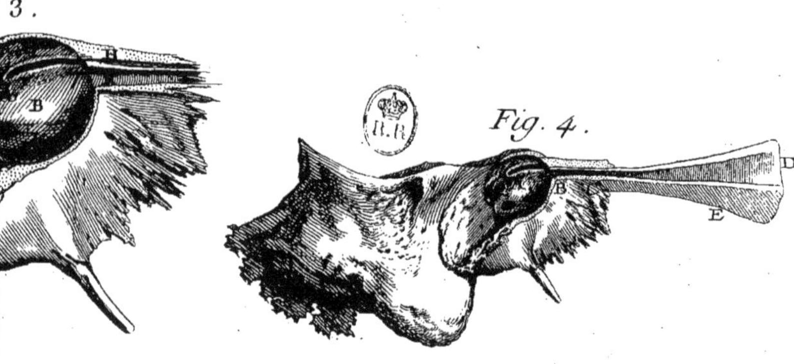

Gravé par M.lle Fonbonne   8.

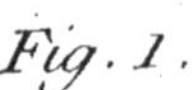

Fig. 1.

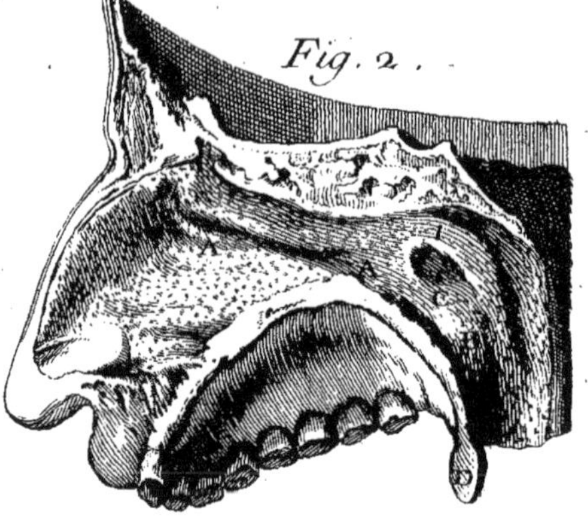

Fig. 2.

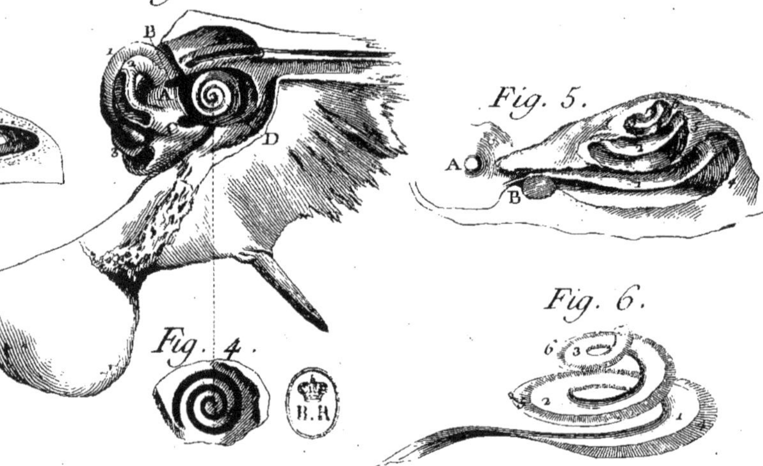

Fig. 3.

Fig. 5.

Fig. 6.

Fig. 4.

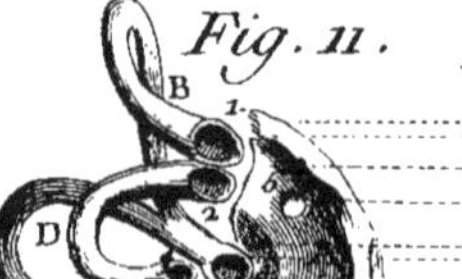

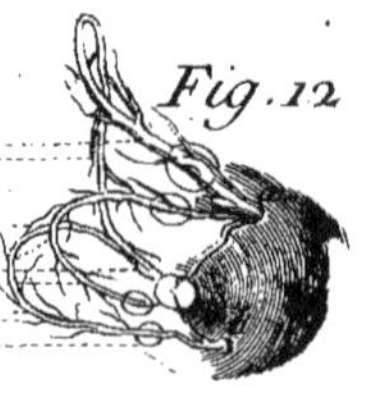

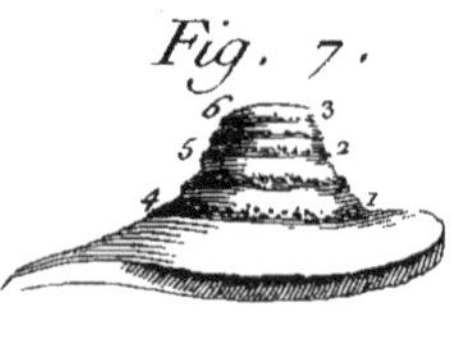

Fig. 11.

Fig. 12.

Fig. 7.

9

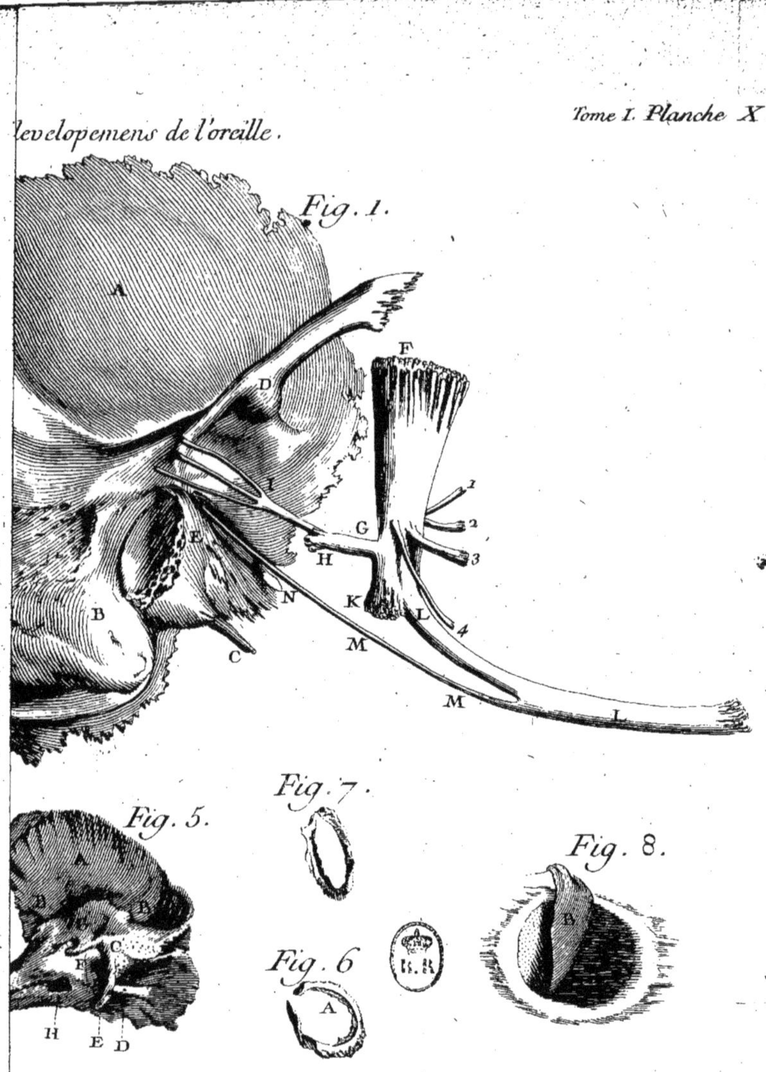

Gravé par M.lle Fonbonne 16.

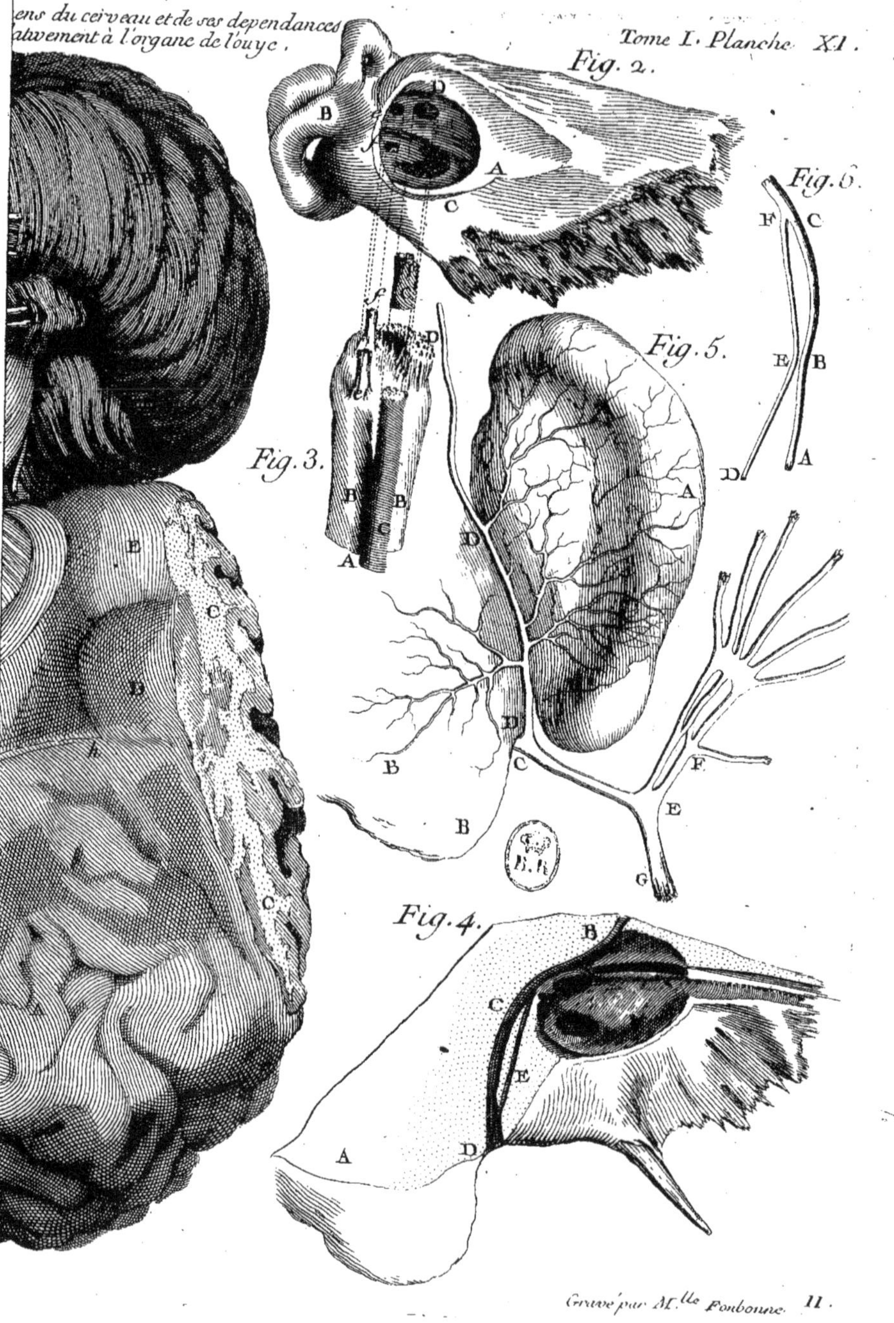

ens du cerveau et de ses dependances
atvement à l'organe de l'ouye .
Tome I. Planche XI.
Fig. 2.
Fig. 6.
Fig. 5.
Fig. 3.
Fig. 4.
Gravé par M.lle Fonbonne. 11.

Tome I. Planche XII.

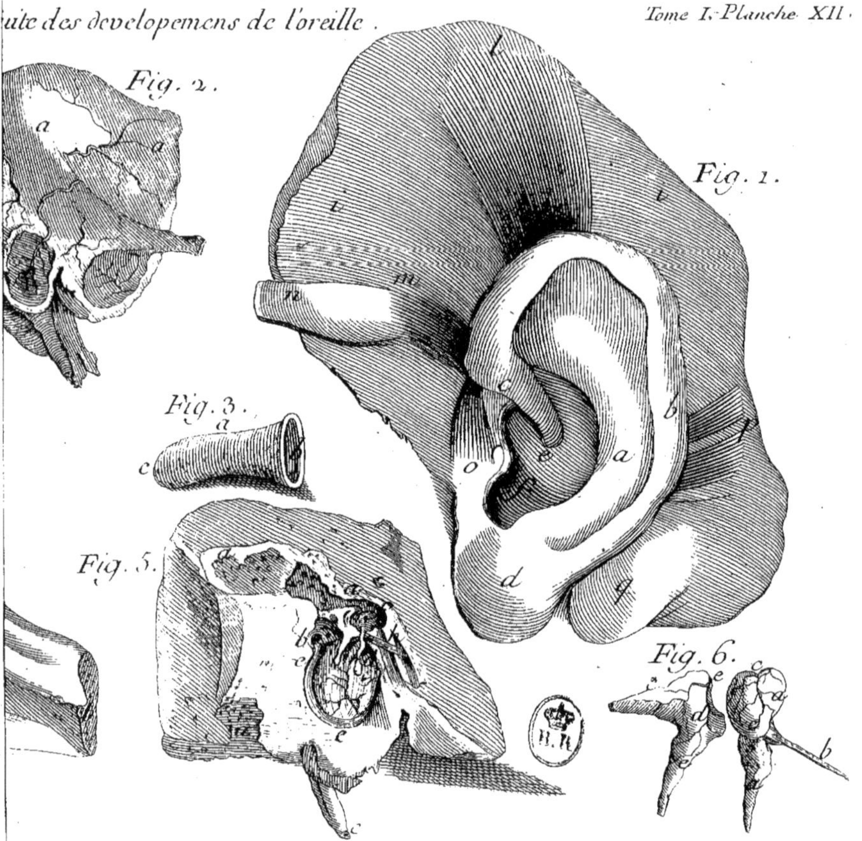

Gravé par M.lle Fonbonne. 12.

Distribution de la portion dure du nerf auditif.

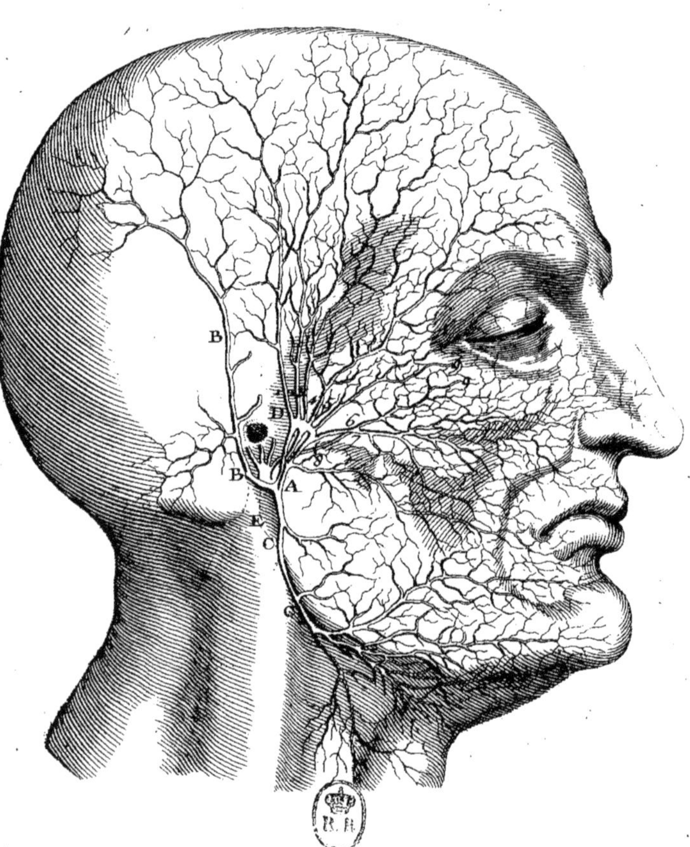

Gravé par Mlle Fonbonne.

13.

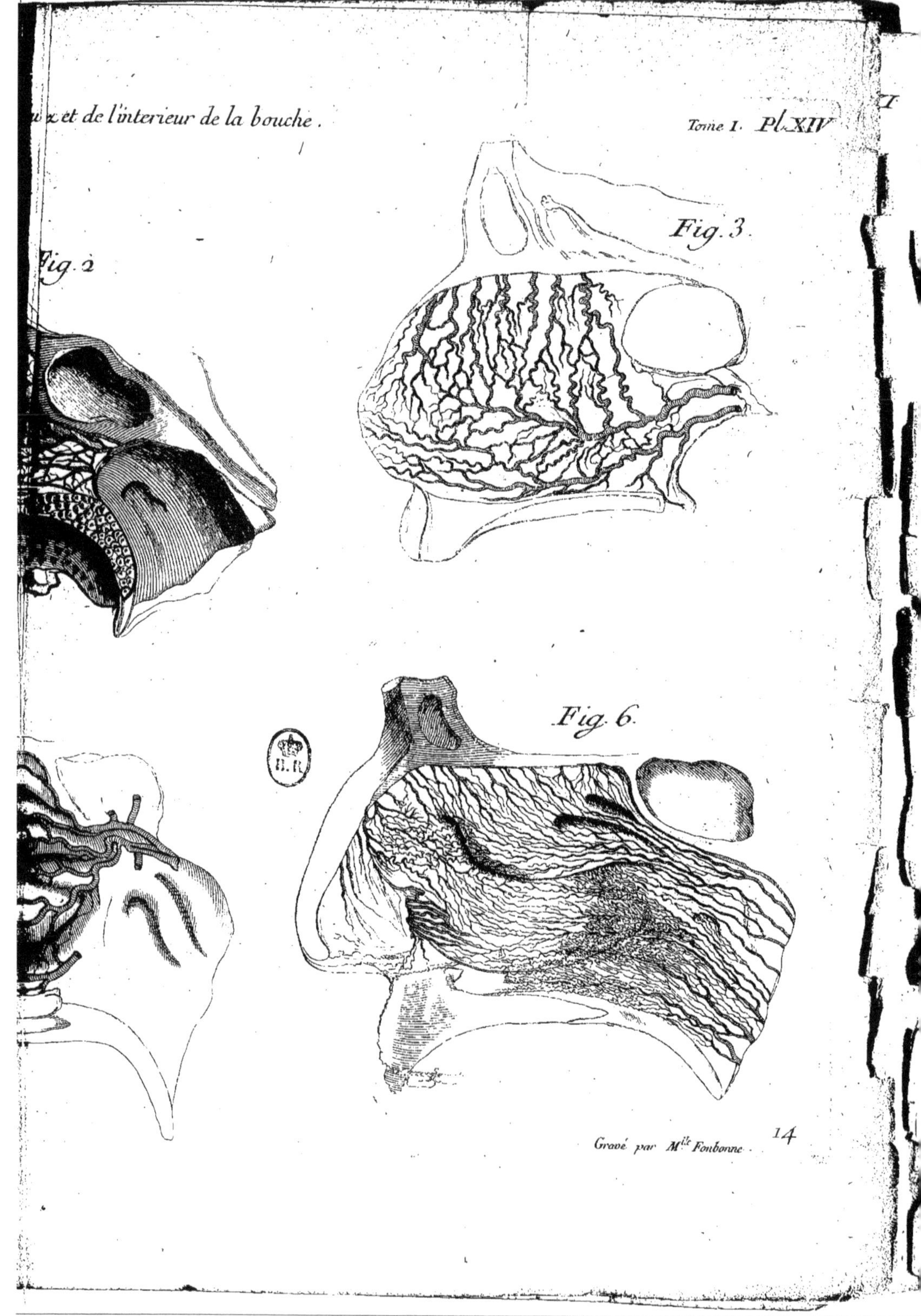

Gravé par M.lle Fonbonne.

14

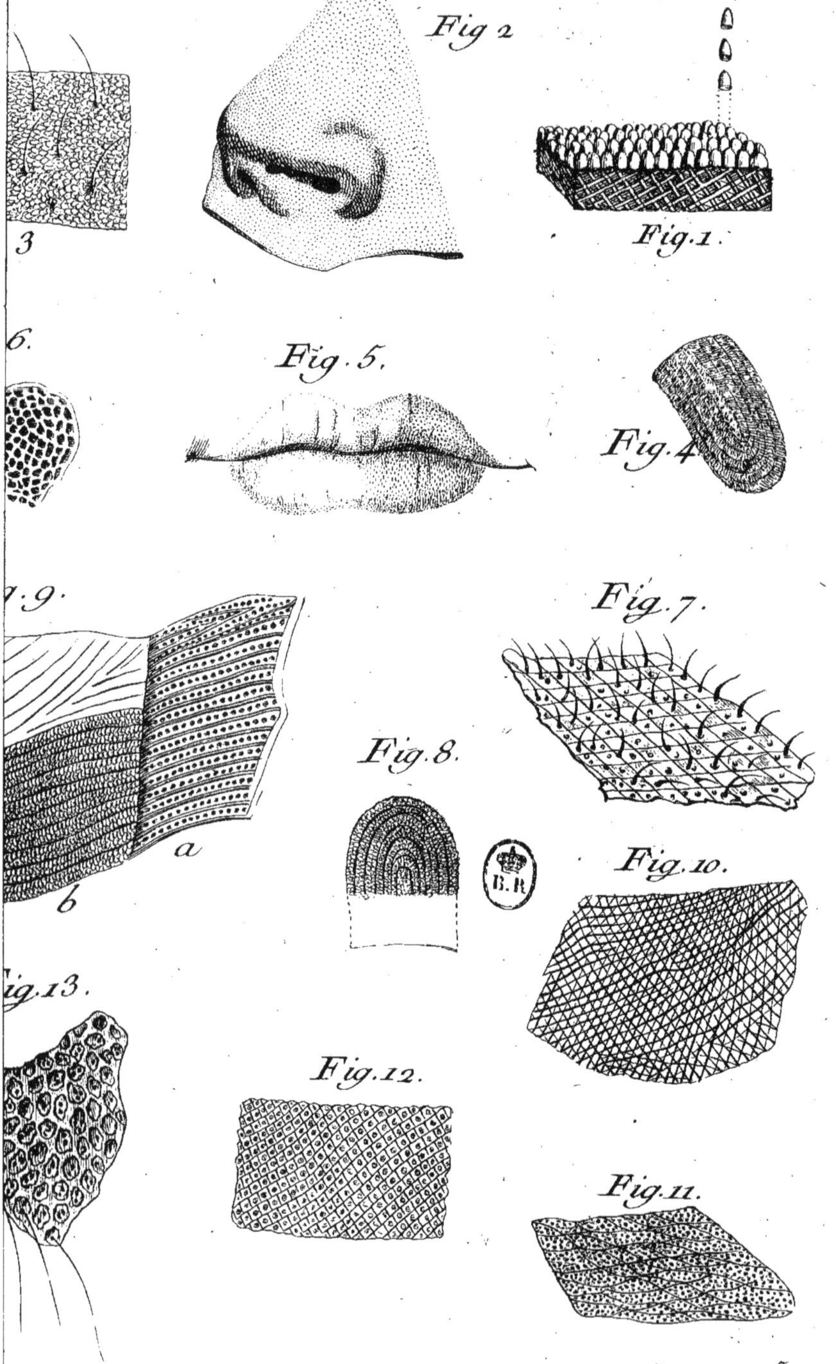

Fig 2

Fig. 1.

3

6.

Fig. 5.

Fig. 4.

9.

Fig. 7.

Fig. 8.

a

b

B.R

Fig. 10.

ig. 13.

Fig. 12.

Fig. 11.

Gravé par M.lle Fonbonne . 15

Suite du developement de diverses parties de la peau. Tome I. Pl. XVI

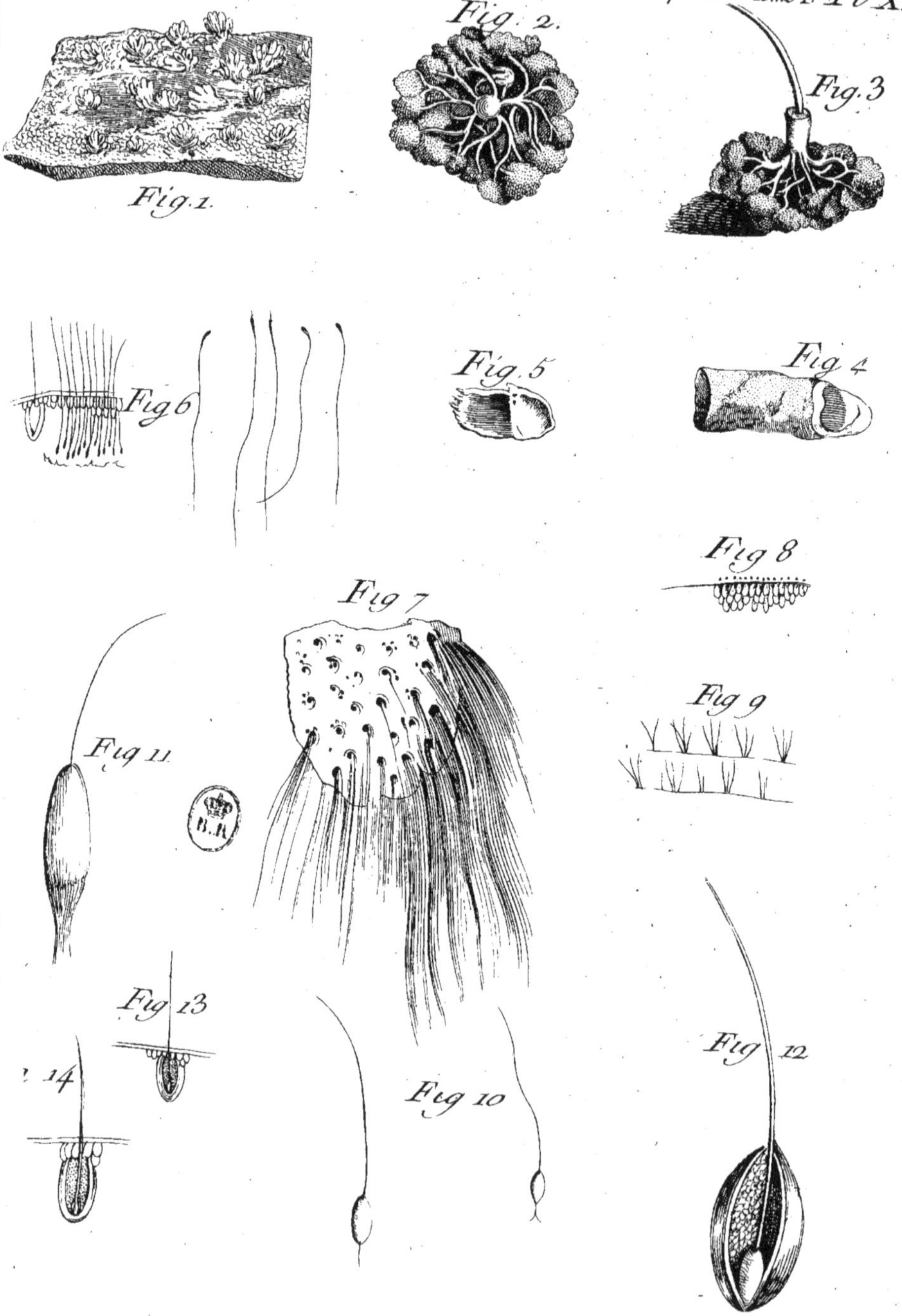

Gravé par Mlle Fonbonne. 16

Fig. 3.
Fig. 4.
Fig. 5.
Fig. 6.
Fig. 7.
Fig. 11.
Fig. 10.
Fig. 8.
Fig. 9.
Gravé par M.lle Fonbonne. 17

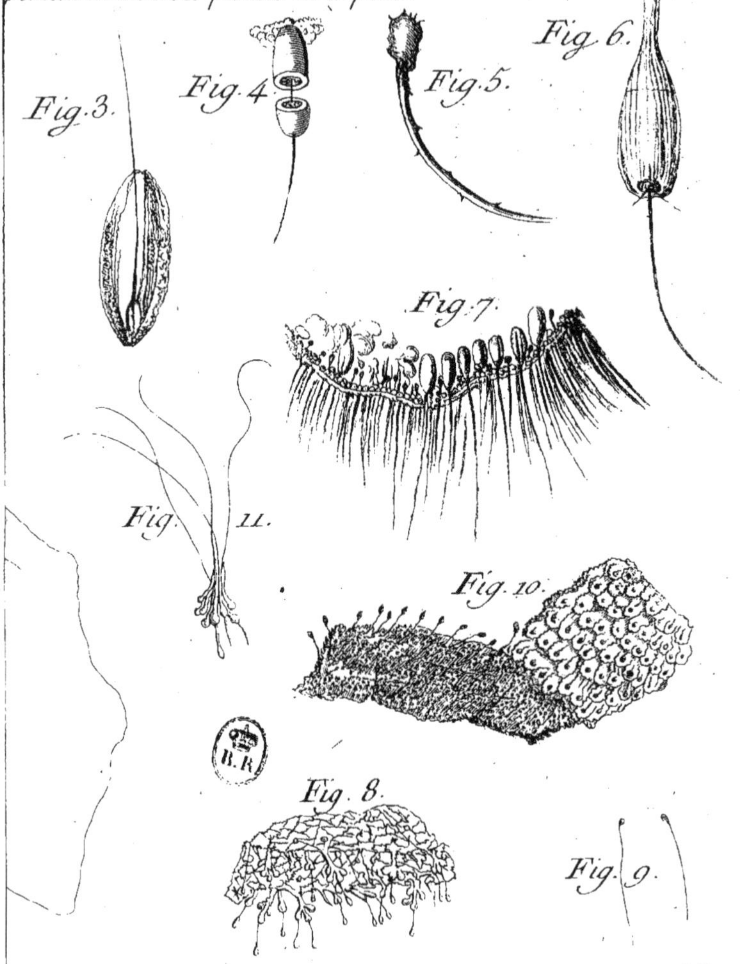

Tome 1. Pl. XVIII.

Fig. 8.

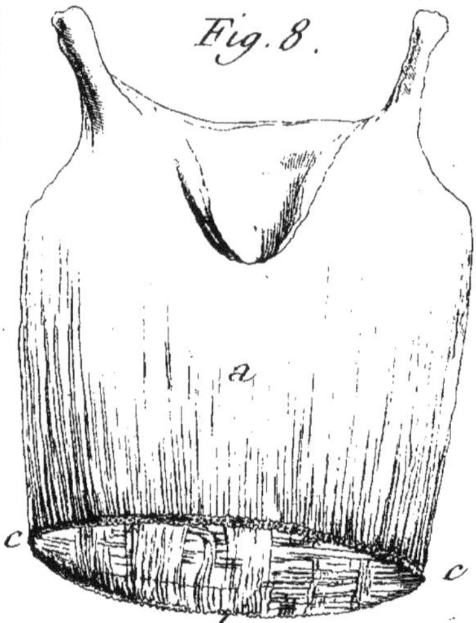

Fig. 6.

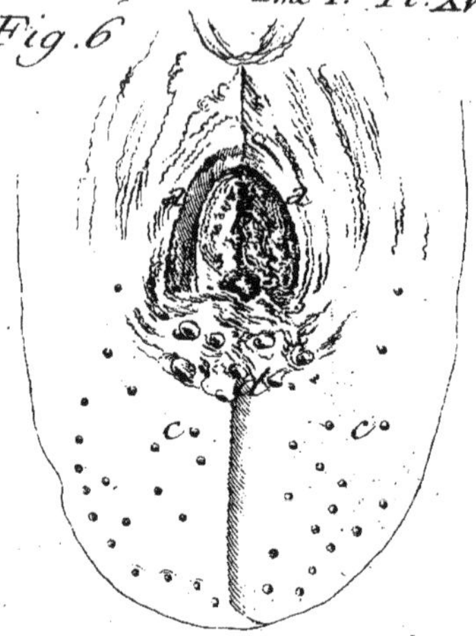

Fig. 7.

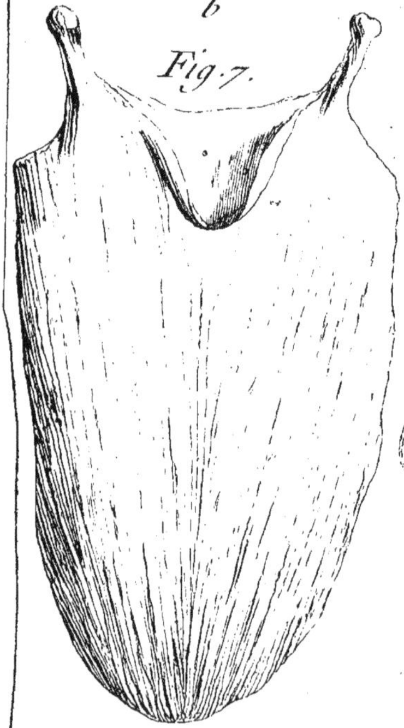

Fig. 5.

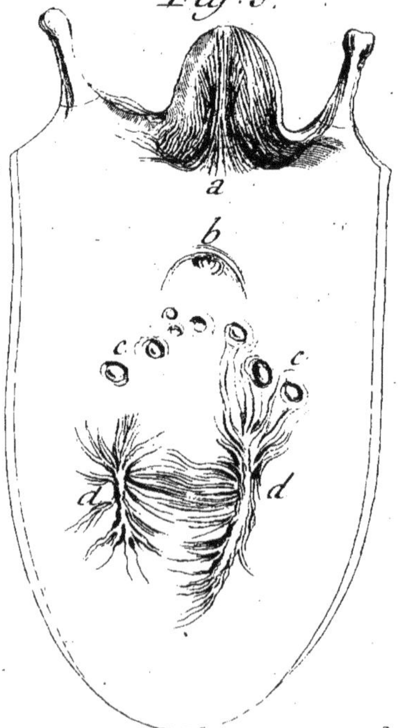

Gravé par M.lle Fonbonne.   18

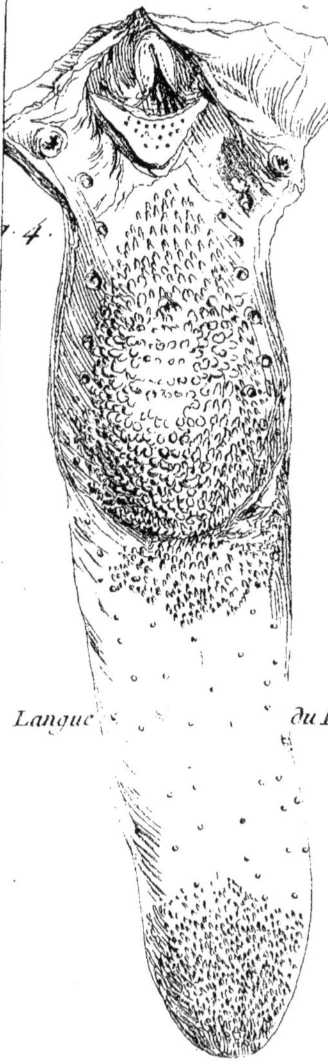

Fig. 5.
Fig. 6.
Langue du Chat.
Langue
du Boeuf
Argots de la langue
du Chat
B. R.

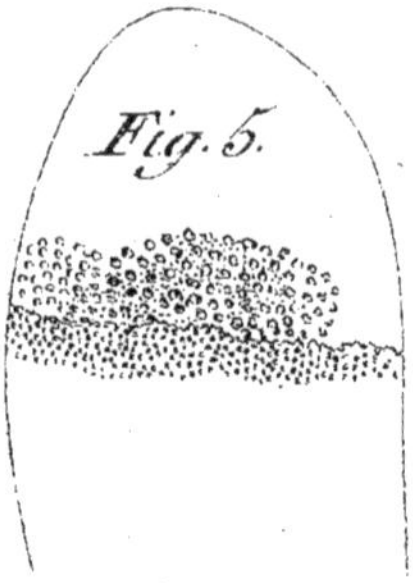

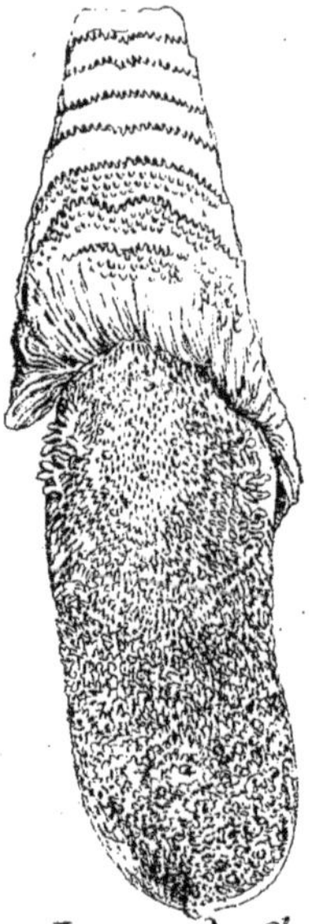

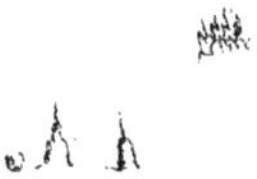

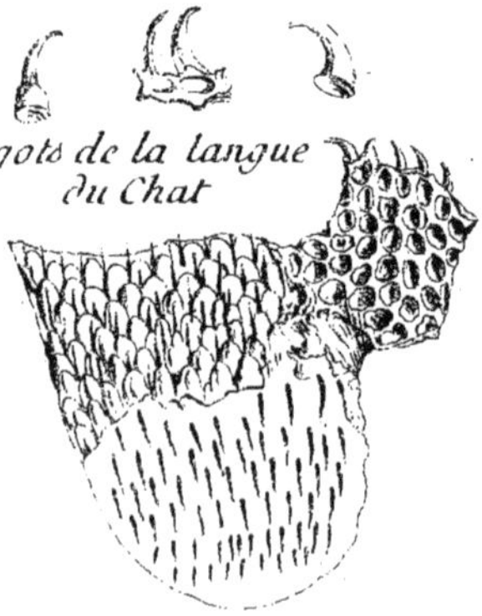

TABLE
ALPHABÉTIQUE ET RAISONNÉE

Des Matieres contenues dans le premier Volüme des Œuvres Anatomiques de M. DUVERNEY.

A

ABCÈS, ſchirres, polypes obſervés dans le cerveau des perſonnes attaquées de quelque maladie à cette partie, page 54. *Voyez encore au mot Abcès, dans la Table du ſecond volume.*

ABOMASUS, quatrieme ventricule des animaux ruminans; ſa membrane nerveuſe eſt de pareille ſtructure que celle de l'homme, 537.

ACCIDENS qui ſurviennent lorſqu'on ſe couche la tête trop baſſe, 17, 28. Peſanteur de tête, vertiges, enflure de viſage que cela occaſionne, 28. Ces ſymptômes diſparoiſſent d'abord qu'on eſt levé, *ibid.*

ACCOUCHEMENT eſt facilité par la molleſſe des os dans le corps de l'enfant, 358. Les os de la tête de l'enfant ſe prêtent aux efforts de la matrice, pour en faciliter la ſortie, *ibid. Voyez cet article dans la Table du ſecond volume.*

ACCROISSEMENT de toutes les parties du corps, eſt une ſuite de la nutrition, 350. De quelle maniere il ſe fait dans les animaux, *ibid.* Il ſe fait plus facilement dans le fœtus que dans la jeuneſſe, *ibid.* Pour quelle raiſon il ne ſe fait plus dans les adultes ni dans les vieillards, 351. Accroiſſement des minéraux ſe fait par juxtapoſition, 308. En quoi il diffère de celui des plantes, qu'on appelle par intuſſuſception, *ibid.*

ACIDE que l'on remarque dans les choſes qui ſe caillent, n'eſt pas toujours la cauſe de leur coagulation, & n'en eſt ſouvent que la ſuite, 278.

Acides, ne ſont pas propres à toutes ſortes de tempéramens, 276. Ils ne conviennent qu'aux bilieux, ou à ceux dont l'eſtomac eſt limonneux, *ibid.* Utilité du jus de citron, d'oranges, de verjus, &c. pour ces derniers, *ibid.* Inutilité des acides mêlés parmi les alimens pour calmer la trop grande acrimonie de la bile, *ibid.* Les acides, les choſes aigres, comme le verjus, le vinaigre, le jus de citron, &c. réveillent l'appétit, & aident à la digeſtion, 272. Les ſels âcres volatils, tels que l'ail, l'oignon, la moutarde, les épices, &c. excitent l'appétit encore mieux que les acides, 276.

ACIDITÉ DE L'ESTOMAC, tous les faits ſur leſquels on prétend l'établir, ſont très-équivoques, & peuvent s'expliquer par les alkalis auſſi-bien que par les acides, 280. Moyens par leſquels on peut découvrir la nature des diſſolvans de l'eſtomac, *ibid.* Acidité de l'eſtomac, établie par l'exemple des perſonnes qui fument ou qui mâchent du tabac, leſquels ne mangent que très-peu, 174. Raiſon qu'on en donne, *ibid.*

ACIER, ceux qui ont pris quelque remede préparé avec de l'acier, ont des rapports qui ont l'odeur des œufs durs, 273. Cauſes de cette odeur, 278. Pour quelle raiſon leurs excrémens ſont noirâtres, 273. Explication de ce phénomene, 278.

ACROMION, ſa ſituation, 8.

ADÉNOGRAPHIE, ce que c'eſt, 523. *Voyez au mot* Glandes.

ADULTES & VIEILLARDS, pourquoi ils ne ſont plus capables d'accroiſſement, 351. La nourriture qu'ils prennent ne contribue plus à leur accroiſſement, mais elle ſert ſeulement à réparer la perte de la ſubſtance qu'ils diſſipent, *ibid.*

AGE DE CONSISTANCE, ce qu'on entend par

Tome I.

A

Sa description, *ibid.* Ses apophyses & ses articulations, *ibid.*

ATRABILE, incertitude de son existence, 527.

ATTOUCHEMENT, est plus délicat & plus sensible dans l'homme que dans les animaux, 235. *Voyez encore au mot* Toucher.

AVANCES MAMILLAIRES, sont les extrémités des nerfs olfactifs, 237. Sentiment de *Willis* & de beaucoup d'autres Anatomistes qui soutiennent que les sérosités du cerveau s'évacuent par ces avances, 240. Observations sur lesquelles ils se fondent pour prouver leur hypothese, 240, 241.

AVANT-BRAS, troisieme partie de l'extrémité supérieure, 11. Son étendue, 12. Est composé de deux os, 11, 467, 507. Situation & attachement de ces deux os, 467. Sentimens partagés sur la position respective de ces deux os, dans les différentes attitudes du bras, 467, 468. Articulation de ces os, 468. Mouvemens que fait chacun de ces os, 507. Muscles qui operent ces mouvemens, *ibid.* Noms de ces muscles & leurs fonctions, 507, 508.

AVEUGLEMENT, peut survenir sans qu'il y ait aucun accident à l'œil, par la seule obstruction ou flétrissure du nerf optique, 156. Preuve de ce sentiment par la goutte sereine, *ibid.*

AVEUGLES, il s'en est trouvé qui distinguoient les étoffes, les cartes, les couleurs, par le seul attouchement, 540.

AUTRUCHE, le corps réticulaire est très-apparent dans son pied, 285.

AZIGOS, fait partie de la poitrine, 8.

B

BAGLIVI, Médecin Italien, soutient que les fibres de la dure-mere sont capables de contraction, 16. Il prétend que le mouvement du cœur dépend de celui de la dure-mere, 17. Expérience qui prouve le contraire, *ibid.*

BAILLEMENT, occasionne les larmes, 137. Par quel méchanisme cela se fait, *ibid.* Il excite la salive à couler abondamment, 263.

BAINS, relâchent & humectent les parties intérieures, & rendent la masse du sang plus coulante, 325. Les bains, pris dans l'eau de la mer, donnent à la salive une saveur semblable à celle de cette eau, *ibid.*

BALANUS, tête du gland, 11.

BARTHOLIN, inventeur des lymphatiques, est le premier qui a écrit sur ces vaisseaux, 523, 532, 548. Contestation élevée à ce sujet, 548. Son sentiment sur la nature de la lymphe, 532. Il la croit une eau simple, *ibid.* Réfutation de cette opinion, 533. Il a contribué beaucoup à remettre les glandes conglobées en dignité, 523. Il a découvert les glandes lombaires, 527. Dénomination qu'il a donnée aux glandes rénales, d'où elle provient, 528. *Voyez encore au mot* Bartholin, *dans la Table du second volume.*

BASSIN, fait partie du tronc, 457. Il est composé de trois os, *ibid.* Forme & situation de chacun de ces os, *ibid.* Le bassin est plus grand & plus évasé dans la femme que dans l'homme, 457, 459. Division du bassin en deux cavités, 458. Examen de l'os pubis, *ibid.* Os *sacrum* est le soutien de toute la colonne, *ibid.* Etat où se trouvent les os du bassin dans les enfans & dans les adultes, 459.

BAS-VENTRE, sa division, ses dépendances, 8, 9.

BATTEMENT du cœur & des arteres carotides & vertébrales, sert à pousser le sang vers le cerveau, 49.

BÉSOARD MINÉRAL, dans sa préparation, le régule d'antimoine se charge d'une grande quantité d'acides, & bien loin d'être alors un vomitif, il devient un sudorifique, 279.

BICHES, n'ont point de cornes, quoiqu'elles n'aient point de dents à la mâchoire supérieure, 570.

BILS & ses sectateurs ont cru que la lymphe servoit d'aliment aux parties spermatiques, 533. Foiblesse de son raisonnement, *ibid.*

BLANC DE L'ŒIL, est une membrane extrêmement fine & polie, qui revêt le dedans des paupieres, & qui se réfléchit sur le devant du globe, 128. Description de cette membrane, *ibid.* Elle s'appelle aussi conjonctive, *ibid.* Pour quelle raison, *ibid.* Elle est transparente & parsemée de vaisseaux lymphatiques, *ibid.* Elle est capable d'extension, *ibid.* D'où elle tire son origine, *ibid.*

BLESSURES des nerfs, des tendons & des parties osseuses, origine du suc blanc & visqueux qui en découle, 332. Ce suc ne vient point des nerfs, mais des arteres dont ils sont parsemés, *ibid.* Origine des tumeurs qui y surviennent quelquefois, 333.

BLUETTES *ou* ÉTINCELLES qu'on apperçoit lorsqu'on s'est frappé rudement la tête, ou bien lorsqu'on se mouche ou qu'on éternue fortement, d'où elles proviennent, 158.

BŒUFS, examen des tuyaux de figure conique, qu'on remarque dans leurs intestins, 338.

BOIS, acquiert plus de force & de dureté en le faisant bouillir dans de l'huile, 343.

Bois des Cerfs, maniere dont se fait leur accroissement, 347, 348. D'où ils tirent leur

Tome I.

B

Son articulation avec l'os *sacrum* , ibid. Accidens qui peuvent survenir au coccix , maniere d'y remédier , *ibid.*

Cœcum , sa situation , 10.

Cœur , & ses dépendances , fait partie de la poitrine , 8. Il répond à une très-grande quantité de nerfs , quoiqu'il paroisse n'en recevoir que très-peu , 72. Il est l'unique réservoir où se portent toutes les liqueurs pour être distribuées aux différentes parties du corps , 339. Il reçoit le premier l'action de l'esprit séminal , *ibid.* Sa force est semblable à celle d'un piston des plus forts , 321. Augmentation de cette force par le mouvement des arteres , celui des muscles , & le ressort de l'air , *ibid.* Dès que le cœur cesse de battre , le sang n'est plus poussé dans le cerveau , & le cours des esprits est totalement arrêté , 52. *Voyez encore les différens articles qui répondent à ce mot dans la Table du second volume.*

Coins de l'œil. *Voyez au mot* Angles.

Col *ou* Cou , son étendue , 6. Ses parties & dépendances , *ibid.* Ses parties intérieures , 7. Celles du derriere du col sont presque toutes musculeuses , 7. Dénombrement des muscles qui s'y trouvent , 7. Combien il y entre de vertebres , *ibid.* Examen de ces mouvemens de flexion & d'extension , & des muscles qui y contribuent , 504.

Col , ce qu'on entend par ce terme dans certains os , 379 , 380. Quèls sont les os qui se trouvent armés de cols , 380.

Colonne , bout de la cloison du nez , 5.

Colonne de l'épine , description de sa structure & de sa formation , 362. Maniere dont elle s'ossifie , *ibid.*

Communication entre le péricrâne & la dure-mere , 22.

Communication des branches postérieures des arteres carotides , avec les branches du tronc vertébral , 68. Nouvelle branche sortie de cette jonction , qui aide à former le lacis chorroïde , & qui se distribue aux éminences *natès* & *têtès,* & a la glande pinéale , 68.

Comparaison de la rétine interposée dans l'œil entre l'humeur vitrée & la chorroïde , avec le papier huilé qu'on applique au fond de l'œil artificiel , 164.

Conarium , ce que c'est , 42 , 43. Pourquoi on l'appelle ainsi , *ibid.*

Conduit , nommé aveugle , 23. C'est l'endroit où le sinus longitudinal supérieur prend son origine , 22 , 23.

Conduits circulaires qui font partie du labyrinthe de l'oreille , leur division en supérieur , inférieur , & mitoyen, 182. Description & route de ces trois canaux , *ibid.* Leur porte & leur entrée dans le vestibule , 182 , 183.

Conduits du crâne , il n'y en a qu'un intérieur, & seize extérieurs , 429. Description de chacun de ces conduits , *ibid.*

Conduits excrétoires des femmes , 11.

Conduits incisifs , leur embouchure dans le palais sous les premieres dents incisives , 221. Direction oblique de ces conduits , *ibid.*

Conduit nazal , qui répond au sac lacrymal , son origine , sa structure , 130 , 131 , 221. Route qu'il suit , 221. Variations considérables qui se trouvent dans la forme & la grandeur de ce conduit , selon l'âge & le tempérament des sujets , *ibid.* Dilatation de ce canal dans quelques-uns , 131. Description de ce conduit , *ibid.* Variété de grosseur dans son embouchure, *ibid.* Comment les larmes passent dans le nez , lorsqu'on pleure , *ibid.*

Conduit du nez , sa description , 228. Cellules & cornets de grandeur & de figure différente , formés par plusieurs feuilles osseuses qui garnissent ce conduit , *ibid.* Membrane intérieure du nez , qui les recouvre , *ibid.* Fonctions & usages de ces cellules , *ibid.* Ce conduit est formé par la cloison qui sépare la fosse nazale , 216 , 217. Structure de l'entrée de ce conduit , 217. Il est plus ou moins spacieux , suivant la forme de cette cloison qui le sépare en deux , *ibid.* Souvent cette même cloison se jette plus vers la droite , ou vers la gauche , *ibid.*

Conduit , qui communique du nez à la bouche , sa situation , 221. Son embouchure est dans le palais , *ibid.*

Conduit de l'ouïe , est formé par le conduit cartilagineux du trou de l'oreille , & le canal osseux qui en est une continuation , ainsi il est en partie cartilagineux , & en partie osseux , 174 , 195. Direction & route oblique de ce conduit , 174. Interruption de sa partie cartilagineuse par quelques coupures , 174 , 195. Utilité de ces coupures , 174. Souplesse de ce conduit , 195. Avantages de la languette qui est placée à son entrée , *ibid.* Nécessité de la propriété qu'elle a d'être mobile , pour boucher l'oreille sur laquelle on est couché , & pour pouvoir se déranger quand on veut introduire un cure-oreille dans ce conduit , *ibid.* Pour quelle raison ce conduit est si tortueux , 195. Avantages de cette structure , prouvés par la forme qu'on donne aux cors de chasse , *ibid.* Pourquoi il s'élargit vers son extrêmité , 195 , 196. Utilité de la quantité de filets de nerfs dont il est parsemé , 196. Communication de ce conduit de l'oreille à la bouche , 201. Sa nécessité pour faire sortir l'air qui est dans l'o-

Tome I,

C

la dureté du cryſtallin, en le faiſant macérer dans quelques eaux acides, 148. Il eſt plus facile alors d'obſerver la nature de ſa ſubſtance, & de ſéparer les lames ou pellicules dont il eſt compoſé, *ibid*. Cette macération produit le même effet que cauſe l'obſtruction du cryſtallin dans quelques perſonnes, *ibid*.

Cubiformis ou Cuboïde, partie de l'oreille, 3.

Cuboïde, os du cou-de-pied, ſa ſituation, 483. Sa forme & ſes attachemens avec les autres os, 483, 484.

Cuir, pour qu'il dure plus long-tems, il faut lui laiſſer ſa fleur, 290. Les ouvriers l'employent de maniere qu'ils mettent toujours cette fleur en-dehors, *ibid*. Pour le rendre plus ſouple, on lui ôte cette fleur, comme cela ſe voit aux cuirs qui viennent de Hongrie, *ibid*.

Cuisiniers, ont le ſentiment du toucher émouſſé par l'habitude où ils ſont de mettre leurs mains dans l'eau bouillante, 316. De quelle maniere ſe fait cet endurciſſement de la peau, 316, 317. Adreſſe des Cuiſiniers pour communiquer de la ſaveur aux mêts qui en ſont dépourvus, par le mélange de quelques matieres ſalines, 263.

Cuisse, fait partie de l'extrêmité inférieure, 13. Elle eſt faite d'un ſeul os, *ibid*. Son articulation eſt des plus conſidérables, 389. Force des muſcles & des tendons qui en dépendent, *ibid*. Deſcription des cartilages & des ligamens qui contribuent à ſes mouvemens, 390. Abondance des glandes mucilagineuſes qu'on y apperçoit, *ibid*. Elle peut faire cinq ſortes de mouvemens différens, 517. Examen de ces mouvemens & des muſcles qui y contribuent, 517, 518. Noms & ſituation de chacun de ces muſcles, *ibid*.

Cuiſſes de la moëlle alongée, leur ſituation, 47. Où elles aboutiſſent, *ibid*.

Cuivre, diſſous par l'eſprit de nitre, acquiert une ſaveur très-déſagréable, 263.

Culture, ainſi que la tranſplantation, donnent aux arbres une autre nature que celle qu'ils avoient d'abord, 301.

D

Défaillance, maniere de rétablir promptement ceux qui y ſont tombés, en leur verſant des eaux ſpiritueuſes dans la bouche, 261. Démonſtration de la maniere dont ces eaux agiſſent ſur le cerveau par le moyen des organes de la langue, 261.

Deltoïde, ſa région, ſon emplacement, 7.

Démonstrateurs publics, ſont obligés d'avoir recours aux animaux pour faire connoître ce qu'ils ont de plus remarquable dans les différentes parties de leur corps, & en faire enſuite la comparaiſon avec les mêmes parties dans l'homme, où elles ſont plus difficiles à appercevoir, quoique la ſtructure en ſoit la même, 287.

Dents, ſont partie de la bouche, 6. Leur premiere génération, 551. Formation des dents dans le *fœtus*, *ibid*. Matiere molle qui en fait le noyau, *ibid*. Membrane qui enveloppe cette matiere, *ibid*. Suc blanc & viſqueux dont elles ſe forment, *ibid*. Premiere couche de la dent, *ibid*. Autres couches fournies par la matiere du noyau, 551, 552. Le corps de la dent eſt formé avant ſes racines, 552. Maniere dont elles ſortent de leurs alvéoles, 552, 553. Dans le *fœtus*, il n'y a que douze alvéoles à chaque mâchoire, *ibid*. L'entrée de chaque alvéole eſt fermée par la gencive, juſqu'à ce que l'enfant ait ſix ou ſept mois, *ibid*. Pourquoi les dents viennent ſi tard aux enfans, 552, 553. Le corps de la dent eſt déja formé avant qu'il ſorte de ſon alvéole, *ibid*. Explication du méchaniſme par lequel la dent ſort de ſon alvéole, *ibid*. Le côté de la gencive eſt celui où elle trouve moins de réſiſtance pour s'échapper, *ibid*. Ordre de la ſortie des dents, les dents inciſives paroiſſent les premieres, 552. Les dents canines viennent enſuite, *ibid*. La ſortie des dents eſt plus ou moins prompte dans les enfans, ſelon leur force & la bonté de leur tempérament, *ibid*. Les dents molaires ſont les dernieres, 552, 553. Les dents ſont au nombre de vingt dans un enfant de deux ans, 553.

Dents, examen de la maniere dont elles ſe nourriſſent & prennent leur accroiſſement, 557. Route des vaiſſeaux qui fourniſſent la nourriture aux dents de la mâchoire inférieure, *ibid*. Difficulté de découvrir ceux qui ſervent à la mâchoire ſupérieure, *ibid*. Examen de ces vaiſſeaux, 558. En quel endroit de la dent ils viennent ſe terminer, *ibid*. Examen de la ſubſtance de la dent, pour découvrir la maniere dont ſe fait ſon accroiſſement, *ibid*. Examen du progrès de la nourriture des dents, par le changement qui arrive au creux de leurs racines, 558, 559. Les racines & les alvéoles grandiſſent à meſure que les dents croiſſent, 561. Le nombre des dents s'augmente ainſi que celui des alvéoles, 561, 562. Changement qui arrive aux alvéoles des dents à meſure que l'enfant avance en âge, 562.

Examen des trois différens états par lesquels
paſſent les dents ſucceſſivement ; ſavoir , celui
d'accroiſſement , depuis l'enfance juſqu'a l'âge
de vingt ans ; celui de conſiſtance , depuis
vingt ans juſqu'à trente-cinq ; & celui de de-
périſſement , depuis cet âge juſqu'à la vieil-
leſſe , 559.

Dents , ſont compoſées de deux parties ,
la racine & le corps de la dent , 561. Examen de la maniere dont la racine de la dent
eſt emboîtée dans ſon alvéole , *ibid.* Le corps
de la dent eſt compoſé de deux ſubſtances ,
l'extérieure & l'intérieure , 568. Dureté de la
ſubſtance extérieure , appellée l'émail de la
dent , *ibid.* L'intérieure eſt beaucoup plus tendre , *ibid. Voyez encore ci-après au mot* Email
de la dent.

Dents , il y en a de trois eſpeces , les inciſives , les canines , & les molaires , 559. Nombre & ſituation de ces trois ſortes de dents ,
ibid. Structure de chacune de ces eſpeces , 559 ,
560. Dents inciſives , leur ſtructure & leur
propriété , 559. Pour quelle raiſon leurs racines ſont plantées perpendiculairement dans
leurs alvéoles , 565. Dents canines , examen
de leur ſtructure , 559 , 560. Leur propriété
pour percer les corps durs , 560. Dents molaires , examen de leur ſtructure & de leurs
fonctions , 560. Pourquoi leurs racines ont
des crocs qui s'écartent en différens ſens , 565.
Pour quelle raiſon celles qui doivent ſe renouveller ont deux ou trois crocs à leur racine ,
tandis que celles qui reviennent à leur place
n'en ont qu'un , 564. Les dernieres dents molaires ne ſortent de leur alvéole qu'à vingt-
cinq ou trente ans , 555. Exemple de quelques perſonnes à qui elles ſont ſorties à cinquante , ſoixante , & ſoixante-dix ans , *ibid.*
Ces dents , une fois arrachées , ne reviennent
jamais , 556. Attention qu'on doit avoir pour
n'arracher que les dents de lait , quand même ces dernieres dents viendroient tortues ,
ibid.

Dents , erreur des perſonnes qui croient
qu'elles ſe réparent & qu'elles croiſſent comme les ongles pendant toute la vie de l'animal , 569. Ce qui a donné lieu à cette opinion , *ibid.* Sentimens divers des Anatomiſtes
ſur la maniere dont elles ſe reproduiſent , 554.
Réfutation de leurs opinions , *ibid.* Maniere
dont elles ſe renouvellent , 554. A quel âge
tombent les dents de lait , *ibid.* Il n'y a que
vingt dents qui ſe renouvellent , 555. De
quelle maniere cela arrive , *ibid.* Comment
il ſe fait que les nouvelles dents viennent quelquefois tortues ou de travers , 555 , 556. At-

tention qu'on doit avoir de tirer la dent de
lait en ſon tems , pour faire place à la nouvelle dent , 556. La figure des dents facilite
leur ſortie , 554. En ſortant de l'alvéole elles
ſe dépouillent de leur membrane , *ibid.* Elles
ſont au nombre de huit à chaque os maxillaire , 435. Elles ſont logées dans de petits
enfoncemens appellés alvéoles , *ibid.*

Dents canines & molaires , leur alvéole entre fort avant dans l'intérieur du ſinus maxillaire , 220. Délicateſſe de cette alvéole , *ibid.*
Elle eſt quelquefois adhérente à la racine de
la dent , 220 , 221. Accidens qui peuvent arriver à ceux qui ſont obligés de ſe faire arracher ces dents , 221 , 435. Tout le fond de
l'alvéole ſuit quelquefois la dent tirée , *ibid.*
Déchirement qui s'enſuit de la tunique interne du ſinus maxillaire , *ibid.* La morve
prend alors ſon cours par la bouche , *ibid.*
On court riſque de devenir punais , *ibid.* Attention que l'on doit avoir lorſqu'on arrache
une dent canine , ou une molaire , 435.

Dents œilleres , pourquoi ainſi nommées ,
560. Pourquoi il y a plus de danger à ſe faire
arracher ces dents que les autres , *ibid.* Ce
qui arrive aux jeunes gens lorſqu'on leur a
tiré une dent , 562. L'eſpace ſe rebouche au
bout d'un tems , *ibid.* Les dents arrachées aux
adultes produiſent un autre effet , *ibid.* Celle
qui répond deſcend alors dans l'ouverture
que laiſſe la dent arrachée , 565. Comment
cela arrive , *ibid.*

Dents chancelantes , peuvent ſe raffermir ,
563. Dent poſtiche , miſe à la place d'une autre fraîchement tirée , ſe raffermit dans la
gencive , & peut y demeurer long-tems , *ibid.*
La douleur que cauſent les dents ne leur eſt
pas propre , mais elle provient de leurs racines , des gencives , ou des membranes qui tapiſſent leurs alvéoles , 346. Utilité des dents
pour couper , percer & broyer les alimens ,
248. Les animaux qui ruminent n'en ont pas
ſur le devant de la mâchoire ſupérieure , *ibid.*
Les dents inciſives ſervent à couper les alimens , 249. Utilité des dents canines pour percer les corps trop durs , *ibid.* Les dents molaires ſervent à broyer les alimens , *ibid.* Les
dents ſervent non-ſeulement à ces uſages ,
mais encore elles aident à bien articuler les
mots , & font l'ornement de la bouche , 561.

DERRIERE de la tête , ou *occiput*. Voyez
au mot *Occiput*.

DESCARTES place le ſiege de l'ame dans
la glande pinéale , 60. Expoſition de ſon ſyſ-
tême , *ibid.* Filets des nerfs conſidérés comme
autant de petites cordes , *ibid.* Cavités du cer-

rament du malade , 375. Pourquoi elle ne
se fait que par lames dans le corps de l'os,
tandis qu'elle se fait par tronçons ou par petits
filets dans les épiphyses & dans les autres os
spongieux, 354.

Exostoses, attaquent la substance des os,
383.

Expériences faites sur la dure-mere, dans
un animal vivant , 16. Elles prouvent que ce
viscere n'a de lui-même aucun mouvement ,
17.

Expériences faites sur des hommes & sur
des animaux dont le nerf olfactif est creux,
pour faire voir que ce nerf n'est point un canal, & qu'il ne peut servir à l'écoulement des
humeurs du cerveau dans l'intérieur du nez &
du palais , 243.

Expérience de la communication du son,
par l'exemple de deux luths posés sur une même table, & montés à l'unisson ou à l'octave
l'un de l'autre , dont l'un des deux rend du
son lorsqu'on pince la corde de l'autre instru-
ment qui lui correspond , 197 , 201. Conséquence qu'on en peut inférer pour prouver que
la peau du tambour de l'oreille est obligée
de se conformer aux différens caracteres des
corps sonores , selon les diverses modifications
des sons, 198. Cette communication du son
n'auroit pas lieu si l'un de ces deux luths étoit
suspendu en l'air , 201.

Expériences faites par M. Mariotte , pour
prouver que la chorroïde est l'organe immédiat de la vue , 162 , 163. Ces expériences
font bien voir que cette membrane est un
organe nécessaire à la vision , mais elles ne
prouvent point qu'elle en soit l'organe immédiat , 165. On peut conclurre de ces expériences que la rétine n'est pas si propre à
la vision à l'endroit où elle naît du nerf optique , que dans le reste de sa surface, 165.

Expériences diverses faites sur la sclérotique, qui prouvent qu'elle doit être regardée
comme une membrane particuliere, & tout-
à-fait différente de la cornee , 143.

Expériences faites avec les dissolvans de l'estomac , sur différens mixtes, 280, 281. Con-
séquences que l'Auteur en tire pour constater
la nature de ces dissolvans, 281. Ce sont des
menstrues très-composés , ibid.

Extremités du corps humain , se divisent en supérieure & en inférieure, 1, 11. Dépendances de l'une & de l'autre, 11, 12, 13.
L'extrémité supérieure se divise en quatre parties ; savoir, l'épaule , le bras , l'avant-bras,
& la main , 462, 363. Examen de chacune de
ces parties , ibid. Extrémité inférieure , usa-

ges auxquels elle est propre , 475. Sa division
en quatre parties ; savoir, la cuisse , le genou ,
la jambe , & le pied , ibid. Examen des os qui
entrent dans chacune de ces parties , ibid.

F

Face , son étendue , 1 , 4.

Faculté formatrice , imaginée par les
Anciens pour présider à l'arrangement & au
choix des substances qui servent a la formation & à la nourriture des os, 328. Asurdité
de cette supposition , ibid. Réfutation de leur
systéme, 328 , 329.

Fagoue , sa situation dans les animaux, 8.

Faim , son siege réside dans la tunique nerveuse de l'estomac, 539. Voyez cet article dans
la Table du second volume.

Fallopé a appellé l'épiderme la fleur de
la peau, 291. Conformité de sa définition
avec l'expérience & les observations , ibid.

Faulx , premier alongement de la dure-
mere ; son étendue & sa position , 17. Elle forme une cloison qui sépare les deux hémispheres du cerveau , ibid. Utilité de cette cloison ,
ibid. Pourquoi elle est plus large & plus épaisse
sur le derriere de la tête , 18.

Fausse cataracte , voile membraneux qui
se forme entre l'iris & le crystallin, 145. Observation de ce voile dans l'œil du cheval,
du veau & du mouton , ibid. Il est la suite
d'un coup ou d'une chûte , ibid. Dans les hommes attaqués d'ophtalmie , on apperçoit ce
voile au travers de la cornée , mais il disparoît
à mesure que cette incommodité se dissipe ,
145 , 146.

Femur , os de la cuisse , 13. C'est le plus
grand & le plus compact de tous les os du
corps humain , 13 , 475. Sa structure & ses
articulations , 476. Sa forme est un peu cambrée, 13. Ses cartilages & ses ligamens, 476,
477. Ses apophyses, 477. Femur extraordinaire qui avoit plus d'une demi-aune de circonférence , 379.

Fenestres , ouvertures creusées dans la
caisse de l'oreille , qui communiquent aux cavités du labyrinthe , 177 , 184. Epaisseur de
l'os pierreux où elles sont pratiquées , 177.
Leur forme & leur situation , ibid. Lorsqu'elles
sont fermées exactement , elles ne laissent aucune communication de l'air qui y est renfermé avec celui du dehors , 184.

Fente de la partie naturelle de la femme,
11. Voyez à ce mot dans la Table du second
volume.

Fente du sphénoïde , est l'origine de la troisiéme

Tome I.

D

leure injection eſt celle que l'on fait avec de la cire, 21. Utilité de ces injections pour connoître le nombre & la route des ſinus de la dure-mere, 22. Injection d'une matiere fluide & colorée, utile pour faire voir la diſtribution des vaiſſeaux ſanguins dans les parties de la peau où le ſang circule, 290. Il n'en parvient point à l'épiderme, ni au corps réticulaire, *ibid*. Injection d'un fluide coloré, faite dans les troncs des arteres & des veines, ſont fort propres à faire appercevoir la route des ſucs néceſſaires pour la nourriture des os, 339.

INTERCOSTALES SUPÉRIEURES, (arteres) leur origine & leur diſtribution, 546.

INTERFINIUM ou SEPTUM, cloiſon du nez, 5.

INTESTIN *colon*, ſa ſituation, 9.

INTESTIN *iléon*, où ſe trouve placé, 10.

INTESTINS, obſervations ſur leur tiſſure glanduleuſe, 538. Ils ne ſont qu'une continuation du ventricule, *ibid*.

JOUES, ſont partie de la face, 4. Leur nom en grec & en latin, 5. Elles ferment les côtés de la bouche, 249. Leur propriété de s'éloigner & de ſe rapprocher des dents & des gencives, 249. Utilité de leur mouvement pour le broyement des alimens, *ibid*. Pour quelle raiſon elles ſont fort lâches, & capables de s'enfler, *ibid*. Muſcle qui ſert à les applatir, *ibid*. Fonctions de ce muſcle pour faire aller & venir les alimens ſous les dents molaires, *ibid*. Elles ſont garnies intérieurement de quantité de petits trous qui répondent à autant de grains glanduleux placés ſur la membrane qui revêt le dedans de la bouche, 268.

JOIE EXCESSIVE, occaſionne quelquefois les larmes, 137. De quelle maniere cela ſe fait, 138.

IRIS, membrane circulaire de l'œil, qu'on apperçoit à travers la cornée, d'où lui vient ce nom, 145. Sa ſtructure, 146. Deſcription des fibres qui la compoſent, *ibid*. Elle eſt fort tendre & fort mince aux environs de la prunelle, & facile à ſe déchirer, *ibid*. Elle nage dans l'humeur aqueuſe, 145. C'eſt entre cette membrane & le cryſtallin que ſe forme ordinairement ce qu'on appelle *fauſſe cataracte*, *ibid*. L'iris tient à la chorroïde par ſa circonférence, 151. Artere circulaire qui embraſſe cette circonférence, *ibid*. Fonctions & uſages de cette artere, *ibid*. L'iris eſt garnie en dedans de pluſieurs fibres muſculeuſes qui s'étendent vers le trou de la prunelle, 155. Uſage de ces fibres pour le rétrécir ou le dilater ſuivant le beſoin, *ibid*. L'ouverture de l'iris

eſt particuliere dans les chats & dans les animaux obligés de chercher leur pâture pendant la nuit, 156. Erreur des perſonnes qui prétendent que l'iris n'eſt qu'un prolongement de la chorroïde, 146. Différence de ſtructure entre ces deux membranes, *ibid*.

ISCHIÆ, COCCEÆ, ce que c'eſt, 11.

ISCHION, os qui fait partie du baſſin, ſa deſcription, 460. Examen de ſa forme & de ſa ſtructure, *ibid*.

ITER URINARUM, ce que c'eſt, 11.

JUGULAIRES INTERNES, leurs fonctions, 29. Pourquoi elles ont un ſi grand diametre, *ibid*.

JUGULIS PROXIMUM CAVUM, ce que c'eſt, 6.

JUXTAPOSITION, ce que les Anciens entendoient par ce terme, 291.

L

LABYRINTHE DE L'OREILLE, ſa deſcription, 181. Pourquoi il eſt ainſi nommé, *ibid*. Sa diviſion en trois parties, *ibid*. La premiere peut s'appeller *le veſtibule* du labyrinthe, *ibid*. Deſcription de ce veſtibule, 181, 182. La ſeconde partie comprend trois *canaux* nommés *demi-circulaires*, 181. La troiſieme eſt *le limaçon*, ibid. Ces trois parties ſont creuſées dans un roc très-dur, *ibid*. Deſcription & uſage d'une ouverture pratiquée à la partie intérieure de l'os pierreux, pour donner entrée à des rameaux de la carotide & de la jugulaire interne, 184. Diſtribution de ces vaiſſeaux dans l'intérieur des différentes parties du labyrinthe, *ibid*. *Voyez encore ci-après l'article* Oreille.

LACIS CHORROÏDE, ſitué de chaque côté du quatrieme ventricule, ſemblable au plexus chorroïde des deux premiers ventricules, 45.

LAIT, n'eſt autre choſe que la lymphe épaiſſie & criblée dans les mamelles, 335. Il ſe caille de lui-même, & encore plus facilement étant mis dans un lieu chaud, 278. Il ne ſe caille point dans l'eſtomac des perſonnes qui ſe portent bien, *ibid*. A quoi on doit attribuer cette altération de la nature du lait, quand elle arrive à quelques perſonnes, 279.

LAME CRIBLEUSE, ce que c'eſt, 215.

Lames oſſeuſes, ſont très-viſibles dans les os cylindriques, 374. Entrelacement des fibres oſſeuſes, *ibid*.

Lames ſpongieuſes, ou *Cornets ſupérieurs & inférieurs*, leur deſcription & leur emplacement vers la foſſe nazale, 216. Elles ſont faites en forme de cornets, 216, 217. Situation de

E

Tome I.

faux jettent des branches qui se terminent à la peau qui couvre la poitrine, 123. Les nerfs lombaires fournissent des rameaux qui s'uniffent à la peau qui couvre les lombes, *ibid.* La peau qui couvre les parties latérales & le milieu du ventre, eft tapiffée par des rameaux de la feptieme, huitieme, neuvieme, dixieme & onzieme paires des nerfs dorfaux, 124.

Nerf fciatique, fon origine, fa divifion en deux branches, 120. Route & emploi de la branche extérieure, *ibid.* Sa diftribution fur le dos du pied, & fur les doigts, où il fe termine, *ibid.* Branche intérieure du nerf fciatique, ramifications qu'elle produit dans fa route, 121.

Nerf fpinal, d'où il tire fon origine, 7, 97. Son entrée dans le crâne, & fa fortie, 97. Route qu'il tient enfuite, *ibid.*

Nerfs vertébraux, la feconde paire de ce nerf envoie une branche confidérable qui remonte vers l'oreille, 187. Route & diftribution de cette branche dans les différentes parties de l'oreille, *ibid.* Erreur de *Willis* au fujet de ce nerf, 187, 188. *Voyez encore ce qui eft indiqué fur les nerfs dans la Table du fecond volume.*

Nez, fait partie de la face, 4. Ses différens noms, 5. Ses différentes parties, *ibid.* Sa divifion en externe & en interne, 207. Les parties qui compofent le nez externe fe divifent en offeufes, cartilagineufes & mufculeufes, *ibid.* Ses parties offeufes font formées de deux pieces de chaque côté, 207. Defcription de ces os, 207, 208. Voûte offeufe qu'ils forment, *ibid.* Ouverture de la narine, fa forme & fa ftrudture, 209, 210. Elle eft beaucoup plus étroite que l'intérieur de la cavité du nez, *ibid.*

Nez interne, fa defcription, 211. C'eft ce que les Anatomiftes appellent *foffe nazale*, *ibid.* Ses limites par en-haut & par en-bas de la mâchoire, ainfi que par le devant du nez, *ibid.* Par-derriere elle laiffe une ouverture confidérable qui répond dans le gofier, 211, 212. Son élévation par le devant, & fon inclinaifon dans le gofier, 212. Cette foffe eft féparée en deux cavités par une cloifon partie cartilagineufe, partie offeufe, *ibid.* Defcription de la partie offeufe de cette cloifon, 212. Defcription de fa partie cartilagineufe, 213. Autre partie offeufe, *ibid.* Le nez forme deux conduits qui donnent paffage à l'air que nous refpirons, 227. Pour quelle raifon la figure de ces conduits eft oppofée à celle du conduit de l'ouïe, *ibid.*

Nez. Les mufcles qui en dépendent font au nombre de fept, 495. Fonctions & ufages de ces différens mufcles, *ibid.*

Nez boutonnés, cette inégalité de la peau vient du gonflement des glandes miliaires, 301.

Nœud de la gorge, ou *Morceau d'Adam*, ce que c'eft, 6.

Noirceur, fon exiftence ne confifte que dans la privation de lumiere, 168. Elle ne paroît que dans les corps qui ne réfléchiffent que peu ou point du tout la lumiere, *ibid.*

Noix de galle, propriété qu'elle a de teindre en noir la rouille du fer, 273.

Nombril, fa fituation, fon ufage dans le fœtus, 10. *Voyez encore ce mot dans la Table du fecond volume.*

Nourrices, comment elles connoiffent fi l'enfant eft en état de tetter, 265.

Nuck, célebre Anatomifte, fon erreur au fujet de quelques branches d'arteres qu'il a pris pour les fources de l'humeur aqueufe, 152.

Nuées, ceux qui font fur de hautes montagnes, lorfque le foleil luit, voient les nuées au-deffous d'eux auffi blanches que la neige, 167. Raifons de ce phénomene, *ibid.*

Nutrition, de quelle maniere elle fe fait, 338, 350. Néceffité des efprits animaux pour faciliter la diftribution des fucs nourriciers, 72.

Nymphes, dépendances des parties naturelles de la femme, 11. *Voyez cet article dans la Table du fecond volume.*

O

Objets, pour les voir diftinctement, il faut que les rayons principaux de chaque point de l'objet tombent perpendiculairement fur la rétine, 165. Pourquoi l'on n'apperçoit point les objets doubles, puifque leur impreffion fe fait dans le fond de chaque œil, 60, 62. Réponfe de *Defcartes* à cette queftion, relativement à fon fyftême du fiege de l'ame placé dans la glande pinéale, 60, 61. Réponfe de *Willis*, conféquemment à fon hypothefe du fiege de l'ame dans le cerveau, 62.

Observations qui ont pu donner lieu à quelques Anatomiftes de penfer que le cerveau eft un vifcere humide, 241. Les fujets morts de maladies lentes, ou de celles qui proviennent d'une trop grande abondance de férofités, ont toujours le cerveau rempli de quantité d'eau, 241, 242. Ceux qui meurent de maladie violente ont le cerveau ferme, & n'ont que très-peu de liqueur dans fes ventricules, 242. Conformité

leur fubftance, 375, 376. Ce que deviennent ces vaiffeaux lorfqu'ils ont acquis une offification parfaite, 340. Conduit pratiqué vers le milieu des os cylindriques pour l'entrée d'une artere, d'une veine, & d'un nerf, 341. Diverfité de direction de ces conduits, fuivant la différente ftructure des os, *ibid.*

Os, d'où provient leur blancheur, 340. Préparation qu'il eft néceffaire de leur donner pour les dégraiffer & pour les rendre propres à certains ouvrages, afin qu'ils ne jauniffent point par la fuite, 344. Altération de leur fubftance & de leurs principes dans ceux qui ont refté long-tems expofés aux injures de l'air, 374.

Os, analyfe de leur fuc nourricier, & des fubftances qu'on en peut tirer, 336, 337. Expériences faites à l'Académie à cette occafion, *ibid.* Pourquoi les parties terreufes y dominent fur les aqueufes, 337. Néceffité des parties falines & des parties fulphureufes pour former avec les parties terreufes un compofé fouple & pliant, 337. Autre expérience qui prouve la néceffité du mélange de ces parties huileufes avec les falines, pour en former un corps folide, & pour en lier les principes, 338.

Os, le décollement de l'épiphyfe avec la partie principale de l'os, n'eft pas un décollement, mais une véritable fracture, 377. Cas particulier où l'épiphyfe peut fe féparer du refte de l'os, *ibid.*

Os examinés en particulier. Os du coude ou de l'avant-bras, 52. Examen de fa ftructure, de fes ligamens & de fes articulations, 468, 469. Cet os varie de pofition avec le rayon, felon que le corps change d'attitude, 52. *Voyez encore au mot* Rayon.

Os du crâne, font ceux qui fe développent le plus dans le *fœtus*, 356. Après la naiffance de l'enfant, ceux des mâchoires fe développent davantage que les autres os de la tête, *ibid.* Les os du crâne n'ont aucune part à la douleur qu'on y reffent, 346. *Voyez encore au mot* Crâne.

Os cribleux ou *ethmoïde*, fa ftructure & fon emplacement, 214, 421. Il eft fortement attaché au fphénoïde dans les vieillards, mais il peut s'en détacher dans les jeunes gens, *ibid.* Il eft féparé en deux parties par deux éminences, 215. Defcription de ces deux éminences, *ibid.* Détail des dépendances de l'os cribleux, 215, 216. C'eft le plus petit des os du crâne, 422. Obfervation fur fa ftructure & fa fituation, 423. Examen de fes emboîtemens avec les autres os du crâne, *ibid.*

Defcription de fon intérieur, *ibid.* Il eft deftiné pour l'organe de l'odorat, *ibid.* Il n'eft percé que pour la diftribution des filets du nerf olfactif, 245. Raifonnement qui confirme cette hypothefe, *ibid.* Autre preuve, par la ftructure des lames fupérieures, dans les brutes, qui font refendues en une infinité de petites feuilles offeufes, *ibid.* Tous les trous qu'on apperçoit à cet os, en l'obfervant par le dedans, répondent aux fillons de la cloifon offeufe & de l'os *planum*, 216. Utilité de ces trous pour donner paffage aux vaiffeaux & aux nerfs qui dépendent de l'organe de l'odorat, *ibid.*

Os crochu, os de la feconde rangée du poignet, 472.

Os cunéiformes, leur fituation, 483. Éxamen de leur ftructure en forme de coins, *ibid.* Ils appartiennent au poignet, 471. Leur attachement & leur pofition, *ibid.*

Os cylindriques, leur ftructure, 364. Canal pour la moëlle, pratiqué dans leur longueur, *ibid.* Structure de leurs extrémités, *ibid.* Pourquoi ces os font rougeâtres jufqu'à un certain âge, *ibid.* Etat où ils fe trouvent dans un *fœtus* de cinq à fix mois, 368. Formation du canal qui renferme la moëlle, 369, 370.

Os ethmoïde. Voyez *Os cribleux.*

Os de la face, leur divifion en mâchoire fupérieure & inférieure, 431. Examen particulier de chacun de ces os, *ibid. & fuiv.*

Os hyoïde, qui foutient la bafe de la langue, 250. Il a la forme, à-peu-près, d'un croiffant, *ibid.* Les mufcles qui lui appartiennent font au nombre de dix, 498. Noms, ufages & fonctions de chacun de ces mufcles, *ibid.* Il fait partie de la gorge, 6.

Os des ifles ou *ilion*, fa defcription, 4. Examen de fa ftructure, *ibid.*

Os lenticulaire, quatrième offelet du cerveau, n'en eft pas un à proprement parler, ce n'eft qu'une épiphyfe ajoutée à l'extrémité de la longue branche de l'enclume, qui s'offifie dans les adultes, 179. Erreur des anciens Anatomiftes au fujet de cet os, *ibid.*

Malléoles des os, ce que c'eft, 377.

Os maxillaire, fait partie de la face, 434. Il eft le plus grand de tous les os de la face, *ibid.* Defcription de fa figure & de fa fituation, *ibid.* Alvéoles pratiquées dans fa partie inférieure pour loger les dents, 455. Accidens qui furviennent quelquefois en arrachant les dents canines & les molaires, *ibid.* Ses inégalités & fes articulations avec les autres os, 435, 436.

Os du nez, fa figure & fa fituation, 107,

cœur, 8. *Voyez cet article dans la Table du second volume.*

Péricondre, nom qu'on pourroit donner à la membrane qui enveloppe le cartilage de l'oreille, 171. La cloifon du nez eft revêtue d'une pareille membrane, *ibid.*

Periné *ou* Entrefesson, ce que c'eft, 11.

Périoste, membrane qui recouvre la partie principale de l'os, 375. Explication de fa ftructure, 346. Obfervations fur fa fenfibilité, *ibid.* Pourquoi cette membrane eft plus fenfible & plus douloureufe que les autres, 539. Endroit où elle fe termine, 375. Son utilité pour l'entretien & la nourriture des os, *ibid.* Étroite liaifon qu'elle a avec tous les tendons qui s'inferent au corps de l'os, 347. Le périofte eft plus épais, & collé plus intimement à l'os dans les enfans que dans les adultes ou dans les vieillards, 352.

Périofte des mâchoires, en s'engageant dans la cavité de l'alvéole, eft collé très-étroitement à la racine de la dent & à l'alvéole, 568. Difficulté de féparer la racine de la dent de fon alvéole quand on arrache une dent, *ibid.*

Péritoine, obfervations faites fur fa membrane, 534, 535. *Voyez cet article dans la Table du fecond volume.*

Perles, avalées par un coq ou par une poule, ne reçoivent, au fortir de leur corps, d'autre changement que de devenir plus claires & plus luifantes, 276. C'eft une preuve du peu de réalité de l'acidité qu'on attribue à leur eftomac, *ibid.*

Peroné, fecond os de la jambe, 13. Sa jonction avec le *tibia*, 479. Sa forme & fa ftructure, 480.

Pesanteur de tête qu'on reffent au commencement des rhumes, fe diffipe à mefure que le rhume fe cuit, & que les humeurs s'évacuent, 244. Explication de la maniere dont cela arrive, *ibid.* La même chofe fe remarque dans les fluxions de la gorge & de la poitrine, 245.

Phalanges *ou* Doigts de la main, 13, 473. Leur ftructure & leur articulation, 474.

Phalanges ou *Doigts du pied.* Voyez ci-après au mot *Pied.*

Pharynx, entrée de l'œfophage, fa fituation, 6, 502. Il s'ouvre & fe ferme par le moyen de fept mufcles, 502. Noms, origine & ufage de ces mufcles, *ibid.*

Philosophie moderne, fes principes peuvent fuppléer au défaut des connoiffances qui nous manquent fur les fonctions du cerveau à l'égard des fens intérieurs, 54.

Phos, *areolæ*, cercle noirâtre qui fe voit autour des mamelles, 8.

Pied, quatrieme partie de l'extrêmité inférieure, 13. Son étendue, 13, 14. Ses parties, *ibid.* Examen de la ftructure & de l'articulation de fes os, relativement aux différens mouvemens dont il eft fufceptible, 407. Comparaifon de l'arrangement de fes os avec l'affemblage d'un parquet de menuiferie, *ibid.* Structure & articulation des os du tarfe & du métatarfe, *ibid.* Articulation de l'aftragal avec le fcaphoïde, 394. Elle eft un petit genou, 383. Structure & articulation du cuboïde avec le *calcaneum*, 408. Structure & arrangement des trois os cunéiformes, 408, 409. Articulation de l'aftragal avec le *calcaneum*, 409, 410. Union des os cunéiformes & du cuboïde, avec les os du métatarfe, 410. Le pied fait deux fortes de mouvemens, celui de flexion & celui d'extenfion, 520. Noms & origine des mufcles qui fervent à ces mouvemens, *ibid.* Utilité du pied pour la progreffion, 480. Il fe divife en trois parties, le tarfe, le métatarfe, & les phalanges ou orteils, *ibid.* Examen de chacune de ces parties, *ibid. & fuiv.*

Pie-mere, feconde membrane qui embraffe le cerveau, eft très-déliée, 31, 32. Elle fuit exactement toutes les circonvolutions du cerveau, 32. Elle embraffe auffi le cervelet dans toute fa furface, 32. On peut la confidérer comme étant compofée de deux lames, ainfi que le péritoine, *ibid.* Elle fert à revêtir les premières racines des nerfs, 81. Prolongemens de la lame externe de la pie-mere, au nombre de trois, 32, 33. Ufage de ces alongemens que jette la pie-mere dans tous les fillons du cerveau & du cervelet, 32. Difficulté d'enlever du cerveau cette membrane avec fes trois alongemens, fans les déchirer, 33. Expédient pour en venir plus aifément à bout, *ibid.*

Pierres a aiguiser, acquierent plus de dureté en les faifant bouillir dans l'huile, 343. Pourquoi elles fe noirciffent en y paffant le rafoir, 278. La même chofe arrive lorfque la roue d'une voiture paffe fur un pavé bien net, *ibid.*

Piliers postérieurs, ou *Bras de la voûte du cerveau*, 40. Pilier antérieur, ou *racine de la voûte*, *ibid.*

Pinceaux, affemblage des rayons vifuels, 154 *& fuiv.*

Piquans du porc-épic & du Hérisson, defcription de leur ftructure, 294. Néceffité du fuc huileux qui les arrofe, 294, 295.

Q

R

RACHITIS, maladie des os, 332. Expofition des fymptômes de cette maladie, pour prouver l'exiftence d'un fuc nerveux néceffaire pour la nourriture des os, *ibid.* Pourquoi, dans cette indifpofition des enfans, il y a des parties de leur corps qui fe deffechent, & d'autres qui croiffent confidérablement, 332, 333. *Voyez à ce fujet le Traité des maladies des os, par M. Duverney.*

RACINES DES DENTS, leur figure varie fuivant les différentes efpeces de dents, 563. Forme de la racine des dents incifives & canines, 563, 564. Figure de la racine des dents molaires, 564. Inconvéniens des racines des dents qui ont deux crocs, lefquels fe rejoignent par la pointe, *ibid.* Difpofition ordinaire de ces crocs, *ibid.* Utilité de la matiere fpongieufe qui remplit l'intervalle que laiffent ces crocs, 564, 565. La longueur de la racine d'une dent eft ordinairement du double de celle du corps de la dent, 565. Examen du méchanifme des dents, & de la réfiftance qu'oppofe leurs alvéoles aux efforts qu'on fait en mangeant, 565, 566. Confirmation de cette théorie par la ftructure des dents du porc-épic, 566. Pour quelle raifon la racine des dents incifives de ces animaux eft fix fois plus longue que le corps de la dent, *ibid.* *Voyez encore ci-devant à l'article* Dents.

RAISONNEMENT, les Anciens le plaçoient au milieu du cerveau, entre l'imagination & la mémoire, 56. Abfurdité de ce fyftême, *ibid.* *Voyez encore ci-devant aux articles* Ame & Cerveau.

RAPHÉE, ce que c'eft, 11. *Voyez la Table du fecond volume.*

RAPPORTS ; dans les maladies accompagnées de rapports d'une odeur d'œufs pourris, s'il arrive que ces rapports deviennent aigres, c'eft une marque de fanté prochaine, 272. Pour quelle raifon, *ibid.* Aphorifme d'*Hippocrate* à ce fujet, *ibid.*

RATTE, eft fituée dans l'hypocondre gauche, 9. Expérience faite fur ce vifcere pour découvrir les racines des vaiffeaux lymphatiques, 548. *Voyez les articles qui regardent ce vifcere dans la Table du fecond volume, au mot* Ratte.

RAYON, os qui fait partie de l'avant-bras, 11, 467. Ses articulations, 467. Il prend différentes fituations, fuivant les diverfes attitudes du bras, & les pofitions différentes du corps, 12, 469, 470. Utilité de cette remar-

que pour les Chirurgiens, 12. Son articulation avec l'os du bras, 394. Defcription de fon ligament particulier, 396. Sa ftructure eft différente de celle de l'os du coude, 470. Liaifon intime & attachement de ces deux os, *ibid.*

RECTUM, où fe trouve fitué, 19.

RÉFRACTION, la premiere réfraction qui fe fait dans l'humeur aqueufe qui remplit le globe de l'œil, difpofe les rayons vifuels des objets à fe réunir au fond de l'œil, 154. Preuve de l'ufage de cette humeur par l'expérience de ceux qui font dans l'eau, & par la figure de l'œil des poiffons, *ibid.* *Voyez encore à l'article* Vifion.

RÉGION DU CŒUR, fa fituation, 8.

Région épigaftrique ; c'eft la région fupérieure du bas-ventre, 8. Son étendue, 9. Ses dépendances, *ibid.* Ses vifceres, *ibid.*

Région hypogaftrique, c'eft la plus baffe partie du bas-ventre, 8. Son étendue, 10. Ses parties latérales, *ibid.* Ses dépendances, *ibid.*

Région ombilicale, ou *Région moyenne du bas-ventre*, 8. Son emplacement & fon étendue, 9. Sa divifion, *ibid.* Les lombes en font partie, *ibid.* Ses dépendances, *ibid.* *Voyez encore ces mêmes articles dans la Table du fecond volume.*

REINS, leur fituation dans les régions lombaires, 9, 10. *Voyez ce qui regarde les Reins dans la Table du fecond volume.*

REMEDES, ceux qui font éternuer & qui purgent le cerveau, lorfqu'on eft enrhumé, rétabliffent l'action de l'odorat, 238.

REPLIS DE L'OREILLE EXTÉRIEURE, propriété qu'on leur attribue d'augmenter & de réfléchir le fon, 194. Comparaifon de ces replis & de la réflexion du fon qu'ils produifent avec celle qui fe fait par le moyen des voûtes demi-circulaires qui étendent & augmentent confidérablement le fon, 194. Réfutation de cette propriété prétendue des replis de l'oreille, *ibid.* *Voyez encore à l'article* Oreille.

RÉSEAU qui forme le crâne dans le *fœtus*, de quelle maniere il s'offifie, 363, 364. D'où il tire fon origine, 364.

RÉSERVOIR SPHÉNOÏDAL, ce que c'eft, 19. Ses parties & fes dépendances, 24. Ce qu'on y apperçoit, 19, 24. Son ufage, 25.

RESPIRATION, fe fait par le méchanifme de la poitrine qui fe dilate & fe refferre alternativement, 511. Examen de l'état où fe trouve la poitrine pendant l'infpiration & l'expiration, 511, 512. La refpiration eft de deux fortes, l'une naturelle, & l'autre violente,

S

peut aller à la même quantité, *ibid.* Ceux à qui le conduit salivaire a été ouvert par quelque accident, peuvent fournir, soit en mangeant, soit en parlant, plus de demi-setier de salive en quelques heures, 270. Cas particulier où elle ne se sépare qu'en petite quantité, 263. Elle peut devenir très-abondante par quelque effort de la nature, ou par l'effet des médicamens, *ibid.*

Salive, est en réserve dans les glandes, 269. Elle s'écoule plus abondamment lorsqu'on mange, *ibid.* Situation avantageuse des glandes pour cet usage, *ibid.* Fonctions des muscles qui servent au mouvement de la mâchoire, &c. pour les comprimer, *ibid.* Elle coule plus abondamment lorsqu'on voit manger quelque chose qui flatte le goût, 263. Elle se ramasse, dans quelques personnes, en si grande quantité dans les glandes & les conduits salivaires, qu'elles en peuvent former un jet-d'eau, soit en bâillant, soit en les pressant avec la langue, 263, 270. La salive se filtre avec plus d'abondance pendant le jour que dans la nuit, 270. Causes de cette différence, *ibid.* Elle s'écoule involontairement par la bouche aux enfans & aux vieillards, 249, 250. Causes de ce flux involontaire de la salive, 250.

SANCTORIUS, expériences qu'il a faites sur la transpiration, rapportées dans sa *Médecine statique*, 322. Il y est démontré que l'évacuation qu'elle procure en un seul jour, égale celle qui se fait en quinze jours par les selles, *ibid.*

SANG, est composé de deux liqueurs, la blanche & la rouge, 334. La liqueur blanche sert de nourriture aux os, *ibid.* Formation de cette liqueur : elle est en plus grande quantité que la rouge, *ibid.* Preuve de cette abondance de la partie blanche du sang, par le grand nombre de liqueurs de cette couleur qui arrosent toutes les parties du corps, *ibid.* La liqueur blanche sert de nourriture non-seulement aux os, mais encore à toutes les parties de l'animal, 336. Expériences qui prouvent ce système, 336, 339. La partie blanche du sang, mise sur le feu, prend une nature cartilagineuse, 336. Mêlée avec l'esprit de vin, elle devient solide, *ibid.*

Sang, est poussé au cerveau par le battement du cœur, & par celui de toutes les branches des arteres carotides & vertébrales, &c. 49. Filtration & subdivision du sang en une infinité de petites parties, en passant par les canaux tortueux & infiniment petits qu'il est obligé de parcourir dans le cerveau, *ibid.*

Esprit animal, liquide très-fin produit par cette filtration, *ibid.* Sillons pratiqués sur la surface du cerveau, leur nécessité pour cette opération, 49, 50. Examen de l'opinion des Anatomistes qui pensent que la partie la plus subtile du sang, en sortant du cœur, est portée vers le cerveau par les arteres carotides & vertébrales, &c. 50. Objections contre cette opinion, *ibid.* Conclusion, le sang poussé par l'aorte & par la forte contraction du cœur, est porté dans toutes ses branches sans aucun choix, *ibid.*

Sang, est dans une agitation continuelle par l'action de ses molécules qui pirouettent les unes sur les autres, 321. Pour quelle raison son cours est continuel, 52. Sa circulation se fait sans interruption, pour que la sécrétion & la distribution des esprits se fasse de même dans le cerveau, *ibid.* C'est de leur mouvement que dépendent toutes les fonctions de notre corps, *ibid.* Lorsque le sang séjourne plus qu'à l'ordinaire dans un couloir du corps humain, la filtration des humeurs y devient plus abondante, 136.

Sang, se distribue entre les fibres osseuses, pour que les os se nourrissent & croissent en tout sens, 338. Explication des changemens qui peuvent survenir au cours du sang dans le cerveau, selon les diverses situations du corps & de la tête, 27, 28. Route qu'il tient dans les sinus de la dure-mere, 26. Observations sur le sang des nourrisses, & sur celui d'un oye engraissé, 336. *Voyez encore ce qui regarde ce fluide, dans la Table du second volume.*

SANGLIERS, comment se fait l'accroissement de leurs défenses, 558.

SAVEURS, sont l'objet de la sensation du goût, 263.

SAVON, quelle est la cause des différentes couleurs qu'on apperçoit sur la surface des bouteilles faites avec l'eau de savon, 166.

SCAPHOÏDE, os du poignet, sa position, 471.

Scaphoïde, os du cou-de-pied, sa situation, 482, 483. Sa forme & ses attachemens, 483.

SCISSURE, ce qu'on appelle de ce nom dans les os, 381. Différence qu'il y a entre sciffure & échancrure, *ibid.*

SCLÉROTIQUE, membrane extérieure du globe de l'œil, pourquoi ainsi nommée, 138, 141. Elle est percée & traversée par le nerf optique, 142. Disposition de ses filets pour embrasser & resserrer le nerf optique, *ibid.* Trous dont elle est percée vers l'insertion de ce nerf, pour donner passage aux vaisseaux destinés

deſtinés pour les membranes, *ibid.* Elle eſt beaucoup plus épaiſſe vers le fond de l'œil qu'ailleurs, pour le rendre plus obſcur, 142. L'ouverture qu'elle laiſſe pardevant eſt fermée par la cornée, 143, 152. La ſclérotique doit être diſtinguée de la cornée, étant d'une ſtructure très différente, 143. La cornée eſt tranſparente, au lieu que la ſclérotique eſt opaque, *ibid.* Le tiſſu de cette derniere membrane eſt dur & compact, *ibid.* Diverſes expériences faites ſur cette membrane pour en mieux connoitre la nature, *ibid.* Son épaiſſeur varie ſuivant l'âge & le tempérament, 143. Dans le bœuf & le cheval, elle eſt fort épaiſſe, *ibid.* Dans pluſieurs oiſeaux elle eſt oſieuſe à ſa partie antérieure, *ibid.* Pour quelle raiſon elle eſt dure & épaiſſe, 152. Pourquoi elle eſt opaque, *ibid.* La cornée eſt une membrane pareillement forte & épaiſſe, mais elle eſt tranſparente, *ibid.* Pour quelle raiſon elle a ces deux qualités, 152, 153.

Sᴄʀᴏᴛᴜᴍ, bourſes, 11. Particularités ſur la racine de ſes poils, 307. Elle mérite d'être obſervée avec attention, *ibid.* Remarques ſur la peau du *ſcrotum*, ridée par le muſcle *dartos*, 308. Ce qu'on y apperçoit après la macération, *ibid.* *Voyez encore ce qui regarde cette partie dans la Table du ſecond volume, au mot* Scrotum.

Sᴇʟ ᴍᴀʀɪɴ, blanchit la ſolution du ſel de Saturne, 280. Il précipite la diſſolution de l'argent, *ibid.*

Sᴇᴍᴇɴᴄᴇ, ſes effets ſenſibles ſur la maſſe du ſang, 348. Démonſtration de ces effets ſur un cerf châtré avant que ſon bois ait pouſſé, *ibid.* La ſemence du mâle, non plus que celle de la femelle, n'ont aucune part à la formation des parties du corps humain dans la matrice, 329. *Voyez encore les différens articles rapportés à ce mot, dans la Table du ſecond volume.*

Sᴇɴs, diviſion de nos ſens en deux eſpeces, 313. Le toucher univerſel, commun aux cinq ſens, 313, 314. Et le toucher particulier à la peau, qui ſert à nous faire diſtinguer la nature & les propriétés particulieres des corps que nous touchons, 313. L'animal ne peut être ſuffiſamment inſtruit des circonſtances de chaque objet des ſens, à moins que l'organe n'en ſoit vivement ébranlé, 230. Preuve de cette vérité par le méchaniſme de la vue, & par celui de l'ouïe, *ibid.* Moyens dont l'organe de l'odorat peut ſuppléer à l'extrême foibleſſe des corpuſcules odorans, 230, 231. Quand on applique fortement un de ſes ſens, on apperçoit ſouvent bien peu par les autres,

Tome I.

80. Pour quelle raiſon, *ibid. Voyez encore ce qui regarde les cinq ſens, chacun à leur article particulier, & au mot* Organe.

Sens, maniere de rendre raiſon de leurs fonctions, en ſuppoſant que les conduits des glandes du cerveau déchargent l'eſprit animal dans une eſpece de réſervoir appellé *emporium*, 51. C'eſt de là que partent tous les filets des nerfs qui diſtribuent enſuite les eſprits dans toutes les parties du corps, *ibid.*

Sens commun, il n'y a aucune partie du cerveau qu'on puiſſe regarder particuliérement comme ſon ſiege, 75. Pour quelle raiſon, *ibid.*

Sens intérieurs, leurs fonctions nous ſont encore inconnues, 73.

Sᴇɴsᴀᴛɪᴏɴs, ce qu'on entend par ce terme, 80. De quelle maniere elles ſe font dans le cerveau, ſuivant le ſentiment de *Willis*, 62, 63. Comment l'imagination y eſt produite, *ibid.* Ce qui y forme enſuite la mémoire, 63. Les petits filets des nerfs qui ſervent à former les organes des ſens, peuvent être ébranlés de deux manieres, ou en commençant par le cerveau, d'où ils tirent leur origine, ou en commençant par les extrémités où ils aboutiſſent, c'eſt-à-dire, par les extrémités extérieures, 72, 76. Dans le premier cas, cette impreſſion s'appelle *image* ou *imagination*; dans le ſecond, elle s'appelle *ſentiment*, 76. Comment la ſenſation eſt quelquefois accompagnée de douleur, 80. Pourquoi les ſenſations ſont plus foibles pendant le ſommeil, *ibid.*

Senſation du goût, ne réſide point dans la chair de la langue, 259. Expériences faites à cette occaſion, *ibid.* Elle ne peut ſe rencontrer que dans quelques-unes des enveloppes dont elle eſt revêtue, *ibid.* Elle doit réſider dans cette membrane qui eſt toute parſemée de petites éminences, *ibid.* De quelle maniere cette ſenſation eſt produite ſur les éminences de la langue, 260. Démonſtration de ce méchaniſme par la maniere dont on goûte le vin, *ibid.* Les ſaveurs ne s'apperçoivent que dans les endroits de la langue où ſe rencontrent ces éminences, *ibid.* La ſenſation du goût ceſſe dans les endroits où ces mamelons ont été ruinés, ſoit par brûlure, ulcere vérolique, ou d'autres cauſes, *ibid.* Elle ne paſſe point à la racine de la langue, 259. Elle ne s'étend pas même juſqu'au goſier, *ibid.* La plus parfaite ſenſation du goût ſe fait à la pointe de la langue, 259. Structure de cette partie de la langue, examinée relativement à cet uſage, *ibid.*

I

TUNIQUE

Tome I.

Y

Fin de la Table des Matieres du Tome premier.

ADDITIONS ET CORRECTIONS

Pour le premier Volume des Œuvres anatomiques *de M. Duverney.*

Page 7, *ligne* 25, où entre, *lisez* dans lequel entre.

P. 11, *lig.* 22, les caroncules & l'hymen, *lis.* les caroncules, & l'hymen.

Ibid. *lig.* 24, en bras & en jambes, *ajoutez*, ce qui forme les extrêmités supérieures & inférieures.

.12, *lig.* 1, l'épaule est composée de deux os, *lis.* La premiere partie de l'extrêmité supérieure est l'épaule, laquelle est composée de deux os.

Ibid. *lig.* 3, c'est l'omoplate, *lis.* cet os s'appelle l'*omoplate.*

Ibid. *lig.* 5 & 6, s'appelle la clavicule & sert, *lis.* on le nomme la clavicule, & il sert.

P. 13, *lig.* 15, la jambe s'étend, *lis.* l'extrêmité inférieure s'étend.

Ibid. *lig.* 30 & 31. La troisieme partie de la jambe s'étend depuis l'article de la cuisse jusqu'au pied, *lis.* La troisieme partie de l'extrêmité inférieure, qui est la jambe, s'étend depuis l'article du genou jusqu'au pied.

P. 34, *lig.* 7, la premiere, *lis.* la premiere membrane.

P. 35, *lig.* 4, à la petite blanche, *lis.* à la partie blanche.

Ibid. *lig.* 33, forment tous les parois intérieures de ces hémispheres, qui est blanche, *lis.* forment, dans tous les parois intérieurs de ces hémispheres, la seconde substance, qui est blanche.

P. 36, *lig.* 16, M. *Rhuych*, lisez *Ruysch.*

P. 43, *lignes* 9, 22, 25, 27, &c. les éminences appellées têtes, *lis.* les éminences appellées *testes.*

P. 53, *lig.* 5 & 6, proportionné à l'extrême petitesse, par la supputation, *lisez*, proportionné à l'extrême petitesse des conduits par lesquels il passe, par la supputation.

P. 55, *lig.* 19, à l'instrusion du sang, *lis.* à l'intrusion du sang.

P. 63, *lig.* 10, natès & têtès, *lis. nates & testes.*

P. 74, *lig.* 16, dans la constriction du cerveau, *lis.* dans la contraction du cerveau.

Tome I.

P. 75, *lig.* 15, à l'instrusion du sang, *lis.* à l'intrusion du sang.

P. 77, *lig.* 8, foiblesse & surdité, *lis.* foiblesse & subtilité.

P. 78, *lig.* 20, chaque filet de nerf étant destiné, *lis.* chaque filet de nerf est destiné.

P. 79, *lig.* 3, des sens intérieurs, *lis.* des sens extérieurs.

P. 80, *lig.* 23, on a assez d'esprit pour, *lis.* on a assez d'esprits pour.

Ibid. *lig.* 24, c'est que l'ame, *lis.* c'est parce que l'ame.

P. 84, *lig.* 21, mais tous ces endroits, *lis.* mais tous ces nerfs.

P. 87, *lig.* 32, le premier rameau de l'orbite du nerf moteur, *lis.* le premier rameau du nerf moteur.

P. 91, *lig.* 19, à tous les pas de l'ame spirale, *lis.* à tous les pas de la lame spirale.

P. 113, *lig.* 15, ils se jettent, *lis.* ces filets se jettent.

P. 125, *lig.* 15, au-dessous de l'orbite, *lis.* au-dessus de l'orbite.

P. 131, titre, *De la caroncule*, *lis. De la caroncule lacrymale.*

P. 132, *lig.* pénultieme, sans cette ouverture, *lis.* sans cette couverture.

P. 134, *lig.* 7, est chassée, *lis.* est chassé.

Ibid. *lig.* 8, soit versé, *lis.* soit versée.

P. 143, *lig.* 24, que ces fibres, *lis.* & que ses fibres.

P. 144, *lig.* 7, & hors de la cavité, *lis.* & rejettée hors de la cavité.

Ibid. *lig.* 17, chorroïde par le tissu, *lis.* chorroïde, par rapport au tissu.

Ibid. *lig.* 25, sa surface extérieure, *lis.* sa surface intérieure.

P. 145, *lig.* 6, des especes de voutes, *lis.* des especes de volutes.

P. 148, *lig.* 34, le cristal n'est autre chose, *lis.* le cristallin n'est autre chose.

P. 151, *lig.* 35, en forme de voute, *lis.* en forme de volute.

P. 152, *lig.* 23, de *Rhuisck*, *lis.* de *Ruysch.*

P. 157, *lig.* 5, qui le rendit permutable, *lis.* qui le rendit perméable.

P. 158, *lig.* 24, des fibres de la rétine; met-

L.

tez un point & un alinea après ces mots.
Ibid. *lig.* 25 & 26, d'une petitesse inconcevable. *Il ne faut point d'alinea ici, ni même de point. Lisez,* d'une petitesse inconcevable; on peut voir à quatre mille toises.

P. 163, *lig.* 33, à moins qu'on en excluât, *lis.* à moins qu'on en exclût.

P. 168, *lig.* 34, du verd avec du bleu, *lis.* du rouge avec du bleu.

P. 175, *lig.* 27, le conduit qui va de l'oreille, &c. *lis.* On appelle *Trompe d'Eustache* le conduit qui va de l'oreille dans le palais; il est aussi nommé *aqueduc.*

Ibid. *lig.* 33, empêcher la sortie, de même que l'air, &c. *lis.* empêcher la sortie de ces matieres, ni celle de l'air, par ce conduit. L'aqueduc est osseux au sortir, &c.

P. 178, *lig.* 30, une espece de chassis. Cette membrane, &c. *lis.* une espece de chassis auquel, en-dessous, est appliquée & collée une membrane, de même que le papier huilé est appliqué sur le chassis. Cette membrane, &c.

P. 179, *lig.* 21, sont recouverts dans toute leur étendue du perioste, *lis.* sont recouverts du perioste dans toute leur étendue.

P. 181, *lig.* 14, la petite branche qui passe, *lis.* la petite branche du nerf qui passe.

P. 183, *lig.* 9, & se sépare en deux, *lis.* & le sépare en deux.

P. 186, *lig.* 14, la seconde branche, *lis.* la troisieme branche.

P. 192, *lig.* 31, que les corps sonores en ayent plusieurs, *lis.* que les corps sonores ayent plusieurs pores.

P. 196, *lig.* 27, dans la caisse; comme, *lis.* dans la caisse, comme.

Ibid. *lig.* 29, dans la rue, ils veulent, *lis.* dans la rue. Ils veulent.

Ibid. *lig.* 31, de même que la peau du tambour défend la caisse de toutes les parties, *lis.* de même, la peau du tambour défend la caisse & toutes les parties.

P. 197, *lig.* 35, de l'un des deux, il faut, *lis.* de l'un des deux, pour que celle qui lui répond soit ébranlée, il faut.

P. 198, *lig. derniere,* ni trop facilement, *lis.* ni trop difficilement.

P. 199, *lig.* 1 & 2, qui sont graves, & que les, *lis.* qui sont graves; & que les.

Ibid. *lig.* 32, les différentes rithmiques, *lis.* les différences rithmiques.

P. 200, *lig.* 32, nous ouvrons nos oreilles, *lis.* nous bouchons nos oreilles. *Metez un alinea après ces mots.*

Ibid. *lig.* 35, de l'oreille interne. *Il ne faut point ici d'alinea.*

P. 201, *lig.* 33, de l'oreille à la bouche. *Il ne faut pas ici d'alinea, ni même de point, il suffit d'un point & une virgule. Lisez,* de l'oreille à la bouche; quand la membrane.

P. 204, *lig.* 19, la violence de cette persécution, *lis.* la violence de cette percussion. *Après ces mots il faut un alinea.*

Ibid. *lig.* 20, par qu'elle voie, *lis.* par quelle voie.

Ibid. *lig.* 21, se renouvelle. *Il ne faut point ici d'alinea.*

Ibid. *lig.* 25, à celle du tambour. *Il ne faut point ici d'alinea.*

P. 207, *titre, parties osseuses,* *lis. des parties osseuses du nez.*

P. 217, *lig.* 19 & 20, le conduit nasal, également son embouchure, *lis.* le conduit nasal, ayant également son embouchure.

P. 237, *lig.* 2, & qu'elles fournissent, *lis.* & elles fournissent.

P. 257, *lig.* 31, il n'y a que la premiere de garnie, *lis.* il n'y a que la premiere qui soit garnie.

P. 262, *lig.* 1, ou de canelle, *lis.* ou l'eau de canelle.

P. 264, *lig.* 10, des corps savonneux, *lis.* des corps savoureux.

P. 265, *lig.* 23, de la bouche pour connoître, *lis.* de la bouche de l'enfant nouveau-né, pour connoître.

P. 268, *lig.* 28, après avoir donné à la maxillaire, *lis.* après avoir donné des vaisseaux à la maxillaire.

P. 272, *lig.* 26, le gosier & l'estomac, *lis.* le gesier & l'estomac.

P. 273, *lig.* 1, d'*Hypocrate,* lis. d'*Hippocrate. Corrigez la même faute par-tout où vous la trouverez.*

P. 274, *lig.* 4, & qu'il fait, *lis.* & qui fait.

Ibid. *lig.* 16, qui sort du gosier, *lis.* qui sort du gesier.

P. 275, *lig.* 14, 27, 33, du gosier, *lis.* du gesier.

P. 276, *lig. pénultieme,* mêlent inutilement, *lis.* mêlent utilement.

P. 277, *lig.* 11, l'acrimonie de ses sucs, *lis.* l'acrimonie de ces sucs.

P. 280, *lig.* 13, dépouillés de sels, *lis.* dépourvus de sels.

P. 284, *lig.* 17 & 18, d'autres parties de la peau; on prétend. *Il faut ici un point & un alinea, & mettez à la ligne,* On prétend.

Ibid. *lig.* 19, Les différences. *Il ne faut point ici d'alinea.*

P. 301, *lig.* 7, la culture & la transpiration, *lis.* la culture & la transplantation.

P. 305, *lig.* 6, ce poil qui est la seconde différence , *lif.* ce poil , (ce qui fait la feconde différence).

P. 326 , *au bas de la page* , ajoutez , *Fin de la premiere partie du Coure d'Anatomie.*

P. 329 , *lig.* 6 , *comme cette matiere* , *lif. comme matiere.*

P. 330 , *titre* , SECTION PREMIERE. *De la nourriture des os.* Confultez la *Table des Titres & Articles,* pour les fubdivifions & les titres qu'on doit mettre à cette Section ainfi qu'aux fuivantes.

P. 333 , *lig.* 33 & 34 , lorfque je traite , *lif.* lorfque j'ai traité.

Ibid. *lig.* 35 , que les parties du bas-ventre & le cerveau , *lif.* que fi les parties du bas-ventre & celles du cerveau.

P. 334 , *lig.* 31 , c'eft-à-dire le tiers , *lif.* c'eft-à-dire le triple.

P. 339 , *lig.* 33 , lymhe , *lif.* lymphe.

P. 342 , *lig.* 12 , eft comme la crême , *lif.* eft comme la crême de la lymphe.

P. 343 , *lig.* 6 , le fucre huileux , *lif.* le fuc huileux.

P. 354 , *lig.* 25 , en avoit féparé une d'environ, *lif.* en avoit féparé une lame d'environ.

P. 361 , *lig.* 19 , le réfeau offeux ne s'y trouve, *lif.* le réfeau offeux s'y trouve.

P. 369 , *lig.* 26 , ; tâchons de dire deux mots de celui qui fe fait. *Ceci & tout ce qui fuit jufqu'à la fin de cette Section , devroit être mis à la fuite des os cylindriques [page 368] , dont il fait partie , & alors il faudroit en faire un alinea , qui commenceroit ainfi :*
    Tâchons à préfent de dire deux mots du méchanifme qui fe fait.

P. 374 , *lig.* 8 , paroiffoient , *lif.* paroiffent.

P. 375 , *lig.* 10 , la partie de chacun , *lif.* la partie principale de chacun.

P. 378 , *lig.* 11 , que celles du tibias , *lif.* que celles du *tibia.*

P. 396 , *lig.* 19 & 20 , de celle des ligamens , *lif.* par celle des ligamens.

Ibid. *lig.* 21 & 22 , les ligamens particuliers , *lif.* ainfi que les ligamens particuliers.

Ibid. *lig.* 22 & 23 , aux tendons ; la graiffe , *lif.* aux tendons. La graiffe.

Ibid. *lig.* 23 & 24 , de l'article emportée ; il fe préfente , *lif.* de l'article étant emportée , il fe préfente.

Ibid. *lig.* 25 , fur les côtés ; la malléole , *lif.* fur les côtés. La malléole.

P. 411 , *lig.* 21 , s'offifient , *lif.* s'offifie.

P. 412 , *titre* , SECTION PREMIERE. I. *Des os de la tête.* Lifez , SECTION PREMIERE. De la partie fupérieure du fquelette. ARTICLE I. *Des os de la tête.*

P. 432 , *lig.* 27 , elle n'en fait qu'une , *lif.* elle n'en fait plus qu'une.

P. 441 , *titre* , SECTION SECONDE. I. *Des os du tronc.* Lifez , SECTION SECONDE. De la partie poftérieure & antérieure du fquelette. ARTICLE I. *Des os du tronc.*

P. 465 , *lig. antépénult.* le bras fait le commencement de l'extrêmité fupérieure , *lif.* Le bras fait la feconde partie de l'extrêmité fupérieure.

P. 472 , *lig.* 22 , il a été pififorme , *lif.* il a été appellé *pififorme.*

P. 488 , *lig. derniere* , ; la premiere eft comme nous avons déja dit : *lif.* ; la premiere eft [comme nous avons déja dit] que.

P. 489 , *lig. premiere* , tous ces fibres & ces vaiffeaux , *lif.* toutes fes fibres & tous fes vaiffeaux.

P. 492 , *lig.* 26 , & la contraction , *lif.* & la contraction ceffe.

P. 493 , *lig.* 22 , on ne voit pas préparer le mufcle large , *lif.* à moins que de les préparer , on ne voit pas le mufcle large.

P. 496 , *titre* , Art. IV. *lif.* Art. V.

P. 502 , *lig.* 2 , femblable à celle dont les bords font étendus , *lif.* femblable à celle du larynx. Les bords du pharynx font étendus.

P. 508 , titre , *Des mufcles du carpe. Mettez* Art. XVII. *avant ce titre. Ajoutez de même des numéros à tous les autres , jufqu'à la fin de ce Traité , comme il eft marqué dans la Table det Titres & Articles.*

P. 511 , *lig.* 26 , & l'expiration ; pendant l'infpiration , *lif.* & l'expiration. Pendant l'infpiration.

Ibid. *lig.* 28 , eft élevé & étendu. *Il ne faut point ici d'alinea , ni même de point. Lifez ainfi :* eft élevé & étendu , & le diaphragme , &c.

Ibid. *lig.* 29 , , & ainfi , *lif.* ; ainfi.

P. 512 , *lig.* 5 , pendant la refpiration l'arc , *lif.* pendant l'infpiration , l'arc.

P. 523 , *lig.* 10 , les glandes) à caufe de leur fituation) comme les émonctoirs , *lif.* les glandes relativement à leur fituation , comme les émonctoirs.

P. 527 , *lig.* 21 , les lymphatiques des jambes, *lif.* les lymphatiques des lombes.

P. 529 , *lig.* 14 , les arteres viennent, *lif.* les arteres de ces glandes viennent.

P. 530 , *lig.* 4 , les arteres viennent , *lif.* leurs arteres viennent.

Ibid. *lig.* 19 , les arteres font des rameaux , *lif.* les arteres de cette glande font des rameaux.

P. 532 , *lig.* 2 , 3 , *Bartholin* en a imprimé le premier, *lif. Bartholin* en a écrit le premier.

P. 534 , *lig.* 18 , dans laquelle on trouve quantité , *lif.* qui laiſſe quantité.

P. 543 , *lig.* 28 , elles donnent aux glandes rénales , *lif.* elles fourniſſent aux glandes rénales.

P. 545 , *lig.* 6 , qui ferme les nymphes & les grandes levres , *lif.* qui forme les nymphes & les levres de la grande fente.

P. 551 , *titre* , MEMOIRE SUR LES DENTS. *Comme il n'y a aucune ſubdiviſion à ce Mémoire, conſultez la* Table des Titres & Articles, *pour les titres qui y manquent.*

P. 555 , *lig. derniere* , & tortent ſortues , *lif.* & ſortent tortues.

P. 557 , *lig.* 12 , & leur renouvellement. *Il ne faut pas ici d'alinea, ni même de point, une virgule ſuffit.*

P. 572 , *lig.* 5 , & qui la rend ſi épaiſſe , *lif.* & qui la rendent ſi épaiſſe.

P. 573 , *lig.* 24 , l'os ſpénoïde , *lif.* l'os ſphénoïde,

P. 591 , *iig.* 8 , 9 & ſuiv. *Les lettres de renvoi* a , b , c , d , e , f , g , *qui ſont en italique au commencement de chacune de ces lignes, doivent être en romain.*

P. 597 , *lig.* 14 , B. Portion oſſeuſe , *lif.* B , C. Portion oſſeuſe.

P. 603 , *lig.* 6 , de la planche précédente , *lif.* de la planche IX.

TABLE DES MATIERES.

Page 23 , *colonne* 2 , *lig.* 38 , la peau du tambour , *ajoutez* , de l'oreille.

P. 31 , *colonne* 1 , *lig.* 38 & 43 , Hypocrate , *lif.* Hippocrate.

P. 32 , *col.* 1 , *lig.* 11 , ſont fort propres à faire , *lif.* eſt fort propre à faire.

P. 43 , *col.* 1 , *lig.* 30 , natés & têtés , lif. natés & teſtés.

Fin de l'Errata du premier Volume.

Vûe d'une Tête coupée perpendiculairement de devant en arrière.

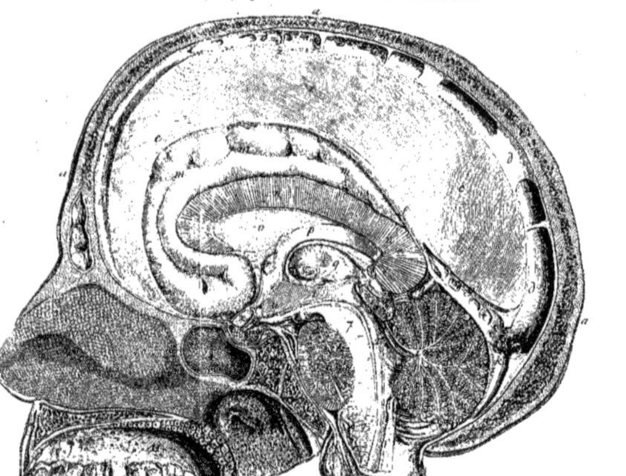

Gravé par M.lle Feubourn. 1.

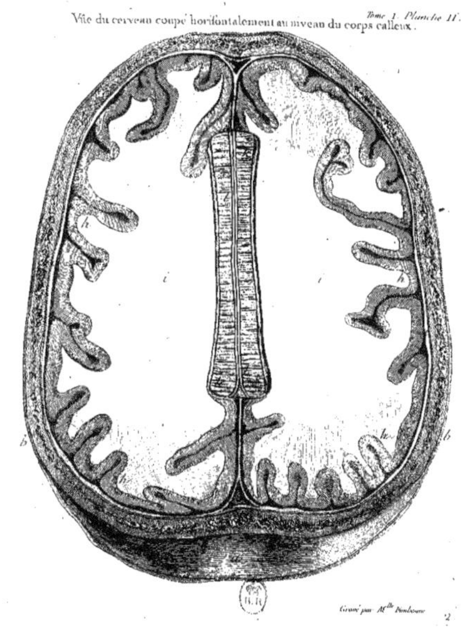

Tome 1. Planche II.
Vüe du cerveau coupé horisontalement au niveau du corps calleux.
Gravé par M.lle Boulanone

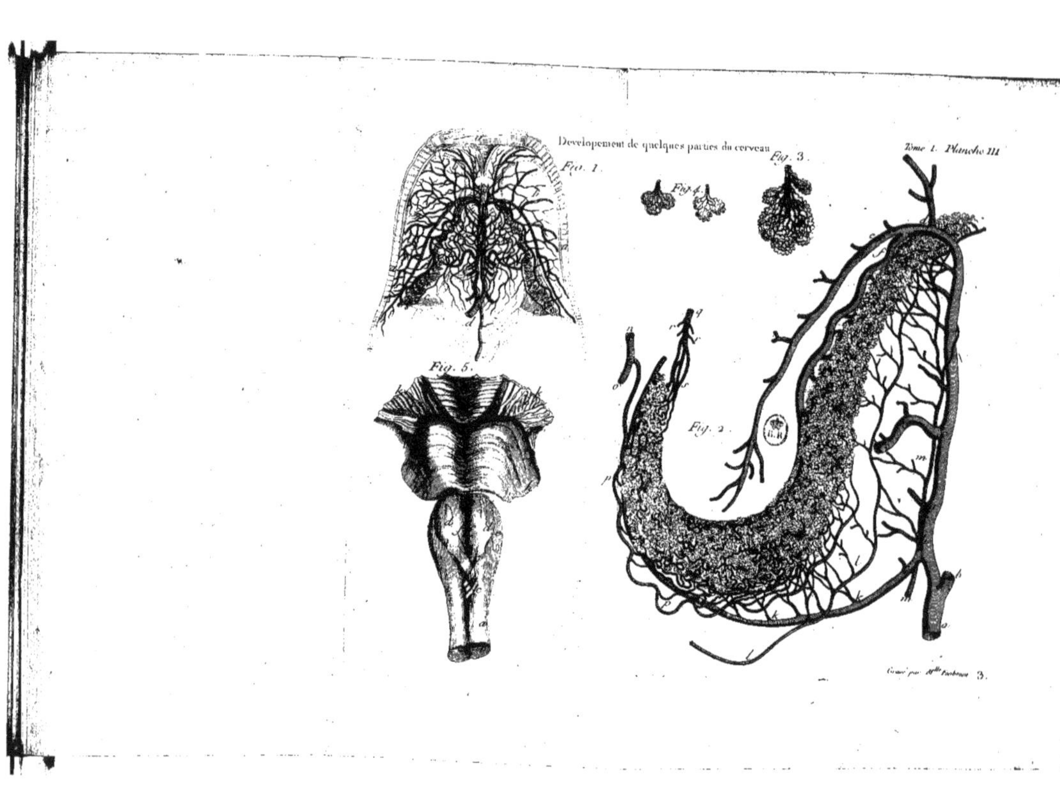

Developement de quelques parties du cerveau
Tome 1. Planche III
Fig. 1.
Fig. 3.
Fig. 4.
Fig. 5.
Fig. 2.
Gravé par Mlle Barberon.

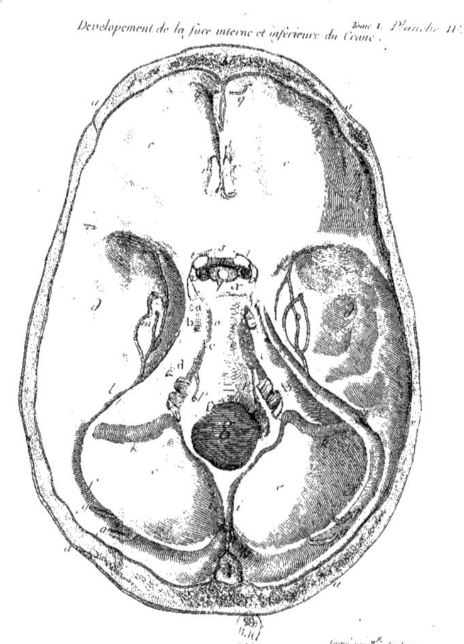

Developement de la face interne et inférieure du Crane.

Gravé par M.lle Lecherme.   4.

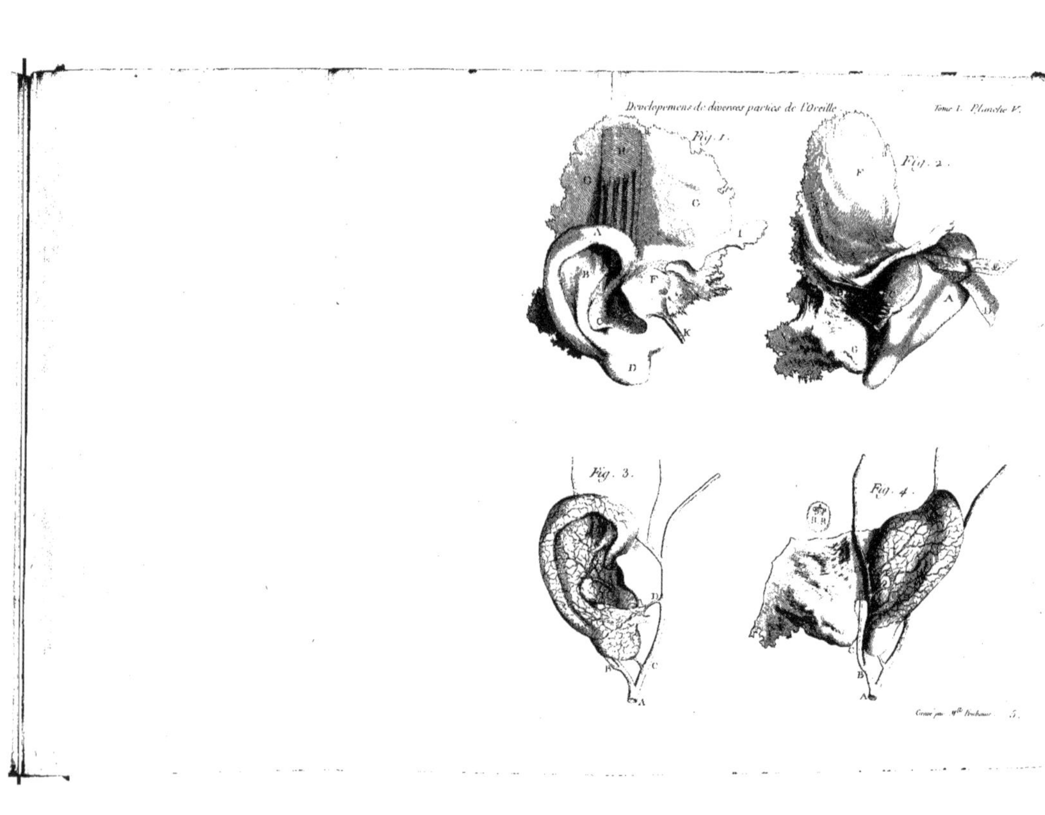

Developemens de diverses parties de l'Oreille. — Tome 1. Planche V.

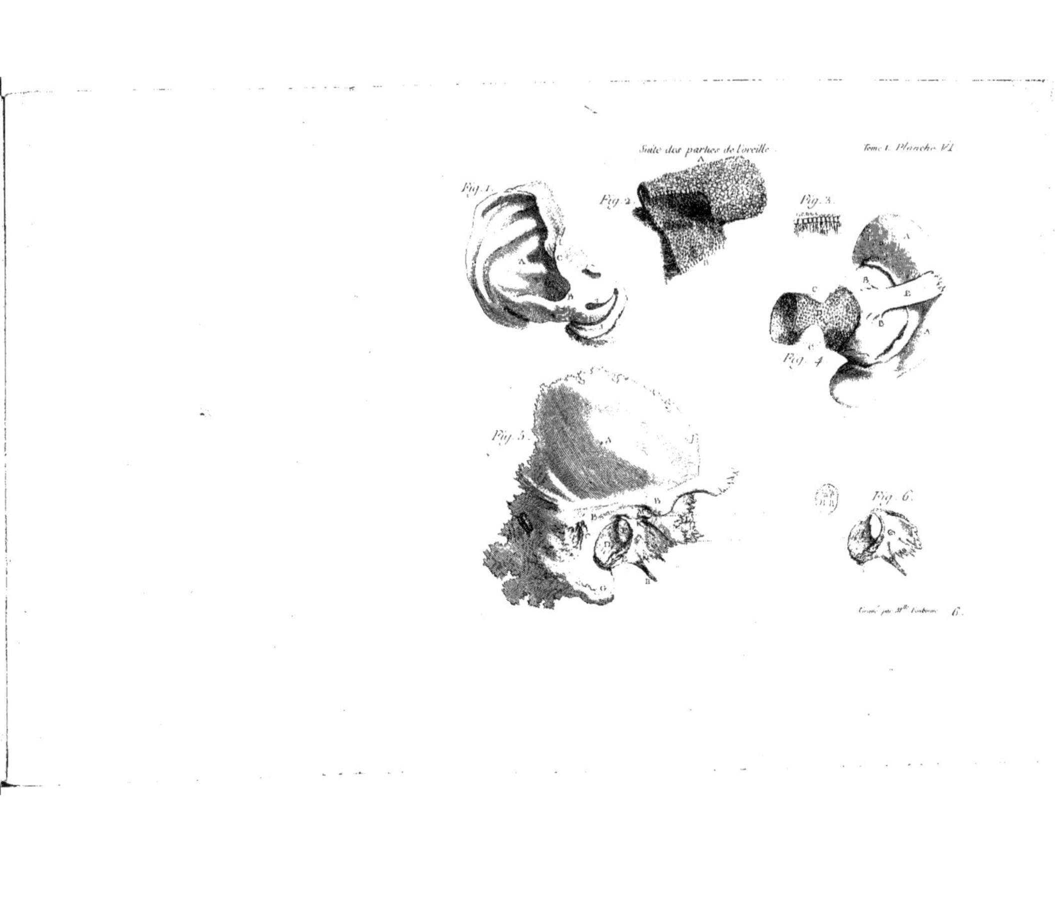

Suite des parties de l'oreille.
Tome 1. Planche VI.
Fig. 1.
Fig. 2.
Fig. 3.
Fig. 4.
Fig. 5.
Fig. 6.
Gravé par Mlle Fontaine
6.

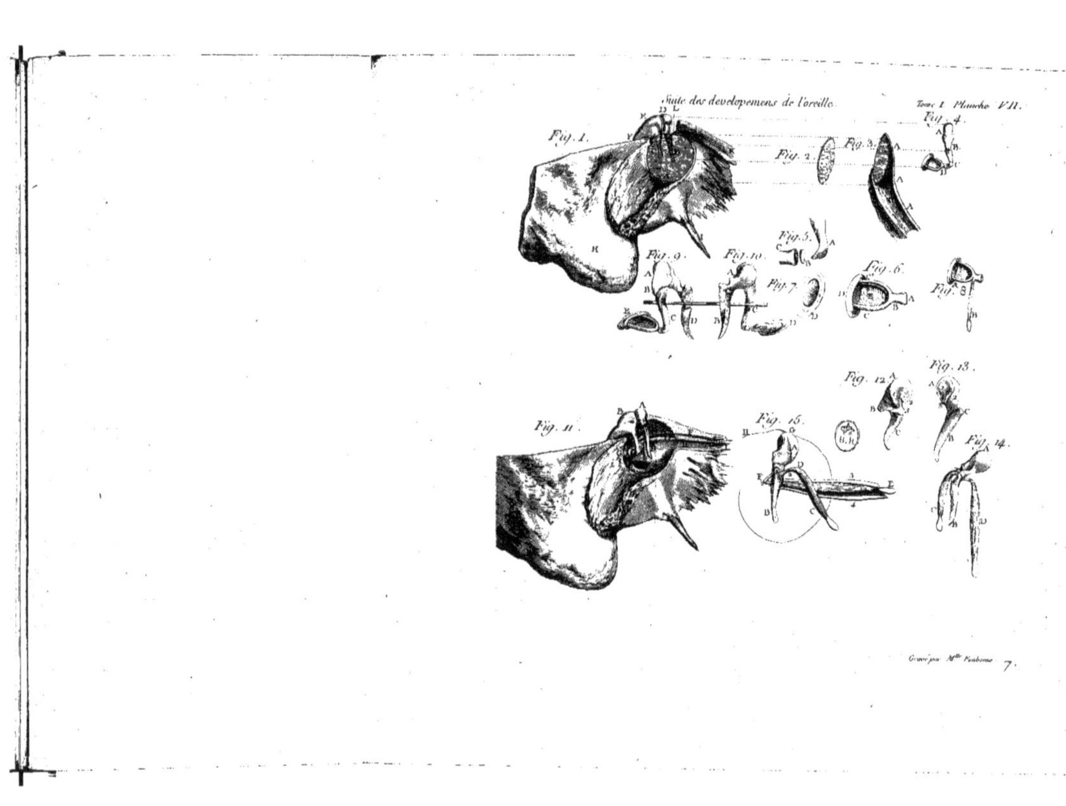

Suite des developemens de l'oreille.
Tome I. Planche VII.
Fig. 1.
Fig. 2.
Fig. 3.
Fig. 4.
Fig. 5.
Fig. 6.
Fig. 7.
Fig. 8.
Fig. 9.
Fig. 10.
Fig. 11.
Fig. 12.
Fig. 13.
Fig. 14.
Fig. 15.
Gravé par Mlle. Voubome.
7.

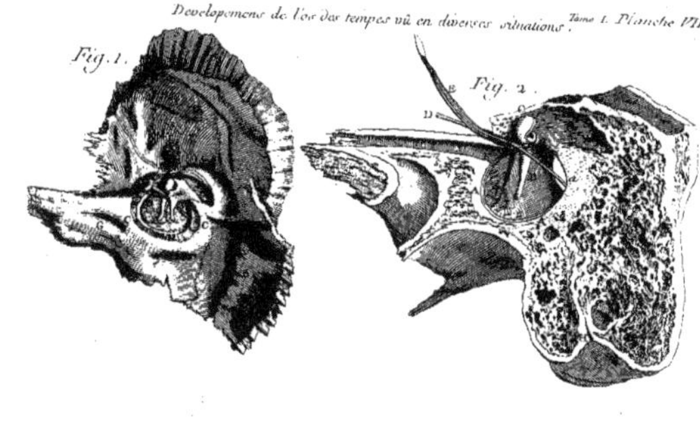

Developemens de l'os des tempes vû en diverses situations. Tome I. Planche VIII.

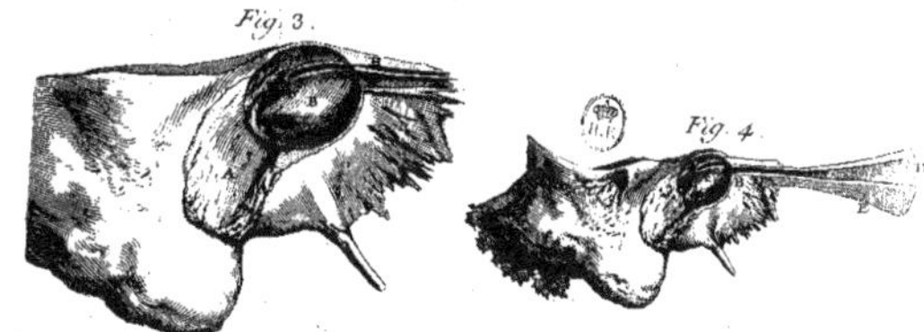

Gravé par M.lle Fontbonne.

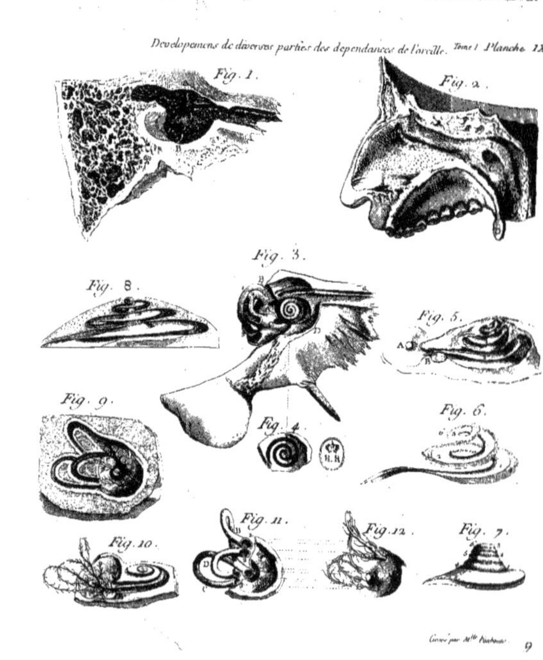

Gravé par Mlle Aubonne.

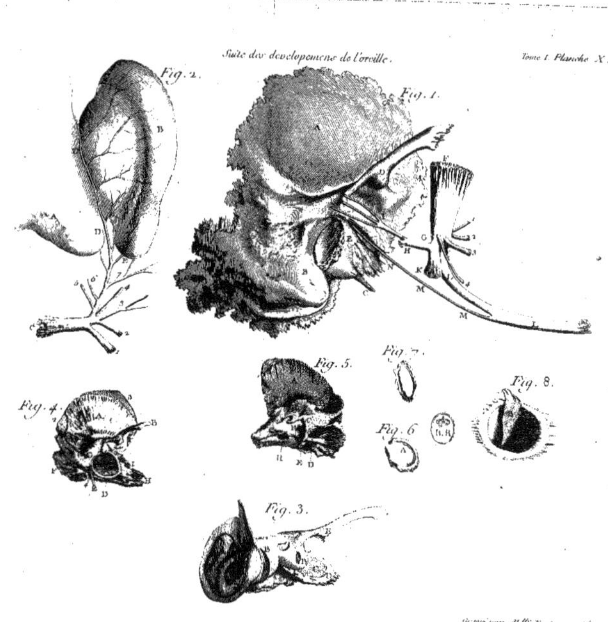

Fig. 2.
Fig. 1.
Fig. 4.
Fig. 5.
Fig. 7.
Fig. 8.
Fig. 6.
Fig. 3.

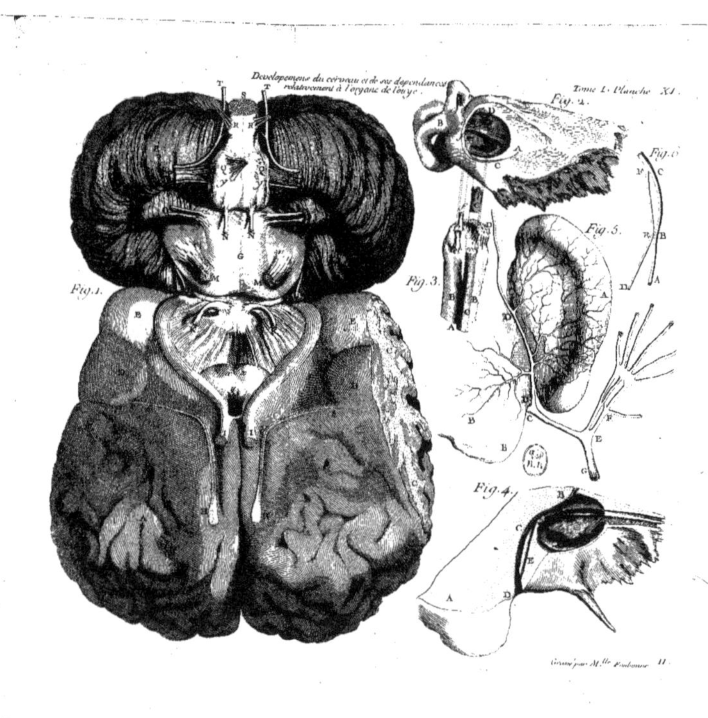

Gravé par M.lle Fontbonne. 11

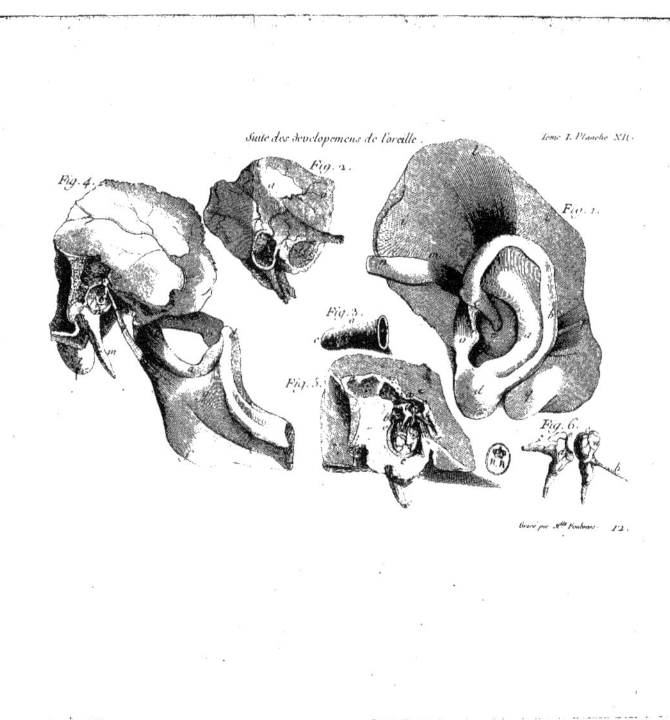

Suite des devělopemens de l'oreille.
Tome 1. Planche XII.
Fig. 1.
Fig. 2.
Fig. 3.
Fig. 4.
Fig. 5.
Fig. 6.
Gravé par Mlle Fonbonne.
12

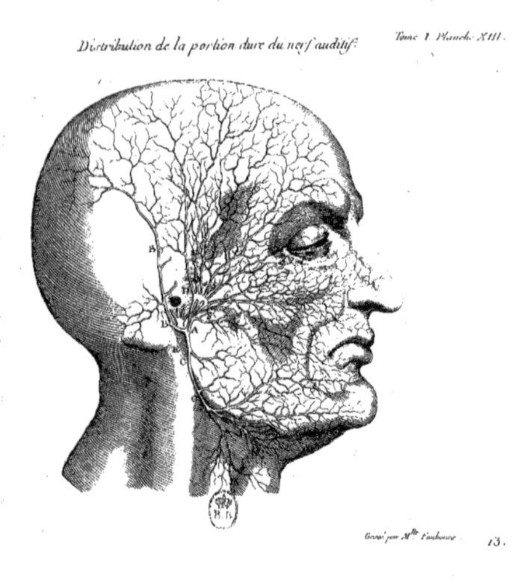

Distribution de la portion dure du nerf auditif.
Tome 1. Planche XIII.
Gravé par Mlle. d'aubourac.
13.

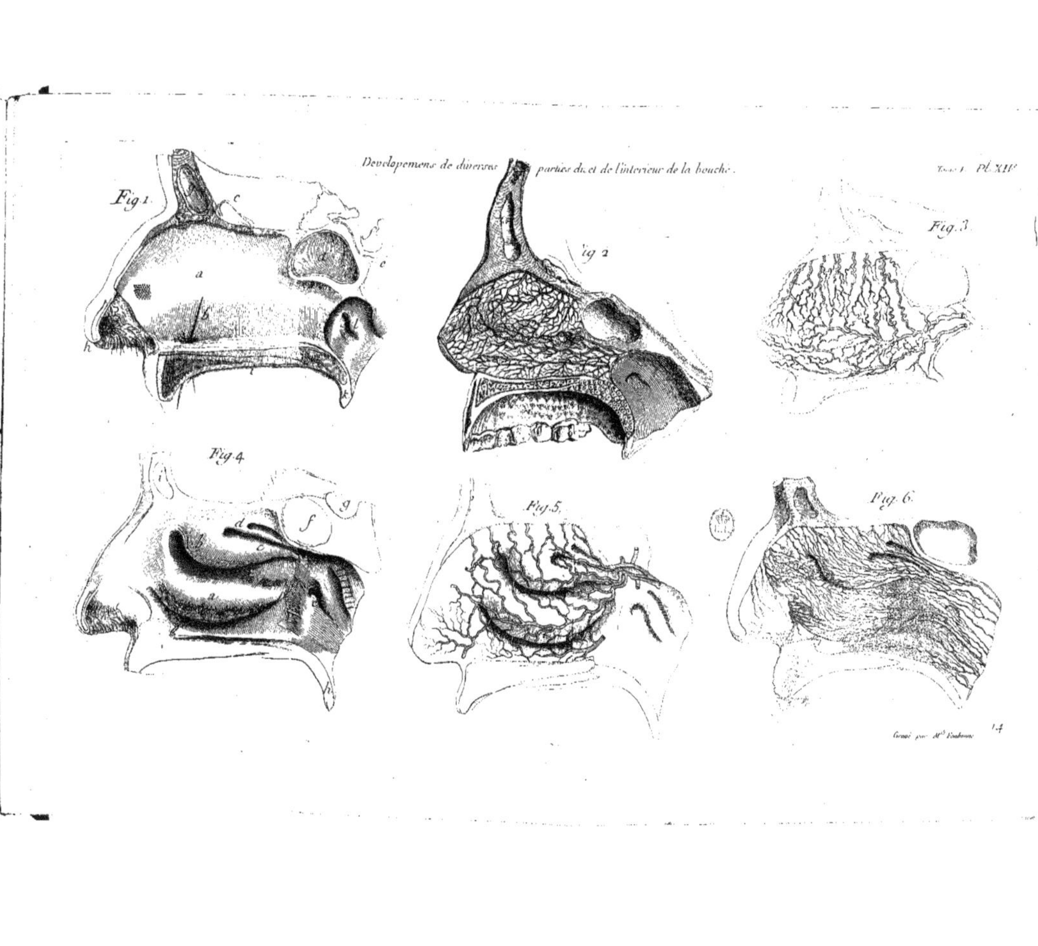

Developemens de diverses parties du et de l'intérieur de la bouche.
Tom. I. Pl. XIV.
Fig. 1.
Fig. 2.
Fig. 3.
Fig. 4.
Fig. 5.
Fig. 6.
Gravé par M.r Fonbonne.
14

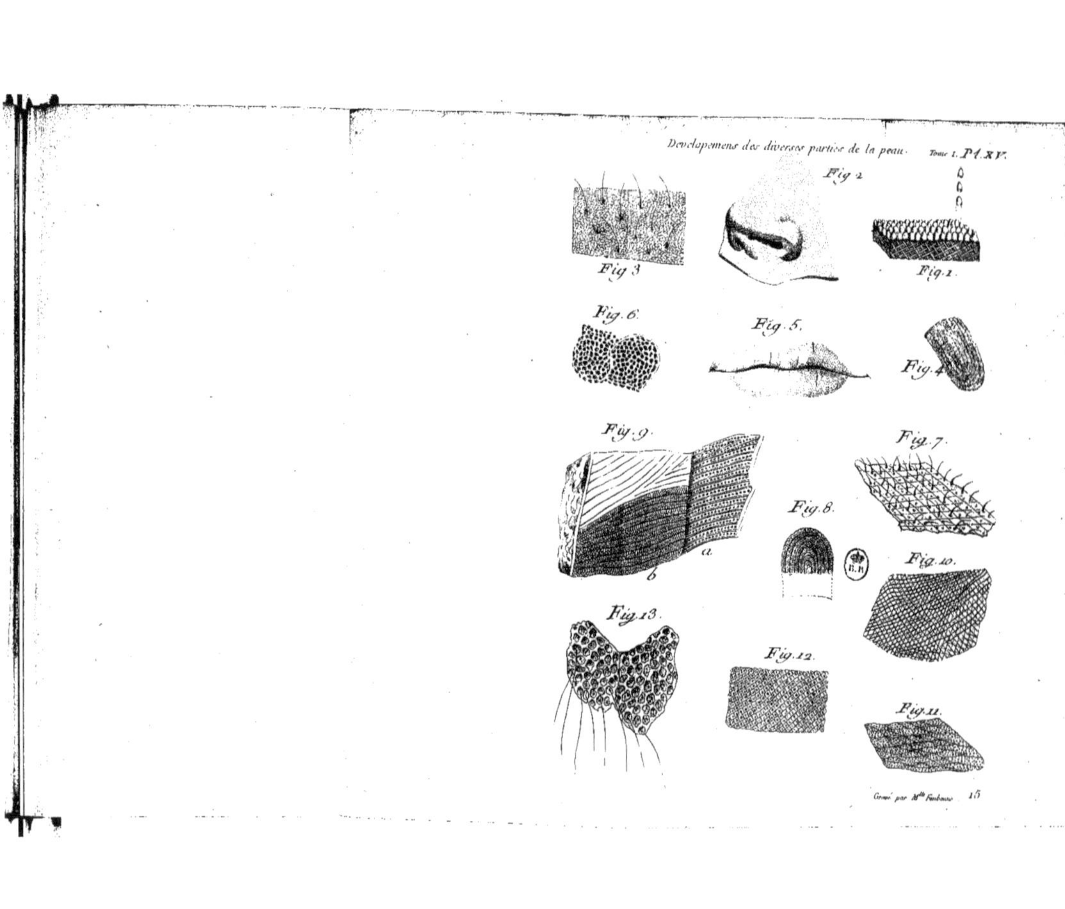

Developemens des diverses parties de la peau.
Tome 1. Pl. XV.
Fig 2
Fig 3
Fig. 1
Fig. 6.
Fig. 5.
Fig. 4
Fig. 9.
Fig. 7.
Fig. 8.
a
b
B. R.
Fig. 10.
Fig. 13.
Fig. 12.
Fig. 11.
Gravé par M.lle Fusbourg.   15

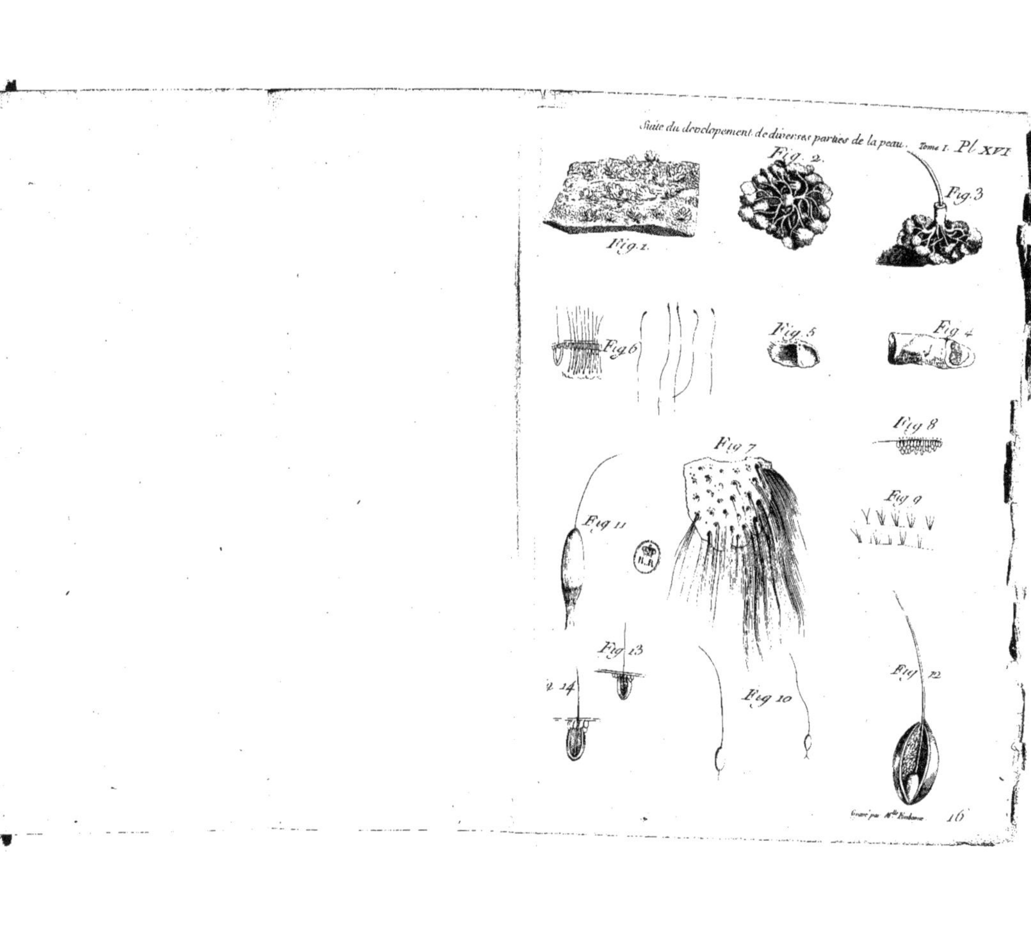

Suite du développement de diverses parties de la peau. Tome I. Pl. XVI
Fig. 1.
Fig. 2.
Fig. 3.
Fig. 4.
Fig. 5.
Fig. 6.
Fig. 7.
Fig. 8.
Fig. 9.
Fig. 10.
Fig. 11.
Fig. 12.
Fig. 13.
Fig. 14.
Gravé par Mlle Roubaux
16

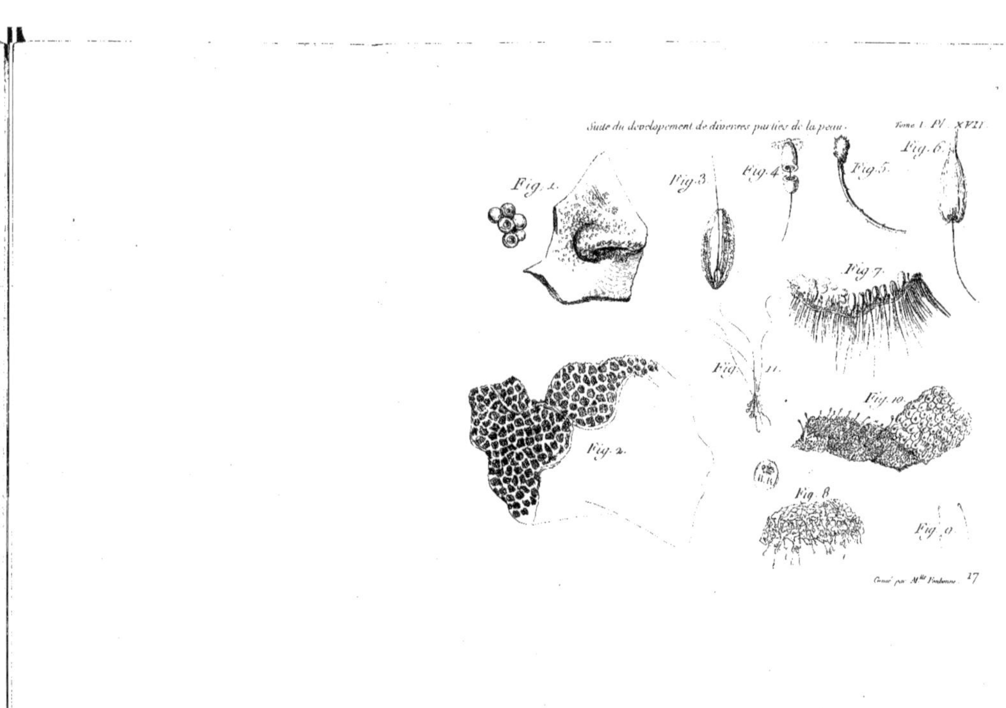

Suite du devellopement de diverses parties de la peau.
Tome 1. Pl. XVII.
Fig. 1.
Fig. 2.
Fig. 3.
Fig. 4.
Fig. 5.
Fig. 6.
Fig. 7.
Fig. 8.
Fig. 9.
Fig. 10.
Fig. 11.
Gravé par Mlle. Fouberine.
17

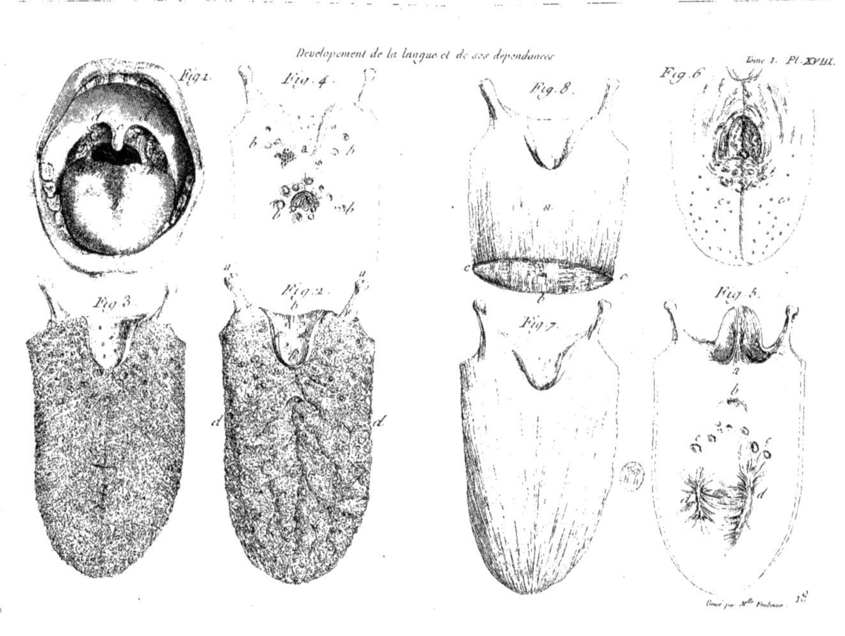

Developement de la langue et de ses dependances
Tome 1. Pl. XVIII.
Fig. 1.
Fig. 4.
Fig. 8.
Fig. 6.
Fig. 3.
Fig. 2.
Fig. 7.
Fig. 5.
Gravé par Mlle Toulouse

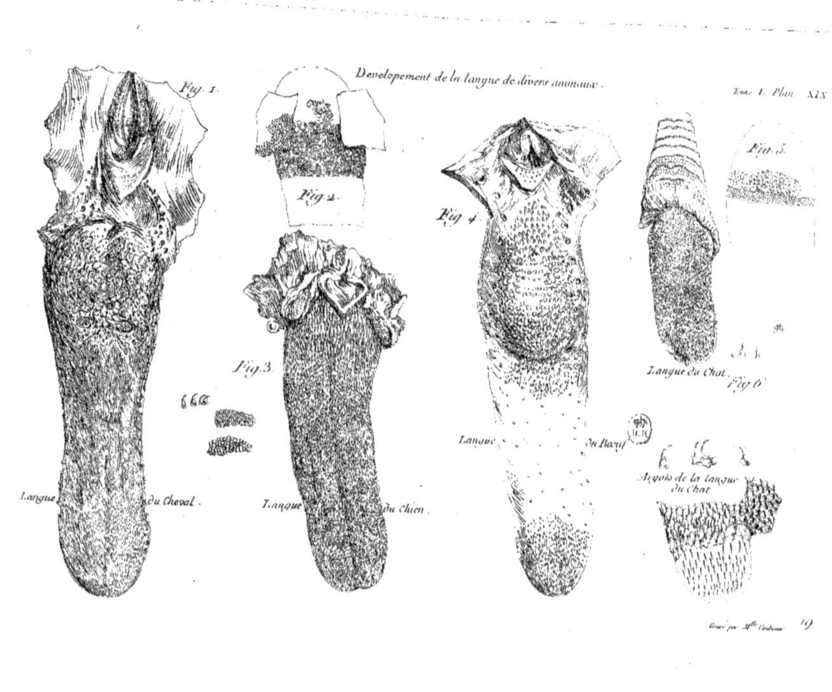

Developement de la langue de divers animaux.
Tome I. Planche XIX.
Fig. 1.
Fig. 2.
Fig. 3.
Fig. 4.
Fig. 5.
Fig. 6.
Langue du Cheval.
Langue du chien.
Langue du Bœuf.
Langue du Chat.
Papilles de la langue du Chat.
Gravé par Mlle Voulaire.
19